实用青春期医学

PRACTICAL ADOLESCENT MEDICINE

名誉主编　杜敏联

主　　编　傅君芬

副 主 编　陈子江　罗小平　王　伟

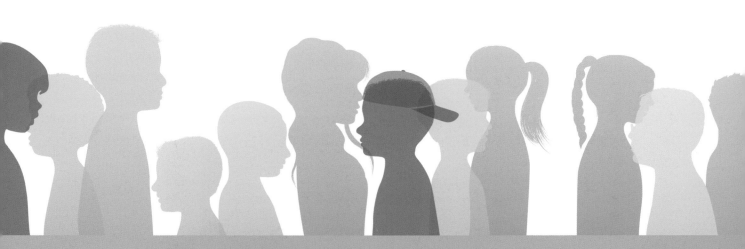

人民卫生出版社

·北 京·

图书在版编目（CIP）数据

实用青春期医学 / 傅君芬主编 . —北京：人民卫生出版社，2022.9 （2024.2重印）

ISBN 978-7-117-33543-0

Ⅰ.①实⋯　Ⅱ.①傅⋯　Ⅲ.①青春期卫生　Ⅳ.①R167

中国版本图书馆 CIP 数据核字（2022）第 171708 号

人卫智网	www.ipmph.com	医学教育、学术、考试、健康，购书智慧智能综合服务平台
人卫官网	www.pmph.com	人卫官方资讯发布平台

实用青春期医学
Shiyong Qingchunqi Yixue

主　　编：傅君芬
出版发行：人民卫生出版社（中继线 010-59780011）
地　　址：北京市朝阳区潘家园南里 19 号
邮　　编：100021
E - mail：pmph @ pmph.com
购书热线：010-59787592　010-59787584　010-65264830
印　　刷：北京顶佳世纪印刷有限公司
经　　销：新华书店
开　　本：889×1194　1/16　印张：35　插页：2
字　　数：1035 千字
版　　次：2022 年 9 月第 1 版
印　　次：2024 年 2 月第 3 次印刷
标准书号：ISBN 978-7-117-33543-0
定　　价：198.00 元

打击盗版举报电话：**010-59787491**　E-mail：**WQ @ pmph.com**
质量问题联系电话：**010-59787234**　E-mail：**zhiliang @ pmph.com**
数字融合服务电话：**4001118166**　E-mail：**zengzhi @ pmph.com**

编者名单（按姓氏笔画排序）

马　琳	首都医科大学附属北京儿童医院
马麟娟	浙江大学医学院附属妇产科医院
王　伟	上海交通大学医学院附属瑞金医院
王金湖	浙江大学医学院附属儿童医院
王春林	浙江大学医学院附属第一医院
王晓豪	浙江大学医学院附属儿童医院
方　罗	浙江省肿瘤医院
叶菁菁	浙江大学医学院附属儿童医院
巩纯秀	首都医科大学附属北京儿童医院
朱高慧	重庆医科大学附属儿童医院
庄亚玲	浙江大学医学院附属妇产科医院
刘戈力	天津医科大学总医院
孙莉颖	浙江大学医学院附属儿童医院
李　丽	首都医科大学附属北京儿童医院
李　嫔	上海市儿童医院
李云玲	浙江大学医学院附属儿童医院
李娟清	浙江大学医学院附属妇产科医院
李豫川	首都医科大学附属北京儿童医院
李燕虹	中山大学附属第一医院
杨荣旺	浙江大学医学院附属儿童医院
肖　园	上海交通大学医学院附属瑞金医院
吴　蔚	浙江大学医学院附属儿童医院
吴德华	浙江大学医学院附属儿童医院
张　黎	浙江大学医学院附属儿童医院
陆文丽	上海交通大学医学院附属瑞金医院

陈子江　　　　山东大学附属生殖医院

陈光杰　　　　浙江大学医学院附属儿童医院

罗小平　　　　华中科技大学同济医学院附属同济医院

罗飞宏　　　　复旦大学附属儿科医院

周坚红　　　　浙江大学医学院附属妇产科医院

郑惠文　　　　浙江大学医学院附属儿童医院

顾学范　　　　上海交通大学医学院附属新华医院

高　媛　　　　山东大学附属生殖医院

高　磊　　　　浙江大学医学院附属儿童医院

高慧慧　　　　浙江大学医学院附属儿童医院

唐达星　　　　浙江大学医学院附属儿童医院

陶　畅　　　　浙江大学医学院附属儿童医院

黄　轲　　　　浙江大学医学院附属儿童医院

梁　雁　　　　华中科技大学同济医学院附属同济医院

梁　源　　　　首都医科大学附属北京儿童医院

梁　黎　　　　浙江大学医学院附属第一医院

董关萍　　　　浙江大学医学院附属儿童医院

董治亚　　　　上海交通大学医学院附属瑞金医院

韩晓锋　　　　首都医科大学附属北京儿童医院

程　蓓　　　　浙江大学医学院附属妇产科医院

傅君芬　　　　浙江大学医学院附属儿童医院

赖　灿　　　　浙江大学医学院附属儿童医院

熊　丰　　　　重庆医科大学附属儿童医院

主编助理　　　董关萍

序言1

　　青春期是身体发育变化的重要过程,在此过程中,儿童发育成熟为有生殖力的成人。青春期不仅发生以激素为主导的身体变化,还包括在社会心理和文化上的成熟,体现了儿童期到成人期的社会过渡。因此,对青春期的完整定义和全面理解应该包括各种角度,如心理学、历史学、社会学和教育学等,《实用青春期医学》则主要是立足医学的角度,关注青春期正常发展过程和可能伴随的生理和心理问题。

　　青春期跨度从儿童晚期到成人早期,目前我国大多数医疗单位并没有青春期医学专科,因此患者就诊科室可能会包括儿科、妇科、内分泌科和生长发育科等,有的可能辗转多次,仍然无法确定对口专科。中国共产党第十九届中央委员会第五次全体会议精神指出"全面推进健康中国建设",强调要"为人民群众提供全方位全周期健康服务",而青春期正是生命全周期中的重要一环,并且是尤为关键的一环。青春期带着儿童期的余韵,又开始成人期的前奏,这段时期的主旋律充满变化和发展:体格的生长、性征的发育、内分泌的变化、心理及思想的巨大转变,会大大影响整个生命全周期健康的基调。因此青春期医学的重要性日益凸显。

　　在过去的数十年中,青春期医学的研究经历了快速发展,与青春期医学交叉研究的学科越来越多,使人们对青春期的多重维度有了更新、更全面的看法和观点,技术手段的进步也为这些看法和观点提供了更多的科学证据支持。美国从20世纪90年代开始设立青春期医学亚专科,加拿大、澳大利亚等国家10余年前已开始青春期医学的专科培训,而我国目前专科建设刚刚起步,缺乏成熟的团队和专业的教材。

　　本书作者汇集了和青春期医学相关的多个学科团队,在尽可能全面覆盖青春期医学各个领域的基础上,突出了新理论、新进展和新经验,特别结合了既往临床医生关注较少的亚专科,包括心理咨询、隐私保护和性教育等,形成了青春期医学相关知识的完整体系,对于有志于青春期医学的临床工作者及研究者,是一本不可多得的全面教材。同时,本书还专门安排了青春期医学相关的临床检测技术章节,包括内分泌激素测定、影像检查和临床遗传学诊断手段等,同时还附有常用内分泌科、小儿妇科、皮肤科等药物,便于临床应用查找,因此又有类似工具书的功用。

　　非常欣慰地看到国内第一本全面的青春期医学的专著出版,希望本书能为国内青春期医学领域的研究和实践起到开先河、促发展的作用。

陈子江

2022 年 12 月

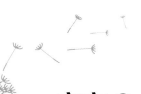

序言 2

　　青春期是人生的重要里程碑，是从儿童期过渡至成人期特殊的生理转折时期。期间以内分泌调控为主导，发生了生殖系统和性征发育、体格生长突增和身体的改变，最终成为具有生育能力和成年体格、大脑和各器官功能发育完整的成熟个体。青春期医学是交界性、过渡性的学科，它有别于其他医学专科：儿科学、妇科学、内科学、外科学、精神病学和预防医学等。近大半个世纪以来，全球青春发育年龄普遍提前的趋势，使青春期医学从原来的"交界地带"自然地向儿科学科前移。目前，国际对青春期年龄多数认为是 10~24 岁，占儿科工作的 1/4，青春期医学将会成为儿科学的重要分支之一。

　　随着近年生命科学知识的突破性进展，基因组学、蛋白质组学、转录组学、代谢组学等研究和技术的问世，使对青春期的认识发生了重大转折：从传统的限于对内分泌激素 - 生殖器官 - 性征发育 - 青春期生长和疾病等临床认识，进入到了从细胞 - 基因 - 分子层面对下丘脑 - 垂体 - 性腺轴 / 促生长素轴调控与青春期的生理 - 病理过程，以及与临床关系认识的重大进展。因此，青春期医学难以简单地从年龄定义，而是需要建立一支专业队伍，深入研究"过渡"和"转折"中发生的生理过程和病理事件的机制，建立规范有效的对病理事件临床处理的规程和实现合理的青春期保健服务。这支队伍应该是以儿科内分泌和保健专业为主体，并包括妇产科、成人内分泌专科和外科等相关专科协同运作的团队。

　　青春期医学是处在新兴发展阶段的学科。国际上发达国家将之视为需特意关注的医学专科大约始于 19 世纪末，发展于 20 世纪 40~50 年代，更多地关注在 90 年代。我国青春期医学起步稍晚，20 世纪 80 年代中期，有开展 WHO 对女孩和男孩性成熟标记的亚洲地区国际合作研究。90 年代中期起对青春期关注增加，进行了全国九大省会城市的青春发育群体调查，其结果发表于国际期刊，使中国的青春发育资料首次成为国际上可参照的依据。还开展了对性早熟等相关青春发育病变的临床诊治研究，并多次制定了性早熟的全国诊治指南。90 年代末将"正常青春发育"内容纳入《儿科学》全国高等学校医学规划教材中。90年代后期在不同地区成立了青春期医学相关学术团体并开展了青春期相关的医学继续教育项目。

　　为了满足青春期医学临床发展需要，本书编著宗旨是聚焦于"实用性"，以临床实践问题为主线，阐述正常青春期发育机制、性征发育和生长评估、与青春发育相关疾病的诊断和治疗的新知识、新方法、新技术等最新进展。除了与青春发育直接有关的疾病外，还纳入近年进展较多的与发育有关的内分泌和遗传性疾病（如先天性肾上腺皮质增生症等），还有青春期妇科疾病、皮肤疾病、性与生殖健康以及临床检测、影像学和外科疾病。同时，还涵盖青春期营养和肥胖、脑健康（脑发育和心理行为问题）以及相关的公共医学问题。由于青春期慢性病的管理有别于成年的特殊性,因此还包括糖尿病和某些内分泌疾病乃至一般内科疾病在过渡期的处理。总体希望达到"新"和"实用"并重;与读者分享从基础深层的角度,用特有的生物 - 生理社会发展的连续性思维去认识、透视青春期的临床现象,提高临床处理水平乃至开拓新的诊治举措。

希望本专著能对各级儿科和妇科为主体的从事青春期医学的各专业的临床医师提高对青春期的认识,在青春期临床实践工作中能提供有益的帮助;为实现在国内形成一支青春期医学专业队伍的最终目标而努力。

杜敏联

2022 年 12 月

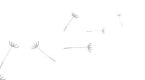

前　言

　　从构思、调研到正式规划、启动、推进、书写、编撰和反复整理，历经三年，《实用青春期医学》终于成册，感谢为此书付出努力的每一个人！

　　青春期医学是一门独立学科，但在所有的现代医学学科中，起步较晚。1884年，英国男子寄宿学校针对青春期男孩的健康，联合成立学校医务协会（Medical Officers of Schools Association）；1904年，G. Stanley Hall 写了第 1 篇有关青春期的文章，并刊登在 Nature 杂志；1941年，美国儿科学会（American Academy of Pediatrics）赞助举办首届青春期研讨会。1951年，波士顿儿童医院率先开设青春期医学病房；1968年，美国和加拿大联合成立美国青少年医学会（Society for Adolescent Medicine，SAM），后更名为青少年健康与医学协会（Society for Adolescent Health and Medicine，SAHM）。至此，许多儿科学专业青春期医学的亚专科课程和研究陆续涌现。2014年10月，中国医师协会成立青春期医学专业委员会。

　　早在 2000 年初，我就开始设想写一本这样的工具书，能够给临床医生提供实战性强的专业建议。于是，我和我的团队开始尝试探索和发展青春期医学，2011年9月，建立浙江省医学重点创新学科——青春期医学；2012年，着手举办首届钱江国际青春期医学高峰论坛。至今恰好十年。都说"十年磨一剑"，然"霜刃未曾试"，望读者能够带着批判的态度，让本书接受众人检阅，并在接下来的几年里可以不断更新、修订再版。

　　目前全球有 18 亿青少年（10~24 岁），青春期医学与健康的需求与日俱增。青春期医学已成为一个全球性的关注焦点。青春期具有独特的生理、心理、行为、社交、环境等因素，是向成人期过渡的关键时期，迫切需要一个具备高素质的医学专业团队，为其保驾护航。青春期医学，旨在关注和提高青少年的健康管理，探索青春期的生长发育规律，研究青春期相关疾病，促进针对青少年健康的社会投入，构建青春期医学专业交流平台，培养专业的青春期医学人员。

　　本书的出版无论是对儿科医生、生殖内分泌医生、心理医生、全科医生，还是对综合医疗保健人员、社会工作者，甚至患者及家属，均极具实用价值。本书各章节作者在各自的专科领域卓有建树，对于能够邀请到他们全部参与写作、一起探讨这一特殊领域，并立足于专科重点和研究热点，我深感振奋，再次感谢每一位作者为编撰本书所付出的宝贵时间和巨大贡献！

　　青春期医学是各个领域医生都会遇到的问题，本书内容经过精心的规划与编撰，全面阐述青春期发育及相关疾病。希望本书可以成为广大临床工作者的重要参考资料，体现其最大的价值！

本书出版之际,恳切希望广大读者在阅读过程中不吝赐教,欢迎发送邮件至邮箱 renweifuer@pmph. com,或扫描封底二维码,关注"人卫儿科学",对我们的工作予以批评指正,以期再版修订时进一步完善,更好地为大家服务。

傅君芬

2022 年 12 月

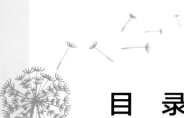

目 录

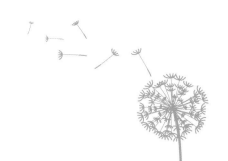

第一章　总　论

第一节　概　述

一、青春期定义和青春期医学的范围

青春期医学（adolescent medicine）的原则是基于生物 - 心理 - 社会模式，通过全面彻底的身体和心理社会评估和治疗，更好地满足青春期人群内在的、复杂的生长发育需求。

青春期（adolescence，puberty）的定义是指童年和成年之间的过渡时期，这种过渡既包括身体的生长发育，又涵盖了个体在社会心理和文化上的成熟。英文"puberty"从拉丁语"puberatum"派生而来，原意是指成熟的年龄，专指身体生长发育和性成熟的生理变化，而个体在社会心理和文化上的成熟往往用"adolescence"概括，代表了童年期到成年的社会过渡，而这与身体青春期的大部分时间应该是重叠的。对青春期完整定义和全面理解还应包括其他各种角度，包括心理学、历史学、社会学、教育学和人类学等。

无论哪种观点，青春期的社会目的是儿童为承担成人角色做准备。青春期的结束和成年的开始因国家和文化而异。即使在同一个国家或文化中，对于各种成人后才能够享有的特权和应该承担的责任，开始的年龄也各不相同，包括驾驶车辆、服役、饮酒、投票、合同签订、婚姻以及维护法律责任等。

因此，青春期医学包括许多层面。对于青春期的诸多问题，内分泌学关注激素的调控变化和靶器官的功能；神经科学或生物行为健康研究关注大脑结构的青春期变化及其对认知或社会关系的影响；此外，社会学家会关注社会角色的获得（例如雇员或伴侣）以及这种角色在不同文化或社会条件下的变化；发展心理学家会关注青春期与父母和同龄人关系的变化等。

有研究表明，相较于儿童和成人，青春期死亡率主要与社会、环境和行为因素有关，包括酒精和其他物质滥用、无保护的性行为、实施或接受暴力等，而非遗传或生物性疾病。因此与青少年发病和死亡相关的主要原因是完全可以预防的。虽然也有相当数量的青少年发病率和死亡率来自遗传和先天性疾病（如囊性纤维化、肌肉萎缩症、脑瘫等）、癌症以及传染病，但总体不多。

青春期医学专注于处于青春期人群的各种生理、心理及社会适应问题，这个时期从青春期启动开始，一直持续到生长停止。世界卫生组织描述了 10~19 岁年龄组中与健康有关的主要问题，其中包括：怀孕和分娩，艾滋病及其他传染病，心理健康问题包括抑郁和自杀，暴力，酒精和其他药物上瘾，无意伤害和自伤，性健康 / 传染病，营养不良和肥胖，运动与营养，烟草使用等。

目前认为青春期主要的健康问题和涉及的医学领域包括：正常青春期的生理（儿童内分泌学）、青春期延迟或性早熟（儿童内分泌学、泌尿科学和男科学）、性传播疾病包括艾滋病（青少年妇科学、免疫学、传染病学以及泌尿科学和生殖医学）、节育及意外怀孕（青少年妇科学、新生儿科学和母胎医学）、营养不良和肥胖（儿童内分泌学、营养学）、性行为相关问题,如手淫、性活动和性虐待(青少年妇科、临床心理学)、物质滥用、月经失调,如闭经、痛经和功能失调性子宫出血(儿科内分泌学、青少年妇科学)、痤疮(皮肤科学)、饮食失调,如神经性厌食症和神经性贪食症(营养学、儿科心理健康咨询、临床心理学、儿童精神病学)、某些精神疾病,特别是人格障碍、焦虑症、严重抑郁症和自杀、双相情感障碍和某些类型的精神分裂症(临床心理学和儿童精神病学)。

青春期是一个具有巨大发育可塑性的时期,同时也是一系列疾病风险开始起作用的时期,这些疾病可能影响整个生命周期,因此青春期为疾病预防和干预提供了重要的机会窗口。青春期身体发育和大脑发展是造成疾病风险急剧变化的原因,从儿童时期的疾病谱转变到外伤和非传染性疾病。目前,大家越来越深入认识到青春期的独特发展过程及其在今后健康风险和机遇中的作用,接下来需要将这些认识转化为预防和干预方法,最大限度地促进身心健康。

二、国内外现状和发展趋势

【学科发展和相关培训项目】

青春期医学相对而言是一门新兴学科,需要专门的培训。普通儿科医生培训时青春期医学部分相对比较粗略。青春期对个体来说是一个具有挑战的必然过程,但个人会相应调整,年轻人不一定非要在青春期经历巨大的创伤或陷入严重的困境。但是,当青少年时期出现问题时,不应将其视为"正常",也就是说认为随着成长自然会就会好起来。北美和欧洲在过去50年进行的研究表明,约1/4的青少年面临广泛的社会心理问题的高风险。问题并非仅仅在于青春期有关的生物学和激素变化,而在于生物因素和影响行为的环境和社会因素之间的复杂相互作用,与青春期有关的行为,包括一些高危行为,都受到社会环境的影响。因此青春期的生理、心理健康都需要专业的管理和支持。

在美国,青春期医学自1991年开始被Board正式认证为一个亚专科,现在已被美国儿科医学委员会、美国内科医学委员会和美国家庭医学委员会认可。美国目前有27个青春期医学专科培训计划,需要2~3年的临床、教学和科研培训。加拿大2007年认可青春期医学为儿科亚专科,目前

有4个专科培训项目,均历时2年。澳大利亚和新西兰在2010年批准的培训项目以"双重培训"的形式完成,即前三年完成基础的儿科培训,后3年进行青春期医学专科培训,但自2017年开始,也开始推行2年期的计划。欧洲各国有不同的青春期医学培训计划,但只有捷克有国家认证的青春期医学亚专业。巴西在1974年、沙特在2008年就开设了相关门诊,其他各国也有时间不等的青春期医学专科培训计划,但并没有国家认证的专科。我国于2014年成立了青春期医学专业委员会,每年开展多次短期培训。

三、研究进展

青春期是一个发生巨大变化的时期:快速的物理生长期,内分泌激素变化的时期,认知发展和提高分析能力的时期;同时也是情感成长、自我探索和增加独立的时期以及积极参与更复杂的社会活动的时期。

在过去的数十年中,青春期医学的研究经历了快速发展,人们对青春期的多重维度有了更复杂全面的看法,对青春期的进程以及这期间相关的行为都有了新的见解。强大的新的研究工具和其他技术的进步使今天的青少年发展理论更有科学证据支持,各种假说也能得到验证。近几十年来,青春期医学的进展至少包括以下几点:

(一)青春期受到生物和社会背景之间复杂相互作用的影响

最初,研究青春期的学者倾向于认为与青春期有关的变化几乎完全由生物影响决定。1904年,由斯坦利·霍尔主编的图书 *Adolescence*,代表了这一观点,他普及了青春期是不可避免的心理和情绪混乱时期这一概念。半个世纪后,包括安娜·弗洛伊德在内的精神分析学家接受并强调了Hall对动乱的强调。即使在今天,仍然有人以"剧烈的激素变化"解释与青春期相关的不稳定性、侵略性活动。青少年与父母之间的激烈冲突通常被认为是不可避免的。但是,这一假设并未得到科学证据的支持。现在的研究更倾向于使用生物-心理-社会医学模式(biopsychosocial medical model),生物学只是影响年轻人发展,调整和行为的一个因素。如果不考虑青年人成长和发展的社会和文化背景,包括家庭和社会价值观、

社会和经济条件以及制度等,就不能很好地理解青春期。

(二)青春期研究的技术手段不断发展

20世纪,放射免疫分析方法的发展使得研究控制生殖成熟的激素成为可能;近十多年,基因组学、蛋白质组学、转录组学、代谢组学等技术的发展和大数据平台的建设使青春期的研究更加深入。

随着研究的深入,对遗传在青春期启动和进程中的作用认识更加深刻。近年已发现一些促性腺激素功能低下型性腺功能减退症(hypogonadotropic hypogonadism,HH)的相关基因突变。比如 GNRHR 和 TACR3 可用于如青春期的体质延迟与特发性 HH 的鉴别。在卡尔曼综合征(Kallmann syndrome)中,根据某些伴随临床特征的存在,可以优先考虑特定基因的遗传筛查:不协调运动(KAL1),牙齿发育不全(FGF8/FGFR1),骨异常(FGF8/FGFR1)和听力损失(CHD7,SOX10)。FEZF1 也是最近发现的 KS 相关基因。此外,分别在 Kisspeptin 和神经激肽 B 信号转导中发现 KISS1/KISS1R 和 TAC3/TACR3 中的突变,是我们理解促性腺激素释放激素脉冲发生机制的重大进展。随着全外显子组测序的日益普及,通过基于 HH 表型的更多致病突变的鉴定,现在对于下丘脑-垂体-性腺轴的了解已更加深入。全基因组关联研究(Genome Wide Association Study,GWAS)有助于探索遗传影响青春期时间的正常变异,但目前只能够解释占 2.7% 的月经初潮年龄的差异,强调了具有小剂量效应的多个基因的参与。这些研究也表明参与青春期进程和肥胖的基因之间有重叠。同时,流行病学数据也表明,早期婴儿期体重增加和儿童期更多的身高增长、青春期提前、成年期肥胖之间的相关性。在性早熟方面,已经确定不管是体细胞(GNAS 基因)还是生殖细胞(LHCGR 基因)的基因激活突变都可导致自发性腺激活。最近发现促性腺激素释放激素分泌的兴奋性介质(KISS1/KISS1R)的激活突变和抑制性介质(MKRN3)的失活突变都和中枢性性早熟相关,特别是位于染色体 15q 的母体印迹基因 MKRN3 的失活突变,目前发现是家族性中枢性性早熟的常见原因。同时,在分子机制的研究上,发现泛素途径、突触蛋白和 HH 合并的复杂神经功能障碍有密切联系。

同时遗传研究的进步,使许多包括性发育异常在内的罕见综合征得到更精准的诊治。

营养和环境也是青春期进程的重要调节因素。体重指数(body mass index,BMI)与青春期启动关系可能由多个因素介导,包括瘦素和吻素(kisspeptin),生物可利用性激素的变化和环境暴露等。最近,有一些全基因组荟萃分析研究了青春期启动时的人体测量学特征,有助更深入了解 BMI、身高增长速度和青春期启动时间之间的关系。更新的研究领域包括环境对表观遗传修饰的影响。表观遗传修饰发生在小于胎龄的儿童中,被认为是代谢编程的一部分,随后影响躯体生长和青春期发育。性成熟与婴幼儿期生长共同点都有体重明显增加,表明代谢调节途径在这两者间的共同作用。不同点是胎儿宫内和早期婴儿可塑性更高,从而更易受环境影响。比如小于胎龄儿(small for gestational age infant,SGA)妊娠期营养状况不佳可以改变代谢系统以适应慢性营养不良,导致无法处理能量密集的饮食,并且这种改变可能被程序化以储存尽可能多的能量,导致体重迅速增加,最后产生成人疾病和性早熟的风险。同样,环境内分泌干扰物的影响也可以发生在青春期之前,甚至早到胎儿和新生儿期间。

除此之外,还包括神经成像技术,包括功能影像学的发展为研究大脑发育创造了更好的条件等。

(三)和青春期医学交叉研究的学科越来越多,不断拓展青春期医学的认识

了解青春期发展需要回答一些难题:身体如何生长发育、与周围人的关系如何变化、如何被社会看待和对待、不同文化中的青春期有何不同,以及在过去的几十年青春期的发展有何变化等。对这些问题的回答和对青春期的完整理解取决于综合方法的运用和各种学科的参与,包括但不限于内分泌学、心理学、社会学、精神病学、遗传学、人类学、神经科学、历史学和经济学。虽然每个学科都提出了关于青春期和青少年发展的观点,但只有将不同学科的贡献整合到一个连贯而全面的观点中,才能成功回答这些问题。目前对青春期的研究多学科交叉研究越来越多,因此可以综合来自不同领域的知识和观点。

1. 青春期的启动比先前认识得更早 一方面,就整体而言,在过去的 150 年中,女孩的性成

熟,由月经初潮年龄衡量,至少提前了2~3年。改善饮食和更有效的公共卫生措施被认为是主要原因。另一方面,目前认为就个体而言,实际上在性腺启动之前,肾上腺在6~8岁之间就开始启动,也比一般认为的青春期启动年龄更早。

2. 青春期启动和进程在个体之间存在显著差异受多种因素影响 这些因素包括遗传、宫内环境、压力和社会经济状况、环境毒素、营养和饮食、运动、脂肪和体重以及慢性疾病等。研究表明,家庭、同龄人群体、社区、学校、工作场所和更广泛的社会环境都可以影响青春期的最终发展结果,尽管这些因素是否影响青春期发展过程还不清楚。例如就学校环境来说,研究表明,从小学的较小环境到更大的中学的过渡也可能是儿童生活中的压力事件。压力事件与青春期进程并不一定是因果关系,不会引发青春期,但它可能会影响青春期的进程。同时在青春期不同阶段,压力有不同影响。因为对压力产生应激的激素往往会抑制生殖激素。但环境压力本身是否影响生殖激素,或者发育不同阶段应激激素的水平是否不同这些问题尚未清楚。社会因素例如家庭冲突似乎与较早的月经初潮有关。就种族影响来说,如黑种人女孩,月经初潮的平均年龄为12.1岁,而白种人女孩的平均年龄为12.9岁,黑种人女孩的青春期启动也比白种人同龄人早15个月,但是,即使她们月经初潮更早,青春期发育的节奏反而更慢。

3. 对青春期的进程有了更多理解 肾上腺在6~8岁之间就开始启动,虽然肾上腺启动(adrenarche)在大多数儿童中几乎没有表现,但越来越多的证据表明,肾上腺雄激素可能有助于大脑的结构和功能发育并青春期行为相关。肾上腺素启动的时程有影响心理健康和一系列心脏代谢的风险。BMI与肾上腺雄激素有关,肾上腺功能早现的儿童BMI和胰岛素水平较高,存在胰岛素抵抗。另外,目前多将月经初潮视为青春期过程中的一个晚期事件,虽然月经似乎表明女孩的生殖成熟,但它实际上在很大程度上只表明子宫的成熟,因为早期月经不规律,大部分女孩在月经初潮后并不具有生育能力。青春期一般在性腺启动后的2~4年内完成,身体其他变化包括脂肪和肌肉的发育模式则还将继续。从进化生物学的角度可以解释青春期与环境和营养的关系。严重的环境压力和营养不良可能导致青春期延迟,因为这种情况下优先考虑个体的生存,而无法进行繁殖。

然而,不足以威胁生存的环境压力可能加速青春期发育,以提高群体的繁殖率,在这种情况下,肾上腺启动可能是环境参与重编程繁殖策略的一个代表。此外,青春期的大脑神经发育可能是为了将情绪、社会行为和身体代谢策略重新调整以适应外部环境来优化生殖成功。

4. 青春期对健康的影响可能影响生命全程 除了青春期对生理和生长的直接影响外,青春期进程还可能影响到终身的健康。有力证据表明更高的BMI加速了青春期的启动,同时性早熟也会使个体在整个生命过程中对脂肪积累更多。性早熟还和心血管及代谢相关,会增加心血管事件、2型糖尿病、高血压和死亡风险。这些关联至少部分地独立于肥胖这一因素。机制可能与应激反应,生长激素/胰岛素样生长因子轴和葡萄糖胰岛素稳态有关。早熟还可能与晚年的癌症有关。长期暴露于性激素可能会增加女性有性激素相关癌症(如乳腺癌和卵巢癌)以及男性前列腺癌的风险。机制可能包括较长时间暴露于性激素,氧化应激增加,或与早熟者肥胖相关的高胰岛素血症或物质滥用等行为危险因素相关。青春期女孩对环境压力更敏感。在行为上,有更高的行为障碍率;在情绪上,往往导致较低的自尊和较高的抑郁,饮食失调和自杀率。同时研究表明,年龄最小而最成熟的人群有最大的犯罪风险。

(四)新出现的社会挑战提出新的研究和临床实践需求

比如随着社会发展,环境内分泌干扰物(endocrine disrupting chemicals,EDCs),营养和生活方式的变化对青春期启动和进程的影响问题;随着肿瘤治疗效果的提高,肿瘤幸存者的生殖保护问题;此外,还有跨性别和对自身性别不满意者一般都到了青春期开始寻求医疗帮助,激素治疗、性别再分配手术、生育潜力和心理健康都是同样需要关注研究的领域。

我们仍然必须认识到,目前对青春期的理解仍然有限。尽管研究变得越来越复杂,但大多数是横截面描述性数据,并且聚焦于一个维度,而非遗传、生物、家庭、环境以及社会和行为因素(风险和保护性)之间的相互作用。现在研究者更加重视纵向设计,关注在8岁之前就开始的与青春期开始相关的变化,来阐明整体生命周期的生长和发育:即从婴儿期到青春期、青年期、成年期和老年期,而独立地研究这些发展阶段只能提供片面的图像。从各种纵向数据的集合中,可以研究青春期的进程和它如何影响青少年的社会和认知发展。

（傅君芬　吴　蔚）

第二节　青春期的启动和变化

一、青春期的启动

(一) 青春期启动的机制

青春期启动之前是肾上腺启动,标志是肾上腺雄激素的产生增加。肾上腺启动有时伴有腋毛和阴毛的早期出现。由肾上腺素启动引起的,最早的雄激素性毛发也可以是短暂的,并且在真正的青春期开始之前消失。

青春期开始与高 GnRH 脉冲相关,其在性激素,黄体生成素(luteinizing hormone,LH)和卵泡刺激素(follicle-stimulating hormone,FSH)升高之前就开始出现。GnRH 升高的原因非常复杂,目前尚未完全清楚。有研究发现瘦素可能是 GnRH 升高的原因。瘦素在下丘脑中具有合成 GnRH 的受体,缺乏瘦素的个体无法完成青春期启动。同时,瘦素水平随着青春期的开始而增加,然后在青春期结束时下降到成人水平。此外,研究发现,编码神经激肽 B 和神经激肽 B 受体的基因突变可以改变青春期的进程。神经激肽 B 可能在调节 Kisspeptin 的分泌中发挥作用,Kisspeptin 能够触发直接释放 GnRH 以及间接释放 LH 和 FSH。

(二) 青春期启动的影响因素

青春期开始的定义可能取决于观点(例如,看激素还是看体征)和目的(建立人群正常标准、早期或晚期青春期个体的保健等)。目前常用的青春期启动定义是基于身体变化,如女孩的乳房发育或男孩的睾丸增大。这些身体变化是神经,激素和性腺功能变化的第一个外在迹象。青春期启动的影响因素很多,大致包括以下方面:

1. 遗传　研究认为,在营养充分的人群中,遗传因素可能至少占到青春期启动年龄影响因素的 46% 以上。这种遗传的影响在母女之间初潮年龄的联系上体现得尤其明显。但相关基因并没有完全明确,其中可能包括雄激素受体基因等。遗传的影响也导致种族之间的差异。各种族中月经初潮的平均年龄从 12~18 岁不等。最早的是非洲裔美国女孩,较晚的是高海拔地区的亚洲女孩。目前,有很多研究给出了青春期启动年龄的数据。比如,9 岁时,48% 的非洲裔美国女孩开始发育,而白种人女孩发育的仅占 12%。需要注意有时地区或种族间差异反映的是营养状况而不完全是遗传差异,可以在几代内通过改变饮食而改变。有学者认为初潮年龄的中位数年龄可成为反映人群中营养不足女孩比例的指数,而初潮年龄分布的宽度可能也反映了人群中经济状况和营养供应的不均衡。

2. 营养　营养是影响青春期时间的最强和最明显的外界因素。女孩对营养调节特别敏感,因为她们必须准备为可能的胎儿提供营养支持,超出生长和活动要求的剩余热卡反映在身体脂肪量上,达到一定的程度就向大脑发出了开始青春期和具备生育能力的信息。大量证据表明,在过去几个世纪的大部分时间里,营养差异是导致不同人群,甚至同一人群中不同社会阶层的青春期时间差异的主要原因。最近世界范围内动物蛋白的消费以及儿童肥胖的增加导致青春启动的年龄变小,这主要发生在那些原来青春启动较迟人群中,而在原来营养充分的人群中差异并不明显。同时青春期前的肥胖也被发现和 9 岁前乳房发育和 12 岁前初潮相关。而高强度的运动会减少可用于生殖的热卡从而减缓青春期。

虽然总热卡是最重要的饮食影响因素,但饮食种类也起着重要作用。比如典型的素食饮食中较低的蛋白质摄入量和较高的膳食纤维摄入量与女性青春期的较晚启动和较慢的进展相关。

3. 社会因素　社会发展因素和女性青春期启动年龄有较强关联。自 1840 年以来,青春期开始的平均年龄显著下降。在 1840~1950 年的每 10 年中,西欧女性的平均初潮年龄提前 4 个月。在日本,女性初潮年龄的提前发生得较迟且更加明显,从 1945~1975 年,日本每 10 年初潮年龄提前了 11 个月。一般认为这种因素通过营养和公共卫生进步起作用。

4. 环境因素　动物实验表明,环境激素和化学物质可能影响出生前后性发育的各个方面。包括来自医药产品的不完全代谢的雌激素和孕激素被排泄到污水系统中，有时可在环境中检测到；性类固醇有时用于动物饲养。环境中还有一些内分泌干扰物。如用于许多化妆品，玩具和塑料食品容器中的邻苯二甲酸盐，多氯联苯，双酚 A（bisphenol A，BPA）等。美国疾病预防控制中心曾在 90% 以上的被调查人群的身体中发现了可测到的 BPA 量。儿童大量暴露于这些激素或内分泌干扰化学物质可以产生早熟的表现，但少量接触效应并不明显。

5. **身体和精神疾病** 慢性病可以导致青春期延迟，涉及慢性炎症或干扰营养的那些疾病最明显。比如 20 世纪比较常见由炎症性肠病或结核病导致，而在不发达地区，则由慢性寄生虫感染导致较为普遍。在青春期大脑会经历激素的显著变化，这种剧烈变化可导致情绪不稳定，甚至抑郁症，双相情感障碍和精神分裂症等。在神经性厌食症病例中，15~19 岁的女孩占到 40%。

6. **社会和心理因素** 了解最少但依然很重要的因素是社会和心理上的。与遗传、营养和疾病等的影响相比，社会和心理影响较小，时间往往以月计而非以年计。尽管已经基于动物研究认为包括信息素在内的各种生理过程可能参与其中，但具体机制尚不清楚。

儿童心理社会环境中最重要的部分是家庭，包括家庭结构和功能特征。国外研究认为，高压力家庭的女孩可能会出现早几个月的月经初潮，这些压力因素包括父亲在幼年期缺席、有继父、在童年时期遭受长期的性虐待或者从小从发展中国家收养等。而在一个有生父的大家庭中长大的女孩月经初潮可能会稍晚一些。更极端的环境压力，例如遭受灾难而流离失所的人也与晚熟有关，这种影响同时可能因饮食不足而加剧。社会因素的另一个例子是范登伯格效应（Vandenburgh effect），与成年男性较多交往的女孩可能相对更早地进入青春期。

但是，这些社会因素我们大多数理解尚不完整。许多这些"影响"是流行病学调查揭示的统计学关联，但不一定就是因果关系，其中可能有各种协变量参与或其他解释。对于个体来说，因果效应难以得到证实。这些研究的另一个局限是，几乎都是关于女孩，一部分是因为女性青春期需要更多的生理资源，另外女性青春期有月经初潮

作为标志，从而调查研究比男性简单得多。

（三）青春期启动时间对个体的影响

青春期启动早晚对男性和女性有不同的影响。一般来说，青春期启动迟的女孩对青春期和成年期影响更正面，而启动早的女孩往往容易有负面影响。女孩青春期早启动可能会造成心理上的伤害。造成这种不利影响的主要原因是身体形象问题。早熟的女孩通常看起来比尚未发育的女孩体形更大，导致早熟的女孩对自己的身体形象不满，从而安全感缺乏，因此更容易患上饮食失调症（如神经性厌食症）。此外，除了更早的性经历和更多的意外怀孕之外，早熟的女孩也更容易产生酒精和药物滥用。这些女孩学校成绩也可能受到影响。此外，发育的胸部可能受同伴嘲笑，使她们不得不通过穿着来隐藏，这些经历可导致早熟女孩的自尊心受挫，甚至抑郁。而女孩青春期启动偏迟则结果相对较好，她们在青春期表现出的积极行为往往持续到成年。

过去认为，青春期早启动的男孩结果较正面，比如在同龄人中更受欢迎，更多的自尊和自信，这是因为身体发育后身高更高，肌肉更发达和运动能力更强，这些可能有助于青春期领导角色的建立和成年期的成功。而晚熟男孩的自尊心和自信心较低，容易遇到焦虑和抑郁的问题。然而，最近的研究表明，男性早熟的风险和问题可能超过其益处。早熟者看起来比同龄人年长，所以可能面临更大的符合成人规范的社会压力，尽管他们的认知和社会发展可能落后于他们的外表。同时早熟的男孩可能更具侵略性，更容易参与危险行为等，也可导致一系列的心理社会问题。

二、青春期的变化

（一）身体的生长发育

青春期身体变化在男性包括体形和肌肉含量变化、睾丸增大、阴茎发育、包皮后缩、阴毛及体毛和胡须生长、声音变化、喉结出现等。女性包括体形和脂肪分布变化、胸部发育、阴毛生长、子宫卵巢的发育及月经来潮和排卵等。

青春期生长突增是指个体在青春期的身高和体重迅速增加，由生长激素、甲状腺激素和雄激素共同主导。在生长峰速期间，青少年的生长

速度几乎与幼儿的生长速度相同，男性每年约10~12cm，女性8~9cm。除了身高变化外，青少年的体重也会显著增加，青春期获得的体重几乎占成人体重的一半。不同身体部位的加速增长发生在不同的时间，具有一定规律。从外周先开始，包括头部、手部和脚部，其次是手臂和腿部，最后是躯干和肩部。这种不均匀的增长是青少年身体看起来不成比例的原因之一。

在青春期，骨骼变得更硬、更脆，在青春期结束时骨骺融合。这些骨骼变化可能存在种族差异。例如，美国黑种人比白种人青少年的骨密度增加更显著，这可能是黑种人妇女患骨质疏松症和骨折较少的原因。青春期的脂肪和肌肉的身体分布的变化对于女性和男性来说是不同的。在青春期之前，脂肪和肌肉分布几乎没有性别差异；在青春期，尽管两性都经历了快速的肌肉发育，男孩长得比女孩快得多。相比之下，尽管两性都经历了体脂增加，但女孩的增加更为显著。通常，女孩的脂肪增加发生在青春期之前的几年。青春期后男孩的肌肉和脂肪比例约为3:1，而女孩则约为5:4。

青春期发育也会影响循环系统和呼吸系统，期间心肺的容量增加，导致力量和运动耐受性增加。性别差异明显，男性心肺功能发育更明显，产生更高的收缩压，更低的静息心率，更高的血红蛋白和红细胞。

（二）大脑发育

当一个人6岁时，大脑达到其成人大小的90%。因此，在青春期，大脑的大小并不会增长很多。然而，直到接近20岁，大脑中的褶皱仍然持续往复杂化转变。在此期间，大脑褶皱的最大变化发生在处理认知和情绪信息的皮质部分。

在青春期，大脑中白质的数量呈线性增加，而大脑中的灰质数量呈倒U型改变，这是因为通过突触修剪消除了大脑中不必要的神经元连接，减少了灰质的数量。这并不意味着大脑功能减弱；相反，由于髓鞘化增加和无用通路减少，它变得更有效。

大脑涉及初级功能的区域首先被修剪，例如运动和感觉区域。涉及更复杂过程的大脑区域，包括颞叶和前额皮质，以及其他区域，则在发育后期。大脑中一些最具发展意义的变化发生在前额叶皮质，它涉及决策和认知控制，以及其他更高的

认知功能。在青春期，前额皮质中的髓鞘形成和突触修剪增加，提高了信息处理的效率，并且增强了前额叶皮质和大脑其他区域之间的神经连接。这样可以更好地评估风险和奖励，并改善对冲动的控制。具体而言，背外侧前额叶皮质的发育对于控制冲动和提前规划非常重要，而腹内侧前额叶皮质的发育对于决策制定非常重要，眶额皮质发育对于评估奖励和风险很重要。

三种神经递质在青春期大脑发育中起重要作用：谷氨酸、多巴胺和5-羟色胺。谷氨酸是一种兴奋性神经递质。在青春期突触修剪期间，修剪的大多数神经连接包含谷氨酸或其他兴奋性神经递质的受体。因此，到成年早期，大脑中的突触平衡比兴奋性更具抑制性。多巴胺在决策过程中与愉悦和调节环境有关。在青春期，边缘系统中的多巴胺水平增加，并且向前额皮质的输入增加。青春期抑制性和兴奋性神经递质之间的平衡和多巴胺活性的增加可能解释了青少年冒险和易于厌倦的行为模式。血清素是一种参与调节情绪和行为的神经调节剂。大脑边缘系统的发育在确定奖励和惩罚以及处理情绪体验和社会信息方面起着重要作用，边缘系统中神经递质多巴胺和血清素水平的变化使青少年更加情绪化，对回报和压力反应更敏感。血清素的作用不仅限于边缘系统，几种血清素受体的基因表达在青春期发生显著变化，特别是在额叶和前额叶皮质中。

（三）激素水平变化

青春期有很多激素的变化参与。

神经激肽B和kisspeptin，都存在于下丘脑的KNDy神经元中，是控制系统的关键部分，可能在青春期开始时开启促性腺激素释放激素（gonadotrophin releasing hormone，GnRH）的释放。

黄体生成素（LH）由垂体前叶的促性腺细胞分泌，主要靶细胞是睾丸的间质细胞和卵巢的卵泡膜细胞。随着青春期的开始，LH分泌变化比FSH更显著，LH水平增加约25倍，而FSH增加2.5倍。卵泡刺激素（FSH）也来自前叶的促性腺细胞，主要靶器官是卵巢滤泡和睾丸的支持细胞和生精组织。

睾酮由主要由睾丸间质细胞产生，少量来自卵巢卵泡膜细胞和肾上腺皮质，是哺乳动物主要的雄激素和同化激素。它作用于全身靶组织中的雄激素受体。睾酮的芳香化可产生雌二醇，是人

体雌激素的主要成分,可作用于全身的雌激素受体。但雌二醇的主要来源是卵巢的颗粒细胞,仅少量来自睾丸和肾上腺的睾酮。肾上腺雄激素由肾上腺皮质的网状带产生。主要的肾上腺雄激素是脱氢表雄酮、雄烯二酮(它们是睾酮的前体)和在血液中大量存在的脱氢表雄酮硫酸盐。肾上腺雄激素和女孩青春期启动早期相关。

胰岛素样生长因子 1(insulin-like growth factor 1, IGF1)在青春期响应于生长激素水平的增加而显著上升,可能是青春期生长突增的主要介质。此外,在男性中,睾丸间质细胞(leydig cell)在胎儿期和生后不久分泌胰岛素样 3(insulin-like factor 3,INSL3),儿童时期下降,青春期开始增加。通过 HCG 和 LH 调控 INSL3 在妊娠中期胎儿睾丸下降的第一阶段中具有重要作用。最近研究发现,它能通过叫 RXFP2 的 G 蛋白偶联受体,调节类固醇生成并支持精子发生。INSL3 也由睾丸间质细胞分泌,但与睾酮不同,它不受 HPG 轴激素的调节,因此,可以作为睾丸间质细胞功能的生物标志物。

瘦素是由脂肪组织产生的蛋白质激素,主要靶器官是下丘脑。瘦素水平为大脑提示了脂肪的数量,大脑从而能够相应的调节食欲和能量代谢。它对于女性青春期启动还发挥着允许作用,也就是说女性青春期在达到足够的体重之前不会启动。

(四)认知和思维发展

青春期也是快速认知发展的时期,既包括知识增量,也包括抽象思考和更有效推理的能力。

1. **认知发展** 行为和功能磁共振成像的联合研究证实了青春期执行能力,即能够控制和协调思想和行为的认知技能的发展,这些技能通常与额叶皮质相关。在这个时期发展起来的思想、观念和概念在人格形成中发挥着重要作用。

随着大脑结构和大脑内部通信回路的生物学变化以及经验、知识的增加与不断变化的社会需求相互作用,产生快速的认知增长。这一变化的年龄因人而异,始于青春期或之后不久。至少有两种主要的方法来理解青春期的认知变化。一种是认知发展的建构主义观点,它以一种定量的、状态理论的方法,假设青少年的认知发展是相对突然和剧烈的。第二种是信息处理视角,它源于人工智能的研究,根据思维过程的特定组成部分的

增长来解释认知的发展。

当个体达到 15 岁左右时,其基本思维能力已与成人类似。这些青春期的思维能力提高表现在五个方面,①注意力:选择性注意力提高,分别注意力,即同时注意两种或更多刺激的能力也得到改善。②记忆:工作记忆和长期记忆都有改善。③思维速度:青少年比低年龄的孩子更快地思考,思维速度在 5 岁至青春期中期急剧增加,然后在 15 岁时开始趋于平稳,并且在青春期后期和成年期之间似乎没有变化。④组织能力:青少年更了解他们的思维过程,可以使用辅助记忆方法和其他策略来更有效地思考。⑤元认知(或称后设认知)是指"认知的认知"或"知识的知识",简言之,就是对自己的认知过程的思考,是对自己思维模式的一种了解和控制。通常涉及在思考过程中监控自己的认知活动。青少年对自己思维模式认识的提高可以带来更好的自我控制和更有效的学习。它也与社会认知有关,导致内省、自我意识增强和智力化,这一时期比儿童期更能理解人无法完全控制自己的心理活动。这些可能在 15 岁时达到高峰。

2. **假设和抽象思维** 相较于儿童,青春期的思维更少局限于具体事件,他们可以考虑当前事件范围之外的可能性。表现之一是演绎推理技能的提高,这促进了假设思维的发展,从而产生了提前计划、设想行动的后果以及提供事件的替代解释的能力。它还使青少年辩论能力提高,可以推理他人的假设,同时对概率有了更为复杂地理解。这期间的思维发展还使双关、讽刺、隐喻和类比等的高阶抽象逻辑更容易理解,而 9 岁以下的儿童往往无法理解讽刺。这也使人开始能够将高级的推理和逻辑过程应用于思考社会和意识形态问题,如政治、哲学、宗教、道德等。

3. **相对论思维** 与儿童相比,青春期的孩子更有可能质疑他人的主张,而不太可能接受所谓的绝对真理。通过家庭圈外的经验,他们了解到所谓的绝对规则往往是相对的。他们开始区分出于常识的普遍规则(如不能触碰火焰)和基于文化相对的规则(如一些行为规范等),这些在年幼的孩子是不可能区分开的,这可能导致青春期在许多领域都会有一段质疑权威的时间。

4. **智慧** 这里指通过经验发展的洞察和判断的能力,在 14~25 岁之间增加。因此,正是在这一青春期~成年期过渡期,个体获得了与年龄相

关的智慧。智慧与智力不同,因为青春期在智商测试中没有显著提高,他们的分数相对百分位通常不会改变。

5. **冒险行为**　大多数青春期伤害都与危险行为有关(车祸、物质滥用、无保护性行为),因此对青少年冒险行为的认知和情感过程进行了大量研究。从流行病学研究角度探讨青少年是否更有可能从事风险行为,或从认知加工角度看他们是否与成人做出不同的风险相关决策,或者他们是否使用相同的过程但关注点不同,从而得出不同的结论。行为决策理论提出,青少年和成人都会权衡行为的潜在回报和后果。然而,研究表明,青少年似乎比成人更重视奖励,特别是社会奖励。有研究认为青春期人群和成人以类似的方式思考风险,但价值观不同,从而得出不同的结论。也有研究认为,青春期冒险行为的增加可能会带来进化上的优势。例如,离开原生家庭所需的动力或信心。此外,从社会整体来看,年轻人愿意承担更多风险并尝试新方法有利于平衡更为保守的因素,比如老年人的行为模式。冒险行为也可能具有生殖优势。与青春期冒险行为相关的因素包括受虐待经历以及父母支持和监督薄弱。

6. **自我控制**　青春期往往自我控制力变差,这和冒险倾向增加有关,包括"消退学习"(即先前已经强化的行为不再产生相应后果时,行为逐渐终止)的缺陷。这导致青春期对可能产生负面后果的行为抑制减少,同时也对基于消退学习原理的行为治疗(例如针对焦虑或药物成瘾的线索暴露疗法)产生影响。

(五)心理发展

青春期心理学的正式研究始于斯坦利·霍尔的《青春期》(1904 年)这本书的出版。霍尔认为,青春期作为一个动荡的心理发展过程,模拟了我们人类祖先从原始到文明的系统转变。这种理论在埃里克森和弗洛伊德青春期的理论之前一直占主导地位。弗洛伊德认为,与青春期相关的心理障碍是以生物学为基础,在文化上具有普遍性,而埃里克森则侧重于身份形成与角色实现之间的对立。但三位心理学家一致认为,青春期本质上是一个混乱和心理困惑的时期。

有研究者制定了青少年心理发展的几个描述性原则。包括:个人的心理发展是由成长的时期和地点决定的;生命事件在一个人的生命中发生的不同时间对发展有不同影响;一个人的发展是由相互联系的关系网络塑造的,个人是其中的一部分;个人的生命历程是通过个人在特定历史时期和社会网络背景下的选择和行动来构建的。1984 年,美国青少年研究学会(Society for Research on Adolescence,SRA)成为第一个致力于青春期心理学研究的官方组织。其首先提出的一些问题包括:与青春期发展有关的先天和后天因素青少年与他们的环境之间的相互作用;在解释青少年行为时考虑文化、社会群体和历史背景。进化生物学家已经将青春期心理学与现代人类从原始人类祖先的发展演变相提并论,作为个体发展重演人类系统发展的一种表现形式。

(六)社会适应的发展

1. **身份认同的发展**　身份认同的发展是生命周期的重要部分。大多数人寻找身份始于青春期,在此期间,人们更愿意尝试不同的行为来发现自己是谁。青少年可能会辗转于一系列身份来寻找最适合自己的。研究表明,这一过程可能更准确地描述为身份认同的发展而不是形成,是确认自我认识的内容及结构的变化过程。

青春中期较高水平的自我意识和自我控制将有利于在向成年过渡期间做出更好的决定。青少年会密切关注并花更多时间和精力在青春期身体变化上,青春期对外表更为关注。研究显示,自我反省在青春早期就已出现,但在 18 岁之前很少完成身份认同,甚至大学第一年对身份认同发展都还有很大的影响。目前大多数证据支持了埃里克森的阶段论:即每个阶段都与最初预测的人格特质相关,研究也证实了每个阶段的身份认同并非永久不变,其发展没有最终终点。成长环境在身份认同发展中也起着重要作用。研究表明,受过教育越多,身份认同发展得越成功。其他因素还包括社交媒体、家庭环境、社区环境等。

2. **自我**　即一个人拥有确信、一致和稳定的意见和信念的能力。在青春期早期,认知发展带来更强的自我意识,对他人及其思想和判断的更多认识,以及抽象思考、推断未来可能性的能力。因此,青春期经历了从幼儿典型的简单具体的自我描述的重大转变。孩子通过身体特征来定义自己,而青少年则根据他们的价值观、思想和观点来定义自己。自我概念中不一致内容的冲突是这期间常见的烦恼来源,可能导致认知失调。青少年可以概念化他们可能成为的多种"可能的自我"以及他们选择的多种可能性和相应后果。探索这些可能性可能会导致青少年自我表现的突然变化，试图引导"实际的自我"走向"理想的自我"并远离"讨厌的自我"。

3. **自尊**　自尊被定义为一个人对自我概念和自我身份的想法和感受。大多数关于自尊的理论都指出，不论性别和年龄，都有一种维持、保护和增强自尊的愿望。与普遍看法相反，没有证据证明青春期自尊的显著下降。"不稳定自尊"波动很大，可能引起严重的痛苦和焦虑，但"基线自尊"在青春期仍然非常稳定。女孩在与朋友建立支持关系时最有可能获得高度的自尊，对她们来说，最重要的友谊是拥有能够提供社会和道德支持的人。当她们未能赢得朋友的同意或找不到与之分享共同活动和兴趣的人时，自尊则较低。相比之下，男孩更关心的是建立和维护他们的独立性并确定他们与权威的关系，因此，他们更有可能从影响朋友的能力中获得高度自尊。

4. **性别认同和性取向**　近年来，心理学家一直试图了解青春期性取向是如何发展的。一些理论认为，可能存在许多不同的发展途径，并且个体遵循的具体路径可能取决于他们的性别、性取向以及开始青春期的时期。研究发现平均在 10 岁左右就会有个人性取向的认识，但往往到 16~17 岁才显示处理。对年轻人来说，承认并树立积极的 LGBT〔女同性恋者（lesbian）、男同性恋者（gay）、双性恋者（bisexual）和跨性别者（transgender）〕身份可能很困难，同伴压力是一个很大的因素。因此，由于欺凌和同伴或家庭成员的拒绝，LGBT 青少年自杀率比相应的同龄人高出 4 倍。

同时在青春期，两性亲密关系更加普遍。国外研究数据是在 15 岁时，53% 的青少年在过去 18 个月中有至少持续了 1 个月的异性或同性亲密关系。在整个青少年时期，关系维持时间也会随年龄增大而增加。这种增加可以通过性成熟和维持关系所需的认知技能的发展（例如照顾、适当的依恋）来解释，尽管这些技能直到青春期后期才得到充足发展。较稳定的两性关系使青少年能够获得以后生活中高质量关系所需的技能，并培养自我价值感。积极的两性关系与自尊、自信和社交能力呈正相关。同时，在当代西方社会，青春期性行为也带来很多健康风险。虽然其中一

些如情绪问题和性传播疾病不一定是青春期固有的，但就美国的数据而言，人乳头瘤病毒（human papilloma virus，HPV）感染数量不断上升，现在被认为影响 15% 的青少年人口；女孩 15~19 岁的淋病患病率高于其他任何年龄组；所有新发艾滋病病例中有 1/4 发生在 21 岁以下的人群中。其他如青少年怀孕在大多数西方社会被视为社会问题。

5. **人际关系**　青春期人群与同龄人、家庭和社会领域成员之间的关系在其社会发展中起着至关重要的作用。青春期的社交领域迅速发展，进一步区分了朋友和熟人之间的差异，经常在朋友身上投入很多情感。人际关系开始帮助青少年理解人格的概念。通过比较不同人的个性特征，使用社会比较来发展自己的身份认同和自我概念。

在心理和身份认同发展方面，同龄人经常构成社会比较的参考群体。这意味着青少年选择谁作为朋友，对他们将来要成为什么样的人产生巨大影响。青春期与同伴的交流以及度过的时间显著增加，同伴关系对青少年更有影响力，高质量的友谊可以促进青春期的社会发展。青少年倾向于形成小规模的团体。在青春期早期，往往和同龄人形成同性别的、排外的密切小团体。小团体虽然具有固有的负面影响，但也可能有助于青少年适应社会，形成更强烈的认同感。小团体也有点像"集体父母"，即告诉青少年该做什么和不做什么。在青春期后期，当青少年开始更多的同异性交往时，小团体经常融入混合性别群体，随着社会化发展，最后变得更加以情侣化为导向，小团体才会进一步解散。同龄群体内的交流不但使青少年能够探索自己的感受和身份，而且提供了发展社交技能的机会，例如同理心、分享和领导力。群体规范和价值观被纳入青少年自己的自我概念中。同伴群体可以对个人产生积极影响，例如学业动机和表现，但也可能会产生负面影响，例如鼓励危险行为等。青春早期对同伴压力的敏感性增加，14 岁左右达到峰值，之后下降。

青春期同时也标志着一个人在一个家庭中的角色迅速变化。虽然幼儿也努力表明自己存在，但是直到青春期早期，当孩子越来越多地被父母视为平等个体时，他/她们才会对家庭决策表现出影响。青少年独立性增加，同时保持与父母的被照顾关系。当儿童进入青春期时，父母与子女的冲突往往增加，父母与青少年之间的分歧也随

着朋友对彼此产生更大的影响而增加,青少年可能会对父母的价值观产生新的影响。社交媒体在青少年和父母的分歧中也发挥着越来越大的作用。虽然儿童和父母之间的冲突在青春期增加,但对于一些重大问题,大多数青少年仍然与父母保持相同的态度和价值观,与父母关系良好的青少年较少可能卷入各种危险行为。此外,父母也影响青春期学业教育,研究表明,到了 14 岁依旧以父母为权威的青少年更有可能在 22 岁之前完成较高级别教育,因为权威家长的支持能激励青少年完成学业以避免让父母失望。而家庭结构的变化对青春期有重大影响,特别是父母离婚。离婚通常导致青少年与其非监护父母之间的联系减少,在近期影响到学业成绩,远期可能对冲突的处理行为等存在长远影响。

在童年时代,兄弟姐妹既是冲突和挫折的来源又构成支持系统。青春期可能会以不同的方式影响这种关系。在同性兄弟姐妹中,亲密度在青春期早期增加,然后保持稳定。异性兄弟姐妹在青春期早期变得疏离,但从青春期中期开始更加亲密。兄弟姐妹互动是儿童的第一次人际关系经历,是塑造他们对生活的社会和自我理解的重要经历。保持积极的同胞关系有多种益处,兄弟姐妹能够充当同龄人,并可能增加彼此的社交能力和自我价值感。

三、男孩和女孩青春期的差异

女孩青春期和男孩青春期之间最重要的两个差异,一是开始的年龄,二是涉及的主要的性类固醇,亦即雄激素和雌激素。

从年龄而言,女孩平均 10~11 岁开始进入青春期,并在 15~17 岁结束;男孩从 11~12 岁开始,到 16~17 岁结束。女孩在青春期第一次身体变化出现后约 4 年达到生殖成熟。相比之下,男孩在第一次可见的青春期变化后,加速缓慢但这个过程可达 6 年。女性性成熟的主要标志是月经初潮,平均发生在 12~13 岁;对于男性来说是第一次遗精,平均发生在 13 岁。在 21 世纪,进入青春期的平均年龄与 19 世纪相比提前了,特别是女孩。当时女孩为 15 岁初潮,男孩为 16 岁首次遗精。可能因素包括营养改善导致身体生长加快、体重增加和脂肪沉积,或暴露于内分泌干扰物等。青春期启动提前被称为性早熟,反之被称为青春

期延迟,这将在以后的章节详细展开。

从激素而言,男孩主要的性激素是睾酮,在睾丸激素的作用下男孩的各种变化称为雄性化。睾酮代谢的实质产物是雌二醇,而睾酮向雌二醇的转化取决于体内脂肪的含量,男孩的雌二醇水平通常远低于女孩。男孩“生长突增”也开始较晚,加速更慢,并且在骨骺融合之前会持续更长时间。因此,虽然男孩平均比青春期开始前的女孩矮 2cm,但成年男性却平均比女性高约 13cm。成年身高的这种性别差异大部分归因于生长突增出现晚,同时也进展缓慢,而这是因为男性雌二醇水平上升较迟,同时在青春后期也保持较低的水平有关。主导女性发育的激素是雌二醇。虽然雌二醇促进乳房和子宫的生长,但它也是驱动青春期生长突增以及骨骺成熟和闭合的主要激素。雌二醇水平在女性较早上升,同时水平更高。另外,女孩青春期的激素调控比男孩复杂得多,主要的类固醇激素、睾酮、雌二醇和孕酮以及催乳素均在青春期发挥重要的生理功能。女孩的性腺甾体激素开始于睾酮的产生,睾酮通常在卵巢内快速转化为雌二醇。然而从睾酮到雌二醇的转化率(由 FSH/LH 的平衡驱动)往往有很大个体差异,从而造成第二性征发育模式的个体差异。卵巢中孕酮的产生始于女孩排卵周期的发育(在排卵周期的黄体阶段),而在青春期之前低水平黄体酮在男孩和女孩的肾上腺中均有产生。

(傅君芬 吴 蔚)

参考文献

1. ROBARDS F, KANG M, USHERWOOD T, et al. How marginalized young people access, engage with, and navigate health-care systems in the digital age: Systematic review. Journal of Adolescent Health, 2018, 62 (4): 365-381.
2. MICHAUD PA, SURIS JC, VINER R. The Adolescent with a Chronic Condition: Epidemiology, developmental issues and health care provision. World Health Organization, 2007.
3. BOURGUIGNON JP, PARENT AS. Puberty from Bench to Clinic: Lessons for Clinical Management of Pubertal Disorders. New York: Karger, 2016.
4. KIPKE MD. Adolescent Development and the Biology of Puberty: Summary of a Workshop on New Research. Washington (DC): THE NATIONAL ACAD-

EMIES PRESS, 1999.

5. KANBUR N, AKGÜL S, MERRICK J. Adolescent health and medicine: a global perspective on training adolescent health professionals. Int J Adolesc Med Health 2016, 28 (3): 229-230

6. LEE L, UPADHYA KK, MATSON P, et al. The status of adolescent medicine: Building a global adolescent workforce. Int J Adolesc Med Health, 2016, 28 (3): 233-243.

7. FEIGERLOVÁ E, PASCAL V, GANNE-DEVONEC MO, et al. Fertility desires and reproductive needs of transgender people: Challenges and considerations for clinical practice. ClinEndocrinol (Oxf), 2019, 91 (1): 10-21.

8. VINER RM, ALLEN NB, PATTON GC, et al. Puberty, Developmental Processes, and Health Interventions. In: Child and Adolescent Health and Development. 3rd edition. Washington (DC): The International Bank for Reconstruction and Development/The World Bank, 2017.

9. ANDERSONSE, DALLALGE, MUSTA, et al. Relative weight and race influence averageage at menarche: results from two nationally representative surveys of US girls studied 25 years apart. Pediatrics, 2003, 111 (4Pt1): 844-850.

10. BUCKLGM, GRAYLE, MARCUSM, et al. Environmental factors and puberty timing: expert panel research needs. Pediatrics, 2008, 121 (3): S192-207.

11. MOURITSENA, AKSGLAEDEL, SØRENSENK, et al. Hypothesis: exposure to endocrine-disrupting chemicals may interfere with timing of puberty. Int J Androl, 2019, 33 (2): 346-359.

12. ABBASSI V. Growth and normal puberty. Pediatrics, 1998, 102 (2Pt3): 507-513.

13. PLANT TM. Leptin, growth hormone, and the onset of primate puberty. The Journal of Clinical Endocrinology and Metabolism, 2001, 86 (1): 458-460.

14. TOPALOGLU AK, REIMANN F, GUCLU M, et al. TAC3 and TACR3 mutations in familial hypogonadotropic hypogonadism reveal a key role for Neurokinin B in the central control of reproduction. Nature Genetics. 2008. 41 (3): 354-358.

15. SHOVAL G.; BAR-SHIRA O, ZALSMAN G, et al. Transitions in the transcriptome of the serotonergic and dopaminergic systems in the human brain during adolescence. European Neuropsychopharmacology, 2014, 24 (7): 1123-1132.

16. SAEWYC EM. Research on Adolescent Sexual Orientation: Development, Health Disparities, Stigma, and Resilience. Journal of Researchon Adolescence, 2011, 21 (1): 256-272.

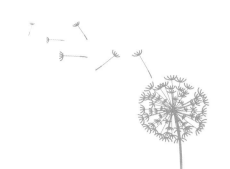

第二章 青春期内分泌学

第一节 概 述

青春期不是一个新生事物,而是下丘脑-性腺系统从胎儿到性成熟和具有生殖能力的连续性性功能和个体发育过程中的一个阶段。在青春期出现第二性征,青少年生长加速,使成熟个体出现明显两性分化,获得生殖能力,随后出现复杂的心理反应。这些变化的出现是通过下丘脑促性腺激素(Gn)对性腺的刺激使性腺激素释放增加所致,青春期是中枢神经系统和体格成熟的结果。青少年期通常指十几岁时的社会心理学方面的变化,同时伴有社会性别和经济行为的成人模式出现。青春期其实也是个进化的过程,诸多因素如遗传、营养、社会环境、应激-抑制、父母的影响等都可能对青春期发育的时间和进程产生不同的影响。青春期内分泌学是研究内分泌系统对正常青春生理的调控及异常青春期内分泌紊乱的基础和临床学科。

(一)青春期内分泌概念

青春期内分泌本质上属生殖内分泌的一部分,但是,与成人生殖内分泌重要的不同之处还在于青春期内分泌研究的对象是生长中的个体,青春期生长突增是青春期的重要特征。因此,了解青春期特有的生长调控模式与性发育调控具有重要意义。20世纪90年代初所揭示的促生长轴-性腺轴呈协同调控的重大进展,更使对青春期生长的深入研究成为青春期内分泌的重要组成部分。

传统和经典的青春期内分泌学对性腺轴激素作用的认识主要集中在性发育和生殖上。近年来随着内分泌学科的总体发展,使对性腺轴的认识不再局限于性器官及生殖作用。这些总体发展包括:对下丘脑-垂体-性腺单位精细组织解剖结构的认识;性激素在下丘脑-垂体-性腺靶组织的作用;对激素合成、转运、受体、受体后作用的认识,从循环中激素水平直至细胞,分子水平不同层面的作用机制的不断揭示;同时还发现了性腺轴与其他激素轴之间的相互关系。

1. 性激素 性激素可具有多重作用,具体如下:

(1)睾酮(testosterone):除对胚胎期男性外生殖器分化发育和青春期副性征发育、生精的作用外,还涉及体毛生长、促进促红细胞素的合成乃至头皮颞侧头发的脱落等。而对受体及受体后调控机制的认识更发现了性激素与非生殖相关作用的关系。例如,对甾体受体遗传发生学同源性的认识,得以解释了睾酮能与雌激素受体结合而具抗雌激素作用,睾酮也能与皮质醇受体结合而阻断皮质醇的分解代谢效应。

(2)雌激素(estrogen):近年认定它是一个促细胞分裂原,其受体广泛分布于全身组织。雌激素能刺激包括骨骼在内的(有雌激素受体表达的)多种器官的生长,除雌激素的直接作用外,其可能的机制还包括由于雌激素与类胰岛素样生长因子1,以及其他生长因子[如转上皮生长因子(transcutaneous growth factor-α,TGF-α)]在受体后信号通路间的"对话"性交联(cross-talk),而激活细胞丝裂原通路使靶组织细胞增殖。雌激素刺激骨骺板的软骨形成，促进青春期骨的线性生长。在青春期，雌激素促进骨骼的成熟和股骨前板逐渐增厚闭合，利用超敏方法对青春前期和青春早期男孩血浆雌二醇（estradiol，E$_2$）进行检测发现，雌激素浓度和生长高峰有显著的相关性，生长高峰一般出现在青春期开始后3年，更加证明了无论是男孩还是女孩，青春期生长突增和骨骼的成熟都和雌激素密切相关。

2. 生长激素（growth hormone，GH）　青春期男孩和女孩GH的分泌大约增加1倍，但是在青春期发育之后很快下降；由于青春期发育较早，女孩GH的分泌增加与男孩相比开始年龄和青春分期更早。GH分泌增加和乳房开始发育期（Tanner分期2期）时间相同，至Tanner乳房3~4期达到分泌高峰；相反男孩的GH上升较晚，并在生殖器发育第4期到达高峰。无论是男孩还是女孩，GH的分泌和IGF-1水平在青春期之后下降，身高正常的青少年的体重和GH水平呈负相关。青春期性激素水平增加，在男孩由睾丸分泌，尤其是睾酮和雄烯二酮在腺体外转化而来，而在女孩主要由卵巢分泌，是调节GH分泌的脉冲幅度和每次脉冲分泌量的主要因素。用外源性雄激素治疗青春期发育迟缓可以使GH的分泌增加。

3. 类胰岛素样生长因子-1（insulin-like growth factor-1，IGF-1）　其浓度在青春期逐渐升高，高于青春前期以及成人期，持续升高至青春期生长突增1~2年，男孩迟于女孩，此后逐渐降至正常成人水平。青春期发育时血清IGF-1分泌模式，依赖于血清类胰岛素样生长因子结合蛋白3（insulin-like growth factor binding protein 3，IGFBP-3），然而，血清IGFBP-3浓度和体重指数（body mass index，BMI）相关。虽然IGF-1和BMI无关，但对游离IGF-1的检测显示，随着青春期发育IGF-1的变化模式和总IGF-1一样，在青春前期血清游离IGF-1缓慢升高，至青春期会骤然升高。在青春晚期游离IGF-1随着年龄的增长有所下降。男孩睾酮的水平和女孩E$_2$的水平和IGF-1浓度的增高有关，但性激素并不是循环中IGF-1水平增加的直接原因；而青春期GH分泌比青春前期大约增加1倍，与雌激素促进GH的释放有关。

4. 其他激素　慢性肾上腺皮质功能不全的青春期患者虽然有肾上腺雄激素分泌不足，但采取适当的治疗仍然可以在青春期有正常的发育，

这提示肾上腺雄激素对青春期正常发育的影响是微不足道的，但对阴毛和腋毛生长有重要作用。骨骺板存在糖皮质激素受体，大多位于骺板的软骨细胞。

未经治疗的甲状腺功能减退症的患者，由于促甲状腺素（thyrotropin，TSH）大量分泌，而TSH细胞与黄体生成素（luteinizing hormone，LH）、卵泡刺激素（follicle-stimulating hormone，FSH）细胞有同源，导致LH、FSH大量分泌，会引起性早熟，青春期提前。另一方面，甲状腺激素对青春期生长突增有允许作用，且对于正常的发育是必要的，甲状腺功能减退使得GH的分泌减少从而直接影响生长发育。当然，甲状腺激素也和甲状腺激素受体TFα1和TFβ结合发挥作用，这是在人类早期发育的软骨细胞中发现的蛋白，而其mRNA也存在在软骨细胞和破骨细胞的其他发育阶段。然而，甲状腺激素同时也和骺板局部的IGF-1和GH有相互作用。

以上这些复合的关系，使医学界得以从多种激素轴和细胞及分子层面的复杂的网络性调控关系，去认识性激素及其他激素的多重作用在青春期的生理和病理改变中的意义。

（二）青春期内分泌紊乱

青春期内分泌紊乱主要包括内分泌激素产生过多、产生过少和激素在靶组织不敏感三大类。但与成人内分泌紊乱又有很大不同，青春期内分泌紊乱往往与遗传、基因有一定的相关性。胎儿起源假说认为宫内不良环境会使正常模式建立的程序受影响而变更，引起胎儿自身代谢和器官的组织结构发生适应性调节，如营养不良不及时纠正，这种适应性调节将导致机体组织和器官在代谢模式上发生永久性改变，进而演变为青春期疾病，如胰岛素抵抗、多囊卵巢综合征、男性性功能减退等；同样，青春前期的营养状态也对青春发育产生至关重要的影响。胎儿生长受限，随后出现幼年期追赶生长的快速体重增加可能导致肾上腺皮质功能早现或性早熟。青春期血清IGF-1水平升高和GH分泌增加，使脂肪氧化增加，使得这些患儿在青春期更易产生胰岛素抵抗，导致肥胖、代谢综合征（metabolic syndrome，MS）、糖尿病的产生。高胰岛素血症及胰岛素抵抗、肾上腺分泌雄激素增多（如迟发型先天性肾上腺皮质功能亢进症）及暴食易引起青春期多囊卵巢综合征、月经

不调。青春期男性雄激素分泌过多,往往睾丸肿瘤相对少见,可见于家族性遗传性高睾酮血症,未经正规治疗的先天性肾上腺皮质功能亢进症等。由于染色体、基因等异常会导致青春期性激素低下,发育障碍,如特纳综合征(Turner syndrome)、卡尔曼综合征(Kallmann syndrome)等。雄激素不敏感综合征是因为雄激素受体(androgen receptor,AR)基因的突变,表现为男性女性化,往往到了青春期没有第二性征出现,进一步检查才诊断明确,而甲状腺素抵抗综合征由于甲状腺素受体(thyroxine receptor,TR)基因缺陷,TR 对甲状腺素不敏感,临床上有一系列症状,在青春期导致生长发育落后。有些基因的突变也可引起多个器官的改变,如 NROB1 基因突变引起的先天性肾上腺发育不良(congenital adrenal hypoplasia,AHC),是X 染色体连锁隐性遗传病,特点是婴幼儿期糖皮质激素和盐皮质激素缺乏,到了青春期雄激素缺乏,引起青春期不发育。激素的异常反馈调节也是青春期内分泌紊乱的病因之一,如先天性甲状腺功能减退症,如不进行有效治疗,可因垂体负反馈导致过多的 TSH/LH 的共同 α 亚基分泌而导致中枢性性早熟(central precocious puberty,CPP)或高催乳素(prolactin,PRL)血症。

因此,虽然青春期内分泌紊乱在临床表现上与成人内分泌疾病有许多相同之处,但在病因上,除了营养、心理、社会等因素外,很大一部分与遗传基因相关,随着近几年分子生物学的快速发展,许多疾病能得到精准诊断与治疗。

(三)青春期生殖内分泌

青春期生殖内分泌是涉及青春期人体生理、生殖的极为微妙、复杂的调控系统,包括生长发育、性发育和生殖等多过程,从中枢神经系统下丘脑、垂体、性腺到各个靶器官组织。还包括与生殖相关的激素或内分泌腺体,如催乳素与乳腺、肾上腺与应激、甲状腺、垂体后叶激素、生长激素轴、脂肪细胞激素、褪黑素与黑皮素系统、肠脑激素的相互作用、能量代谢的调控与肥胖症。同时,还包括女性与男性生殖轴的神经内分泌免疫的综合调控及生殖轴各个水平器官、组织局部各个因子的自分泌、旁分泌调控;妊娠期胎盘胎儿内分泌及分娩时机的激素调控;男女生殖衰老、生殖免疫。

另外,还涵盖了性发育异常、青春期生理病理、育龄期各种卵巢功能、生精功能障碍、不孕不育、内膜异位症,以及子宫、卵巢、乳腺、睾丸相关疾病等。因此,生殖内分泌是整个内分泌系统的一部分,具有内分泌系统所有的共同特性,对生殖内分泌的认识应包括:生殖相关激素产生、作用及其机制,该器官或激素异常时产生的临床后果以及生殖轴相关激素的分泌常常涉及神经内分泌的调控。随着近年对神经内分泌研究的深入,发现在某种意义上神经系统和内分泌系统间尤其是生殖内分泌无截然的区别和界限。

生殖激素包括促性腺激素释放激素(gonadotropin-releasing hormone,GnRH)、FSH、LH、雌激素、睾酮等,它们与性器官、性细胞的发育、发生及排卵、怀孕、分娩等生殖活动密切相关。下丘脑最重要的生殖功能是 GnRH 的脉冲式释放,调节垂体性腺轴。GnRH 调节腺垂体细胞分泌 FSH 和 LH 再作用于卵巢或睾丸来调控性激素的合成与生殖细胞的发育成熟。在女性,LH 作用于卵巢的卵泡膜细胞,调节局部和外周甾体激素的浓度,引起卵泡破裂和排卵,FSH 作用于卵巢的颗粒细胞,促进生殖细胞的发育,卵巢(排卵的时间指示器)和下丘脑 - 垂体促性腺激素(gonadotropin,Gn)分泌细胞复合体整合和同步,准备排卵的卵巢分泌大量的 E_2 从而诱发排卵性的 LH 峰值,出现排卵;在男性,睾丸间质细胞在 LH 脉冲式释放的生理刺激下生成和分泌睾酮,FSH 通过 Sestoli 细胞介导对精子的产生起调节作用,并与睾酮一起维持精子数量和质量。同时,性腺(卵巢或睾丸)产生的甾类物质(E_2 和孕酮)、睾酮及其代谢产物 E_2、肽类物质、激活素(activin,ACT)和垂体来源的卵泡抑素(follistatin,FST)都可以调节 FSH 和 LH 的分泌。许多影响因子的反馈作用,如应激、情绪改变等,都可以调节下丘脑 GnRH 分泌到门脉系统。脑内产生的多巴胺、去甲肾上腺素、血清素和阿片类物质都可以通过神经或血管与下丘脑、垂体发生关系来调节激素的分泌。

随着细胞生物、分子遗传学、分子免疫学及内分泌学的相互渗透和密切交叉,生殖内分泌学会进一步阐明复杂的机制及规律,在诊断与治疗方面不断地解决复杂的问题。

(董关萍 傅君芬)

第二节 正常青春发动与调控机制

一、青春期生殖神经内分泌概述

(一)生殖神经内分泌概念

人体神经系统与生殖内分泌系统之间同样存在着广泛而密切的生物学联系,它们共同承担着指挥和调节机体生殖器官发育和功能成熟的重要生理功能,由此形成了一门专注生殖神经内分泌研究的分支学科。

青春期生殖神经内分泌系统涉及下丘脑 - 垂体 - 性腺轴(hypothalamic-pituitary-gonadal axis,HPGA),主要包含三个层面,①下丘脑:下丘脑相关神经核团细胞合成释放 GnRH,促性腺激素抑制素(Gonadotropin-inhibitory hormone,GnIH);②垂体:垂体前叶促性腺激素细胞在 GnRH 刺激下合成和释放 Gn,即 LH 和 FSH;③性腺:卵巢(女性)和睾丸(男性)在 Gn 刺激下主要合成并释放性腺类固醇激素,如 E_2 或睾酮等。

1. **下丘脑** 下丘脑对青春期发育、内环境恒定及思维情绪稳定等皆有重要功能,并在介导神经、激素和环境对生殖内分泌影响中发挥重要作用,是人类生殖活动的高级调节中枢,故下丘脑往往是生殖神经内分泌基础研究的焦点领域。关联生殖内分泌研究的下丘脑主要涉及视前区和结节区中央隆起,视前区中的视前核、前室旁核(anteroventral periventricular nucleus,AVPV)和中央隆起中的弓状核(arcuate nucleus,ARC,亦称漏斗核)均是相关的重要神经元细胞核团,能够合成和释放多种神经递质或神经激素(如 GnRH、KISS1 和 GnIH 等),调控 HPGA 的生物功能活性。

2. **垂体** 垂体位于下丘脑下方,由前至后被分为垂体前叶、垂体后叶两部分,并由垂体柄与下丘脑相连。从功能上又可将垂体分为腺垂体和神经垂体,腺垂体约占垂体总量的 75%,由远侧部、中间部和结节部组成,远侧部(即垂体前叶)是腺垂体的主要部分,包含许多表达下丘脑激素受体

的细胞群,具有合成 Gn、TSH、促肾上腺皮质激素(adrenocorticotropic hormone,ACTH)、GH、PRL 的作用,其中 Gn(LH、FSH)是机体生殖内分泌的重要组成部分;神经垂体可分成漏斗部和神经部,具有分泌催产素、抗利尿激素功能。

3. **HPGA 及反馈调节** 下丘脑、垂体和性腺共同构成了 HPGA 的主体部分,是青春期生殖内分泌的主要器官,具有复杂的相互联系和影响作用,一方面,它们之间存在着相互依存、相互刺激的程序性功能联系,如阻断 GnRH 神经元功能可造成垂体合成 Gn 功能障碍,导致垂体激素缺乏;另一方面,在不同层面的激素之间也存在相互制约联系,即不仅同一层面激素可由自分泌或旁分泌机制进行自身调节,而且下游激素也可对上游激素进行反馈调节。所谓反馈调节具有两种类型,即负反馈和正反馈。负反馈是指反馈信息与控制信息的作用方向相反,因而可以抑制或减弱控制层面功能;正反馈是指反馈信息与控制信息方向一致,由此促进或增强控制层面的生理活动。赖以维持 HPGA 功能稳定的传统反馈调节形式包括:性腺类固醇激素(E_2、睾酮)反馈作用于下丘脑调节 GnRH 分泌(长反馈);垂体 LH、FSH 反馈作用于下丘脑影响 GnRH 分泌,或性腺激素反馈作用于垂体影响 Gn 分泌(短反馈);下丘脑垂体门脉系统血液中的 GnRH 浓度变化反过来调节下丘脑自身激素分泌(超短反馈)。上述论点的科学依据是,在下丘脑 GnRH 神经元上证实存在 Gn 受体、在垂体促性腺细胞上除存在 GnRH 受体外还表达性激素受体,这些神经元细胞均具有不同类型反馈调节的作用靶点,由此形成协调而稳定的 HPGA 内分泌功能。

(二)青春期生殖轴内分泌功能

【下丘脑对垂体的作用】

人类下丘脑和垂体是生殖轴的重要组成部分,两者不仅在结构和功能上存在密切联系,也是生殖内分泌的高级控制中枢。下丘脑能够感应和整合来自大脑皮质的各种生物神经信号,并转变为具有内分泌特性的化学信号传送至垂体,进而发挥调节靶细胞功能。下丘脑与垂体之间形成重要的生物学功能单位,即"下丘脑 - 腺垂体系统"和"下丘脑 - 神经垂体系统"两大部分。下丘脑 - 腺垂体系统与青春期生殖内分泌相关,主要涉及 GnRH、GnIH、LH、FSH 和 PRL。下丘脑分泌的

GnRH 作用于垂体促性腺细胞上的 GnRH 受体，刺激合成分泌 Gn（LH、FSH）。既往认为下丘脑与腺垂体之间没有直接的神经结构联系，而是用过相对独立的门脉血管系统实现两者的直接双向沟通。然而，目前认为下丘脑与垂体之间可能存在更为微观的神经传导和生物分子调控系统，既有神经纤维传导，又有细胞之间的分子信号转导途径。

【垂体对性腺的作用】

垂体前叶和性腺组织也是青春期生殖内分泌系统的重要组成部分。垂体前叶促性腺细胞接受 GnRH 刺激，合成释放 Gn，后者作用于下游性腺靶器官（男性睾丸、女性卵巢）。性腺细胞能够感应垂体 LH、FSH 的刺激指令，当 Gn 与 Gn 受体结合即可触发性腺合成、分泌类固醇激素，引发卵巢或睾丸发育、生殖细胞成熟，并刺激第二性征发育。

垂体 Gn 对性腺的作用机制与相关特异性受体及其受体后型号通路有关。性腺靶细胞表达 LH 受体和 FSH 受体，两者均属于 G 蛋白偶联受体（G-protein coupled receptors），由 7 个跨膜螺旋结构组成。G 蛋白包含 α、β 和 γ 三个亚基，β 和 γ 亚基由共价键结合锚定于细胞膜上，发挥稳定 α 亚基作用，α 亚基自身具有 GTP 酶活性。目前认为，Gn 受体在介导相关配体功能中起着重要的分子开关作用，即当 G 蛋白偶联受体游离时，Gα 亚基与 GDP 分离，开关处于关闭状态；相反，当配体与受体结合时，受体发生构型改变，使受体的膜内结构域与 Gα 亚基偶联，触发 GDP 转换为 GTP，使开关处于开放状态，进而启动细胞内信号转导通路。

垂体 Gn 对睾丸与卵巢的作用模式不尽相同：①男性：睾丸间质细胞表达 LH 受体，LH 与靶细胞表面特异性受体结合，促进睾丸生成睾酮；睾丸支持细胞表达 FSH 受体，FSH 与靶细胞上的特异性受体结合，刺激合成抑制素 B（Inhibin B，Inh-B）及抗米勒管激素（anti-Müllerian hormone，AMH）等，形成血 - 睾屏障，合成和释放一些睾丸特异性活性物质，促进前体生殖细胞分化和发育；在 FSH 的作用下，促进睾丸细胞内雄激素受体表达上调，在局部芳香化酶作用下将部分雄激素转化为雌激素，这与调节精子发生、促进类肌细胞收缩和助力精子排出相关；FSH 具有促进支持细胞分泌精曲小管内液、驱动生精细胞具有时空模式

的精子生成，故垂体释放的 FSH 是成年男性睾丸持续性生精功效的重要保证。值得注意的是，在 LH 和 FSH 作用下，只有睾丸内生成的睾酮与雄激素受体结合，才能有效协助生殖细胞的生精功能。睾丸产生的激素还能分别对睾丸局部的 LH 受体和 FSH 受体发挥反馈调节作用。②女性：由腺垂体分泌的 Gn 作用于卵巢，主要体现在对卵巢内分泌周期的调节效应。卵巢颗粒细胞携带 FSH 受体，在卵泡发育早期，FSH 募集窦状卵泡群，促进窦前卵泡和窦卵泡发育，并诱导源自卵泡膜细胞的 Δ4 雄烯二酮被芳香化作用转化为 E_2。当卵泡发育至后期，FSH 也诱导卵泡膜细胞表达 LH 受体，让其以自分泌、旁分泌方式促进合成分泌 IGF1 及其受体、抑制素 A（inhibin A，Inh-A）、ACT 等生物活性物质，进而协同调节优势卵泡的选择，为排卵后黄素化作准备。因此，FSH 一直被视为是刺激卵泡发育的首要激素；在卵巢组织的细胞中广泛表达 LH 受体，如卵泡膜细胞、黄体细胞、成熟卵泡颗粒细胞皆具有 LH 受体。卵泡期 LH 与卵泡膜细胞上的 LH 受体结合，增强其生成类固醇激素功能，为合成 E_2 提供代谢底物。但在卵泡晚期 LH 也与颗粒细胞表面 LH 受体结合，进一步促进卵泡成熟；LH 可在排卵前形成特征性的分泌激增峰波，并进一步促进卵母细胞成熟、阻止卵泡闭锁和排卵，这是卵巢周期性内分泌的关键特征。LH 在黄体期能促进孕酮、Inh-A 及 E_2 的合成分泌，助力和维护黄体的内分泌功能。总之，垂体 Gn 与性腺功能之间存在相互依赖和协同互进的生物学特征，共同调节性腺的发育、成熟、生精或排卵等生殖内分泌活动。

【性腺生殖内分泌的作用】

人类 HPGA 的作用本质是控制性腺的两个重要生理过程，其一是产生性激素，其二是产生配子（精子或卵子），而且两者彼此关联，所以性腺是人体最直接和重要的生殖内分泌器官。胚胎发育期的双能性腺在第 6 周就已开始出现明显的性别分化差异，最终使双能性腺发育为女性的卵巢或男性的睾丸。在出生前分化发育的双侧卵巢位于盆腔，分别与双侧的输卵管呈不完全相连；双侧睾丸则在出生后降至阴囊，而且输精管与尿道共享同一输出通道，因此两性生殖器官的分化发育最终在解剖定位上存有差异。然而，不同性别的性腺组织具有一致的类固醇生成代谢途径。卵巢和睾丸都以胆固醇作为性腺类固醇

代谢的原始底物,产生 E$_2$ 和睾酮以及其他性腺激素(ACT、Inh 素等),只是睾丸以合成雄激素为主,并产生精子;而卵巢以合成雌激素为主,并产生卵子。

女性卵巢合成的类固醇激素主要包括:18 碳类固醇的雌激素衍生物、21 碳类固醇的孕激素衍生物和 19 碳类固醇的雄激素衍生物。LH 刺激卵巢的卵泡膜细胞,启动 19 碳类固醇的生物学代谢,合成足量的雄烯二酮,其中大部分转移至颗粒细胞作为合成雌激素原料,仅少量经 17β- 羟类固醇脱氢酶(17β-hydroxysteroid dehydrogenase,17β-HSD)催化转化为 T;FSH 作用卵巢颗粒细胞,参与雄烯二酮的生物学代谢。由于富含 19α 羟化酶(19 α-hydroxylase,CYP19A1)、氧化还原酶(cytochrome P450 oxidoreductase,POR)和 HSD17B,可由雄烯二酮转化合成雌酮(Estrone,E$_1$),再由 E$_1$ 或睾酮合成 E$_2$,故卵巢能大量合成雌激素。

青春期后期,女性卵巢可依据内分泌激素变化将其分为卵泡期(雌激素占优势)、排卵期、黄体期(黄体酮占优势),最后月经来潮,其中涉及类固醇激素的周期性变化,故也被称为"盆腔生物钟"。在卵泡发育早期,由于卵泡未发育成熟,雌激素、孕激素分泌量较少,故对垂体的反馈抑制作用也较弱,使 LH、FSH 逐渐增高,E$_2$ 水平呈持续性稳定升高;在进入卵泡发育晚期,随着垂体对 GnRH 敏感性增加及下丘脑 GnRH 的分泌增强,优势卵泡发育成熟,卵泡颗粒细胞增量分泌雌激素,阻止下丘脑抑制性神经递质释放,促进兴奋性神经递质(如吻素,Kisspeptin)合成分泌,间接发挥对 HPGA 的正性反馈作用,诱导 LH 分泌激增形成 LH 峰,并最终引发排卵。排卵后的黄体细胞则在 LH 的作用下分泌孕激素和雌激素,并阻断 E$_2$ 的特异性正反馈作用,继之启动 E$_2$ 对下丘脑、垂体的负反馈作用,即诱导抑制因子的表达和释放,减少兴奋因子表达,使 GnRH 合成减少,进而降低垂体 FSH 和 LH。在黄体晚期,随着性腺类固醇水平降低,对 FSH、LH 的遏制影响又逐渐减弱,使 GnRN 和 Gn 水平再次升高,由此开始新的月经周期。

男性睾丸类固醇激素的变化不同于女性卵巢,呈现持续而稳定的状态,无周期性变化,亦无诱导 HPGA 的正反馈调节,但仍具有负反馈调节机制,即睾酮可以通过改变对 GnRH、LH 刺激的敏感性,选择性调节雄激素的合成,以维持 HPGA 的功能稳定。睾丸间质细胞由 LH 受体介导激活,具备合成雄激素所需的所有代谢酶,并优选 Δ5 的代谢途径合成雄激素,并经特异性外周组织的 5α 还原酶(SRDA2/SRDA1)作用,合成高活性的双氢睾酮(dihydrotestosterone,DHT)。睾丸支持细胞合成的 Inh-B 只能对垂体产生负反馈调节,主要抑制 FSH 生成,而睾酮仅仅起部分协调作用。

综上所述,性腺组织对生殖轴的内分泌作用具有性别差异,男性睾丸释放的雄激素突显负反馈的调节作用,抑制下丘脑 GnRH 和垂体 Gn 分泌;而女性卵巢分泌的雌激素和孕激素,随卵巢周期变化对下丘脑垂体具有正性和负性反馈的双重作用。

二、青春期 GnRH 神经内分泌调控

促性腺激素释放激素(gonadotropin-releasing hormone,GnRH)又称黄体生成素释放激素(luteinizing-releasing hormone,LHRH),是由中枢下丘脑 GnRH 神经元合成释放,具有调控 HPGA 功能的关键主导地位。

(一)GnRH 神经元胚胎学特点

在胚胎发育初期,随着神经外胚层发育机体逐步形成初级前脑、中脑和后脑结构。前脑分为端脑和间脑,间脑位于端脑和中脑之间,逐渐分化形成丘脑和下丘脑。1989 年,由 Pfaff and Wray 首先提出,GnRH 神经元并非起源于下丘脑,可能在胚胎早期来自其他组织。之后人们又逐步认识到嗅球(olfactory bulb)起源于胚胎早期的端脑,它才是 GnRH 神经元的唯一来源。目前认为,人类 GnRH 神经元最初发生于原始端脑的嗅球,随着胎儿发育而逐步迁移到达下丘脑。起源于嗅球的 GnRH 神经元是以嗅觉犁鼻轴突作为迁移支架,沿犁鼻神经分支延伸到达下丘脑作为最终位置。在人类胚胎第 5.5~6 周时,嗅球中就可检测到 GnRH 神经元,第 9 周到达下丘脑,在第 13~16 周完成全部迁移过程,可见 GnRH 神经元的早期发育和迁移与嗅觉神经系统密切相关。由于 GnRH 神经元伴随嗅神经的迁移发育,故一旦发生迁移障碍就可导致 GnRH 联合嗅觉神经障碍,如临床见有伴嗅觉丧失的低促性腺激素性腺功能减退(卡尔曼综合征)。

有关 GnRH 神经元时空迁移模式的发生机制亦逐步被了解和认识。胚胎期 GnRH 神经元的迁移和发育涉及许多定向活性因子及其分子通路的调控，并与局部的黏附分子、引导因子、神经元生长因子及细胞凋亡因子均密切相关，如成纤维细胞生长因子 8（fibroblast growth factor 8，FGF8）及其受体（fibroblast growth factor receptor 1，FGFR1）、硫酸乙酰肝素 6-O- 磺基转移酶 1（heparan sulfate-6-O-sulfotransferase 1，HS6ST1）和胚胎负延伸因子（negative elongation factor，NELF）以及由 *ANOS1*、*SEMA3A*、*PROK2* 和 *PROKR2*、*SEMA3E* 等基因表达的活性因子均参与 GnRH 神经元的迁移分化。

（二）GnRH 神经元定位特征

GnRH 神经元主要分布于下丘脑的视前区和中央隆起。在电镜下可见 GnRH 神经元呈梭状外形，表面有胶质鞘覆盖，绝大多数细胞外形有刺状突起，延伸至邻近的非 GnRH 神经元，并由神经轴突向其他神经核团发散。这种放射状的神经轴突可能具有两种意义：一是释放 GnRH 至垂体门脉系统；二是与某些特异性神经元细胞直接传导或由信号分子间接传导有关。例如下丘脑视前区和中央隆起区域发现具有酪氨酸羟化酶和谷氨酸脱羧酶免疫标记阳性的神经元末端与 GnRH 神经元存在神经触突联系，表明儿茶酚胺和 γ- 氨基丁酸（γ-aminobutyric acid，GABA）作为神经递质在调节 GnRH 释放中发挥作用。目前已知下丘脑 GnRH 神经元具有多种神经递质或神经激素标记，并存在神经元轴突之间的特异性交互联系。因此，GnRH 神经元被认为是中枢生殖内分泌调控系统信息整合的靶中心。

（三）GnRH 分子生物学特征

20 世纪 70 年代人们在中枢神经系统的下丘脑中发现和鉴定了 GnRH，其生物学本质是下丘脑 GnRH 神经元合成释放的一种神经肽类激素，是一种具有控制机体生殖内分泌功能的重要神经递质。人类 GnRH 的编码基因 *GNRH1*（OMIN：152760；Gene：2796）定位于第 8 号染色体短臂（8p21.2），包含 4 个外显子，基因全长 5.783kb。*GNRH1* 主要表达下丘脑的视前区和结节区正中隆起中的神经核团，但亦见于性腺、胎盘和乳房等非中枢神经组织。1984 年，由 Seeburg 和 Adelman 首先克隆 GnRH 和互补脱氧核糖核酸（complementary deoxyribonucleic acid，cDNA），转录编码 GnRH 前体蛋白，其蛋白结构包含：①信号肽，由 23 个氨基酸残基构成，具有调节蛋白内修饰功能；②功能十肽结构（焦谷 - 组 - 色 - 丝 - 酪 - 甘 - 亮 - 精 - 脯 - 甘酰胺），其中第 2、6 位氨基酸是决定 GnRH 功能的重要活性位点，一旦出现异常可导致功能拮抗或功能增量效应，从而影响 HPGA 功能，这也是临床研发治疗性发育异常的药理作用靶点；③ Gly-Lys-Arg 氨基酸序列，是蛋白水解位点和末端酰胺化位点；④ GnRH 相关蛋白（GnRH associated peptide，GAP），功能尚不清楚。成熟的 GnRH 由 92 个氨基酸残基组成，分子量 10 380Da，其半衰期为 2~4 分钟。

GnRH 具有两种不同的释放模式，即基础模式和脉冲模式。基础模式为无脉冲非节律的低值分泌，是青春期性发育之前的分泌模式，HPGA 处于静息状态；脉冲模式为一种有固定节律的高值释放状态，是性发育及性成熟期的分泌模式，由此启动激活 HPGA 功能。只有脉冲分泌模式才能有效下传 GnRH 的生物学功效，由下丘脑正中隆起的毛细血管丛输送达垂体，刺激增量合成和分泌 LH 及 FSH，使机体获得成熟的生殖内分泌功能。有研究表明，GnRH 神经元之间具有轴突相连，其膜电压在青春期可呈现固定的节律变化，以彼此联动方式将生物电信号转化为化学信号，被称为"GnRH 脉冲发生器"。总之，脉冲性释放 GnRH 才是启动激活 HPGA 和确保生殖功能的重要前提。

GnRH 曾一度被认为是经典的促性腺激素释放激素的唯一形式，但后继研究发现，大多数哺乳脊椎动物（包括人类）还存在另一种形式的 GnRH，被称为 GnRH2（亦称 GnRH-Ⅱ）。人类 GnRH2 的编码基因 *GNRH2*（MIN 602352/Gene ID：2797）定位于 20 号染色体短臂（20p13），基因全长 2.1kb。其编码蛋白 GnRH2 与经典 GnRH 享有 70% 的序列相似性。*GNRH2* 亦有多器官表达，在肾脏、骨髓和前列腺等组织呈高表达，中枢神经系统表达较低（约 <30 倍），主要在颅内的尾状核表达最高，其次是海马和杏仁核，以及视上核（suprachiasmatic nucleus，SCN）、室旁核（paraventricular nucleus，PVN）等，其蛋白功能可能与性行为的神经调节相关，提示 GnRH2 实际并无明显促性腺激素细胞作用，可能涉及机体其他功能。

（四）GnRH 受体生物学特征

人类 GnRH 受体（gonadotropin releasing hormone receptor）也被称为 LHRH 受体（luteinizing-releasing hormone receptor），是 GnRH 发挥生物学功能的重要桥梁。其编码基因 GNRHR（OMIN 138850；Gene 2798）定位第 4 号染色体长臂（4q13.2），由 3 个外显子和 2 个内含子组成，基因全长 18.712kb。其编码蛋白 GnRH-R 含 328 个氨基酸残基，分子量为 37 731Da，主要在垂体前叶的促性腺细胞表达，另有少量表达于乳房、卵巢、前列腺组织以及淋巴细胞。GnRH-R 也是一种七螺旋的跨膜结构，属于 G 蛋白偶联受体。GnRH 与 GnRH-R 结合可形成配体 - 受体复合物，激发细胞内 Gα 亚基的 GDP 转化为 GTP，诱导生成磷脂酶 C（PLC），由此激活 2 个主要分子级联路径：①催化 PLC 激活二磷酸磷脂酰肌醇（PIP2），并使 PIP2 转化为三磷酸肌醇（IP3），进而刺激内质网钙动员，使细胞外 Ca^{2+} 内流，提高细胞内 Ca^{2+} 浓度；②催化 PLC 转化甘油二酯（GAD），促进蛋白激酶 C（PKC）活性，激活丝裂原活化蛋白激酶通路（mitogen-activated protein kinase，MAPK），使磷酸化的细胞外信号调节激酶（extracellular regulated protein kinases，ERK）转入细胞核，促进靶基因转录合成 LH 和 FSH。GnRH 脉冲频率影响 ERK1/2 的磷酸化水平，ERK1/2 可被视为是 GnRH 脉冲信号的解码器。此外，GnRH 对自身受体（GnRH-R）表达还具有上调作用，称为"自启效应"，使垂体靶细胞的感应敏感性增高。

已知青春期前 GnRH 呈低值非脉冲的基础释放模式，阻止激活 GnRH-R，以维持 HPGA 功能处于静止状态。然而，高值无脉冲释放 GnRH 则会明显降调垂体 Gn 细胞上 GnRH-R，进而抑制 HPGA 活性。在临床上可见非脉冲性持续暴露促性腺激素释放激素类似物（gonadotropin-releasing hormone analogue，GnRHa），可造成 GnRH-R 被长时间竞争占据而内耗脱敏，导致明显降低 FSH、LH 释放，这是 GnRHa 治疗中枢性性早熟药物靶点的关键作用机制。由此可见，下丘脑脉冲释放 GnRH 是激活 GnRH 受体的重要前提。

GnRH 脉冲频率模式也可影响下游 Gn 及其比值水平，如强势高频脉冲可明显增强 LH 的合成分泌，使 LH 与 FSH 的比值（LH/FSH）增高；而弱势高频脉冲则促使 FSH 相对增高明显，比值

降低，主要是影响垂体靶基因表达，相关机制与 LH、FSH 的 β 亚基密切相关。LHβ 亚基的编码基因（LHB）启动子区具有特异性转录因子结合位点，如早期发育蛋白（early growth response 1，EGR1）、类固醇生成因子 1（steroidogenic factor 1，SF-1）及 SP1、NFY 和 CArG 元件等。当 GnRH 与 GnRH-R 结合，选择性激活细胞内 PKC/MAPK 和 IP3/ 钙 / 钙调素依赖的蛋白激酶 Ⅱ（calcium calmodulin dependent protein kinase Ⅱ，CaMK Ⅱ）的信号通路，刺激靶细胞核内转录因子 EGR1 放大增效，并诱导辅助激活剂（SNURF 和 p300）联接启动子转录因子的结合位点。当 GnRH 强势脉冲释放时可促进募集和增强 EGR1 活性，明显助力 LH 表达及其脉冲分泌；但当弱势脉冲释放时则优先刺激核内的辅助阻遏因子 Ngfi-A 结合蛋白（NAB1/2），减弱靶基因的 EGR1、SF1 结合位点，导致低量转录表达 LH，可见 EGR1 对于 GnRH-LH 的正性作用至关重要，临床已见 EGR1 不足所致 LH 低下的不孕不育症。然而，FSHB 基因启动子区鉴定尚不完善，目前认为靶基因启动子环腺苷酸（cyclic adenosine monophosphate，cAMP）应答元件（cAMP-response element binding protein，CREB）/AP1 的结合位点对细胞效应至关重要。如前所述，强势脉冲的 GnRH 仅能选择性激活 PKC/MAPK 通路，刺激细胞内高表达 ICER，募集磷酸化转录因子 CREB 与启动子位点（CRE/AP-1）呈半量结合，并同时诱导阻遏因子 SKIL 和 TGIF1 占位 FSHB 基因启动子结合位点，导致低效转录表达 FSH；相反，在弱势脉冲下 GnRH-R 直接激活 cAMP/PKA/CREB 通路，募集磷酸化的 CREB 与启动子 CRE-AP1 位点结合，刺激 FSH 高能转录表达。由此可见，不同 GnRH 的脉冲效应解释了调控 LH、FSH 表达的差异性转录模型，即强势脉冲促进 LH 的高表达，而相对弱势脉冲则会促进 FSH 的高表达。在临床上可见青春期性发育初期先有 FSH 明显升高，当完全激活 HPGA 功能则有 LH 显著增高、LH/FSH 比值也随之增高的变化特征。

（五）GnRH 调控机制

调节 GnRH 释放原理是生殖内分泌调控的核心机制。早在 1955 年 Harris 就首先提出，人体生殖功能调控与中枢神经系统密切相关。至 20 世纪 80 年代，人们已普遍接受 HPGA 关联生殖

放 GnRH,并促进合成分泌 Gn,使性腺和第二性征发育,进入传统意义的青春期性发育阶段。因此,可见机体 HPGA 的生理活动具有"激活→静止→再激活"的变化模式特征,最终实现和维持生殖功能成熟。

曾有两种学术观点,其一是"性腺稳定学说",是针对小青春期现象的机制解释,认为在婴儿和幼儿早期,由于 HPGA 的发育和功能尚不健全,外周性腺激素对中枢负反馈调节的敏感性较低,导致 GnRH 和 Gn 处于持续高分泌状态;其二是"中枢调节学说",主要针对青春前期 HPGA 功能处于暂停期的现象,认为随着年龄的增加,该时期的 HPGA 功能逐步成熟,已具备"低值标准"的调定机制,即对中枢负反馈作用的敏感性增强,使 GnRH 和 Gn 回落至低值水平。但对其内在的作用解释仍知之甚少。

(二) 青春期前的中枢抑制系统

已有证据表明,大脑神经系统存在对 HPGA 功能活性的高级调控中枢,其中包括所谓的"抑制系统"与"兴奋系统",但对两者的调控分子机制一直认识有限。在青春发育至前,中枢抑制系统功能相对活跃,在调节生殖内分泌中占据主导地位,使 HPGA 功能处于暂时性的静止状态。其中涉及两方面机制:①负反馈调节机制,即下丘脑、垂体在性发育前已具备应对外周刺激因子的负反馈应答能力。由于性激素诱导的高敏反馈抑制机制,使低水平的类固醇激素就能明显抑制下丘脑和垂体功能,促成低值 Gn 分泌,使性腺处于幼稚状态,以确保幼童性腺持续平静。一旦启动青春发育,这种负反馈机制将重新设定调节标准,使负反馈抑制的感应标准值升高;②中枢内在抑制系统:下丘脑存在诸多特异性神经元细胞,具有合成和释放多种神经递质或信号分子功能,其中包含兴奋性神经递质(如 KISS1、NKB、GA、去甲肾上腺素、神经胶质细胞等)和抑制性神经递质(如 MKRN3、GABA、EOP 等),它们能够激活或抑制靶细胞的生物学信号转导通路,通过相互协调和平衡,综合调控 GnRH 神经元功能,由此决定 HPGA 功能的沉默或启动激活,即所谓的中枢神经内在调控学说。目前认为,由于在性发育之前下丘脑是以释放抑制性神经递质为主,并阻止兴奋性神经递质释放,故 HPGA 的沉默状态主要与中枢的抑制系统调控作用有关。

(三) 启动性发育与中枢兴奋系统

青春期性发育启动机制一直是神秘莫测的研究难点。已知激活 HPGA 功能是青春期启动的重要标志,其关键角色与 GnRH 脉冲释放发生器相关,过早或过迟激活该发生器均可导致青春期启动年龄异常。如何决定性发育的正常启动年龄直接关系到中枢神经内分泌的调控系统,也是近年来具有挑战性的热点研究领域。有学者把下丘脑比喻为启动性发育的"生理时钟",一旦大脑接受特异性传感信号,即能解锁中枢下丘脑生理时钟,激活兴奋性调控系统,唤醒 GnRH 脉冲发生器,启动青春期性发育。从既往研究可见,激活的中枢兴奋系统也可减少抑制性神经递质释放,解除抑制调控系统功效;相反,若中枢兴奋性神经递质输入低下可增强抑制性神经信号,抑制 GnRH 释放,使 HPGA 功能低下。实际上,机体具有调控不同时间窗内 HPGA 活性的平衡机制,高级中枢能够整合内外生物分子信息,通过调控 GnRH 神经元的兴奋时间,维持人体正常性发育及生殖功能。因此,青春期启动性发育的关键机制是中枢调控系统出现"去除抑制"和"重新激活"HPGA 功能的生理过程。

如上所述,激活 HPGA 的重要前提是下丘脑 GnRH 明显增量释放,其中 KISS1-KISS1R 信号转导是激活 GnRH 神经元的定向决定因素,即 KISS1-GnRH 途径的单向活跃功效。然而,在临床上并未获得大量证据,仅有 KISS1R(GPR54)突变所致的少见临床病例报道,提示 KISS1/KISS1R 系统的缺陷只是特发性中枢性性早熟的罕见病因。同样,NKB 及其受体(TAC3/TAC3R)也是调控 GnRH 神经元激活的重要因子,但未见报道关联 ICPP,而是在 IHH 患者中发现 KISS1/KISS1R、TAC3/TAC3R 系统异常的致病性分子病因。此外,在针对调控 KISS1-GnRH 途径候选基因(*GABAR1*、*NPYY1R*、*LIN28B*、*TTF1*、*EAP1*、*ERα*、*LEPTIN* 和 *LEPTINR* 等)的筛查分析中,迄今还未获得确切致病性基因变异的预期结果。鉴于上述罕见候选基因变异的客观证据,目前认为不能简单地用单一基因或单一途径全面解释启动青春性发育的调控机制,其中可能涉及更多的影响因素。

(四) 启动性发育的影响因素

人类启动青春期性发育的影响因素一直是引

人关注的研究热点,包括中枢内在因素和各种外在影响因素。

【中枢神经递质】

在中枢内在的神经内分泌调控系统中,存在各种具有生物活性的兴奋性和抑制性神经递质,它们可以通过不同的生物学路径,综合影响启动 HPGA 的开关激活。一旦在中枢允许因子与遏制因子之间发生偏移失衡,就可导致性发育启动年龄异常。如降低 GABA 神经递质信号途径,可引起 GnRH 神经元的功能减弱,促进 GAM 转化为 GA 代谢亢进,导致提前激活 HPGA 功能;反之,降调 GA 能神经元信号途径则阻止兴奋 GnRH 发生器,使 HPGA 功能处于静止状态。

【环境因素】

青春期性发育启动年龄除受中枢内在因素影响外,还受环境因素影响,如宫内环境、营养、社会经济、心理压力,以及受内分泌干扰物(endocrine disrupting chemicals,EDCs)暴露等。这些外在影响因素可刺激中枢下丘脑的相关信号通路,从而影响青春期启动年龄。已有研究者指出,由于印迹基因异常[如 Chr.7 母源单亲双体的拉塞尔 - 西尔弗综合征(Russell-Silver syndrome)、14q32.2 母源单亲双体、父源缺失或表观基因变异的 Temple-Baraitser 综合征(Temple-Baraitser syndrome,TMBTS)等]造成胎儿发育受限,导致胎儿宫内营养不良,部分患儿可出现日后过早性征发育;在精神心理层面亦可有一定程度的影响作用,如在收养或移民儿童中由于精神心理压力,易发生青春早发育或中枢性性早熟;另外,在应急状况及对 EDCs 暴露等所致的性早熟和成年不孕不育在临床亦比比皆是。因此,目前认为各种环境因素可在一定程度上影响生殖内分泌轴功能。

影响生殖内分泌功能的环境因素主要依据干扰效应归纳促进因素和抑制因素。①促进因素:如过度营养造成脂肪堆积(主要是女童)、宫内生长发育受限、持续暴露 EDCs 等往往提前激活生殖内分泌轴功能,导致青春早发育或性早熟;②抑制因素:主要包括极度营养不良或肥胖(主要是男童)、EDCs、过度压力(如环境改变、精神紧张等)、过度运动和慢性疾病等,这些因素均可遏制青春期启动及其生殖功能,导致出现性发育延迟及性功能减退。

体内许多生物活性物质或代谢因子可被视为影响性发育启动的外周信号,如类固醇激素、E_2、IGF1、GH、胰岛素、脱氢表雄酮(dehydroepiandrosterone,DHEA)等,经信号交互作用触发中枢调控系统的信号转导,影响 GnRH 发生器激活,从而启动青春期的 HPGA 内分泌功能。当然,外周信号 E_2 则具有激活性或抑制性双重效应,可能涉及 GAM 能神经元的 GA/GABA 循环机制。总之,关于外周因子与中枢神经系统调控 HPGA 功能之间的复杂机制仍扑朔迷离,其中确切机制有待进一步深入研究。

【营养和能量代谢】

有关营养代谢对中枢、生殖、神经内分泌的影响机制是目前研究较为深入的领域,营养和肥胖与性发育启动年龄之间联系早已为人所知。在 50 多年前,Frisch 和 Revelle 依据流行病学资料就提出了"临界脂肪学说"是判断性发育启动的重要临床征象,即机体需要一定占比的体脂成分才能有效启动青春发育,尤其是指女孩,这是性发育和性成熟的关键影响因素之一。近期全球发病率逐年增高的青春前期及青春期肥胖已引人关注,而且横向和纵向观察均揭示肥胖(尤其是女童)影响青春期性发育的启动年龄,GWAS 发现多个基因多态性位点与女性月经初潮年龄与 BMI 相关,女童肥胖与青春早发育风险之间具有很强的因果关系,这些都足以显示能量代谢与性发育启动之间存在密切关联,也强调了营养对生殖轴的重要影响作用。但其中的确切机制无法预测。

1. **能量代谢与 KISS1 神经元**　早年动物研究证实了能量代谢影响 KISS1 神经元功能的科学证据。在能量不足或缺乏情况下,外周血 Leptin 水平显著下降,并可见同时伴随明显降调 KISS1 表达,但若外源性补充 Leptin 或胰岛素后可见 KISS1 表达回升。相反,当外源性补充胃饥饿素(Ghrelin)时则可见抑制 KISS1 表达,导致关闭卵巢生殖内分泌功能。在 BMI 达标的女童临床观察中,随着血 Leptin 和胰岛素浓度渐增同样可见 *KISS1* 表达增加,促进青春期性发育和获得成熟生殖功能。由此可见,Leptin 和 Ghrelin 作为营养和能量代谢因子,影响中枢 KISS1-GnRH 路径活性。

然而,在 KISS1 神经元细胞上并未证实存在 Leptin 和 Ghrelin 受体表达,故 Leptin 和 Ghrelin 不可能直接作用于 KISS1 神经元,推测应该具有其他靶点神经元,通过间接作用介导 KISS1 神经元功能。目前认为,下丘脑 ARC 区域(非

AVPV）存在两组神经元核团，即释放褪黑素原（proopiomelanocortin，POMC）和 NPY 的神经元，均有具有控制机体食欲和能量平衡的生物学功能。在解剖位置上 POMC、NPY 神经元与 KISS1 神经元之间毗邻或重叠，具有高度相互接触或作用的机会。KISS1 神经元表达 POMC 受体，而且 POMC 神经元上存在 Leptin 受体，故能获得外在代谢生物信息，并整合传递给中枢 KISS1 神经元。在 Leptin 及其受体缺陷的小鼠实验中显示，除肥胖表型外，POMC 表达亦呈下降趋势，在给予外源性 Leptin 注射后能恢复 POMC 表达，充分证实 POMC 神经元扮演了将能量代谢信号传递给生殖系统的角色，是营养代谢影响生殖系统的重要高级枢纽。此外，ACR 区可能存在表达其他能量因子（如胰岛素等）受体的中间神经元，介导调节 KISS1 神经元功能，进而调控机体生殖内分泌活动。下丘脑 ARC 区域还富集 NPY 神经元，作为摄食信号的 NPY 在节食情况下表达明显增多，亦是参与机体能量代谢的高级中枢。ARC 区域也富含 KISS1 神经元，当 NPY 水平增高时 KISS1 表达下降，进而抑制 GnRH 释放，但这种间接介导而影响 KISS1 神经元功能的推断尚未形成确凿证据。外在营养代谢因子 Leptin、Ghrelin 是由 POMC 和 NPY 神经元发挥桥梁作用，间接影响 KISS1 神经元的作用。但其中更为精准的分子机制仍有待进一步阐明。

2. **肥胖与神经酰胺** 值得一提的是，在临床实践中仍然可见有悖常理的现象，如下丘脑 KISS1 被视为是外周营养因子与启动 HPGA 活性之间的关键枢纽，但在动物模型中并未显示过度营养所致的肥胖与 KISS1 基因表达之间的相关性，提示"肥胖"（非一般营养）诱导的青春早发育尚存在未被认识的复杂机制。最近 Heras 等研究提出，肥胖诱导雌鼠性早熟与中枢重要的神经递质"神经酰胺"及其非经典分子路径相关。神经酰胺是一类脂质信号分子，在介导 Leptin 和 Ghrelin 调节大脑摄食中枢中发挥重要作用。肥胖雌鼠具有明显促进下丘脑神经酰胺的表达和释放，并表现为性早熟；相反，阻断神经酰胺合成则可延迟卵巢发育时间，由此揭示神经酰胺影响调节卵巢发育。然而，这种中枢神经酰胺变化并不改变下丘脑 KISS1 表达，也不影响 GnRH-Gn 的内分泌系统活性。目前的研究初步揭示，导致肥胖雌鼠性早熟的发生机制涉及另外一个崭新的分

子致病机制，即下丘脑 PVN 与卵巢之间由交感神经支配的神经酰胺代谢路径，可能是作为肥胖引起的性早熟的主要决定因素。

总之，机体的营养和能量代谢是通过中枢及外周机制调控生殖内分泌系统。能量代谢传感器（Leptin、Ghrelin 或 Mtor、AMPK 等细胞信使）通过下丘脑 KISS1 发挥经典的中枢调控路径作用，直接或间接调节 GnRH-Gn 神经分泌活动，另通过一种新的下丘脑 PVN-Ovarian 的交感神经支配路径调节卵巢发育，极大拓展了目前对女性青春期性发育启动的代谢调控机制的认识。

然而，对于肥胖所致的性早熟存在明显的性别"两态性"差异，如明显肥胖者（尤其在男性）Leptin 水平显著增高，但并不出现性发育年龄提前，而且往往易患性发育延迟或生殖功能障碍，其中的相关机制可能涉及脂肪细胞出现代谢异常。由于脂肪细胞分泌过量的炎性因子、Leptin、胰岛素等，造成 Leptin 抵抗、胰岛素抵抗及外周生成雌激素，可以加剧代谢性炎症反应，进而明显抑制 KISS1 神经元功能，降调 KISS1-GnRH 的定向路径活性。

（五）遗传调控

性发育启动机制与调控基因的程序化转录有关。随着分子生物学理论和技术的不断发展，基于基因组学或转录组学的筛查手段应用，已为该研究领域打开新的认识局面。

【相关基因的转录调控】

性发育启动的核心机制与中枢调控网络的相关基因转录密切相关，其中的关键基因可被视为：①固有的定向基因。如 KISS1、GPR54 和 TAC3、TACR3 等；②时间窗的掌控基因。如编码神经胶质细胞信号分子、突触信息转化分子、与 GnRH 神经元信号传导的特异关联基因等；③其他隶属基因。即参与性发育启动的转录因子编码基因，如 OCT2、TTF1/NKX2.1、EAP1 和 LIN28B 等。基于 DNA 微阵列分析证据显示，在复杂的调控网络中部分关键基因的转录将有助于启动激活 HPGA 活性。

目前所知，大多数相关调控的基因一般均具有参与肿瘤抑制的共同特征，故也被称为"肿瘤抑制基因"（tumor suppressor gene，TSG）网络。然而，也有部分涉及性发育启动的基因（如 OCT2、TTF1 和 EAP1）并不具有 TSG 网络特征，

故所谓 TSG 网络模型目前仍无法获得理想的解释。有证据表明锌指基因表达与 LH 水平相关，LIN28B 可能与 TSG 网络系统有关，在中枢抑制调控系统中扮演重要的枢纽角色，使儿童持续保持性幼稚，避免发生性发育；此外，在泛 LIN28B 基因型人群筛查中发现早发育女童存在一定的多态性变异；在比较雌鼠基因表达谱分析中显示，下丘脑具有两类重要转录调控基因家族，一类是 POZ 和 Krüppel（POK）的家族成员基因，而另一类则是多梳蛋白（polycomb group protein，PCG）家族成员，均有抑癌基因特征。POK 基因亦属于沉默基因家属，当启动性发育时呈转录上调，表达明显增加，通过去除性发育的抑制因子，达到开启性发育开关的功效，从而激活 GnRH 发生器；而 PCG 基因是随着性发育启动呈现表达明显下降，通过去除发育前的沉默抑制影响，使 GnRH 发生器激活。由此可见，TSG 转录调控模型初步显现了中枢遗传调控网络的假设雏形。

【表观遗传机制的作用】

目前人们已认识到表观遗传学机制参与性发育启动的程序化调控。已知诸多外周影响因子可通过特殊机制作用于中枢调控网络，影响关键因子的生物学作用，共同参与调节生殖内分泌功能，其中就有表观遗传学机制介入其中。表观遗传学（epigenetics）是指在 DNA 序列不发生改变而仅是基因功能发生改变所导致的表型变化，它的调节方式包括 DNA 甲基化、组蛋白修饰、非编码 RNA 编辑、染色质重塑等。目前人们已意识到表观遗传机制与机体多种功能变化相关，如 EDCs、雌激素诱导的相关基因表达、神经递质的相互作用、昼夜节律、大脑性别的形成等。已有研究表明，表观遗传机制对下丘脑特异性因子的转录调控发挥积极作用。如前所述，性发育启动时 PCG 复合物成分（EED、CBX7）的基因启动子被甲基化，使相关抑制性的靶基因呈现沉默标记，启动兴奋性调控中枢，从而转录激活 KISS1-GnRH 功能，由此佐证表观遗传机制参与 HPGA 功能激活的贡献。此外，对印迹基因的研究进一步扩展性发育启动复杂机制的认识视野。MKRN3 基因是一个母源印迹、父源遗传的印迹基因，在幼年时该基因表达水平增加，进入青春期则表达水平显著下降。有研究提示，MKRN3 可能是通过蛋白泛素化作用抑制下游靶基因的启动激活，发挥幼年期抑制性发育效应。在临床观察中也得到证实，MKRN3

功能缺失性突变可导致家族性中枢性性早熟。同样，DLK1 亦是一种母源印迹、父源遗传是印迹基因，具有竞争性抑制 Notch 信号通路信号转导，阻止 KISS1-GnRH 信号激活，可见表观遗传基因 MKRN3 和 DLK1 的表达模式均可影响调控青春期性发育启动。

总之，遗传因素和环境因素共同决定青春期性发育的启动年龄，其确切的分子调控机制涉及中枢神经内分泌的网络调控系统，中枢内在的信号和外在信号交互联系，通过表观遗传修饰机制决定相关基因的转录表达，程序性整合复杂的网络信息系统，启动激活青春期性发育。鉴于目前研究所获得初步认识，仍有很多神秘机制有待揭晓，故期待不断深入探索或验证质疑问题，以期提高对该领域的新知识和新认识。

五、松果体与青春期性腺轴（褪黑素神经调控）

松果体（pineal gland）是机体合成和分泌褪黑素（melatonin）的内分泌器官，褪黑素在人体生殖内分泌、神经、心血管、免疫学等系统的生命活动中具有重要作用，如昼夜节律、睡眠节律和致瘤作用等。已知青春期生殖系统的发育和成熟是一个非常复杂的生理过程，既往研究表明，亲代正常的松果体功能及其褪黑素水平是其子代生殖功能成熟的必要条件，可见松果体的核心功能可能涉及生殖系统发育和成熟。

（一）松果体的解剖学

人类松果体（epiphysis cerebri），是一个附着于中枢第三脑室后壁、形似豆状大小的组织，其净重 100~150mg，属于大脑的附属物，是机体的内分泌器官之一。松果体的结构和功能在一定程度上受到人类进化的影响，通常在青春期后出现不同程度的钙化改变，甚至可能更早。这一现象可能与成熟的代谢活动无关，只是预示松果体功能随年龄增长而逐渐下降。松果体自身血供丰富，主要受起源于颈上神经节的交感神经支配，同时也受副交感神经、连合神经和肽能神经支配，但主要功能仅与交感神经支配的表现相关。

（二）褪黑素生物学特征

褪黑素是一种遍在的周期性光敏激素，其

化学结构的本质为一种亲脂性吲哚胺,属于胺类激素,分子量为232Da。褪黑素是由色氨酸为底物,先经羟基化为5-羟基色氨酸而转化为血清素,后者通过限速酶烷基胺N-乙酰转移酶(N-acetyltransferase,NAT)形成N-乙酰血清素,再经乙酰血清素O-甲基转移酶(acetylserotonin O-methyltransferase,ASMT)转化为褪黑素,化学名称为N-乙酰基-5-甲氧基色胺(N-acetyl-5-methoxytryptamine)。

褪黑素的分泌具有日少夜多的昼夜节律,并受下丘脑SCN调控。当机体视网膜接收自然光的刺激后刺激视网膜-下丘脑路径,将光感信息传输至SCN,它是人体生物钟的中枢,旨在维持生物钟与昼夜节律的一致性。SCN神经轴突通过下丘脑PVN、前脑内侧束和网状结构影响脊髓中外侧角细胞,后者包含神经节前交感神经,神经节后颈上神经节交感纤维终止于松果体细胞,并分泌去甲肾上腺素,通过β-肾上腺素受体调节褪黑素的合成和释放。该生物学通路仅在夜间被激活,因为日光可以抑制颈上神经节的活动,故黑暗是合成褪黑素的唯一条件,而与睡眠状态无关。若在夜间暴露照射光时就会抑制褪黑素的合成和分泌,导致昼夜不同步,进而引发各种疾病和细胞老化。一般匹配生物钟的褪黑素开始分泌时间:成年人平均在19:30~21:30,6~12岁儿童在19:00~21:00;褪黑素分泌的持续时间则取决于白昼长短的光感周期特性。在人类,出生后3~4月龄开始分泌褪黑素,这与训练婴儿固定夜间睡眠相关,以后随着月龄增加褪黑素水平亦逐渐增高,1~3岁褪黑素分泌达高峰,随后缓慢下降至平台期,在成年期均稳定维持在此水平。35~40岁后开始出现持续下降,直至老年时降至低谷。然而,褪黑素分泌节律存在较大的个体差异,这些差异是否影响机体健康尚不清楚。褪黑素分泌的昼夜节律不仅存在于血液中,也同时见于其他体液中,如唾液、脑脊液、卵泡液,以及母乳中,这是由松果体外合成的褪黑素所致。

褪黑素的内分泌功能是与两种高亲和力的特异性受体(MT1和MT2)结合而发挥功效。MT1编码基因 MTNR1A(OMIM:600665;GeneID:4543)定位于第4号染色体长臂(4q35.2),包含3个外显子,基因全长22.568kb,其编码蛋白MT1由350个氨基酸残基组成,分子量39 375Da。MT2编码基因 MTNR1B(OMIM:600804;Gene:4544)定位于第11号染色体长臂(11q14.3),包含4个外显子,基因全长16.618kb,编码MT2由362氨基酸残基组成,分子量40 188Da。MT1和MT2都是跨膜G蛋白偶联受体,能够介导褪黑素的诸多生物学效应。在下丘脑SCN、垂体结节部均表达褪黑素受体,前者参与视网膜的光依赖功能和昼夜节律调控,后者与生殖内分泌功能相关。此外,核受体也部分参与褪黑素生物功效的指向性介导,如视黄醇Z受体(retinoid Z receptor,RZR)、类视黄醇孤儿受体(retinoid orphan receptor,ROR);另外,也有细胞质蛋白也参与介导褪黑素的生物学功能,如钙结合蛋白钙调素、微管蛋白等。褪黑素与核受体结合后可改变靶细胞的许多增殖基因转录(如5-脂氧合酶,p21或骨唾液蛋白等)。在人体的许多器官组织上都分布褪黑素受体,包括大脑、脊髓、垂体、视网膜、脾脏、胸腺、肾上腺、肝、肾、心、肺、睾丸、卵巢、血管、淋巴细胞和成骨细胞,调节这些细胞的生理功能,如助力生殖功能,减少更年期疾病、心脏病和某些类型肿瘤等。

(三)褪黑素与青春期性腺内分泌功能

褪黑素参与机体多种生理活动,其中在调控人类生殖内分泌方面具有重要影响。有研究表明,褪黑素与Gn和/或类固醇激素密切相关,尤其对女性的研究更为深入,如调控青春期启动、卵巢卵泡的发育和成熟、怀孕和绝经。褪黑素的昼夜分泌节律亦有季节性的分泌变化,主要依赖生殖器官活动的相关因素,如排卵的季节变化,夏天通常发生在早晨,而冬天常发生在晚上。另外,大脑局部表达的DHEA水平也存在地域差异性的光周期变化,其对性发育效应的影响则与褪黑素截然相反。可见褪黑素与HPGA或其他神经内分泌调控中枢之间存在着复杂的调节联系。

1. 褪黑素与GnRH

(1)直接作用机制:卵巢或睾丸的发育成熟主要依赖下丘脑GnRH的脉冲性释放,由此启动激活HPGA,但其精确机制仍存有争议,而褪黑素作用的研究成果可能贡献了部分解释。研究显示褪黑素的夜间分泌模式能够抑制GnRH分泌,青春期前高水平的褪黑素有助于HPGA功能处于静止状态,而进入青春期后可见褪黑素水平下调,故有学者假设褪黑素可能也是一种下丘脑GnRH发生器的触发调控因素。在临床上也观察到青春发育延迟者具有高水平的褪黑素,而性早熟患儿则褪黑素水平较低。1988 年,Waldhauser 等在一项不同年龄健康人群的横断面研究中发现,夜间高水平褪黑素主要分布在低龄组(1~3 岁),随年龄增长而逐渐下降,至青春期、成年早期(15~20 岁)可下降 80%。这些结果均提示褪黑素水平下降是伴随着性发育和性成熟的进展,褪黑素表达下调与性发育的 Tanner 分期进展相关。由此推论,褪黑素可能参与了青春期 HPGA 觉醒的系列级联反应,但其确切机制仍知之甚少。动物实验有报道,褪黑素本身既不是直接的性发育阻遏因子,也不是促性腺发育抑制素的直接增强子,而且又与神经肽、神经递质和神经甾体存在复杂的交互联系。因此,目前认为 HPGA 的部分低功状态可由褪黑素抑制 GnRH 释放所致,其中的分子机制可能与细胞钙离子信号通路有关。褪黑素抑制电压依赖性钙通道流动,阻碍细胞内钙离子向细胞外转移,从而延迟钙信号的识别,该作用依赖 cAMP/ 蛋白激酶 C 的参与。然而,褪黑素对 GnRH 的这种强效抑制作用在生物进化过程中已呈现逐渐衰减趋势,这可能与靶细胞褪黑素受体的功能性表达功能趋减有关。

(2)间接作用机制:褪黑素对生殖功能的影响也可通过 KISS1 间接完成。已知 KISS1 是兴奋 GnRH 神经元的核心激动剂,大于 90% 的 GnRH 神经元表达 KISS1 受体。已知哺乳动物的生殖功能是由 GnRH 的脉冲释放所启动,而 KISS1 则是 GnRH 神经元的强效功能驱动子。然而,值得注意的是并非所有的 GnRH 神经元细胞都接受 KISS1 神经元影响,机体可能还存在其他调节机制。曾有动物研究发现,在延长光周期的条件下,外源性补充褪黑素可明显降低 KISS1 水平;若切除松果体后抑制内源性褪黑素的生成,就可消除光周期对 KISS1 的影响,提示褪黑素具有下调 KISS1 表达的作用。另外,最近一项研究显示,虽然外源性褪黑素首先造成的应急反应是 KISS1 表达减少,但长期的作用效应则截然相反。由此可见,褪黑素对人体生殖系统的作用可由 KISS1 间接调控,但外源性补充褪黑素的不同阶段效应可能存在一定差异,其中的确切机制仍待确认。

2. 褪黑素与 GnIH 下丘脑 GnIH 是 Gn 的负性调节因子,褪黑素可能是参与调控 GnIH 神经元功能的主要协调因子。动物实验发现,当给予去除松果体的动物补充褪黑素后,可引发剂量依赖性的 GnIH 增量效应,提示褪黑素能够上调下丘脑 GnIH 表达,抑制 LH 分泌。此外,缩短日照时间可延长褪黑素分泌,随即引起 GnIH 上调表达。在 PVN-GnIH 神经元上也发现具有褪黑素受体的表达,并由放射自显影技术进一步显示存在 GnIH 与特异性受体结合的证据,表明褪黑素对 GnIH 神经元存在直接的调节作用,它可将光周期信息通过 GnIH 转导而影响生殖内分泌功能。

3. 褪黑素与性腺功能 褪黑素对卵巢功能的影响是目前研究热点。卵巢是女性生殖系统的主要器官,能够合成大量的性腺激素,如类固醇激素和其他旁分泌 / 自分泌的活性因子,其中包括褪黑素。在卵泡颗粒细胞、卵泡膜细胞和黄体中均存在褪黑素受体,有研究定量卵巢滤泡液中的褪黑素浓度发现显著高于血浆水平,而且随着滤泡生长而同步增加,其中主要由卵巢颗粒细胞合成所致,仅少部分是从血液转移而致。过去一直认为褪黑素对性腺功能的作用主要是抑制性的功效,但最近有研究提示,性腺局部分泌的褪黑素实际上是具有积极的促卵巢功效,如促进类固醇激素合成,以及卵泡发生、卵泡闭锁、排卵、卵母细胞成熟、黄体功能及早期胚胎发育等。

褪黑素还具有清除自由基的重要功能。事实上,体内外实验均证实,褪黑素可刺激促进卵母细胞成熟的卵母细胞成熟因子(maturation-inducing hormone,MIH),同时降低高活性的羟基自由基浓度,不仅促进了抗氧化酶(超氧化物歧化酶、谷胱甘肽过氧化物酶)的表达,而且抑制一氧化氮合酶的表达。褪黑素能减少卵巢滤泡液中受损的 DNA 产物[8 羟基 -2- 脱氧鸟嘌呤核苷(8-hydroxy-2-deoxyguanosine,8-OHdG)及脂肪氧化产物(己酰赖氨酸加合物)]。已知排卵过程是类似于局部炎症反应,会产生活性氧(reactive oxygen species,ROS)和活性氮(reactive nitrogen species,RNS),可导致卵母细胞氧化损伤。由于卵巢滤泡液中氧化损伤分子的浓度与卵子的质量直接相关,故褪黑素能有效抑制损害卵母细胞的有害因子。虽然局部生成 ROS 似乎在卵泡破裂中起一定作用,而且 ROS 也能作为第二信使调节卵母细胞成熟过程的基因表达,但若残余过量 ROS,也易于发生氧化应激反应,导致卵母细胞和颗粒细胞结构受损,故目前普遍认识到,在卵泡液和输卵管液中存在内源性抗氧化酶与非酶抗氧化剂(如褪黑素及其代谢衍生物)可有效清除或减少 ROS 和 RNS,一旦缺乏这些防御要素,卵母细胞可能遭受氧化应激打击而损伤。近期的临床实践显示,褪黑素有被用于治疗不孕妇女接受辅助生殖技术(assisted reproductive-technique,ART)/体外受精-胚胎移植术(in vitro fertilization and embryo transfer,IVF-ET),即受试者从上一个月经周期的第 5 天起每天服用 3mg 褪黑素,直至卵母细胞回收日,良好胚胎的回收率明显增于对照组。褪黑素通过增加滤泡内褪黑素浓度随之降低氧化损伤,从而提高受精率和妊娠率,达到修复生殖功能的治疗目的。

此外,褪黑素还能够促进胚胎发育和卵母细胞成熟。在小鼠受精卵的培养基中加入褪黑素,可以提高受精率和囊胚率,其中的关键机制亦涉及褪黑素的抗氧化特性;褪黑素可能有利于提高卵巢功能、卵母细胞质量和不孕妇女的胚胎发育,尤其是那些由于卵母细胞质量差及生殖生命即将结束的人群。此外,褪黑素还为不同卵巢疾病(子宫内膜异位症、慢性排卵障碍、多囊性疾病卵巢综合征,以及卵巢功能早衰)提供新的治疗机会。总之,褪黑素可通过直接或间接途径影响人体的性腺内分泌功能,是人类生殖健康的重要调控因子。

六、肾上腺功能初现

肾上腺功能初现(adrenarche)是指人体出生后肾上腺皮质网状带结构和功能再现发育成熟的一种生理现象,一般在青春期性发育启动前完成,使肾上腺来源的雄激素前体代谢产物合成增加,包括 DHEA、硫酸脱氢表雄酮(dehydroepiandrosterone sulfate,DHEAS)和 Δ4 雄烯二酮等。在临床上可见雄激素敏感部位出现阴毛、腋毛发育生长、成人型体味、皮肤油脂增加和面部痤疮等表现。因此,肾上腺功能初现的核心概念亦可被视为是肾上腺的"青春发育"。

(一) 组织学基础及其变化特征

肾上腺是机体重要的内分泌器官,由不同胚胎来源的皮质和髓质两部分组成。肾上腺皮质来源于中胚层的腔上皮细胞,负责合成类固醇激素;肾上腺髓质来源于外胚层的神经嵴细胞,与交感神经节细胞同源,负责合成儿茶酚胺类的肾上腺激素。胎儿期的肾上腺体积大小与胎儿肾脏相

似,依据组织学的细胞排列分为永久带(外侧)、过渡带(中间)和胎儿带(内侧),其中胎儿带容积占比最大,可达 80%,是胎盘性激素的重要原料生产基地。出生后发育成熟的肾上腺皮质则由外向内演变为球状带、束状带和网状带。球状带负责合成分泌糖皮质激素,束状带负责盐皮质激素,而网状带则是负责肾上腺雄激素前体代谢物的合成和分泌,皆属于类固醇激素,又称类甾体。所谓肾上腺功能初现的组织学基础主要涉及网状带,位居肾上腺皮质的最内侧,紧邻髓质,约占肾上腺皮质的 10%。

人类肾上腺皮质网状带具有主要的生命周期变化特征。在胎儿时期网状带相对发育呈强势,DHEA、DHEAS 明显增高,为胎盘合成类固醇性激素提供足量原料;而出生后肾上腺胎儿带出现生理性退化凋亡,使性激素前体类固醇(如DHEAS)降至谷底,血、尿中源自肾上腺雄激素前体代谢产物明显低下。随着年龄的增长,肾上腺皮质网状带在结构和功能上逐步重建,再现组织发育和功能重塑。因此,目前认为肾上腺功能初现是一个逐步启动恢复和渐进发育的生理过程,表现为"发育-退化-在发育"的特殊模式。

(二) 网状带类固醇代谢及认识进展

肾上腺皮质可以合成多种类型的类固醇激素,均以胆固醇作为代谢底物,催化生成各中类固醇代谢衍生物,它们的生化本质都是环戊烷多氢菲,即由 3 个环己烷、1 个环戊烷组成的共同结,依次被称为 A、B、C 和 D 环,每个碳原子用数字标序。在环戊烷多氢菲的不同碳原子的位上,添加各种变化就可形成各种不同的肾上腺类固醇,如在第 13 位碳原子上连一甲基即形成雌激素衍生物的母体结构(雌烷),也称 18 碳类固醇;又如在雌烷的第 10 位碳原子上再外连一甲基,可形成19 碳雄激素衍生物的母体结构(雄烷),称为 19 碳类固醇(C19 类固醇);在雄烷的第 17 位碳原子上外接一个乙基即构成孕激素、糖皮质激素和盐皮质激素的母体结构,即 21 碳类固醇。肾上腺网状带主要合成雄激素的前体物质,均属于 C19 类固醇,而球状带和束状带分别合成 21 碳类固醇的盐皮质激素、糖皮质激素以及孕激素,可见肾上腺皮质类固醇的化学结构与其生物学功能密切相关。

肾上腺 C19 类固醇存在三种生物代谢途径,即 Δ5 途径、Δ4 途径和后门途径(图 2-2-1),

均由诸多代谢酶参与其中的催化步骤,形成系列 C19 类固醇衍生物,其中 3β- 羟类固醇脱氢酶(3β-hydroxysteroid dehydrogenase,3β-HSD)能够催化 Δ5 类固醇进入 Δ4 类固醇代谢步骤,均是早年被认识的传统代谢途径。①Δ5 途径:是具有代表性的以胆固醇为底物的传统程序性级联反应。首先是 StAR 将胆固醇由线粒体外转移至线粒体内,再由 20,22 碳链酶(20,22-dihydroxycholesterol desmolase,CYP11A1)将胆固醇转化为孕烯醇酮,并在 17- 羟化酶(17 alpha-hydroxylase,CYP17A)/17,20 裂解酶、POR、细胞色素 b5(Cytochrome b5,CYB5A)的共同参与下,将孕烯醇酮转化成为独具特异性的中间代谢产物 DHEA,经硫酸酯酶(sulfatase,SULT2A1)作用由 DHEA 转化为 DHEAS;②Δ4 途径:肾上腺网状带的 DHEA 还可在 HSD3B2 的作用下合成 Δ4 雄烯二酮,并经 17- 羟类固醇脱氢酶(17-hydroxy steroid dehydrogenase,HSD17B5,或称 AKR1C3)作用转化生成睾酮;③后门途径:其核心特征是在合成高活性雄激素的 DHT 中,无需传统的 DHEA、雄烯二酮和睾酮作为中间代谢产物,而是直接由 17- 羟孕酮(17-hydroxyprogesterone,17-OHP)独立代谢合成 DHT,其中需包括由 5α- 还原酶(SRDA1 或 SRDA2)、AKR1C2/4 等的酶促作用,将 17-OHP 催化成为 5α 孕烷二酮(pdione)和 3α 孕烷二醇(pdiol),后者再经 CYP17A1 的指向性作用生成雄酮、雄烯二醇,最终合成 DHT。由此可见,机体同时具备 Δ5、Δ4 经典途径和后门

途径共同生成高活性雄激素的生理功能。

值得一提的是,DHEA 和 DHEAS 是最丰富的 C19 类固醇,尤其是 DHEAS,属于低活性的雄激素前体物质,具有平衡机体活性雄激素的重要生理作用。由于肾上腺网状带是 SULT2A1 在体内的唯一表达组织,90% 的 DHEAS 来自肾上腺,仅少量由性腺及大脑组织合成,故外周血 DHEAS 是肾上腺的特异生化标志物,也是将其作为界定肾上腺功能初现标准的科学依据。

近年来,人们已经认识到 11β- 羟化酶 1(Steroid 11-beta-hydroxylase1,CYP11B1)也是肾上腺网状带的唯一表达器官,具有将 Δ4 雄烯二酮和睾酮特异性催化合成 11- 羟雄烯二酮(11 hydroxyandrostenedione,11-OHA)和 11- 羟睾酮(11-hydroxytestosterone,11-OHT),并在外周组织中经 11β- 羟类固醇脱氢酶(11 β-hydroxysteroid dehydrogenase,HSD11B)作用,转化生成 11- 酮雄烯二酮(11-keto androstenedione,11-KA)和 11- 酮睾酮(11-ketotestosterone,11-KT);而外周 5α- 还原酶(SRD5A1/2)又可进一步将 11-OHT 和 11-KT 催化为 11- 羟双氢睾酮和 11- 酮双氢睾酮,这些均被统称为“11 氧合雄激素”。由于人类 CYP11B1 几乎仅在肾上腺皮质网状带组织表达,故 11-OHA 和 11-OHT 是唯一源自肾上腺的 C19 类固醇,尤 11-OHA 是最具特异性和最丰富的 11 氧合雄激素,近年来已引起临床关注,如探索应用质谱方法高敏定量肾上腺 C19 类固醇标志物,为提升临床生化诊断肾上腺疾病提供更为有效的检测手段。

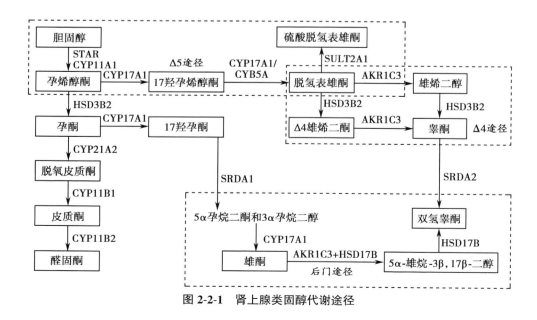

图 2-2-1　肾上腺类固醇代谢途径

肾上腺 C19 类固醇是一组具有不同雄激素活性的特殊代谢产物。除睾酮外肾上腺其他 C19 类固醇均可视为是合成雄激素的前体物质，具有相对较弱的雄激素活性，是肾上腺为外周组织提供合成高活性雄激素（DHT）的重要原料。当这些原料经血液达诸多外周器官或组织（如肝脏、皮肤毛囊、脂肪组织和前列腺等），并可代谢合成高活性雄激素。目前已知肾脏表达 HSD11B2，可将 11-OHA 和 11-OHT 转化为 11-KA 和 11-KT，而其他外周组织能表达 HSD17B5（AKR1C3），使雄烯二酮、11-OHA 和 11-KA 转换为 T、11-OHT 和 11-KT，并由 SRD5A1/2 催化合成 DHT，其中 11K-DHT 的生物活性等同于 DHT，是活性最强的雄激素，其次为 11-KT 和 T，再次则是 11-OH-DHT、11-OHT，而 11-OHA 和 11KA 等同于 DHEA，是最弱雄激素效能的 C19 类固醇。

（三）肾上腺功能初现特征

肾上腺功能初现是指肾上腺 19 碳类固醇发生代谢旺盛的一个生理过程，它意味着机体自出生后肾上腺网状带结构的再次发育及其功能成熟，最突出的生化标志是肾上腺网状带类固醇代谢产物增高，包括 DHEA、DHEAS、Δ4A、T、11-OHA 和 11-OHT，故也习惯称为"肾上腺雄激素"的功能再现。

1. **组织生化学**　人体出现肾上腺功能初现的关键前提涉及两个方面，其一是肾上腺网状带的组织细胞明显分化增殖；其二是肾上腺 19 碳类固醇代谢酶的表达及其活性明显增强。从以往的组织学和生化研究结果已证实，在肾上腺功能初现时网状带组织形态明显增宽，网状带细胞分化增殖活跃。同时，17α- 羟化酶（CYP17A）、17-20 裂解酶、SULT2A1、磷酸腺苷磷酸酯合成酶（PAPSS2）、POR、CYB5A 和 HSD17B 等相关代谢酶的表达和活性亦呈显著上调，19 碳的雄激素前体物质合成旺盛，为肾上腺功能初现提供重要的组织功能学保障。

2. **临床界定标准**　传统观念是以血 DHEAS 作为肾上腺功能初现的临床界定标准，并将血 DHEAS 浓度大于 40g/dl 作为肾上腺功能初现的生化启动标志。一般认为 7~8 岁才是机体生理性的启动年龄，此时的 HPGA 功能仍处于静止状态，仅仅是肾上腺网状带的组织功能变化。随着临床生化检测技术的敏感性不断提升，有学者采用气相色谱 - 质谱（GC-MS）技术，对 3~18 岁健康人群进行 24 小时尿 19 碳类固醇的定量检测，结果发现低浓度的 DHEAS 等代谢产物往往不易被检出，即所谓幼年期肾上腺网状带功能并非完全"归零"，其再发育应该是呈逐年不断递增历程，只是在某一时间窗由量变引发质变，故认为人类肾上腺功能初现的年龄应该会更小，即早于传统的依据生化认定的标准，这是基于检测技术的明感性差异而产生的界定分歧。由于当今我国缺乏人群的大数据观察及其临床佐证，且 DHEA 或 DHEAS 一直被公认是具有代表性的肾上腺雄激素标志物，故目前观点认为，应该仍以传统共识为客观的界定标准。然而，直面临床仍可见存在较大的人种或个体差异，如在发生年龄和程度上存在较大变异。因此，肾上腺功能初现可被分为"生化型"和"临床型"，生化型者可仅有 DHEAS 增高而无临床相关表型，而临床型者除 DHEA 增高外，还可呈现相关表型特征，如出现阴毛和腋毛生长（多为 Tannar Ⅱ 期）、皮肤油脂增加、头面部痤疮、成人型体味等，这些皆与肾上腺 19 碳类固醇转运外周组织深化代谢、转化生成高活性雄激素（DHT）有关，由此参与相关内分泌活动所致，但无生殖器官发育。

（四）发生机制

人体肾上腺功能初现的发生机制尚未完全知晓。目前研究显示，肾上腺网状带的某些关键酶出现功能性变化与该机制相关，如 CYP17A/17-20 裂解酶、3βHSD2 及 11βHSD1 等。当 3βHSD2 竞争性的相对弱势、CYP17A 活性增强时，就会使肾上腺类固醇代谢优选 Δ5 途径，导致 DHEA、DHEAS 水平明显增高；肾上腺在介导 21 碳类固醇代谢中，皮质酮（corticosterone）转换为皮质醇（cortisol）代谢需要依赖特异性异构酶 11βHSD1（亦称皮质酮还原酶）的催化助力，当该酶活性发生变异即可导致皮质酮还原皮质醇障碍，造成皮质醇水平降低，由此造成负反馈刺激 ACTH 上调，引起网状带发育和类固醇代谢旺盛。在观察临床疾病中也进一步佐证了上述观点，如 3βHSD2、11βHSD1 缺乏患儿仍然具有肾上腺功能初现，ACTH 受体缺陷者肾上腺 19 碳类固醇水平明显低下，但无肾上腺功能初现，而肥胖儿童及青少年的下丘脑 - 垂体 - 肾上腺（hypothalamic-pituitary-adrenal，HPA）轴功能相对活跃，则常见过早肾上腺功能初现或功能过强。这些现象均进一步显示，相关代谢酶活性变化和糖皮质激素参与肾上腺功能初现的启动机制，但对于在特定时间窗内关键酶的调控机制仍迷惑不解。

有学者采用地塞米松抑制试验原理，观察ACTH受抑后类固醇代谢的差异变化，即同期比较19碳类固醇（如DHEAS）与21碳类固醇（如F）两者的抑制程度，结果显示皮质醇的抑制效率明显高于DHEAS，可见肾上腺雄激素既受控于HPA轴的内分泌反馈调节，但也部分脱离该系统的平衡调节，表明ACTH可能是作为一种允许因子参与控制肾上腺功能初现的发生。

纵观上述提示机体可能存在更为复杂的分子调控机制。有研究显示中枢高级神经系统可能参与肾上腺功能初现的启动机制。下丘脑弓状核具有释放POMC、β促脂解素、内啡肽等神经递质的神经元核团，这些内分泌神经元释放的关键活性物质可随DHEAS水平上升而同步增高，其中POMC是脑垂体ACTH的重要前体物质，对维持肾上腺皮质功能至关重要，因此POMC被认为可能具有肾上腺雄激素刺激素（adrenal androgen stimulating hormone，AASH）样活性，是肾上腺功能初现的重要启动因子，但仍需进一步深入解释和论证。

（五）生理意义

肾上腺功能初现是人体正常发育的必然历程，但该现象的必要性及其生理意义值得深究。近年来，一些基础研究和临床观察结果引起人们关注，有些现象已获初步解答。鉴于肾上腺功能初现时网状带合成分泌雄激素前体物质增多，并引起与青春期性发育相关的性征发育表型，而且往往是先有肾上腺功能初现、后见青春期性发育，故最初被猜测可能与HPGA功能激活有关，然而仍缺乏确凿的科学依据。

在过早出现肾上腺功能初现的患儿中，虽有年龄提前的肾上腺雄激素增高，但其性发育启动年龄仍与同龄人群一致，而且并未发生性早熟，似乎提示肾上腺功能初现与青春期性发育两者之间无相关性；又如肾上腺功能初现可使人体身高增长轻微而短暂增速（约每年增加1.5cm），持续1~2年，但DHEA、DHEAS仍呈持续增加，直至青壮年（20~30岁）达高峰，可见青春期生长加速并非完全依赖肾上腺类固醇激素；在慢性肾上腺皮质

功能减退症患儿中，虽然肾上腺雄激素减少其至缺乏，临床亦缺乏肾上腺功能初现的证据，但采用糖皮质激素替代治疗后，仍可见正常年龄启动性发育；临床采用GnRHa治疗中枢性性早熟患儿，当抑制提前启动激活的HPGA时，阴毛和腋毛发育仍可持续存在。这些临床现象均显示，肾上腺功能初现与青春期HPGA激活之间似乎呈现独立的启动和运行机制。

另外，机体性腺功能似乎可影响肾上腺雄激素分泌。动物实验显示，性腺切除后可增加DHEA水平，并伴随网状带发育的形态学变化；临床可见高促性腺激素性腺发育不良（如特纳综合征）者血清DHEAS水平明显高于同龄健康儿童；当GnRHa将CPP患儿HPGA功能恢复至静止状态时，血DHEAS水平较治疗前明显增高。这些均提示，肾上腺功能初现时19碳类固醇的增量为性腺合成性激素提供必要和充足的原料，进而可使机体出现性激素临床效应的一系列性征发育征象，一旦终止合成性激素即可出现合成原料堆积，故已被认为肾上腺功能初现是启动青春期性发育的生理前奏曲。

下丘脑POMC神经元与中枢调控HPGA启动机制密切相关。POMC与KISS1神经元之间存在指向性功能联系，KISS1神经元表达POMC受体，外周能量代谢因子（Leptin、Ghrelin）能够经POMC神经元间接刺激KISS1神经元，进而影响GnRH发生器的启动激活。围青春期儿童多见食欲改善、体重增加、胰岛素敏感性降低，这些变化均符合性发育前的"邻近脂肪学说"特征，其中涉及下丘脑POMC系统在调控机体代谢中的重要作用。POMC如前所述被视为是一种AASH，是肾上腺功能初现的重要调控因素；另外，大脑亦存在类固醇（DHEA）代谢的神经神经元细胞，直接参与下丘脑氨基酸能受体的信号转导，调控GnRH发生器脉冲释放。因此，目前认为肾上腺功能初现（HPA轴）与青春期性发育（HPGA）是两个完全独立启动的重要生理现象，但两者之间又存在着相互依赖的复杂联系。

（六）临床变异

依据出现肾上腺功能初现的年龄差异，临床可见三种变异状况：肾上腺功能早现、肾上腺初现延迟和肾上腺初现缺失，其中以肾上腺功能早现最多见。临床评估肾上腺功能初现的价值是鉴

别异常雄激素效应的疾病。

1. 肾上腺功能早现（premature adrenarche） 肾上腺功能早现是指女孩 8 岁前、男孩 9 岁前出现肾上腺网状带功能发动，临床表现为腋毛和阴毛发育（多为 Tanner Ⅱ～Ⅲ 期）、成人型体味、面部痤疮等雄激素效应体征，血或尿中肾上腺 19 碳类固醇水平增高，但无性腺发育所致的男童睾丸增大、女童卵巢增大和乳房发育。肾上腺功能早现多见于女童，男女之比约为 9:1。目前已知一些致病性基因（如 *SULT2A1*、*PAPSS2*、*CYB5*、*CYP11B1* 等）变异是导致肾上腺功能早现的重要分子病因。宫内发育缺陷所致的低出生体重及其相关遗传综合征、出生后过度追赶生长皆是该病症的易感人群，并易患青春早发育和增加成年疾病（代谢综合征、肥胖和心血管病）风险，其中涉及表观遗传机制。肾上腺功能早现者往往较同龄儿偏高偏重，明显超重或肥胖患儿血 IGF1 水平较高，胰岛素抵抗、骨龄超前及性早熟等。约 50% 的肾上腺功能早现患儿青春期峰生长速率减低或消失，青春期突增时程较短，但并未显示影响身高增长，大多数患儿的成年终身高仍可达遗传身高范围。此外，肾上腺功能早现女童常见初潮年龄偏早，易患功能性卵巢高雄（functional ovarian hyperandrogenism，FOH）或多囊卵巢综合征（polycysticovary syndrome，PCOS），皆与肾上腺和性腺 19 碳类固醇代谢酶的功能紊乱相关。

值得强调的是肾上腺功能早现必须是排他性的临床诊断。由于临床常见多毛表型（尤其是女童）就诊，故首先应除外毛囊皮脂腺对雄激素高敏所致的假性阴毛早现，其血 DHEAS 水平仍在正常同龄范围。在临床上还须注意鉴别下列疾病：①单纯阴毛早发育（premature pubarche）。由于过早阴毛发育是该病的突出体征，故与肾上腺功能早现的临床表型可以完全重叠，过去曾被视为"同义词"，现在认为是不同机制的两种疾病。单纯阴毛早发育被定义为女童在 8 岁前、男童在 9 岁前单纯出现阴毛发育，并伴随部分激活 HPGA 功能，是部分性中枢性性早熟的一种特殊类型。单纯阴毛早发育与肾上腺功能早现的主要鉴别要点是，由源自性腺雄激素决定其临床表型，且往往进展较缓慢，所以随病程进展可见促性腺激素（LH、FSH）水平逐步增高、性腺逐步发育成熟，但无 DHEAS 等肾上腺雄激素增高。②非经

典型先天性肾上腺皮质增生症。其中占比绝大多数的是由 *CPY21A2* 基因异常变异所致 21- 羟化酶缺乏症（21-hydroxylase deficiency，21-OHD），临床缺乏经典型先天性肾上腺皮质增生症的典型特征，血 17-OHP、雄烯二酮等均正常，在女性无外生殖器男性化，可仅表现为多毛、月经不规律或成年后不育，常见迟发现象；在男性可无任何症状，仅在家系筛查中被发现。故非经典型先天性肾上腺皮质增生症与肾上腺功能早现是涵盖了不同分子缺陷的异质同象性疾病。非经典型先天性肾上腺皮质增生症的临床鉴别重点是 ACTH 激发后血 17-OHP 可升高，或采用 LC-MS/MS 方法清晨取样检测 17-OHP、雄烯二酮、睾酮、11-OHA 增高，并可通过基因检测明确诊断。③肿瘤。肾上腺皮质腺瘤和腺癌，可分泌皮质醇和雄激素，但无睾丸增大；睾丸或卵巢肿瘤，如男性睾丸间质细胞瘤，表现为性早熟（阴茎增大、勃起、阴毛增多、肌肉发达和变声），非对称性睾丸增大；又如女性卵巢塞尔托利 - 莱迪希细胞瘤（亦称卵巢睾丸母细胞瘤），分泌大量雄激素，表现为女童异性性早熟（阴蒂肥大、明显痤疮和阴毛生长，声音变粗）或青春期月经稀发、闭经等；分泌人绒毛膜促性腺激素（human chorionic gonadotropin，HCG）的生殖细胞肿瘤，由于 HCG 与 LH 受体呈交叉应答效应，故能刺激男童睾丸产生雄激素而产生假性性早熟，但女童则需 FSH 才能产生 E_2，故往往缺乏性早熟表现。肿瘤与肾上腺功能早现的共性鉴别是负反馈抑制 LH、FSH 的外周性性早熟，临床进展迅速，肿瘤标志物（如甲胎蛋白）增高，影像学有助于鉴别诊断。④其他。如家族性限男性性早熟（familial male-limited precocious puberty，FMPP）、外源性雄激素制剂暴露、糖皮质激素抵抗等。

大多数儿童期肾上腺功能早现者至青春期或成年后无医学健康问题，故无需特殊处理。但仍建议临床随访观察，尤其是超重、肥胖患儿，并注意青春期早发育及代谢异常。

2. 肾上腺初现延迟（delayed adrenarche） 目前尚无明确的临床界定，主要是在肾上腺糖皮质激素和盐皮质激素代谢正常情况下不会产生网状带功能缺陷的临床症状，因为源自性腺（卵巢或睾丸）的雄激素均可诱导阴毛生长等青春期的雄激素效应。若 14 岁后仍无阴毛生长，且血 DHEAS 浓度低于正常范围，需考虑存在肾上腺初现延迟。①先天性遗传性病变：包括遗传性肾上腺发育不

全（如 DAX1 和 SF1 缺陷）、肾上腺脑白质营养不良等，部分肾上腺初现延迟病因与促性腺激素性腺功能减退重叠，如共同控制下丘脑垂体性腺轴和肾上腺轴发育的中枢调节基因（如 POU1 基因）缺陷；②后天性肾上腺病变，如感染、免疫性炎症、肿瘤、药物、颅外伤等。

3. 肾上腺初现缺失 除可见于引发生肾上腺初现延迟的病因外，另可见继发于家族性糖皮质激素缺乏（ACTH 抵抗），该疾病多有明确的基因变异；另有部分其他的 ACTH 抵抗综合征：MC2/ACTH 受体缺陷、MRAP 和 3A 综合征，也可引起肾上腺功能缺失。其他引起肾上腺功能缺失的有全垂体功能减退（ACTH 缺乏）、长期接受糖皮质激素治疗的患者（ACTH 分泌被抑制）、下丘脑 - 垂体缺血后发生的希恩综合征（Sheehan syndrome）等。

（王 伟 陆文丽 肖 园 董治亚）

第三节 正常青春发育临床评估

一、正常青春期生长模式

青春期有两个重要特征：第二性征出现和线性生长加速。青春期生长对最终成年身高（final adult height，FAH）有重要贡献。

（一）正常的生长规律

1. 生长模式 一般认为，青春期生长是呈加速（突增）→减速→渐进→停止生长（达到 FAH）的模式。实际上，在青春期生长突增前，儿童生长速率往往先降至最低点，称作突增前最低生长速度。在《威廉姆斯内分泌学》一书中，把青春期生长分为三个阶段：①青春期前期的突增前最低生长速度（起飞阶段）；②生长快速期（突增期）或峰速生长期（peak height velocity，PHV）；③减速期以及骨骺融合导致的生长停止。

（1）青春期前期的突增前最低生长速度：这是儿童生长发育最缓慢的时期。男孩的生长速度平均每年下降 0.46cm，而女孩平均每年下降 0.48cm。随后出现青春期突增。

（2）青春期突增：这是除婴儿期（0~1 岁，身高增长 ≥25cm）外，儿童身高年增长速度最快的阶段，即 PHV。男孩的 PHV 比女孩晚 2 年左右出现，但启动较快，年增长峰值较高，持续时间较长，总增长量较多。大多数男孩的生长速度在青春期第 3~4 期（平均 13.5 岁）达到高峰，男孩平均 PHV 为每年 9.5cm，最多者可超过每年 12cm。女孩的青春期生长突增，大多发生在青春期第 2~3 期（平均 11.5 岁，初潮前 1 年），约 40% 的个体发生在 B2 期，30% 的个体发生在 B3 期，只有 20% 和 10% 的个体分别发生在 B4 期和 B1 期（乳房发育前）；女孩平均 PHV 为每年 8.3cm。

（3）减速期以及骨骺融合：青春期生长突增之后即进入减速期，骨骺逐渐融合，约 95% 的男孩在青春期第 5 期前完成生长；女孩一般月经来潮后，身高仅再增加 5~7cm，少的则不到 3cm，多的可超过 10cm（大多为初潮时年龄小、父母遗传靶身高较高的女孩）。

在青春期，儿童的体成分也有明显变化。青春早期，无论男孩还是女孩，瘦体重（lean body mass）就开始增加，恰当的体育锻炼可使瘦体重增加更为明显。瘦体重主要反映肌肉组织。青春期晚期，女孩脂肪组织明显增多。

2. 不同个体的青春期生长 性发育启动时的身高（起跳板高度）与成年身高相关，但青春期发育过程与最终成年身高的关系更为密切。青春发育过程包括青春发动年龄、持续时间、年增长峰值、总增长量等，而这些均受遗传、环境、生活方式、营养、代谢等的影响。国外研究发现，不同个体青少年的青春期身高增长如下（表 2-3-1）：

国内报告，女孩青春期身高总增长约 25cm，男性比女性多 3~5cm。

从上表可以看出，在正常个体，青春发育早（非性早熟）者存在青春期生长的代偿模式，包括青春期持续时间延长、PHV 水平高、初潮后身高增长减速慢，使得青春期总身高增长较多，最终成年身高不受损。青春发育晚者，其突增年龄延后、青春期持续时间较短，如发育启动时身高较矮，即使最后发生了青春期生长加速，也不能起弥补作用，最终限制了成年身高。营养不良和患慢性病的孩子，如发育启动时身高较矮，因为他们的 PHV 水平低，不会出现青春期生长的代偿模式，最终成年身高是追赶不上去的。

表 2-3-1 不同个体青少年的青春期身高增长

项目	发育平均年龄	突增年龄	GV 峰值	持续时间	获得总高度
男性	11 岁	13.5 岁	9.5 cm/ 年	3 年	30.5cm
女性	9 岁	11.5 岁	8.3cm/ 年	2.5 年	28.5cm
早发育	提前	提前	高	长一些	较多
晚发育	延后	延后	少	短一点	较少
肥胖女童	提前	提前	少	短一点	较少
营养不良	晚	晚	少	长一些	相似
慢性病,如慢性肾病	晚	晚	少	正常或延长	较少
大强度训练并能量限制	延迟	延迟	减少	正常或增加	较少

(二)相关激素对青春期生长的调控

青春期生长是一个非常复杂的过程,受到激素、遗传因素、环境和营养等的调控。青春期从一系列的神经内分泌和 HPGA 的内分泌程序性发动,历经生殖器官和第二性征的发育以及身高的快速增长等,最后完成从儿童到成人的蜕变。在青春期身高的快速增长方面,GH 和性激素的调控功不可没。了解相关激素对青春期生长的调控有助于我们精细化管理青春期身高。

1. **GH/IGF-1 与青春期身高突增** 研究发现,青春期 GH 脉冲式分泌较青春期前增加 1.5~3 倍,血清 IGF-1 水平较青春期前增加 3 倍。青少年期 24 小时 GH 分泌高峰导致了青春期特有的血清 IGF-1 高水平,致青春期线性生长加速。中晚期青春期 GH 分泌量的增加主要由脉冲振幅的增强和每搏分泌量的增多所致,其次为脉冲频率的增多。女孩的循环 GH 水平增加出现在青春期早期即乳房 B2 期,而高峰水平发生在 B3~B4 期。男孩的循环 GH 水平增加,相对出现得晚一些,高峰大约发生在睾丸 G4 期。女孩 IGF-1 分泌高峰一般在 14.5 岁后下降,而男孩要晚 1 年变化。IGF-1 水平青春期比成年期高 2~3 倍。生长激素缺乏或 GH 抵抗会导致青春期生长突增的减弱或无明显的青春期生长突增的出现,这表明 GH 和 IGF-1 在青春期生长突增中的重要性。

青春期 IGF-1 水平与 Tanner 分期或骨龄的相关性远大于生活年龄(日历年龄)。无论女孩还是男孩,一旦第二性征发育完成,GH 和 IGF-1 水平均回落到青春前期水平。

除了促生长轴分泌的循环血中的 GH 和 IGF-1 对长骨产生促生长作用外,生长板局部的 GH 也能直接促细胞增殖和诱导 IGF-1 的自分泌和旁分泌以促细胞增殖。循环 IGF-1 和局部 IGF-1 对纵向生长均起重要作用。此外,局部的生长因子,如 EGF、成纤维细胞生长因子以及骨形态发生蛋白等也参与促进细胞增殖,它们与 GH 以及 IGF-1 彼此间能交联对话,增强细胞对 IGF-1 的应答,促进软骨细胞增殖。

GH 的代谢调节作用对青春期长高也有一定影响,这些作用包括:①促进氨基酸转运进入细胞,促进骨、软骨、骨骼肌等器官的蛋白质合成;促进组织修复。②促进脂肪分解(溶脂作用),抑制脂肪酸的再氧化。③减少外周组织对葡萄糖的利用,降低细胞对胰岛素的敏感性,高 GH 水平可使血糖升高、胰岛素分泌增多,增加青春期胰岛素抵抗。④可促进肾小管对钠的重吸收,甚至可致水、钠潴留。⑤能提高肌力,增强心肌与免疫系统功能,促进脑功能等。

2. **性激素与青春期身高突增** 青春期生长突增的激素调控是非常复杂的,其中很重要的还有 HPGA 及性激素。目前已经明确的是,性激素有促进软骨细胞和成骨细胞生长和成熟的作用。

(1)雌激素:既往传统的观念认为,雌激素是女性生长发育、骨骼成熟以及骨密度增加最重要的性激素。在男性,调节青春期成熟的激素主要是睾酮。直到发现人类雌激素合成和功能的遗传缺陷,传统的观念才有改变。临床发现,雌激素受体 α 基因或编码芳香化酶的 CYP19 基因变异的患者会持续生长,缺乏青春期突增期,骨骺持续不闭合,并且伴有骨量减少。芳香化酶缺乏症男性患儿,经雌激素治疗后,骨骺闭合、生长停止,并引起骨量显著增加。与之相对应,芳香化酶过多的患儿,由于雌激素过多,骨骼成熟较早,早期生长较快,但因生长期较短,骨骺闭合早,可能终身高矮小。在遗传性完全性雄激素抵抗综合征的患儿中,也会出现青春期生长突增,最终可以获得正常成年人的身高,提示在男孩青春期生长突增过程中,雌激素比雄激素具有更重要的作用。男孩的生长高峰一般出现在性发育启动后3年,雌激素浓度和生长高峰有显著相关性,雌激素刺激骺板的软骨形成,促进青春期骨骼线性生长;同时,雌激素也促进骨骼的成熟和骨骺板逐渐增厚、闭合。这些均证明,无论是男孩还是女孩,青春期生长突增和骨骼的成熟都和雌激素密切相关。

(2)雄激素:睾酮对于男性的骨骼以及生长同样有重要作用。在人的胫骨骨骺、成骨细胞、软骨细胞、骨细胞、单核细胞和骨髓血管内皮的上皮细胞都发现有雄激素受体。不能被芳香化的雄激素仍然可以通过与受体结合发挥促生长作用。研究发现,睾酮可以促进骨膜沉积和骨皮质增厚,增强骨强度。DHT不能经芳香化转化为雌激素,不会增加GH的分泌或者血清IGF-1浓度,但是仍然能促进生长加速,提示雄激素不依赖于GH和雌激素,对青春期的生长有直接作用。另外,雄激素自身的蛋白合成同化作用也使男孩的青春期生长潜力强于女孩。

3. 性激素与GH/IGF-1的交互作用　当儿童体重达到30kg左右(一般认为)和体脂达到一定程度时,Lepin和KISS1激活了下丘脑神经元,

GnRH分泌增加,促进垂体分泌LH和FSH,使性腺(女性的卵巢和男性的睾丸)增大,性激素(雌激素和雄激素)分泌增多。青春期的GH/IGF-1高分泌状态与性激素的升高密切相关。雌激素促使下丘脑和垂体分泌生长激素释放激素(growth hormone releasing hormone,GHRH)和GH,使肝脏合成IGF-1增多,GH和IGF-1以及性激素均可作用于骨骺生长板,促使软骨细胞增殖和生长。在生长板水平,性激素可经GH依赖或非GH依赖的双重途径促进骨骼和软骨细胞的IGF-1(旁分泌和自分泌)的分泌,也有直接促进软骨细胞增殖及纵向生长作用(图2-3-1)。

另一方面,GH和IGF-1水平升高,对性腺发育和性激素分泌也有一定的促进作用。

综上所述,青春期的快速生长是性腺轴和促生长轴(GH/IGF-1)两者间的相互交联的协同作用所致。

4. 其他激素

(1)甲状腺激素:早期研究发现,人类早期发育的骺板软骨细胞上有甲状腺激素受体,受体的mRNA也在软骨细胞、破骨细胞的其他发育阶段被发现,甲状腺激素主要作用靶点在骨骺板,对骨骼的正常生长和成熟有重要作用。另外,甲状腺功能减退症患儿蛋白总合成量和GH以及IGF-1分泌均减少,导致生长迟缓。甲状腺功能减退者缺乏青春期生长突增,即使合并性早熟时亦不出现青春期生长突增,提示甲状腺激素对青春期生长突增起允许作用。甲状腺激素同时也与骺板局部的IGF-1和GH有相互作用。

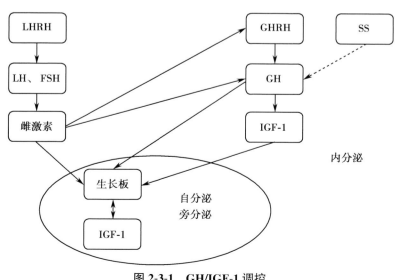

图 2-3-1　GH/IGF-1 调控

（2）肾上腺皮质激素：长期应用糖皮质激素治疗的慢性肾病、幼年型类风湿关节炎患儿缺乏青春期生长突增。研究发现，外源性糖皮质激素至少可从 5 个方面抑制生长发育：①促进下丘脑分泌生长抑素，从而减少 GH 的合成与分泌；②抑制肝脏合成 IGF-1；③抑制骺板软骨细胞和成骨细胞等的增殖；④抑制骨胶原的合成；⑤抑制 HPGA 及性激素的作用。

（三）生长与成熟平衡

人的生长发育一般可用两个"年龄"来表示："日历年龄"（生活年龄）和"生物学年龄"。骨龄属于生物学年龄，能反应骨的发育成熟度。青春期生长对最终成年身高的影响取决于骨的线性生长和成熟的正平衡，即身高和骨龄增长的平衡。

1. 骨的成熟与老化　骨骼纵向生长与成熟的主要部位是在长骨骺软骨生长板。长骨的生长属于软骨内骨形成。在骨生长阶段，生长板不停地进行着软骨内成骨，软骨细胞增殖、肥厚，骨基质部分分解，随后钙化，软骨为血管侵蚀，矿化软骨表面覆盖有成骨细胞，从而形成网状骨或称小梁骨的结构，这一结构被吸收后，由小梁板取代形成完整的骨。上述过程周而复始，不断交替，最后实现了骨骼的延长。随着年龄的增长，生长板内软骨细胞的分化增殖能力逐渐下降，组织学上呈现为软骨细胞体积变小、数量减少、细胞密度下降；增殖带和肥大带的高度变低；生长板的厚度逐渐变薄。此阶段，我们可以看到个体的生长速度在逐步减缓。随着软骨细胞被骨细胞逐渐替代，生长板的骨化也在不断地进行；这就是骨的成熟和老化的过程。这种替代至一定程度时，生长板开始融合，当软骨增殖能力完全耗竭，生长板与骨干融合为一体时，生长也就停止了。

2. 影响骨的成熟与老化的主要因素

（1）激素：有很多激素会影响骨的成熟与老化。①在各类激素中，雌激素的作用首当其冲。雌激素不但是骨生长的重要激素，更是影响骨的成熟和老化最重要的激素。在骨骺融合中，雌激素的作用更是至关重要。骨细胞上有雌激素的受体，雌激素以其强大的促丝裂原作用促进软骨细胞增殖，如果无雌激素的作用，骨的成熟延迟，骨骺持续不闭合。临床上，芳香化酶基因突变导致芳香化酶缺陷的患者，由于雄激素不能转变为雌激素，表现雌激素缺乏，这些患儿无青春期生长突

增，过了青春期骨骺不闭合，身高仍持续缓慢增长。同样，雌激素受体缺陷的患者，到了成年期，骨骺亦不能融合。与之相对应，芳香化酶过多的患儿，由于雌激素过多，骨骼成熟较早，早期生长较快，但因生长期较短，骨骺闭合早，可能终身高矮小。对芳香化酶缺陷及雌激素受体缺陷的患儿给予雌激素治疗后骨骺融合。这些均提示，雌激素在骨的成熟以及骨骺融合中起着至关重要的作用。②雄激素也影响骨生长板的生长和成熟。但雄激素的促丝裂原作用较雌激素弱。不同的雄激素对不同年龄的骨细胞促增殖作用有所不同，如 DHEA 的促增殖作用远较 5α- 双氢睾酮弱。③糖皮质激素可通过抑制 Wnt 信号转导以及抑制 IGF-1 基因转录等作用来抑制前成骨细胞的增殖以及分化为成熟的成骨细胞，抑制骨的成熟，抑制骨生长。④甲状腺激素对骨生长和骨的成熟也有重要作用，当甲状腺激素缺乏时，患儿生长迟缓、骨龄落后。⑤ GH/IGF-1 主要对骨细胞起促增殖作用；但在青春期，高水平的 GH/IGF-1 也可促进性腺（卵巢和睾丸）发育，通过高水平的性激素（主要雌激素），加速骨的成熟和骨龄进展。

（2）遗传：骨生长过程中，性甾体激素（主要是雌激素）仅是在骨的成熟和骨骺融合中起推波助澜的作用，其实每个个体均存在其固有的"骨增殖程序老化"问题，骨骼也遵循生长、发育、成熟、衰老的规律。骨发育固有的"骨增殖程序老化"与遗传关系密切，主要与父母和种族相关，也受基因的调控。不同地区、不同种族的儿童，其骨发育（通常以骨化中心的出现和增长变形、骨干与骨骺的融合来反映）均大体遵循相同规律，只是速度略有不同。父母青春期骨龄进展较快的，其子女也会有类似情况。诸多研究证实，与黑种人和白种人相比，中国儿童早期骨化中心的出现并不晚，但女孩 3~10 岁，男孩 3~12 岁的骨龄落后于其他种族儿童。但在青春期，中国人的骨骼成熟速度比美国人快，中国儿童 3 年内骨龄增长了 4 岁，因此中国人骨骼成熟的最终平均时间并不落后。

（3）初潮年龄：研究发现，女孩月经初潮年龄与骨的成熟密切相关；初潮发生晚者，其骨龄也相对落后。女孩初潮前 6 个月和初潮后 6 个月骨发育进展迅速，相比之下，距初潮较远的前 6~12 个月，骨发育和成熟仍处在较平稳状态。

（4）环境因素：包括营养、运动和生活环境等，这些环境因素对青春期前儿童的骨发育和成熟会

有一些影响,而一旦性发育启动后,差异将逐渐缩小甚至消失。在学龄儿童手腕骨发育的城乡对比研究中,通过对1 680名学龄儿童观察分析,发现城市7~17岁各年龄组男女手腕骨骨龄均值均高于乡村组;两组间比较,青春发育和初潮的差别显著;乡村学龄儿童的骨发育在性成熟后进展迅速,至18岁时,不仅各腕骨基本成熟,掌、指骨干骺完全融合,而且尺、桡骨远端干骺也融合,与城市18岁组趋于一致。

3. 青春期骨龄和线性生长的关系 研究发现,男女儿童青春期骨龄的快速进展(骨龄增长的加速峰PBV)均先于身高的线性生长突增(PHV),两者之间相差2年左右。一般女孩的PBV约在9.8岁,男孩的PBV约在11.6岁。当生长速度达到最大加速时,骨龄的增长反而出现减速;身高线性生长和骨龄增长的交叉点,男、女孩分别为13岁和11岁。

青春期骨龄增长加速峰在前,身高的线性生长突增在后,以及两者间的交叉关系反映了青春期性腺轴启动,性激素促使软骨细胞增殖、成熟加速在前,而性激素促进GH/IGF-1轴功能致骨细胞增殖肥大和骨生长加速的生理学和组织学变化紧随其后。同时也证实,青春期快速增长虽由GH/IGF-1轴和性腺轴协同调控,但性激素起了始动作用。

4. 生长潜能和剩余生长潜能 生长潜能是指个体固有的生长能力,受遗传基因控制。生长潜能的发挥受机体内外环境的影响,内环境包括调控生长的相关激素水平和机体的健康状况(有无疾病)等,外环境包括营养、运动、睡眠、居住条件及家庭氛围等。就长高来说,影响婴儿期、儿童期和青春期长高的主导因素有所不同。年龄越小受营养的影响越大,换言之,影响1岁内婴儿身高的主导因素是营养。在婴儿期营养不良导致的矮小,如拖延到儿童期才恢复正常营养、恢复正常生长速度,但已追不回前面的损失,因为婴儿期那一段生长迟缓已造成了对固有生长潜力的损害;虽然营养不良儿童的性发育可能略晚,但发育启动时身高矮,他们的PHV水平低,不会出现青春期生长的代偿模式,最终减低了成年身高。影响青春期长高的主导因素是性激素,如中枢性性早熟儿童,发育年龄的提前使前一阶段的生长提前结束,过早的性激素分泌又促使骨龄进展加速使生长潜能进一步丢失,最终减损了生长潜能和成年身高。

当我们要判断一个个体还有多少生长空间时,就得评估其剩余的生长潜能。剩余生长潜能是指当下"剩余"的对成年终身高可贡献的生长能力。一般情况下,剩余生长潜能的多少取决于骨的发育成熟度和线性生长的能力,即骨龄;所以,骨龄可作为剩余生长潜能评估的重要指标(详见骨龄及其评估)。

5. 成熟节律正常变异 典型的成熟节律正常变异就是体质性青春发育延迟,其特征是生长与成熟均落后,表现为儿童期身材偏矮但生长速度相对正常,骨龄亦落后,青春期延迟伴青春期身高增长减慢,最后可获得正常成年身高。如果这些孩子在幼儿阶段身高脱离了正常的生长曲线,降至同年龄同性别儿童身高的第5百分位或以下,性发育启动时身高还是处于-1SD以下的患儿,由于其发育晚、突增年龄延后、青春期持续时间较短,即使最后发生了青春期生长加速,也不能起弥补作用,他们的终末身高常位于父母身高目标区域的下限,仅有少数能超过目标身高。

6. 青春期身高关注要点
(1)性发育启动时需重点关注的内容
1)身高:决定起跳板的高低;
2)年龄:识别性发育的早晚;
3)骨龄:考量生长与成熟的平衡;
4)疾病:判断是否存在器质性疾病或性发育异常的疾病;
5)父母遗传靶身高:分析个体固有的生长能力。
(2)青春期各阶段均需关注的问题
1)生活年龄(日历年龄)与骨龄是否相符?
2)身高年龄与骨龄之比是否在正常范围内?
3)性发育进程、生长速率、骨龄进展三者之间的关系如何?

综上,青春期生长对最终成年身高的影响取决于骨的纵向生长和成熟的正平衡,所以,我们治疗青春期矮小的主要靶点和目的就是想方设法促进线性生长和延缓骨龄进展。

(四) 骨龄及其评估

青春期生长发育情况描述可以用两个"年龄"来评价,即年代学年龄(chronological age)和生物学年龄(biological age)。年代学年龄是按照人类的出生日期来推算的。生物学年龄可由齿龄、骨龄、智龄、第二性征发育的阶段以及身高增长速度高峰等多个因素进行综合判定。在这其中,骨龄是一种常见的评估生物学年龄的判断方法,骨龄是骨骼年龄(boneage 或 skeletalage,BA 或 SA)的简称。在人体骨骼发育的过程中,骨化速度及骨骺与干骺端闭合时间及其形态的变化都呈现一定的规律性,这种规律性转化为时间来直观的表示即为骨龄。正常情况下骨龄与年龄基本保持一致,骨龄相对于年龄一年左右的提前或落后都属于正常范围,当身体受到包括但不限于内分泌、营养、环境等因素影响时,骨龄会发生变化,表现为显著的提前或者落后,所以可通过对骨龄的分析评估生长发育程度,协助疾病的诊断,预测成年终身高及指导临床内分泌疾病的用药,基于此,骨龄的评估就显得尤为重要。

从理论上来说,人体各部位骨骼的各部分均可用于评估骨骼成熟程度以确定骨龄。常用的包括手腕、膝关节等关节部位。其中手腕部因包含有腕骨、掌骨、指骨加上尺骨和桡骨共 29 块之多的骨头而被临床医师青睐,并且其内侧籽骨也是骨骼发育的重要标志,评估时易于拍片和防护,利用其判定骨龄优点较多。故而,国内外临床上多采用拍摄手腕骨 X 线片的方法来进行骨骼成熟度的评估。

评估方法:目前国际国内通行的腕骨骨龄评估方法不下十余种,原则上可以分为计数法、图谱法、计分法以及新兴骨龄测定方法数种。

(1)计数法:是一种简单易行的骨龄评估方法,以通过对手腕部骨化中心出现的时间、形态、数目以及成熟度的年龄特征来衡量骨骼发育水平。临床上通常以标准年龄时 50% 骨化中心出现概率所在的年龄作为标准正常值。1926 年,Todd 根据上述对骨的评价方法,首先提出了一种适应于学龄前或青春后期儿童评估骨龄的方法,即儿童骨龄 = 手腕部骨化中心数目 −1。1959 年,Garn 在 Todd 的研究基础上,根据手腕部 X 线片的表现提出了一种针对学龄前儿童骨化中心出现与年龄之间联系的图表。20 世纪 50~60 年代,我国的刘惠芳、顾光宁、张乃恕等先后报道了我国城市儿童的骨化中心出现和干骺端闭合时的年龄,并提出了一种针对我国儿童骨龄计数法的标准,但未能得到广泛应用。这种方法不受拍 X 线片时手腕位置的影响,也无需对观察者进行特别的训练,所得资料的可靠性高,并且辐射少,节省

时间,对研究对象的 X 线暴露少。但由于适用年龄范围比较窄,只适用于学龄前儿童,其他年龄段儿童误差较大,现阶段在国内外临床中已经较少使用。

(2)图谱法:是一种通过将被检者的手腕部 X 线片与标准化手腕部 X 线片图谱进行比较(标准图谱代表该地区该年龄段正常儿童骨龄的平均水平),以两者最类似的标准图片作为被检者的骨龄方法,目前应用最为广泛。

1)G-P 图谱法。1898 年,JohnPoland 提出了最早的适用于临床骨龄评估的骨骼发育图谱。1937 年,Todd 在 Poland 骨龄发育图谱的基础上通过对骨的进一步研究制订出了第一个系统的、较为完善的骨发育成熟图谱,成为骨发育系统研究的滥觞。1950 年,美国著名学者 Greulich 和 Pyle 在 Todd 出版的手腕部图谱的基础上,发表了以美国 30 年代中上社会阶层白种人正常发育儿童为标准骨龄制定的《手腕骨发育 X 线图谱》,简称 G-P 图谱,并于 1959 年进行了修订。G-P 图谱是一种目前临床应用极为广泛的骨龄评估方法,但对临床工作人员对标准图谱的掌握要求较高,且比较过程中大多数骨发育时间以及阶段与图谱本身不尽相同,有可能影响图谱的判断,且囿于 G-P 图谱的制定背景,其对发展中国家的适应程度也存在进一步探讨的余地。

2)G-R 图谱法。2005 年,美国的 VicentGilsanz 和 OsmanRatib 通过对洛杉矶儿童医院的 500 余名青少年儿童手腕部 X 线片进行系统研究的基础上共同提出 G-R 评估方法,研制了牛津图谱。G-R 法是通过更加详细地分析洛杉矶地区同年龄同性别健康儿童手腕骨的大小、形态、数目、骨化中心的密度等图像学表现,绘制出一种人工理想化的手腕骨图谱。G-R 图谱的出现,为计算机标准化辅助图像分析提供了图谱学的基础。G-R 图谱与 G-P 图谱相比更加精准,但也存在明显的缺陷,比如 G-R 图谱评测结果的极端值较 G-P 图谱显著偏大,其应用的稳定性存在一些问题。

3)我国的骨龄图谱法。我国学者也根据中国儿童生长发育变化的规律制定了更加适合于中国儿童骨龄分析的标准图谱。如上海的顾光宁教授等依据 20 世纪 60 年代上海市区 1 800 余名少年儿童发育情况制定的《中国人标准骨龄》,简称"顾氏图谱",并于 90 年代重新修订并发表了新的"顾氏图谱"专著。其他类似的还有 20 世纪 80

年代徐济达和刘宝林等人分别制定的《中国儿童手腕部骨龄图谱》和《婴幼儿、学龄儿童腕骨骨龄图谱》等。但因各种原因，除"顾氏图谱"外，上述我国独立制定的图谱未能广泛推广，目前国内仍以 G-P 图谱法最为常用。

在临床应用中，图谱法简便易行，评估方便，应用广泛，既考虑到骨化中心出现的数目，又兼顾骨化中心的形态、大小，还参考了各种骨骼的发育水平，成为儿童生长发育评估或内分泌疾病的初步诊断的一个重要依据。但由于事实骨发育往往与图谱不一致，导致骨龄判断的诊断主观性过强，准确性欠佳。

（3）计分法：就是人为地将手腕部各骨骼的发育全过程分为若干个发育等级，然后通过综合评估确定各骨不同等级的得分。再将每块骨的得分简单相加得到手腕骨成熟度总评估分，最后依据各年龄组骨成熟度得分中位数曲线通过查表或者公式分析得出被检儿童的骨龄。

1）TW 法。1962 年，Tanner 和 Whitehouse 针对以年龄尺度评测骨龄的问题，根据英国中等阶层 2 600 余名正常儿童生长发育的资料，提出了根据左手腕部 20 块骨分析的一整套骨发育评分系统和骨龄评测标准，被称为 TW 骨龄评测法。1975 年，Tanner 和 Whitehouse 以 50 年代英国伦敦中下层阶层 2 700 余名少年儿童为对象，通过对比横向和纵向研究，将 TW 法修订为 TW2 法。2001 年，Tanner 等以欧洲、北美地区中等阶层儿童的纵向和横向研究资料，再次将其重新修订为 TW3 骨龄评分法。

TW 法是根据各骨不同的发育等级，将骨分为 R 系列（Radius，ulna and short finger bones，RUS）、C 系列（Carpals）和 T 系列（TW20-bones）。R 系列包含尺桡骨远端骨骺，第Ⅰ、Ⅲ、Ⅴ掌指骨骨骺共 13 块骨；C 系列是除了豌豆骨外的剩余 7 枚腕骨；而 T 系列则包含了以上两个系列共 20 块骨，是上述 R、C 两系列的综合评估。TW 法根据骨骺的大小、形状、密度、边界的厚度以及光滑度、骨骺线的厚度、融合封闭的程度分期，将骨的发育分为 8 或者 9 期，对各骨各等级进行不同赋分，总分为 0~1 000 分，然后查骨龄得分表或者骨发育分年龄曲线图读出骨龄。TW2 法包括以上三系列，TW3 法包括 R 系列及 C 系列，其认为 T 系列仅是前两者的综合性表述，没有独特性意义，予以取消评分，目前已经成为 TW 评分法的主流评分

原则。

2）我国骨龄计分法。因为上述 TW 法背景人群为白种人，我国科学家针对中国人在 TW 法的基础上也做出了相应的修订，其中比较常用的包括百分计数法、中国儿童骨龄评分法、中国人手腕骨发育标准 CNH 法以及《中国人手腕骨发育标准——中华 05》等。

20 世纪 60 年代，北京的李果珍教授等人对该市 1 200 余名中等阶层普通收入家庭的正常发育儿童拍摄了手腕部 X 线影像并进行分析。根据手腕部的不同发育程度确定了其成熟度发育分期，最后采用统计学方法制定出一套适用于中国儿童计算骨发育成熟度的评价方法。并在日后的研究中进一步将中国儿童不同发育成熟度的骨骼换算成可描述的当量分值，最终通过读取描线图示和骨龄对照表得出具体骨龄，即为"李果珍百分计数法"，简称"李氏法"。"李氏法"的优点为其研究背景是我国城市儿童，使用起来比 TW2 法更方便，更适应本国儿童生长发育的描述。但是其缺点也是明显的，如该法仅是以一次性横向资料为研究基础进行分析，在稳定性、重复性及可比性等方面可能较差不多年代的 TW2 法显著不稳定。并且该法制定年代是我国生产资料缺乏，物质较为贫乏的年代，随着我国生活水平的提高，儿童、青少年身高发育的规律已经有了较大的改变。尤其青春期开始及持续时间和骨发育成熟变化较过去有了明显的改变。所以"李氏法"在目前的临床实践中评出的骨龄明显偏大，现在认为已不太适合用于目前儿童、青少年的骨龄评价，但其制定的理念仍给今天的骨龄评估提供了一种成熟的思路。

中国人手腕骨发育标准 CHN 法是通过对 14 块手腕骨进行研究达到评估骨龄发育的目的，其中主要包括桡骨远端骨骺、第Ⅰ掌骨近端骨骺，第Ⅲ、Ⅴ掌骨远端骨骺。第Ⅰ、Ⅲ、Ⅴ近节指骨近端骨骺，第Ⅲ、Ⅴ中节指骨近端骨骺，第Ⅰ、Ⅲ、Ⅴ远节指骨近端骨骺以及头状骨及钩骨。根据各骨不同的发育分期进行单独计分，最后统计总分后查标准骨龄对照图表定骨龄。张绍岩等人以 20 世纪 80 年代我国南北方 11 个省市的 2 万余名儿童、青少年为横向研究对象。在 TW2 计分法的基础上利用方差极小化和迭代法的数学方法，并参考 G-P 图谱法进行标准化修订，进一步准确描述各骨发育的分级及各分级的具体分值，提出了中国人骨

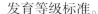

发育等级标准。

"叶氏计分法"是20世纪80年代我国叶义言教授等对2 000多例长沙市中等阶层正常发育儿童手腕部X线片综合分析并直接参考TW2法得出的骨龄评估方法。其具体方法是使用TW2评价标准计算出每个样本的骨发育成熟度得分,再按照年龄组计算出第50百分位,并依此作为成熟度分和骨龄的对照值。叶义言教授对TW2法进行了适合于中国少年儿童的修正、改良,从而实现了骨发育分期系统更加符合我国的临床实践。"叶氏计分法"在CHN法14块骨的基础上增加了尺骨和5块腕骨,使评估更加全面,更贴近真实骨龄,由于此法的骨龄评估的基本思想和TW2基本一致,因此被称为TW系列的中国版,曾被广泛应用于我国儿科内分泌领域的临床实践中。

2005年,在河北省体育科学研究所的主导下,以我国当代社会经济发展中上水平、全国南北方有代表性城市中的年龄介于0~20岁之间共17 401名男性及女性健康儿童为样本进行综合分析评估,我国推行了更适合中国青少年骨龄评估的国家标准——《中国人手腕骨发育标准——中华05》,2006年,其修订为《中国青少年儿童手腕骨成熟度及评价方法》并逐渐成为一种行业标准,并以此代替了CHN法。其理论背景仍是采用国际普遍应用的TW3计分法后根据中国少年儿童具体情况进行修订的骨龄评价标准。并在此基础上,进一步利用Tanner等的方法拟合绘制了骨成熟度得分曲线,明确了骨发育生长评价图表,给临床及法医、体育各行业提供了新的标准。

计分法评估骨龄精确,但是耗费时间长,计算机自动骨龄评估系统为解决这一问题提供了可能。目前,很多计分法技术已被编程用于计算机评估。

(4)其他骨龄评估方法

1)几何参数法。20世纪90年代,我国黄幼才等人提出了一种利用手腕骨的长度、宽度、周长、面积、形状及各骨之间的关系等信息来判断骨龄的方法。这种方法通过建立一种新的骨龄评估统计模型,将骨发育的物理信息转化为几何信息进行模型分析。在黄幼才等人研究之后,曾碧新等人在其研究的基础上通过对头状骨的面积、周长、几何中心进行几何参数分析,对头状骨图像轮廓进行测试计算,提出一种利用空域和傅里叶频域描述变化参数来判断骨龄的方法。但由于这些方法过于繁琐,缺乏临床推广的可能性,未能再进一步深入研究,但是其在理论和方法上都对传统的骨龄评估方法产生了新的影响。

2)超声骨龄测评。20世纪90年代,医生就已经发现可以通过B超观察骨龄的变化,但一直欠缺一种标准化的评估方法,只是纲领性的提出在评估少年儿童骨骼发育方面超声测量是一种很有探索意义的方法。近些年,一种基于依据手腕软骨骨化过程的结构变化的B超测量描述方法显示出其结果与G-P法所得结果高度相关,再加上其无辐射的优势,目前临床上大有后来居上的气势。超声技术独特的非辐射性使其在骨龄评测中有良好的应用前景。其中BonAge超声测量左手腕部骨龄是目前应用超声技术评估骨龄较为成熟的方法。但国内的一些临床研究显示,BonAge超声评估骨龄存在较大的系统和随机误差,目前临床应用尚不广泛。

3)双能X线吸收测量仪(dualenergy X-ray absorptionmetry,DXA)的应用。早在2002年,国外就有医生利用低辐射测量仪DXA对儿童、青少年手腕进行扫描,试图通过对骨密度的评估来评测骨龄。Pludowski等人报道DXA检测与X线检测的骨龄评测结果有很高的一致性,并且DXA的显像质量、分辨率也符合临床工作要求。但由于DXA目前骨龄评测精度欠佳(评估精度往往大于0.5岁),且实践成本高,操作相对与目前的左手腕部骨龄片的拍摄而言过于复杂,目前其在骨龄评价方面的应用受到了显著限制。

4)人工智能骨龄评估。进入21世纪,随着计算机技术的发展,利用计算机软件进行骨龄评测智能化分析成为一种热点和研究趋势。且计算机排除了人为的主观性,效率极大高于人工读片,更能凸显其优点。最早Tanner等人在20世纪90年代后期就已经开始了这一方面的探索,首先研制出一种基于计分法和图谱法,被命名为计算机辅助骨龄评分系统(CASAS)的骨龄评分工具。CASAS是通过编制程序,将待测儿童的各骨的指标发育分期、X线片及性别等代码输入计算机。由计算机在数据库中自动查对来给出患儿腕骨评分及骨龄,与标准图谱同时显示,由计算机自动分级、评分,并计算出骨龄。该系统的优点是通过计算机数据库分析极大地提高了评测的速度和准确性,因为计算机可以通过建立各骨发育期图像的数字化标准进行连续性分析,从而得出的分期结论更为精确。但这其中仍存在一些问题,首先计算机的正确评估取决于手在 X 线图像中的正确位置。另外 X 线片的图像质量也是非常重要的,不同曝光度或分辨率对 X 线片的影响足以导致计算机分析的巨大作物。同时这个系统也不能很好地区分重叠较多的腕骨,拇指和第五指的骨骼也往往容易分析错误。

此外,还有国外研发的诸如 BoneXpert 软件。该软件是通过重建手腕部 X 线片 15 块有意义的骨化中心形态,利用 G-P 法或 TW 法进行分析评估,最终得出具体骨龄。国内一项包括 482 名儿童的临床研究发现,使用 BoneXpert 评估左手骨龄与人工 G-P 或 TW 方法评估骨龄的结果一致率达到了 94.2%,因此 BoneXpert 可以作为初步骨龄评估的选择之一。

当前的骨龄自动化计算机评价系统依然面临着重重困难。如何把以往直观观测的图像准确地用计算机语言来表达,或者在把等级描述翻译成计算机化的等级描述之后,怎样精确地对骨块进行提取等,限制了计算机辅助骨龄评估的进展,近年来,随着计算机深度学习技术的逐渐成熟,相信计算机辅助骨龄评分系统可以给临床医生提供更多的帮助。

(5)其他部位骨龄评测方法:除了针对腕骨骨龄进行评测,儿童其他部位的骨发育也可以用来进行临床骨龄的观察。

1)直接测量法。20 世纪 70 年代,Stewart、Maresh 及 Hoffman 等人分别提出不同的通过长骨干推断年龄的方法,我国的马钦华、陈志刚等人在 90 年代也提出了雷速的利用足跟骨侧位片测量或跖趾骨长度和宽度进行骨龄预测方法,这些方法当时被较多地应用于实践中,但是其估计的年龄常常大于实际年龄。此后,又有许多学者相继提出以桡骨、跟骨、跖趾骨的等方面进行年龄推断。但误差都比较大,目前临床基本不再使用。

2)形态描述法。形态描述法是一种通过对骨的形态的描述来确定其年龄变化。其代表为 1975 年 Roche、Wainer 及 Thisse 提出专用膝部长骨评价骨龄的 RTW 法,该法是通过对膝部长骨的 28 个成熟指征和 6 项测量指标进行描述而建立起来的评估体系。通过运用最大相似原则来评价骨龄,使得评价者不需要太多的时间就能得出基本准确的结果,并且优于过去的图谱法,但是却需要计算机来辅助评价,目前这一方法往往被综合应用在计算机辅助骨龄预测的方案中。

3)多元回归法。近年来,在 TW3 方法的基础上,一些临床专家试图通过建立骨龄与各骨发育之间的线性关系达到准确预测骨龄的目的,通过对大量的数据样本做回归分析,定量的解释各参数之间的相关性与线性关系,建立等级系数,均得出了良好的判别率与准确性,但其应用繁琐,不同专家选取的骨骼、部位、变化,确定的等级分析模式均存在较大的差异性,临床推广困难。

总的来说,多种多样的骨龄方法为临床医生评估骨龄提供了多样的选择,临床医生应根据临床工作需要,选择合适的评测方法和测评工具。

(五)终身高预测

生长发育是一个连续性的过程,身高受到遗传和环境因素的双重交互作用。遗传因素决定了生长发育最基本的趋向和特征,而遗传潜力的发挥则受环境因素的影响。生长发育遵循一定的规律,能够及时捕捉到生长发育的偏离情况,有助于青春期疾病的早期干预和治疗。然而除外青春期的身高生长曲线、生长速率外,预测成年身高(predicted adult height,PAH)在青春期生长发育的评估中发挥重要作用。

研究表明,骨的成熟与骨的纵向生长之间存在着很高的统计学相关性,故根据生理年龄、骨骼年龄和现有的身高可以预测成年终身高。

1. 成年身高预测的意义

(1)有助于体育、文艺部门选拔人才(例如体操、篮排球运动员,芭蕾舞演员等)。

(2)对青春期常见内分泌疾病的诊断、治疗及疗效观察等方面起重要作用:①有助于区分病理性矮小和青春期发育延迟;②有助于决定是否需要进行必要的临床干预;③有助于判断治疗效果的有无;④也为停止治疗或者继续干预提供重要的依据。

(3)可为家长对孩子成年身高的关注提供参考,帮助一些青春期儿童及家长解除疑虑。

2. 成年身高预测的方法

(1)预测遗传终身高的主要方法

1)矫正的父母身高中值(the corrected mid-parental height,CMH)是目前临床上最经典、最常用的遗传靶身高。计算公式为:男孩的遗传靶身高为:(父亲身高 + 母亲身高)/2+6.5cm;女孩的遗传靶身高为:(父亲身高 + 母亲身高)/2−6.5cm。

优点是公式简单,数值容易记忆。缺点是 CMH 值只考虑遗传的作用,在生活水平和医疗水平越来越提高的当下,CMH 值常低于最终成年身高。

2)Luo 等人根据 2 402 名(男 1 192 名,女 1 210 名)瑞典青年的终身高和他们双亲的平均身高进行线性逐步回归得出新的遗传身高(final height for parental height,FPH) 的 计 算 公 式。 男 性 FPH=45.99+0.78X,女性 FPH=37.85+0.75X。X 为父母的平均身高。国内江静等的研究表明,FPH 优于 CMH。此计算公式目前已逐渐被采用。但缺点是公式中的数值不容易记忆。

(2)根据骨龄预测身高的方法

1)B-P(Bayley-Pinneau)法。1946 年,美国的科学家 Nancy Bayley 发现,以骨龄分组的成年身高百分数的变异程度显著小于生活年龄分组,并且在一定年龄上儿童青少年身高所达到的成年身高的百分数与骨龄的关系更为密切。因此,Bayely 决定以骨龄分组统计成年身高的百分数,以骨龄 3 个月为组距,分别设立了骨发育一般、提前、延迟类别的骨龄与成年身高百分数对应表,首次提出了预测成年身高的百分数法。骨龄评估则采用了美国 Todd 教授发明的手腕骨发育图谱标准。

Greulich-Pyle(1950)在 Todd 教授的基础上设计发表了《手腕骨发育 X 线图谱》,并称为 G-P 图谱。因而,Bayley 和 Pinneau(1952)在此基础之上,修改制定了新的成年身高预测表。新的成年身高预测表依据加利福尼亚大学儿童福利学院的 192 名正常伯克利儿童(女 103 名、男 89 名)的纵断面研究数据,受试者年龄为 8~18 岁,每 6 个月测量一次。这些成年身高预测表曾经在 Bayer 和 Bayley 撰写的《生长诊断》以及 Greulich-Pyle 的骨龄图谱(1959)中被引用。至今 B-P 预测成年身高方法仍然在欧美等国家的许多领域中应用。

Bayley 和 Pinneau 成为最先发表预测身高数据表的科学家。该表格基于假设患者在任何骨龄已达到他们最终成年身高的某种百分比。根据骨龄,患者被归于以下三类:①"平均"(骨龄与实际年龄<1 年);②提前(骨龄比实际年龄大 1~2 年);③"延迟"(骨龄比实际年龄小 1~2 年),该方法不能用于骨龄与实际年龄相差 2 岁以上儿童的终身高预测。计算公式:成年预测身高 = 当时身高 /P×100。P 是指该骨龄时的身高达到成年身高的百分比(可从相应的表格中查到)。B-P 法就是先按 G-P 图谱法测骨龄,然后利用 B-P 表进行成年身高(PH)预测。

2)TW3 法。1975 年,Tanner 等根据英国哈普敦(Harpenden)的一项纵断生长研究以及国际儿童中心伦敦组的纵向研究样本,提出了各年龄组预测成年身高的多元化回归方程。预测变量包括身高、腕骨骨龄(RUS 骨龄)、女孩的初潮年龄。但是,伦敦组取样于该城市经济水平相对较低的区域,而且哈普敦生长研究的大部分儿童也有相对较差的环境条件。为此,Tanner 等(2001)在《骨成熟度评价和成年身高预测》第 3 版中(TW3 法),采用了瑞士苏黎世纵向生长研究的 226 名儿童的资料,样本儿童大多来自经济水平较高的生活环境,重新修订了成年身高预测公式。另外一个重要的变化是 TW3 法不再单纯使用骨龄,而是使用 TW3-RUS 成熟度得分(Skeletal maturity score,SMS),应用各年龄组多元回归方程预测成年身高(Tanner 等,2001)。

TW3 法预测成年身高的方法是目前比较新的方法,根据 RUS 骨龄成熟度得分、当前身高、上一年身高增加值进行计算。计算结果 ±2 个剩余标准差即包括 95% 的人群范围。三因素计算公式预测成人身高 = 当前身高 + a RUS 分数 + b;[a(R 分数系数),b(常数)]。四因素计算公式:成人身高 = 当前身高 + a RUS 分数 + b 上一年身高增加值 + c[a(R 分数系数),b(上一年身高增加值系数),c(常数)]。a、b、c 均查表可得。但是目前的预测范围较窄,男孩只能预测 10.0~16.5 岁,女孩只能预测 7.0~13.5 岁的成年身高。

3)TW3 成年身高预测改良法。根据 TW2 法与 TW3 法在不同年龄段的骨龄评估结果,比较相对应的身高标准化生长曲线上的平均剩余生长空间差异后,对 TW2 成年身高预测法在中国儿童青少年成年身高预测中转用的部分数据进行调整,其中男、女童身高百分位的实际值与转换值仍沿用原有计算方法,但身高数据更新为 2005 年中国 0~18 岁儿童、青少年身高及体重的标准化生长曲线相关数据,PAH 三因素公式($y'=aH'+bG+cR+K$,其中 y' 为 PAH 转换值,a 为身高系数,H' 为身高转换值,b 为年龄系数,G 为年龄,c 为 RUS 骨龄系数,R 为 TW3RUS 骨龄,K 为常数)不变,只对其中的常数 K 进行调整。

4）CHN 法预测身高与 B-P 法预测身高的原理相同,应用的参考表格不同。

5）HtSDS（BA）轨迹延伸法（曲线法）：在儿童生长曲线标示的现 BA 相当的 HtSDS 位点轨迹延伸所示身高。

3. 成年身高预测问题的探讨

（1）每一种成年身高的预测方法都有其各自的优缺点,TW3 法成年身高测定的原始数据毕竟来源于西方国家,虽然原则上按骨发育成熟度得分（反映骨骼的生长程度）预测身高可以不受时代、地域、种族等的影响,但毕竟不同的时代,人群的平均身高还是有差异的,并且目前国内尚无大样本的验证。

（2）生长曲线法预测身高对于骨龄与其年龄相近或骨龄稍大的青春期的孩子相对较准确,然而骨龄明显小于年龄时准确性较差。

（3）B-P 法预测成年身高,有以下三种情况的数据：骨龄与年龄相符、骨龄大于年龄 1 岁以上和骨龄小于年龄 1 岁以上。对于存在内分泌疾病的青春期的孩子来说,骨龄与年龄不符时,相对更有意义。但 G-P 图谱法评估骨龄准确程度相对偏低,并且评估医生的熟练程度不同,结果差异也较大,因此明显影响预测结果的准确性,且毕竟年代已久远,正常人平均身高已发生较大变化。

因此,如果有条件,最好能对每一位儿童进行所有骨龄评估方法的评价,并利用所有预测方法对其进行成年身高的预测。

4. 需要注意的问题

（1）除外个别针对某种特定疾病的成年身高预测方法,绝大多数成年身高预测方法的原始数据都是来源于正常人：正常人的骨龄与其年龄的差值一般小于 1 岁。因此,骨龄与年龄相符合时,预测的成年终身高相对比较准确；骨龄与其年龄相差 1~2 岁时,预测的成年终身高仅供参考；骨龄与其年龄相差 2 岁以上时,预测身高不能作为实际终身高的依据,但可以作为其治疗前后疗效的对比。

（2）预测成年身高时只能根据检查时的身高和骨龄按正常生长轨迹来预测成年身高：但是对于矮小的儿童,既往没有按正常生长轨迹生长,如果不做任何治疗,从预测时就矮小的儿童以后能按正常生长轨迹生长的可能性较小,不治疗的情况下实际身高常常还会更加低于预测身高。对于性早熟儿童,由于其发育时间提前,也不能按正常生长轨迹生长。过早发育,骨龄常常进展比较快,后期再

进行预测成年身高其终身高有下降的可能性。

5. 如何大致判断成年身高预测的可靠性　最近常看到一些依据骨龄进行成年身高预测的结果,有很多可靠性非常低。例如"现身高 150cm 的 11.5 岁男孩,骨龄已经 13.1 岁,其预测成年身高却超过 176cm"。13 岁男孩的平均身高是 159.5cm,正常男性成年身高平均也只有 172.1cm,13 岁男孩后期生长空间一般平均不足 13cm,骨龄已经 13.1 岁,即使年龄略小,后期生长空间有可能略大于 13cm,但仍有 26cm 以上的生长空间是不可能的。如果再考虑骨龄快速进展的情况,后期生长空间不足 13cm 还是有可能的。注意要点：

（1）对于骨龄与年龄对应且生长速率基本正常的儿童：在排除性早熟、矮小等情况后,可以根据各年龄组正常身高表（由于正常儿童其骨龄与年龄是基本相当的,可按骨龄去对比）,看相应骨龄的平均身高与成年平均身高之间的差距,来对比后期生长空间的大小。当然也可以利用生长曲线做大致的对比。

（2）对于骨龄提前大于 1 岁以上者：也可依据上述方法进行对比,不过,后期生长空间可能会稍大于相应骨龄段的生长空间,因为预测成年身高也有年龄因素的影响。不过,骨龄越大,在预测成年身高中年龄占的权重也就越低,大于平均生长空间的幅度相对越小。但如果考虑性早熟者的骨龄有可能快速进展,后期生长空间还有低于正常平均生长空间的可能。如果是女孩,初潮后就不可以直接用上述方法预测成年身高；同时如果女孩初潮过早,对后期的生长空间也有较大影响。

（3）对骨龄落后年龄 1 岁以上者：尤其是骨龄落后正常年龄 2 岁以上者,最好能大致根据年龄去对比相应年龄的后期生长空间。理论上,由于骨龄偏小,其实际生长空间应该明显大于相应年龄。但由于存在生长发育的异常,每年的实际身高增长小于正常儿童,因此后期生长空间也有限。当然通过计算校正骨龄后对比更可靠,但如果不是非常有经验的专业人员,很难计算正确的校正骨龄。

随着我国社会经济水平的快速发展及卫生水平的迅速提高,儿童、青少年的生长发育情况受到越来越多的关注。骨龄作为个体的发育水平和成熟程度的一个重要指标,应在临床上得到更广泛地推广和应用。而熟悉、掌握并且能够正确地选

择合适的方法进行骨龄及终身高预测,才能正确地指导工作。

二、青春期性发育与评估

性发育和性分化是一个复杂而连续有序的过程,始于受精卵,止于青春期第二性征的成熟和完善,包括性别决定,性腺、内生殖管道和外生殖器的分化和发育。

性腺的正常发育和分化由以下3方面的因素决定,①性染色体(XY,XX):决定个体的遗传性别,是性腺分化和发育的先天基础;②调节性器官宫内发育形成和分化的相关因子:这些因子的基因突变可导致所表达蛋白的功能障碍,直接影响宫内性发育和分化的过程;③HPGA功能:包括激素分泌、合成以及靶器官对激素的正常反应,主要与生后性腺发育和成熟有关。性染色体或调节性器官宫内发育形成和分化的相关因子的异常主要影响胎儿性腺和性器官的发育和分化,而HPGA功能障碍常导致青春期性发育不良。本节主要讲述HPGA功能障碍常导致青春期性发育不良的评估。

(一) 概述

人体生殖系统的发育和功能维持受HPGA的控制。下丘脑以脉冲形式分泌GnRH刺激垂体前叶分泌Gn,即LH和FSH,促进卵巢和睾丸发育,并分泌E_2和睾酮。

下丘脑的这种GnRH脉冲分泌在新生儿期开始即已存在。在胎儿及新生儿期,HPGA处于较为活跃的状态,即存在所谓的"微小青春期",外周血性激素处于青春发育早期的水平;随后,HPGA进入相对静止或休眠状态,直至青春期出现HPGA的再激活。在整个青春前期,血清LH及FSH均较低下,FSH的水平稍高于LH,女孩尤为明显。待至10岁左右进入青春期后,下丘脑对性激素负反馈作用的敏感度下降,GnRH的分泌脉冲数和分泌峰值在睡眠时逐渐增加,LH和FSH的分泌脉冲峰也随之在晚间增高,特别是LH分泌量的上升高于FSH。这种现象逐渐扩展为全日持续性,使性腺和性器官得以进一步发育,青春期于是开始。

传统观点认为在青春发育期前HPGA处于不活跃状态。但近年来,通过更敏感的Gn检测发现,在青春发育期前就已经存在LH、FSH的自然脉冲分泌,但处于较低水平;且青春期前儿童E_2和睾酮的分泌也具有清晨出现峰值而深夜出现低谷的特征。这种现象以往仅出现于即将进入青春期的女孩和青春发育早期的男孩,提示在青春前期HPGA的功能亦相对活跃,并具有一定生物学作用。实际上,在生后第一年和青春期的早期,均出现FSH水平升高,且在青春期的早期,FSH的升高较LH升高早1年左右。在青春发育期前由于FSH过度分泌使下丘脑-垂体-卵巢轴暂时部分性激活,从而导致乳腺早发育。

关于青春期的启动,既往认为是下丘脑GnRH脉冲释放增加导致Gn脉冲分泌,即青春期启动的"性腺发动器假说(gonadostat hypothesis)"。该假说认为性腺发动器(gonadostat)调控性激素的负反馈抑制作用。在青春期启动时以及个体达到所谓最低体重和骨骼成熟度后,性腺发动器的调定点发生改变,对性激素的抑制作用变得不敏感。由于敏感性的降低,相同的性激素水平不再产生对Gn分泌的抑制作用,因此,GnRH脉冲释放,继而促进Gn的释放。青春期开始下丘脑GnRH神经元的启动、激活和维持的机制尚未清楚,GnRH是青春启动的最主要激素而非唯一激素,同时,中枢神经系统神经递质、遗传、营养、体重指数(BMI)、能量平衡等与青春期启动有关。近年的研究发现,KISS1-KISS1R基因和MKRN3基因突变在性发育启动的过程中起着非常重要的作用。

(二) 正常青春发育

青春期是指从第二性征开始出现到完全成熟这一时段。青春期开始的年龄取决于HPGA功能启动的时间,并遵循一定的规律,女孩青春期发育顺序为:乳房发育,阴毛、外生殖器的改变,月经来潮,腋毛。整个过程需1.5~6年,平均4年。男孩性发育则首先表现为睾丸容积增大,继之阴茎增长、增粗,出现阴毛、腋毛及声音低沉、胡须等成年男性体态特征。在第二性征出现时,身高和体重增长加速。性发育开始的正常年龄和发育完成的时间个体差异较大。

(三) 青春发育的评估

目前国内外大都采用Tanner分期法评估青春期的性发育状态(表2-3-2)。男孩睾丸容积可用Prader睾丸计(Prader orchidometer)粗略评估。

表 2-3-2　性发育过程的分期（Tanner）

分期	乳房（B）	睾丸、阴茎（G）	阴毛（P）	其他
1	幼儿型	幼儿型，睾丸直径<2.5cm（1~3ml）*	无	
2	出现硬结，乳头及乳晕稍增大	双睾和阴囊增大；睾丸直径>2.5cm（4~8ml）；阴囊皮肤变红、薄、起皱纹；阴茎稍增大	少许稀疏直毛，色浅；女孩限阴唇处；男孩限阴茎根部	生长增速
3	乳房和乳晕更增大，侧面呈半圆状	阴囊、睾丸增大，睾丸长径约3.5cm（10~15ml）；阴茎开始增长	毛色变深、变粗，见于耻骨联合上	生长速率渐达高峰；女孩出现腋毛；男孩渐见胡须、痤疮、声音变调
4	乳晕、乳头增大，侧面观突起于乳房半圆上	阴囊皮肤色泽变深；阴茎增长、增粗，龟头发育；睾丸长径约4cm（15~20ml）	如同成人，但分布面积较小	生长速率开始下降；女孩见月经初潮
5	成人型	成人型，睾丸长径>4cm（>20ml）	成人型	

*：括号内数字系用 Prader 睾丸计测定的睾丸容积。

（四）性发育障碍的评估

在性发育障碍患者的评估过程中，体检和实验室检查至关重要。体检主要包括性腺和外生殖器检查；实验室检查主要包括染色体核型分析，性腺确定，性腺轴功能、肾上腺功能检查以及基因检测等。

1. 体格检查　性腺和外生殖器检查。外生殖器的检查是性发育障碍诊断中不可或缺的步骤，检查时要注意外生殖器的发育是否对称、阴毛分布、色素沉着，阴囊、大阴唇内、腹股沟是否有睾丸或睾丸组织的存在。尿道下裂者须注意尿道开口，并除外单纯性尿道下裂。有阴道者要明确系盲端阴道还是真性阴道，并注意阴唇、阴囊的融合程度。女性患者须注意有无阴蒂肥大。

性腺检查可明确性腺是卵巢或睾丸及发育状况。腹腔 B 超可初步了解米勒管结构、卵巢、子宫发育情况以及是否有未下降睾丸。必要时，可通过剖腹探查进行性腺活检进一步明确性腺性质，为性别选择提供依据。

2. 实验室检查

（1）染色体核型分析：是确定遗传性别的基本手段，是诊断性发育障碍的重要步骤之一。须注意性染色体的数目，是否有嵌合体，有无 Y 染色体缺失或易位等。

（2）LH、FSH 测定：原发性卵巢（睾丸）发育不全的患者，LH、FSH 基础值可能升高。雄激素不敏感综合征的患者，LH、FSH 和睾酮通常正常或升高。

（3）血浆雄激素的水平：新生儿期，胎儿肾上腺可产生高浓度的硫酸类固醇，如：DHEA 和 17-羟基孕烯醇酮（17-hydroxypregnenolone），可以干扰免疫法检测雄激素的结果，为避免潜在的交叉反应，最好测定游离的睾酮。出生时，血浆睾酮水平较高；生后 1 周，由于 HCG 从血液循环中清除，睾酮的浓度相应降低；生后 2 周 ~2 个月睾酮、DHT 升高至正常成人的水平，随后 3~4 个月又下降。因此，婴儿的睾酮应避开生后 5~8 天生理状态下的低水平，一般选择在生后 3 天或生后 10 天 ~3 个月测定。睾酮在新生儿期的下降与生后的年龄有关，而与胎龄无关。但睾酮的第二次升高，早产儿比足月儿出现的迟，峰值高，升高持续的时间长。新生儿期，睾酮水平在两种情况下具有诊断价值。①男性假两性畸形：睾酮水平低，提示睾酮合成缺陷或睾丸发育不良；睾酮升高，提示外周雄激素作用缺陷。生后睾酮、LH、FSH 的波浪变化通常不会发生于完全性雄激素不敏感综合征。②婴儿小阴茎考虑卡尔曼综合征时，睾酮、LH、FSH 均低，支持性腺功能衰竭的诊断。

青春前期，睾酮小于 1nmol/L，DHT 小于 0.51nmol/L。性发育早期，睾酮仅在夜间产生，故只有早晨抽血才有诊断价值。而在性发育晚期，睾酮白天、晚上均可产生，抽血时间并不严格。青春晚期以及成人性发育迟缓者，必须检测睾酮的水平，睾酮水平较低者应行进一步检查。

睾酮和 DHT 的合成异常主要是由于酶缺陷导致，其相应前体物质的水平增加。测定前体物质的水平可初步判断酶缺陷。如 HSD3B 缺陷，脱氢表雄（甾）酮增加；HSD17B 缺陷，雄烯二酮升高,雄烯二酮与睾酮的比值升高;5α- 还原酶缺陷,睾酮与 DHT 的比值增加。

雌激素的水平与性发育的阶段、Gn 的水平、其他性激素的水平有关,单独检测单次雌激素诊断价值不大。

(4)GnRH 激发试验:该试验主要了解垂体释放 LH、FSH 的功能。静脉注射 LHRH 2.5μg/kg,注射前,注射后 15、30、45、60 分钟,甚至 120 分钟测定 LH、FSH 水平。青春期前,GnRH 试验后,LH、FSH 轻度升高;而在青春期,LH、FSH 逐渐升高,尤以 LH 更明显。该试验通常用于中枢性性早熟的诊断以及治疗监测。而对于区别体质性青春期延迟和低促性腺激素性功能不全意义不大。假阳性见可于乳腺早发育。原发性卵巢功能不全的女孩基础 LH、FSH 水平通常均较高。当基础 LH、FSH 水平较高时,GnRH 激发试验不能提供更进一步的诊断信息。CAIS 患者,LH 对 GnRH 激发试验反应过度。

(5)HCG 试验:用于评估患者是否具有能合成和分泌雄激素能力的睾丸组织。主要适用于:无睾症、小阴茎、有睾丸但男性化不全,了解两性畸形者是否存在睾酮合成酶缺陷和判断 Leydig 细胞功能,青春期发育迟缓者评估自发性青春发育的可能性。6 个月 ~8 岁的儿童,性腺功能的评价需行 HCG 试验(表 2-3-3)。

表 2-3-3　HCG 试验

年龄	HCG 用法	雄激素检测时间
婴儿和儿童	1 000IU　i.m.　q.d. 连用 3 天	0、3 天
婴儿和儿童(延长试验)	1 000IU　i.m.　q.d. 每周 2 次,共 6 次	0、最后一次注射后 24 小时
青春期	2 000IU　i.m.　q.d. 连用 3 天	0 天、3 天、5 天

雄激素对 HCG 的反应取决于患者的年龄。婴儿期,睾酮升高 2~10 倍,甚至 20 倍;儿童期,睾酮可升高 5~10 倍;青春期,因为基础值较高,所以升高的幅度较小,通常 2~3 倍。若短期 HCG 试验无反应,应进一步做延长的 HCG 试验,正常会升高 5~10 倍。

HCG 试验中,测定 SHBG 可了解睾丸组织的功能和雄激素的作用。正常情况下,青春前期男孩,SHBG 为 100nmol/L 左右;青春期,SHBG 进行性下降至 60nmol/L。若 SHBG 持续升高或未下降,提示睾丸组织睾酮产生缺陷或外周雄激素作用异常。若疑诊有卵睾存在时,应检测 E_2。

(6)GnRHa 激发试验:有学者建议使用 GnRHa 激发试验来鉴别体质性青春期发育迟缓(constitutional delay of growth and puberty,CDGP)和 Gn 分泌不足性性腺功能减退症,以那法瑞林(nafarelin)1μg/kg 皮下注射,4 个小时后采血测 LH,如 <4.8IU/L,即可将 95% 的 Gn 分泌不足患者与 CDGP 区分出来。也有研究认为亮丙瑞林(leuprorelin)和曲普瑞林(triptorelin)皮下注射亦均可区别两者。

(7)AMH 检测:AMH 由早期分化的睾丸支持细胞所分泌,促进米勒管退化,支持细胞分泌 AMH 的功能一直持续到生后 8~10 岁。AMH 是睾丸组织是否存在的标志物,但 AMH 阴性并不能除外睾丸组织的存在。

(8)肾上腺类固醇激素检测:一些少见的皮质醇合成缺陷,也可影响雄激素的合成。如由于胆固醇合成缺陷,肾上腺功能不足导致的史 - 莱 - 奥综合征(Smith-Lemli-Opitz syndrome)、StAR 基因突变导致的先天性类脂质肾上腺皮质增生、DAX-1 突变导致的 X 连锁肾上腺发育不良,患者均会出现性发育异常的表现。肾上腺功能早现的患者也应注意评价肾上腺的功能。必要时部分患者可行 ACTH 刺激试验。

(9)其他。①影像学检查:了解内生殖器的情况,CT、MRI 对肾上腺肿瘤有诊断价值。②基因分析:如 SRY、LHR、WT1、WNT、SF-1、SOX9、DAX-1 以及 5α- 还原酶、StAR、P450c17、3βHSD 和 17βHSD3 基因等均可以通过测序的方式检测基因突变,从分子水平明确病因。

另外,由于一些因子不仅表达于性腺,还表达于多种组织,因此其基因突变还可引起其他组织和器官的改变,如 WT1 基因突变患者有肾脏肾母细胞瘤、虹膜畸形或缺如;SOX 基因突变患者有骨骼畸形等,所以对高度怀疑者可进行肾形态和功能以及眼虹膜等相关检测。

三、青春期骨骼健康

(一)青春期骨生长与骨转换

青春期是人生中第二个骨量增长的高峰期,

尤其是 11~14 岁的女孩和 14~16 岁的男孩,在青春期生长期间,获得高达 51% 的峰值骨量积累,达到成人骨密度(bone mineral density,BMD)的 37%。骨的生长与转换取决于骨的代谢活动,包括骨的形成、再吸收以及由激素和微量营养素介导的骨转换。骨形成源于成骨细胞,成骨细胞合成Ⅰ型胶原和骨钙素等其他蛋白,在细胞外结合形成有机基质类骨质,在此基础上发生矿化。骨吸收是破骨细胞的作用,破骨细胞附着于骨表面,通过分泌酸和水解酶促使骨吸收,释放出骨矿物质和胶原片段,进入血液循环并经尿液排出。骨组织在形成与吸收过程中产生许多代谢产物,以不同浓度和结构方式分布于骨骼、血液、尿液或其他体液中,通过调节骨代谢的内分泌和旁分泌激素,影响骨形成与骨吸收,也反馈调控骨代谢的多个环节,维持骨代谢平衡和内环境稳定。这些代谢产物与相关激素统称为骨代谢标志物。骨代谢标志物分为一般生化标志物、骨代谢调控激素和骨转换标志物 3 类。一般生化标志物主要指血钙、血磷、尿钙和尿磷等;代谢调控激素主要包括性激素、甲状旁腺素(parathyroid hormone,PTH)、降钙素、维生素 D 及其代谢产物、GH 和 IGF-1 以及其他激素等;骨转换标志物则指反映骨骼细胞活性与骨基质代谢水平的生化产物,通常分为骨形成标志物和骨吸收标志物两类。

【一般生化标志物】

1. **血钙** 是形成骨量重要的无机元素。血钙分为血清总钙和游离钙,是反映钙和磷稳态变化的基本指标。血液中约 50% 的总钙与白蛋白及球蛋白结合,未与蛋白质结合的钙称为游离钙。游离钙受钙调节激素(如 PTH、维生素 D 和降钙素等)的调控,能更准确地反映钙代谢状态。临床发现血清总钙异常时,应考虑血清白蛋白、血液稀释或浓缩以及其他因素的影响,并进行校正。校正公式:血清总钙修正值(mmol/L)= 血钙测量值(mmol/L)+ 0.02 × [40 − 血清白蛋白浓度(g/L)]。

2. **血磷** 是骨量重要的无机元素。血清中的无机磷绝大多数以离子状态存在,仅约 12% 与蛋白结合。血磷易受饮食因素,特别是磷摄入量的影响。引起血磷降低的常见原因有维生素 D 缺乏症、原发性或继发性甲状旁腺功能亢进症、范科尼综合征、肾小管性酸中毒或其他肾小管病变等。引起血磷升高的主要原因包括慢性肾功能衰竭等肾滤过磷障碍性疾病、维生素 D 中毒和甲状旁腺功能减退症等。

3. **尿钙** 临床上常用 24 小时尿钙排出量或尿钙 / 尿肌酐比值反映了尿钙排泄水平。在饮食基本不变的情况下,24 小时尿钙检测较为稳定。引起尿钙增加的常见因素是:①钙摄入过多;②骨矿物质动员增强(如高 PTH 血症、肾小管酸中毒等);③维生素 D 过量或中毒。而引起尿钙减少的主要因素是:①维生素 D 缺乏症;②代谢性碱中毒;③佝偻病等。低钙尿症的判断需要同时考虑钙摄入量、尿钙排出量和血钙水平等因素的影响。

4. **尿磷** 临床上常用 24 小时尿磷排出量、尿磷 / 尿肌酐比值反映尿磷排泄水平。尿磷排出量受多种因素的影响,主要包括来源于肠道、骨骼和软组织的磷含量、肾小球磷滤过率和肾小管磷重吸收率等。低磷血症患者的尿磷不降低,即意味着不适当性尿磷排泄增加,多见于 PTH 分泌过多、范科尼综合征、低磷性佝偻病等。

【骨代谢调控激素】

1. **性激素** 雌激素和雄激素对骨的动态平衡均有重要影响。

(1)雌激素的主要作用是:①雌激素刺激骨骺生长板中的软骨发生,促进骨的纵向生长;②青春期雌激素的浓度决定了男女性骨骺融合的时间;③直接影响个体峰值骨量的获得;④在雌激素作用下,骨骼向女性型表型发育和生长;⑤雌激素促进骨的成熟和骨骺生长板融合;骨组织是雌激素作用的重要靶组织,雌激素受体 α 和 β 在骨和骨骺中广泛表达。雌激素主要通过与雌激素受体 α 作用发挥骨代谢调节作用。雌激素与雌激素受体结合后,通过多种途径调节成骨细胞和破骨细胞活性,参与骨代谢活动。雌激素可抑制氧化应激反应,促进成骨细胞增殖,抑制成骨细胞凋亡,延长成骨细胞生存时间;促进胶原合成,促进骨形成蛋白(bone morphogenetic protein,BMP)合成,通过这些机制提高骨矿化。雌激素对破骨细胞的抑制作用可分为直接作用和间接作用,直接作用是通过雌激素与雌激素受体结合介导对破骨细胞的抑制,间接作用主要是利用成骨细胞与免疫细胞分泌的细胞因子,通过抑制破骨细胞活性,诱导破骨细胞凋亡维持骨密度,保护骨组织强度。此外,雌激素还可通过钙代谢调节系统影响骨代谢活动。

(2)雄激素:进入青春期后雄激素分泌水平会

逐渐增高,同雌激素一样,各种骨细胞也存在雄激素受体,主要在成骨类细胞,且皮质骨比松质骨表达多,其在骨形成位点对成骨细胞的活动起主导作用。雄激素受体在核内,负责成骨细胞 mRNA 的基因转录。雄激素能自由通过质膜进入胞核与雄激素受体结合,配体-雄激素受体复合物活化,部分蛋白质便被释放,雄激素受体结合到 DNA,影响控制成骨细胞功能基因的转录和翻译。雄激素也调整破骨细胞的基因表达,影响破骨细胞的募集和活动。雄激素也可通过对细胞因子的作用,调节骨基质的产物、结构和矿化,加强成骨细胞的增殖和分化。

2. **甲状旁腺激素(parathyroid hormone,PTH)**　是钙稳态最重要的调节因子,通过刺激骨吸收,增加肾小管钙再吸收,并增加肾骨化三醇的产生来维持血清钙浓度。PTH 促进骨吸收和骨转换:首先,PTH 直接刺激破骨前体细胞,增加成熟的破骨细胞数量,破骨细胞功能增强,骨吸收增加。PTH 可通过甲状旁腺素受体信号通路,上调破骨细胞核因子 κB 受体活化因子配体(receptor activator of NF-κB ligand,RANKL)的表达,从而诱导骨吸收。其次,PTH 与成骨细胞或成骨细胞前体细胞结合,抑制其活性,包括抑制 I 型胶原和骨基质蛋白的合成。增加一些局部因素的产生,包括白细胞介素(IL)-6、IGF-1、IGF-BP-5 和前列腺素等。PTH 对骨形成和骨吸收具有双重效应,PTH 的生物效应取决于其作用剂量,在持续大剂量 PTH 的作用下,破骨细胞活性超过成骨细胞,导致骨丢失大于骨形成。间歇性小剂量 PTH 促进骨形成。

3. **降钙素(calcitonin,CT)**　是一种重要的参与钙磷代谢调节的多肽类激素。主要生理作用是降低破骨细胞的数量、抑制破骨细胞的活性,减少骨吸收;抑制小肠对钙离子的吸收,降低体内血钙浓度,使血中游离钙向骨组织中转化;抑制肾小管远端对钙磷的重吸收,增加尿钙排泄;还可直接作用于人成骨细胞,刺激成骨细胞增殖和分化。降钙素与甲状旁腺激素、$1,25(OH)_2D_3$ 共同维持人体内血钙的稳定。降钙素对成骨细胞亦有直接作用。降钙素可以增加成骨细胞碱性磷酸酶(alkaline phosphatase,ALP)的活性,促进骨的形成和矿化过程。降钙素可以促进成骨细胞增殖和分化,有利于骨形成,增加骨密度,提高骨骼的生物力学稳定性。降钙素可增加松质骨骨量,使

腰椎骨密度少量增加,并适度降低骨转换。降钙素对血钙的调节作用快速而短暂,在 1 小时内可达到高峰,但持续作用时间较短,很快被 PTH 的代偿作用所抵消。降钙素在血浆中极易灭活,其半衰期很短,通常不超过 15 分钟,在血液中的含量甚微。

4. **骨化三醇(calcitriol)**　能够促进小肠黏膜细胞合成钙结合蛋白,增加小肠黏膜对钙的吸收,增加磷吸收。在肾脏,$1,25(OH)_2D_3$ 能够增加近端肾小管对钙、磷的重吸收,升高血钙水平,增加骨密度。在骨组织中,$1,25(OH)_2D_3$ 直接作用于骨的矿物质代谢,促进骨基质形成及类骨质矿化。高浓度下,在钙和磷酸盐缺乏的情况下,骨化三醇也会刺激骨吸收,从而帮助维持这些离子对其他组织的供应。

5. **成纤维生长因子 23(fibroblast growth factor 23,FGF23)**　近年发现的调节钙磷代谢的重要蛋白质,其编码基因位于 12 号染色体上,由三个外显子组成。主要功能是调节血浆中的磷酸盐浓度。当血中骨化三醇升高时,骨细胞分泌 FGF23 增加。FGF23 在肾脏中降低近端肾小管中磷酸钠共转运蛋白 NPT2 的表达,因此,FGF23 减少了磷酸盐重吸收并增加其排泄。FGF23 同时抑制 1α- 羟化酶,减少维生素 D 活化从而减少钙吸收。*FGF23* 基因的激活性突变,使其活性增加,导致常染色体显性低血磷性佝偻病。

6. **GH 和 IGFs**　GH/IGF-1 和 IGF-2 对骨骼生长,特别是软骨终板和软骨内骨形成的生长非常重要。IGF 的作用部分取决于各种 IGF-BPs 的有效性;IGF-BP3 是血清 IGF 浓度的主要决定因素,而 IGF-BP5 可能促进 IGF-BP4 抑制 IGFs 的局部作用。

7. **其他激素**　糖皮质激素可能是由于加速成骨细胞和骨细胞的凋亡而抑制骨形成。甲状腺激素刺激骨的吸收和形成。

【骨转换标志物】

骨是具有新陈代谢的活组织,由破骨细胞吸收旧骨、成骨细胞生成等量新骨取代以完成骨转换,在伴随人一生的骨转换过程中,骨代谢生化指标发挥重要调节作用。其中骨形成标志物与骨吸收标志物合称为骨转换标志物。

1. **骨形成标志物**　包括骨特异性碱性磷酸酶、骨钙素、I 型前胶原 C- 端前肽 /N- 端前肽、骨保护素。

（1）骨特异性碱性磷酸酶：碱性磷酸酶是指碱性条件下水解多种磷酸酯并具有转磷酸基作用的一组糖蛋白酶。骨特异性碱性磷酸酶（bone specific alkaline phosphatase，BALP）是成骨细胞的一种细胞外酶，其主要作用是在成骨过程中水解磷酸酶，为羟基磷灰石的沉积提供磷酸，同时水解焦磷酸盐，解除其对骨盐形成的抑制作用，有利于成骨。

BALP 参与骨形成过程，在血清中稳定，是成骨细胞成熟和具有活性的标志。BALP 被认为是最精确的骨形成标志物之一。BALP 合成于骨基质成熟阶段，与骨基质矿化密切相关，在碱性环境中骨矿化活跃，成骨细胞释放的血清碱性磷酸酶可水解无机磷酸盐，利于骨的矿化。骨骼矿化受阻时，成骨细胞合成大量碱性磷酸酶，使血清 BALP 明显升高。BALP 水平与成骨细胞和前成骨细胞活性呈线性关系，能够反映骨细胞的形成和活动状态，稳定性好，半衰期长，血清 BALP 定量测定与动态观察对骨代谢疾病，特别是骨质疏松症的早期诊断、治疗效果的监测、病情预后的判断等提供有效的依据。

（2）骨钙素：骨钙素（osteocalcin，OC 或 bone glaprotein，BGP）又称为 γ- 羧基谷氨酸骨蛋白（R-hydroxy glutamic acid protein，GLa 蛋白），是由非增殖期成骨细胞合成和分泌的一种特异非胶原骨基质蛋白，由 49 个氨基酸组成，是骨组织内非胶原蛋白的主要成分，属于非胶原酸性糖蛋白，是一种维生素 K 依赖性钙结合蛋白，维生素 K 为其辅酶。骨钙素是骨组织中含量最丰富的非胶原蛋白，占非胶原蛋白的 10%~20%，主要由成熟的成骨细胞（osteoblast，OB）、成牙质细胞和增生的软骨细胞合成。在成骨细胞发育成熟的 3 个阶段：即成骨细胞活化增殖期、细胞外基质成熟期、基质矿化期中，骨钙素只有在第三期基质矿化后开始表达。骨钙素主要沉积于骨组织间质细胞外骨基质中和牙质中，少部分释放入血液循环中。从骨释放入血的时间大约为 3 小时，血中半衰期为 4~5 分钟，大部分经肾脏过滤并分解排泄，肾脏功能影响血中骨钙素水平。目前血清骨钙素可用免疫法测定，已能将血液中的羧基化、部分羧基化和未羧基化的 BGP 区别开来。骨钙素是骨基质矿化的必需物质，在骨吸收和骨溶解时，在骨基质中 BGP 的片段，如游离的 γ- 羧基谷氨酸就会游离出来，这类多肽在血中的量则表示骨代谢的变化。

骨钙素在调节骨钙代谢中起重要作用，骨钙素的主要功能是定位羟基磷灰石，在骨形成和骨吸收时均释放 BGP，因此，骨钙素反映了骨代谢的总体水平。

骨钙素是反映骨形成的特异性生化指标，不仅参与骨形成的调节，更重要的是参与基质的矿化过程及成骨细胞分化，与骨转换相关，能够维持骨的正常矿化速率，抑制软骨的矿化速率，并抑制骨异常的羟磷灰石结晶形成。因此，BGP 通常被认为是反映骨形成的生化指标。临床上，血清骨钙素水平与成骨功能变化相关。血清骨钙素浓度升高时提示骨形成速率加快，主要见于青春期前生长期、成骨不全、肾功能不全、骨折、变形性骨炎、肿瘤骨转移、低磷血症、甲状腺功能亢进症、甲状旁腺功能亢进症、高转换骨质疏松症、尿毒症、佝偻病、卵巢切除术后等。血清骨钙素浓度降低见于甲状腺功能减退症、肾上腺皮质功能亢进症、长期使用糖皮质激素、肝病、糖尿病患者及孕妇等。血清骨钙素水平与年龄呈明显负相关。单独使用 BGP 或者联合使用 BMD 测量，能更好地判断骨丢失率，间接预测骨折风险。血清中骨钙素水平能够直接反映骨质疏松患者成骨细胞活性和骨形成情况，对使用抗骨质疏松药物治疗中患者血药浓度的动态变化也有一定参考价值。

（3）Ⅰ型前胶原 C- 端前肽 /N- 端前肽：骨组织主要由有机质、无机矿物质、骨细胞和水组成。有机质约占骨干重的 35%，其 90%~98% 为Ⅰ型胶原。Ⅰ型胶原是人体内含量最丰富的胶原类型，也是矿化骨中唯一的胶原类型，其合成与分解的代谢产物可间接反映骨转换的状况。

Ⅰ型胶原衍生自Ⅰ型前胶原。前胶原去除的羧基端附加肽段称Ⅰ型前胶原羧基末端肽（type Ⅰ procollagencarboxyl-terminal peptide，PICP），氨基端附加肽段称Ⅰ型前胶原氨基末端肽（type Ⅰ procollagen amino-terminal peptide，PINP）。PICP 或 PINP 在血清中的含量反映成骨细胞合成骨胶原的能力，构成监测成骨细胞活力和骨形成的基础实验室指标。PICP 相对分子质量为 10 000，血中半衰期为 6~8 分钟，PINP 代谢类同。其血液中的含量主要反映Ⅰ型胶原的合成速率和骨转换的情况，是新骨形成的特异性的敏感指标。在众多骨代谢指标中，PICP、PINP 在预测骨质疏松的发生、评价骨量、监测抗骨质疏松疗效等都有较高的特异性和敏感性，PINP 表现得尤为明显，且不受激素影响,在临床研究和应用中有着重要的意义。因此,推荐空腹血清 PINP 为反映骨形成敏感性较高的标志物。

(4)骨保护素:骨保护素(ostoeprotegerin,OPG)又称护骨素、骨保护蛋白、破骨细胞生成抑制因子,在骨髓基质细胞、成骨细胞、成纤维细胞等细胞中均有表达。OPG 主要通过 OPG/ 核因子 κB 受体活化因子(RANK)/RANK 配体(RANKL)系统发挥调节骨代谢作用。OPG 的主要作用是抑制破骨细胞(osteoclast,OC)发生,并促进成熟 OC 的凋亡。

OPG/RANKL/RANK 系统是近年来发现的在破骨细胞分化过程中的一个重要信号转导通路:①成骨细胞及骨髓基质细胞表面表达 RANKL,与破骨细胞前体细胞或破骨细胞表面上的 RANK 结合后促进破骨细胞的分化,从而引起骨溶解。②成骨细胞及骨髓基质细胞分泌表达 OPG,与 RANKL 竞争性结合,阻止 RANKL 与 RANK 之间的结合,或与 RANKL/RANK 结合体结合成三聚体,直接抑制 RANKL/RANK 的作用,从而抑制骨溶解的产生。OPG/RANKL/RANK 系统是相互调节的动态平衡过程。

2. 骨吸收标志物　主要包括抗酒石酸酸性磷酸酶、Ⅰ型胶原交联 C- 末端肽、Ⅰ型胶原交联 N- 末端肽、尿吡啶啉、尿脱氧吡啶啉。

(1)抗酒石酸酸性磷酸酶:抗酒石酸酸性磷酸酶(tartrate resistant acid phosphatase,TRACP)是酸性磷酸酶 6 种同工酶中的一种,在肺泡巨噬细胞和破骨细胞中含量丰富。在正常人血清中,TRACP 以两种不同的糖基化形式存在,即 TRACP-5a 和 TRACP-5b,其中 TRACP-5a 主要来源于炎性巨噬细胞,而 TRACP-5b 则主要来源于破骨细胞。TRACP-5a 可以在唾液酸酶作用下转变为 TRACP-5b。TRACP-5b 由于其特异性高,不受昼夜变化、饮食、肝、肾疾病影响,作为骨吸收标志物,是一个有特异和高敏感度的骨吸收指标,故在监测骨代谢方面有重要作用。TRACP-5b、TRACP 的主要检测方法有动力学法、非变性凝胶电泳法、非聚丙烯酰氨凝胶电泳实验、化学比色法、单克隆抗体法和免疫捕捉活性测定等。TRACP 增高见于原发性甲状旁腺功能亢进症、慢性肾功能不全、畸形性骨炎、肿瘤骨转移、高转换型骨质疏松等;降低见于甲状腺功能减退症。

(2)Ⅰ型胶原交联羧基末端肽:Ⅰ型胶原交联羧基末端肽(type Ⅰ collagen carboxy-terminal peptide,CTX)是使用最为广泛的胶原降解标志物。α-CTX 和 β-CTX 是骨吸收的重要指标,α-CTX 与 β-CTX 为同型异构体结构,含有骨Ⅰ型胶原分子间交联物的重要区段,和近似交联物的残基,结构紧密,不受肾脏的进一步降解,具有较好的结构稳定性。CTX 的水平反映了破骨细胞的骨吸收活性,CTX 是以破骨细胞活性显著增强为特点的代谢性骨病的有效标志物。CTX 是反映骨吸收的重要骨代谢指标,是使用最为广泛的胶原降解标志物,与骨吸收程度密切相关,检测血清 CTX 水平可以预测骨转换的活跃程度,并作为临床评估骨转换相关骨代谢疾病的重要参考指标。推荐空腹血清 CTX 为反映骨吸收敏感性较高的标志物。

(3)Ⅰ型胶原交联 N- 末端肽:Ⅰ型胶原交联 N- 末端肽(type Ⅰ collagen amino-terminal peptide,NTX)是骨胶原在肝脏中降解后尿中出现的一种稳定的最终产物,是反映骨吸收的特异和敏感的指标。NTX 经人体器官排泄后部分入尿液,尿液中的 NTX 只来源于成熟的Ⅰ型胶原,因此,正常含胶原饮食不会影响该生化指标的测量。晨起和夜间的尿 NTX 最能反映骨吸收情况,为减少尿量和体形的影响,NTX 结果需用尿肌酐(uCr)校正。尿 NTX/Cr 与 BMD 呈显著负相关,是反映骨吸收的特异和敏感的指标。与 CTX 在血清中检测不同,临床上 NTX 常在尿液中测定。

(二)青春期骨密度及影响因素

骨密度指的是骨骼矿物质密度,也称为骨量。骨组织的生理功能和抵御骨骼疾病的能力与骨量正常密切相关。足月新生儿骨量为 70~95g,成年期达到 2 400~3 300g。儿童、青少年期是人体骨骼生长、骨量累积的一个关键时期,在整个生长发育阶段,骨长度、宽度和骨量均以较快速度稳定增长,青春期增长速度最快,并逐渐达到骨量峰值。不同部位的骨组织达到峰值骨量的时间不同,并且受性别影响。一般而言,中轴骨峰值骨量在 20 岁左右出现,而四肢骨峰值骨量出现年龄范围较大,在 17~35 岁之间,女孩出现峰值骨量的时间较男孩略早,这一现象可能与青春期启动时间早晚有关。

青春期是人体骨量沉积的一个重要阶段,青

春期骨密度的变化受多种因素影响,如年龄、性别、身高、骨骼应力作用(如负重相关的活动)、激素水平、饮食习惯、脂质含量、其他(遗传代谢、肿瘤等)等相关因素,下面将对不同因素的影响进行阐述。

1. 年龄、性别、身高　人体的骨量是一个逐渐累积的过程,从幼儿期至青春期骨密度逐渐增加,青春期骨量增长加速,在整个青春期生长发育阶段,18岁时达到骨量峰值。不同性别的骨密度有一定差异,总体来说,男生骨密度值高于女生,这可能与两者之间的骨骼应力作用、身高等差别相关。此外,身高也是影响青春期骨密度的因素,身高不同,骨密度值亦有所差异,总体来说,随着身高的增长,骨密度逐渐增加。

2013~2015年一个多中心研究(表2-3-4),全国共7个省市参与,随机抽样共10 818名3~18岁的正常儿童、青少年参与骨密度检查,数据显示:从3~18岁,男性骨密度Z值从$0.412g/cm^2$逐渐增加至$0.948g/cm^2$,女性骨密度Z值从$0.399g/cm^2$逐渐增加至$0.853g/cm^2$,青春期骨密度增长有加速表现;不同年龄阶段男女骨密度值存在差异,男性身高普遍高于女性;身高从100~180cm,骨密度从$0.401g/cm^2$逐渐增加至$0.977g/cm^2$。

2. 骨骼应力作用　骨骼的应力是指在骨骼截面某一点单位面积上的内力,骨骼的应力刺激可以加强骨密度。机械负重可提高肌肉强度、增加骨转换率、刺激成骨细胞活性、增加骨重建和骨量累积。人体骨组织的生长发育和骨病修复过程中不断地发生着塑建和重建以适应周围的环境。骨骼只有在不断地适应承受外力产生应力刺激的力学环境中,才能不断进行骨结构自身的改建、塑形以适应外部环境的变化。骨骼的应力增加时,骨细胞膜上的整合素受到基质的牵拉,细胞骨架得到一定程度地展开,激活成骨细胞增殖,使骨量增加,相反,骨骼的应力消失或减弱时,细胞膜上的整合素感受不到基质的应力或应力减少,细胞骨架得不到充分伸展,骨细胞的凋亡将激活,出现骨吸收,骨量减少,可见骨的生长、发育、吸收等变化与其承受的应力有密切的关系。活体骨不断生长、加强和再吸收,这个过程叫骨的重建。骨重建是骨自体修复、保持骨强度的重要机制,其目标是使内部结构和外部形态适应于其载荷环境的变化,分为两种:表面重建和内部重建。表面重建是指在骨表面上发生的骨材料的再吸收或沉积,

是一个长期缓慢的过程,一般要延续数月或数年;内部重建是指骨组织内部矿物质含量及孔隙度的变化引起的骨组织体积密度和质量改变,可在很短的时间内完成。

3. 运动作用　骨骼生长发育停止前,有效、适宜的运动对提高青春期骨密度值及成年期骨量峰值有良好的促进作用。观察性、回顾性和前瞻性随机试验表明,运动对生长过程中的骨积累有促进。机制是:①促进血液循环,促进神经体液调节,利于血钙向骨内输送和破骨细胞向成骨细胞转变;②促进肠道中钙的吸收并促进胃肠道蠕动及消化功能,提高饮食营养物质的吸收率,尤其是钙的吸收率;③改善激素调控过程,导致骨形成相关调节激素和细胞调节因子浓度升高,或引起骨吸收相关调节激素和细胞调节因子浓度降低,从而影响骨代谢过程。研究显示经常运动组比不经常运动组女孩有更高的面积骨密度和骨矿物质含量,而两组的激素水平没有显著差别,由此提示运动是影响青春期女孩骨骼生长发育的重要因素之一,这种促进作用是通过机械负荷作用实现的,而不是通过内分泌调节机制实现。每天有规律性的运动较非规律性运动对骨密度值的增加有利,不同类型运动对骨密度影响不同,负重运动明显较非负重运动有益于骨密度;小到中等运动量利于骨密度增长。而含有跳跃、爆发力的运动方式比单纯跑步更能促进骨密度的增加,且能显著增加下肢和骨盆的骨密度,这种对骨密度的影响是持久的,且无副作用。另一方面,过度运动伴随着营养不良和体脂减少,可能对骨骼健康有害。

4. 激素水平　青春期骨密度亦受多种激素及因子调节。随着生长发育的进程,儿童逐渐进入青春期,在这个特殊的时期,人体内性激素水平不断提高,性激素对青春期骨量的累积具有决定性作用。雌激素主要通过作用于骨髓前体细胞直接抑制破骨细胞的分化,另外还直接作用于肾脏,提高1α-羟化酶活性,促进$1,25-(OH)_2D_3$产生及钙吸收;同时,促进降钙素分泌,增加其血清基础值;还可作用于甲状旁腺,降低PTH分泌,抑制骨吸收。雄激素对骨量的作用主要通过促进蛋白合成,促进骨基质合成。性腺功能减退的患儿,体内雌、雄激素分泌不足,致使骨吸收增加、钙磷吸收及在骨骼的沉积以及骨基质形成不足,导致低BMD及骨质疏松症的发生。在整个儿童期,

IGF-1 水平在青春期最高。有研究显示：在骨细胞培养中发现，IGF-Ⅰ和 IGF-Ⅱ均可兴奋骨细胞的增殖和Ⅰ型骨胶原的生成，且与剂量有相关性。IGF-Ⅱ在骨吸收与骨形成的偶联过程中起关键性作用。破骨细胞活性增强进行骨吸收的同时，通过自分泌或邻分泌的方式释放出储存于骨的 IGF-Ⅱ，作用于前成骨细胞或成熟的成骨细胞，使其活性增强并承担相应骨吸收部位的修复作用，生成新骨。

5. **营养因素**　人体骨骼由蛋白基质、大量含蛋白的胶原和骨样组织呈结晶矿物状态混合构成。含骨样组织的胶原占骨蛋白的 90%，其他蛋白含有骨钙素（含有 α- 羧基谷氨酸）。骨钙素的合成依赖维生素 K 与维生素 D。骨骼的形成需要多种蛋白质、矿物质及维生素等，正确的营养摄入对骨量的累积是非常重要的，科学的骨营养素应该包括胶原蛋白和蛋白多糖、钙、磷、镁、钾、钠、锌、锰、铜、维生素 D、维生素 K 等各种营养元素，在多种矿物质元素中，从数量方面比较，钙元素所含的比例最高，但是其他矿物质元素的作用也不可忽视。中国居民膳食有关骨营养元素的推荐摄入量如表 2-3-5 所示。

不同地区的饮食习惯会出现饮食结构差异，如：相比较中国人与美国人的饮食结构，国内传统的饮食结构以谷类、蔬菜为主，摄入的蛋白质以植物蛋白居多，这些食物中以纤维类成分为主，而胆固醇及脂肪含量相对较少。美国人的饮食结构，主食主要是肉类和牛奶，而这些食物具有高能量、高脂肪、高蛋白及钙含量高的特点，而这样的饮食结构的结果是：美国儿童的骨密度较中国儿童的骨密度更高。骨组织的形成需要大量的钙盐沉积及骨基质的参与，而原材料不足必将影响骨量的累积，故食物中不同的营养成分摄入将直接影响骨组织及骨密度。

6. **脂质含量**　2013~2015 年中国儿童和青少年心血管健康研究数据显示：儿童及青少年骨密度受脂质含量影响，随着机体脂肪含量增加，骨密度呈上升曲线，统计学显示女性身体脂肪指数与股骨颈、全髋和腰椎骨密度有关，呈正相关关系；但男性身体脂肪指数与股骨颈、全髋和腰椎骨密度无显著相关。有动物实验显示：脂肪组织分泌的瘦素通过中枢神经系统调节哺乳动物的骨骼代谢，瘦素对骨骼代谢的中枢调节主要通过下丘脑的腹内侧核区域影响成骨细胞的增殖和破骨细

胞的分化来完成。脂肪酸是细胞膜的重要组成部分，通过调节钙吸收、破骨细胞形成、前列腺素的合成、细胞膜 ω-6/ω-3 脂肪酸比率、细胞因子及脂质过氧化等可影响骨代谢，有研究显示 ω-3 多不饱和脂肪酸可以通过减少破骨细胞数量、促进成骨细胞生长而对骨密度起保护作用，ω-3 脂肪酸 EPA 和 DHA 可抑制原代骨髓细胞中 TRACP 活性，明显抑制破骨细胞，通过调节破骨细胞特异基因、转录因子和信号分子而抑制破骨细胞作用机制，有体外实验显示，在人成骨细胞 MG-63 体外培养过程中，不饱和脂肪酸可引起细胞黏附明显减少而不干扰细胞生长和复制，而 ω-3 多不饱和脂肪酸 EPA 和单不饱和脂肪酸 OA 通过增加成骨细胞基质大分子（增加Ⅰ型胶原和纤维连接蛋白）的基因表达而对骨塑形起积极作用。

7. **疾病**　疾病因素亦是影响青春期骨密度的常见因素，如代谢性骨病，直接或间接由钙磷等代谢紊乱引起的全身性骨疾病，也可能突出反映为身体某一部位的骨改变。如甲状旁腺功能亢进能引起全身普遍脱钙，但在四肢骨某些部位可出现局限性骨纤维性囊性改变。又如脊柱侧弯，局部骨骼发育畸形，临床观察发现大部分脊柱侧弯患者腰椎 1~4 均有严重的骨量减少，这可能与患者的骨骼先天发育异常及后天因疾病本身引起的长期制动等多因素相关。代谢性骨病主要表现为骨形成和骨吸收两者之间的转换紊乱或异常，骨形成减少或骨吸收增加，骨基质形成可缺乏或增加，其矿化也可缺乏、不足或沉积过多，结果可表现为骨组织疏松、软化、硬化或过度钙化。常见的骨代谢病有佝偻病（在成人则为骨软化病）、骨质疏松症（包括原发性者如成骨不全，以及继发于多种内分泌、骨骼疾病或失用引起的骨质疏松）等。代谢性骨病多无有效的根治方案，临床上需对症处理，积极治疗原发病。部分肿瘤，尤其是恶性肿瘤，亦可累及或浸润骨骼系统，出现骨骼破坏、骨质疏松。

8. **其他生活方式及因素**　吸烟也与 18~20 岁青少年男性的 BMD 降低和皮质厚度降低有关。吸烟影响骨骼的可能机制一般认为：①烟焦油成分诱导肝脏细胞色素 P450（cytochrome P450enzyme system，CYP450）系统，加速雌激素在肝脏的分解代谢，雌激素对于男性骨密度也有一定的作用。②吸烟导致钙吸收下降。③吸烟可能直接影响骨骼。

表2-3-4 不同年龄和身高的3~18岁中国儿童、青少年除头全身骨密度值(n=10 818)

年龄 身高	女性							男性						
			除头外全身骨密度百分位数值							除头外全身骨密度百分位数值				
年龄/岁	样本量	均数±标准差	5th	10th	50th	90th	95th	样本量	均数±标准差	5th	10th	50th	90th	95th
3	110	0.412±0.030	0.35	0.36	0.395	0.434	0.446	122	0.399±0.025	0.349	0.357	0.385	0.417	0.426
4	269	0.444±0.037	0.373	0.383	0.421	0.463	0.476	267	0.426±0.032	0.366	0.374	0.406	0.441	0.452
5	322	0.479±0.039	0.409	0.42	0.463	0.511	0.526	259	0.470±0.036	0.401	0.411	0.449	0.492	0.505
6	408	0.531±0.046	0.445	0.458	0.505	0.559	0.576	376	0.515±0.047	0.434	0.446	0.491	0.542	0.558
7	401	0.582±0.050	0.489	0.503	0.557	0.618	0.636	359	0.557±0.049	0.468	0.482	0.535	0.594	0.612
8	399	0.610±0.051	0.523	0.538	0.596	0.663	0.684	333	0.595±0.055	0.498	0.514	0.575	0.642	0.662
9	332	0.644±0.052	0.547	0.564	0.627	0.699	0.721	340	0.629±0.061	0.526	0.544	0.612	0.687	0.71
10	345	0.673±0.059	0.571	0.589	0.656	0.733	0.757	303	0.670±0.072	0.556	0.576	0.652	0.734	0.758
11	327	0.709±0.068	0.597	0.615	0.687	0.77	0.795	293	0.722±0.071	0.593	0.615	0.696	0.784	0.81
12	352	0.748±0.071	0.628	0.648	0.725	0.814	0.842	290	0.765±0.069	0.635	0.658	0.743	0.834	0.861
13	319	0.798±0.075	0.665	0.687	0.771	0.867	0.898	274	0.800±0.071	0.673	0.696	0.781	0.873	0.9
14	299	0.845±0.075	0.704	0.728	0.818	0.923	0.956	298	0.818±0.061	0.701	0.724	0.807	0.897	0.924
15	440	0.877±0.085	0.737	0.762	0.858	0.971	1.006	475	0.829±0.062	0.72	0.741	0.823	0.911	0.937
16	540	0.916±0.096	0.763	0.789	0.891	1.011	1.048	571	0.843±0.068	0.734	0.755	0.835	0.922	0.949
17	405	0.953±0.094	0.791	0.819	0.927	1.054	1.094	456	0.853±0.068	0.745	0.766	0.845	0.933	0.96
18	241	0.948±0.093	0.808	0.836	0.949	1.081	1.123	293	0.853±0.068	0.751	0.771	0.85	0.938	0.966

续表

年龄 身高/cm	女性							男性						
	样本量	均数±标准差	除头外全身骨密度百分数值					样本量	均数±标准差	除头外全身骨密度百分数值				
身高/cm			5th	10th	50th	90th	95th			5th	10th	50th	90th	95th
100	126	0.401±0.025	0.366	0.372	0.395	0.422	0.431	171	0.396±0.024	0.36	0.366	0.39	0.417	0.425
105	169	0.434±0.024	0.386	0.393	0.42	0.452	0.462	200	0.428±0.025	0.382	0.389	0.416	0.447	0.457
110	227	0.463±0.028	0.41	0.418	0.449	0.486	0.498	175	0.459±0.030	0.405	0.413	0.443	0.48	0.492
115	275	0.504±0.037	0.437	0.447	0.483	0.526	0.54	278	0.492±0.035	0.431	0.439	0.474	0.519	0.534
120	313	0.538±0.044	0.467	0.478	0.519	0.57	0.586	284	0.534±0.042	0.458	0.468	0.509	0.563	0.582
125	358	0.577±0.045	0.497	0.509	0.555	0.613	0.632	336	0.566±0.050	0.487	0.499	0.546	0.611	0.634
130	363	0.604±0.046	0.524	0.537	0.588	0.652	0.674	299	0.600±0.053	0.513	0.526	0.579	0.653	0.679
135	330	0.642±0.053	0.55	0.564	0.62	0.691	0.714	256	0.630±0.057	0.534	0.548	0.607	0.689	0.718
140	312	0.667±0.054	0.573	0.588	0.649	0.726	0.752	254	0.662±0.068	0.56	0.576	0.642	0.732	0.764
145	258	0.692±0.064	0.595	0.611	0.677	0.761	0.789	277	0.722±0.079	0.597	0.615	0.69	0.787	0.821
150	263	0.726±0.068	0.62	0.637	0.708	0.798	0.829	489	0.784±0.078	0.645	0.665	0.747	0.848	0.882
155	254	0.769±0.075	0.651	0.669	0.745	0.845	0.878	830	0.813±0.070	0.688	0.709	0.793	0.892	0.923
160	336	0.828±0.087	0.686	0.706	0.788	0.897	0.934	838	0.829±0.065	0.718	0.739	0.821	0.913	0.942
165	514	0.859±0.090	0.721	0.742	0.831	0.948	0.989	444	0.855±0.066	0.741	0.762	0.843	0.932	0.959
170	670	0.896±0.086	0.753	0.776	0.871	0.997	1.04	120	0.878±0.076	0.761	0.783	0.864	0.953	0.98
175	432	0.930±0.095	0.784	0.808	0.908	1.041	1.088	—	—	—	—	—	—	—
180	222	0.977±0.103	0.813	0.838	0.943	1.084	1.134	—	—	—	—	—	—

表2-3-5　中国居民膳食有关骨营养素的推荐摄入量（RNI）或适宜摄入量（AI）

年龄/岁	蛋白质/g·d⁻¹		钙/mg·d⁻¹	磷/mg·d⁻¹	镁/mg·d⁻¹	钾/mg·d⁻¹	钠/mg·d⁻¹	锌/mg·d⁻¹		锰/mg·d⁻¹	铜/mg·d⁻¹	维生素D/μg·d⁻¹	维生素K/μg·d⁻¹
	男	女						男	女				
0~	9(AI)	9(AI)	200(AI)	100(AI)	20(AI)	350	170	2.0(AI)	2.0(AI)	0.01	0.3(AI)	10(AI)	2
0.5~	20	20	250(AI)	180(AI)	65(AI)	550	350	3.5	3.5	0.7	0.3(AI)	10(AI)	10
1~	25	25	600	300	140	900	700	4	4	1.5	0.3	10	30
2~	25	25	600	300	140	900	700	4	4	1.5	0.3	10	30
3~	30	30	600	300	140	900	700	4	4	1.5	0.3	10	30
4~	30	30	800	350	160	1 200	900	5.5	5.5	2	0.4	10	40
5~	30	30	800	350	160	1 200	900	5.5	5.5	2	0.4	10	40
6~	35	35	800	350	160	1 200	900	5.5	5.5	2	0.4	10	40
7~	40	40	1 000	470	220	1 500	1 200	7	7	3	0.5	10	50
8~	40	40	1 000	470	220	1 500	1 200	7	7	3	0.5	10	50
9~	45	45	1 000	470	220	1 500	1 200	7	7	3	0.5	10	50
10~	50	50	1 000	470	220	1 500	1 200	7	7	3	0.5	10	50
11~	60	55	1 200	640	300	1 900	1 400	10	9	4	0.7	10	70
14~	75	60	1 000	710	320	2 200	1 600	11.5	8.5	4.5	0.8	10	75
18~	65	55	800	720	330	2 000	1 500	12.5	7.5	4.5	0.8	10	80

9. 药物治疗 药物治疗用来最大化骨峰值并无作用,除了在非常特殊的情况下,已知对骨骼健康有害的药物,如糖皮质激素和抗惊厥药,应避免或尽量减少剂量和持续时间。例如,一些接受抗惊厥治疗或患有乳糜泻的儿童可能需要服用维生素 D 的药理学剂量来保持骨骼健康。此外,生理性激素替代治疗儿童的缺乏状态,如生长激素缺乏或性腺功能减退,对于达到正常的骨量峰值至关重要。

(三)儿童、青少年骨质疏松症的诊断与治疗

儿童、青少年骨质疏松症是一种多因素致病的骨骼疾病,已成为危害儿童健康的严重骨病。儿童、青少年处于骨生长发育时期,在此阶段获得的骨量对人一生的骨骼健康非常重要,任何原因导致在该阶段骨量的累积不足,可以引起早发的骨量下降及骨质疏松症(osteoporosis),危及健康。骨质疏松症属于代谢性骨病范畴,其特征是 BMD 和骨强度明显下降,导致骨骼生长落后、骨痛、脆弱性骨折及骨畸形等临床表现。儿童、青少年骨质疏松症分为原发性和继发性,早期的临床表现不具有特异性,常隐匿于基础疾病之中,易被忽略,而导致临床漏诊。目前国际国内对儿童、骨青少年质疏松症的临床表现、发病机制、诊断标准、检测技术、治疗措施及预防已有一定的认识,能进行早期诊疗,能改善预后。

【病因、发病机制及临床特点】

儿童骨质疏松症的病因主要有原发性骨质疏松症及继发性骨质疏松症,两者都是通过引起骨吸收增加及骨形成减少的机制而致病。

1. 原发性骨质疏松症(primaryosteoporosis) 儿童原发性骨质疏松症相对少见,多为遗传性骨病,由基因突变所致,其确切的致病机制不完全清楚。常见的疾病有:遗传性骨病伴发骨质疏松症、特发性青少年骨质疏松症等。总体发病机制为:胶原合成障碍骨基质减少、骨矿沉积不足、骨形成障碍及骨吸收增加。该类型骨质疏松症,发病早,临床表现轻重不一,通常伴有生长发育迟滞、骨骼疼痛和畸形。遗传性骨病所致的骨质疏松症为一组骨骼疾病:包括成骨不全症、X- 连锁低磷性佝偻病、低磷酸酶血症、骨质疏松 - 假神经胶质瘤综合征、高胱氨酸尿症、肝豆状核变性(hepatolenticular degeneration)、门克斯病(Menkes disease)等。

(1)成骨不全症(osteogenesis imperfacta,OI):成骨不全又称"脆骨病(osteopsathyrosis)",由于Ⅰ型胶原结构和功能异常致骨量减少、骨脆性增加为特征的遗传性骨病,伴有结缔组织异常。为单基因病,常染色体显性、隐性遗传,也有获得性基因突变所致。发病率为 1/20 000~1/15 000,无性别差异。主要的致病机制为编码Ⅰ型胶原蛋白的一组基因突变,涉及Ⅰ型胶原合成、装配、细胞内转运和分泌致细胞外等环节的相关基因异常,引起Ⅰ型胶原蛋白结构和数量改变,以及蛋白翻译后修饰,胶原前体不能正常的卷曲折叠,从而引起螺旋结构的排列和空间构象异常,以及细胞内转运异常等,致使Ⅰ型胶原结构缺陷,不能行使正常功能,使骨基质异常,影响矿物质沉积。其他致病机制还包括高骨转换下降、成骨细胞功能紊乱等。临床表现为慢性骨痛、不同程度的骨折、骨畸形、牙本质发育不良及生长落后,骨外表现有蓝巩膜、韧带松弛及听力障碍等。根据临床表型及相关的基因突变,成骨不全分型如表 2-3-6 所示。

(2)X- 连锁低磷性佝偻病(X-linked hypophosphatemic rickets,XLH):低磷性佝偻病是儿童常见的代谢性骨病,是由于遗传性或获得性的原因致使肾脏对磷的代谢异常所致,发病率约 1:25 000。儿童期常见的低磷性佝偻病多为遗传性,包括常染色体显性、常染色体隐性、X- 连锁、伴高钙尿症的遗传性低磷性佝偻病等,其中以 X- 连锁低磷性佝偻病在临床上最为常见。获得性的有范科尼综合征、肿瘤相关性低磷性骨软化症等。发病机制与参与调节磷在肠道吸收率或近端肾小管重吸收率相关的多种激素和因子异常,改变了磷平衡,使磷从肠道的吸收及肾小管重吸收减少。临床共同特征为典型的佝偻病骨骼畸形表现、骨量下降、低磷血症、高碱性磷酸酶,尿排磷增加,治疗困难。

(3)低磷酸酶血症(hypophosphatasia):是一种罕见遗传的代谢性骨病,以外周血碱性磷酸酶活性续降低、血和尿磷酸乙醇胺与无机焦磷酸盐浓度异常增高、牙齿过早脱落及骨钙化缺陷等为特征。发病机制为编码组织非特异性碱性磷酸酶(tissue-nonspecific isoenzyme of ALP,TNSALP)*ALPL* 基因失功能性突变,致使 ALP 降低,无机焦磷酸盐分解减少,致骨矿化障碍。出生后发病,表现为生长落后、佝偻病、严重胸廓畸形,幼儿期开始脱牙、骨骼畸形、骨量下降致严重骨质疏松症。

【病因与发病机制】

ISS 的病因尚不明确,目前已知的可能病因包括,GH 分子结构异常、GH 信号途径遗传缺陷、*GHR* 基因突变和对酸敏感亚单位(acid-labile subunit,ALS)突变所致部分 GH 不敏感,以及正常变异性身材矮小(normal variant short stature,NVSS)、特发性生长障碍和非 GHD 性身材矮小等。

随着分子生物学的深入研究,与 ISS 相关的突变基因包括矮小同源盒基因(short stature homeobox containing,*SHOX*)、*ACAN*、*NPR2*、*NPPC*、*FGFR3*、*GHRHR*、*GH1*、*GHR*、*STAT5B*、*IGFALS*、*IGF1*、*IGF1R*、*IGF2*、*GHSR*、*RNPC3*、*IFT172* 及 *STAT3* 等。*SHOX* 基因的杂合缺失造成的单体剂量不足是最常见的单基因性矮小的致病基因之一,出现于 2%~15% 的 ISS 患者中。*ACAN* 的突变有可能和无明显骨骼异常的 ISS 有关。另外,杂合子的 *NPR2* 突变和 *IGF1* 杂合缺失造成的单倍剂量不足也有报道。随着基因分析技术的临床广泛应用,在 ISS 患儿中可能会发现更多的基因异常。

【症状】

ISS 可分为家族性身材矮小(familial short stature,FSS)和非家族性身材矮小两种亚型,后者可进一步分为青春期发育正常和体质性青春期发育迟缓(constitutional delay of growth and puberty,CDGP)的矮小。

1. CDPG 出生时及出生后数年身高均在正常范围内,既往无系统性疾病和营养不良病史,青春期前生长速度减慢,青春期启动晚,常有较典型的家族史。身高低于同年龄、同性别、同种族健康儿童的 2 个标准差或处于第 3 百分位数以下,但年生长速率在 5 个百分位以上,无其他异常发现。查血常规、尿常规、生化、甲状腺功能及血沉未见明显异常,GH 激发试验峰值>10ng/ml,IGF-1 正常。骨龄延迟,预测身高符合遗传靶身高范围,成年后可达到预期终身高。

2. FSS 一般有身材矮小家族史,青春发育年龄开始正常或稍延迟。身高低于同年龄、同性别、同种族健康儿童的 2 个标准差或处于第 3 百分位数以下,但每年身高增长速率符合实际年龄递增标准,即生长曲线与正常儿童生长曲线平行。骨龄可稍延迟,或与实际年龄相符。最终身高与其父母平均身高相称。

【诊断思路】

1. **诊断** ISS 的诊断需要结合病史、体格检查、实验室检查、分子生物学检测等,排除其他原因导致的矮小。

(1)现病史、既往史、个人史和家族史:患儿生长发育史,尽可能获得以往生长记录曲线。既往有无慢性病或相关症状、用药情况、营养状态、社会心理状态和认知能力。评估患儿及其父母对身材矮小的看法和关注程度。出生时胎龄、分娩方式、有无窒息抢救史、出生时的身高和体重,以及母亲妊娠期相关情况。父母是否近亲结婚,一级、二级亲属的身高,父母青春发育史及疾病史等。

(2)体格检查:测量身高、体重、坐高、指距、头围等,注意身材是否匀称,有无提示染色体异常或矮小相关综合征的畸形,有无慢性疾病和内分泌异常的体征表现。检查第二性征发育情况。

(3)实验室检查:常规筛查包括血常规、尿常规、粪便常规、电解质、钙、磷、碱性磷酸酶、肌酐、肝功能、甲状腺功能、血沉、血糖、胰岛素、IGF-1、IGFBP-3、性激素基础值。所有病因不明的女性患儿和伴外生殖器异常的男性患儿,均应检查染色体核型。拍摄骨龄 X 线片,怀疑骨骼病变者检查相应部位的骨骼发育和骨密度。怀疑有颅内病灶者行下丘脑 - 垂体 MRI 检查。临床疑似基因缺陷者应接受基因检测。

(4)诊断标准:①身高符合矮小症的诊断,即低于同年龄、同性别、同种族健康儿童身高的 2 个标准差或处于第 3 百分位以下;②出生时身高和体重正常;③无全身性、营养性、内分泌性、骨骼发育不良及染色体异常等疾病;④生长速率稍慢或正常,骨龄与实际年龄相符或稍延迟;⑤IGF-1 水平正常,两种药物 GH 激发试验的峰值≥10ng/ml。

2. **鉴别诊断**

(1)生长激素缺乏症:身高低于同年龄、同性别、同种族健康儿童身高的 2 个标准差或处于第 3 百分位以下,青春期生长速率<6.0cm/ 年,骨龄较生理年龄落后 2 年以上,IGF-1 低于正常水平,应用两种药物 GH 激发试验示 GH 峰值均<10μg/L。

(2)先天性卵巢发育不全综合征(特纳综合征):女孩身材矮小,第二性征不发育,有颈短、蹼颈、肘外翻、后发际线低、乳距宽、多痣等。典型的特纳综合征与 ISS 不难鉴别,但嵌合型或等臂染色体患儿症状不典型,需行染色体核型鉴别。

（3）先天性甲状腺功能减退症：生长发育落后，骨龄明显落后，有鼻梁低平、眼距宽、舌头大、颜面黏液性水肿等特殊面容，基础代谢率低，智力低下，不难与 ISS 鉴别。部分晚发性病例症状不典型，需行甲状腺功能加以鉴别。

（4）骨骼发育障碍：骨、软骨发育不全等均有特殊面容和体态，可行骨骼 X 线片检查进行鉴别。

（5）努南综合征：为常染色体显性遗传病，有前额饱满、眼距宽、内眦赘皮、眼睑下垂并下斜、鼻梁低、鼻唇沟深而宽、耳郭厚、耳位低及后发际线低等特殊面容，身材矮小，有胸廓畸形和先天性心脏病。染色体核型正常，需行基因检测鉴别。

【治疗与随访】

目前尚无生化指标可以衡量是否启动 ISS 治疗。矮小严重影响患儿的心理健康和社会交往，并给他们的家庭带来心理和经济负担。研究显示 ISS 患儿存在性格内向、情绪不稳定倾向，但罕见严重精神、心理障碍。青春期特发性矮小症如不进行药物干预，终身高达不到正常水平。随着经济社会的发展，身高成为工作、择偶的重要参考条件，也越来越受到家庭的重视，治疗和疗效受到越来越多的关注。但对那些能接受预测终身高的儿童一般不主张治疗。

1. 一般治疗　合理安排膳食，注意营养均衡。GH 呈脉冲式分泌，具有昼夜节律性，在深睡眠时分泌明显增加，故要保证充足的睡眠。多户外活动，加强体育锻炼，保持良好的心情。

2. 重组人生长激素（rhGH）　20 世纪 80 年代中期 rhGH 就已被应用于 ISS 患儿的治疗。2003 年 7 月，美国食品药品管理局（Food and Drug Administration，FDA）批准 rhGH 用于治疗身高 ≤ 2.25SD 的 ISS 患者。rhGH 是目前 ISS 的首选治疗方案，短期使用能够有效促进 ISS 患者的身高增长，长期使用能够提高患者的成年终身高。Lawson Wilkins 儿科内分泌学会、欧洲内分泌学会、生长激素研究学会推荐 rhGH 的治疗标准为 <−2~−3SD，建议开始治疗年龄为 5 岁至青春期早期。国内推荐 rhGH 用于治疗身高 <−2SD 的 ISS 患儿，建议治疗起始年龄为 5 岁。

2003 年，FDA、欧洲内分泌学会以及 Lawson Wilkins 儿科内分泌学会的诊疗共识批准 rhGH 用于治疗 ISS 的剂量为每周 0.3~0.37mg/kg。2008 年，FDA 批准 rhGH 治疗 ISS 的最高剂量

为每周 0.47mg/kg。2013 年，中华医学会儿科学分会内分泌遗传代谢学组在《基因重组人生长激素儿科临床规范应用的建议》中推荐 rhGH 治疗 ISS 患儿的剂量为 0.125~0.2IU/（kg·d）（每周 0.3~0.47mg/kg）。青春期生长加速时生理性 GH 分泌增加，故青春期 ISS 患儿 rhGH 治疗剂量应高于青春期前，治疗过程中需要根据生长速率以及 IGF-1、血糖、骨龄、剩余生长潜能等合理进行剂量调整。

性发育启动后，常伴有青春期 PHV 阶段，此后进入减速阶段，此时可考虑 rhGH 治疗，但改善身高的作用有限。青春期应用大剂量 rhGH 可能会加快性发育进程，加快骨龄进展，从而限制成年身高的改善。因此，对于 rhGH 治疗的有效性以及经济 - 效益比是医患双方需要共同面对的问题。

3. 蛋白同化激素　氧雄龙、司坦唑醇小剂量短期应用对骨龄影响小，可用于治疗男性 CDGP 患儿。国内通常用氧雄龙 <0.05mg/（kg·d）或司坦唑醇 0.025~0.05mg/（kg·d）。长期应用可能出现骨骺成熟加速、过度雄性化表现及导致肝毒性，需注意监测。

4. GnRHa　青春期早期 ISS 患者，如骨龄超过年龄 1 年以上者，可考虑单独应用 GnRHa。但单独应用 GnRHa 对 ISS 患者成年身高的改善作用有限，尤其是对骨龄较大的患儿效果差（女孩>12 岁、男孩>13 岁），并可能在短期内对骨密度产生负面影响，以及因青春发育延迟而引起不良心理变化，故一般不给予推荐。然而对于尚有一定的生长潜能的患儿来说，GnRHa（至少使用 2 年）与 rhGH 联用的效果优于单用 GnRHa 或单用 rhGH，女孩骨龄<12 岁、男孩骨龄<13 岁者效果更佳。

5. 芳香化酶抑制剂（AI）　可抑制雄激素向雌激素转化，骨龄的增长则因雌激素合成受到抑制而减缓。较大骨龄的男性身材矮小青少年已经失去了 GnRHa 和 rhGH 联用的最佳时机，rhGH 和 AI 联用至少 2 年可延缓此类患儿的骨龄进展并改善预期成年身高（图 2-4-3）。研究发现，单独应用 AI 的疗效不如 rhGH 和 AI 联用，尤其当骨龄 ≥15 岁时效果差。AI 无儿童应用适应证，属于超说明书用药，且目前亦未见关于其远期安全性的报道。需严格掌握超说明书用药之规范，治疗过程中需注意不良反应，监测用药安全性。

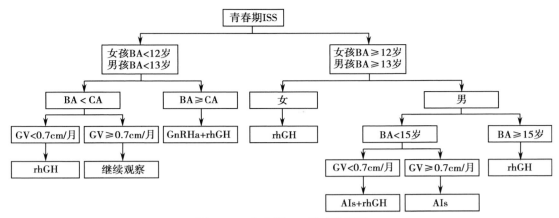

图 2-4-3 青春期 ISS 治疗流程图

注:ISS:特发性矮小症;BA:骨龄;CA:实际年龄;GV:生长速率;GnRHa:促性腺激素释放激素类似物;
rhGH:重组人生长激素;AI:芳香化酶抑制剂。

三、小于胎龄儿青春期生长

【概述】

小于胎龄儿(small for gestational age,SGA)的定义从低出生体重逐渐分化而来,期间经历了多次改变,目前为止并未有唯一标准。随着早产儿的不断增多,1995 年,WHO 建议 SGA 的定义:出生体重在同种族、同性别、同胎龄的第 10 百分位以下;而儿童内分泌学会则推荐 SGA 定义为出生体重或身长小于同种族同性别同胎龄 –2SD。需要注意的是,SGA 与胎儿生长受限(fetal growth restriction,FGR)容易混淆,两者虽然关系较密切,但并非相同意义,不能随意替换。SGA 的定义是一个统计学的范畴,比较的是新生儿出生当时与一个既定标准之间的差距,诊断与否与既定的切割值密切相关,是横向的比较;而 FGR 则只能被限制性地描述胎儿生长速度的减慢,诊断取决于临床表现以及孕期至少两次以上的 B 超检查,是纵向的表述。SGA 不一定有 FGR,FGR 不一定成为 SGA,但是如果两者同时出现,则致病率及死亡率均增加。根据生长特点,SGA 新生儿可分为三类:分别为出生体重的 SGA(SGAw)、出生身长的 SGA(SGAl)以及出生体重和身长的 SGA(SGAwl),各类 SGA 的预后以及对生长激素治疗的反应存在差异,与适于胎龄儿相比,SGAl 成年后身材矮小的发生风险为 7.1 倍,SGAw 为 5.2 倍。根据胎儿生长损害发生时间,可将 SGA 分为对称性和非对称性,前者生长损害发生在妊娠早期,表现为体重、生长、头围成比例的减少;后者生长损害发生在孕晚期,以体重减少为

主,身长和头围正常或接近正常。

各国对 SGA 定义不同,但鉴于新生儿出生身长测量的不便以及不对称 SGA 的存在,大部分新生儿科采用出生体重小于同胎龄同性别第 10 百分位以下作为诊断 SGA 的标准,也有部分采用如第 3 百分位,第 5 百分位,–2SD 等。因所使用的诊断标准不同,因此 SGA 的发病率在各个国家和地区之间有较大的差异,如美国约 2.3%,瑞典约 5.5%,日本约 3.4%,最高的为南亚地区(约 44.5%),但总体在 3%~10%。从不同的胎龄来统计,SGA 在早产儿中尤其小于 34 周者,发病率更高。SGA 出生后,大部分在出生后的头几个月出现追赶性生长(catch up growth,CUG),约 85% 在 2 岁之内追赶至正常,此后循着正常的生长模式。约有 10% 的患儿未能追赶生长,身长落后于同年龄、同性别儿童的第 3 百分位以下,出现青春期身材矮小并持续至成人。

随着对 SGA 患儿生后生长模式的认识深入,人们发现 SGA 未能追赶生长的这部分患儿不仅存在青春期身材矮小,更可能远期出现胰岛素抵抗、高血压、脂代谢紊乱等代谢性疾病,因此需要从青春前期进行药物干预;而对于追赶性生长的患儿,则存在过于快速地追赶导致肥胖从而出现糖、脂代谢紊乱。因此,目前这一领域的研究主要集中于 SGA 发生发展的机制,以及 SGA 患儿怎样能做到合适的 CUG。

【病因与发病机制】

SGA 的发生是多因素的,包括母亲因素、胎儿因素、胎盘因素和环境因素(表 2-4-6),其中有 40% 左右的 SGA 并不能明确其致病原因。在这些导致 SGA 的常见病因中,因胎儿本身因素所导

致的 SGA 多数因基因异常导致,常以综合征形式出现,可在生后持续出现症状,往往有特殊的临床特征以及特异性的基因改变,如印记基因改变所致的拉塞尔 - 西尔弗综合征,染色体断裂所致的

布卢姆综合征(Bloom syndrome)等,另外还有一些影响生长板功能的基因缺陷,如 ACAN,IHH。因此,SGA 治疗前,需进行详尽的评估以明确病因,为后续有效、安全的治疗提供保障。

表 2-4-6　影响新生儿出生大小的相关因素

因素		相关性
母亲因素	出生体重	+
	胎次	+
	年龄	+
	两胎之间间隔太长或太短	−
	既往死胎、早产及 SGA 生产史	−
	ART	−
	南亚祖先	−
	社会经济地位	+
	母亲受教育程度	+
	收入不平衡	−
	喝酒	−
	吸烟	−
	药物(如可卡因、大麻)	−
	身高	+
	孕前体重和 BMI	+
	孕期增加的体重	+
	两次怀孕之间下降的体重	−
	双胎妊娠	−
	感染(HIV、风疹、流行性感冒 A)和寄生虫(疟原虫、弓形虫)	−
	抗磷脂综合征	−
	炎症性肠病	−
	促血栓形成基因变异携带者	−
	乳糜泻	−
	癫痫	−
	抑郁或亲密伴侣的暴力	−
父亲因素	出生时为 SGA	−
	身高	+
胎儿	先天畸形	−
	染色体异常	−
	一些综合征(拉塞尔 - 西尔弗综合征、Noonan、Dow 等)	−
	生长板改变(骨发育不良)	−
	感染	−
	激素异常(胰岛素、瘦素、GH、IGF-1)	−
	营养转运异常	−
	炎症因子	−
	其他	−
胎盘	先兆子痫	−
	其他胎盘异常	−
环境	高海拔	−
	污染	−

SGA 的病理机制包括两方面的内容,一方面需要通过对胎儿正常生长模式的阐述来揭示 SGA 发生的病理基础,另一面也包括了 SGA 患儿在出生后至成人期可能出现的代谢相关疾病,其中有快速追赶所致,也有 SGA 疾病本身的因素,但确切机制目前尚无定论,仍在进一步研究中。影响胎儿生长的因素,目前认为主要通过两条途径,一条为葡萄糖 - 胰岛素信号途径,孕母的血糖通过胎盘进入胎儿,刺激胎儿胰岛素释放,作用靶器官促进胎儿生长,因 INSR 基因突变导致的 Donohue 综合征所表现出来的严重的 SGA 也证实了胰岛素信号途径对胎儿生长的重要性;另一条为 GH-IGF-1 途径,在孕中期胎盘能分泌一种 GH 的变异体(GHV),除了 GH-IGF1-IGF1R 信号途径,对胎儿生长起主要作用的还有 GH-IGF-2 信号途径,IGF-2 不仅能通过与胰岛素受体、IGF-1 受体结合促进胎儿生长,还能通过刺激滋养层浸润间接促进胎儿生长。另外,孕晚期胎盘促肾上腺皮质激素释放激素(corticotropin releasing hormone,CRH)的大量分泌使孕母 HPA 轴的戏剧性改变,但在一些慢性应激情况下的胎盘 CRH 的分泌受皮质醇刺激慢性增加,调节 HPA 轴的重编程。

有研究发现,与 AGA 相比,SGA 新生儿生后胰岛素敏感性明显升高,但此后逐渐下降,胰岛 β 细胞功能不完全代偿,胰岛素水平不断上升,在生后 3 年左右出现胰岛素抵抗。同时,又观察到胰岛素敏感性的改变伴随着血清 IGF-1 水平的改变,出生时最低,3 岁时明显升高,1 岁时的 IGF-1 水平与生后的身长增加和胰岛素分泌成正相关,而 3 岁时的 IGF-1 水平与 BMI 和胰岛素抵抗相关。既往的"节约基因"假说和"胎儿救援"假说反映了在不利环境下胎儿通过改变胰岛素敏感性来增加对环境的利用,等出生后营养条件改善,实现生长追赶,但过度的热卡供给会导致胰岛素抵抗,从而引起相关的代谢性疾病,尤其以脂代谢紊乱更为显著。关于 SGA 患儿生后胰岛素抵抗、IGF-1 升高以及相关激素、代谢因素的关系仍在进一步研究中。而随着分子生物学技术和生殖技术的进步,SGA 患儿中越来越多的胎儿遗传疾病被诊断,如印记基因异常、甲基化紊乱、IGF-1 信号转导异常、生长板异常、旁分泌因子改变、细胞外基质和细胞内通路异常等,而且这类疾病的名单在不断地增加中。胎儿自身遗传疾病所致的

SGA 往往在生后持续存在生长迟缓,生长严重落后的 SGA 中需首先排除。

生后 CUG 对 SGA 患儿的生长至关重要,其发生机制目前普遍认可的假说为,胎儿时间的营养不良永久性地改变了胎儿身体结构、功能以及代谢方式,被称为"宫内编程",出生后随着营养供应的增加,与出生前状态不匹配,从而导致能量的剩余,出现脂肪在体内堆积,对 SGA 患儿健康造成长远危害。关于快速 CUG 导致的远期并发症,既往主要为以下三种假说:① HPA 轴假说,认为因出生前的各种应激可导致慢性 HPA 轴活动过度,从而出现皮质酮水平升高、肝脏胰岛素抵抗。但对这个观点的看法目前仍有矛盾尚未统一;②胎儿胰岛素假说,一些单基因疾病损害葡萄糖感应,使胰岛素分泌减少或者出现胰岛素抵抗支持这一假说。另有一些研究发现血管紧张肽原基因多态性与低出生体重出生时新生儿糖化血红蛋白水平升高相关,因此目前认为某些常见的遗传因素可能更倾向于与低出生体重和胰岛素抵抗有关;③ CUG 假说:最初由 Eriksson 等报道,冠心病死亡率最高的人群为出生体重,但成年前体重增加至平均 BMI 以上的男性,此后流行病学调查发现,SGA 患儿生后 CUG 的患儿不仅心血管疾病高风险,远期发生肥胖、高血压、2 型糖尿病及代谢综合征的风险也高于正常出生体重者。综上可见,SGA 婴儿早期的适当的体重增加可预防长远并发症发生。目前普遍被接受的理论为 CUG 理论,而 CUG 伴随着快速及大量的脂肪积聚,可能参与其中的因素为:脂蛋白脂肪酶,IGF-1,脂联素和瘦素,另外如营养因素和激素被认为也参与了生后 CUG 的调控,但具体机制目前并不清楚。最近的生物学记忆假说是指胎儿生长受限的生物学记忆反映在胎儿干细胞的基因表观遗传学改变上,该假说目前已经确定了候选基因,选择酰基辅酶 A 合成酶 1(ACSL1)进行进一步分析。ACSL1 是脂肪合成的关键酶,同时参与脂肪酸的活化、转运和降解。而 SGA 患儿成熟脂肪细胞中 ACSL1mRNA 过度表达与脂质负荷和胰岛素敏感性增加有关,也与之前观察到的胰岛素敏感性先升后降的现象相一致。而此状态对 SGA 患儿是一把双刃剑,一方面,能实现生后快速脂肪增加,增加酯化脂肪酸释放最终导致胰岛素抵抗;另一方面,ACSL1 能促进甘油三酯合成肥胖发生,从而导致代谢紊乱的发生。高热卡饮食通过

增加 ACSL1 表达和活化下游基因,促进 ACSL1 依赖途径。因此,在 SGA 人群中 ACSL1 水平升高和高热卡饮食的协同作用导致肥胖和相关的并发症。

【症状】

80%~90% 的 SGA 出生后出现追赶性生长,定义为生长速率高于同年龄同性别的平均速度,结合实际情况最终使身高达到 -2SD 或者第 3 百分位以上。大部分 SGA 生后出现自发性 CUG 后,使得身高和体重在 2 岁以内追至 -2SD 和第 3 百分位以上,尤以生后 2~3 个月追赶更显著。有研究显示,生后 1 年左右,86% 的 SGA 追赶至 -2SD 以上,79% 的 SGA 追赶至第 5 百分位以上。对早产儿 SGA 研究发现,82.5% 的早产儿 CUG 至 2 岁左右,与 SGAw 相比,SGAl 的 CUG 持续至更晚。不管是足月儿 SGA 还是早产儿 SGA,2 岁前的 CUG 与出生时的体重和身高显著相关,与早产的胎龄无关。但是,仍有 10%~15% 的 SGA 没有出现 CUG,身高持续低于 -2SD,出现青春期身材矮小并持续至成人期,此类 SGA 追赶不足可能与遗传异常、GH 分泌紊乱、IGF-1 低下有关,生后 4 个月内无自发性身长 CUG,可作为患儿 5 岁时出现身材矮小的高风险的早期识别指标。生后自发性 CUG 对 SGA 患儿至关重要,但过度的 CUG 则会导致脂肪快速增加,从而导致脂代谢紊乱及相关代谢问题。

新生儿期:很多因素导致 SGA 患儿围产期的死亡率和发病率与 AGA 患儿相比明显增多,但较早产儿略低。新生儿期常见临床表现包括围产期窒息、代谢改变(比如低血糖、低血钙、低体温、肝功能低下、蛋白质代谢低下、胰腺功能低下)、低体温、红细胞增多症和免疫功能低下。

青春前期直至成人期:SGA 患儿随着年龄的增加可能出现身材矮小、胰岛素抵抗、糖耐量下降、肥胖、2 型糖尿病发生、高血压等;有研究发现 SGA 患儿 30 岁时肥胖患病率是 AGA 的 2~3 倍。同时出现不能单纯用身材矮小可以解释的骨量下降,在早产的 SGA 患儿中更为显著。另外,SGA 患儿不仅血脂异常,其体脂分布主要为中心性脂肪积聚,这也为远期并发症埋下病因。至于一些遗传性原因所致的 SGA,部分有相对比较特异的症状、体征,以综合征出现,需分子生物学检查明确。

关于 SGA 患儿的青春期研究并不多,主要的探索方向为 SGA 和性早熟的关系以及 SGA 的青春期生长,大部分为回顾性研究,因为世界各地对 SGA 的定义有差异,因此这部分的研究结果仍存在争议。

SGA 的青春期启动:有一部分相关研究发表,但因各研究在 SGA 诊断、纳入标准、随访年限等有所不同,因此相互之间没有可比性,但是大多数的作者认为 SGA 患儿的青春期启动时间在正常年龄范围内,但较 AGA 略早数月。

SGA 的青春期进展及初潮:对于 SGA 和 AGA 女孩初潮年龄差异的存在,目前尚无一致意见。但几项纵向随访研究分别将不同的 SGA 儿童,如将 SGA 分成按体重诊断、按身长诊断,是否早产、是否追赶生长等亚组,与 AGA 儿童进行比较,SGA 组与 AGA 组在青春期进展及初潮年龄上并没有显著差异。

SGA 的青春期快速生长和骨龄进展:关于 SGA 骨龄的研究甚少。有研究发现在青春期前 SGA 的骨龄与 AGA 相似基本符合实际年龄,但是进入青春期后 SGA 的骨龄成熟早于 AGA,如刚进入青春期的 SGA 女童可能有类似于 AGA 青春期儿童 Tanner3 期的骨龄,因而 SGA 儿童达到生长峰速的年龄也早于 AGA。而过早的启动性发育,过早的骨成熟以及生长板融合可能导致 SGA 儿童成年终身高受损。

青春期 SGA 激素变化:目前的研究并没有发现 SGA 组和 AGA 组之间存在可能导致性腺对 Gn 抵抗或青春期快速过渡的青春期类固醇激素模式的差异。但是不同的研究之间仍然有不同的结论,如 Jensen 等人发现 SGA 和 AGA 组在睾酮、Inh-B 和 LH/ 睾酮的分泌上没有差异,但 Petraitiene 等人的研究却显示,与 AGA 组相比,SGA 组的 SHBG 明显下降、睾酮水平升高,从而导致了游离睾酮指数的上升。

SGA 的 GH 治疗与青春期:与 ASA 组一样,GH 治疗并不影响 SGA 患儿性发育启动时间、性发育进展、初潮时间及乳房发育至初潮出现的时间间隔。

【部分综合征相关的 SGA】

拉塞尔 - 西尔弗综合征因印记基因异常所致,全球发病率 1/100 000~1/30 000,特征性表现为面部成三角形,前额隆起,面部或者双侧肢体不对称,以及胎儿期及生后的生长迟缓,几乎所有的拉塞尔 - 西尔弗综合征都存在青春期矮小,最终

成年身高可能在 –4*SD* 以下。

Temple-Baraitser 综合征（Temple-Baraitser syndrome，TMBTS）：也属于印记基因异常，主要表现为肥胖，肌张力低下，性早熟和身材矮小。单亲二倍体：20 号染色体的母源性单亲二倍体也有 SGA 的表现，但有别于拉塞尔-西尔弗综合征，本疾病无双侧肢体不对称表现。

布卢姆综合征：染色体破裂综合征，伴有严重的胎儿及婴儿生长迟缓、面部日光性皮炎、小头畸形、颧骨发育不全、免疫缺陷及早期肿瘤风险增加。另外如范科尼综合征，神经纤维瘤 1 型、毛细血管共济扩张等也导致早期肿瘤发生率增加。其他一些影响生长板的基因缺陷，会导致患儿早期肿瘤的发病率上升。

【诊断思路及诊断流程图】

如图 2-4-4 所示。

【治疗与随访】

从 SGA 的临床表现及发病机制，我们不难得出生后早期的自发性 CUG 使绝大部分患儿能早期生存，获得正常的远期神经发育和身高增加，但快速的体重增加会导致远期肥胖及代谢性疾病风险增高。因此对于 SGA 的治疗主要为两个方面的内容：对有自发性 CUG 的患儿，需通过密切的随访，合理营养以获得最佳 CUG，防止远期并发症出现（图 2-4-5）。系统分析发现健康的 CUG 在一个比较窄的范围内波动，肥胖和超重人群在婴儿期获得的体重是健康人群的 2~3 倍。2017 年一项 Meta 分析研究了 SGA 的 CUG 和远期代谢性风险的相关性后发现，其中仅有的 2 项 RCT 研究认为营养和能量强化的配方奶能促进早期生长、增加脂肪量，也能少许增加去脂体重和血压，但不能改善神经认知的预后；但观察性研究则认为 CUG 能改善神经认知功能的预后。有研究指出在生后头几个月 CUG 至第 30 百分位，7 岁时追赶至同年龄、同性别的中位数水平能预防远期的不良预后，但这些理论是基于观察性研究得出，关于怎样的速度才是最佳 CUG 这个问题仍存在很大的挑战，需要进一步研究。

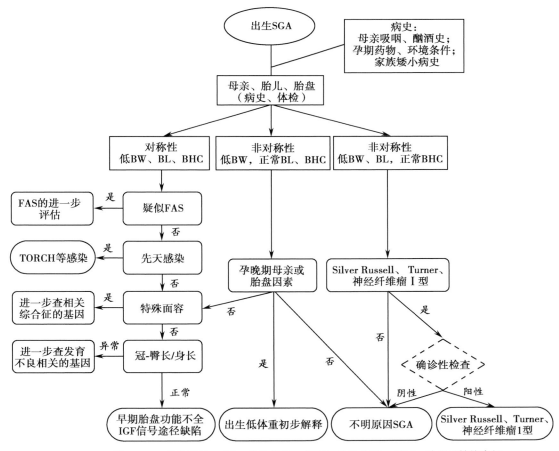

注：BW：出生体重；BL：出生身长；BHC：出生头围；FAS：胎儿酒精综合征

图 2-4-4 SGA 诊断流程图

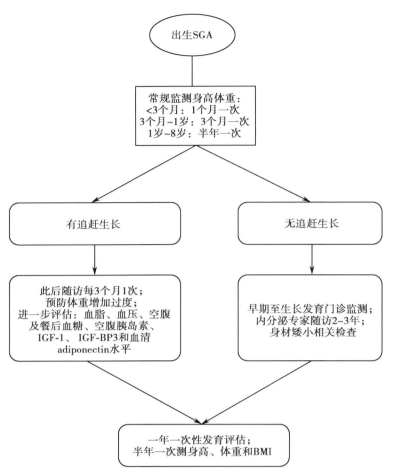

图 2-4-5 **SGA 患儿的随访与监测建议**

4 岁之前未出现自发性 CUG 的 SGA 患儿则可用 GH 治疗帮助患儿获得正常成年身高。美国 FDA 和欧洲药物机构早已批准 GH 用于治疗 SGA，只是在具体治疗方案上略有差异（表2-4-7）。我国目前尚未有 SGA 患儿 GH 治疗的指南出台，目前采用的剂量为 0.033~0.067mg/（kg·d），治疗前身高一般为小于 −2SD 或小于 P3，推荐开始治疗年龄为 4 岁左右。接受治疗前应尽量明确 SGA 的病因，常规完成儿科评估，必要时行染色体核型及完善基因检查。生长激

素激发试验并不是必需,生长激素激发试验所得到的 GH 水平并不能作为对 GH 治疗反应的预判指标,试验发现 SGA 的 GHD 患儿对 GH 治疗的反应比 AGA 中的 GHD 患儿差。基于骨龄和预测终身高所做出的治疗决定在 SGA 患儿中需格外小心,因为 SGA 患儿即使在青春期前骨龄落后于实际年龄,但是在患儿 6~8 岁骨龄出现加速成熟时其身高并不能同步增加,因此就会导致 SGA 患儿青春期前的预测成年身高偏于乐观。

表 2-4-7 不同国家 SGA 治疗方案

项目	美国	欧洲	巴西	日本	中国
开始治疗的年龄	2 岁	4 岁	2 岁	3 岁	4 岁
治疗前身高 SDS	<−2.0SD	<−2.5SD	<−2.5SD	<−2.5SD	<−2SD
治疗前生长速率	NO CUG	<0SDS	<0SDS	NO CUG	NO CUG
剂量（mg/（kg·d））	0.033~0.067	0.035	0.033~0.067	0.033~0.067	0.033~0.067

GH 治疗推荐疗程一般至接近终身高或者生长速率低于 2cm/ 年，或者女孩骨龄>14 岁，男孩骨龄>16 岁。跟其他疾病的 GH 治疗一样，治疗第一年效果较好，此后会略有下降。当出现治疗反应不及预期时，需重新评估病情包括诊断、剂量、并发症和所选药物。关于 GH 治疗的安全性，在有适应证的前提下按照推荐剂量应用 GH 治疗 SGA 是安全有效的，其不良反应的发生率不高于 GH 的其他应用。GH 的疗效与开始治疗年龄、GH 剂量、父母的平均身高和治疗开始时身高 SDS 有关。

青春期治疗方案：对 SGA 患者需强调早期治疗，如在接近青春期才开始治疗的患儿，单用 rhGH 可能对终身高的改善度有限。目前 rhGH+GnRHa 联合治疗成为研究热点，有文献报道长期应用 GH 治疗但青春期开始时成年预期身高 <-2.5SD 的 SGA 患儿接受 2 年 GnRHa 联合 GH 治疗后身高总增量增加 6.6cm。但 rhGH+GnRHa 的联合治疗仍不作为常规推荐。多用于青春期男性，常用来曲唑和阿那曲唑。GH 与芳香化酶抑制剂联合应用 2 年以上可增加成年期预测身高。有研究表明应用芳香化酶抑制剂可使成年预测身高增加 5.1~6.7cm。胰岛素增敏剂被认为是 SGA 合并性早熟的潜在治疗选择。有人用二甲双胍治疗（共 36 个月）SGA 性早熟，发现它能延缓青春期进展。但仍需进一步研究其安全性和有效性。

四、努南综合征

【概述】

努南综合征（Noonan syndrome，NS）是一种常染色体显性遗传病，呈完全外显率，但表现度不一。主要临床特征为特殊面容、身材矮小、胸部畸形和先天性心脏病等。活产新生儿中发病率为 1/2 500~1/1 000，男女均可发病，可散发，也可有家族史。

【病因与发病机制】

1962 年，儿科心血管医师 Jacqueline Noonan 首次描述了 9 例相似病例，患者具有特殊面容、身材矮小、胸廓畸形和肺动脉狭窄（pulmonary artery stenosis，PAS）。于 1968 年加上 1 例新患者，发表成文并命名为努南综合征。1994 年，Jarrfieson 通过对一个丹麦 NS 家族的连锁分析，首次将 NS 相关基因定位于 12q22-qter，并命名为 NS1。2001 年，Tartaglia 等首次明确 NS 患者 NS1 关键区域蛋白酪氨酸磷酸酶非受体型 11 基因（the protein tyrosine phosphatase non-receptor type 11 gene，PTPN11）错义突变，并在 PTPN11 基因缺陷的小鼠模型上证实，PTPN11 编码蛋白产物 SHP-2 在心脏瓣膜的胚胎发育过程中起关键作用，这就解释了 PVS 这一 NS 突出的临床特征。同时，作为一种蛋白酪氨酸磷酸酶，SHP-2 参与调控的 Ras/MAPK 信号通路与一系列生长因子和细胞因子的信号转导相关，如 GH、IGF-1 和成纤维细胞生长因子（FGF）等，从而导致 NS 患儿生长迟缓和骨骼异常等多种临床表现。

NS 是由于 RAS-MAPK 信号通路中基因突变所致。此通路可将生长因子及激素等细胞外信号分子转导至细胞内，在细胞的增殖、分化和代谢中起重要作用。当激素等刺激信号分子与细胞膜表面受体结合后，细胞质内的受体发生磷酸化，从而募集接头蛋白［如生长因子受体结合蛋白 2（growth factor receptor binding protein 2，GRB2）］，后者与鸟苷酸交换因子（如 son of Sevenless1，SOS1）及 PTPN11 形成结合后使 SOS1 失活以及 GDP-RAS 转化为具有活性的 GTP-RAS，后者通过一系列的磷酸化激活下游 RAF 介导的 MAPK 信号通路级联反应，最终 ERK1/2 信号分子在胞质 / 胞核参与细胞增殖分化或相关基因的转录。研究发现近 50% NS 患者合并 PTPN11 突变，其他基因突变的频率分别为 SOS1（13%），RAF1 和 RIT1（3%~17%），KARS（< 5%），NRAS、BRAF 和 MAP2K1（<1%），这些基因的突变导致其所编码的蛋白活性增强，但仍有近 20% 的 NS 不能明确基因诊断。

【症状】

面容与骨骼肌肉系统的特征性表现对于 NS 的诊断具有重要意义，特殊面容主要见于婴幼儿，往往随年龄增长越来越不典型。80% 以上的 NS 患者合并心脏病变，其中以肺动脉瓣狭窄（PVS）最常见，常伴有瓣膜发育不良，发生率 50%~60%，肥厚型心肌病（hypertrophic cardiomyopathy，HCM）、房间隔缺损（atrial septal defect，ASD）发生率分别为 20%、6%~10%。目前，国内报道的 NS 患者临床表型与国外基本一致，具有多样性，除特殊面容、身材矮小、先天性心脏病等特殊性表现外，常伴多脏器系统受累（表 2-4-8）。

表 2-4-8　努南综合征的临床表现

常见受累部位	临床表现
特殊面容	婴幼儿期：前额大、高额弓、眼距宽、上睑下垂、短鼻、鼻根宽、鼻尖饱满、上唇饱满呈撅嘴样、小下颌、短颈、后发际低；儿童~青春期：倒三角脸型、头发卷曲、前额宽、蹼颈、小下颌；成人：前额发际线高、倒三角脸型、面部皱纹明显、鼻唇沟明显。各年龄段均可伴蓝绿色或淡蓝色巩膜、耳位低、耳轮后旋或增厚
心血管系统	PVS（常伴瓣膜发育异常，50%~60%），HCM（20%），ASD（6%~10%）；心电图异常（约 50%）；电轴左偏、病理性 Q 波、左心前导联 R/S 比值异常
口腔	高颚弓（55%~100%），咬合不正、小颌畸形、发音困难
耳	听力障碍（低频、高频听阈听力缺失，部分内耳结构异常）
眼	斜视、弱视、屈光不正（>90%）、白内障、角膜前基质营养不良、眼球震颤、眼睑下垂、内眦赘皮等
消化系统	喂养困难（吸吮功能下降，吃奶时间长），脾大（52%）
泌尿生殖系统	80% 男性伴隐睾，部分存在生育障碍，女性生育能力正常，泌尿系统畸形（10%~11%，如肾盂扩张、单一肾脏、双重泌尿系统）
生长发育	出生体重、身长正常，生后第 1 年即可出现身材矮小（50%~70%，青春期时显著，伴骨龄落后），青春期发育延迟
血液系统	凝血功能异常［凝血因子 XI 缺乏（25%），Ⅷ、XII 活性降低，血小板减少及功能缺陷，PT、APTT、BT 异常］，骨髓增生异常
神经系统	脑积水、阿诺尔德 - 基亚里综合征、中枢神经系统异常、早期运动发育延迟、阅读、拼写障碍、智力发育落后
骨骼	鸡胸、漏斗胸、脊椎侧凸、后凸、脊椎裂、关节挛缩、外翻等、色素沉着绒毛结节性滑膜炎
皮肤组织	指甲营养不良、毛囊角化症、色素痣、雀斑、咖啡牛奶色斑、毛发稀疏或卷发

生后匀称性身材矮小为努南综合征主要特征之一，见于 80% 以上患者。早在 25 年前已描绘出 NS 患者特有的身高增长曲线。男女性患者的身高增长模式是相似的。典型生长模式表现为，产前生长发育及出生时身长正常，但往往在生后第 1 年生长发育落后变得明显。在青春

前期，平均身高低于正常人群下限（第 3 百分位或 –2SDS），此后由于性延迟和青春期生长发育高峰的削弱，身高进一步落后。骨龄通常会落后 2 年左右，成年早期生长追赶延长。成年终身高在同性别第 3 百分位数左右，大约有一半的成年患者身高低于这个临界值。

此后对疾病的进一步了解，发现致病基因的不同，其生长情况存在较大差异。Noonan 综合征 PTPN11 和 RAF1 突变患者出生时的生长障碍比其他基因型严重。相反，携带 KRAS 突变的新生儿通常胎龄更大，巨大儿的发生率高。SOS1 突变患者身高在出生和青春前期比 PTPN11、RAF1 和 KRAS 突变患者高。

NS 患者常伴性发育延迟，青春期体格生长高峰期缩短，男孩性发育平均年龄为 13.4 岁（10.8~16.4），35% 晚于 13.5 岁进入青春期，女孩则为 13.0 岁（10.9~15.0 岁），44% 晚于 13 岁进入青春期，女性初潮平均年龄为（14.6 ± 1.2）岁。

【诊断思路】

NS 的诊断以临床表现为主，目前仍采用 1994 年荷兰学者提出的诊断标准（表 2-4-9）。若存在典型特殊面容，还需满足 2A-6A 中的 1 条或 2B-6B 中的 2 条标准；若面容特殊但不典型，则需满足 2A~6A 中的 2 条或 2B~6B 中的 3 条标准。

表 2-4-9　努南综合征的诊断标准

特征	A（主要标准）	B（次要标准）
1. 面容	典型的特殊面容	特殊面容
2. 心脏	PVS、HCM、NS 典型的心电图改变	其他心脏缺陷
3. 身高	小于同年龄、同性别第 3 百分位	小于同年龄同性别第 10 百分位
4. 胸廓	鸡胸、漏斗胸	胸廓宽
5. 家族史	一级亲属确诊 NS	一级亲属疑似 NS
6. 其他	同存智力落后、隐睾、淋巴管发育异常	存在以下之一：智力落后、隐睾、淋巴管发育异常

2010 年，美国 NS 协作小组制定的临床指南中明确提出，NS 相关基因筛查阳性可协助该病诊断，但筛查阴性并不能排除该病，基因型与临床表型之间的关系可为基因筛查提供参考（表 2-4-10）。对于典型 NS 临床表型患者，首先推荐检测 PTPN11 基因，该基因筛查阴性时，可根据患者临床表型选择其他目标基因作为筛查对象。

表 2-4-10　基因型与临床表型

基因型	染色体位置	生长特点	发育特点	心血管表现	皮肤或毛发特点
PTPN11（约50%）	12q24	显著身材矮小，IGF-1低水平表达	N308D 和 N308S 突变无明显认知缺陷	PVS，无明显症状的 HCM	—
SOS1（约10%）	2q22	身材矮小较少见	认知发育缺陷较少见	—	心 - 面 - 皮肤综合征样皮肤改变
RAF1（10%）	3p25	—	—	明显的 HCM	心 - 面 - 皮肤综合征样皮肤改变
KRAS（<2%）	12p12.1	—	严重的认知缺陷	—	
SHOC2	10q25	明显的生长激素缺乏	明显的多动表现	二尖瓣脱垂和室间隔缺损	色素沉着，色素痣

PTPN11 为 NS 最常见致病基因，临床上通常伴有 PVS、ASD、身材矮小、男性隐睾等，而 HCM 和严重认知缺陷较少见。有研究显示，携带和不携带 PTPN11 基因突变的 NS 患者 PVS 发生率分别为 70.6% 和 46.2%，而 HCM 的发生率分别为 5.9% 和 26.2%。

非 PTPN11 突变中，约 20% 伴有 SOS1 突变，SOS1 突变携带者外胚层发育异常发生率较高，而认知缺陷和生长发育迟缓较少见。对于 PTPN11 筛查阴性，且发育迟滞不明显或非常轻微，伴有心 - 面 - 皮肤综合征（cardiofaciocutaneous syndrome，CFC 综合征）样皮肤、毛发改变而身高正常者，应考虑行 SOS1 基因突变的筛查。KRAS 基因编码具有 GTP 酶活性的 RAS 蛋白，突变携带者表现有轻、中度认知缺陷及明显发育迟滞，约 85% 伴有 PVS、HCM、ASD 等心脏受累表现。

在 PTPN11、KRAS 和 SOS1 突变阴性的 NS 患者中，RAF1 突变发生率为 10%~30%，研究发现，80% RAF1 突变携带者有 HCM，约 1/3 的 RAF1 突变携带者伴有多发性黑痣、咖啡牛奶色斑等皮肤病变。伴毛发稀疏、生长迟缓的患者，SHOC2 可作为次选目标基因，其编码 RAS 蛋白与下游信号转导分子的桥梁蛋白，其功能的正常表达与蛋白酰化相关，突变携带者还可伴有皮肤黑色素沉着、生长激素缺乏、鼻音重及明显多动表现。

此外，研究人员分析了 180 例伴典型 NS 临床特征或相关表现，但常见 NS 致病基因筛查阴性的患者，发现 17 例（9%）携带 RIT1（Ras-link without CAAX1）突变。突变携带者均有特殊面容、身材矮小、先天性心脏病等 NS 典型临床特征，HCM、PVS、ASD 发病率分别为 70%、65%、29%。

【治疗与随访】

NS 的治疗以对症为主，目前仍参考在 2010 年分别由 Dyscerne 研究团队和 Romano 等发布的治疗指南。不同的发育时期，侧重的检查和治疗也有所不同：婴儿期应关注喂养方面，主要是饮食和吞咽功能评估，若频繁呕吐应怀疑胃食管反流病和肠扭转不良，前者治疗方法同普通患儿，若出现持续呕吐和拒食可能需采用胃管喂食（少见）；评估心脏功能，一旦肥厚型心肌病诊断成立应密切随访，瓣膜发育不良需手术治疗；监测生长指标，如出生时和每 1~3 个月测量身高、体重和头围等，发现生长速度减慢时应及时就诊；神经心理学和行为学，每年应进行 2 次行为学评估，由肌张力减退所致的行为障碍可用物理疗法纠正。此外，还需评估凝血功能、是否合并隐睾症、听力视力筛查等。

2007 年，美国 FDA 推荐伴有身材矮小的 NS 患者可给予重组人生长激素（rhGH）治疗。美国国家生长协作研究资料表明，rhGH 可显著改善 NS 患儿成年后身高，男性平均增加（10.9 ± 4.9）cm，女性增加（9.2 ± 4.0）cm。rhGH 疗效与治疗时间及基因型有关，接受 rhGH 治疗越早，效果越好，携带 PTPN11 突变者治疗效果差于无此突变患者，可能与突变导致的 GH 不敏感有关。目前，国内也推荐 rhGH 用于治疗伴有身材矮小的 NS 患者。

NS 患者进行 rhGH 治疗有较高的患血液系统及实质性肿瘤的风险，青春前期肿瘤的标化发病比为 8.1。虽然 NS 患者应用 rhGH 和肿瘤发生之间没有确切因果关系，但也有 NS 在治疗后出现皮下浸润性颗粒细胞肿瘤、淋巴瘤、下颌腺巨细胞肿瘤复发的个例报道。

综上,NS 患者可通过详细病史、查体和基因筛查提高诊断率,rhGH 可显著增加其生长速度,但应在用药期间规律随诊,评估心脏功能、糖代谢水平及监测是否有肿瘤发生。

五、拉伦侏儒综合征

【概述】

拉伦侏儒综合征(Laron syndrome,OMIM:262500),又称为原发性生长激素不敏感综合征(growth hormone insensitivity syndrome,GHIS),是一种由生长激素 / 胰岛素样生长因子 -1(growth hormone/insulin-like growth factor-1,GH/IGF-1)轴上相关基因突变,致使婴幼儿生长发育迟缓、身材矮小以及一系列代谢紊乱的临床综合征。自 1966 年 Laron 等首次报道后,迄今已有 300 多例被报道。该综合征多见于地中海和中东地区,全球亦有散发报道,国内仅有个例报道。尚无明确流行病学研究。其早期临床表现与单纯性生长激素缺乏病无明显区别。虽由于病因不同,缺陷严重程度不同,临床表现出有较大的异质性,但身材矮小为其共同特征。其他可表现为头发稀疏、前额突出、鞍鼻、躯干性肥胖、低血糖发作等。

【病因与发病机制】

拉伦侏儒综合征是由于 *GHR* 基因突变或受体信号转导通路上相关基因突变引起的原发性生长激素不敏感综合征,如 *STAT5B*、*IGF1*、*IGFALS*、*IGF1R* 等基因突变。目前报道最多的为 *GHR* 基因突变,该基因突变已报道 90 余种,包括错义突变、无义突变、框架移位、剪切位点突变、大片段的缺失等,大多发生在胞外区,并以点突变为主。

GH 由腺垂体分泌,作用于肝脏表面的 GHR 促进 IGF-1 的合成和表达。IGF-1 与 IGF-BP3 和 ALS 形成三聚体,转运至血液循环中,以内分泌的形式发挥作用。IGF-1 通过 IGF1R 作用于骨骺中的软骨细胞,促进软骨细胞的增殖,同时 GH 还可以直接作用于骨骺软骨,促进骨骼生长。GH 发挥作用涉及众多信号分子,包括信号转导与转录激活因子(signal transducer and activator transcription,STAT)、磷脂酰肌醇 -3- 激酶(phosphoinositide-3 kinase,PI3K)以及丝裂原激活的蛋白激酶(mitogen-activated protein kinase,MAPK),其中主要是通过 JAK/STAT 信号通路调节 IGF-1 的生成。

GHR 基因位于人染色体 5p12~13.1,全长约 87kb,共有 10 个外显子,其编码的 GHR 是一种含有 620 个氨基酸的单次跨膜糖蛋白。GHR 属于细胞因子超家族成员,外显子 1 为非编码区,第 2 外显子编码信号肽;胞外区含有 246 个氨基酸,由第 3 至第 7 外显子编码,主要功能为介导受体与 GH 特异性地结合;跨膜区含有 24 个氨基酸,由第 8 外显子编码;胞内区含有 350 个氨基酸,由第 9、10 外显子编码。GHR 以同源二聚体的形式存在于细胞表面,其胞内区缺乏激酶活性,胞内区的第 276~287 个氨基酸构成一个富含脯氨酸的结构域,可耦联非激活状态的 Janus 家族酪氨酸激酶 2(Janus-Family Throsine Kinase 2,JAK2),GH 与 GHR 结合后可以使 GHR 分子的构象改变从而激活 JAK2 激酶,JAK2 的激酶活性使 GHR 胞内区酪氨酸残基磷酸化,同时募集细胞内的信号转导分子如 STATs 并使其磷酸化,触发磷酸化的级联反应。STAT5B 分子磷酸化后可以转为进入细胞核,与靶基因附近的基因反应元件结合,促进下游 STAT5B 依赖性的相关基因的转录,如 *IGF1*、*IGFBP3*、*IGFALS* 等基因,从而发挥对生长和代谢的调节作用。GH 正常发挥作用需要上述多种分子的参与,在这过程中任何基因发生突变,都可影响 GH 发挥作用,对患者的生长发育造成影响。

【症状】

经典型拉伦侏儒综合征患者有典型面部特征:前额突出、鞍鼻、面部骨骼发育不良、小下颌,多伴有 GH 升高,IGF-1、IGF-BP3 降低,非经典患者可以无特殊面容。具有 *GHR* 基因突变的拉伦侏儒综合征患者临床表现轻重不一,轻者仅表现为身材轻度矮小,身高标准差评分在 –2SDS 以下,重者身高 SDS 可低至 –10SDS。即使具有同样基因突变的患者之间身高变异也较大,厄瓜多尔队列中的患者都具有 *GHR* 基因 E180 剪切位点突变,但其身高 SDS 波动于 –5.3~–11.5。由于拉伦侏儒综合征患者临床表现多样,且与特纳综合征、努南综合征、拉塞尔 - 西尔弗综合征患者的临床表现有一定的重叠之处,临床上容易误诊、漏诊。

GH/IGF-1 轴上不同基因突变引起 GHIS 表型的严重程度各不相同。对于 *GHR* 基因突变的研究显示,显性失活突变和内含子区假外显子激活突变与 *GHR* 基因错义突变和无义突变相比,身材矮小更轻($P < 0.05$)。具有 *STAT5B* 基因突变的

患者身高差异较大,身高 SDS 波动于 −5.6~−9.9 之间,大部分患者存在严重的免疫系统功能缺陷,需给予免疫抑制剂或类固醇激素治疗,这些药物的使用也会影响生长发育。一项纳入 17 名 IGFALS 基因纯合突变患者的系统综述发现,该基因突变的患者身高缺陷较轻,而且随年龄增长有逐渐改善趋势。而对于 IGF1、IGF1R 基因突变的患者,最突出表现为胎儿期生长发育受限。其中,IGF1 基因缺陷还可以出现小头畸形、耳聋、智力异常。

GHIS 患者血清中最具特征性的生化表现为 GH 水平正常或升高,IGF-1 缺乏,但 IGF1R 基因突变患者例外,其 IGF-1 水平通常正常或升高。GHR 基因突变的患者,IGF-1、IGF-BP3 水平缺陷,但缺陷程度各不相同。大多数 GH 基础值和激发试验后峰值升高。

【诊断思路】

拉伦侏儒综合征是 GH/IGF-1 轴上 GHR 基因或受体后信号转导通路上相关基因突变造成的 GH 抵抗综合征,典型患者表现为面中部发育不良、极度身材矮小、血清 GH 水平正常或升高、IGF-1 极度降低、GHBP 及 IGFBP-3 水平降低,但是由于患者遗传背景不同,不同程度上影响 GH/IGF-1 信号转导通路,其临床表现及血清学相关因子的水平具有高度异质性,需要根据患者的病史、血清学检查进行仔细鉴别,最终确诊需要进行基因检测。

Burren 等人在 2001 年采用了一项评分系统对临床疑似 GHIS 的患者进行评分(表 2-4-11),分别对患者的身高 SDS、IGF-1、IGFBP-3、GHBP 水平以及 IGF 激发试验后 IGF-1 和 IGF-BP3 的水平进行评分,每项得分为 1 分,上述指标中总分 ≥5 分可诊断为 GHIS。

表 2-4-11 GHIS 患者的诊断评分系统

检查	指标	标准	得分
生长发育	身高	<−3SDS	1 分
GH 基础水平	GH	>2.5ng/ml	1 分
IGFs 基础水平	IGF-1	<50μg/l	1 分
	IGF-BP3	<−2SDS	1 分
IGF-1 生成	Δ IGF-1	<15μg/l	1 分
	Δ IGF-BP3	<0.4mg/l	1 分
GH 结合	GH 结合百分率	<10%	1 分
总分 ≥5 分可诊断为 GHIS			

【治疗与随访】

对于具有 GHR 基因、IGF1 基因突变的患者,rhIGF-1 是唯一有效的治疗药物。rhIGF-1 在 1989 年首次合成,最初只有静脉剂型,使用过程中会出现低血糖及血浆胰岛素水平降低,后来由于心搏骤停、低血压等严重的心血管系统不良反应而停用。1990 年,皮下注射的 rhIGF-1 问世,在随后的研究中表现出良好的效果一直应用至今。Vaccarello 等人对 6 名成年 GHIS 患者应用 rhIGF-1 治疗时发现,在餐中皮下注射 rhIGF-1(40μg/kg,每日 2 次)可以有效避免低血糖发生,并且患者 IGF-1 水平可以恢复至正常范围,GH 水平明显降低。在接受 rhIGF-1 治疗的 76 名 GHIS 患者中出现了一些不良反应,其中以心动过速最为常见,发生率为 100%,其次为产生 IGF-1 抗体(50%)、胸腺增生(35%)、注射部位脂肪增生(32%)、听力减退(22%)等。

有研究认为单用 rhIGF-1 会对垂体产生的 GH 产生负反馈抑制,从而有学者提出联合应用 rhGH 和 rhIGF-1 可以有效提高治疗反应。rhIGF-1 和 rhIGFBP-3 的复合药物也在研发中,显示出较好的药代动力学特性,但是尚无长期用此药的临床研究,故其疗效及安全性数据尚不充分。rhIGF-1 作为唯一有效的治疗药物,会产生一些不良反应,需要注意监测。

(王春林 梁黎)

第五节 与性腺相关青春发育异常

儿童性发育异常是指性发育过程或性器官发育异常,临床最常见的为青春期发育异常和两性畸形。青春期是指从第二性征开始发育到性发育完全成熟的阶段。HPGA 功能的启动决定青春期的开始。正常情况下女孩 10~12 岁、男孩 12~14 岁开始青春发育,但青春期开始发育的时间有种族和地域差异,过早或延迟均属青春期发育异常。性早熟和性腺功能减退是儿童最常见的青春期发育异常。

一、性早熟

性早熟(precocious puberty 或称 sexual precocity)是指女孩 8 岁、男孩 9 岁以前出现第二性征。发病率为 1/10 000~1/5 000,女孩约为男孩的 5~10 倍。近年研究显示世界范围内儿童青春期发育时间有提前趋势,且具有种族和地域差异。因此,有学者提出性早熟的年龄界定应根据不同国家、不同种族的标准进行,但国际上目前仍多沿用以往的标准。

按 HPGA 功能是否提前启动可将性早熟分为中枢性性早熟(GnRH 依赖性、真性、完全性性早熟)、外周性性早熟(非 GnRH 依赖性、假性性早熟)和不完全性性早熟(又称部分性性早熟)。

(一) 中枢性性早熟

【概述】

中枢性性早熟(central precocious puberty,CPP)亦称真性性早熟,是由于 HPGA 功能过早启动,GnRH 脉冲分泌增强所致。患儿除有第二性征发育外,还有卵巢或睾丸的发育。性发育过程和正常青春期发育的顺序一致,只是年龄提前。

【病因】

1. **特发性中枢性性早熟**(idiopathic central precocious puberty,ICPP)　又称体质性性早熟,是由于下丘脑对性激素的负反馈的敏感性下降、促性腺素释放激素过早增加分泌所致。女性多见,约占女孩 CPP 的 80% 以上。

2. **继发性中枢性性早熟**　多见于中枢神经系统异常,常见原因包括:①肿瘤或占位性病变:下丘脑错构瘤、囊肿、肉芽肿;②中枢神经系统感染;③获得性损伤:外伤、术后、放疗或化疗;④先天发育异常:脑积水、视中隔发育不全等。

3. **其他疾病导致**　少数未经治疗的原发性甲状腺功能减退症患者可出现中枢性性早熟。

【症状】

CPP 以女孩多见,女孩发生 ICPP 约为男孩的 9 倍;而男孩性早熟患者中枢神经系统异常(如肿瘤)的发生率较高。

性发育是一个连续的过程,且具有一定规律。中枢性性早熟是由于 HPGA 功能提前启动所致,性发育的顺序与正常儿童基本一致,但临床表现差异较大。在青春期前的各个年龄组都可以发

病,症状发展快慢不一,有些可在性发育至一定程度后停顿一段时期再发育,亦有的症状消退后再出现。在性发育的过程中,男孩和女孩皆有身高和体重过快的增长和骨骼成熟加速。早期患儿身高较同龄儿童高,但由于骨骼过快增长可使骨骺融合过早,成年后的身材反而较矮小。部分患者可出现心理社会问题。

颅内肿瘤所致的 CPP 患儿在病程早期可仅有性早熟表现,后期始见颅内压增高、视野缺损等定位征象,需加以警惕。

【诊断思路】

性早熟的诊断包括 3 个步骤,首先要确定是否为性早熟;其次是判断性早熟属于中枢性或外周性;第三是寻找病因。

ICPP 的诊断过程主要是排除其他原因所致的性早熟的过程,特别是需与中枢神经系统、肾上腺、性腺、肝脏的肿瘤导致的性早熟进行鉴别。

CPP 的诊断需符合以下标准:

1. **第二性征提前出现**　女孩 8 岁前,男孩 9 岁前出现第二性征发育。以女孩出现乳房结节,男孩睾丸容积增大为首发表现。

2. **线性生长加速**　年生长速率高于正常儿童。

3. **骨龄超前**　骨龄超过实际年龄 1 岁或 1 岁以上。

4. **性腺增大**　盆腔 B 超检查女孩卵巢、子宫的发育情况;男孩注意睾丸、肾上腺皮质等部位。男孩睾丸容积≥4ml(睾丸容积=长 × 宽 × 厚 × 0.71)或睾丸长径>2.5cm,提示青春期发育。女孩子宫长度 3.4~4.0cm,卵巢容积 1~3ml(卵巢容积=长 × 宽 × 厚 × 0.523 3),并可见多个直径≥4mm 的卵泡,提示青春期发育;若发现单个直径>9mm 的卵泡,则多为囊肿;若卵巢不大而子宫长度>3.5cm 并见内膜增厚则多为外源性雌激素作用。盆腔 B 超显示女孩子宫、卵巢容积增大,且卵巢内可见多个直径>4mm 的卵泡;男孩睾丸容积≥4ml。

5. **HPGA 功能启动**　血清 Gn 及性激素达青春期水平:特发性中枢性性早熟患儿血 FSH、LH 基础值可能正常,需借助于 GnRH 刺激试验,亦称黄体生成素释放激素(LHRH)刺激试验诊断。一般采用静脉注射 GnRH,按 2.5μg/kg(最大剂量 100μg),于注射前(基础值)和注射后 30、60、90 及 120 分钟分别采血测定血清 LH 和 FSH。免疫荧光法(IFMA),LH 峰值>6U/L(男孩)或>

6.9U/L（女孩）；免疫化学发光法（ICMA），LH 峰值 ≥5.0U/L 均提示性腺轴启动。LH 峰值/FSH 峰值 ≥0.6，考虑青春期启动，但应注意同时要满足 LH 峰值 ≥5.0U/L。

6. 其他检查　如怀疑甲状腺功能减退症可测定三碘甲状腺原氨酸（triiodothyronine，T3）、甲状腺素（thyroxine，T4）、TSH；先天性肾上腺皮质增生症患儿血 17-羟孕酮（17-OHP）、DHEA、雄烯二酮（An）明显增高。对年龄小于 6 岁的 CPP 女孩以及所有男性性早熟患儿均应常规行头颅 MRI 检查。6~8 岁的 CPP 女孩是否均需行头颅 MRI 检查尚有争议，但对有神经系统表现或快速进展型的患儿则应行头颅 MRI 检查。对怀疑肾上腺疾病所致者，应进行腹部 CT 检查。

【鉴别诊断】

CPP 应注意与外周性性早熟及不完全性性早熟相鉴别。女孩 CPP 特别应注意与单纯乳房早发育相鉴别。

1. 单纯乳房早发育　是女孩不完全性性早熟的表现。起病年龄小，常 <2 岁，乳腺仅轻度发育，且常呈现周期性变化。除乳房发育外，不伴有生长加速和骨骼发育提前，不伴有阴道出血。血清 E_2 和 FSH 基础值常轻度增高，GnRH 刺激试验中 FSH 峰值明显增高。一般认为乳房早发育是一种良性、自限性过程，但部分患者可逐步演变为真性性早熟，故对此类患儿应注意追踪检查，常规随访性激素水平、生长速率、骨龄进展等。

2. 外周性性早熟　多见于误服含雌激素的药物、食物或接触含雌激素的化妆品。女孩常有不规则阴道出血，且与乳房发育不相称，乳头、乳晕着色加深。女孩单纯出现阴道出血时，应注意排除阴道感染、异物或肿瘤等。对男孩出现性发育征象而睾丸容积仍与其年龄相称者，应考虑先天性肾上腺皮质增生症、肾上腺肿瘤。单侧睾丸增大者需除外性腺肿瘤。

3. 继发于下列疾病

（1）先天性肾上腺皮质增生症：21-羟化酶缺乏多见，是导致男孩外周性性早熟的最常见原因。表现为阴茎增大、增粗，阴囊色素沉着，睾丸容积不大或睾丸容积与阴茎发育水平不一致。早期身高增长加速，骨龄提前显著。血 17-OHP、DHEAS、雄烯二酮、睾酮水平升高。长期未经诊断治疗者可转变为 CPP。

（2）纤维性骨营养不良综合征（McCune-Albright syndrome，MAS）：又称多发性骨纤维发育不良，多见于女性，是由于 *Gs* 基因缺陷所致。本综合征以性早熟、皮肤咖啡斑、多发性骨纤维发育不良三联症为特点，多数患儿可仅表现有一种或两种体征。可伴有垂体、甲状腺和肾上腺等内分泌异常，还可出现卵巢单侧囊肿。但其性发育过程与 CPP 不同，常先有阴道出血发生；乳头、乳晕着色深；血雌激素水平增高而 Gn 水平低下；GnRH 激发试验呈外周性性早熟。随病程进展，部分可转化为 CPP。

（3）家族性男性性早熟（familial male-limited precocious puberty，FMPP）：本病是由于 LH 受体激活突变所致，呈家族性。患儿 2~3 岁时出现睾丸增大，睾酮水平明显增高，骨龄明显增速，但 LH 对 GnRH 刺激无反应。随病程进展可转变为 CPP。

（4）原发性甲状腺功能减退症：本病继发 CPP 可能和 HPGA 调节紊乱有关。甲状腺功能减退时，下丘脑分泌 TRH 增加，由于分泌 TSH 的细胞与分泌 PRL、LH、FSH 的细胞具有同源性，TRH 不仅促进垂体分泌 TSH 增多，同时也促进 PRL 和 LH、FSH 分泌。也有学者认为 FSH 和 TSH 的糖蛋白受体结构相似，甲状腺功能减退时升高的 TSH 可产生类 FSH 样作用。患儿临床出现性早熟的表现，如女孩出现乳房增大、泌乳和阴道出血等，但不伴有线性生长加速及骨龄增长加快。严重而长期未经治疗者可转变为 CPP。

【治疗】

中枢性性早熟的治疗目的：①抑制或减慢性发育进程，避免女孩过早月经初潮；②抑制骨骼成熟，改善成人期最终身高；③预防与性早熟相关的社会心理问题。

1. 病因治疗　肿瘤引起者应手术切除或进行化疗、放疗；甲状腺功能减退所致者给予甲状腺制剂纠正甲状腺功能；先天性肾上腺皮质增生症患者可采用肾上腺皮质激素治疗。

2. 药物治疗　目前国内外对中枢性性早熟的治疗主要采用 GnRHa。天然的 GnRH 为 10 肽，目前常用的几种 GnRHa 都是将分子中第 6 个氨基酸，即甘氨酸置换成 D-色氨酸、D-丝氨酸、D-组氨酸或 D-亮氨酸而成的长效合成激素。其作用是通过受体下降调节，抑制垂体-性腺轴，使 LH、FSH 和性腺激素分泌减少，从而控制性发育，延迟骨骼成熟，最终改善成人期身高。目前应用的缓释剂主要有曲普瑞林（triptorelin）和亮丙瑞林（leuprorelin），前者为天然 GnRH 10 肽的第 6 位氨基酸 L- 甘氨酸被 D- 色氨酸替代，后者则被 D- 亮氨酸替代。国内推荐剂量：每次 80~100μg/kg，或通常应用每次 3.75mg，每 4 周肌内注射 1 次。目前建议 GnRHa 应用至患者骨龄达 11.5（女）~12.5 岁（男）。

3. 其他　治疗过程中需定期随访监测性发育、身高增长及性激素水平等。

（1）一般项目：开始治疗年龄、性发育开始年龄、身高、体重、生长速率、骨龄。

（2）性发育情况：乳房分期、盆腔 B 超中滤泡大小。

（3）性激素水平：LH、FSH、E$_2$ 水平。

（4）皮下注射副作用：GnRHa 常见的副作用主要为注射部位局部反应，如红斑、硬化、水疱、无菌性水肿以及首次应用可能出现阴道分泌物增多或阴道出血等。

（二）外周性性早熟

【概述】

外周性性早熟（peripheral precocious puberty，PPP）又称假性性早熟、非 Gn 依赖性性早熟，有第二性征发育和性激素水平升高，但 HPGA 不成熟，无性腺的发育。

【病因】

外周性性早熟主要是由于有分泌性激素的腺体或组织产生自发性的分泌性激素的肿物、肿瘤或组织增生等产生性激素引起不同性征发育的情况，无年龄和性别的区分。可以是同性的亦可以是异性的，并且除性征表现外还多有其他的症状。常见原因为：①性腺肿瘤。卵巢颗粒 - 泡膜细胞瘤、黄体瘤、睾丸间质细胞瘤、畸胎瘤等。②肾上腺疾病。肾上腺肿瘤、先天性肾上腺皮质增生症等。③外源性。如含雌激素的药物、食物、化妆品等。④其他疾病。如纤维性骨营养不良综合征。

【症状】

外周性性早熟因各种原因引起体内性甾体激素升高至青春期水平，而非 HPGA 功能启动，故仅有第二性征的早现，但不具有正常性发育程序性过程。

【诊断思路】

常见的可致外周性性早熟的疾病有：

1. 先天性肾上腺皮质增生症　是男性外周

性性早熟最常见的原因，大多为 21- 羟化酶缺乏所致。单纯男性化型可仅表现为阴茎增大和阴囊色素沉着、身高增长加速和骨龄提前；血 17- 羟孕酮和睾酮升高。随着年龄增大，雄激素过多的体征越来越明显，患儿阴茎粗大，阴毛出现，阴茎容易勃起，可出现变声、胡须和痤疮；未转变为中枢性性早熟时睾丸不大，Gn 对 GnRH 刺激呈抑制状态。

2. 分泌绒毛膜促性腺激素（hCG）肿瘤　男性患儿表现为同性性早熟，阴茎增大，可伴睾丸轻度增大，与阴茎大小不相称。血睾酮水平达到青春期水平，但 Gn 在 GnRH 刺激后仍处于被抑制状态；血甲胎蛋白（AFP）和 hCG 水平增高。脑脊液 hCG 水平测定有助于鉴别肿瘤位于颅内还是外周。

3. 纤维性骨营养不良综合征伴性早熟　本病的原因为编码 G 蛋白 α- 亚单位的基因错译突变，导致刺激 cAMP 产生可激活许多内分泌激素的受体，如 ACTH、TSH、FSH、LH 等受体。多见于女孩，5 岁前（0.3~8 岁）出现乳腺发育，部分患儿不规则或间歇出现阴道流血，且与乳腺发育程度不相称，生长速率相对正常；血雌激素水平增高而促性腺激素水平低下；GnRH 刺激试验呈外周性性早熟。E$_2$ 水平可从正常或高达 >900pg/ml 不等，并在卵巢内可见有相应的滤泡。本综合征以皮肤咖啡斑、性早熟、多发性骨纤维发育不良三联症为特点，可伴有垂体、甲状腺和肾上腺等多种内分泌异常，还可出现卵巢单侧囊肿。随病程进展，部分女孩可转化为中枢性性早熟。男孩发生性早熟的少见，可有睾丸不对称性增大。当骨龄成熟达青春期年龄时，引起垂体 Gn 分泌则转变为真性早熟。多数女孩的阴道出血变成周期性月经。甲状腺可有增生出现甲状腺功能亢进症状，两性均可有甲状腺肿，T3 轻度升高，TSH 被抑制。本病还可伴发库欣综合征，双侧肾上腺增生可发生于小婴儿，早于发生性早熟之前。还有报告发生 GH 分泌增多引起巨人症。内分泌腺体以外的表现有高尿磷，可引起佝偻病和骨质疏松症比较常见。长期对患者随访可发现功能性卵巢囊泡常会自动消失。对女孩长期 E$_2$ 分泌者可用睾内酯（testolactone）抑制芳香化酶使 E$_2$ 合成减少。当患者有变成 Gn 依赖真性早熟时亦可用 GnRH 类似物进行治疗。

4. 肾上腺皮质肿瘤　根据肿瘤的性质可表

现为同性或异性性早熟。儿童肾上腺肿瘤常以性激素分泌增多为主(尤其是肾上腺癌)。分泌雌激素为主时,临床上男性化症状明显;分泌雌激素为主的患儿两性都可以有乳房发育。

5. 单纯性卵巢囊肿　表现单侧持续的卵巢增大,并含有实质的囊肿。乳房发育、乳晕及外生殖器色素沉着;血中 E_2 水平较高,GnRH 激发后 Gn 呈抑制状态。当囊肿破裂时,血 E_2 浓度会迅速下降,继之发生激素撤退性出血。

6. 家族性男性非 Gn 依赖性性早熟　本病是由于 LH 受体激活突变引起的性连锁遗传,由母性携带者传递,只发生于男性,父亲可有性早熟病史。患儿于 2~3 岁时出现轻度睾丸增大,生精细胞成熟,精子生成,睾酮明显高于同龄男子真性性早熟水平。Gn 的水平比正常年龄的人低或受抑制,并且 LH 对 GnRH 刺激无反应。骨龄明显增速,当骨龄相当于青春发育年龄时即可由于在高性激素情况下促使下丘脑 - 垂体性腺轴功能启动而变为真性性早熟。治疗幼小男孩可用酮康唑每日 600mg,分 3 次,每 8 小时 1 次,可以抑制甾体合成中的 C-17,20 裂解酶及睾酮的合成。有的需加用螺内酯和睾内酯抑制芳香化酶,减少雌激素的生成和抑制骨骼的成熟。转为中枢性性早熟后,GnRHa 治疗可抑制 LH、FSH 水平,但睾酮水平不会完全抑制。这种 LH 受体的激活突变在女孩通常不会导致性早熟或其他异常,因为除 LH 外,FSH 受体激活对卵巢甾体激素的生成是必须的。

7. 卵巢肿瘤　女性患儿可表现同性或异性性早熟,主要决定于卵巢肿瘤的性质,是支持细胞瘤还是睾丸间质细胞瘤。前者主要表现乳房增大,后者主要表现阴蒂肥大和阴毛早现。

8. 睾丸肿瘤　男性患儿表现为单侧睾丸不同程度增大,睾丸 B 超可探及低或高回声瘤块,边界清晰或不清。绝大多数睾丸肿瘤为生殖细胞肿瘤。

9. 外源性激素摄入　摄入外源性雌激素的男、女孩,均可发生乳房发育,并有乳晕和外生殖器色素沉着。女孩外阴水肿和阴道分泌物增多,可有撤退性阴道出血。摄入外源性雄激素的男、女孩,均可发生体毛增多或其他男性化症状。

【治疗】

外周性性早熟是非 GnRH 依赖性的,因此,GnRHa 治疗是无效的。

外周性性早熟首先应查找原因,明确原发病,然后根据原发病的不同采用针对性治疗。由肿瘤导致者,必要时可考虑外科手术治疗。由其他内分泌疾病导致者给予相应治疗,如先天性甲状腺功能减退症给予左旋甲状腺素治疗;先天性肾上腺皮质增生症给予糖皮质激素治疗;纤维性骨营养不良综合征给予芳香化酶抑制剂或雌激素受体调节剂治疗等。外周性性早熟的原发病长期未经治疗或随着病程的进展,可转化为中枢性性早熟。此时,可根据患者的具体情况,按中枢性性早熟进行个体化治疗。

(三) 不完全性性早熟

不完全性性早熟(incomplete precocious puberty)又称部分性性早熟,为性早熟的变异,包括单纯乳房早发育(premature thelarche)、单纯阴毛早现(premature pubarche)和单纯早初潮(premature menarche)等。

1. 单纯乳腺早发育

【概述】

单纯乳腺早发育(premature thelarche)是指女童在 8 岁以前出现乳腺发育,但不伴有其他性发育的征象,无生长加速。单纯乳腺早发育好发于 2 岁以下的婴幼儿。94% 发生于 1 岁半前,50% 出生后即有发生。

【病因】

乳腺早发育的病因及发病机制不明,可能与以下因素有关:乳腺组织对儿童期低水平雌激素的敏感性较高;卵巢分泌雌激素增加;由于 FSH 过度分泌使下丘脑 - 垂体 - 卵巢轴暂时部分性激活;芳香化酶活性增加(肾上腺来源的雌激素前体物质增加);摄入雌激素增加;环境污染物和内分泌干扰物的影响等。

【症状】

患儿乳腺发育表现为单侧或双侧乳腺增大,或两侧乳腺交替增大、消退;无乳头、乳晕色素沉着;乳腺组织增长缓慢,可持续数月或数年才消退,甚至有部分可持续至青春期;无阴毛 / 腋毛生长;外阴呈幼婴型;子宫卵巢的大小与实际年龄相称;不伴有生长加速等。

患儿血清 LH 和性激素水平均处于青春期前范围,GnRH 激发试验 FSH 升高显著,LH 升高不明显。有研究显示乳腺早发育女孩 FSH 的基值和峰值均高于正常对照组,且 FSH 峰值与中枢性性早熟无差异。而 LH 的基值和峰值,乳腺早发育的女孩虽高于正常对照组,但仍处于青春期前的范围,且明显低于中枢性性早熟。提示乳腺早发育女孩 HPGA 存在部分过度激发。

以往认为乳腺早发育是一种良性、自限性过程,患儿可有正常的青春期发育、正常的成年身高,不需要治疗。2 岁前开始的乳腺早发育多为暂时性现象,大多在 6 个月 ~1 岁后消退,但部分患儿可持续数月甚至数年,87.5% 持续大于 1 年,25% 持续大于 3 年以上。但约 13.5%~18.4% 的乳腺早发育患儿会发展成为中枢性性早熟,2~3 岁后发生的乳腺早发育多为性发育的第一个征象,需要密切随访有无其他性发育征象,必要时给予 GnRHa 治疗。

【诊断思路】

对疑似乳腺早发育者,首先应明确是否存在乳腺发育。特别对于部分稍胖的女孩,应注意区别乳腺组织和脂肪组织。乳腺发育是以乳晕为中心的硬结节,可有触痛,而脂肪为质软、均质的组织,无疼痛。必要时可行 B 超检测鉴别。其次,应注意明确病因。乳腺早发育可为单纯乳腺早发育,亦可为外周性性早熟或中枢性性早熟的临床表现之一,必要时可行 GnRH 激发试验,并注意排除以下疾病。

(1)外源性雌激素摄入引起的乳腺发育:可发生于女孩或男孩,患儿有明确的误服含雌激素的药物、食物或接触含雌激素的化妆品等病史。乳腺发育伴有乳头、乳晕色素沉着,部分女孩呈现阴道分泌物增多,甚至与乳房发育不相称的阴道流血。

(2)纤维性骨营养不良综合征:多见于女孩,5 岁前(0.3~8 岁)出现乳腺发育,部分患儿不规则或间歇出现阴道流血,且与乳腺发育程度不相称,生长速率相对正常;血雌激素水平增高而 Gn 水平低下;GnRH 刺激试验呈外周性性早熟。该病以"皮肤咖啡斑、性早熟、多发性骨纤维发育不良"三联症为特点。

(3)卵巢囊肿:患儿会出现乳腺发育,E_2 水平明显增加,通常 >100pg/ml,盆腔 B 超可资鉴别。

(4)此外,儿童期乳腺增大还可见于卵巢肿瘤、中枢神经系统器质性损害、肾上腺产生雌激素的肿瘤、骶前畸胎瘤、原发肝脏肿瘤等。儿童期乳腺的恶性肿瘤较为罕见。

【治疗】

尽管单纯乳腺早发育的患儿预后不一,但因

部分患儿可转换成中枢性性早熟。因此,对单纯乳腺早发育的患儿特别是乳腺持续不消退、进行性增大或消退后复现者;GnRH 激发试验 LH 峰值在 3.5~4.5IU/L(免疫化学发光法)时,应注意定期随访,密切观察生长速率、骨龄、第二性征发育情况等,必要时重复 GnRH 激发试验。在随访过程中,若出现其他性征发育、生长加速、骨龄超前、性激素水平升高等,则应及时评估和治疗。

2. 单纯阴毛早发育

【概述】

单纯阴毛早发育(premature pubarche)亦称肾上腺功能早现(premature adrenarche),是指女童不足 8 岁、男童不足 9 岁出现孤立性的阴毛发育,无其他第二性征发育,也属于不完全性性早熟的一种特殊类型。本病多见于 4~6 岁儿童,女孩发病明显高于男孩,女男之比约为 10∶1。

【病因】

本病是由于肾上腺皮质网状带过早发育,造成肾上腺来源的雄激素(DHEA、DHEAS 和雄烯二酮)合成分泌明显高于同龄儿童水平所致,非 HPGA 功能启动所致。正常胎儿肾上腺皮质网状带在出生后具有生理性的退化特征,若持续性存在胎儿肾上腺类固醇激素(persistent fetal adrenal steroids),可诱导阴毛早发育。宫内生长迟缓(IUGR)女孩在胎内由于各种应急状态刺激造成下丘脑垂体肾上腺(HPA)轴功能旺盛,往往是生后发生阴毛早发育的易感因素。库欣综合征(Cushing syndrome)及 PCOS 的患儿也可容易伴有阴毛早发育。此外,外界各种不良物质(如药物、食物等)的暴露、个人皮肤毛囊组织的雄激素受体对 DHEA 过早或过度敏感也是导致阴毛早发育的重要原因。

【症状】

单纯阴毛早发育者单纯出现阴毛发育,但局部皮肤无异样臭味,无痤疮或其他皮疹。除阴毛/腋毛生长外,亦无其他男性第二性征发育表现(如女童阴蒂肥大等),故仍可见幼女外阴或幼稚外生殖器;可伴有轻度生长加速,多见体格发育参数超标(略高于正常同龄、同性别儿童)。部分患儿可伴有肥胖或黑棘皮病。患儿血 DHEA、DHEAS 和雄烯二酮升高,但处于正常阴毛发育 Tanner Ⅱ 期范围。血 FSH、LH、E_2 或 T 均在正常青春期前水平。一般不发生骨龄成熟加速。伴有肥胖和黑棘皮病患者可呈现基础高胰岛素血症或尿皮质醇轻度增高。

【诊断思路】

单纯阴毛早发育是一种排除性诊断,需注意排除其他疾病所致。

(1)先天性肾上腺皮质增生症(congenital adrenal hyperplasia,CAH):尤其是迟发型 CAH 患者。除阴毛早发育外可伴有其他高雄激素血症表现,如有明显囊性痤疮、女孩阴蒂肥大和男孩外生殖器增大,但无性腺发育等。骨龄成熟加速。基础血雄激素水平(DHEA、DHEAS,雄烯二酮和睾酮等)明显升高。对于迟发型、不典型 CAH 的临床主要鉴别手段是做 ACTH 激发试验或相关基因分析。

(2)肾上腺或卵巢的雄性化肿瘤:男女患儿均可出现阴毛、腋毛提前出现,但短期内出现明显生长提速、变声和骨龄超前可资鉴别。

(3)特发性功能性肾上腺雄激素增多症(idiopathic functional adrenal hyperandrogenism):患儿可见 ACTH 激发后肾上腺 Δ^5 雄激素(DHEA、17- 羟孕烯醇酮、雄烯二酮)或 Δ^4 雄激素(雄烯二酮)过度应答,超过年龄及 Tanner 分期相应正常值的 +2SD 范围。本症可能与肾上腺网状带的非特异性增生有关。

(4)库欣综合征:本病具有向心性肥胖、皮肤紫纹、高血压和低血钾等典型症状,实验室检查血皮质醇浓度升高及分泌节律消失,24 小时尿皮质醇定量明显上升。

【治疗】

症状较轻者一般无需治疗,但仍需定期随访。对症状明显者可选用抗雄激素药物治疗,可短疗程选用酮康唑(ketoconazole),4~8mg/(kg·d),分两次口服,但应注意药物不良反应。值得注意的是阴毛早发育与 PT 不同,在日后进入青春期具有发生 PCOS 的潜在风险,故应注意随访发生 PCOS 和 MS 的早期征象,并做好预防工作。

3. 单纯早初潮

【概述】

单纯早初潮(isolated premature menarche)是指女童在 9 岁前无任何诱因下发生阴道出血,但很少有其他第二性征发育。本征临床非常罕见,多见于 4~8 岁女孩。

【病因】

确切病因尚不明确,婴幼儿期阴道出血患儿可由于个体"小青春期"暂时性 HPGA 活性过盛所致,也可能与营养代谢过旺或遗传因素有关,部分与 EDCs 的暴露接触有关。

【症状】

首先须排除直肠出血可能造成的误判。询问发病年龄,部分"小青春期"患儿可见短期间歇性阴道出血,数月后可自愈。注意询问女童有无特殊的其他性征伴随症状、EDCs 暴露接触史及含雌孕激素药物等,排除纤维性骨营养不良综合征(MAS)和儿童期甲状腺功能减退症患儿发生性早熟的首发症状。本病缺乏正常青春发育的周期性出血特征,可自行缓解,但也可在 1~6 个月内反复,部分患儿可伴有间歇性乳房发育,生长速率轻度加速,但其后至发育年龄仍有正常青春发育。对可疑病例应行 GnRH 激发试验,HPGA 检测可见 FSH 增高,盆腔 B 超显示子宫增大,内膜增厚,但卵巢仍为青春期前状态,且无 BA 进展,这些都是本病与 CPP 的重要识别要素。

【诊断思路】

应强调在诊断女童单纯早初潮前须鉴别排除其他病因导致的阴道出血。

(1)误服或接触外源性含有雌孕激素样物质所致的阴道撤退性出血。

(2)外阴阴道受损:在小儿阴道出血中可占 25%。如阴道异物、外伤或被强暴伤害等,常伴有阴道炎。

(3)卵巢新生物:可占阴道出血的 50%。卵巢新生物可致雌激素升高并波动引起出血,如卵巢颗粒细胞瘤和单纯性卵巢囊肿。

【治疗】

一般不必处理,但应加强临床随访观察,避免漏诊或误诊。症状明显者短期应用他莫昔芬(tamoxifen)0.4~0.8mg/(kg·d),但应注意药物不良反应。

二、性腺功能减退

【概述】

性腺功能减退(hypogonadism/hypogonadal disorders)或性发育不良是指由于生殖系统先天或后天性发育缺陷,导致性腺(卵巢或睾丸)功能减退的一类疾病。女孩 13 岁以上、男孩 14 岁以上未出现青春期发育,或开始青春发育后进展缓慢,女孩在乳房发育后 4 年半尚未出现初潮、男孩在睾丸发育后 3 年半未达到 Tanner Ⅴ 期,均考虑性腺功能减退。

【病因】

性腺功能减退病因及致病机制复杂,HPGA任何环节出现异常均可导致性腺功能减退或性腺发育不良。

根据病因,性腺功能减退可分为:低促性腺激素性腺功能减退(hypo-gonadotropic hypogonadism)、高促性腺激素性腺功能减退(hyper-gonadotropic hypogonadism)、联合性腺功能减退(combined hypogonadism)(常见原因及基因突变见表 2-5-1,表 2-5-2)。

1. 低促性腺激素性腺功能减退 常见原因为:①下丘脑 - 垂体发育或基因缺陷、中枢神经系统病变引起 Gn 分泌减少所致。如:下丘脑合成分泌 GnRH 障碍、GnRH 作用缺陷、孤立性 Gn 或其受体编码基因的突变、垂体多种促激素缺乏。②类固醇途径中酶基因缺陷所致。③继发性于颅内肿瘤、创伤、感染、血管性病变和放射损伤等造成下丘脑 - 垂体损伤。④遗传综合征的一部分。⑤慢性系统及功能性疾病所致的暂时性(功能性)性腺功能减退,在原发病因去除或缓解后性腺功能减退消除。

2. 高促性腺激素性腺功能减退 多为遗传因素导致性腺分化和发育异常,以性染色体数目和结构异常为常见(表 2-5-3)。

(1)男性原发性性腺功能减退:患者身高一般正常或高身材,LH、FSH 水平较高。睾丸小而硬、疑诊 Klinefelter 综合征或其他形式的原发性性腺功能减退,应行染色体核型分析,核型为 47,XXY 或 47,XYY 等。若未触及睾丸或疑诊睾丸缺陷,应行 HCG 试验,大于 300ng/dl 提示睾丸间质细胞功能正常。

(2)女性原发性性腺功能不全:主要见于特纳综合征、46,XY 性腺发育不全、46,XX 性腺发育不全、混合性性腺发育不全、获得性(包括自身免疫性)性腺功能不全、Gn 受体基因突变、完全性雄激素不敏感综合征等。高促性腺激素性腺功能不全的女性,首先应进行外周血染色体核型分析,可明确诊断染色体异常。染色体核型分析正常、核型与表型不一致、性腺模糊时,应行影像学检查了解内生殖器的位置和状态,并根据需要选择肾上腺皮质功能检查。

表 2-5-1 性腺功能减退的病因及疾病

分类及病因	常见疾病	
1. 低促性腺激素性腺功能减退		
下丘脑、垂体发育异常	卡尔曼综合征	
	GnRH 释放及作用受损(Leptin 或 Leptin 受体、*Kiss1*、*GPR54*、*GnRHR* 等基因突变)	
	多种垂体前叶激素缺乏(*HESX1*、*LHX3*、*PROP1* 基因突变)	
	孤立性 Gn 缺乏或作用缺陷(LH/FSH 及其受体基因突变)	
	HPGA 多水平基因缺陷(*DAX-1*、*SF1*)	
	中线发育不良	
中枢神经系统(CNS)异常	肿瘤(颅咽管瘤、生殖细胞瘤、下丘脑、视神经胶质瘤、垂体瘤)	
	朗格汉斯细胞组织细胞增生症	
	肉芽肿病	
	中枢神经系统感染后	
	继发性脑损伤、垂体柄移位	
遗传综合征	普拉德 - 威利综合征	
	劳 - 穆 - 比综合征	
	Gordon-Holmes 脊髓小脑共济失调	
	CHARGE 综合征	

续表

分类及病因	常见疾病
功能性因素	慢性器质性疾病
	神经性厌食
	营养不良
	过度运动
	甲状腺功能减退症
	库欣综合征
	高催乳素血症
2. 高促性腺激素性腺功能减退	
染色体异常	特纳综合征
	克兰费尔特综合征
	混合性性腺发育不良（46XY/45X）
	Xq 缺失（Xq22、Xq26-28）
性激素合成和作用异常	LH/FSH 抵抗
	性激素合成作用通路催化酶的单基因缺陷
	雄激素抵抗综合征
性分化异常	46,XX 或 46,XY 性腺发育不良
	睾丸退化综合征
	性分化基因缺陷
3. 联合性腺功能减退	
	垂体 - 性腺及肾上腺轴的基因突变
	放疗、化疗

表 2-5-2　导致促性腺激素分泌及其功能障碍的常见基因突变

部位	基因	疾病
下丘脑	KAL1	X- 连锁卡尔曼综合征
	FGFR1	常染色体显性卡尔曼综合征
	瘦素基因、瘦素受体	病态性肥胖症、性腺功能减退
	激素原转化酶 1（PC1）	
	DAX1	肾上腺功能不足
		促性腺素不足性性腺功能减退
	SF1	性发育异常、促性腺素不足的性腺功能减退
	15q11-13 del	普拉德 - 威利综合征
	6 个基因中的 BBS1-5 和 MKKS 有 3 个突变位点	巴尔得 - 别德尔综合征
垂体	HESX1	视 - 中隔发育不全
	DAX1	常染色体隐性多种垂体激素缺乏
	GNRHR、FSHβ、LHβ	单一促性腺素分泌不足性性腺功能减退
	G 蛋白 - 耦联受体 54（GPR54）	
	PROP1、LHX3、LHX4、PITX2、TTF1、SOX3	垂体器官发生异常
性腺	FSHR、LH/HCGR	抗促性腺激素
	类固醇酶途径基因突变	常染色体隐性发育期延迟
	SF1	性发育异常、性腺发育不全
	AIRE	自身免疫性多种内分泌腺综合征
	骨形态发生蛋白 15（BMP15）	性腺功能亢进性卵巢功能不足

表 2-5-3　几种常见的女性高促性腺激素性腺功能减退

项目	46,XY 性腺发育不全	46,XX 性腺发育不全	混合性性腺发育不全	先天性肾上腺皮质增生	促性腺激素受体基因突变（女）	促性腺激素受体基因突变（男）	完全性雄激素不敏感综合征
表型	女性	女性	女性/两性畸形/男性	女性	女性	男性	女性
核型	46,XY	46,XX	45,X/46,XY	46,XX	46,XX	46,XY	46,XY
性发育	迟缓	卵巢发育不良或无卵巢乳腺有一定程度发育无月经	非对称性条索状卵巢或发育不良的睾丸	迟缓	原发性闭经	女性外生殖器，缺乏米勒管结构，缺少乳腺发育，腹股沟性腺穿刺提示缺乏睾丸间质细胞	女性外生殖器，无女性内生殖器乳腺发育在正常年龄开始，但有闭经或性毛缺乏睾丸部位不定，可位于腹腔、腹股沟或大阴唇内

3. 联合性腺功能减退　是由于 Gn 及性腺功能同时受损，病因包括共同作用于垂体 - 性腺及肾上腺轴的基因突变、放疗、化疗等。

【症状】

性腺功能减退在青春发育期前往往不易被发现，至青春期无青春发育启动，女孩 13 岁、男孩 14 岁以上无第二性征出现。主要临床表现有：男童出生后可见明显小阴茎、小睾丸，且随年龄增长无增大变化或有增大但落后于同年龄正常儿童。可伴有隐睾、腹股沟疝和尿道下裂，阴囊发育亦差，少褶皱、浅皮色、平而紧；或外生殖器模糊，缺乏小青春期（FSH、LH、T、AMH、INHB 水平低）。儿童期发病者外生殖器外观正常，但生殖器发育幼稚，无动态的生长变化趋势。女童出生时外生殖器正常，在儿童期呈性幼稚状况，大、小阴唇不发育。至青春期年龄尚无第二性征显现。伴有中心脂肪堆积，肌肉不发达，持续童声、高音调、性毛及外生殖器发育差。部分患者虽有乳房发育及睾丸体积增大，但发育的进程缓慢，历经 4~5 年无月经或遗精。骨骼成熟迟缓，骨骺闭合延迟，骨龄往往小于实际年龄。

下丘脑 - 垂体缺陷导致的低促性腺激素性腺功能减退临床表现为身高正常，下肢长，骨龄落后，中枢神经系统和面部发育不良（面中部发育不良）、神经性耳聋、联带运动（synkinesia, mirror movements）、嗅觉缺失或发育不良。DAX1 突变导致的 IHH，常伴有先天性肾上腺皮质增生。先天性多垂体激素缺乏伴有其他垂体前叶激素缺乏。FSH 基因突变的 XX 女性，表现为原发性闭经，血 LH 升高，FSH 低或检测不到，但对外源性 FSH 有正常反应。

【诊断思路】

1. 对性发育延迟的患者，首先初步评价是体质性生长发育延迟、暂时性功能性性腺功能减退，还是永久性性腺功能减退。

体质性生长发育延迟男孩相对较多见。在性发育迟缓同时常伴有身材矮小。青春发育期前生长缓慢，患者身高和生长速率沿着或稍低于相应年龄的 2SD，骨龄通常落后于实际年龄 2 岁以上。骨龄 12~13 岁时，可出现自发性性发育。家族中父母或兄弟姐妹有类似的性发育迟缓史。女孩一般在年龄 13 岁、男孩在年龄 14 岁时才开始发育（但其前常不伴严重小阴茎，小睾丸或阴囊发育不良），较晚者青春发育可延迟到 17~18 岁。患者的 Gn 水平较低。临床上，一般较难区别 CDGP 与低促性腺激素性腺功能减退症；单纯测定 Gn 的水平也不能区别 CDGP 和性腺功能减退，GnRH 刺激试验对鉴别 CDGP 和正常青春发育前期的帮助亦不大。有报道对大年龄男性患者可 GnRHa 激发试验或 HCG 试验鉴别二者。

2. 根据 Gn 的水平初步判断性腺功能减退是高促性腺激素性腺功能减退或者低促性腺激素性腺功能减退。前者是由于原发性性腺器官异常所致，后者是由于下丘脑 - 垂体对性腺调控失常所致。可行以下检查鉴别。

（1）促性腺激素：FSH 和 LH 测定：婴儿出生后血 FSH、LH 呈逐渐增高趋势，至 2~3 月龄达峰，6 月龄时降至最低值，呈现"小青春期"。小于

6 月婴儿检测 FSH、LH 水平可以初步判断下丘脑垂体功能。青春发育期前测定 FSH、LH 基础水平对判断低促性腺激素性腺功能减退缺乏准确性和可靠性。单次测定 LH、FSH 异常增高对诊断性腺发育不良具有重要意义，而单次测定 LH、FSH、E_2、T 水平降低意义不大。

（2）GnRH 激发试验：用于了解垂体分泌 Gn 的功能，一般在青春期进行比较有意义，是区分低促性腺激素和高促性腺激素性腺发育不良的重要手段。方法：GnRH 2.5μg/kg（最大剂量 100μg）皮下或静脉注射，于注射前和注射后 0、30、60 和 90 分钟测定血清 LH 和 FSH 水平。判断：通常 LH 激发峰值应较基础值增加 3~6 倍，FSH 增高 20%~50%。不同程度的原发性睾丸功能低下者 Gn 的基础值已较高、激发后峰值高于正常反应；而下丘脑或垂体病变所致者则反应低下或接近正常，但后者临床很难鉴别垂体或下丘脑病变。

（3）人绒毛膜促性腺激素（hCG）刺激试验：用于检测睾丸间质细胞功能。单次注射法，hCG 5 000U/m^2 一次注射，注射前及注射后 72 小时采血检测睾酮。多次注射法：根据不同年龄选择不同剂量的 HCG（婴幼儿 500U/ 次、儿童期 1 000U/ 次、青春期前期 1 500U/ 次），每日或隔日肌内注射，共三次，第一次注射前、第三次注射后次晨采血检测睾酮（或 DHT、雄烯二酮等）。结果判断：通常血睾酮激发峰值应较基础值增加的倍数按年龄分为：婴儿期 2~10 倍，儿童期：5~10 倍，青春期 2~3 倍以上，被认为睾丸间质细胞功能正常。

（4）抗米勒管激素 / 米勒管抑制因子（AMH/MIF）和 Inh-B：AMH 由睾丸支持细胞支持细胞合成分泌。AMH 由早期分化的睾丸支持细胞所分泌，促进米勒管退化，是反映青春期前睾丸发育的水平的特异性标志。Inh-B 由睾丸支持细胞合成分泌，是支持细胞数目及其功能成熟的标志。青春期支持细胞发育成熟，Inh-B 水平相应升高，可用于评价睾丸的功能。

（5）其他相关检查：①骨龄，患者骨龄往往明显延迟。在某些遗传综合征中可见短掌骨特征。②垂体 MRI，多垂体激素缺乏症患儿可见垂体发育缺陷（如垂体柄断裂、空蝶鞍等），卡尔曼综合征患儿可见下丘脑嗅球发育不良。③ B 超，女孩观察子宫、卵巢大小及卵泡数量、大小，男孩观察睾丸大小或结构异常（微石症等）。④遗传学检测，染色体核型分析；相关基因缺陷筛查。⑤其他内分泌功能评估，伴生长激素缺乏症表型者应检测 GH、TSH 及 ACTH 等。

在慢性疾病、长期糖皮质激素治疗、未治疗的原发性甲状腺功能减退症、精神压力大、运动过度或营养不足时，可发生继发性性腺功能减退，但原发病治疗好转后，Gn 可正常分泌；相反，若问题持续存在，雌激素治疗相对无效。

【治疗】

治疗的目的：促进性腺发育，诱导青春发育的启动；恢复和维持患儿体内正常性激素水平及其性腺功能；预防由于性激素低下所致的成年疾病发生；保存成年后的生育功能。常选用的治疗方案有：性激素替代治疗及诱导青春发育治疗。

1. 性激素替代治疗

男性性腺功能减退：性腺功能减退的男性患者满 14 岁后可使用睾酮制剂进行替代治疗促进第二性征的发育，维持正常的性激素水平。

多种睾酮制剂及治疗方案可用于雄激素替代疗法，宜选用小剂量睾酮开始，逐步增大剂量到成人维持量。常用的药物有：①庚酸睾酮（T enanthate），250mg/ 支，肌内注射，50mg/4 周，逐渐增加至成人量 250mg/2~4 周；②丙酸睾酮，25mg/支，肌内注射，25mg/2 周至 75~100mg/ 月；③十一酸睾酮（testosterone undecanoate），250mg/ 支，肌内注射，25~100mg/4 周至 250mg/4 周；成年后可改胶囊（安雄，40mg/ 粒）口服，隔日或每日一次。

经皮吸收的睾酮贴片或凝胶是新的睾酮替代疗法用药。①经皮吸收睾酮凝胶：模拟生理睾酮分泌模式。1% 睾酮凝胶（androgel），剂型 5g/ 支，内含睾酮 50mg，剂量用法为 0.2~0.3mg/（kg·d），阴囊、阴茎局部涂抹。② 2.5% DHT 软膏（andractim）：是睾酮的活性形式，能直接发挥生物效应，用于 5α 还原酶缺陷症的治疗及诊断性治疗。剂型 80g/ 支，内含 DHT 2g，剂量为 0.2~0.3mg/（kg·d），阴囊、阴茎局部涂抹。

疗效的监测：睾酮应达到青春中期的水平，药物剂量适量。同应注意副作用，监测指标包括骨龄、血细胞比容及血脂，升高提示药物副作用发生，应调整剂量。

希望恢复生育能力的年长患者，可联合应用人绒毛膜促性腺激素（hCG）肌内注射或基因重组人 LH 和 FSH 脉冲式皮下输注治疗法。能促进睾丸间质细胞发育，使其合成分泌睾酮，促进睾丸的生长；同时也具有弱的 FSH 作用，能促进精曲小管发育,产生精子。肌内或皮下注射 hCG 或 hLH 的初始剂量为每次 1 000IU,每周 2 次;在其后 2~3 年内增至每次 2 000~3 000IU,每周 2 次,疗程至青春发育启动。在治疗的第二、三年,为进一步促进睾丸生长及促进精子生成,主张联合应用 FSH 制剂,如绝经期妇女尿促性腺激素(HMG),75U/ 支,37.5~75U/ 次,每周 2 次,肌内注射。如用重组 FSH 注射液(r-FSH),75U/ 支,75~100IU/ 次,每周 2 次,皮下注射。有效的反应为睾酮水平升高,睾丸体积增大,阴茎增大。

2. 女性性腺功能减退 性腺功能减退女性患者须在 13.5 岁时开始激素替代治疗。雌激素替代治疗应模拟生理青春启动时雌激素分泌模式,从小剂量开始,缓慢增加至成人量,诱导第二性征及子宫发育,疗程 2~4 年。

雌激素剂型主要为经皮和口服雌激素(表 2-5-4)。其中经皮雌激素因不经过肝脏代谢,是较好的激素替代药物。乙炔 E_2 是合成雌激素,目前已较少应用。结合雌激素因含有多种雌激素、黄体酮、雄激素,可干扰乳腺和子宫发育,不建议应用于儿童患者。经皮雌激素目前国内应用较少,多采用口服戊酸 E_2 或 17-βE_2。

表 2-5-4 雌激素替代治疗

雌激素种类	初始替代剂量	成人剂量
经皮雌激素	6.25μg/d	100~200μg/d
戊酸 E_2 或 17-βE_2	0.25mg/d	1~4mg/d

注:药物之间的等量关系为:100μg 经皮雌激素 = 2mg 口服 E_2 = 20μg 乙炔 E_2 = 1.25mg 结合雌激素。

当子宫发育成熟,或发生突破性出血,应在每月最后 10 天给予甲孕酮(medroxyprogesterone acetate)10mg/d,建立人工月经周期。每月服用雌激素 21 天,在第 12 天或 2 周末联用孕激素,联用 8~10 天同时停药,以产生撤退性出血。最好选用天然或接近天然的孕激素,如地屈孕酮或微粒化黄体酮。常用孕激素的种类及用法如表 2-5-5 所示。

表 2-5-5 常用的口服孕激素使用剂量及用药时间

孕激素种类	剂量	用药时间
地屈孕酮	10~20mg/d	10 天
微粒化黄体酮	200mg/d	10d 天
醋酸甲羟孕酮	10mg/d	8~10 天

对有生长落后者,应先促生长治疗至骨龄大于 12 岁,再给予雌激素替代疗法。疗效的判断:乳房、阴毛、子宫发育,雌激素达到青春中期水平。需定期监测肝功能等可能发生的肝功能等副作用。

此外,低促性腺激素性腺功能减退的患者也可选用 GnRH 脉冲微量泵注射。模拟生理 GnRH 分泌的形式,脉冲式的给予 GnRH,促进睾丸及卵巢的发育。应首选戈那瑞林(100μg/ 支)由微泵模拟下丘脑 GnRH 脉冲给药。按 90 分钟一次脉冲方式皮下注射,剂量为每日 25μg/kg,或每个脉冲 5~20μg,昼夜持续给药。需注意在选择该方法前务必进一步验证腺垂体功能状况,仅有垂体功能正常者方可采用,可较好地改善男性患者的睾丸发育和精子形成以及女性患者的排卵情况,疗效判断:外周血 FSH、LH 及睾丸激素水平明显增高,阴茎、睾丸增大,或子宫、卵巢发育。

(梁 雁 罗小平)

第六节 与肾上腺轴相关的青春发育异常

一、肾上腺皮质功能亢进

【概述】

肾上腺皮质功能亢进(adrenal cortex hyperfunction),也称为皮质醇增多症(hypercortisolism),是因各种病因导致肾上腺皮质长期过量分泌皮质醇并因此而产生系列临床综合征。根据病因,又可分为 ACTH 依赖性和非 ACTH 依赖性,前者占 70%~80%,包括分泌 ACTH 的垂体瘤及异位 ACTH 分泌,其中因分泌 ACTH 垂体瘤所致皮质醇增多症又称为库欣病(cushing disease,CD);后者则占 20%~30%,是指因肾上腺肿瘤或增生而导致自主分泌过多皮质醇,也称为库欣综合征(cushing syndrome,CS)。皮质醇增多症并不多见,据国外文献报道的年发病率为(2~3)/10^6,成人中男女比例为 1:3。儿童及青少年的皮质醇增多症则更为少见,相关资料也更少。据统计,在每年的新发病例中,儿童和青少年的皮质醇增多症仅占 10% 左右,而且其疾病种类分布、临床表现等也与成人有不同之处,儿童和青少年皮质醇增多症中 CD 相对更为多见,可占 75%~90%,其中异位 ACTH 分泌极其罕见,仅占不到 1%。疾病分布与年龄有一定关系,7 岁以上 CD 占 75% 以上,其中绝大部分为垂体腺瘤,而小年龄者(尤其 6 岁以下)则以 CS 为主。有国外文献报道儿童 / 青少年的 CS 年发病率为 0.7~2.4/10⁶,虽然男女性别之间无显著差异,但青春期前男孩多见,而青春期后则女孩稍多。男孩中更多为侵袭性疾病、生长迟缓和体重增加的症状也更为突出。儿童和青少年的皮质醇增多症临床表现以肥胖 / 体重显著增加和身高生长缓慢较为主要特征,症状也较为隐匿,故而也容易被漏诊和误诊。在儿童和青少年皮质醇增多症的诊断和治疗方面,目前仍然具有一定的挑战性。

【病因与发病机制】

人体肾上腺皮质醇的分泌由下丘脑、垂体和肾上腺(即 HPA 轴)的相互作用以及神经和其他刺激作用的共同调节。来源于大脑的神经性刺激(如对应激的反应)促进下丘脑神经元释放 CRH、精氨酸加压素(arginine vasopressin,AVP)及其他因子,从而刺垂体释放 ACTH,后者进而刺激肾上腺皮质分泌皮质醇及其他类固醇。正常情况下,皮质醇的分泌呈现昼夜节律性,而且反过来负反馈抑制 CRH、AVP 和 ACTH 的分泌。在皮质醇增多症中,HPA 轴失去了自我调节的活性,导致异常过度分泌 ACTH 或皮质醇并失去正常的昼夜节律和负反馈机制,从而产生一系列临床症状。

儿童和青少年皮质醇增多症中,CD 占多数,且发病年龄一般较大,多数为青春期或青春后期发病,小年龄者少见。尽管功能性垂体腺瘤在儿童和青少年较成人少见,但和成人一样,由 ACTH 分泌型垂体腺瘤所导致的 CD 仍然是儿童和青少年皮质醇增多症的主要病因。儿童 / 青少年的 ACTH 分泌型垂体腺瘤多数为微小腺瘤(大多数肿瘤<0.5cm),大腺瘤(>1cm)极少见(<10%),为散发病例或是多发性内分泌腺瘤综合征 1 型(multiple endocrine neoplasia type 1,MEN1)的早期症状之一。儿童的异位 ACTH 分泌综合征更为罕见,仅见个例报道,病因绝大多数为肿瘤,包括气管、胸腺的类癌,甲状腺髓样癌,小细胞肺癌以及胃肠道和胰腺的神经内分泌肿瘤。此外,还有异位同时分泌 ACTH 和 CRH 的肿瘤,因存在异位分泌的 CRH 而呈现 ACTH 依赖性皮质醇增多症的生化改变,常导致临床定位诊断困难。

CS 多见于 6 岁以下,在儿童和青少年皮质醇增多症中占 15%~20%,其中 1/3 为肾上腺肿瘤,其余包括 ACTH 非依赖性大结节增生(ACTH-independent macronodular adrenal hyperplasia,AIMAH)、原发性色素结节性肾上腺病(primary pigmented nodular adrenal disease,PPNAD)以及纤维性骨营养不良综合征(McCune Albrightsyndrome,MAS)。肾上腺皮质肿瘤(adrenalcortical tumors,ACT)多见于 4 岁以下儿童,一般以分泌雄激素为主,但也可合并皮质醇增多症(混合分泌性)。有皮质醇分泌功能的 ACT 会反馈抑制 ACTH 分泌,导致对侧肾上腺萎缩。关于儿童 ACT 的一些系列研究显示,56% 以分泌雄激素为主,29.2% 是混合分泌性,单纯分泌皮质醇的大约占 5.5% 和 3%。单纯分泌皮质醇的 ACT 年龄较大(中位年龄 12.6 岁),男女比例均等。较大年龄发病的单纯皮质醇增多症或混合分泌性的 ACT 患儿,远期存活率低于小年龄者。儿童肾上腺皮质癌(adrenocortical carcinoma,ACC)发病率 3.4~4.2/10⁶,ACC 还可能与利 - 弗劳梅尼综合征(Li-Fraumeni syndrome)、贝 - 维综合征(Beckwith-Wiedemann syndrome)以及腺瘤性结肠息肉病等基因疾病相关,研究发现 36 例 ACC 合并利 - 弗劳梅尼综合征的患儿中 35 例及其家系中存在 P53 抑癌基因(*TP*53)特点位点的胚系突变,但与 ACC 预后无关,*TP*53 与肾上腺肿瘤发生的关系仍未完全明确,也许是基因突变与环境因素交汇的结果。cAMP 信号通路与肾上腺肿瘤及分泌皮质醇的增生性疾病关系密切,MAS 因体细胞 *GNAS* 基因突变导致 G 蛋白受体的功能性突变,可有肾上腺结节样增生及皮质醇增多症,是小年龄 CS(尤其是婴儿期起病的 CS 患儿)的病因之一,除 CS 表现外,也可合并其他内分泌异常(如甲状腺功能亢或 GH 分泌过多、性早熟等)以及内分泌系统以外的体征(皮肤咖啡牛奶色斑、骨纤维发育不良)。其皮质醇增多症发生早而且较为凶险,可有危及生命的并发症发生,有时候需要肾上腺切除,但某些病例的 CS 可以是自限性的。卡尼综合征(Carney complex,CNC)是一种常染色体显性遗传病,因 *PRKAR1A* 基因突变而导致蛋白激酶 K 以及后续的 cAMP 信号通路异常而发生 PPNAD,出现肾上腺增生及皮质醇分泌过多,肾上腺皮质的病理可见皮质萎缩和

盐型肾上腺功能减退的表现,婴儿期即可发生肾上腺危象,但也有部分呈现隐匿过程,直至青春前期甚或青春期才表现出肾上腺功能不全。

(3)性腺功能不全和青春发育异常:很大比例患儿没有青春发育延迟或不发育,即使在婴儿早期的 HPGA 功能是完好的。部分患儿可有阴毛稀疏、单侧隐睾等表现。部分患儿虽出现青春发育,但青春发育停滞(如一直停滞在 Tanner Ⅲ 期,而无法最终发育至 Tanner Ⅴ 期)。此外,他们即使有青春发育,进入青春期,但极大部分患儿存在生精功能障碍(包括少精、无精、弱精等)。患儿的睾丸体积小,虽然 hcG 刺激后血睾酮可以明显升高,但 Gn 治疗后睾丸容积无明显增大,也无精子生成,提示虽然间质细胞功能正常,但支持细胞和精曲小管损伤较严重,睾丸活检也可见其曲精小管结构混乱、睾丸间质细胞肥大。他们的性腺功能不全是双相的,既有睾丸发育不良,同时也存在典型的低促性腺激素性腺功能减退表现。大部分患儿在青春期给予 GnRH 刺激后 FSH、LH 无法明显升高。但也有极少数患儿青春发育及生育功能基本正常。

(4)性早熟:少部分患儿会出现性早熟(包括外周性和中枢性性早熟),表现为阴茎、睾丸增大,阴毛发生、骨龄超前等,有些患儿甚至因骨龄显著超前,预测成年身高严重受损而需要使用 GnRHa 治疗,但也有文献提示婴儿期出现的中枢性性早熟现象是一过性的,并不一定需要长期 GnRHa 治疗。

(5)Xp21 邻近基因综合征:X 染色体短臂 Xp21.3~21.2 中包括 *NROB1* 及相邻的 *GK* 和 / 或 *DMD* 基因位点,当患儿出现大段基因缺失时,会出现肌酸激酶缺乏、杜氏肌营养不良的相应症状。

2. *SF-1/NR5A1* 基因连锁的 ACH

(1)肾上腺功能不全:某些患儿新生儿期即出现 PAI 的临床表现,但也有相当部分患儿没有 PAI。因病例数仍不多,其临床表型仍有待进一步地观察和统计。

(2)性发育障碍:男女均可患病,46,XY 的男性表现为 46,XY DSD,呈现不同程度的雄性化不全,从单纯小阴茎、轻度尿道下裂,到严重尿道下裂、性别模糊均可发生,并伴有隐睾和睾丸发育不良。46,XY,DSD 患儿的睾丸功能不良,表现为睾酮水平低,而 FSH、LH 增高,在青春发育期需要性激素替代治疗。而女性患儿,目前的文献提示只有特定的 c.275G>A 位点突变者,会出现性逆转,呈现为 46,XX 睾丸型 DSD。

3. ACTH 分泌不足所致的继发性 AI

(1)多种垂体前叶激素缺乏症:先天性肾上腺 ACTH 缺乏只是多种垂体前叶激素缺乏的其中一部分,除表现为低血糖等 AI 临床表现外,还可并有低促性腺激素性腺功能减退、生长激素缺乏表现,并可有其他脑中隔发育不良表现。

(2)皮肤黏膜色素沉着。

(3)孤立性 ACTH 缺乏:极少见。生后早期即出现低血糖,甚至新生儿期死亡。还可出现黄疸消退延迟、随年龄增大发生肥胖、皮肤白皙和红头发以及性腺发育不良。

4. 其他
其他 CAI 也各有肾上腺外的其他临床特点,详见本节"三、先天性肾上腺皮质增生症"中的内容。

【诊断思路】

临床拟诊 AI 并经内分泌激素检查确定后,需判断其为 PAI 或继发性。PAI 皮质醇缺乏伴 ACTH 升高,继发性 AI 则 ACTH 正常或低下。亚正常的皮质醇伴明显升高的 ACTH 也可确定 PAI 或 ACTH 抵抗(ACTH 抵抗者有极高的 ACTH)。ACTH 和皮质醇同时低下则考虑下丘脑性 AI。无论有无失盐表现,对 AI 者均需行肾素 - 血管紧张素 - 醛固酮检查,判断是否伴盐皮质激素异常。需注意的是新生儿或幼婴存在生理性醛固酮抵抗,对测值需结合年龄和实验室参照值判断,否则会被误诊为醛固酮抵抗综合征。有电解质异常者需同时判断肾功能,鉴别肾脏问题所致 PRA 异常。

如就诊当时患儿已经有急性肾上腺皮质功能不全证据(低血压、休克、低钠高钾等提示肾上腺危象),则直接按 AI 先给予皮质醇替代治疗再返回确诊的流程。如为慢性 AI 表现,则按 AI 的临床诊断思路进行排查。

1. 一般实验室检查 血常规可见轻度的正色性、正细胞性贫血,淋巴细胞减少和嗜酸性粒细胞增多。血生化检查可有低血糖、低钠和高钾血症、酸中毒,轻度高血钙和肌酐升高,但无特异性。自身免疫性 AI 者可有自身免疫性肝功能损害。

2. 血糖皮质激素及 ACTH 水平 临床怀疑 AI 的患儿需进行血皮质醇和 ACTH 检查,虽然尚缺乏统一标准,但目前认为显著升高的 ACTH 及异常降低的皮质醇水平仍然是诊断 PAI 的重要指标。国际上一般推荐当 ACTH>200pmol/L（910pg/ml），晨 8 时血浆皮质醇<138nmol/L（5μg/dl）时，高度考虑 AI。非应激状态下，如果晨 8 时血浆皮质醇>550nmo/L（20μg/dl）可基本排除 AI。也有采用唾液皮质醇检测，当唾液皮质醇<5nmol/L（0.18μg/dl）高度怀疑 AI。当唾液皮质醇>160nmol/L（5.8μg/dl）可排除 AI。须注意的是：健康婴儿的皮质醇昼夜节律 2 个月才建立，6 个月后才稳定。继发性 AI，或已经使用了皮质激素治疗后，ACTH 可较低，造成假象。在应激状态下，患儿晨 8 时血浆的皮质醇水平可升高，与正常人群又交叉，可造成漏诊。因此，需要进一步行 HPA 皮质轴功能动态检测。

3. 肾上腺皮质功能动态检测

（1）ACTH 刺激试验：①高剂量 ACTH 激发试验，静脉注射 ACTH 250μg/m²，30 分钟、60 分钟后测血皮质醇水平。预期血皮质醇水平>500~550nmol/L（18~20μg/dl），或升高 193nmol/L（7μg/dl）。②小剂量 ACTH 激发试验，静脉注射 ACTH 1μg/m²，30 分钟、60 分钟后测血皮质醇水平，预期血皮质醇水平>500~550nmol/L。无法区分继发性 AI，且继发性 AI 因长期缺乏 ACTH 刺激，肾上腺皮质萎缩，也可能无法对 ACTH 刺激产生足够的反应。

（2）美替拉酮（甲吡酮）试验：午夜单剂口服美替拉酮 300mg/m²（最大 3g），次晨检测 8 时血浆皮质醇、ACTH 及 11- 脱氧皮质酮（11-Deoxycorticosterone，11-DOC）。预期血浆 11-DOC>210nmol/L（7ng/dl）。需注意有诱发肾上腺危象的风险。

（3）胰岛素低血糖试验：静脉注射胰岛素（0.05~0.15U/kg），于注射前及注射后每 15 分钟（直至 90~120 分钟）查血糖和皮质醇水平，如皮质醇峰值>500~550nmol/L（18~20μg/dl）提示反应正常。被认为是金标准，但有心脑血管病及癫痫者禁用。

（4）胰高血糖素刺激试验：胰高血糖素 0.1mg/kg（最大 1mg）肌内注射，于注射前查血糖和皮质醇，注射后每 15 分钟查一次（直至 180 分钟），如皮质醇峰值>500~550nmol/L（18~20μg/dl）提示反应正常。安全，与胰岛素血糖试验一致。

（5）CRH 激发试验：CRH 1μg/kg（最大 100μg）注射，于注射前查血糖和皮质醇，注射后每 15 分钟查一次（直至 90~120 分钟），ACTH 增高>34%，皮质醇增高>20% 提示反应正常。安全，与胰岛素低血糖试验评价一致。我国目前暂无此药。

（6）其他：血极长链脂肪酸以判断有否肾上腺脑白质营养不良。21- 羟化酶抗体有助于判断是否存在自身免疫性肾上腺炎。怀疑有自身免疫多腺体病者，还需要检查其他内分泌腺功能。对于有性发育障碍或青春发育异常者，视年龄、青春发育状态及临床症状而选择性腺功能检查。

4. 影像学检查

肾上腺 B 超、CT 或 MRI。先天性肾上腺发育不良者，肾上腺细小、萎缩甚至不显影。考虑继发性 AI 或肾上腺脑白质营养不良者，作垂体 - 蝶鞍区、头颅 MRI，以探索原发病因及了解中枢神经系统病变情况。

【诊断流程图】

根据临床疑诊的症状和体征，结合实验室检查，综合判断，同时也要排除其他疾病（临床疑诊的 AI 诊断流程见图 2-6-2）。

1. 诊断依据

（1）临床疑诊表现和病史：如 *DAX-1* 基因缺陷等有显著的 AI 及青春发育异常家族史，可供临床病因分析。

（2）实验室检查：晨 8 时血浆皮质醇及 ACTH，以及 HPA 轴功能评估。

（3）病因分析：在确定 AI 类型后，按照激素不同状况和临床伴同的其他特征，进行临床层面的病因学诊断。有条件时进一步做遗传病因学检查。遗传病因诊断的意义在于指导治疗和明确预后。

临床诊断的流程图见图 2-6-2。

2. 鉴别诊断

（1）伴有慢性消耗性症状的其他器官器质性疾病：如慢性肝病因常有隐性黄疸或肤色晦暗被疑似皮肤色素增深，实验室检查可提示肝功能异常，但皮质醇正常。

（2）慢性肾脏病变：常有类似 AI 的症状和电解质异常。但实验室检查可提示肾功能等异常，而皮质醇正常。

【治疗与随访】

1. 皮质醇替代治疗

无论是 PAI 或继发性 AI，皮质醇长期替代是主要的治疗手段。替代是终身的，不同病因替代方案不一。治疗目标是改善因皮质醇减低所致症状和预防危象。儿童必须强调使用短效的糖皮质激素制剂以避免抑制生长，按需联合盐皮质激素。因 ACTH 缺乏继发性 AI，原则上只需补充糖皮质激素。

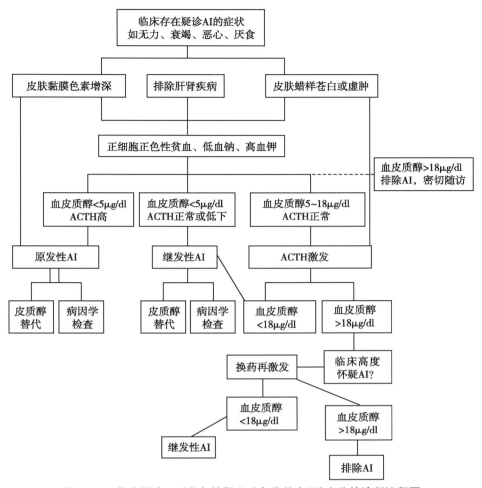

图 2-6-2 临床疑诊 AI(非急性肾上腺危像状态下)患儿的诊断流程图

（1）糖皮质激素：青春前期剂量 8~10mg/(m²·d)，成人 15~25mg/d，分 2~4 次服，一般推荐 2~3 次。剂量分配原则是前 - 后两次给药时间的间隔不小于 6 小时，以免两次药物血效浓度重叠。对 PAI 最后一剂应在睡前 5~6 小时，剂量宜低于上午，以免抑制自身凌晨的 ACTH 分泌。由于不同个体受体敏感性不一，剂量需个体化，在不影响生长的前提下避免过度治疗和不足。合并生长激素缺乏的继发性 AI，应用 GH 治疗时注意监测皮质醇浓度，必要时增加皮质醇替代量（GH 经对 11β- 羟化酶的影响使皮质醇清除增加）。由于目前常用的短效糖皮质激素制剂不能维持生理水平的皮质醇血浓度，也难以实现模拟皮质醇生理的昼夜节律。为此，近来开发了缓释型氢化可的松，部分已在临床试验中。

（2）盐皮质激素：PAI 者需同时服用 9-α 氟氢可的松 50~200μg/d，分 2 剂，定期按肾素水平调节剂量，小婴儿需要相对高的剂量维持电解质平衡，但需监测医源性高血压的发生。继发性 AI 者一般不需服用氟氢可的松。

（3）AI 应激状态下糖皮质激素的治疗：轻度感染或低热（体温 ≤38℃），不必改变剂量。重度应激状态（如严重上呼吸道感染）则剂量加倍。重度应激（体温 >38℃和 / 或呕吐）则增加到的平时的 5 倍。如果不能耐受口服，需要静脉使用药物。大病或手术时（全麻下的外科手术、大的创伤等），可能需加至通常量的 10 倍以预防肾上腺危象。

（4）青春期的治疗：因青春期糖皮质激素的清除率增加，所需要的剂量会有所增加，需要依据个人具体情况作个体化调整。对于合并有性发育障碍或青春期发育延迟 / 停滞 / 不发育者，根据其年龄及青春期发育状态给予性激素替代治疗或 Gn 治疗。

（5）雄激素的补充：肾上腺来源的 DHEA 及其硫酸盐 DHEAS 的补充，可改善 PAI 成年妇女和儿童青少年的情绪和总体幸福感。仅用于在糖皮质激素和盐皮质激素已经补充适宜之下,其幸福感仍严重受损的患者。成人单次口服 DHEA 25~50mg 剂量即可使血 DHEAS 升至同年龄的正常水平。治疗过程应监测是否存在雄激素过多的症状、体征及血 DHEAS 浓度(维持在年龄相应范围的中值)。儿童资料很少。

(6)健康教育:包括对患者本人及家庭的教育,使其认识到长期激素替代治疗的重要性。

2. 随访与监测　一般每 3~6 个月随访一次。

(1)临床症状:剂量不足者原症状不改善。替代过量时则产生周围性水肿、反复感染和睡眠障碍。

(2)体格生长和青春期发育指标:每半年随访一次身高、体重增长情况。对于围青春期或已经进入青春期的患儿,则每半年随诊一次青春期发育性征的进展状况。

(3)血压。

(4)血清钠、钾等生化指标。

(5)血、尿皮质醇:监测糖皮质激素替代剂量的合理性,在服药后 0.5~1 小时测血皮质醇浓度,建议至少>200nmol/L(一般在服药后半小时达峰,约达到 400~500nmol/L)。晨 8 时的皮质醇已经不是监测指标。尿游离皮质醇也可以作为剂量判断依据。

(6)血清肾素活性:控制在正常范围上限。

(7)血 ACTH:一般不建议作为监测指标,但对原发性 AI 应避免使 ACTH 在正常范围内,以免皮质醇替代过度。

(8)监测频次:AI 者治疗中 ACTH 及皮质醇等相关指标不需过度的频繁监测,一般在有替代剂量不足的症状时或按体重增加调节了剂量时才检查。

三、先天性肾上腺皮质增生症

【概述】

先天性肾上腺皮质增生症(congenital adrenal hyperplasia,CAH)是一组由肾上腺皮质类固醇合成通路各阶段各类催化酶的缺陷而引起以皮质类固醇合成障碍为主的常染色体隐性遗传性疾病。CAH 于 1865 年由解剖学家 De Crecchio 首次发现,至 20 世纪 80 年代 P450 酶系的大多数甾体合成酶的基因被克隆,按已知缺陷酶的种类,CAH 大致分为 6 个型,其中 21- 羟化酶缺陷(21-hydroxylase deficiency,21-OHD)最常见,占 90%~95%,其次为 11- 羟化酶缺乏症,占 3%~5%。国外报道患病率为 1/20 000~1/10 000,杂合子发生率更可高达 1:60。国内自 2002 年上海地区首个开展 21-OHD 新生儿筛查,2007 年始全面筛查,分别得出患病率为 1:16 466 和 1:12 200。CAH 有因 PAI 而发生致命的肾上腺失盐危象风险,但同时也有高雄激素血症致生长和性腺轴紊乱,但有确定的药物治疗,属于可治性疾病。近年,随着我国新生儿 CAH 筛查的开展,使得本病患儿得以在出生后就获得早期的诊断和治疗,有效地减少了新生儿、小婴儿期的失盐危象等危及生命的严重并发症的发生,存活率显著增加。但随着 CAH 患儿年龄增加,尤其在进入青春期或成年之后,部分患儿会出现一些包括青春期异常等在内的远期并发症,如何良好地控制高雄激素状态,维护其正常的生长、性发育和生殖功能,同时又尽量避免因治疗过度所导致的肥胖、骨质疏松等远期并发症,使之生存质量提高,是近年 CAH 治疗及监测随访中的一大挑战。

【病因与发病机制】

肾上腺由皮质和髓质组成,从皮质浆膜层至髓质,形态学上分三个区带,分别是球状带、束状带和网状带,分别分泌醛固酮,皮质醇和肾上腺源雄激素。生后网状带是最后一个发育的,它与胎儿肾上腺共享多种共同特征。婴幼儿(1~6 岁)的肾上腺皮质以产生皮质醇为主(21 碳甾体),几乎无雄激素(19 碳甾体)产生,与之相应的是在 6 岁前网状带几乎不形成一个"带",3~5 岁时才见网状带细胞呈灶性分布,插入于束状带上,至 6 岁左右,这些灶性细胞团或彼此相连,至 7~8 岁才形成一个连续的网状带结构,但与灶性网状带同存;至 13~15 岁左右才是完全连续的网状带(同成人),至 20~25 岁时其宽度达高峰,其后又逐步随年龄增大而变窄。网状带的这些解剖学改变与血中 DHEA 的水平变动相一致。但球状带,束状带的宽度及与之相关的醛固酮和皮质醇并无此年龄相关的改变。因肾上腺源性的雄激素合成具有特异的年龄依赖性规律,当临床需评估其测值水平时,应按相应发育期的参照值判断。

肾上腺皮质合成的 19 碳雄激素涉及二个通路:Δ^5 通路和 Δ^4 通路(图 2-6-3)。Δ^5 的雄激素主要是 DHEA 和硫酸去氢表雄酮(DHEAS),Δ^4 雄激素主要是雄烯二酮,它们的雄激素作用分别

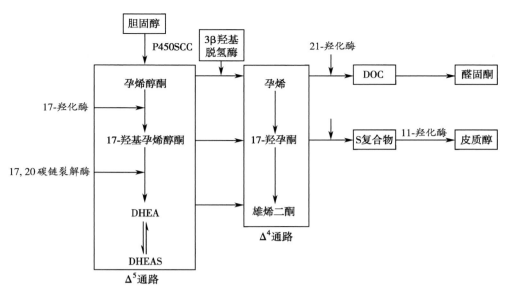

图 2-6-3 肾上腺皮质雄激素的生物合成

仅为睾酮的 5% 和 10%，但是它们均能在外周转化为作用强的睾酮和 E_2。DHEAS 是体内合成量最大的雄激素，在男性以及性腺轴发育前的女性，肾上腺皮质是唯一的含磺基转移酶的组织，90% 的 DHEAS 来自肾上腺皮质，因此 DHEAS 可作为肾上腺源性雄激素的标记。与皮质醇一样，DHEAS 也有节律。肾上腺皮质网状带分泌雄激素除了和皮质醇一样受控于 ACHT 外，还受控于 PRL、血管紧张素、内啡肽、β- 促脂解素（lipotropin）、GH 和前列腺素等。

经典的 CAH 由于编码类固醇合成过程中某种酶的基因突变，导致相应酶的合成减少，致皮质醇合成减少，由于反馈抑制减弱，致使 CRH 和 ACTH 分泌增加，从而使肾上腺皮质增生，导致酶缺陷近端皮质醇的前体产物过多堆积，以及其他不依赖于此酶的肾上腺类固醇分泌过多，而出现相应的临床表现（图 2-6-4）。宫内的性激素合成异常致两性畸形，而生后性激素合成和分泌异常则引起性早熟或青春期发育延迟或性发育不良。催化类固醇合成的各阶段的酶都是氧化酶的 P450 家族，目前已明确酶缺陷种类包括 21- 羟化酶缺乏症（21-hydroxylase deficiency，21-OHD）、11β- 羟化酶缺乏症（11β-hydroxylase deficiency，11β-OHD）、17α- 羟 基 脱 氢 酶（17α-hydroxylase

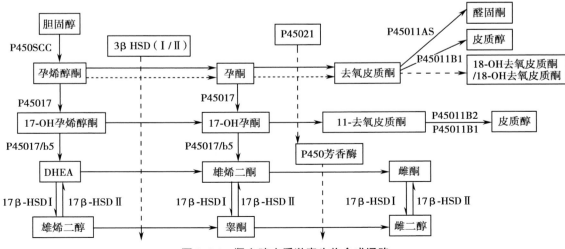

图 2-6-4 肾上腺皮质激素生物合成通路

注：P450SCC：胆固醇侧链裂解酶；P45017：17 羟化酶；P45017/b5：17 羟化酶 / 细胞色素 b5；17β-HSD Ⅰ：17β- 羟基脱氢酶 Ⅰ 型；17β-HSD Ⅱ：17β-HSD Ⅱ 型（17β- 羟基脱氢酶 Ⅱ 型）；P45011AS：醛固酮合成酶；P45011B1：11- 羟化酶。

deficiency,17α-OHD)/17,20 裂解酶缺乏症、3β- 羟基脱氢酶缺乏症(3β-hydroxysteroid dehydrogenase deficiency,3β-HSD),此外,还有胆固醇侧链剪切酶、StAR 缺乏症 [也称类脂性先天性肾上腺皮质增生症(congenital lipoid adrenal hyperplasia,CLAH)] 及肾上腺皮质 POR 缺乏症(POR deficiency,PORD)。不同酶的缺陷分别发生不同类型的 CAH,临床特点及诊治重点有所不同(表 2-6-5)。

表 2-6-5 常见肾上腺皮质激素合成酶缺陷类型及主要临床表现

缺陷的酶	编码基因	外生殖器		青春发育		失盐	高血压	血雄激素	
		男	女	男	女			DHEA	睾酮
类脂性 CAH	StAR/CYP11A	间性	正常	延迟	延迟	+	−	↓	↓
3β- 羟类固醇脱氢酶	HSD3B2	间性	间性	延迟	可延迟	+	−	↑	↓
17- 羟化酶 /17,20- 裂解酶	CYP17	间性	正常	延迟	矛盾性	−	+	↓	↓
21- 羟化酶	CYP21	正常	间性	早熟	矛盾性	+/−	−	↑	↑
11- 羟化酶	CYP11	正常	间性	早熟	矛盾性	−	+	↑	↑

1. **21-OHD** 是最常见的 CAH,由 CYP21A2 突变引起,它位于 6p21.3,编码 P450c21。P450c21 催化 17- 羟孕酮(17-OHP)转为为 11- 脱氧皮质醇及催化孕酮转为 11- 脱氧皮质酮,两者分别为皮质醇和醛固酮的前体(图 2-6-5)。P450c21 活性低下致皮质醇和醛固酮合成受损。皮质醇低下,经负反馈使 ACTH 分泌增加,刺激肾上腺皮质细胞增生。因雄激素合成通路无缺陷,在高 ACTH 刺激下,堆积的 17-OHP 和 P 向雄激素转化增多,产生了旁路代谢亢进的特征性后果——高雄激素血症。雄激素升高显著程度依次为雄烯二酮、睾酮和 DHEA。盐皮质激素合成通路阻滞致醛固酮低下,临床发生水盐平衡失调,并可发生致命的失盐危象(未确诊者死亡率可达 4%~10%)。酶缺陷程度因基因型而异,在基本病理生理基础上形成了 21-OHD 基因型 - 生化病理和临床表现的宽阔谱带。

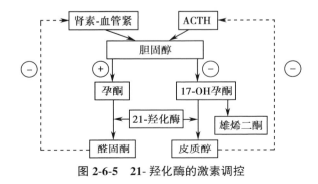

图 2-6-5 21- 羟化酶的激素调控

2. **StAR** 是 30kD 的线粒体磷酸化蛋白,在肾上腺和性腺内表达,蛋白编码基因位于 8p11.2,它与胆固醇侧链剪切酶(side-chain cleavage of cholesterol,SCC,P450scc)无关。StAR 并非甾体合成所专有,与其他细胞的线粒体胆固醇代谢的酶也有关,StAR 由钙信号通路和 cAMP 依赖性第二信使系统调节,与 *SF-1* 和 *DAX-1* 也有关。线粒体转运了 StAR 后,该蛋白的活性也即中止,形成了一种特殊的生理调节方式。*StAR* 基因点突变时引起 CLAH。P450scc 催化甾体合成的第一步反应,其突变导致迟发型的 CLAH。

3. **3β- 羟类固醇脱氢酶** *HSD3B2* 基因位于 1p13.1,3β-HSD 是由于 Ⅱ 型基因突变引起的 HSD3B2 酶缺乏。HSD3B2 为 Δ^5/Δ^4 异构酶,催化肾上腺类固醇合成的三个关键反应,该酶缺陷影响盐皮质激素、糖皮质激素和性激素的合成。男孩因睾丸 3β-HSD2 缺乏使宫内睾酮合成减少,出生时性别模糊,而女孩则由于 3β-HSD2 缺乏阻滞了皮质醇的分泌,ACTH 升高致使肾上腺分泌的 DHEA 增加以及 DHEA 在外周组织(含 3β-HSD1,患儿此酶活性正常)转化为睾酮增多,中度增加的睾酮导致出生时一定程度的阴蒂肥大,但罕有阴唇阴囊融合。随着患儿的生长,雄激素过多的症状日益明显。

4. **11β- 羟化酶(P450C11B 和 P45011AS)** 是皮质醇代谢通路的终阶段的两个异构酶,两者的编码基因(*CYB11B1* 和 *CYB11B2*)具 93% 同源性。其功能则与醛固酮(ALD)合成有关。该酶缺乏阻断了 11- 去氧皮质醇转化为皮质醇,皮质醇分泌不足,而糖皮质激素前体 11- 脱氧皮质醇和盐皮质激素前体 11-DOC 堆积,后者具有盐皮质激素作用,导致低血钾性和高血压。同时因雄激素合成途径完整,堆积的类固醇前体经雄激素途径转化为雄激素,导致雄激素过多。P450C11B 缺乏可产生足量的 ALD,而 P450C11AS 缺乏时皮质醇合成量正常,但只生产少量 ALD,临床仅表现为失盐。

5. **17α- 羟化酶和 17,20- 裂解酶(P450C17)** 由 *CYP17* 基因编码,两个酶具相同的结构,但功能不一。临床表现决定于酶缺乏的严重性,以及 17- 羟化酶和 17,20- 裂解酶活性的相对缺乏程度。

6. **POR 缺乏[联合性(部分性)17α- 羟化酶和 21- 羟化酶缺乏]** 也称 Antley-Bixler 综合征(Antley-Bixler syndrome,ABS)。*POR* 基因位于 7q11.2,所编码的蛋白是一种黄素蛋白,负责将电子传递给所有 CYP450 微粒体。POR 基因变异导致 17α- 羟化酶、17,20- 裂解酶、21- 羟化酶的部分缺乏,可伴或不伴 ABS 表现。在 POR 患儿中,因胎儿雄激素合成的"后门"途径(back-door pathway)激活,造成胎儿期的高雄激素状态。此途径有别于经典途径,先后通过 5α- 还原酶 1 和 3α- 羟类固醇脱氢酶、17,20- 裂解酶等,将 17-OHP 转化为活性雄激素:DHT。"后门"途径一般于出生后即关闭(新近也有研究认为小青春期"后门"途径可能仍然活跃),因此也造成 POR 缺乏患儿的独特临床表现。

【症状】

1. **21-OHD** 以雄激素过度分泌为突出特征(图 2-6-6),是新生儿外生殖器发育异常的最常见原因,发生率(活产新生儿中)可达 1/15 000。依据酶活性残余及醛固酮合成受累程度而分为:失盐型(salt wasting,SW)和单纯男性化型(simple virilizing,SV),以及经典型和非经典型(nonclassic CAH,NCCAH)。NCCAH 也称为迟发型、隐匿型或轻型,其 21- 羟化酶活性残余可达 20%~50%。21-OHD 中 1/4 为非失盐型,而 NCCAH 在女性中常误诊为特发性多毛和多囊卵巢。

(1)失盐表现:失盐型患儿在生后 2~4 周内或婴儿早期发病,在有或无诱因时表现为急性低血容量性休克的肾上腺危象,未及时诊治可致命。部分患儿的危象由应激因素诱发,如轻重不等的感染、外伤、手术,甚至预防接种。慢性失盐患儿表现为软弱无力、慢性脱水状态、不长、恶心、呕吐、腹泻和喂养困难。

(2)不同程度的皮肤、黏膜色素增深:位于齿龈、外阴、乳晕、掌纹和关节皱褶部位。部分患儿可无色素增深。

(3)高雄激素血症:不同年龄表现不一。女性患儿(46,XX)出生时即有不同程度的外阴男性化。轻者出生时仅轻度阴蒂肥大(如无及早治疗,随年龄增长而日益严重),严重者阴蒂形似阴茎,因阴唇融合而外阴酷似完全性阴囊型尿道下裂伴隐睾的男性(但有完全正常的女性内生殖器卵巢和子宫、输卵管等结构)。中间状态为阴蒂肥大伴不同程度的大阴唇背侧融合和阴囊化;尿、阴道分别开口或共同一个开口。NCCAH 因无肾上腺皮质功能减退,且高雄激素状态往往至青春前期或青春期才显现,因此常常在青春期时因阴毛早现、多毛、阴毛浓密和 / 或呈男性倒三角状分布,嗓音低沉,甚至无女性性征发育或原发性闭经才来就诊。男性患儿(46,XY)因婴儿期雄激素不敏感,出生时和婴儿期外阴无明显异常,但 2 岁后开始(早迟不一)发生阴茎增大伴阴毛早现等外周性性早熟表现。两性幼儿期都可有体毛增多、阴毛早现和多痤疮。

(4)青春发育及生殖轴功能:女孩 21- 羟化酶和 11- 羟化酶缺陷者因雄激素过多,出生即有两性畸形,如未经及时治疗,发生外周性异性性早熟,后可转为中枢性性早熟。NCCAH 者出生时外阴可正常,但至青春前期(6 岁后)或在青春期表现为异性性早熟或异性青春期发育。患儿的乳腺较正常女性为小,触诊时腺结松软,即使经合理皮质醇替代治疗,月经规则的患儿亦如此。这可能是胎儿乳腺原基接触了高浓度的雄激素后抑制了其正常发育,使青春期时不能有正常的乳房发育。此外,因宫内就开始的高雄激素暴露女性生殖轴的功能可受损。可有卵巢功能异常,表现为初潮延迟或原、继发性闭经,月经不规则或稀发等各种类似 PCOS 的表现,可以有与高雄激素血症相关的 PCOS(可有胰岛素抵抗),但也有与雄激素无关的卵巢多囊性病变伴卵巢增大(主要见于 StAR 缺陷所致类脂性 CAH)。此外,尤其是迟发型、没有得到及早治疗的女孩,青春发育及成年后心理问题较为显著,并可有性功能异常。除激素异常外,性功能异常也与间性外阴的整形手术(切除肥大的阴蒂)有关,对有整形手术历史的 CAH 妇女性功能的调查显示成年后会有性功能障碍。

CAH 妇女妊娠时，如其怀的是正常基因的女孩，即使孕母的血睾酮高达 400~600ng/dl，一般不会因其妊娠期间的高雄激素血症引起女婴的男性化；其原因是胎盘有活力很高的芳香化酶以及母体的 SHBG 和孕酮的抗雄激素作用，均能限制母体过高的雄激素进入胎儿循环。

男性患儿因 CAH 类型（雄激素合成通路有无障碍）而表现为性早熟和性发育不良或无自发青春期发育。21-OHD 的男孩，从宫内起就有高睾酮血症以及其前体的雄激素的堆积（雄烯二酮和 DHEA），它们可被芳香化而在外周转化为雌激素。这些患儿未经皮质醇抑制性替代治疗或虽经治疗，未能有效抑制雄激素分泌时，在幼年时发生外周性性早熟。此外，以上异常升高的性甾体，尤其是雌激素可作为青春发育的诱导因子，在原有的外周性性早熟的基础上诱发中枢性真性性早熟。一般在 6 岁左右（骨龄至 8~9 岁时）可从外周性性早熟转化为中枢性性早熟，此时睾丸开始增大，GnRH 激发后 LH 升高符合 CPP 改变。迟发型患儿就诊往往因为性早熟表现，可无婴幼儿期的明显外周性性早熟特征而漏诊，因此，对男孩真性性早熟，应注意对 CAH 的相关检查，如果是 CAH 继发的 CPP 则并非单用 GnRH 所能控制，而需同时给予相应的皮质醇抑制性替代治疗。患儿的睾丸发育大部分正常，生殖功能一般也正常。但部分患儿（30%）睾丸内可有肾上腺的原基残留组织（adrenal rests），尤其是未经皮质醇替代治疗的患者，该组织可与肾上腺皮质细胞一样增生，严重者则增生成为睾丸中的肿瘤样物。此类肿瘤大多数是良性的，一般双侧发病，且增生的组织在形态学与功能上均与肾上腺相似，故而获得睾丸内肾上腺残余瘤（testicular adrenal rest tumor，TART）的名称。TART 的发生机制尚未完全明确，虽然较常发生于 CAH 控制不良及年龄较大的孩子中，提示与基础疾病控制有关，但也有控制良好的或小年龄患儿发生 TART。轻的 TRAT 仅在 B 超检查时被发现，严重者则呈团块状，使睾丸纤维化，质硬如石并堵塞曲精小管，造成睾丸功能不全及生精功能障碍。因组织学性质与肾上腺组织同源，故大部分 TART 呈现 ACTH 依赖性，因此，当发生 TART 时可用地塞米松或大剂量氢化可的松治疗，以期令其消退。但如仍不能抑制，或已经发生纤维化无法消退并可影响睾丸结构和生精功能，则可在 B 超或 MRI 检查后行手术剔除治疗，

但需尽可能保留睾丸组织。此类肿瘤可在年龄小至 3 岁时已发生，因此，对 21-OHD 男性患儿宜定期作 B 超检查以及时发现。值得注意的是，女孩卵巢中也可有肾上腺残基，其状态可似睾丸，故也可发生卵巢的肾上腺残余瘤。未经合理治疗的 21-OHD 的男性患者，长期过多的雄激素和孕激素干扰了 FSH 和 LH 分泌，引起低促性腺激素性性腺发育不良，睾丸小，发育不良。另外，幼年开始的长期高雄激素血症使雄激素受体降调节，青春前期外周性性早熟阴茎增大，但成年期阴茎反而短小。单纯男性化型的患儿，往往在 2~3 岁时才确诊；因此，其成年的阴茎大小就会比及早合理治疗者为短，可短至为正常的 −2.5SD 以下者，但大多数还是在正常范围内。

2. 11β- 羟化酶缺乏症（11β-OHD） 该型发病率仅次于 21-OHD，CAH 中占 5%~8%，发生率为 1∶200 000 活产婴，因皮质酮的堆积及雄激素合成途径完整，患儿表现出高血压、低血钾及高雄激素的临床特点。且其高雄激素的状态比之 21-OHD 者更难被抑制，往往需要更高剂量糖皮质激素才可达到足够强度的控制。经典型 11-OHD 女孩于新生儿期有严重的外生殖器模糊。类似于 21-OHD，如无及时治疗，后续男孩呈现外周性性早熟及 CPP，女孩则呈现外周性 - 异性性早熟及 CPP。

3. 类脂性 CAH、3β-HSD 及 17α- 羟化酶 /17, 20- 裂解酶缺乏症

（1）17α- 羟化酶和 17,20- 裂解酶缺乏：类似于 11β-OHD，因有皮质酮的堆积，可有高血压和低血钾。其余两者则因盐皮质激素不足而出现失盐表现（表 2-6-6），严重者常在婴儿期因严重失盐而夭折。此类 CAH 男性患儿因肾上腺的雄激素合成均有障碍，故经典型者出生时即有间性外阴，性别模糊。但酶部分缺乏者也可出生时候呈现一定程度的雄性化，但多数为小阴茎，尿道下裂和隐睾，少数可有似正常的男性外生殖器。除 3β-HSD 外他们大多数不能有自发性的男性青春期发育。

（2）HSD3B2：有 Ⅰ、Ⅱ 型，Ⅱ 型在肾上腺、性腺内表达，Ⅰ 型在胎盘、乳腺和皮肤等外周组织表达。盐皮质激素缺乏表型与基因型有关，失盐者该基因突变致功能大部分丧失；部分丧失者还保有残余的醛固酮合成能力。但基因型不能预测男性患者男性化不足的程度。部分患儿无失盐表

表 2-6-6　三种 CAH 成人患者肾上腺皮质甾体产物水平的比较（ng/dl）

缺陷的酶	DOC*	18-OH-DOC	皮质酮	18-OH- 皮质酮	醛固酮
17- 羟化酶	25~500	100~600	4 000~40 000	60~1 000	<10
11- 羟化酶	50~>1 000	<10	<200	<10	<3
21- 羟化酶	10~100	3~20	100~500	10~200	10~60
正常	2~20	1~20	100~500	10~40	10~30

* 脱氧皮质酮（deoxycorticosterone，DOC）。

现、男性化不全程度也较轻；而有部分呈严重失盐型的患者也可以有自主男性青春发育。但他们的性征发育完善的程度不一，部分患儿可以有近乎正常的青春期性征发育，有部分则出现男性乳房发育、睾丸肥大等。患者血 LH、FSH 的基础值可以正常，但 GnRH 激发值则各异，其下丘脑 - 垂体 - 性腺轴调控总体是正常的，尤其是 Gn 的调节，因此能使睾丸组织增生以维持性激素分泌。此外，也可能因 I 型酶活性正常，故患者能有正常男性青春发育。因肾上腺及性腺的 II 型酶缺陷，致 DHEA（Δ5 甾体）过多堆积，DHEA 能在外周经 I 型酶作用转化为雄烯二酮（Δ4A）和睾酮，其转化量可足以致男性第二性征发育。此外，性腺的 3β-HSD 缺陷的严重程度比肾上腺组织的酶缺陷程度低，也可能与之有关。有些患者缺陷酶的活性可随年龄而增加，以使在青春期时由睾丸合成的睾酮量能达到足以致第二性征发育，甚至能够达到维持生精的正常水平下限。这些患儿在婴儿期时 HCG 激发后的睾酮低下，但至青春期却可达到正常的临界水平。

（3）StAR 缺陷所致类脂性 CAH：女性患儿可发生与雄激素无关的卵巢多囊性病变伴卵巢增大。患儿性激素合成缺陷，但却可有自发性的女性青春发育，且青春期性征发育良好，也有初潮，但是无排卵性月经。有卵巢增大及较大的多发性卵巢囊肿（最大直径可达 50~70mm），经雌激素和孕激素替代治疗后卵巢囊肿可减小，卵巢容积也可缩小。其发生机制不明，可能与持续的无排卵有关（因雌激素低下不足以形成正反馈）。

1. POR 缺乏 /ABS　*POR* 基因变异所致的 CAH 可能为继 21-OHD 后第二常见的 CAH 类型，为新发现的肾上腺和性腺类固醇合成障碍，累及所有线粒体 CYP450 酶。POR 是 II 型 CYP450 的必需电子供体，POR 的基因变异导致严重、不完全的 CYP17A1、CYP21A2 和 CYP19A1 的缺乏，从而致相应的症状表现，并可伴或不伴 ABS 表现。

（1）性激素过多和性激素缺乏：与其他类型的 CAH 不同，POR 缺乏者两性都可出现严重的外生殖器间性，女孩外生殖器明显男性化（Prader III~ V 期），但相反，男孩则不同程度的雄性化程度低下，表现为小阴茎、会阴 - 阴囊型尿道下裂等。因 "后门" 途径的雄激素合成方式，与 21-OHD 和 11-OHD 不同的是，POR 缺乏症女性患者的高雄激素只发生于出生前，出生后男性化情况不会进展，且男、女孩出生后的血雄激素浓度都很低或在正常低限。但 POR 缺乏胎儿的孕母男性化表现很明显，通常在怀孕中期出现痤疮、多毛、有时声音低沉等症状，孕母尿的雄激素排出量增多，分娩后上述表现很快消退。

POR 缺乏的女孩可出现原发性闭经或多囊卵巢综合征，还可能由巨大卵巢囊肿，容易破裂。但与通常所见的 PCOS 的卵巢囊肿伴发高雄激素血症不同，POR 缺乏患儿虽有卵巢囊肿，但雄激素水平低。

（2）Antley-Bixler 综合征（ABS）表现：ABS 主要为骨骼异常，包括颅缝早闭、桡骨 / 肱骨融合、外生殖器间性、面中部发育不良、眼球突出（proptosis）、鼻后孔闭锁、股骨弯曲、关节挛缩、蜘蛛足样指 / 趾以及其他先天异常。相当一部分的 POR 缺乏患者合并不同程度 ABS 表现，但因新生儿筛查检出，或虽无症状但母亲孕期中男性化或因男性化女婴、原发性闭经、囊性卵巢等而经基因证实是 POR 缺乏者，则不伴有 ABS 症状。ABS 表现的机制尚不明确，可能与 P450 系统的广泛作用有关，特别是依赖 POR 的 CYP51A1 异常。

2. 非经典型先天性肾上腺皮质增生症　非经典型先天性肾上腺皮质增生症（nonclassic congenital adrenal hyperplasia，NCAH）是指因某些类固醇合成酶的缺陷导致的轻型的、迟发的男性化型 CAH，是常见的常染色体隐性遗传性疾病，多因 CYP21A2 基因突变引起类固醇合成酶21 羟化酶缺乏；极罕见因其他类固醇合成酶缺陷引起，如 11- 羟化酶和 HSD3B2 缺乏。高加索人发生率为 0.1%~0.2%，在雄激素过多的妇女中发病率达 0.6%~9%。临床表现谱很广，从无症状到雄激素过多的典型表现。因缺陷酶的活性残余可达 50%~80%，临床上可无糖皮质激素不足的症状或仅症状轻微，也极少发生肾上腺危象，但因雄激素合成途径的完好无损和旁路代谢产物堆积的原理，仍然有雄激素堆积所导致的临床表现，且此类高雄激素的表现与酶活性和年龄、青春期进展有关。酶活性残余少的，高雄激素症状可类似于单纯男性化型，较早年龄出现、症状也较为重。而酶活性残余高的，可迟至肾上腺启动年龄，甚或进入青春期、达到发育顶峰之后才逐渐显现。因此不同于经典型 CAH，很多患儿是因青春期发育之后的高雄激素表现（阴毛早现、多毛、严重痤疮、原发 / 继发性闭经等）来就诊的。女性患儿多于男性（主要因男性患儿对于高雄激素状态的耐受程度显著优于女性）。

（1）阴毛早现：文献报道，220 例在不同年龄（<10 岁、10~19 岁、20~29 岁）诊断 NCAH 的患者分别有 92%、8% 和 4% 比例有阴毛早现史。

（2）性早熟（包括外周性和中枢性）：因肾上腺源雄激素分泌过多，导致外周性性早熟，生长速度快，但骨龄成熟提前，最终成年身材矮小。长期雌激素暴露也可诱发中枢性性早熟。

（3）其他高雄激素表现：多毛、体味、痤疮、男孩阴茎增大和女孩的阴蒂肥大（比典型的 CAH 轻微很多）。

（4）青春期和成年期表现：包括多毛、痤疮、脱发、不排卵和月经不调。并存在多种代谢异常的风险因素，包括肥胖、高血压、胰岛素抵抗等。

（5）其他：肾上腺意外瘤或性腺的肾上腺残余瘤，较为少见。

【诊断思路】

CAH 的临床谱带宽，诊断依靠临床表现、生化和激素检测综合判断，必要时应用基因诊断。

1. 内分泌激素检查

（1）基础血浆皮质醇和 ACTH：典型患者血皮质醇低下伴 ACTH 升高（参见前面提到的"肾上腺皮质功能减退"内容）。也有 CAH 患者皮质醇可能在正常范围，但 ACTH 会升高提示肾上腺皮

质功能不全，需结合其他指标综合判断。NCCAH 患者的质醇和 ACTH 基本在正常范围。

（2）血清 17-OHP：17-OHP 升高是 21-OHD 的特异性诊断指标和主要治疗监测指标。应该在早晨空腹、服药前采血（不迟于晨 8 时）。按基础 17-OHP 测值划分为 3 个区段指导诊断和分型：①17-OHP>300nmol/l（10 000ng/dl）时考虑为典型的 21-OHD；②6~300nmol/L（200~1 000ng/dl）时考虑为非典型，如临床疑似诊断，需作 ACTH 激发试验。③<6nmol/l（200ng/dl）时则不支持 CAH 或为 NCAH。基础值属第②、③种情况，行 ACTH 激发试验后，按 17-OHP 激发值的大致判断界值为：17-OHP>300nmol/L（10 000ng/dl）时考虑为典型的 21-OHD，17-OHP 31~300nmol/L（1 000~10 000ng/dl）考虑为 NCAH。17-OHP<50nmol/l（1 666ng/dl）时不支持 21-OHD 的诊断，或杂合子携带者。携带者与健康个体间 17-OHP 水平会有重叠。

（3）肾上腺源雄激素测定：对于 21-OHD 者，雄激素升高显著程度依次为雄烯二酮、睾酮和 DHEA、DHEAS。各雄激素测值需按照性别、年龄和青春发育期建立的正常参照值判断，尤其是男性患儿的 T（也可来自睾丸）。血雄烯二酮水平与 17-OHP 有较好的相关性，用做 21-OHD 诊断和监测意义最佳。仅有血 DHEA 增高是 3β-HSD 的特征性生化改变。

（4）血浆肾素和醛固酮：肾素在经典失盐型患儿升高，但诊断特异性不高。小婴儿有生理性醛固酮抵抗，此时诊断失盐型需慎重。反之，部分非失盐型患者肾素也可升高，对无明显失盐患者是否联用理盐激素治疗有一定指导意义。测值按年龄和实验室所采用药盒试剂的参照值判断。同时需强调，肾素是理盐激素替代治疗中的重要监测指标。醛固酮低下支持失盐型诊断，但有 1/4 患儿血清醛固酮可正常。

（5）皮质醇代谢产物测定：近年应用 GC/MS 或 LC-MS/MS 方法能测定 30 种以上尿中类固醇代谢产物，可用于诊断各类肾上腺疾病（如 CAH、库欣综合征和肾上腺肿瘤）。

2. 血生化 未替代治疗的失盐型患者有不同程度的低钠和高钾血症。危象时严重的低钠血症可致抽搐等中枢神经系统表现。严重的高钾血症（可 ≥10mmol/L）可引起包括致命的严重心律失常等各类心电异常。生化改变无诊断特异性，部分患儿非危象时血钠、钾可在正常范围。高尿

钠支持肾小管的保钠缺陷,有助于和其他病因的低钠血症鉴别。

3. 影像学检查 对出生时性别模糊的婴儿应按 DSD 诊断流程,在生后尽早作 B 超检查了解有无子宫及性腺类型和位置。青春前期起病者,肾上腺的 B 超和 CT 等影像学检查有助于和肾上腺肿瘤或其他肾上腺(发育不良)病变鉴别。骨龄要至 2 岁才开始检查。

4. 染色体和基因诊断 婴儿期发现有皮质醇低下者,无论有无性别模糊(尤其女性表型)都必须做染色体检查,以与非 21-OHD 的其他病因的 DSD 鉴别。由于临床谱带广,对临床不能确诊

21-OHD 或需与其他相关疾病鉴别时,必需做基因诊断以确诊和分型。

【诊断流程图】

1. 按肾上腺皮质类固醇合成异常状况 CAH 总体临床发病表现可依据以下 3 大类作为诊断线索:婴幼儿期失盐、雄激素合成过多和雄激素合成不足致男性生殖器男性化不全和青春发育障碍。CAH 的诊断依据临床表现、实验室内分泌激素及影像学相关检查可以明确,再根据不同的生化、激素改变特点及结合基因诊断,进一步可以明确分型(图 2-6-6)。尚需与其他导致肾上腺皮质功能减退或类似的血生化改变的疾病相鉴别(图 2-6-7)。

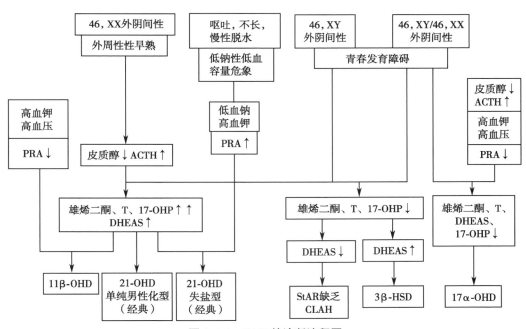

图 2-6-6 CAH 的诊断流程图

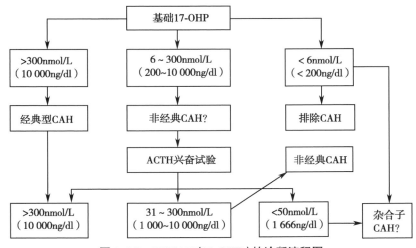

图 2-6-7 NCCAH(21-OHD)的诊断流程图

2. 鉴别诊断

（1）CAH 分型：除 21-OHD 以外的其他类型 CAH。

1）21-OHD，有显著血 17-OHP、雄烯二酮、睾酮增高，伴或不伴失盐（低血钠、高血钾、肾素 - 血管紧张素增高）表现，不难诊断。

2）11β-OHD，也有 17-OHP 增高和高雄激素血症，但是水钠潴留、低血钾和高血压，肾素 - 血管紧张素低下。

3）P450 氧化还原酶缺乏症（PORD），患儿母亲孕期有高雄激素表现。男孩出生时外阴呈女性表型；女性患儿出生时外阴男性化，但生后不加重。17-OHP 可增高，但生后雄激素和所有性激素均低下。

4）17-OHD 和 17,20- 裂解酶缺乏症，两种酶缺陷分别有 17-OHP 和孕酮升高，但有低血钾、高血压的表现及雄激素合成低下。

5）3β-HSD，患者仅有 DHEA 增高而雄烯二酮和睾酮低下。

6）StAR 缺乏症（CLAH），所有肾上腺皮质激素合成缺陷。男孩外阴完全女性化，女孩出生时外阴正常。

（2）肾上腺皮质肿瘤：也表现为肾上腺源性激素分泌增多，伴或不伴皮质醇分泌增多。肿瘤患儿皮质醇可正常或升高，但 ACTH 明显低下是鉴别要点。在新生儿或婴儿早期发病者可常伴有 17-OHP 升高，但同时 DHEA 可显著升高，有别于 21-OHD。影像学检查可以确诊和发现肿瘤，但结果也受检查设备分辨的敏感度和特异度以及肿瘤大小、性质和部位的影响，对于高度怀疑肿瘤但影像检查呈阴性者，需要密切随诊、反复多次检查。

（3）其他病因的先天性肾上腺发育不良：有肾上腺皮质功能减退表现，但无肾上腺源性激素增多，可资鉴别。

（4）单纯性阴毛早现：单纯性阴毛早现者，尤其女孩，需要与 21-OHD 鉴别（尤其是 NCAH）。ACTH 激发后的 17-OHP 测值是主要鉴别依据。

【治疗与随访】

按照不同类型 CAH 制定治疗目标。21-OHD 等合并高雄激素的 CAH 的治疗目标包括替代生理需要以防止危象发生，以及合理抑制高雄激素血症。目前应用于青春前和青春期替代治疗的皮质醇制剂包括糖皮质激素氢化可的松（hydrocortisone，HC）和盐皮质激素 9-α 氟氢可的

松（fludrocortisone，FC）。外源 HC 难以模拟皮质醇的正常脉冲分泌和昼夜节律乃至替代 ACTH-皮质醇之间的生理负反馈关系。剂量不足难以抑制高雄激素血症，剂量过度则导致抑制生长，甚至发生医源性库欣综合征。维持抑制雄激素和不抑制生长间的平衡是治疗的挑战。FC 替代同样也需维持防止失盐和过度致钠潴留，甚至高血压间的平衡，治疗方案需个体化。对于雄激素合成不足的 CAH 青春前期仅需要维持肾上腺皮质功能正常，青春期则需考虑诱导发育。

1. 糖皮质醇和盐皮质激素替代治疗方案

（1）HC 需终身替代治疗，失盐型需联合 FC。

（2）建议分别按照患者尚在生长中和已达到成年身高情况制订方案（表 2-6-7）。

表 2-6-7　21-OHD 皮质醇替代剂量和方案选择

未停止生长的 21-OHD 个体		
皮质醇制剂	每日总剂量	每日分次
氢化可的松	10~15mg/（m²·d）	3 次 /d
氟氢可的松	0.05~0.2mg/d	1~2 次 /d
氯化钠补充	1~2g/d（婴儿）	分次于进食时
已达到成年身高的个体		
皮质醇制剂	每日总剂量（mg/d）	每日分次
氢化可的松	15~25	2~3 次
泼尼松	5~7.5	2 次
强的松龙	4~6	2 次
地塞米松	0.25~0.5	1 次
氟氢可的松	0.05~0.2	1 次

（3）强调个体化方案：婴儿因性激素不敏感，无需高剂量 HC 抑制雄激素，期建议低剂量 HC［8~12mg/（m²·d）］以避免生长抑制。青春期 HC 清除率增高（尤其是女孩），故剂量需相对大，但为避免对生长的负面影响，建议不超过 17mg/（m²·d）。

（4）新生儿和婴儿期 FC 建议 150~200μg/（m²·d）（50~100μg/d）。对未添加半固体食物喂养的乳儿需额外补充食盐 1~2g/d。1 岁后 FC 剂量相应减少，青春期和成人期更少。

（5）应激状态：非手术应激状态参见"肾上腺皮质功能减退"相关内容。不需住院的外伤或中、小手术（包括大的拔牙手术等），可以按普通应激方案增加剂量。当需要住院和接受麻醉的中、大手术时，增大皮质醇剂量并补充氯化钠。手术

日和其后 3~4 天内监测血电解质每天 2 次,监测血压每 4 小时一次(表 2-6-8)。

表 2-6-8　接受麻醉和手术时 HC 的建议剂量

手术日期	建议处理方案
术前 1 天	氢化可的松 2mg/kg
手术当日	
术前	氢化可的松 2mg/kg i.m. 和醋酸去氧皮质酮 2.5~5mg i.m. 或 i.v.
术中	10% GS 静脉输注,加入 NaCl 0.5mg/(kg·24h)和氢化可的松 2.5mg/kg 匀速滴注。最大液量控制在 150mg/(kg·d)
术后傍晚	氢化可的松 2.5mg/kg i.m.
手术后	
第 1 天	NaCl 0.5mg/(kg·d),分 2~3 次补给,氢化可的松 2~5mg/kg i.m.,醋酸去氧皮质酮按血钠决定用否
第 2~4 天	氢化可的松逐步减量和按患者情况过渡至口服 第 3 天减至替代量的 2 倍,第 4 天 1.5 倍,第 5 天恢复原替代量

2. **监测和剂量调节**　至今虽尚无单个的实验参数和临床的指标能用于评价 HC 剂量的合理性,需以实验参数可作为近期的判断指标,结合骨龄和线性生长等反映阶段性控制状态的指标,两者综合判断。

(1)内分泌激素监测:21-OHD 者主要监测早晨空腹、未服 HC 前的 17-OHP 和雄烯二酮,两者测值需综合判断。两参数均宜控制在稍高于按年龄或青春期相应参照值范围正常上限为度。长期控制在"正常"水平,甚至低下则提示治疗过度,可致抑制生长和其他皮质醇过量的合并症。需强调,17-OHP 和各激素测值尚无单个的"金标准"切割值,各激素参数需结合临床指标调节剂量。皮质醇和 ACTH 不能作为 21-OHD 的监测指标,尤其当 ACTH 在正常范围时提示治疗过度。3β-HSD 则主要监测血 DHEA/DHEAS。

(2)临床监测:包括体格生长指标、青春期发育进程和骨龄。监测间隔建议:3 个月龄以内每月一次,其后 3 个月一次至 2 岁。年龄 ≥2 岁幼儿半年随访一次,学龄期起一年一次,进入围青春期时按需 4~6 个月一次,成年期可一年一次。2 岁起检查骨龄,每年一次,但如发现线性生长加速时应按需及时复查。中枢性性早熟是常见合并症,为及时发现,6 岁起需密切注意第二性征和按需半年检测一次骨龄。

(3)为防止医源性高血压,需定期监测血压、血钠、钾和血浆肾素作为调节 FC 剂量依据。

3. **NCAH 的治疗**　对 NCAH 患者一般不需要糖皮质激素治疗。应激时一般不需额外补充 HC。当未停止生长个体呈现阴毛早现、伴骨龄和生长加速,对青春发育和成年身高产生明显负面影响,可给予 HC 治疗。仅有严重痤疮和多毛等,建议只作对症治疗。

4. **并发症监测**

(1)医源性库欣综合征:当雄激素显著受抑制时,常致 GC 替代过量。治疗中应监测生长速度(减慢)、体重、BMI、血压和其他库欣综合征相关临床指标。

(2)肾上腺皮质占位性病变:肾上腺皮质腺瘤在 21-OHD 不少见,儿童期已可发生腺瘤,尤其监测指标控制差者。建议按需做肾上腺的 CT/MRI 检查。

(3)睾丸内或卵巢内肾上腺残余瘤:也是 CAH 常见的并发症,并可引起睾丸不可逆性损害,是男性 CAH 患者生育力降低的重要原因之一,多见于经典型。对于 CAH 的男孩,建议 3 岁后每年行睾丸 B 超检查,围青春期因残余瘤高发,监测力度尤其要加大。而对于女孩,卵巢内肾上腺残余瘤极少见,目前尚未有相关监测/筛查的建议或共识。

5. **向成年的过渡期治疗**　因 CAH 患儿治疗是终身的,而他们(尤其是迟发型、未能及早有效治疗者)青春发育多有异常状况,而他们也多存在有各种心理问题,需要更加关注,因此,应该建立完善的转送机制,将青春期或成年 CAH 患者转介给相关的接收科室(如青春期专科、内科内分泌专科等)。

(李燕虹　杜敏联)

第七节　性发育异常

性发育异常(disorders of sex development,DSD),这是一类先天性疾病,表现为患者的染色体核型与性腺表型和／或性腺的解剖结构不一致,包括外生殖器模糊不清、染色体异常以及不典型的性腺发育不全等疾病。性发育异常的发生率较低,但是病因复杂,表现多种多样,国外报道,其发生率在新生儿期为每 4 500 名婴儿中大约有 1 名有外生殖器模糊,国内报道隐睾发生率在成熟儿约为 3.4%~5.8%,1 岁时约为 0.66%,尿道下裂在男性新生儿中约为 0.3%。

一、性决定和性分化

(一) 内分泌性别决定和分化

经典的性别可分为三个主要组成部分:染色体性别是指核型(46,XX,46,XY 或其他)。性腺性别是指性别决定过程中睾丸或卵巢的存在。表型性别是指在性别分化后外生殖器和内部结构的表现。这其中没有一个绝对定义一个人的性别,而性心理或性别发展("大脑性别")是几种生物因素以及环境和社会影响的结果。性发育过程主要分为三大阶段:①胚胎中性别决定和性别分化阶段;②胚胎中下丘脑 -Gn 细胞轴的发育阶段;③婴幼儿下丘脑 -Gn 细胞轴的发育阶段。其中性别决定是具有两性潜力的性腺发育为睾丸或卵巢的过程,性别分化是性腺发育过程中恰当的生成相应的激素调控器官的形成。在男性中,性别分化的过程涉及米勒管结构(子宫、输卵管和阴道的上 1/3)的消退,沃尔夫管结构(精囊、输精管和附睾)的形成,外部的雄性化生殖器(阴茎和阴囊),睾丸从泌尿生殖嵴开始到最终下降到阴囊。在女性中,卵巢的类固醇激素合成是静止的,直到青春期,雌激素合成刺激乳房和子宫发育,卵泡发育导致正常的月经周期,因此,卵巢发育的缺陷通常表现青春期发育缺失。卵巢发育和分化在过去被视为默认或被动过程,男性性别分化无疑是一个更积极的发展过程。

1. 睾丸和内、外生殖器形成　生殖系统在人类妊娠 4~5 周开始发育,并且在青春期后形成第二性征和生育力,性发育是一个动态过程,需要许多基因、蛋白质、信号分子、旁分泌因子等相互作用。原始性腺起源于人类受孕后约 4 至 5 周泌尿生殖嵴的中间区域的集结,原始性腺在约 5 周时与肾上腺原基分离,但在受孕后约 42 天仍保持无差异,睾丸和卵巢在形态学上彼此难以区

分,直到大约在第 6 周。男性存在 Y 染色体的情况下,在孕 6 周前后原始生殖嵴开始决定分化为睾丸,未分化的性腺短暂性的表达 *SRY* 基因是这一主动过程中最重要的事件。支持细胞在支持生殖细胞存活中发挥关键作用,它们产生两种重要的肽激素:AMH 和 Inh-B,AMH 是一种糖蛋白同型二聚体,是转化生长因子 -β(TGF-β)超家族的成员,在受孕后 7~8 周分泌,受人体内关键转录因子如 *SOX9*、*SF1*、*WT1* 和 *GATA4* 的调节。在胚胎第 7 周,睾丸支持细胞开始分泌 AMH,通过其对 AMH 2 型受体的旁分泌作用导致米勒管退化(输卵管、子宫、阴道的上 2/3)。米勒管结构似乎在妊娠 9~12 周之间对 AMH 最敏感,此时发育中的睾丸产生 AMH 浓度达峰值。因此,AMH 或 AMHR2 基因突变的男孩可能出现米勒管永存综合征和睾丸未降,但其他外生殖器正常。局限于睾丸间质的类固醇生成缺陷的 46,XY DSD 与持久性米勒管结构无关,因为 AMH 的支持细胞产生不受影响。Inh-B 抑制 FSH 活性,但其在睾丸发育过程中的局部作用不太清楚,AMH 和 Inh-B 在整个生命过程中可能在下丘脑 - 垂体 - 性腺轴的多个水平上起重要作用。胎儿睾丸间质细胞在受孕后 8~9 周分泌雄激素,胎儿睾丸间质细胞的扩增发生在妊娠 14~18 周之间,导致在妊娠头两个月明显增加,胎儿人绒毛膜促性腺激素(hCG)刺激胎儿睾丸间质细胞激素合成。睾酮通过 5α- 还原酶 2 型局部转化为 DHT,DHT 对雄激素受体的高亲和力作用导致外生殖器的雄性化。局部产生的睾酮稳定沃尔夫管(中肾管)结构,沃尔夫管形成附睾、输精管和精囊,而 DHT 诱导外生殖器和泌尿生殖窦的雄性化。在男性中,泌尿生殖窦发展成前列腺和前列腺尿道,生殖器结节发展成阴茎龟头,泌尿生殖道褶皱融合形成阴茎体,尿生殖隆突发育成阴囊。此阶段阴蒂和阴茎之间的区别主要取决于尺寸以及小阴唇是否融合形成海绵体。睾酮和 DHT 通过结合雄激素受体发挥作用,雄激素受体是转录因子。

2. 睾丸下降和继续发育　睾丸下降是两阶段过程,腹内阶段和腹股沟阴囊阶段,从妊娠约 8 周开始,通常在妊娠中晚期完成。睾丸下降的初始经腹阶段(8~15 周)涉及引带韧带的收缩和增厚。这一阶段睾丸自主分泌一些胰岛素样因子 3(insulin-like growth factor,INSL3)及其 G 蛋白偶联受体,其他睾丸因素很可能参与睾丸下降,因为

大多数发育不良的睾丸是腹腔内的。随后的睾丸下降(25~35周)到腹股沟阶段,主要由雄激素驱动,生殖器神经及其神经递质等也与此过程有关。如果 Insl-3 基因及其受体基因 LGR8/GREAT 发生突变,则睾丸的下降可能会受影响而出现高位隐睾,睾丸位于腹腔内。如果睾酮缺乏,可致低位隐睾,睾丸位于腹股沟部位。

3. **女性性别分化** 女性性别分化的过程不如男性明显,并且不涉及外生殖器的显著变化。米勒管结构持续形成输卵管、子宫和阴道上部,缺乏局部睾酮产生导致沃尔夫管结构退化。泌尿生殖窦发展成尿道和阴道下部,生殖器结节发展成阴蒂,泌尿生殖道褶皱形成小阴唇,生殖隆突形成大阴唇。与睾丸相反,发育中的卵巢直到妊娠16周后才表达 FSH 和 LH/hCG 受体,在妊娠约20周时,FSH 的血浆浓度达到峰值并形成第一个初级卵泡。到妊娠25周时,卵巢已形成明确的形态学特征,卵泡发生可以进行,并且在妊娠晚期已经发育了一些卵泡。卵巢一般保持相对静止状态直到青春期发育开始,目前尚不清楚是否存在任何卵巢决定基因,小鼠的正常子宫发育发生在没有卵巢的情况下,但它不是被动过程,因为子宫发育需要许多因子,基因的特定表达与卵巢发育和完整性有关,其中一些可能积极地拮抗睾丸分化,因此,卵巢发育可能涉及许多活跃过程。有几种情况会影响子宫内的女性性发育,胎儿暴露于雄激素导致外生殖器的雄激素化,存在子宫但局部睾酮浓度通常不足以稳定沃尔夫管结构,因为雄激素通常来源于肾上腺。46,XX 胎儿的雄激素化最常见的是由肾上腺类固醇生成障碍。雄激素化的罕见原因包括芳香酶缺乏症和母体男性化肿瘤,怀孕期间暴露于某些环境内分泌干扰物。

(二)性别决定和分化相关基因

性发育异常的病因,主要是由于基因及环境因素所导致。在性别决定和性别分化的不同时期基因表达不同。WT1、GATA4、SF1 等基因对原始生殖嵴分化为两性生殖潜能的性腺发挥作用,性分化过程的基因分为促进男性性分化的基因如 SRY、SF1、SOX9、DHH、DMRT1、GATA4 等基因,以及拮抗睾丸发育从而促进女性性分化的基因如 RSPO1、WNT4、DAX1、FOXL2 等基因,这些基因的异常(突变、缺失或表达量增多等变化)可以导致性发育异常。

1. *SRY*(sex-determining region Y) *SRY* 即男性性别决定基因,指 Y 染色体上具有决定男性性别的基因片段。人的 SRY 基因位于 Yp11.3,仅有一个外显子,没有内含子,编码一种含204个氨基酸的蛋白质,SRY 是一种有高迁移率组蛋白 DNA 结合区的转录因子。Sinclair 等人在1990年发现几名染色体为 46,XY 的女性 SRY 基因发生点突变,表明 SRY 基因在男性性发育中需要 SRY 基因。后来,Koopman 等人通过研究特异性表达 SRY 的转基因小鼠为 SRY 是睾丸决定基因提供了首个确凿证据。SRY 表达过程呈现波峰样模式,开始于性腺的中心区域然后延伸到性腺的两极。参与调控 SRY 表达的基因有待进一步明确,一些研究表明 SF1、WT1 和 GATA4 都可以在体外调节 SRY 启动子活性,MAP3K4 和胰岛素相关的信号通路可能对调控 SRY 表达很重要,但在体内激活 SRY 的确切机制仍然知之甚少,SRY 的下游直接靶分子有编码转录因子的 SOX9 基因。SRY 基因异常与多种性发育异常有关,功能丧失或突变可以导致染色体为 46,XY 的患者完全性性腺功能减退。最近国内针对18名性反转的患儿进行 SRY、DAX1 和 SOX9 基因的研究中,除了发现一名 SRY 阳性的女性性反转患者睾丸增强子核心元件(testis enhancer sequence core element,TESCO)插入突变外,并未发现其他突变,结合国外研究提示 SRY 基因异常是导致女性性反转的常见原因。性别决定基因 SRY 和它的靶基因 SOX9 启动早期性腺发育的步骤,在 SOX9 激活具有两性生殖潜能的性腺的启动子后,SRY 基因促使具有两性生殖潜能的性腺发育出睾丸支持细胞,SRY 基因如果转位到 X 染色体或常染色体则可导致 46,XX DSD,由此可见,SRY 对性别决定和发育尤为重要。

2. *SOX9*(SRY-related HMG box 9) *SOX9* 是一个 SRY 紧密相连的 HMG 盒因子,包含3个外显子,编码509个氨基酸,由于 SOX9 在胚胎组织发育中有多种功能,因此它的调控区域也很复杂,调控区域的基因位点的重复或缺失会导致表型的变化。对老鼠研究发现 SRY 与 SOX9 调节相似的靶基因群,并且都有促进睾丸索的形成和睾丸发育的作用,SRY 可以与各种卵巢发育相关的基因群结合并且通过抑制那些促进女性发育的通路的激活来促进早期睾丸支持细胞发育,之后将促进睾丸发育的功能转交给作用于共同靶基因群的 SOX9 基因,同时 SOX9 也激活了自身的调节程序,自动调节环路在维持 SOX9 表达方面也很重要。尽管 SOX9 是 SRY 的关键靶基因,但 SOX9 本身可能是一种睾丸决定因素,即便无 SRY 基因作用时,SOX9 向上调节过度表达可导致 46,XX 男性化。SOX9 起到枢纽基因的作用,即不同基因异常引起的 46,XY DSD 可能由于未能上调 SOX9 这一共同机制而致病。Knower KC 等人研究了 13 名散发的 46,XY DSD 性腺功能减退患儿突变的 SF1、SRY 和 SOX9 基因最后表达出的蛋白质,发现它们激活 TESCO 能力降低。对于 SOX9 缺失所导致的影响,Bhagavath 等人对一个没有躯干骨发育异常的 46,XY 性反转家族研究后发现,SOX9 上游的杂合缺失导致了三个孩子的女性性反转而受影响的 3 个女儿均出现 SOX9 mRNA 表达量严重降低。

3. FGF9(fibroblast growth factor 9) FGF9 即成纤维细胞生长因子 -9,在细胞增殖、分化和迁移中发挥作用,FGFR2 为 FGF9 作用的受体。敲除雄性小鼠 FGF9 基因则会导致性反转,在没有 FGF9 时,SOX9 表达无法维持,睾丸支持细胞无法分化,睾丸无法形成,使小鼠朝向雌性方向发育,而 FGF9 的激活需要 SOX9 来维持。SRY 和 SF1 最早启动上调 SOX9,SOX9 再上调 FGF9,然后 FGF9 正反馈维持 SOX9 的表达,并且在性发育中 Wnt4 与 FGF9 起到相互拮抗作用。研究发现,FGF9 除了在性别决定阶段发挥作用,其在生后睾丸间质细胞发育中发挥作用,而与正常人的睾丸 FGF9 表达量相比,纯睾丸支持细胞综合征患者的 FGF9 表达量显著降低,因此 FGF9 突变可能与一些病因未知的 DSD 疾病相关。

4. WT1(Wilms tumor 1) WT1 即 Wilm 肿瘤相关基因 -1,是一个四锌指转录因子,有几十种异构体,表达部位包括肾、肾上腺、尿生殖嵴和性腺,因此许多表型与 WT1 基因突变有关。已知的 WT1 基因突变或缺失导致的疾病有多种,缺失引起的 WT1 的单倍不足导致 WAGR 综合征,WT1 中的显性点突变导致德尼 - 德拉什综合征,而 WT1 的 9 号外显子剪接位点的突变引起 WT1 的 +KTS 与 –KTS 异构体比例改变导致弗雷泽综合征(Frasier syndrome,FS),这些异构体可能在调节肾脏和性腺发育的各个阶段中有不同的作用,但是两种疾病表型重叠。因此,对于性发育不良伴有肾脏疾病或者腹部肿块者,应当行 WT1 检测

分析,若有基因突变,则需密切随访,因为有些患者今后患肾母细胞瘤(Wilms tumor)、肾脏疾病和性腺肿瘤的风险性较高。

5. SF1(steroidogenic factor-1) SF1 即类固醇生长因子 1,是核受体超家族成员,表达于尿生殖嵴的重要转录因子,在性腺和肾上腺发育中起重要作用。Camats 等人发现在 100 个来自欧洲的没有肾上腺功能不全的性发育异常患者中有 9 个有 SF1 基因突变,突变患者的表型分布广泛,没有明显的基因型与表型以及结构与功能的相关性,患者其睾丸组织以随着时间脂肪聚积和退化为特点,类似于由于 StAR 突变所导致的类脂性肾上腺增生症。而对于染色体为 46,XX 的人发生 NR5A1 突变则导致原发性卵巢发育不良。Tantawy 研究发现,一个有原发性卵巢发育不良的母亲和 3 个 46,XY DSD 孩子,他们均从母亲那里遗传了相同的突变的 SF1 基因,而且 3 个孩子的肾上腺功能方面有 ACTH 轻度增高而皮质醇正常的现象,在 ACTH 激发后只有一人呈现反应低于正常。

6. RSPO1(R-spondin 1) and WNT4(Wingless-type MMTV integration site family,member 4) RSPO1 是基因编码一种分泌性的因子,这种因子可以稳定作为 WNT 传导通路的 β- 链蛋白(β-catenin),在人体性发育的关键时期高水平表达。WNT4 是一种信号分子,在米勒管发育形成,卵母细胞发育和性别特异性脉管发育模式中发挥作用。RSPO1,WNT4/β-catenin 信号转导通路,因为它们对卵巢的正常发育是必须的,RSPO1 通过在早期人类卵巢发育关键时期上调 WNT/β-catenin 信号转导通路来抑制睾丸发育,在卵巢发育阶段 RSPO1 在 WNT4 的上游参与调控或同 WNT4 协同发挥作用。在对小鼠的研究中,Wnt/β-catenin 经典途径是通过抑制 SOX9 来阻断睾丸发育的,用细胞和性腺胚胎干细胞培养模拟发现:Wnt/β-catenin 通路抑制 SOX9 和抗米勒因子的表达量,而 SRY 和 SF1 的 mRNA 和蛋白表达量并未发生改变,其数据模型支持卵巢发育过程中需要激活 β-catenin 来抑制 SF1 激活 TESCO 进而下调 SOX9 的表达。46,XX 卵睾患者的 RSPO1 基因发生突变体内 RSPO1 功能性表达减少,导致 β-catenin 表达的蛋白量和 WNT4 表达的 mRNA 表达量降低,与卵巢功能下调相一致。国内一项针对 189 名伴有米勒管异常的女

性的研究并未发现 *WNT4* 基因致病性突变,因此 *WNT4* 突变可能不是国内女性米勒管异常的常见病因。Jameson 等人发现男性睾丸正常发育需要抑制 *FGF9* 通路进一步抑制 *Wnt4* 基因表达,缺失 *FGF9* 会引起染色体为 46,XY 患者上调 *Wnt4* 导致女性性反转。*FGF9* 通路抑制卵巢发育相关基因的表达,*Wnt4* 的缺失可导致 *FGF9* 的上调,因此,男性性别决定不仅仅基于 *SRY*、*SOX9* 等睾丸发育相关基因的表达,也需要抑制 *Wnt4* 等卵巢发育的相关基因的激活。

7. *GATA4*(GATA binding protein 4) *GATA4* 是一种转录因子,其编码基因位于 8 号染色体,与 *GATA2* 同为一家族,*FOG2* 则为亲 GATA2 蛋白。在 10.5 dpc 敲除 *GATA4* 基因能诱导性别逆转,提示 *GATA4* 对早期雄性性别决定的重要性。Zaytouni 等研究发现,在睾丸发育中,*GATA4* 可以通过调控 *DMRT1* 基因的表达来实现,而在卵巢发育中,*GATA4* 调控 Wnt/β-catenin 影响卵巢发育,在 HeLa 细胞中的共转染实验表明 *GATA4* 转录激活老鼠和猪 *SRY* 基因启动子。*GATA4* 和其共因子 *FOG2*(Zinc finger protein multitype 2)之间的相互作用也是 *SRY* 基因表达必需的,是 *SOX9* 基因上调所必需的,*GATA4* 与 *NR5A1* 功能性相互作用来积极调节 AMH 的表达。在人类,*GATA4* 基因突变与人类先天性心脏疾病有关,Lourenço 等人发现在一个先天性心脏疾病合并 46,XY DSD 的家系中发现了一个 *GATA4* 杂合错义突变。9 名患者中有 4 名患有先天性心脏缺陷和包括尿道下裂与隐睾在内的泌尿生殖系统畸形。

8. *NR0B1*(Nuclear receptor subfamily 0 group B,member 1) *NR0B1* 基因编码核受体,位于 X 染色体,与剂量依赖性性反转,肾上腺功能低下关键区域有关,在染色体 Xp21.2 编码核受体。小鼠模型发现 *NR0B1* 通过拮抗 *SOX9* 的启动子 TESCO 从而进一步发挥拮抗 *SRY*、*SF1* 和 *SOX9* 的作用,这种拮抗作用具有剂量依赖性但这种剂量依赖性很复杂甚至有矛盾性。对 XY 染色体的小鼠敲除 *NR0B1* 基因后表现出"促睾丸发育"的作用。*NR0B1* 剂量依赖性可表现在 *NR0B1* 重复时可导致低促性性腺功能减退和女性表型甚至性反转,基因缺失或突变可导致先天性肾上腺发育不良。X 连锁肾上腺发育不良经常与低促性腺激素性腺功能减退相关联,X 连锁的肾上腺发育不良男孩中约有半数有 *NR0B1* 的突变。

9. *DMRT1*(Double sex,Mab3-related transcription factor 1) *DMRT1* 是一种转录因子,其编码基因位于 9 号染色体的短臂的末端,*DMRT1* 在发育中的尿生殖嵴里呈现雄性特异性模式表达,在孕期第 7 周表达于 Sertoli 细胞。在小鼠,*DMRT1* 基因敲除后仍能正常发展出性腺,但表现出睾丸发育严重受损,生后睾丸支持细胞和生殖细胞无法分化。对小鼠和人的研究发现,生后睾丸支持细胞和生殖细胞的发育和分化需要 *DMRT1*,在老鼠发育过程中 *DMRT1* 基因通过与 DNA 结合,起到抑制卵巢特异性基因表达的作用,*DMRT1* 与 *FOXL2*(Forkhead box L2)形成调控网络,对于青少年期和成人期睾丸发育的维持发挥作用。如果在雄性小鼠甚至是男性 *DMRT1* 失活会激活 *FOXL2* 可导致支持细胞分化为卵巢颗粒细胞,雌激素形成,在这种环境下卵泡膜形成,并且生殖细胞倾向于向雌性(女性)方向发展,而在雌性(女性)*FOXL2* 失活则可使卵巢颗粒细胞重组成睾丸支持细胞。*DMRT1* 基因所在的 9 号染色体远端缺失会导致除了性腺发育异常外还有三角头畸形,身体畸形和智力受损等临床表现的 9 号染色体缺失综合征。

10. 沙漠猬同源物(desert hedgehog,*DHH*) *DHH* 是 hedgehog 家族信号通路分子,参与调控睾丸间质细胞和组织的发育,影响睾酮的生成从而影响精子的生成和维持正常的男性化。有些导致 46,XY 部分或完全性性腺功能减退的 *DHH* 的突变位点已经被发现了。Das 等人对 5 名因原发性闭经和缺少青春期发育迹象而来就诊的 46,XY 性腺发育不良患者进行 *DHH* 基因测序,发现了两个新的可致病的突变位点。不只是 *DHH* 与人类性发育有关,最近研究发现 hedgehog 酰基转移酶基因突变可导致常染色体隐性遗传的 46,XY DSD,患者有睾丸功能低下和软骨发育不良,此项研究第一次提供了睾丸组织器官生成和胚胎发育需要 hedgehog 家族所分泌的蛋白进行脂质修饰的临床证据。

11. **丝裂原激活蛋白激酶激酶激酶 1(mitogen-activated protein kinase kinase kinase 1,*MAP3K1*)和丝裂原激活蛋白激酶激酶激酶 4(mitogen-activated protein kinase kinase kinase 4,*MAP3K4*)** *MAP3K1* 是通过法国的一个大家系随访研究发现的在 5 号染色体长臂上的致病基

因。Pearlman 等人发现 *MAP3K1* 上的突变可导致 46,XY DSD 患者伴有部分或完全性性腺功能减退,表明丝裂原激活蛋白激酶通路与人类性别决定和分化有关。然而不止 *MAP3K1*,MAPK 家族的 *MAP3K4* 基因突变会引起染色体为 XY 的老鼠发生性反转,为丝裂原激活蛋白激酶通路与人类性发育异常相关提供了更进一步的证据。最新研究发现突变的 *MAP3K1* 使 46,XY DSD 患者减少 *SOX9/FGF9* 通路表达,增强 WNT/β-catenin/FOXL2 表达量从而使患者倾向于向女性方向发展,值得注意的是突变的 *MAP3K1* 所引起的反应可以被野生型的 *MAP3K1* 所纠正。因此,*MAP3K1* 并非睾丸发育通常需要的基因,但是其发生突变可干扰睾丸的正常发育。

12. **染色体结构维持蛋白3(Chromobox homolog 2,*CBX2*)** *CBX2* 是一种多梳复合物基因,老鼠若缺乏所表达的功能性的多梳复合物蛋白会出现性腺、肾上腺和脾脏发育的缺陷。XY 染色体老鼠 *CBX2* 基因敲除后会发育出卵巢,没有发育出睾丸。研究人员在对 *CBX2* 基因敲除后的 XY 染色体小鼠研究发现 *CBX2* 基因通过调节 *SRY* 基因影响睾丸分化。

人类对于性腺发育异常的研究中发现了许多与性腺发育相关的基因,包括 *SRY*、*RSPO1*、*SOX9*、*NR5A1*、*WT1*、*NR0B1*、*WNT4* 等(表 2-7-1)。对于已经发现的有基因异常的 DSD 患者,进行基因型与表型的关联性研究十分必要,因为这将有利于明确诊断和发现新的致病基因。人类对于性发育异常疾病的研究取得了长足的进步,但对于人类早期性别决定阶段的分子机制了解较少,近年来随着二代测序技术和基因芯片测序技术在诊断性发育异常疾病中的应用,将有利于从分子水平诊断引起人类性发育异常的病因。

表 2-7-1 已知与性发育相关的常见基因

基因	OMIM	染色体定位	表型
SRY	480000	Yp11.3	46,XY CGD,46,XY PGD or 46,XY POF
NR5A1	184757	9q33	46,XX 睾丸 DSD/46,XX 卵睾 DSD;46,XY DSD 伴肾上腺功能不全,46,XX 原发性肾上腺功能衰竭;46,XY CGD/PGD;46,XY 尿道下裂、小阴茎;46,XY 无睾;46,XX 原发性卵巢功能不全;46,XY 无精症
SOX9	608106	17q24.3-25.1	广泛性发育不良,Cooks 综合征,皮埃尔·罗班综合征(Pierre Robin syndrome)
GATA4	600576	8p23.1-p22	46,XY PGD,伴心脏杂音;46,XY 外生殖器表型模糊,无精症,心脏杂音或心脏正常;46,XY 小阴茎伴心脏杂音
FOG2;*ZFPM2*	603693	8q23	46,XY PGD 伴房间隔缺损
WT1	607102	11p13	德尼 - 德拉什综合征(Denys-Drash syndrome,DDS)
DHH	605423	12q13.1	46,XY PGD 伴神经系统异常;46,XY CGD or PGD
CBX2	602770	17q25	46,XY 女性正常卵巢
ATRX	300032	Xq13	Alpha 型地中海贫血、严重的精神运动迟缓、典型的面部特征、小头畸形、矮小、心脏、骨骼和泌尿生殖系统异常
MAP3K1	600982	5q11.2	46,XY CGD and 46,XY PGD
TSPYL1	604714	6q22.1	XY 男性睾丸发育不全,生殖器表型模糊
ARX	300382	Xp21.3	X 连锁:小头畸形、无脑畸形、胼胝体发育不全、新生儿难治性癫痫、体温调节不良、男性生殖器异常、慢性腹泻
9p24.3 缺失	154 230	9p24.3	46,XY 性腺发育不全;46,XX,9p 缺失女性卵巢发育及功能可正常
Xp21.2 重复	300018	Xp21.2	46,XY CGD 或 46,XY PGD 伴或不伴多发畸形

续表

基因	OMIM	染色体定位	表型
10q26.1 缺失	609625	10q26.1	46,XY 泌尿生殖发育异常
DHCR7	602858	11q13.4	史-莱-奥综合征
StAR	600617	8p11.23	类脂质 CAH
CYP11A1	118485	15q21.3	11-羟化酶缺乏症
HSD3B2	109715	1p12	肾上腺皮质增生
CYP17A1	609300	10q24.33	46,XY 女性或部分男性化的外生殖器、隐睾；青春期男性内生殖器发育不全伴乳房发育、高血压；孤立性 17-20 裂解酶缺乏症：生殖器表型模糊，小阴茎，会阴型尿道下裂和隐睾
HSD17B3	605573	9q22.32	46,XY 女性，生殖器表型模糊、隐睾
POR	124015	7q21.11	P450 氧化还原酶缺乏症，小阴茎、尿道下裂、颅面畸形
CYB5A	613218	18q22.3	生殖器表型模糊、尿道下裂
CYP21A2	201910	6p21-23	肾上腺皮质增生症
CYP19	107910	15q21	妊娠期母体雄激素化，青春期乳房发育不全
Glucocorticoid receptor	138040	5q31	ACTH 增高，17-羟孕酮和皮质醇低下，地塞米松抑制失败
Androgen receptor	313700	Xq11-12	正常女性，外生殖器表型模糊，小阴茎或正常男性
SRD5A2	607306	2p23	外生殖器表型模糊，小阴茎

二、性发育异常病因分类

性发育异常（disorders of sex development,DSD）是染色体核型、性腺表型以及性腺解剖结构不一致的一大类遗传异质性疾病的总称。2006 年，欧洲儿科内分泌协会（European Society for Pediatric Endocrinology,ESPE）和美国 Lawson Wilkins 儿科内分泌协会（Lawson Wilkins Pediatric Endocrine Society,LWPES）达成共识，将此类与性发育相关疾病统称为 DSD，以前使用的两性畸形、性反转、间性等含有歧视性含义的术语建议不再使用。DSD 表型繁多、病因复杂，诊疗随访涉及学科的通力合作，对诊疗团队的要求较高。

（一）DSD 相关术语

DSD 的概念在 2006 年 ESPE 和 LWPES 的专家共识中首次确切提出并规范，已被医学界广泛接受和应用。我们认为 DSD 内在的含义是性分化、发育存在偏差或障碍，异常的概念外延更大，既包括了偏离正常的发育，也包含了方向正常但停滞的发育（性早熟除外），因此我们推荐使用

规范中文表述："性发育异常"，以往使用的一些不规范术语不再推荐使用（表 2-7-2）。

表 2-7-2　性发育异常表述推荐术语

过去使用的术语	推荐使用的术语
雌雄间体	DSD
男性假两性畸形	46,XY DSD
女性假两性畸形	46,XX DSD
真两性畸形	卵睾型 DSD（包含 46,XX DSD 及 46,XY DSD）
XX 男性或 XX 性反转	46,XX 睾丸型 DSD
XY 性反转	46,XY 完全型性腺发育不全

（二）DSD 的病因分类

DSD 的临床表型具有高度异质性，临床表现差异显著，对其进行合理的分类较为困难，国际上较为普遍接受的分类方法是 2006 年 ESPE 和 LWPES 的专家共识提出的病因分类法。以染色体核型作为主要分类标准，将 DSD 分为 3 类：性染色体异常 DSD（主要与性染色体核型异常有关）；46,XY DSD 主要包括睾丸发育异常，雄激素

合成或作用异常以及其他原因引起的男性外生殖器表型模糊,国外报道最常见为雄激素不敏感综合征,46,XX DSD 主要病因包括:卵巢发育异常、母亲或者胎儿因素的雄激素增多以及其他原因导致的女性外生殖器表型模糊。与《坎贝尔泌尿外科学》(Campbell-Walsh Urology)(第 10 版)提出的重在性腺状况的分类相比较,该共识以染色体为出发点,更容易反映发育异常的本质,在没有手术探查明确性腺的情况下更容易找到思路。对临床工作而言,避免了过去因命名混乱给临床诊治带来的不便;对社会而言避免了过去分类命名对性器官表型的直接描述,对 DSD 患者的社会心理伤害较轻,易于为大众接受。共识发表后,针对欧洲 60 个研究中心的研究发现,绝大部分研究中心都对分类进行了调整并且采用该共识分类(表 2-7-3)。

三、性染色体异常 DSD

染色体性别是指核型(46,XX,46,XY 或变体)。在人类中,46 对染色体的通常补体由 22 对常染色体和 1 对性染色体(XX 或 XY)组成。性染色体数量的差异(即性染色体非整倍性)可以被认为是性染色体 DSD。这些病症包括克兰费尔特综合征(47,XXY 及其变体),特纳综合征(45,X 及其变异体),45,X/46,XY 嵌合体,46,XY/46,XX,但不存在 45,Y。

染色体性别通常在受精时确定,当时两个单倍体配子(卵子和精子,每个有 23 条染色体)融合产生二倍体受精卵(46 条染色体)。配子最终来自生殖细胞,经历两个减数分裂,减数分裂Ⅰ和减数分裂Ⅱ,产生单倍体卵子或精子。正常卵子有一条 X 染色体,正常精子含有单个 Y 染色体或单个 X 染色体。在配子发生过程中的生物不分离可导致卵子或精子的性染色体的获得或丧失。这种配子的受精可以产生具有性染色体数目不平衡的受精卵,称为性染色体非整倍性。例如,具有单个 X 染色体(即 45,X)的受精卵具有特纳综合征,并且存在额外的 X 染色体导致克氏综合征(47,XXY),没有 X 染色体的受精卵(45,Y)是不可能存活的。有丝分裂不分离可以在受精卵中发生(即受精后),导致细胞亚群中性染色体数目的不平

表 2-7-3　性发育异常病因分类

性染色体性发育异常	46,XY DSD	46,XX DSD
47,XXY (克兰费尔特综合征及变异型)	睾丸发育异常 完全/部分型性腺发育不良(如:SRY,SOX9,SF1,WT1,DHH 等), 卵睾型 DSD 睾丸退化	性腺(卵巢)发育异常 卵巢发育不良 卵睾型 DSD 睾丸型 DSD(如:SRY+,dup SOX9,RSP01)
45,X (特纳综合征及变异型)	睾酮合成和功能障碍 睾酮合成障碍:(LH 受体突变,StAR 突变,CYP11A1,HSD3B2,CYP 17,POR,HSD17B3,SRD5A2,史-莱-奥综合征,睾酮作用缺陷:雄激素不敏感综合征,药物和环境影响	胎儿:HSD3B2,CYP21A2,POR,CYP11B1,糖皮质激素受体突变; 胎儿胎盘:CYP19 缺陷,POR 缺陷; 母源:母源雄性化肿瘤(如:黄体瘤),雄激素类药物
45,X/46,XY 嵌合 (混合型性腺发育不良)	男性性腺发育相关综合征 米勒管永存综合征(PMDS), 睾丸缺失综合征, 单纯性尿道下裂(CXorf6), 低促性腺激素性性腺发育不良,隐睾(INSL3,GREAT) 环境影响	其他 相关综合征(泄殖腔畸形),Müllerian 结构发育不良(如 MURCS),子宫畸形(如 MODY5),阴道闭锁(如:KcKusicke Kaufman),阴唇融合
46,XX/46,XY (嵌合体,卵睾型 DSD)		

衡,这被称为性染色体嵌合(例如,45,X/46,XY)。在这种情况下,两个(或更多)细胞系来源于单个受精卵,这种情况不同于真正的嵌合体,嵌合体是在一个个体中存在两种或更多种具有不同遗传起源的细胞系。嵌合体可以通过几种机制发生,包括双核卵的双受精,植入前两个完整的受精卵或桑葚胚的融合,或者卵子及其极体的单独受精。如果单独的细胞系具有相同的性染色体,则难以检测嵌合体,如果不同的细胞系具有不同的性染色体,则发生 46,XX/46,XY 核型嵌合体,这种形式的性染色体嵌合体在人类中非常罕见。

(一)克兰费尔特综合征(Klinefelter syndrome)

【概述】

又称克氏征,亦称先天性精曲小管发育不全、先天性睾丸发育不全综合征。该疾病是原发性睾丸功能减退症中最常见的疾病,也是引起男性不育最常见的遗传性疾病。克氏征主要表现为性染色体数目异常引起的以睾丸生精小管发育不良及间质细胞功能减退为主的综合征,典型核型为 47,XXY。

克兰费尔特综合征是男性性腺功能减退和染色体非整倍体疾病的最常见病因,在男性新生儿中的发生率为 1:1 000~1:50,总体人群患病率为0.1%~0.2%,长期雄激素缺乏可增加心血管疾病、深静脉血栓、肺栓塞、髋关节骨折和其他肿瘤的死亡率。随着近年来卵细胞质内单精子注射术的开展,即便患者精液中无精子,也可获得生育的机会。克兰费尔特综合征患者精子的性染色体多倍体和常染色体非整倍体的发生率较健康人群高,因此患者的染色体异常有可能遗传给后代。

【病因与发病机制】

克兰费尔特综合征的病因是性染色体异常,患者具有两条或两条以上 X 染色体,包括标准核型、变异型等。克氏征染色体数目异常主要是由于生殖细胞形成时,减数分裂性染色体不分离或合子有丝分裂性染色体不分离导致,减数分裂不分离为 47,XXY 形成的主要原因。

减数分裂是有性生殖过程中生殖细胞的特殊分裂形式,由两次分裂组成,分别称第一次减数分裂和第二次减数分裂,染色体数目减半以及遗传物质的交换均发生于第一次减数分裂。在性染色体非整倍体疾病中,父源性染色体不分离所占比例更大。克兰费尔特综合征在精子发生过程中约占 40%,卵子发生过程中约占 60%,克兰费尔特

综合征(46,XY/47,XXY)的嵌合形式代表发育中受精卵内的有丝分裂不分离。母源或父源XXY核型克氏征的发生机制有很大不同,母源 XXY核型可由第一次减数分裂或第二次减数分裂不分离导致,也可由受精卵发育过程中早期有丝分裂不分离导致。第一次减数分裂不分离是母源染色体不分离最常见的原因,父源 XXY 核型只可由第一次减数分裂不分离导致,因为第二次减数分裂或受精卵有丝分裂早期的不分离会导致 47,XXX 或 47,XYY 产生。导致染色体异常的主要致病原因与父母生育时高龄有关,遗传因素对性染色体不分离可能也发挥重要作用。

克兰费尔特综合征中 X 染色体的数量愈多,睾丸生精小管玻璃样变性、间质增生纤维化愈严重,智力发育亦愈受累。X 染色体可能通过控制细胞雄性激素受体的数量而影响男性生殖器官。睾丸的组织学改变随年龄增长而进行性加重,并且具有 Gn 依赖性。婴儿期睾丸无异常或仅表现为精原细胞数目减少,随后精原细胞开始丧失并进行性加重。在高 Gn 的作用下,青春期到成人期睾丸的生精小管逐渐表现为广泛的透明变性和纤维化,管周的弹力纤维缺如或明显减少,睾丸间质细胞呈假瘤样增生,缺少或严重缺乏精子生成。随后,睾丸发育逐渐停滞,触之小而坚实。

【症状】

克兰费尔特综合征染色体核型种类较多,根据不同的核型,有不同的临床特点。克兰费尔特综合征的标准核型为 47,XXY,男性表型,约克兰费尔特综合征的 80%,克兰费尔特综合征染色体的变异型包括 46,XY/47,XXY 嵌合型以及具有多条 X 和 Y 染色体的核型,约占克兰费尔特综合征的 20%。嵌合型患者的临床表现与累及的细胞数目及其所在组织有关,由于正常的细胞系可在一定程度上影响 47,XXY 的细胞系,故患者临床表现较轻,其睾丸容积可以正常,雄激素缺乏的症状也较轻,乳房发育与无精症的发病率也较低。随着染色体数目的增多,患者的临床表现随之增多,患者体细胞异常的频率也增高,更易发生智力发育落后和其他发育异常。

在青春期,克兰费尔特综合征最重要的临床特点为小而质韧的睾丸和雄激素缺乏症的表现:无精症或少精症导致不育,小而坚实的睾丸,高促性腺激素性性腺功能减退症,男性乳房发育,身材瘦长。其他表现可能有骨质疏松,肌肉运动迟缓,

言语、语言困难,注意力不集中,学习能力低,心理社会问题或行为异常。

青春期,克兰费尔特综合征患者开始特征性的骨骼发育,一般能达到人群平均身高或更高,高身材与下肢长度增加有关,在青春期前出现下肢长度增加说明它并非继发于雄激素缺乏,很有可能与染色体异常有关。克氏征与经典无睾症高大的身材相比,前者的指距很少超过身高。患者双侧肩峰的距离变窄,可能与血清睾酮偏低有关。部分患者有不同程度的无痛性双侧乳房发育,患者乳腺癌的患病率为正常男性的 20 倍,患者出现性欲和性能力的进行性下降,仅有约 15% 的患者存在正常的胡须生长。雄激素缺乏可导致骨质疏松、肌力下降,因静脉曲张和回流障碍可导致溃疡、血栓栓塞性疾病。患者还可有肥胖、糖耐量减退、糖尿病的表现,且糖尿病导致的死亡风险明显增高。克氏征患者易发生生殖腺外的恶性生殖细胞肿瘤,且发病年龄早,肿瘤分泌的激素可导致周围性性早熟。此外,白血病、淋巴瘤等血液系统恶性疾病的发病率也增高。患者有认知方面的异常,尤其是语言和执行能力(包括概念形成、解决问题、任务切换、反应速度和计划能力)。患者精神紊乱、犯罪行为、智力发育迟缓的风险增高,部分患者存在身心健康问题或社会问题。

青春期的中后期的临床特点为小而质韧的睾丸和不同程度雄激素缺乏,生殖细胞的大量死亡引发严重的精子发生缺陷。

【辅助检查】

1. **染色体核型分析**　通过对血淋巴细胞的染色体进行核型分析可明确诊断。然而,可能是临床检测克兰费尔特综合征基于出生后核型分析的综合征偏向于检测具有更严重表型的那些个体。只有 25% 的患有克兰费尔特综合征的男性可能在其整个生命周期内被诊断出来。罕见外周血淋巴细胞结果为正常或为标准核型,但睾丸组织为嵌合型,进一步皮肤成纤维细胞或睾丸活检组织的核型分析可明确。

2. **激素测定**　患者青春期前的 LH、FSH、睾酮的基础水平,以及 LH 对 GnRH 兴奋试验的反应与同龄儿童相比无差异。青春期开始后,患者睾酮开始升高。15 岁左右,由于间质细胞出现功能障碍,睾酮开始逐渐下降,约 80% 标准核型患者成人期睾酮低于正常水平。患者血清 SHBG 水平较高,并导致具有生物学活性的游离睾酮进一步降低。随着间质细胞功能障碍和睾酮水平的下降,患者 LH 和 FSH 水平升高,此时 GnRH 兴奋试验可见促激素反应增强。FSH 能更好地反映生精小管病损的程度,特异性较高。由于 LH 水平增高,患者雄激素敏感度指数也增高。患者雌激素的水平正常或升高。患者 Inh-B 的水平在青春期前常处于正常水平,但青春期后期由于大多数支持细胞的丧失,Inh-B 水平显著下降。此外部分患者可伴有甲状腺功能异常,TRH 兴奋试验的反应减低,但一般无甲状腺功能减退的临床表现。约 20% 的患者伴有糖耐量减低,8% 的患者有糖尿病。

3. **睾丸 B 超**　睾丸容积可通过触诊并与 Prader 睾丸测量计比较获得,准确的容积可通过睾丸 B 超确定。

4. **精液检查**　几乎所有 47,XXY 核型患者的精液分析结果都为无精症,但也有报道克氏征患者可自行生育。部分患者睾丸组织内残余的精子生成区可有正常的精子发生,少数 46,XY/47,XXY 型患者精液检查可基本正常。

5. **性腺活检**　睾丸活检显示典型的生精小管玻璃样变性、精原细胞丧失、睾丸间质细胞假瘤样增生。睾丸活检可行睾丸组织染色体核型分析,并可寻找睾丸组织中残余的精子生成区,行睾丸精子抽提术。

【诊断思路】

患者由于青春期前缺乏特异的临床表现,且青春期早期有正常青春期启动,与正常儿童难以鉴别。多数患者由于青春期后期性腺发育减退或婚后不育就诊。睾丸容积是评估患者是否为克氏征患者敏感的指标,发现睾丸容积<4ml 应考虑疾病的可能。

1. **诊断依据**　染色体核型是性染色体异常 DSD 的确诊依据,染色体核型为 47,XXY 及其变异型,患者睾丸小,少精症或无精症,血清睾酮降低或正常,Gn 升高,GnRH 兴奋试验提示 Gn 反应过度,HCG 兴奋试验睾酮反应降低。

2. **鉴别诊断**　本病应与低促性腺激素性腺功能减退症鉴别,后者也具有睾丸小、血清睾酮明显减低的特点,但低 LH、FSH 及染色体核型分析可予以鉴别。本病患者的体征与类无睾症患者相似,但后者臂展大于身高,Gn 水平正常,进一步检查可能找到异位的性腺组织。

【治疗与随访】

DSD 激素治疗的目的是维护男性性器官发育,改善并维持其基本的生理功能,尽量将激素不良影响控制在可控的最小范围。克氏征的早诊断、早治疗可以明显地改善患者的生活质量并避免严重的并发症:促进、维持男性化性征,改善性功能,增加肌肉的体积和力量、骨密度、体毛,并对情绪和行为的控制具有积极作用,替代治疗还可以提高意识性思考能力和自我尊重程度,减轻疲劳感和易激惹。

1. 雄激素替代治疗　当患者血清睾酮水平低于正常时,即可开始雄激素替代治疗,雄激素替代治疗指南推荐根据多次检测晨起血清总睾酮或 SHBG、游离睾酮的结果来明确低血清睾酮水平。治疗目标为血睾酮达到正常中等水平。替代治疗应该尽早开始并持续终身,以避免出现雄激素缺乏的症状和后遗症。性腺功能减退导致的轻度贫血也可通过替代治疗得到改善。合并慢性稳定型心绞痛和慢性心功能不全的类无睾症和性腺功能减退患者,替代治疗对其心血管系统亦有益。

目前国外睾酮制剂包括肌内注射剂(庚酸睾酮和环戊烷丙酸睾酮)、口服十一酸睾酮、睾酮含剂、皮下睾酮埋置剂和经皮吸收剂。

2. 生育　克兰费尔特综合征患者精子发生的比率很低,报道的自然生育病例非常罕见,而雄激素替代治疗对患者的生育能力无任何改变。随着现代 ART 的开展,克氏征的不育已被攻克。睾丸容积、基础睾酮浓度、睾酮对 HCG 兴奋试验的反应都是预测患者生育可能性的指标。

3. 男性乳腺发育　男性乳房发育不会因为雄激素替代治疗而消退。口服他莫昔芬可使乳腺明显缩小。他莫昔芬是雌激素受体拮抗剂,其作用机制被认为主要是与雌激素竞争体内雌激素受体,占据了正常内源性雌激素结合位点。严重者可行乳腺整形术以避免乳腺组织恶变。

4. 遗传咨询　建议所有克兰费尔特综合征患者都进行遗传学咨询,遗传学部门与生育中心保持紧密联系对患者具有很重要的意义,可给患者提供疾病的遗传学信息和后代患病风险的信息。辅助生殖术后患者子代染色体数目异常,特别是 21、18、13 三体综合征、克兰费尔特综合征的发生率增高,产前诊断可明确胎儿的染色体核型。传统产前的诊断方法是对经羊膜腔穿刺获得的羊水细胞或绒毛抽吸获得的绒毛细胞进行培养,费时费力。随着分子诊断学技术的进步,染色体特异性 DNA 探针的荧光原位杂交技术和使用染色体特异性短重复序列标记物的实时荧光定量聚合酶链反应技术,这两种技术统称为快速检测染色体异常技术。

(二) 特纳综合征

特纳综合征(Turner syndrome),又称先天性卵巢发育不全综合征,是由于全部或部分体细胞中一条 X 染色体完全或部分缺失,或 X 染色体存在其他结构异常所致。其发病率为 1/4 000~2 000 活产女婴,是第二常见的染色体非整倍体疾病。

特纳综合征的表型谱广泛,患者可有典型的躯体特征,也可仅有轻微可见的特征。典型临床表现为:身材矮小、性腺发育不良、具有特殊的躯体特征(如蹼颈、盾状胸、肘外翻)等,并伴有一项或多项其他临床表现。其他临床表现:不局限于典型特纳综合征的特殊躯体特征,如蹼颈、盾状胸、肘外翻等,还可有其他器官的受累,如:骨骼异常(脊柱侧凸、第四掌骨短等)、先天性心血管畸形(如左心异常、主动脉瓣异常等)、肾脏畸形、早期感应神经性听力丧失或传导性耳聋、特殊类型神经发育异常以及自身免疫性甲状腺炎、乳糜泻等其他特纳综合征常见的自身免疫性疾病。

【病因与发病机制】

特纳综合征是第二种最常见的性染色体异常,特纳综合征的典型核型为 45,X,大约有一半的患者出现这种情况,45,X/46,XX 的镶嵌形式约占患者的四分之一,其余部分具有 X 染色体的结构异常,如长臂或短臂缺失,等染色体或环状染色体。45,X 染色体构成可能是在任一亲的配子发生过程中不分离或染色体丢失的结果,导致精子或卵子缺乏性染色体。尽管正常受精卵中有丝分裂的异常导致镶嵌现象,但是在第一次卵裂分裂时可能出现单纯的 45,X 构成。估计有 2% 的患者受精卵为 45,X 核型,约 7% 的自发性流产的患者受精卵为 45,X 核型。对于特纳综合征患者,生殖细胞正常迁移和卵巢正常发育到妊娠第 3 个月,之后生殖细胞凋亡加速和卵母细胞开始闭锁,导致产前或生后卵巢的进行性退化。下丘脑脉冲激活后,LH 和 FSH 在近青春期趋于升高,在青春期开始后,大约 25% 的特纳综合征患者有雌激素合成。

SHOX 基因表达异常对特纳综合征患者身高

有一定影响;*SHOX*(short stature homeobox-containing gene)即矮身高同源框基因,位于 X 或 Y 染色体远侧端拟常染色体区域。在生命初期的桡骨和尺骨、胫骨和腓骨、远侧股骨以及第一和第二咽弓发育过程中,*SHOX* 基因表达编码同源框转录因子,在生长板中经历凋亡的肥大软骨细胞表达这种特异蛋白,对于软骨细胞的分化和增生调节具有重要作用,从而影响身高生长。克兰费尔特综合征患者因染色体 47,XXY,多了一条 X 染色体,使得 *SHOX* 基因高表达,临床表现出高身材,尤其下肢过长,但是大部分特纳综合征患者仅有一个 *SHOX*(矮身高同源框基因)基因拷贝,这是导致患者矮小的原因之一。

【症状】

1. 生长发育落后　特纳综合征患者生长迟缓始于宫内,出生身长和体重可在正常低限。部分患者在 18 月龄左右即出现进一步线性生长速度降低,3 岁后更明显,至青春期时未现正常青春期应有的身高突增。成人身高常低于正常人平均身高 20cm 左右。95% 的特纳综合征患者表现为身材矮小。但部分嵌合体或遗传靶身高较高者身高也可位于正常范围。

2. 性腺发育不良　表现为缺乏第二性征、青春发育或初潮延迟、原发性闭经、不孕不育等。特纳综合征患者的卵巢功能不全可始于孕 18 周,此后卵巢滤泡加速纤维化。30% 左右的特纳综合征患者可出现自发性性发育,其中大多自发停滞,约 6% 可有规律的月经周期,2%~5% 可出现自发性妊娠,但最终 90% 以上的特纳综合征均会出现卵巢衰竭。

3. 面部及躯干特征

(1)颅面部:小下颌、腭弓高、颅底角增大、后发际低。

(2)眼部:内眦赘皮、上睑下垂、眼距宽、睑裂上斜、色盲、斜视、远视或弱视等。

(3)耳部:内、外耳畸形和听力丧失较常见,中耳炎的发生率高。

(4)蹼颈:外周淋巴水肿和蹼颈是新生儿期特纳综合征诊断的依据,但淋巴水肿可在任何年龄出现或复现,出生时的淋巴水肿通常会在生后 2 年左右消失。

(5)皮肤:特纳综合征有皮肤色素痣增多,但黑色素瘤的风险未见增加,也可有白癜风等皮肤改变。

(6)骨骼系统:非匀称性生长,通常为矮胖体形、盾状胸,乳间距增宽,手和脚相对偏大。骨骼异常包括:颈短、肘外翻、膝外翻、第 4 掌骨短,腕部马德隆畸形以及脊柱异常,如脊柱侧凸、脊柱后凸。另外可有牙冠、牙根形态的改变。

4. 其他脏器畸形

(1)心脏:半数的特纳综合征有先天性心血管异常如左心异常、主动脉瓣异常、主动脉扩张等。其中主动脉扩张、主动脉夹层或主动脉瘤破裂是特纳综合征少见但致命的并发症。

(2)肾脏:30%~40% 特纳综合征可出现先天性泌尿系统畸形,最常见的是集合管系统异常,其次是马蹄肾、旋转不良和其他位置异常。

5. 自身免疫性疾病　特纳综合征患者自身免疫性疾病的发生率高于一般人群,且随年龄的增长发病风险增加。常见的自身免疫性疾病有自身免疫性甲状腺炎、糖尿病、幼年特发性关节炎、炎症性肠病、乳糜泻等。自身免疫性甲状腺炎在特纳综合征青春前期较为常见,约 24% 发生甲状腺功能减退症,少数发生甲状腺功能亢进。

6. 智力及认知功能　大多数特纳综合征智力正常,伴有小的环状 X 染色体者可出现智力障碍。部分特纳综合征可能有特殊类型的学习障碍,如非语言技巧的缺陷或特异性的神经心理缺陷。1/4 的特纳综合征在学龄期可出现注意缺陷。

【诊断思路】

1. 辅助检查

(1)外周血染色体核型分析:是特纳综合征确诊的重要指标。外周血染色体核型分析至少需分析 30 个细胞,但当嵌合体比例<10% 时,则不易被诊断。若高度怀疑存在嵌合体,则需计数至少 50 个间期和更多的分裂中期的细胞或行荧光原位杂交分析以排除嵌合体。若临床高度疑诊特纳综合征,而外周血染色体核型分析正常,则需行第二种组织如皮肤成纤维细胞核型分析,约 50% 的特纳综合征核型为 45,X,20%~30% 为嵌合体,其余为 X 染色体结构异常,此外,尚有一部分患者含有 Y 染色体物质等。常见的 X 染色体结构异常包括:X 染色体的短臂或长臂缺失;X 染色体长臂或短臂等臂;环状 X 染色体;标记染色体 46,X,mar。有标记染色体和环状染色体的患者,需明确标记染色体或环状染色体的来源。可采用 DNA 分析、含有 X 或 Y 染色体着丝粒探针的 FISH 分析、基因芯片等进行是否含有 Y 染色

体物质或其他染色体异常的检测。有男性化表现的特纳综合征,除需了解有无 Y 染色体物质外,还应探查有无性腺、肾上腺肿瘤。

(2)性腺激素水平检查:患者血清促 LH、FSH 水平一般明显升高,雌激素水平低。

(3)盆腔、泌尿系统 B 超检查:显示子宫、卵巢发育不良或超声下显示不清,严重者见始基子宫,性腺呈纤维条索状。30% 左右的特纳综合征有先天性肾结构异常,如:马蹄肾、肾重复、肾缺失、多囊肾、异位肾,有肾脏集合管异常者常有尿路感染。特纳综合征患者虽然泌尿系统畸形相对常见,但肾功能一般正常。

(4)超声心动图和心电图:约 50% 的特纳综合征存在先天性心血管异常,可发现心脏结构异常以及主动脉瓣异常。蹼颈和左心异常有显著相关性,有蹼颈的患者尤其应注意检查是否存在心血管异常。患者可出现心电图异常,表现为电轴右偏、T 波异常、AV 传导加速等。

(5)血压监测:系统性高血压是主动脉扩张和主动脉夹层的主要危险因素,儿童、青少年期特纳综合征发生系统性高血压的比例为 20%~40%,多为特发性或与肾脏畸形有关,故需常规监测血压,并积极治疗高血压。

(6)肝肾功能:特纳综合征常见无症状的肝功能异常,且发病率随年龄增加(20%~80%),转氨酶升高通常是持续性或进行性的,极少恢复正常。若转氨酶持续升高大于 6~12 个月,应行肝脏 B 超检查,排除脂肪肝。

(7)眼科及耳鼻喉科检查:40% 的特纳综合征可出现屈光不正,斜视和弱视的发生率均为 30% 左右,患者 1~1 岁半就应该由眼科评估视力。1/3 左右的特纳综合征可出现听力丧失,一些患者可早至 6 岁左右出现传导性耳聋和进行性感应神经性耳聋。由于颅底解剖结构异常导致咽鼓管和中耳的关系异常,特纳综合征中耳炎的发生率较高。

(8)自身免疫性疾病:自身免疫性甲状腺疾病以桥本甲状腺炎多见,诊断后需检测甲状腺功能和甲状腺自身抗体,以确定有无甲状腺功能减退症及是否存在甲状腺自身抗体。4 岁后应常规每年监测甲状腺功能。特纳综合征患者糖尿病的发生风险增高。无糖尿病的特纳综合征患者中也发现高胰岛素血症、胰岛素抵抗、胰岛素分泌障碍、糖耐量降低等异常。可进行空腹血糖、胰岛素、C肽、糖化血红蛋白、糖耐量试验等检测。国外报道

4%~6% 的特纳综合征可出现乳糜泻,可在儿童早期出现。

(9)生长激素激发试验:特纳综合征患者通常 GH 分泌模式正常,生长激素激发试验仅在生长明显偏离特纳综合征特异性生长曲线时进行。

(10)骨密度检测:未接受适当雌激素治疗的特纳综合征年长患者,骨折风险增加。开始成人剂量雌激素替代治疗后可用双能 X 线吸收测定法检测骨密度。

2. 主要诊断依据　在婴儿早期,诊断应该是女性患有淋巴水肿,颈部皱褶,低发线或左侧心脏缺陷。不明原因的生长障碍或躯体特征可能指向儿童时期的诊断,所有青春期延迟或青春期衰竭的女孩都应考虑特纳综合征。女性患者出现以下表现,可考虑诊断特纳综合征。

(1)难以解释的生长落后。

(2)有性腺发育不良表现,缺乏第二性征、青春发育或初潮延迟、原发性闭经和不育。

(3)具有以下一项或多项临床特征,新生儿期手足水肿,颈部皮肤增厚,特殊躯体特征:蹼颈、后发际低、耳位低、小下颌、肘外翻、指甲发育不良、色素痣、高腭弓、第四掌骨短、脊柱侧凸,先天性心血管异常如左心异常、主动脉瓣异常、主动脉扩张、主动脉缩窄、主动脉弓延长,肾发育异常,慢性中耳炎,传导性或感音性耳聋,学习障碍特别是视觉空间或非语言技巧障碍等。

(4)染色体核型分析发现有一条 X 染色体,另一条 X 染色体完全或部分缺失,或存在其他结构异常,伴或不伴细胞系的嵌合。

(5)Gn 水平升高,雌激素水平低,AMH 可能是卵巢储备的有用标志物和卵巢功能不全的预测因子。

(6)盆腔 B 超提示子宫卵巢发育不良,20%~30% 的特纳综合征在新生儿期因出现典型的淋巴水肿、蹼颈、主动脉缩窄而被诊断;35% 的特纳综合征因身材矮小,伴或不伴特殊躯体特征而在儿童期被诊断;大多数患者因性发育迟缓、停滞,原发性或继发性闭经,不孕不育而于青春期或成人期被诊断。

3. 鉴别诊断　通过染色体检测与其他疾病相鉴别,以下几种情况,不考虑诊断为特纳综合征:①含 45,X 细胞的个体,但无临床特征,需进一步检查或追踪观察。②核型为 45,X/46,XY 的男性表型患者。③ Xp 末端缺失包含了 *SHOX* 基

因时,通常会有身材矮小和其他特纳综合征相关的骨骼异常。但若无 Xp22.3 缺失者,发生卵巢功能不全的风险较低,通常不能被诊断为特纳综合征。④ Xqter-q24 的缺失可出现原发性或继发性闭经,但没有身材矮小或其他特纳综合征特征,通常诊断为卵巢功能早衰。⑤性染色体结构异常的个体是否诊断特纳综合征,需结合临床评估。

【治疗和随访】

特纳综合征的治疗目的是:提高患者最终成人身高;诱导性发育,维持第二性征,使子宫正常发育;提高骨密度,促其达到峰值骨量;防治各种并发症。因特纳综合征可累及多器官系统;部分并发症随年龄增长而发生风险增加;在不同年龄段,面临不同的神经心理问题,因此为提高特纳综合征的预后及生存质量,患者的治疗需多学科合作和团队诊疗。

1. 基因重组人生长激素治疗　美国食品药品管理局于 2003 年批准将 rhGH 用于改善特纳综合征患者成人期身高。已证实 rhGH 可有效增加特纳综合征的成人身高,但身高的获益程度取决于治疗开始时的身高、遗传身高、治疗时的年龄、疗程以及剂量等因素。

(1)rhGH 起始治疗年龄和剂量。目前世界范围内尚未建立统一的特纳综合征开始 rhGH 治疗的最佳起始年龄。《特纳综合征儿科诊疗共识》建议特纳综合征一旦出现生长障碍或身高位于正常女性儿童生长曲线的第 5 百分位数以下时,即可开始 rhGH 治疗。一般在 4~6 岁,甚至可在 2 岁时开始治疗。SHOX 单倍体不足状态是特纳综合征患者身高明显矮小的主要原因,在用 GH 治疗时对身高的改善效果远差于对生长激素缺乏症的患者,GH 治疗剂量偏大,一般起始剂量为 0.15U/(kg·d)。推荐剂量:每周 0.35~0.47mg/kg,相当于 0.15~0.2U/(kg·d),最大量每周不宜超过 0.47mg/kg,相当于 0.2U/(kg·d),治疗过程中可根据患者的生长情况及血清 IGFl 水平进行剂量调整。

(2)rhGH 治疗终止。达到满意身高或生长潜能已较小(骨龄≥14 岁,年生长速率<2cm/年),可考虑停用 rhGH 治疗。

(3)rhGH 安全性。与特发性生长激素缺乏症、特发性身材矮小相比,特纳综合征患者 rhGH 治疗期间,高颅压、股骨头滑脱、胰腺炎的发生风险增高;可能导致脊柱侧凸的发生和进展以及手脚变大。rhGH 治疗可刺激黑色素细胞生长,但不会增加色素痣的数目,也不会刺激其恶变。没有证据表明 rhGH 治疗增加特纳综合征患者肿瘤的发生风险。大多数研究显示 rhGH 治疗不会加剧糖代谢异常,但因特纳综合征本身糖代谢异常的风险较高,rhGH 是否增加 2 型糖尿病的风险仍有待进一步研究。

(4)rhGH 治疗监测。rhGH 治疗需在儿科内分泌医师的指导下进行,并且每 3~6 个月进行生长发育、性发育、甲状腺功能、血糖和胰岛素、HbA1c、IGFl 水平、脊柱侧凸和后凸等监测。建议在 rhGH 治疗期间,IGFl 水平不宜持续高于 2 倍的标准差积分(SDS)。若 rhGH 治疗开始时脊柱异常已经存在,或治疗过程中加重,须与整形外科合作商议治疗对策。

2. 雌激素替代治疗诱导性发育

(1)雌激素治疗年龄和替代治疗前的监测。雌激素替代治疗可诱导性发育,维持第二性征,使子宫正常发育,还可提高患者骨密度,促使其达到峰值骨量。雌激素替代治疗开始的时间以及药物的剂量、递增方案、剂型均需模拟正常的青春期发育进程。早期诊断的患者,推荐骨龄 11~12 岁时开始雌激素治疗。对诊断较晚,特别是青春期年龄诊断的患者,可权衡生长潜能和性发育的情况,采取个体化治疗。开始雌激素治疗前(11 岁或更早),需每年监测 LH、FSH 水平,了解有无自发性性发育的可能性,12 岁时 FSH<10U/L 提示可能出现自发性月经和规律周期。

(2)雌激素治疗和 GH 联合应用。TS 患者因同时存在矮小及性发育障碍,治疗目的主要是改善身高、性征以及预防和治疗并发症,所以以往的治疗为改善 TS 患儿身高大都从 4 岁开始注射 GH,但是效果不如生长激素缺乏症患者,而过去改善性征采用雌激素替代多在青春期 12 岁左右,预测终身高达到 150cm 时,再用雌激素治疗。TS 患者性激素治疗时机存在争议,有的指南不推荐在青春期前常规给予极低剂量雌激素来进一步促进生长。但是国外发表在《新英格兰杂志》(*The New England Journal of Medicine*)的随机对照研究发现,TS 患儿在儿童期连续应用超低剂量雌激素,协同 GH 可以增加生长,改善终身高,GH 联合超低剂量雌激素[0.03~0.05mg/(kg·d)]治疗不仅对改善终身高有益,还有其他益处(降低心血管疾病风险、调节血脂等)。研究建议起始年龄为 8

周岁(最早不超过 5 周岁),患者身高生长速率每 6~12 个月 <1cm,骨龄超过 13.5 岁或达到遗传身高或满意身高,可终止 GH 治疗。

(3)雌激素治疗的剂量及疗程。雌激素剂型主要为经皮和口服雌激素,其中经皮雌激素因不经过肝脏代谢,是较好的激素替代药物,经皮雌激素目前国内应用较少,多采用口服戊酸 E_2 或 $17\text{-}\beta E_2$,尽量避免应用口服避孕药来达到青春期发育的目的。开始剂量为小剂量(成人替代剂量的 1/10~1/8),然后每 6 个月增加 1 次剂量(25%~100%),2~3 年后逐步达到成人剂量。大多数治疗 6 个月内出现乳腺硬结,2 年左右可至 Tanner 4 期。子宫容积与所用雌激素的类型无关,与剂量和疗程有关。但若患者仍有潜在的生长空间,低剂量雌激素可使用更长时间;若开始治疗时年龄已经偏大,至成人剂量的过程可适当缩短。为维持正常的乳腺和子宫发育,推荐开始 E_2 治疗 2 年后或有突破性出血发生后,考虑加用孕激素建立人工周期,即模拟正常月经周期,每月服用雌激素 21 天,在第 12 天或 2 周末联用孕激素,联用 8~10 天同时停药,以产生撤退性出血。最好选用天然或接近天然的孕激素,如地屈孕酮或微粒化黄体酮。

(4)雌激素治疗终止时间。雌激素替代治疗需持续至正常绝经期,以维持女性化和防止骨质疏松。

(5)雌激素替代治疗中的监测。治疗过程中需注意随访及监测生长发育和乳腺、外阴、子宫发育情况及子宫厚度外,还应注意监测血压、肝功能、血脂及凝血功能等。在雌激素替代治疗期间,不建议常规监测 LH、FSH 水平(除非给予高剂量雌激素治疗,否则 LH、FSH 水平仍是高的)。

3. 其他治疗

(1)骨质疏松的治疗。由于雌激素暴露不充分,特纳综合征患者可有骨量减少或骨质疏松。即使骨密度正常,特纳综合征患者骨折的风险亦会增加。骨折风险增加与骨密度低、父母骨折史、听力损害、年龄大等有关。为帮助患者获得足够的骨矿物质自然生长,推荐青春期前,常规口服钙剂。25- 羟维生素 D 低的患者,可给予维生素 D 制剂口服,维持 25- 羟维生素 D 的水平正常。目前没有证据显示特纳综合征固有的皮质骨密度的减少可导致骨折增加,不建议应用双膦酸盐和抗骨质疏松药物治疗年轻特纳综合征的骨量减少。

(2)自身免疫性疾病的治疗。若出现甲状腺功能减退症,给予左甲状腺素钠补充治疗。存在糖尿病、空腹血糖受损或糖耐量受损的患者按已有指南处理。特纳综合征患者肥胖发生率高于普通人群,建议给予积极的生活方式指导及干预,以控制体重;合并代谢综合征时,按《代谢综合征诊疗共识》诊疗。

(3)预防性性腺切除的治疗。特纳综合征本身性腺母细胞瘤的发生率较低(约 1%),但若患者含有 Y 染色体或来源于 Y 染色体的片段,其发生性腺恶性肿瘤的风险增加 5%~30%。及时检出 Y 染色体或来源于 Y 染色体的片段,预防性切除双侧性腺,可预防性腺恶性肿瘤的发生。建议对标准核型分析中发现有 Y 染色体物质的特纳综合征患者做预防性性腺切除术。随着新的分子诊断方法的广泛临床应用,Y 染色体物质的检出率增加。临床仅推荐对有男性化特征,但传统细胞遗传学和 FISH 分析中 Y 染色体物质阴性的个体,或含有标记染色体、环状染色体的特纳综合征患者,利用分子手段筛查 Y 染色体序列。

(4)心血管疾病的治疗。动态观察升主动脉直径必要时需积极药物治疗和外科咨询。有主动脉扩张和 / 或二叶主动脉瓣的特纳综合征患者,若出现急性主动脉夹层的症状,如胸、颈、肩、背、肋骨不适,特别是突然出现或症状较严重,应寻求积极诊治。没有心脏结构疾病的特纳综合征,需每年评估血压。若有高血压,可积极采用 β 受体阻滞剂、血管紧张素受体阻滞剂治疗。若心电图提示存在明显的 QT 间期延长,应避免使用延长 QT 间期的药物。

(5)其他治疗。针对眼、耳、口腔等畸形或视力、听力等问题,建议至相应科室就诊、随访监测;针对外周淋巴水肿的治疗,建议观察随诊,严重者可给予绷带处理,应避免长期应用利尿剂和血管外科手术;针对神经心理问题的治疗,注意筛查神经心理的异常,及时进行性发育治疗和积极筛查诊治听力受损等,可促进性心理和社会心理的适应过程。

4. 随访监测　特纳综合征表型复杂多样,可累及多系统、多器官,某些症状的出现如主动脉扩张、高血压、糖尿病等随年龄增长而增加。患者在不同年龄段面临不同的问题,如婴儿、儿童期生长落后,青春期性发育不良,成人期不孕不育等。因此,对特纳综合征的临床监测随访宜贯穿特纳综合征诊治的整个过程。此外,年长的特纳综合征患者还应注意筛查骨质疏松、高血压、糖尿病、血脂异常等。有肾脏集合管系统异常者,尿路感染的筛查应更频繁。若诊断时无二叶主动脉瓣或其他明显心血管异常,应每5年给患儿做心脏超声或磁共振成像监测。有明显心血管缺陷的患者,需心血管专家持续进行个体化监测。

5. **产前诊断** B超或血清检测均为特纳综合征的筛查方法,确诊仍需行染色体核型分析。羊水细胞核型分析为45,X,特别是嵌合型时,生后仍需行外周血染色体核型分析确诊。

(三) 45,X/46,XY 嵌合型和变体

45,X/46,XY 核型的性染色体异常 DSD,有时称为混合型性腺发育不全。45,X/46,XY 嵌合现象相关的临床表型是高度可变的,并且这种情况的真实发病率未知。从既往研究可以看出,严重形式的 45,X/46,XY 嵌合体的常去就诊而评估较多,产前核型分析的研究表明大多数患有 45,X/46,XY 嵌合的儿童出现男性表型。

【**病因与发病机制**】

45,X/46,XY 嵌合型可能是在受精卵有丝分裂后期出现,有时会看到 Y 染色体异常、染色体间重排与结构异常,Y 染色体的丧失可能是致病共同机制。

【**症状**】

性染色体嵌合体和 45,X/46,XY 嵌合体可以在出生时表现出模糊的生殖器。45,X/46,XY 嵌合患者生殖器表型范围从正常女性外生殖器、轻度阴蒂肥大、外生殖器模糊到男性尿道下裂、正常阴茎等各种程度,性腺严重程度范围从条索状性腺、发育不良的睾丸、正常的睾丸组织学结构。在极少数情况下,可能存在卵巢样基质和稀疏的原始卵泡。性腺可以位于睾丸下降路径的任何位置,条索状性腺更可能位于腹内,发育良好的睾丸更可能在腹股沟区域。由于 Sertoli 细胞产生 AMH 受损,最严重的情况下可能存在 Müllerian 结构。在右侧和左侧之间或甚至在单个性腺内可以看到性腺发育和组织学外观的显著差异,通常导致外生殖器的不对称。与 45,X/46,XY 核型相关的体细胞特征变化很大,并不总是与性腺表型有很好的相关性,大约 40% 的儿童有其他的临床特征,类似特纳综合征,如身材矮小,颈部褶皱,发际线低,以及心脏和肾脏异常,需要对这些患者进行详细评估和长期随访。某些情况下,预测身高的减少可能是唯一的表现,这些人可能需要持续监测与特纳综合征相关的伴随疾病(例如,甲状腺功能,听力,心脏异常)。

【**诊断思路**】

1. **辅助检查**

(1)染色体核型分析:可发现特征性染色体异常改变,是性染色体异常 DSD 的确诊依据,45,X/46,XY 嵌合型和变体。

(2)FSH 检测及基因分析:可发现 Y 染色体上包含的 *SRY* 基因拷贝数改变、缺失或增多。

(3)影像学检查:性腺 B 超检查子宫卵巢或睾丸。

(4)性激素检测:患者性激素表现差异大,与患者性腺性质和功能状态有关。

(5)腹腔镜检查和性腺活检:混合型性腺发育不全因存在 Y 染色体,需要腹腔镜取病理明确性腺组织类型,区分睾丸、卵巢以及卵睾。

2. **需要鉴别的疾病** 通过染色体核型分析与特纳综合征、克氏综合征等其他性染色体异常 DSD 以及 46,XY DSD 相鉴别。

【**治疗**】

1. **性别分配** 对于父母和医生来说,性别分配和治疗 45,X/46,XY 儿童的生殖模糊不清可能是一个非常困难的情况,性别分配,应考虑几个因素,包括生殖器外观和泌尿生殖器解剖,性腺恶性肿瘤的风险,生育和生殖选择,激素替代的潜在需要,以及可能的性别认同,性别角色行为和性心理。并且没有该类人群的长期研究随访数据,有限的数据表明,这种表型的婴儿大约 60% 的是女性,但她们是不育的,没有子宫,需要进行性腺切除术,并且很可能接受泌尿生殖系统手术。相比之下,作为男性长大的患者需经常进行多次尿道下裂手术,可能需要移除发育不良的性腺,患者可能不育且有性腺功能显著下降的可能。对每个孩子进行详细评估非常重要,需要经验丰富的多学科团队(MDT)治疗和长期监测。

2. **女性抚养** 大多数女性或极少数有雄激素化生殖器的婴儿都是按女性抚养。腹内条索状和发育不良的性腺被认为具有显著的恶性风险,应该切除,因为在发育不良结构有更高的生殖细胞肿瘤风险,术后需要雌激素替代来诱导乳房和子宫发育。在青春期,增加孕激素可以在子宫存在时出现月经。当存在身材矮小或特纳综合征样

特征时,GH 可单独使用,但没有进行大型研究来评估此类患者,一些研究显示,可以优先考虑儿童早期使用的 GH。此外,目前缺乏有关性别认同或性心理的长期研究。

3. **女性青春期发育诱导**　女性 DSD 患者青春期诱导的主要目的是促进女性第二性征发育,促进骨线性生长改善身高,促进骨矿沉积、改善骨密度以及促进心理健康。对由于性激素合成不足、性腺发育不良或性腺切除术而缺乏内源性雌激素的 DSD 女孩,雌激素替代开始的时间、初始剂量,目前尚没有广泛的共识。大多研究认为青春期诱导可从 11 岁开始。雌激素治疗应从低剂量开始,应个体化,并应根据观察到的临床性征和骨成熟度缓慢增加。推荐使用天然雌激素口服或透皮吸收均可以,起始剂量 17-βE_2 $0.25mg$,每日 1 次,口服,每隔 6 个月增加 $0.25mg$,直到成人剂量每日 $2mg$,或者采用经皮给药模式,初始剂量 3.1~$6.2\mu g/24h$,每隔 6 个月增加 3.1~$6.2\mu g$,直到成人剂量 $100\mu g/24h$,一般需要 2 年时间达到成人剂量。有子宫存在的患儿,当雌激素剂量增加到接近成人水平或出现第一次突破性出血时,必须加用孕激素替代治疗,建立正常的月经周期,使子宫内膜癌的风险尽量降低。方法为每月服用雌激素 21 天,在第 12 天或 2 周末联用孕激素,联用 8~10 天同时停药,以产生撤退性出血。最好选用天然或接近天然的孕激素,如甲地孕酮、地屈孕酮或微粒化黄体酮。醋酸甲羟孕酮(MPA)5~$10mg/d$,或者微粒化孕酮 100~$200\mu g/d$,或者地屈孕酮 10~$20mg/d$。治疗过程中注意监控雌激素治疗的相关副作用,包括肝功能异常、血栓形成及高血压等。天然雌激素相对而言毒副作用更少,透皮剂肝脏毒性更低,有条件的情况下推荐使用。

4. **男性抚养**　尿道下裂和小阴茎的婴儿通常以男性为主,并且尿道下裂修复通常分两阶段进行,睾丸固定术可分一次或者两次完成,因为这些性腺可能存在显著的恶性风险,需要仔细监测睾丸。通常将不能放置在阴囊内的性腺切除,可以固定在阴囊内的性腺需要在青春期通过触诊和性腺活组织检查进行仔细监测,以评估原位癌风险。一些研究表明,青春期的常规睾丸超声可用于检测微石症等变化,应仔细监测青春期以确保足够的内源性睾酮产生,并且在某些情况下,需要补充睾酮。大多数男孩自发地进入青春期,但有些男孩发育雄激素不足,并且可能需要接受泌尿生殖系统手术。

5. **男性青春期发育诱导**　男性 DSD 患者青春期诱导的主要目的是促进男性第二性征发育,促进骨线性生长,改善身高,促进骨矿沉积、改善骨密度以及促进心理健康。男性患者青春期诱导一般从 12 岁开始,而在身材矮小的青少年中可能延迟治疗会获得更多的身高,并强调需要根据病因个性化治疗。通常使用低剂量睾酮,在 2~3 年的时间内逐渐增加到成人剂量。肌内注射、口服或局部给药均可以选择,常用的有丙酸睾酮、十一酸睾酮,起始剂量为每月 $50mg$ 肌内注射,每隔 6~12 个月增加 $50mg$,达到每月 $250mg$ 的剂量时就可以开始长期使用成人睾酮制剂,维持剂量为每 2 周 200~$250mg$ 或每 3 个月 $1000mg$。也可以口服十一酸睾酮胶丸 $40mg/d$,每 6 个月后增加 $40mg/d$,最终达成人剂量 160~$240mg/d$。睾酮凝胶和透皮制剂也可以使用,但目前缺乏儿童剂型,成人剂量为 $5g$ 1% 睾酮凝胶或 $5mg$ 睾酮贴剂。雄激素诱导青春期的不良反应主要包括红细胞增多和体重增加,对存在性别焦虑的患者,男性第二性征不可逆也要引起重视。

(四) 46,XX/46,XY 嵌合体和变体

46,XX/46,XY 嵌合体(卵巢睾丸 DSD)的诊断需要在相同或相反的性腺中存在卵巢组织和睾丸组织。这种卵睾 DSD 是一种罕见的病症,在全世界已经报道了约有 500 例的患者。

【病因与发病机制】

46,XX 细胞系和 46,XY 细胞系嵌合发生在一部分患者中,有时由双受精或卵子融合引起,这可以导致 46,XX/46,XY 嵌合体。但是大多数卵巢睾丸 DSD 没有 46,XX/46,XY 嵌合,大多数卵睾 DSD 患者染色体核型为 46,XX 核型。46,XX 卵巢睾丸 DSD 的分子基础尚不清楚,罕见的遗传原因包括 *SRY* 易位、*RSPO1* 突变以及导致 *SOX9* 表达上调的改变。核型为 46,XY DSD 的卵睾 DSD 可能是 Y 染色体缺失或早期性别决定基因突变引起。

【症状】

大多数患者早期出现明显的生殖器畸形或显著的尿道下裂,隐睾症很常见,生殖道的分化通常遵循性腺的分化,通常在卵巢或卵巢的侧面存在半角或始基子宫。卵睾 DSD 常有青春期的乳房发育,在有睾丸组织的女孩中可能发生进行性雄

激素化,如果不进行治疗,这可能导致青春期的声音变化和阴蒂增大。作为男性抚养的患者经常出现尿道下裂和睾丸未降,精子发生很少见,睾丸间质纤维化很常见。在青春期患者可能经历显著的雌激素化,如果存在子宫则可能具有周期性血尿。

【诊断思路】

虽然卵睾 DSD 很少见,但所有生殖器模糊的患者都应该考虑诊断结合临床表现、染色体和性腺组织学。46,XX/46,XY 核型强烈支持诊断,但检测到 46,XX 或 46,XY 核型并不排除诊断,特别是如果 46,XX 婴儿有生殖器不对称时。

1. 辅助检查

(1)染色体核型分析:可发现特征性染色体异常改变,是性染色体异常 DSD 的确诊依据,可发现 46,XX/46,XY 嵌合型和变体。

(2)FSH 检测及基因分析:可发现 Y 染色体上包含的 *SRY* 基因拷贝数部分缺失。

(3)影像学检查:性腺 B 超检查可发现子宫卵巢和 / 或睾丸。

(4)性激素检测:检测到 AMH 和 Inh-B 提示睾丸组织的存在。HCG 激发试验也可证实睾丸组织存在,但是敏感性不如 AMH 和 Inh-B。

(5)腹腔镜检查和性腺活检:45,XX/46,XY 嵌合型,因存在 Y 染色体,需要腹腔镜取病理明确性腺组织类型,区分睾丸、卵巢以及卵睾。

2. 需要鉴别的疾病 通过染色体核型分析与特纳综合征、克兰费尔特综合征等其他性染色体异常 DSD 以及 46,XY DSD 相鉴别。

【治疗】

46,XX/46,XY 的治疗取决于诊断年龄、生殖器发育、内部结构和生殖能力。男性或女性的性别分配适合尚未建立强烈性别认同的年幼婴儿。性别认同是卵睾 DSD 患者的一个重要考虑因素,这些患者由于女孩的雄激素化或男孩的雌激素化而首先出现在青春前期或青春期。在大多数情况下,性别认同与抚养性别一致。在适当的咨询后,应该去除不一致的性腺和异常组织,以防止女孩进一步的雄激素和男孩的雌激素化。具体治疗参考 45,X/46,XY 嵌合型。

具有 46,XX 核型和子宫的个体可能具有功能性卵巢组织,并且女性分配可能是合适的。在青春期之前应该去除潜在的功能性睾丸组织,并通过测量血清 AMH 水平或通过缺乏对 hCG 刺激的睾酮反应来监测术后功能性睾丸组织。46,

XX 患者卵巢组织恶变的风险尚不清楚。如果存在尚可的阴茎发育和睾丸组织,并且米勒管结构不存在或形成非常差,则男性性别分配可能更合适。通常去除卵巢组织以防止青春期雌激素化,并且如果合适的话,经验丰富的外科医生可以去除残留的米勒管结构。

四、46,XX DSD

46,XX DSD 是染色体为 46,XX 的性发育异常,主要分为卵巢发育障碍,雄激素过多和其他影响性发育的疾病,46,XX 核型是卵睾 DSD 中最常见的表现。

(一)卵巢发育障碍

即卵巢发育不全或抵抗,通常表现为由于缺乏雌激素产生而缺乏青春期。卵巢发育障碍最常发生于性染色体非整倍体疾病(例如,特纳综合征;45,X 和变体),患者伴有进行性卵巢细胞凋亡,而卵巢抵抗是由 FSH 受体突变引起的。卵巢功能障碍也可以在多种多系统综合征中发生,通常涉及 DNA 修复机制。卵巢功能不全(POI)或卵巢功能早衰(POF)通常表现为卵巢功能衰退和早期绝经,其严重的形式可能会干扰卵巢发育。

(二)雄激素过多

最常见的原因为胚胎因素,先天性肾上腺皮质增生症,它是由于肾上腺皮质类固醇合成酶的先天性缺陷造成的,如 21- 羟化酶缺乏症和 11- 羟化酶缺乏症,此外胎盘因素(如芳香化酶缺陷症、氧化还原酶缺陷症)和母体疾病(如黄体瘤、雄激素药物)均可导致 46,XX DSD。21- 羟化酶缺陷症是先天性肾上腺皮质增生症中最常见的类型,具体病因、临床表现和治疗参见先天性肾上腺皮质增生症相关章节,本章节不再阐述。

(三)46,XX 睾丸(卵睾)DSD

【概述】

其他性腺发育异常可导致 46,XX 个体的卵巢含有睾丸组织(即 46,XX 卵巢 DSD)或睾丸能够产生足够的 AMH 来使子宫退化和足够的雄激素导致男性表型(即,46,XX 睾丸 DSD)。在极少数情况下,发育中的卵巢可能含有睾丸组织(即 46,XX 卵睾 DSD)。

46,XX DSD 雄性化是雄激素过量的结果,最常见的原因是先天性肾上腺皮质增生症增生(参见先天性肾上腺皮质增生症相关章节)。在罕见的情况下,46,XX 性腺可能分化为睾丸,这种情况称为 46,XX 睾丸 DSD),或引起卵巢和睾丸组织共存,这种情况被称为 46,XX 卵睾 DSD。

睾丸性 DSD 是一种罕见的 DSD,在世界不同地区有不同的流行率和核型。然而,所有研究都一致认为,46,XX 是在血样中观察到的最常见的核型,从 65% 到 90% 不等。其余病例携带 Y 染色体(46,XY,46,XX/46,XY 或其他嵌合体)可解释睾丸组织的发育。

【病因与发病机制】

卵巢分化是 46,XX 胎儿的正常途径,双潜能性腺嵴可分化为睾丸、卵巢或卵睾丸,这取决于参与睾丸和卵巢分化的基因在微妙的剂量平衡中所起的主导作用。在大多数哺乳动物胚胎中,*SRY* 触发一系列基因相互作用,最终导致性腺嵴形成睾丸。*SRY* 表达的时间和水平对正确的睾丸分化至关重要,延迟或降低表达会导致小鼠睾丸发育不良或睾丸分化异常。*SRY* 上调 *SOX9*,促进睾丸分化,*SOX 3*、*SOX8* 和 *SOX10* 也可以上调 *SOX9*,过度表达时,*SOX9* 诱导 *FGF9* 和 *PDG2* 表达,而 *PDG2* 又上调 *SOX9*,从而建立正反馈环。*WNT4* 和 *RSPO1* 稳定 β-catenin,促进卵巢基因的表达。46,XX 卵睾 DSD 在某些情况下可能存在遗传基础,尽管确切原因尚不清楚,研究发现睾丸决定基因 *SRY* 的易位和 *SOX9* 上调可导致疾病发生,具有 *SRY* 易位的个体可以使用 FISH 分析来诊断。一些 *SRY* 阴性病例,包含 *SOX9* 的遗传基因座的重复或远端调节区域中的缺失或重排导致 *SOX9* 过表达。睾丸抑制基因 *RSPO1* 的部分功能障碍可导致 46,XX 卵巢 DSD,此外,严重破坏 *WNT4* 基因可导致 46,XX 性别逆转。

在 46,XX 睾丸 DSD 患者中,*SRY* 基因可能存在,因为一个异常易位到 X 染色体或更少见的一个常染色体,报道的 46,XX 睾丸 DSD 中,*SRY* 阴性率从 0% 到 33%。尽管不准确,但研究表明 *SRY* 无法解释所有 46,XX 男性的情况变得越来越多。*SRY* 阴性的 46,XX 睾丸 DSD 可能有两种不同的机制:促进睾丸发育的基因表达增加或促进卵巢拮抗睾丸发育的基因表达不足。

【症状】

46,XX DSD 根据卵巢、睾丸组织是否存在,将它们称为 46,XX 睾丸 DSD 或 46,XX 卵睾 DSD。在所有情况下,睾丸成分可能或多或少是不正常的。虽然可以很容易的证明睾丸组织的存在(因为它可以从生殖器雄性化、血清睾酮和 AMH 水平评估),但不能准确确定卵巢组织的存在。事实上,卵巢的存在对胎儿的外生殖器发育没有任何影响,也没有可靠的指标来反映婴儿的卵巢功能。

从临床角度来看,雄性患者可表现为正常的男性表型或不同程度的生殖器模糊。睾丸和卵睾 DSD 是同一性腺发育障碍的不同表现形式,特别是同一家族甚至是同卵双生子中存在不同的表型,所以 46,XX 睾丸 DSD 可能代表卵巢分化表型谱中最严重类型。尽管如此,我们将分别治疗完全雄性化患者和那些生殖器含糊不清的患者。

典型的病例中,诊断通常被推迟到青春期或成年时,男孩可能因身材矮小或睾丸小就诊,男性患者常因不育而接受检查。事实上,尽管与正常 46,XY 核型儿童的 IGF-1 和 IGFBP-3 水平类似,46,XX DSD 男孩的身高低于年龄匹配的正常 46,XY 核型儿童,与年龄匹配的 46,XX 女孩相似,Y 特异性生长基因的存在可能是原因之一。

这些患者的睾丸较小,就像克兰费尔特综合征患者成年时一样。在童年时期,睾丸体积与对照组没有差别,其根本原因是睾丸体积主要依赖于青春期前的支持细胞。在青春期,睾丸体积逐渐增加到 4ml,甚至增加到 6~8ml,主要是由于支持细胞增殖。睾丸激素和 Gn 水平正常,患者青春前期和青春期时支持细胞和睾丸间质细胞功能正常,睾丸功能障碍发生在青春期发育过程中,睾丸体积的正常增加是由生殖细胞增殖引起的。2 个 X 染色体的存在和 Y 染色体的缺失导致减数分裂失败,生殖细胞大量丢失,睾丸体积减少,无精子和精液体积变小。生精小管功能障碍表现为 Inh-B 下降和 FSH 升高,而在某些情况下可能存在轻度睾丸间质细胞功能障碍,导致睾酮水平低下,LH 升高。

【诊断思路】

1. 辅助检查

(1)染色体核型分析:通常核型为 46,XX。

(2)FSH 检测及基因分析:FSH 检测可发现 X 染色体上包含的 *SRY* 基因。*SRY* 无法解释所有 46,XX 男性的情况变得越来越多,基因分析发现致病基因,在人类 *SOX3*、*SOX9*、*SOX10*、*Wnt4* 和青春期,女性乳腺开始发育,即逐渐向成年期转变。此期的变化和/或肿块往往是良性和自限性的,需要评估。本章重点介绍青春期乳腺疾病。

一、女童巨乳症

【概述】

青少年或女童巨乳症(macromastia)是一种罕见的乳腺疾病,其特征是乳腺弥漫性增大,无肿块或结节。巨乳症的严格定义是指乳房组织的重量及体积过度增长,体积超常与躯体比例明显失调,乳房重量占体重的 3% 以上。根据发病年龄不同,巨乳症可分为青春期、妊娠相关和医源性(药物相关)等三种类型。目前还缺少有关本病的流行病学调查。由于各种客观因素的存在,例如身高、体质量、种族、年龄以及乳房组织的位置、密度、突出度、成分、比例等,研究者很难找出一种适用于所有女性的乳房体积测量方法。目前较常通用的乳房体积量化标准是由 Lalardrie 和 Jougland 提出的,当乳房体积大于“正常或理想”乳房体积的 50% 时,称之为乳房增大。按乳房体积将乳房分为 5 种类型:250~300ml 的称为正常乳房,400~600ml 的称为中度增大,600~800ml 的称为明显增大,800~1 000ml 的称为重度增大,>1 500ml 的称为巨乳症。对于乳房体积的评估有统计计算法、模具法、影像测量和三维扫描技术等。

【病因与发病机制】

巨乳症的发病机制尚不明确,现有的推测是:青春期乳腺组织对激素的过度反应或敏感性增强,使得乳腺及周围组织过度增生最终导致乳房体积明显超过正常水平;如青春期垂体前叶分泌的激素(如 FSH、LH、GH 和 ACTH)与乳腺导管增殖有关,而孕酮和催乳素则刺激乳腺腺泡生长。在巨乳症患者中常规检测上述激素并没有特异性改变。另一方面也可能与肥胖有关;此外因发现在患有桥本甲状腺炎、类风湿关节炎和重症肌无力等疾病的患者中偶尔出现巨乳症,一些作者提出了自身免疫病因;巨乳症还可以由某些药物所致,如青霉胺、可的松和蛋白酶抑制剂。乳腺组织对人绒毛膜促性腺激素(hCG)过度反应是妊娠期巨乳症可能的病因。巨乳症常见的组织学检查结果包括脂肪组织增加和间质纤维化乳腺,较少出现导管增生或假性血管瘤间质增生。妊娠期巨乳症的组织学变化较多样,乳腺组织的间质病变较为突出,包括纤维化、胶原沉积、小叶间质以及乳腺基质假性血管瘤增生水肿。

【症状】

青春期巨乳症,是乳腺组织在青春期不受调控地迅速增大,尤其是在最初 3~6 个月,随后持续缓慢地增大。常表现为双侧乳房同时增大,也偶见单侧体积增大导致不对称,且常伴有不同程度的乳房下垂。乳房的过度增大不仅会导致外观形态不佳,患者还会出现乳房的疼痛及红肿增大,有时会合并皮肤溃疡。此外还可导致患者体态臃肿、行动不便,背痛、颈部和肩部疼痛不适、脊柱后凸和被人关注乳房(胸部)外观而引起的心理困扰。

妊娠巨乳症不常见,常见于第一次妊娠中出现,与胎儿的性别没有关系。有报道,乳房最重达 33 公斤。再次怀孕后的复发率高。

【诊断】

巨乳症常在女孩出现乳房发育后不久(年龄 9~13 岁)发生。当进入青春期的女孩出现乳房不受调控地迅速增大时,需要考虑本病。由于巨乳症患者乳腺组织致密,可显著减少乳房 X 线检查的敏感性,所以不推荐使用乳房 X 线摄影;虽然乳腺超声被认为是可能发现一些异常病灶,但乳腺超声的价值也是有限的。在辅助检查方面推荐采用乳腺 MRI,有助于早期识别乳腺隐匿性疾病(图 2-8-1)。

【治疗】

年轻女性常常有乳房整形术的需求;然而,手术治疗应该推迟到乳房发育完成。如果不能等到完全生长完成,孕酮或三苯氧胺可与手术联用,以控制乳房生长和防止复发。妊娠期巨乳症患者的产后复旧率低,减少乳房成形术通常是唯一的解决办法。

二、男性青少年乳房发育

【概述】

男性乳房发育(gynecomastia)是男性乳腺腺管和基质的良性增生,在乳晕下以乳头为中心形成直径达 2cm 或以上可被触及的乳腺组织。它与假性男性乳房发育不同,后者指肥胖男性因为局部脂肪堆积所致,并不伴有乳腺组织的增生。

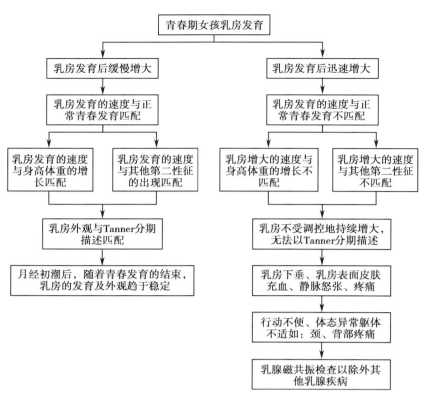

图 2-8-1　女童巨乳症诊断流程图

男性乳房发育分为生理性和病理性两类,生理性男性乳房发育发生在婴儿期、青春期和中老年期,一般是暂时性或自限性的。而病理性则是由各种疾病所致的性激素异常所致。

有关男性乳房发育的患病率尚缺乏大范围、大样本、标准统一的流行病学数据。一项研究显示:60%~90% 的男性婴儿可出现短暂的乳房发育。男性乳房发育发病的第二个高峰是青春期,患病率范围是 4%~69%。患病率差异较大的原因很可能是对乳晕下正常腺体组织的判定标准不同、观察者差异,更重要的是接受检查的青少年的年龄分布有差异。男性乳房发育发病的第三个高峰是中老年期,以 50~80 岁患病率最高,多达24%~65% 的男性受累。

青春期男性乳房发育可以在青春期的各时段,一般在 10~12 岁起病,高峰在青春期中期,在这个阶段,通常生长速度处于高峰阴毛 Tanner分期 3~4 期以及双侧睾丸体积为 8~10ml。超过70% 的青春期男性乳房发育会在 1 年后明显自行缩小或消退。持续≥1 年或持续至 17 岁以后的男性乳房发育通常不能自行消退。

【病因与发病机制】

1. 生理性男性青少年乳房发育　男性新生

儿乳房发育与妊娠期高浓度雌激素性环境有关,母体内高浓度的雌激素通过胎盘影响了新生儿。分娩后,男性乳房发育可在 2~3 周内消退,在母乳喂养的婴儿可能会持续更长时间。

现有的一些研究认为青春期男性乳房发育最主要的原因是雌激素与雄激素比例的失调,也可以是游离雌激素与游离雄激素之间的比例增加。其次雌激素对乳腺组织增生的刺激作用和雄激素的抑制作用之间的局部失衡也是可能的原因之一。再者乳腺组织对正常水平的雌激素的敏感性增强;以及芳香化酶活性的增强,乳腺组织中的雄激素向雌激素的转化增多也都是男性乳房发育可能的原因(表 2-8-1)。

表 2-8-1　男性乳房发育机制

雌激素过量	雄激素缺乏	雄激素 - 雌激素转换比率的改变
直接分泌	分泌减少	青春期
清除下降	清除增多	衰老
芳香化酶作用增强	与 SHBG 的结合增强	甲状腺疾病
外源性摄入		肝肾疾病

2. 病理性男性青少年乳房发育

(1)肿瘤：睾丸肿瘤、睾丸胚胎瘤、绒癌、畸胎瘤少数可以分泌 hCG 的精原细胞瘤、可分泌雌激素的莱迪希细胞和塞托利细胞肿瘤；肾上腺女性化肿瘤；其他肿瘤如：肺癌、肾癌、肝癌和胃癌可异位分泌 hCG，刺激激素合成。

(2)芳香化酶(Cyp19)活性增强：Cyp19 活性过高综合征；波伊茨 - 耶格综合征(Peutz-Jeghers syndrome)；肿瘤，肝癌、绒癌和塞托利细胞肿瘤；先天性肾上腺皮质增生；肥胖和甲状腺功能亢进。无论是在青少年还是成年男性中，BMI 与男性乳房发育的发生和乳房的直径呈正相关。

(3)雄激素水平减低及抵抗

1)各类原发和继发性睾丸功能减退：克氏征、性腺发育不全、双侧隐睾、病毒性睾丸炎、各类低促性腺激素性腺功能减退。

2)鞍上肿瘤、垂体瘤。

3)少见的综合征如唐氏综合征、肌强直性营养不良症、Prader-Willi 综合征等。

4)全身性疾病，如血色病、肾功能衰竭、肝硬化、糖尿病、获得性免疫缺陷综合征(艾滋病)等；睾酮合成酶缺乏。

5)雄激素抵抗如雄激素不敏感。

(4)药物因素：含有雌激素的药物、食物、洗护用品均可导致男性乳房发育。在本身芳香化酶活性较强时，雄激素也可导致男性乳房发育；抗睾酮合成药物、可损害睾丸功能的化疗药物、影响雄激素与其受体结合的药物、增加芳香化酶作用的药物等均可导致男性乳房发育(表 2-8-2)。

【症状】

1. 生理性青春期男性乳房发育 青春期男性乳房发育往往表现为一侧或双侧乳房无痛性、进行性增大或乳晕下区域出现触痛性肿块，其特征是腺体组织肿块或隆起在乳晕 - 乳头复合体周围对称性分布。当腺体组织直径大于 0.5cm 时，通过体格检查常常可以检测出，直径多不会超过 4cm。通常是双侧增大，但也有一些患者表现为单侧增大，或者双侧不对称性增大，或其中一侧比另一侧提前数周至数月增大。触痛常常出现在病程早期，在乳腺发育持续约 6 个月后，随着腺体组织发生纤维化以及局部组织拉伸的减轻，压痛会逐渐消退。独特的腺体组织肿块、定位在中央以及对称的形状能将儿童和青少年男性乳房发育与其他原因导致的男性乳房增大区分开来。

表 2-8-2 可以导致男性乳房发育的药物和物质

分类	药品名称
激素	雌激素、雄激素、绒毛膜促性腺激素洗护用品、薰衣草油、茶树油、食物中的雌激素(植物雌激素，如大豆)或作用类似雌激素的物质；酒精和违禁药品，如大麻
抗雄激素药物	氟他硝胺、氯羟甲烯孕酮、螺内酯、酮康唑、西咪替丁、苯妥英钠美沙酮、海洛因、酒精
神经精神类药物	三环类抗抑郁药、安定类、多巴胺阻滞剂(吩噻嗪)、甲氧氯普胺、多潘立酮片
抗结核药物	乙硫异烟胺、氨硫脲、异烟肼
心血管药物	利血平、甲基多巴、洋地黄制剂、钙离子通道阻滞剂、胺碘酮、血管紧张素转换酶抑制药
细胞毒性药物(烷化剂)	白消安、长春新碱、亚硝基脲、盐酸甲基苄肼、甲氨蝶呤、环磷酰胺、苯丁酸氮介
其他药品	茶碱、甲硝唑、氯米芬、奥美拉唑、舒林酸、金诺芬、青霉胺

Simon 等人依照乳房的大小和皮肤的多余程度将男性乳房发育分为Ⅲ度，Ⅳ级。Ⅰ度：轻度增大不合并皮肤过多；ⅡA 度：中度增大不合并皮肤过多；ⅡB 度：中度增大合并皮肤轻度过多；Ⅲ度：重度增大合并皮肤明显过多，类似女性乳房下垂。Rohrich 等人根据男性乳房发育的严重程度分提出了类似分级：Ⅰ级：轻微增大(<250g)，无下垂；Ⅱ级：中度增大(250~500g)，无下垂；Ⅲ级：严重增大(>500g)，伴有Ⅰ级下垂；Ⅳ级：严重增大伴Ⅱ级或Ⅲ级下垂。

2. 病理性男性乳房发育 通常会伴有其他体格检查异常或并非生理性男性乳房发育所特有的临床特征，比如男孩在新生儿或青春期之外出现乳房发育；若在没有第二性征(如睾丸增大、阴毛或腋毛生长、腋臭)的青春期前男孩中出现乳房发育，而且快速进展，直径>4cm 时要注意除外导致病理性男性乳房发育的疾病：

(1)克兰费尔特综合征：多达 70% 的克兰费尔特综合征患者存在男性乳房发育，通常进展缓慢。若患者出现快速进展的男性乳房发育，则可能提示纵隔存在性腺外分泌人绒毛膜促性腺激素的肿瘤。

（2）肿瘤睾丸间质细胞或支持细胞肿瘤、生殖细胞肿瘤，主要见于年轻男性（15~35 岁）。产生 hCG 的肿瘤：可发生于睾丸、肺、肝脏或肾脏。在男性乳房发育患者中，睾丸肿瘤发病率是 3% 左右。男性乳房发育可能是诊断时唯一的临床表现。女性化肾上腺肿瘤：通常是恶性和侵袭性的；发生女性化肾上腺肿瘤的男性患者可能表现为男性乳房发育、睾丸萎缩和性欲降低。

（3）波伊茨 - 耶格综合征：是一种常染色体显性遗传病，其特征为胃肠道内存在多发错构瘤性息肉、皮肤黏膜色素沉着以及发生胃肠道和非胃肠道癌症的风险增加。因存在芳香化酶活性增强，患儿临床上可以同时有乳房增大。

（4）其他病理性原因：慢性肝脏或肾脏疾病、营养不良、甲状腺功能亢进、芳香化酶过量综合征、部分雄激素不敏感综合征、先天性肾上腺皮质增生症。

【诊断】

儿童和青少年男性乳房发育需要与以下疾病进行鉴别：

1. 假性男性乳房发育 乳房被脂肪浸润（也称为脂肪性乳房发育）。也是一种常见表现，尤其是在超重和肥胖的青少年中。触诊时可触及放射状的腺体组织肿块或隆起的感觉有助于将假性男性乳房发育与男性乳房发育区分开来。假性男性乳房发育的触诊感觉类似于腋前襞的邻近脂肪组织。

2. 乳腺癌和其他肿瘤 在男性儿童和青少年中乳腺癌极其罕见，小乳腺癌发生于男性的不足 1%，中位发病年龄为 67 岁。男性乳腺癌的危险因素包括克氏综合征、性腺功能衰竭、肥胖、辐射暴露和 *BRCA2* 基因突变阳性家族史。其他原发性或转移性肿瘤可能表现为乳房肿块，这些肿瘤包括横纹肌肉瘤、脉管肉瘤、淋巴瘤、白血病和神经母细胞瘤。与男性乳房发育不同，乳腺癌和其他肿瘤通常呈偏心性分布并且固定于胸壁。乳腺癌可能伴有皮肤凹陷、乳头内陷、乳头出血或乳头有分泌物，这些均不是男性乳房发育的典型表现。乳腺癌通常不伴压痛，而男性乳房发育的早期可能出现压痛。

3. 其他乳房肿块 可能发生于男性乳房的其他肿块包括脂肪瘤、血管瘤、神经纤维瘤、淋巴管瘤和皮样囊肿。与男性乳房发育不同，这些肿瘤常为单侧病变并且往往呈偏心性分布。

【治疗与随访】

治疗与随访见图 2-8-2。

1. 生理性男性青春期乳房发育者的治疗原则 75%~90% 青春期男性乳房发育呈自限性，大多在病程 1~3 年消退。对于轻度的病例，观察和安慰被广泛认为是最安全和最合理的治疗策略。然而，由于青春期男性乳房发育发生在一个微妙的时期，当男孩越来越关注自我形象，药物治疗或外科治疗的作用则常常会被问及。

对于青少年男性乳房发育患者的治疗，建议进行个性化的诊疗方案。对那些没有症状和没有潜在病理因素的生理性男性乳房发育患者，一年两次的随访是适当的。很少有青春期男性乳房发育患者需要整形或止痛治疗，早期治疗对有明显躯体症状或情绪困扰的青少年有最大的益处。药物治疗在首次发现症状后的疾病早期使用，可能会更有效。手术治疗则可以在病程的任何时候进行，其治疗效果是相似的。

（1）药物治疗：男性乳房发育的药物治疗旨在通过三种可能的途径来纠正雌激素 - 雄激素之间的失衡从而实现治疗效果：①阻断雌激素对乳腺的影响（如氯米芬、他莫昔芬、雷洛昔芬）；②补充雄激素（如达那唑）；③抑制雌激素的产生（如阿那曲唑、睾内酯）。

有关青少年男性乳房发育药物治疗效果的研究大多是小样本或者是无对照组病例报告，难以得出有说服力的结论。有很多的药物都被用来尝试治疗男性乳房发育。

1）他莫昔芬：主要作用机制是通过结合雌激素受体和阻断雌激素对乳腺上皮的增殖作用。对生理性、持续存在的青春期或特发性男性乳房发育他莫昔芬的治疗被认为是安全有效的。Lapid 等人对他莫昔芬治疗特发性青春期男性乳房发育的疗效进行了系统综述。一共选择了 59 项研究入选。虽都不是随机对照研究，在研究方法上存在缺陷，但却呈现了可信的结果。使用他莫昔芬 10mg，每日一次口服，3~6 个月，未报告或观察到临床副作用，治疗是安全以及有效的。Lawrence 等学者的研究发现第二代选择性的雌激素受体调节剂，雷诺昔芬，60mg，每日一次口服，在治疗男性乳房发育方面也是安全有效的，而且其效果可能更优于他莫昔芬。

2）达那唑：一种合成的类固醇，具有抗 Gn 和雌激素活性的作用，通过抑制垂体释放 Gn 来发

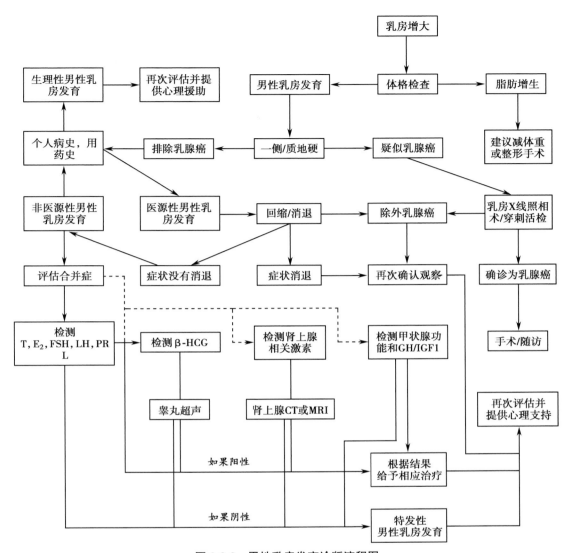

图 2-8-2 男性乳房发育诊断流程图

挥其抑制作用,同时它也具有一些雄激素作用。有研究对比了他莫昔芬与达那唑治疗男性乳房发育的疗效,发现尽管他莫昔芬的疗效比达那唑更显著,但他莫昔芬的复发率也更高。

3) 睾内酯:是一种非选择性、不可逆的类固醇芳香化酶抑制剂,可以阻止肾上腺雄烯二酮生成雌激素,从而降低内源性雌激素水平。Zachmann 等人对 22 名患有青春期乳房发育男孩[年龄(15.9±1.9)岁],使用了睾内酯(每日 450mg,口服)治疗 2~6 个月,未发现副作用。在治疗 2 个月、4 个月和 6 个月时,乳腺的平均直径从 4.4cm 缩小至 3.3cm、3.2cm 和 1.7cm,阴毛和睾丸体积进展正常,这项研究同样也显示了睾内酯在治疗青春期男性乳房发育时是安全有效的。一项病例对照研究显示,同样是芳香化酶抑制剂的阿那曲

唑在治疗男性乳房发育效果与安慰剂的治疗效果比较后并无统计学意义上的差异。

综上所述,如果青春期男性乳房发育的早期,尤其是在乳房轻度或中度乳房增大的病例中,选择药物治疗是合理且有效的。

(2) 手术治疗:对于病程至少在 1 年以上,仍存在持续性乳房增大、乳房疼痛或压痛和/或严重的心理社会问题的非肥胖男性青少年以及腺体发育最大径>4cm 的患者,药物治疗往往效果较差,可以考虑对其进行外科治疗。手术治疗的目的是使男性胸壁的外观正常,瘢痕尽可能小。男性乳房发育的外科治疗需要个体化的方法,肥胖并不是外科手术的禁忌证。在乳腺腺体成分切除过程中,若发现有大量脂肪组织增生的患者,切除部分脂肪是有帮助的,更严重的病例可能还需要

同时切除部分皮肤。主要的手术方法有：有传统开放手术、乳腔镜手术、微创旋切术等手术方式。总体而言，外科治疗能产生良好的美容效果，且耐受性良好。

总之，青春期男性乳房发育预后良好，可自发完全或部分消退。小部分患者在青春期发育结束后有持续性的男性乳房发育，一些青少年比较关注局部外观，是否采用手术治疗常取决于这种情况对生活质量的影响程度以及他们对整容的渴望。

2. 病理性男性乳房发育者的治疗原则　首先是要改善潜在疾病或停止使用 Gn。

三、乳腺肿块

随着乳腺发育的成熟，乳腺肿块可以看作是乳房的异常。对于任何怀疑有乳房肿块的患者来说，正确的评估病史及体征是非常重要的。病史中要考虑的因素包括肿块的大小和持续时间、相关症状，如乳头分泌物、既往乳腺疾病、青春期发生时间的回顾、既往胸部手术 / 手术、家族史、新生儿史、辐射暴露、化疗史、慢性疾病史、精神压力、服用药物、药物滥用和 / 或异常饮食模式。检查涉及多种类型，包括乳腺肿块的位置、大小、活动性、压痛、表面的皮肤变化、乳头分泌物、乳头本身的外观以及相关的淋巴结病和 / 或肝、脾大。超声检查是青少年乳腺肿块的首选筛查方式，是排除乳腺重大疾病的一种手段。青春期患者不需要乳房 X 线检查，由于大多数儿童乳腺肿块是良性的，所以很少需要活检。

（一）良性乳腺肿块

大多数乳腺肿块是良性的，在所有青少年乳腺肿块中，大约 67% 是纤维腺瘤，15% 是纤维囊性改变（最常与乳痛有关），3% 是脓肿或乳腺炎。

1. 乳腺纤维囊性变　青少年乳腺纤维囊性改变的患病率尚不清楚，但在育龄女性中，超过 50% 的女性患有这种疾病。病因不明，但有假说认为纤维囊性是雌激素和黄体酮之间作用的不平衡有关。乳腺纤维囊性变的患者在月经前会出现乳腺组织的疼痛，但在月经期间得到改善。查体时，可在乳房的外上侧象限触及纤维组织。月经前出现疼痛时可予以镇痛药物，如非甾体类药物缓解症状。

2. 纤维腺瘤　青春期女孩最常见的实体瘤是纤维腺瘤。由于对雌激素刺激的局部过度反应，纤维腺瘤可能会发展，并且在月经周期中可能会轻微增大。纤维腺瘤通常位于乳房的外上侧象限，平均大小为 2~3cm，10%~25% 的患者有多处病变，查体时的特点为，可触及边界清楚、活动、质地韧如橡胶状的肿块，超声波可能有助于作出诊断。10%~40% 的纤维腺瘤会自发退化。一些研究者建议可以观察到成年。因 4% 的纤维腺瘤会不断生长，因此，当肿块扩大、肿块超过 5cm 时（有巨大纤维腺瘤或叶状瘤的风险），或对患者或其家人造成焦虑时，建议进行细针抽吸明确病理或手术切除。

3. 导管内乳头状瘤　幼年性导管内乳头状瘤是由乳腺导管上皮增生。它是罕见的良性疾病，最常见于 10 岁以上的女孩。临床表现从乳头出血到乳房不同程度地肿大。大约 1/4 的患者是双侧的。乳头分泌物细胞学检查显示为导管细胞，可与纤维囊性病变鉴别。青少年乳头状瘤的治疗是需要完全切除病变，同时保留正常的乳腺组织。青少年乳头状瘤病的诊断预示着后期可能存在发生乳腺癌的风险，应密切监测。有研究发现，长期随访中有 15% 的青少年乳头状瘤诊断原位癌和浸润癌，以青少年分泌性癌居多。

4. 乳房囊肿　乳房囊肿在儿童乳房中很常见，其大小在月经周期的不同阶段会发生变化。对怀疑有乳房囊肿的患者应该在初步评估后几周重新检查，以了解肿块是否持续存在，若持续存在应考虑超声检查成像或针刺抽吸行组织学检查。

5. 乳腺错构瘤　乳腺错构瘤是一种良性病变，最常见于更年期妇女，有时在妊娠期也可见到。多发性错构瘤综合征（cowden syndrome）的患者可出现双侧乳房多发性错构瘤。临床上表现为无痛、局限、密集的圆形或椭圆形病变，有时引起乳房不对称。在超声检查中，表现为边界清晰的肿块，脂肪的混合密度、中心呈斑点状和有薄而光滑的囊膜，周围有放射区，挤压周围正常的乳腺组织。脂肪组织的数量是可变的，这也解释了它们在乳房 X 线检查中的异质性。显微镜下错构瘤由不同数量的乳腺和脂肪组织组成，呈小叶状。在错构瘤中总存在一定量的脂肪组织，通常占肿块体积的 10%~12%。乳腺基质假性血管瘤增生是错构瘤中常见的组织学发现，在 71% 的病例中观察到。由于组织学标准不明确，活检时很容易漏掉。错构瘤需外科手术切除治疗。

6. 乳腺基质假性血管瘤增生　乳腺基质假性血管瘤增生(pseudoangiomatous hyperplasia of mammary stroma,PASH)是一种良性的间质增生,由 Vuitch 等人于 1986 年首次描述。众所周知,它不是真正的血管增生,而是乳腺基质对孕酮刺激的异常反应,是一种良性间质病变,很少出现肌样分化,也有学者认为这类病变是错构瘤。可以出现在任何年龄,更常见于绝经前妇女。当病变形成时,局部呈明显的橡皮状肿块。上外侧象限受累最为常见,但腋窝病变也有报道。在乳房 X 线检查中可表现为不对称或肿块样病变,通常界限清楚。肿瘤样的 PASH 可导致一个或两个乳房的弥漫性增大,可能累及腋下的副乳乳腺组织,并在男性乳房发育时也可发生。

PASH 可以发生在几乎所有乳腺病变(良性或恶性)中,也可以单独发生。显微镜下最具特征的改变是在致密胶原基质中的肌成纤维细胞索,其中肌成纤维细胞具有扁小的细胞核,小叶间和小叶内的间质通常同时受累。具有束状生长的 PASH 细胞形态可类似成纤维细胞瘤。在典型的 PASH 中,肌成纤维细胞缺乏细胞异型性和有丝分裂。PASH 中的肌成纤维细胞对 CD34、孕酮受体呈阳性,对平滑肌肌动蛋白、钙蛋白和结蛋白呈不同程度的阳性,对细胞角蛋白、因子Ⅷ和 CD31 呈阴性。最重要的是不要将 PASH 误诊为低分化的血管肉瘤。有助于区分的特征包括血管肉瘤呈浸润性生长边界不清、不典型的内皮细胞排列等。肿瘤性 PASH 通常采用大范围局部切除并留有足够的边缘。如果 PASH 是弥漫性的,需大面积切除累及乳房,较少见。据报道,高达 13% 的患者出现局部复发,如果病变未完全切除,复发则更常见。

(二)恶性肿瘤

1. 乳腺叶状瘤　乳腺叶状瘤是一种罕见的肿瘤,尤其在少女和年轻女性中。通常表现为单侧可触及肿块,可误诊为纤维腺瘤或巨大纤维腺瘤。超声检查发现叶状瘤一些特征,如分叶状、不均匀回声和没有微钙化,但这些征象还不具有诊断性,MRI 是区分叶状瘤和纤维腺瘤更为有效的手段。推荐治疗方法为手术切除。

2. 乳腺癌(原发性或继发性)　青春期儿童乳腺恶性病变是罕见的,其中又以来源于其他部

位的转移病变更常见。可扩散到乳腺的常见恶性肿瘤包括非霍奇金淋巴瘤、白血病和横纹肌肉瘤等。此外,受过辐射的女孩患乳腺癌的风险增加,特别是在青春期。对于这些患者,建议从辐射暴露后的 8~10 年开始,每年进行临床乳腺检查、每年进行乳房 X 线检查和 MRI 筛查,以便能够早发现乳腺癌的发生。在儿科年龄组中,原发性乳腺癌极为罕见,儿童乳腺癌在所有乳腺癌中所占比例不到 0.1%,在儿童癌症中所占比例不到 1%(1%~5%)。

1975 年至 2014 年的监测流行病学和最终结果(SEER)数据列出了 20 岁以下女性乳腺癌的发病率估计为 0.2/100 000~0.8/100 000。儿童原发性乳腺恶性肿瘤影像学表现与成人相同,几乎与所有良性病变都不同。最常见的类型是青少年分泌癌,占 80% 左右。尽管恶性肿瘤很少见,但若具有可疑影像学的表现或进行性生长的病变时应尽早接受细胞学或组织学检查。儿童乳腺恶性肿瘤罕见,治疗有争议的,但应与了解儿科人群中这些类型恶性肿瘤的提供者合作。

四、乳腺畸形

乳腺畸形非常罕见的,其发生与遗传、综合征、获得性和散发性疾病均可能有关。发病年龄和临床严重程度取决于病因,单侧或双侧乳房均可出现发育异常,也可能是乳腺组织局部的异常生长,可导致肿瘤样病变,如错构瘤、假性血管瘤基质增生等。

1. 无乳头畸形 / 无乳腺畸形 / 乳房缺失　无乳头畸形,缺少乳头 - 乳晕复合体;无乳腺畸形,缺少乳腺组织;乳房缺失,缺少乳头和乳腺组织。即可以是单侧也可以是双侧的,并且几乎总是与先天性综合征或畸形有关,如外胚层发育不良。不伴有综合征,仅单独出现的无乳头畸形是非常罕见的。这类畸形的发生可能与胚胎发育过程中甲状旁腺激素相关蛋白缺乏所致。

2. 乳腺发育小 / 发育不全　乳腺发育小或发育不全可能是继发于激素异常所导致乳腺在青春期阶段发育不良。发育不全的其他原因还包括各类综合征、医源性或后天性因素。

外科手术(胸廓切开置管等手术)所造成的损伤可能会导致瘢痕,阻碍青春期阶段乳腺的发育。儿童时期胸部病变的活检或切除会导致青春

表 2-9-3 MODY 不同亚型的相关病因及发病机制

亚型	相关基因	MODY 中的比例 /%	机制
1	HNF4α	5	β 细胞功能障碍
2	GCK	15~20	葡萄糖敏感性异常
3	HNF1α	30~50	β 细胞功能障碍
4	PDX1	<1	β 细胞功能障碍
5	HNF1β	5	β 细胞功能障碍
6	NEUROD1	<1	β 细胞功能障碍
7	KLF11	<1	β 细胞功能障碍
8	CEL	<1	胰腺内分泌及外分泌功能障碍
9	PAX4	<1	β 细胞功能障碍
10	INS	<1	胰岛素基因突变
11	BLK	<1	胰岛素分泌缺陷
12	ABCC8	<1	ATP 敏感钾通道功能障碍
13	KCNJ11	<1	ATP 敏感钾通道功能障碍
14	APPL1	<1	胰岛素分泌缺陷

2. T2DM 起病常缓慢而隐匿,临床症状可不明显,易合并代谢综合征表现,包括肥胖、高血压、高脂血症、黑棘皮病、脂肪肝和多囊卵巢综合征等。青春期女孩合并多囊卵巢综合征时可表现为痤疮、多毛、月经紊乱甚至停经。

3. MODY 不同亚型在发病年龄、临床病程和进展、高血糖类型等方面存在差异。除 1 型、4 型、12 型、13 型主要表现为新生儿糖尿病以外,大多数 MODY 亚型在儿童及青少年期发病。大多数 MODY 患儿表现为孤立性糖尿病或轻度空腹高血糖的临床特征。而部分 MODY 亚型可合并其他表现,如 MODY5 可表现为肾及泌尿生殖道异常、胰腺发育不全、出生体重偏低;MODY8 可表现为胰腺外分泌功能障碍及脂肪变性等。

病程较久、血糖控制不佳的青春期儿童青少年可出现糖尿病慢些并发症。可表现为生长发育落后,感觉异常、自主神经功能紊乱等神经病变,蛋白尿、高血压等糖尿病肾病表现,最后致肾功能衰竭,还可出现白内障、视力障碍、视网膜病变,甚至双目失明。

【诊断思路】

1. 糖尿病的诊断标准 是基于血糖测量和是否有症状(表 2-9-4)。根据国际儿童青少年糖尿病协会(International Society for Pediatric and Adolescent Diabetes, ISPAD)建议,有以下这些情况时,糖尿病的诊断不应基于单次血糖浓度,可能需要持续观察空腹和餐后 2 小时和 / 或口服葡萄糖耐量试验(OGTT)来确诊:①无症状,例如偶然发现的高血糖症或参与筛查研究的儿童;②出现轻度 / 非典型糖尿病症状;③在急性感染、创伤性、循环或其他应激状态下检测到的高血糖,可能是暂时性的。如果可以通过血糖诊断糖尿病,则无需进行 OGTT,也不应进行 OGTT。

表 2-9-4 糖尿病诊断标准

1. 糖尿病或高血糖危象的典型症状,血糖浓度 ≥11.1mmol/L(≥200mg/dl)
或
2. 空腹血糖 ≥ 7.0mmol/L(≥126mg/dl) 禁食定义为至少 8 小时内没有热量摄入
或
3. 在 OGTT 2 小时血葡萄糖 ≥11.1mmol/L(≥200mg/dl)
或
4. 糖化血红蛋白>6.5%

2. 分型诊断 对于确诊糖尿病的患儿,还需根据发病年龄、临床表现、家族史等特征进行糖尿病的分型诊断(表 2-9-5)。

对于以下情况,且没有自身抗体的患儿,应考虑其他类型糖尿病的可能性:

(1)3 代以内亲属有常染色体显性糖尿病家族史,发病年龄在 35 岁之前;

(2)在生后 12 个月内,特别是 6 个月内诊断糖尿病(新生儿糖尿病);

(3)轻度空腹高血糖症(5.5~8.5mmol/L),尤其是年轻、非肥胖和无症状的患者;

(4)有其他相关特征,如耳聋、视神经萎缩或综合征表现(线粒体疾病);

(5)有已知的 β 细胞毒性的药物(环孢菌素或他克莫司)或导致胰岛素抵抗(糖皮质激素和某些抗抑郁剂)的药物暴露病史。

3. 辅助检查

(1)血糖:目前用葡萄糖氧化酶法测定血浆葡萄糖作为诊断的金标准。相较静脉血糖而言,毛细血管法血糖检测简单易行,可作为长期血糖检测的方法。

表 2-9-5　儿童青少年 T1DM、T2DM 和单基因糖尿病的临床特征

特征	T1DM	T2DM	单基因糖尿病
基因	多基因	多基因	单基因
发病年龄	>6~12 月	通常青春期或更晚	除新生儿糖尿病(发病<6~12个月)外,通常在青春期后发生
临床表现	大多起病急	多变;可能缓慢的,温和的或严重的	多变
自身免疫	是,如 Graves 病、桥本甲状腺炎等	否	否
酮症酸中毒	常见	少见	新生儿糖尿病多见,其他少见
肥胖	无	常见	常不明显
黑棘皮病	无	有	无
儿童青少年中的比例	通常>90%	大多数国家<10%	1%~6%
父母糖尿病病史	2%~4%	80%	>90%

(2)糖化血红蛋白(HbA1c):是血液中葡萄糖与血红蛋白非酶性结合的产物,可以反映过去 6~12 周中血糖的平均水平,是糖尿病诊断的标准之一。如果测得的 HbA1c 和血糖水平之间存在明显的不一致,应该考虑血红蛋白变异(如血红蛋白病)、糖化血红蛋白检测干扰的可能性。HbA1c<6.5% 不能排除糖尿病,此时糖尿病的诊断必须仅采用葡萄糖标准。此外,HbA1c 被认为是与糖尿病控制和微血管并发症相关的重要指标,与并发症呈负相关。

(3)糖尿病相关自身抗体:当开始出现空腹高血糖时,超过 90% 的 T1DM 患儿存在一种或多种糖尿病相关自身抗体。因此它是一种重要的诊断工具。GAD、ICA、IAA 和 / 或 ZNT8 的存在证实 T1DM 的诊断,值得注意的是抗体阴性时不能除外 T1DM。

(4)C 肽:由胰岛 β 细胞分泌,与胰岛素有一个共同的前体胰岛素原。胰岛素原裂解成 1 个分子的胰岛素和 1 个分子的 C 肽,因此 C 肽与胰岛素是以等分子分泌的。C 肽血中浓度较稳定,可以反映内源性胰岛素的分泌功能。C 肽测定值也用于糖尿病分型的鉴别。T1DM 新发患儿 C 肽通常 ≤ 0.6ng/ml。

(5)酮体:酮体主要包括乙酰乙酸和 β- 羟丁酸等,是新发糖尿病或糖尿病合并疾病应激等情况下的重要监测指标,有助于及时发现酮症或酮症酸中毒。血酮体 ≥ 0.6mmol/L 预示着代谢失代偿状态可能。

(6)尿常规:尿糖定性一般阳性,伴有酮症时

尿酮体呈阳性。尿糖波动较血糖滞后,且血糖水平与尿糖水平相关性不良,故不以尿糖作为血糖控制的监测指标。

(7)血气分析:是判断有无糖尿病酮症酸中毒的重要指标。

(8)OGTT:试验当日自 0 时起禁食;清晨口服葡萄糖 1.75g/kg,最大量不超过 75g,每克加水 2.5ml,于 3~5 分钟内服完;口前(0 分钟)及口服后 120 分钟,分别测血糖、胰岛素及 C 肽。试验前应避免剧烈运动、精神紧张,停服氢氯噻嗪、水杨酸等影响糖代谢的药物。

4. **需要鉴别的疾病**

(1)非糖尿病性葡萄糖尿:如范科尼综合征、肾小管酸中毒、胱氨酸尿症或重金属中毒等患儿都可发生糖尿,常有相关病史或肾小管损伤表现,如血尿、蛋白尿等。主要依靠空腹血糖或葡萄糖耐量试验鉴别。

(2)甲状腺功能亢进症:该病也可表现为多食、消瘦,控制不佳时可出现血糖升高。但该病常有高代谢表现,如多汗、兴奋、夜眠欠佳、心率增快等,可见突眼及甲状腺肿大。可行甲状腺功能检查以鉴别。

(3)应激性高血糖症:常见于高热、严重感染、重大手术、呼吸窘迫、创伤的患儿,为应激所诱发的一过性高血糖。应随访血糖变化,并检测 HbA1c 及 GAD 抗体等以鉴别。

5. **诊断治疗流程图**　糖尿病的诊断及分型:诊断需要根据临床表现、实验室检查等综合考虑,大多数诊断并不困难,可参考以下诊断流程图(图 2-9-2)。

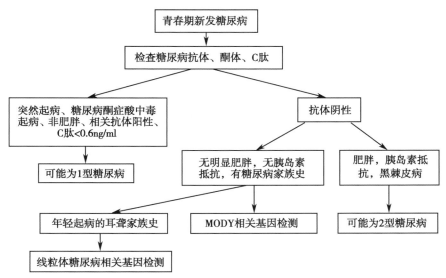

图 2-9-2　青春期新发糖尿病诊断流程图

但对于体重偏大的儿童、青少年新发糖尿病，分型诊断及起始治疗可能存在一定困难，对于这些患儿可以参照 2019 年美国糖尿病协会（American Diabetes Association，ADA）发布的诊断治疗流程图。

【治疗与随访】

糖尿病治疗包括药物治疗、饮食管理、运动、血糖监测、健康宣教及精神心理治疗。治疗目的是：消除高血糖引起的临床症状；积极预防并及时纠正酮症酸中毒；纠正代谢紊乱；使患儿获得正常生长发育，保证其正常的生活活动；预防并早期诊断并发症。

对青春期糖尿病患儿而言，由于青春期性激素分泌增多及心理相关问题发生率增高等因素，易出现胰岛素抵抗、依从性不佳，从而导致血糖控制不佳及糖尿病并发症发生率增高。此时，以医疗机构、家庭、学校及个人结合的糖尿病综合治疗显得尤为重要。

1. **胰岛素治疗**　患有 T1DM 的儿童或青少年，应在诊断后尽快开始胰岛素治疗，以避免代谢失代偿及糖尿病酮症酸中毒。对于 T1DM 和 T2DM 区分不清，以及有酮症酸中毒、随机血糖浓度为 13.9mmol/L 和 / 或 HbA1c ≥ 8.5% 的患儿，初始治疗也应使用胰岛素。如果 T2DM 患儿单用二甲双胍不能达到血糖控制目标、二甲双胍不耐受或肝肾功能不全，同样需要胰岛素治疗。

在青春发育期，由于性激素增多等变化，增强了对胰岛素的拮抗，因此该期病情不稳定，胰岛素用量较大。青春期后，病情逐渐稳定，胰岛素用量比较恒定。

（1）胰岛素制剂：目前国内批准用于儿童、青少年的胰岛素制剂有常规胰岛素（regular insulin，RI）、中性鱼精蛋白锌胰岛素（eutral protamine Hagedorn insulin，NPH）、长效胰岛素类似物等（表 2-9-6）。

短效胰岛素可作为餐时大剂量胰岛素在进餐前 20~30 分钟给药。

速效胰岛素作为餐时大剂量胰岛素时应在饭前立即使用，不仅可以降低餐后高血糖，而且还可以降低夜间低血糖。在特殊情况下，可在需要时（如不愿意进食的婴儿和幼儿）饭后使用，或在饭前和饭后分剂量使用。速效作为餐时大剂量使用时，常与长效胰岛素联合使用，也是胰岛素泵中最常用的胰岛素。

NPH 的作用特点使其适用于每日两次作为基础胰岛素替代给药方案，由于是悬浮液，因此使用前必须确保充分地摇匀混合。

近年来胰岛素制剂方面的进展在于超速效及超长效胰岛素的研发。超速效胰岛素旨在更好地匹配膳食胰岛素的时间 - 作用曲线，以覆盖餐后血糖的快速增加，可能对胰岛素泵和"闭环"方法而言更为有用。超速效胰岛素与常规、速效同样适用于糖尿病酮症酸中毒、在手术过程中控制糖尿病等危急情况下的静脉注射治疗。而长效胰岛素类似物有甘精、地特和德谷胰岛素，它们与传统胰岛素相比持续时间长，作用峰值较小，低血糖发生率较小，可作为基础胰岛素的替代。但需注意的是儿童、青少年的使用尚未全部获得批准。

表 2-9-6　国内已批准用于儿童青少年的胰岛素制剂及其作用特点

胰岛素种类	使用年龄限制	起效时间 /h	作用高峰 /h	作用时间 /h
速效类似物				
门冬胰岛素（诺和锐）	2 岁以上	0.15~0.35	1~3	3~5
常规胰岛素（短效，RI）	无	0.5~1	2~4	5~8
中性鱼精蛋白锌胰岛素（NPH）	无	2~4	4~12	12~24
长效类似物				
甘精胰岛素（来得时）	6 岁以上	2~4	8~12	22~24
地特胰岛素（诺和平）	6 岁以上	1~2	4~7	20~24

预混合胰岛素不推荐用于儿童、青少年 T1DM。

（2）胰岛素注射方案及剂量选择：通常采用一次性胰岛素注射器、胰岛素笔进行胰岛素每日多次注射（multiple daily injections，MDI）或胰岛素泵持续胰岛素皮下注射（continuous subcutaneous insulin infusion，CSII）。其中将基础胰岛素和餐时胰岛素相结合的强化胰岛素疗法（包括 MDI 及 CSII），已成为儿童青少年 T1DM 中所有年龄组的治疗金标准。与每天两次或三次治疗相比，MDI 和 CSII 可以更好地控制血糖，降低并发症的发生率，并延缓现有并发症的进展。CSII 是目前模拟胰岛素生理分泌的最佳方法。胰岛素以预先设定的基础率持续皮下注射，并加入餐时大剂量以平衡碳水化合物的摄入，可以更有效地降低低血糖发生率，改善血糖控制，且使用满意度较高。

胰岛素治疗方案必须个体化，胰岛素剂量的调整取决于患儿的年龄、体重、青春期阶段、糖尿病病程及阶段、营养摄入及分配方式、运动模式、血糖监测和 HbA1c 结果以及并发症情况。新发糖尿病患儿胰岛素总用量一般为 0.5~1.0U/（kg·d），但 3 岁以下建议 0.5U/（kg·d）起始；在暂时缓解期，胰岛素总剂量通常小于 0.5U/（kg·d）；暂时缓解期后，青春期前胰岛素总量常为 0.7~1.0IU/（kg·d），青春期为 1~1.5U/（kg·d），个别可达到 2U/（kg·d）。

由于青春期糖尿病患儿的生理特点导致血糖控制难度增大，因此通常选择三餐前速效 + 睡前长效的 MDI 或 CSII 治疗。`

当采用 MDI 方式时，基础胰岛素（长效胰岛素）约占每日胰岛素总量的 40%~60%，在睡前和 / 或晨起时使用，初次使用时建议 40% 以预防夜间低血糖，青春发育期血糖控制不佳时可能需要分成早餐前和睡前 2 次用药；餐时胰岛素（速效胰岛素）占总量的 40%~70%，分为 3 次餐前给药，早餐前约占 40%，午餐及晚餐前各占 30% 左右，并根据进食的葡萄糖和碳水化合物含量调节。

新发患儿采用 CSII 时，初始基础率约占胰岛素总量的 40%~50%，通常采用 5~6 段法，青春期患儿血糖波动明显时可分为 7~8 段，其中凌晨基础率通常较高，夜间基础率常较低；餐时胰岛素约占 50%~60%，分别于三餐前注射。

当青春期患儿由 MDI 改为 CSII 方案时，胰岛素总量需根据血糖控制情况进行调整：①血糖控制良好、无低血糖：用泵前胰岛素总量×（75%~85%）。②经常低血糖：用泵前胰岛素总量×70%。③高血糖、极少或无低血糖：用泵前胰岛素总量×100%。

（3）胰岛素的不良反应：胰岛素注射的局部超敏反应并不常见，可出现注射部位疼痛、出血、感染。儿童中常见脂肪肥大伴随着皮下脂肪团块的积聚，注射部位的交替选择可避免该情况发生。

低血糖胰岛素治疗的常见反应，也是糖尿病治疗中需要经常注意和考虑的问题，通常是胰岛素治疗与运动和饮食不相匹配的结果。其中苏木金现象（somogyi phenomenon）是指由外源胰岛素过量引起的低血糖导致反调节激素大量分泌所造成的低 - 高血糖反应。表现为在凌晨出现低血糖轻度发作，如出汗、恐惧、头疼，或无感知性的低血糖，在 4~5 小时之内迅速演变为高血糖和糖尿增多，其对策为减少睡前胰岛素用量。

2. 口服降糖药治疗　目前国内获得批准用于儿童、青少年的口服降糖药为二甲双胍。对于症状不明显，HbA1c<8.5%，且肾功能正常的 T2DM 患儿而言，二甲双胍是首选的初始治疗药物。从小剂量开始逐渐增加剂量是减少胃肠道不

良反应的有效方法。最大剂量不超过 2g/d。开始治疗前须完善肝肾功能检查,如果肾小球滤过率为 45~59ml/(min·1.73m²),则应减少二甲双胍的剂量。治疗过程须随访肝肾功能。

3. **MODY 的治疗**　MODY 不同亚型的治疗有所不同,其中部分无需胰岛素治疗。MODY2 症状轻微且进展较慢,无需药物治疗,必要时可进行饮食控制。MODY1、MODY3 对磺脲类口服降糖药敏感,推荐低剂量磺脲类药物作为 1、3 型患儿的一线治疗。另一种治疗方案涉及胰高血糖素样肽(GLP-1)激动剂,其降糖作用与磺脲类药物相似,低血糖频率更低,因此已被建议用于 MODY3 患儿。MODY5 患者对磺脲类药物治疗反应不充分,因此需要强化胰岛素治疗来控制高血糖。

4. **饮食管理**　糖尿病的饮食管理的目的是维持正常血糖和保持理想体重,包括鼓励适当的饮食行为和健康的终身饮食习惯;提供充足和适当的能量摄入和营养素,以实现最佳生长、发育和健康;达到并保持适当的 BMI 和腰围;在食物摄入、代谢需求、能量消耗和胰岛素作用之间达到平衡,以达到最佳血糖控制;降低微血管和大血管并发症的风险;使用动态血糖监测等方法帮助饮食教育,并协助餐时胰岛素调整和饮食调整。

(1)每日总热卡需要量:食物的热量要适合患儿的年龄、生长发育和日常活动的需要。每日所需热量(卡)=1 000+ 年龄 × (70~80),对体重低于标准的患儿可偏高。全天热卡分配为早餐 25%,中餐和晚餐分别为 35%,睡前点心 5%。

(2)食物的成分和比例:饮食中碳水化合物应占总能量的 45~50%,脂肪应小于 35%(饱和脂肪应小于 10%),蛋白质占 15%~20%。蛋白质中一半以上应为动物蛋白,禽、鱼类、各种瘦肉类为较理想的动物蛋白质来源。碳水化合物则应选择含纤维素高的,如糙米或玉米等粗粮、全麦面包、谷类食品、豆类(豌豆、豆类、小扁豆)、水果为主,以减少血糖波动和改善饮食质量。脂肪建议用多不饱和脂肪和单不饱和脂肪为主。每日进食应定时,饮食量在一段时间内应固定不变。

5. **运动治疗**　运动时肌肉对胰岛素的敏感性增高,从而增强葡萄糖的利用,有利于血糖的控制。运动的种类和剧烈程度应根据年龄和运动能力进行安排,应每天进行 60 分钟或以上中等强度(如快步走、跳舞)或强烈(如跑步、跳绳)

的有氧运动,以及柔韧性训练、肌肉强化和骨骼强化活动至少每周 3 天。运动前血糖指标应为 5.0~13.9mmol/L;运动时必须做好胰岛素用量和饮食调节,运动前减少胰岛素用量或加餐,使用胰岛素泵的患儿可以降低基础率 10%~50% 或更多,或在运动期间暂停 1~2 小时基础率,以避免发生运动后低血糖。

6. **血糖监测**　糖尿病儿童和青少年应每天自我监测多次血糖水平(最多 6~10 次 /d),包括餐前、餐后、睡前,以及在特定情况下(如运动、驾驶或出现低血糖症状)。餐后血糖值可用于评估餐时大剂量是否合适;当餐前血糖值和糖化血红蛋白水平之间存在差异时也需要测量餐后血糖。暂时缓解期或缓解期后但血糖平稳者可酌情减少测定次数,采用每天不同时间段轮流测定以减少痛苦。近年持续血糖监测系统(CGMS)已广泛应用于临床,可了解血糖动态波动情况,有助于识别无症状低血糖等,是帮助改善血糖控制的工具,可以更好地指导胰岛素剂量的调节。

ADA 在 2019 年发表的糖尿病指南中提出了血糖控制指标应是个体化的,应同时考虑更严格指标的长期健康益处以及低血糖等不良影响的风险。青春期 T1DM 血糖控制目标参照上述指南中建议的儿童和青少年 T1DM 血糖控制目标(表 2-9-7)。而大多数 T2DM 患儿单独口服药物治疗的合理 HbA1c 目标为 7%。与 T1DM 相比,T2DM 患儿低血糖风险更低而并发症风险更高,因此可采用更低的 HbA1c 目标(6.5%)。

表 2-9-7　青春期 T1DM 血糖控制目标

餐前血糖	睡前血糖	HbA1c
90~130mg/dl	90~150mg/dl	<7.0%
(5.0~7.2mmol/L)	(5.0~8.3mmol/L)	

注:设定血糖目标时要注意目标应个性化;经常低血糖或低血糖不适儿童应调整血糖目标。

7. **宣教和管理**　由于青春期糖尿病患儿的病情不稳定,血糖易波动,且青春期患儿每周在校时间可能超过 40 小时,因此家庭、学校老师、同学和校医对保障患儿身心健康和安全有重要作用,是糖尿病管理中不可或缺的环节。医务人员必须向患儿及家长详细介绍有关知识,帮助患儿树立信心,使其能坚持有规律的生活和治疗,同时加强管理制度,定期随访复查。同时需要在糖尿病教育内容中包含如何应对在学校学习生活场景的内容,比如如何根据学校食谱进行碳水化合物计算,如何制订和学校饮食相适应的胰岛素治疗方案,如何应对突发状况(高血糖、低血糖和考试等应激状态),如何在参加体育课时预防低血糖发生等。糖尿病教育建议还要包括针对学校校医和老师的教育内容,以避免大众对糖尿病认识不足而对患儿带来误解和伤害。

出院后家长和患儿应遵守医生的安排,接受治疗,同时在家做好家庭记录,包括饮食、胰岛素用法用量、血糖情况等。

8. 糖尿病的随访　要求每 2~3 个月检测 HbA1c。当血糖超过 15mmol/L 时应常规检测酮体,患其他急性疾病时要每日多次检测。

其他随访项目包括:①微量白蛋白尿及视网膜病变的筛查:青春期前发病的糖尿病患儿宜在发病 5 年以后,或在 11 岁或青春期开始筛查,其后每年检测一次;青春期发病的宜在发病 2 年后每年检查一次;②甲状腺功能和甲状腺抗体检查:在糖尿病初诊断时检查甲状腺功能作为基础值,此后每年进行;有甲状腺肿大、生长速度下降、有甲状腺疾病的症状、或有甲状腺自身抗体阳性时,可根据情况随时复查甲状腺功能及抗体;③每年检查肝功能、血脂、载脂蛋白及多种内分泌抗体。

(二)糖尿病酮症酸中毒

【概述】

糖尿病酮症酸中毒(diabetic ketoacidosis,DKA)是由于糖尿病患者血液循环中胰岛素绝对或相对不足,以及升糖激素(如皮质醇、GH、胰高糖素等)不适当升高引起的,以高血糖、高血酮、酮尿、脱水、电解质紊乱、代谢性酸中毒为特征的一组临床综合征。

糖尿病酮症酸中毒在 1 型糖尿病(T1DM)及 2 型糖尿病(T2DM)患者中均可发生,是儿童糖尿病患者发病和死亡的首要原因。DKA 发生率存在地域差异,与糖尿病发生率并不相符。欧美国家新发糖尿病 DKA 发生率为 15%~70%,其中,儿童 T2DM 患者诊断时 DKA 发生率为 5%~25%。DKA 发生率与年龄相关,<5 岁儿童占 DKA 总发生率的 35%,系因小年龄儿童糖尿病前期"三多一少"症状不明显,常延误诊断而致。儿童和青少年糖尿病患者常以 DKA 起病,

易造成误诊,且起病急、进展快,其病死率高达 0.15%~0.30%。DKA 通常是新发 1 型糖尿病患儿的首发表现。一项针对英国近 3 000 例 DKA 发作的监测研究发现,其中 38% 发生在患者初次诊断糖尿病时。在来自欧洲和北美的其他研究中,DKA 作为 1 型糖尿病首发表现的发生率大约为 30%(15%~67%)。

【病因与发病机制】

DKA 常见于糖尿病发病后没有及时就诊、1 型糖尿病患者治疗中胰岛素用量不足或中断、饮食失调或胃肠疾病、外伤手术或急性重症感染、严重精神紧张或重度刺激、胰岛素拮抗激素如应用皮质激素等因素所诱发。

青春期糖尿病患儿,由于青春期体内性激素、GH、糖皮质激素增加,饮食习惯改变、生长加速、体重增加、环境因素影响,以及心理和社会问题等,更容易发生胰岛素抵抗、代谢紊乱、血糖波动,更易发生 DKA 及慢性并发症。青春期糖尿病患儿黎明现象更为明显,是由于青春期夜间 GH 分泌增加,胰岛素抵抗增加以及肝脏葡萄糖产生增加所致。青春期女孩在月经期间血糖大多会升高,是由于雌激素和孕激素的大量释放加重了胰岛素抵抗,导致血糖升高。而有些女孩月经期前会出现一些经期综合征,出现烦躁、喜怒无常等情绪波动,并伴有腹胀、恶心等不适感,这些症状会导致体内肾上腺素、GH 等升糖激素的升高,使血糖波动升高。另外,处在青春期的青少年心理敏感,较为叛逆,情绪不稳定,依从性不佳,容易对糖尿病患儿自身的血糖变化产生影响,造成病情加重,增加 DKA 发病风险。

复发性 DKA 的发生率为每年每人次 1%~10%,占 DKA 年总住院人数的 25%,其中已经确诊为糖尿病的患儿发生 DKA,大部分(75%)是因胰岛素遗漏注射或治疗不当所致,少部分(25%)因发生并发疾病时血糖控制不佳,部分青春期女性患儿则因节食而导致进食紊乱。

DKA 发病的基本环节是胰岛素显著缺乏和胰岛素反向调节激素(如胰高血糖素、肾上腺素、糖皮质激素和 GH)浓度的增加,导致糖代谢障碍,血糖不能被正常利用,结果血糖增高,脂肪分解增加,血酮增多和继发性酸代谢性酸中毒与水电解质平衡紊乱等一系列改变。由于及升糖激素分泌的双重障碍。患者体内葡萄糖运转载体功能降低,糖原合成与糖的利用率下降,糖原分解及糖

异生加强,血糖显著增高。同时,由于脂肪代谢紊乱,游离脂肪酸水平增加,给酮体的产生提供了大量前体,最终形成了酮症酸中毒。

DKA 特征性的阴离子间隙升高型代谢性酸中毒是由 β- 羟丁酸和乙酰乙酸的生成与蓄积所致。代谢性酸中毒的严重程度取决于若干因素,包括酮酸生成的速率和持续时间、酮酸代谢的速率、尿液排酸的速率。

【症状】

DKA 患儿大多具有多饮、多食、多尿、体重下降等糖尿病的特征表现,也可因上述症状加重而就诊;可出现呼吸深快,呼气有烂苹果味及口唇樱红等酮症酸中毒的症状,病情严重时有尿量减少、皮肤黏膜干燥、脉快而弱、血压下降、四肢厥冷等失水表现,甚至出现昏迷。但急重症,特别是爆发型 1 型糖尿病患儿以上表现可不典型。以 DKA 发病的儿童,当伴有呼吸道感染、消化道症状,或表现为急腹症时,也不易首先考虑到 DKA 而延误诊断。因此对于不明原因的酸中毒、昏迷患者应该首先了解有无糖尿病的病史,并做尿糖、血糖和电解质检查,及时确定有无 DKA。DKA 通常表现为:①脱水;②深大或叹气样呼吸(Kussmaul respiration);③恶心、呕吐、腹痛,可类似急腹症;④进行性意识障碍或丧失;⑤ WBC 增多或核左移;⑥血清淀粉酶非特异性增高;⑦合并感染时可出现发热。

【诊断思路】

1. DKA 诊断标准

(1)高血糖,血糖> 11.1mmol/L(200mg/dl)。

(2)血 pH 值<7.3,血 HCO_3^-<15mmol/L。

(3)血酮体(β- 羟基丁酸)≥3mmol/L,尿酮体阳性或强阳性。

儿童偶尔可见血糖正常的 DKA。

DKA 的严重程度按酸中毒程度分为:

(1)轻度:静脉血 pH 值<7.3 或血清碳酸氢盐<15mmol/L。

(2)中度:pH 值<7.2,血清碳酸氢盐<10mmol/L。

(3)重度:pH 值<7.1,血清碳酸氢盐<5mmol/L。

2. 实验室检查

(1)血糖目前用葡萄糖氧化酶法测定血浆葡萄糖作为诊断的标准。血糖多>11.1mmol/L,甚至可超过血糖仪测定的上限(33.3mmol/L)。

(2)血酮体酮体主要包括乙酰乙酸和 β- 羟丁酸等。定性常呈强阳性,定量血酮体>0.6mmol/L 预示着代谢失代偿状态,因此血酮体测定对于早期发现 DKA 有积极意义。

(3)尿糖和尿酮体常呈强阳性。

(4)血气分析是判断有无糖尿病酮症酸中毒的重要指标。DKA 时表现为不同程度的酸中毒,轻度 pH 值<7.3,HCO_3^-<15mmol/L;中度 pH 值<7.2,HCO_3^-<10mmol/L;重度 pH 值<7.1,HCO_3^-<5mmol/L,阴离子间隙、碱剩余负值均增加。

(5)血电解质 Na^+<135mmol/L,少数正常或增高,血 Cl^- 减低,K^+ 正常或偏低,少尿或严重酸中毒时血 K^+ 可>5mmol/L,血磷、镁减低。

(6)血脂甘油三酯、胆固醇、游离脂肪酸等均可显著增高。

(7)血浆渗透压一般轻度增高,少数可>330mOsm。

(8)肾功能重度脱水、循环衰竭、肾功能衰竭时血尿素、肌酐可增高。

(9)血常规血白细胞尤其中性粒细胞可显著增高,脱水时血液浓缩红细胞、血红蛋白均可增高。

(10)血清淀粉酶正常或轻度升高。如显著升高需考虑合并胰腺炎。

3. 鉴别诊断

(1)低血糖昏迷:有使用胰岛素或口服降糖药病史,意识障碍突然发生,血糖明显降低。

(2)高渗性高血糖状态(hyperosmolar hyperglycemic state,HHS)过去又称为高血糖高渗性非酮症昏迷,多发生在 2 型糖尿病,严重脱水,血糖水平显著增高(>33.3mmol/L),血浆渗透压增高,尿酮体阴性或弱阳性,血液 pH 值正常。

(3)乳酸性酸中毒:常见诱因为服用双胍类降糖药,主要见于苯乙双胍,易发生在肝肾功能异常者,血糖水平无显著升高,血 pH 值明显降低,血乳酸浓度>4mmol/L。

【诊断流程图】

对已知有糖尿病病史的青春期患者,存在 DKA 的常见诱因以及临床三大特征(明显脱水、酸中毒和意识障碍),诊断并不困难;经查血糖、血酮体及血气分析后即可确诊。对于未提供糖尿病病史,或症状不典型(如腹痛),临床上易于疏忽,应警惕本病的可能性,及时作血糖、血酮体及血气分析检查(图 2-9-3)。

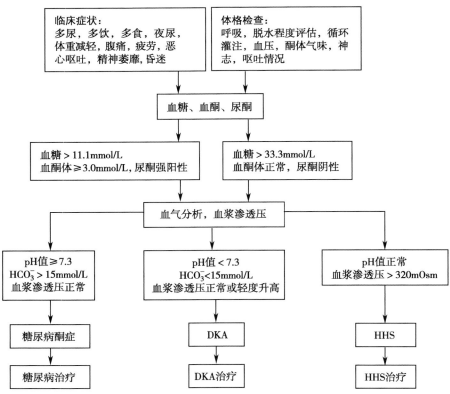

图 2-9-3 糖尿病酮症酸中毒诊断流程图

DKA 和 HHS 并存:T2DM 患儿可出现 HHS, T1DM 发生 HHS 较罕见。HHS 以严重高血糖而无明显 DKA、血浆渗透压升高、失水和不同程度的意识障碍为特征。HHS 病死率高于 DKA,其病死率还与渗透压有关:当血浆渗透压>375~400mOsm 时病死率上升至 37%。HHS 严重脱水会导致轻度酮体的出现,T1DM 患儿发生重度 DKA 脱水会出现 HHS 的特征,因此,若患儿血糖>33.3mmol/L、尿酮体阳性、血浆渗透压>320mOsm,就应考虑 DKA 合并 HHS,此状态患儿病死率很高。

【治疗与随访】

目标:纠正脱水酸中毒,维持血糖接近正常,避免相关的并发症,注意识别和处理突发事件。中心内容是补液和小剂量胰岛素应用等降低血糖、纠正酮症酸中毒的相关处理。

方法:紧急评估、急诊处理和对症处理。治疗监测、再次评估、调整治疗(图 2-9-4)。

紧急评估和对症处理:诊断 DKA 后,立即评判生命体征,急诊化验血糖、血酮、电解质和血气分析,判断脱水和酸中毒的程度以及给予心电、血氧监测,吸氧等对症治疗,必要时呼吸支持。酮症酸中毒急性期初 24 小时内的治疗目标不是要求

血糖正常,而应保持正常的血流动力学状态,恢复循环中的血容量,改善组织的灌注;降低血糖和血渗透压;以一稳定的速度清除血酮和尿酮;纠正水电解质紊乱以及相关有害因素。治疗过程中必须严密监测,每小时有详尽临床记录、实验室结果、体液平衡及胰岛素剂量,以免误治。

1. **常规复苏措施** 如果患者出现昏迷或严重休克的情况下采取如下处理:

(1)气道:保持气道通畅,如出现呼吸衰竭则给予气管插管、机械通气呼吸。

(2)呼吸:面罩 100% 氧气吸氧。

(3)循环:心电监护,迅速建立两路静脉输液通路,严重休克者 0.9% 生理盐水 20ml/kg 在 10~30 分钟内输入,必要时可重复,最大量 30ml/kg。一般轻度酮症酸中毒或轻度脱水者首剂生理盐水 10ml/kg、重度脱水按 20ml/kg 计算,1~2 小时内输入。

(4)如果存在反复呕吐,需插入胃管进行洗胃并引流,以防止吸入性肺炎发生。

2. **临床评估与观察**

(1)脱水程度评估

● 脱水 3%:症状较轻,主要表现为口渴、尿量减少等,临床上可以分辨出。

临床症状：
多尿，多饮，多食，夜尿，体重减轻，腹痛，疲劳，恶心、呕吐，精神萎靡，昏迷

体格检查：
呼吸，脱水程度评估，循环灌注，血压，酮体气味，神志，呕吐情况

实验室检查：
血糖、血酮体、血气、电解质、肾功能、尿酮体

症状 +：1. 血糖>11.1mmol/L
2. 血酮体显著增高，指血血酮>3.0mmol/L
3. 酸中毒，pH值<7.3，HCO_3^-<15mmol/L
DKA分类：轻度：pH值<7.3，HCO_3^-<15mmol/L
中度：pH值<7.2，HCO_3^-<10mmol/L
重度：pH值<7.1，HCO_3^-<5mmol/L

脱水程度评估
3%：临床上刚可以分辨出
轻度脱水5%：皮肤黏膜干燥
中度脱水7.5%：还有眼睛凹陷，毛细血管充盈时间延长
重度脱水10%：循环灌注存在严重异常，脉搏细弱，休克

复苏：
1）保持气道通畅，呼吸衰竭者予气管插管、机械通气呼吸。
2）面罩100%氧气吸氧。
3）心电监护，T波异常给予ECG检查。
4）迅速建立两路静脉输液通路：严重休克者0.9%生理盐水20ml/kg在10～30分钟内输入，必要时重复，最大量30ml/kg。一般酮症酸中毒1～2小时内输入。
5）如果存在反复呕吐，需留置胃管并洗胃

液体疗法：
补液量 = 维持量 + 累积损失量
累积损失量 = 脱水程度% × 体重（kg）× 1 000ml，脱水程度计算不能>10%，不要计算尿液中丢失水量
维持量的计算：
总量可分每6小时一组给予
生理维持量每日1 200～1 500ml/m²（年龄越小每平方米体表面积液体量越多）
补液总时间一般为48小时，最初4～6小时液体须为生理盐水，后改0.45%NaCl液体

补钾：无尿或血钾>5.5mmol/L停止补钾。

血钾（mmol/L）	补充 KCl量	终浓度
<3.5	40～60mmol/L	0.30%～0.45%
3.5～5.9	20～40mmol/L	0.15%～0.3%*
>5.5	停止补钾	

*：推荐开始补钾的浓度为0.3%，严重缺钾时而补液钾浓度过高可同时加口服补钾。

符合下列之一转入ICU：
严重酸中毒：pH值<7.1伴显著呼气困难。
重度脱水伴休克。
神志不清有吸入性肺炎危险
年龄低于2岁。

胰岛素应用：
补液开始1小时后胰岛素0.05～0.1U/（kg·h）+ 0.9%NS 50ml，每次配药4～6小时，微泵维持。
1. 血糖降低速度以2～5mmol/L为宜。血糖降速>5mmol/L或降至14～17mmol/L，改0.45%NaCl，在液体中加入葡萄糖使液体葡萄糖浓度为5%，将血糖维持在8～12mmol/L，必要时补液葡萄糖浓度增加至10%～12.5%。
2. 如经4～6小时血糖仍难控制或血pH值无改善，警惕败血症、胰岛素剂量错误或其他问题，需从头开始重新评估。

脑水肿处理：
高度怀疑标准：1项诊断标准+2项主要标准或1项主要标准+2项次要标准
诊断标准：
①疼痛导致异常运动或语言反应；②去皮层强直或去大脑强直；③脑神经麻痹（特别是Ⅲ、Ⅳ、Ⅵ）；④神经源性呼吸异常（如：打鼾、呼吸急促、潮式呼吸、呼吸暂停）。
主要标准：
1）与年龄不相称的大小便失禁；
2）意识改变；
3）不是由于睡眠或复苏引起的心率持续下降超过20次/min。
次要标准：
1）呕吐；
2）头痛；
3）嗜睡（不容易唤醒）；
4）年龄<5岁；
5）舒张压>90mmHg。
怀疑脑水肿时，立即采用如下处理：
1）甘露醇0.5 to 1g/kg i.v. 超过10～15分钟或3%高渗盐水2～2.5 ml/kg超过10～15分钟，如症状改善不明显，甘露醇可30分钟后重复；
2）调整静脉输液以维持正常血压，但要避免水过多；
3）转入抢救室（必要时气管插管、过度通气）

随访与生命体征监测：
1. 血压、心电监护（T波变化），尽量不插导尿管，意识不清可插导尿管。
2. 每小时液体出入量。如尿量持续过多，可适当增加补液。
3. 每1小时测定指血血糖；每1～2小时测指血血酮或尿酮。
4. 每小时观察神经系统情况。
5. 扩容开始后2小时复查血气、电解质，后至少每4小时测。
6. 如酸中毒不能纠正，可能扩容不够、败血症或INS作用异常，检查输液通路、胰岛素剂量。

向皮下注射胰岛素的转换：患者能进食，血pH>7.3，HCO_3^->15mmol/L可皮下注射INS，首次皮下注射短效胰岛素后60分钟（速效10分钟）后停输液和静脉滴注胰岛素

图 2-9-4 糖尿病酮症酸中毒处理流程

- 轻度脱水 5%：皮肤黏膜干燥。
- 中度脱水 7.5%：除上述表现外，还有眼睛凹陷，毛细血管充盈时间延长。
- 重度脱水 10% 以上：循环灌注存在严重异常，脉搏细弱，休克。

（2）意识状态评估

- 入院时及入院后每小时评估精神神志情况。
- 如果入院时昏迷或治疗过程中病情出现恶化、昏迷转入 ICU。
- 进行昏迷程度格拉斯哥昏迷评分（Glasgow Coma Score）。
- 进行脑水肿的治疗。

3. 液体治疗　酮症酸中毒轻症鼓励口服补液。中重度 DKA 最首要的治疗是通过静脉输液的方法恢复细胞外容量。液体需要量 = 维持量 + 累积损失量。生理维持量每日 1 200~1 500ml/m²（年龄越小每平方米体表面积液体量越多）。累积损失量 = 估计脱水程度（%）× 体重（kg）× 1 000ml，计算累积损失量时脱水程度计算不能超过 10%。

第一种补液方法：48 小时均衡补液，较常用。这种补液方法总量 = 累积损失量 +2× 生理维持量，液体张力为 1/2 张。每小时输液速度 =（累积损失量 +48 小时维持量 – 快速扩容液体量）/48，不要计算尿液中丢失的水量。

液体种类的选择，循环快速扩容阶段采用 0.9% 生理盐水，一般在血糖降至 12~15mmol/L 在补液中加入葡萄糖。如果血糖在 6 小时之内降至上述水平，此时体内仍可能有血钠缺乏存在，仍可以采用生理盐水中加入葡萄糖继续静脉滴注；如果在 6 小时以后血糖降至上述水平，体内血钠已经进入平衡状态，输入液体改用 0.45% 的氯化钠 /5% 葡萄糖。

第二种补液方法：24 小时补液法，按照先快后慢、先浓后淡、见尿补钾的原则进行。补液总量 = 累积损失量 + 生理维持量，累积损失量的 1/2 于前 8 小时输入，剩余 1/2 在后 16 小时输入，液体张力 1/2 等张。

4. 小剂量胰岛素的使用　酮症酸中毒患者末梢循环差，胰岛素皮下注射效果不佳，一般以静脉滴注的方法为宜。青春期患者以短效胰岛素每小时 0.1U/kg 为最佳初治剂量，于生理盐水中输液泵匀速输入。应激状态下多存在胰岛素抵抗，胰岛素用量可能较大。为使酮体尽快消失，小剂量胰岛素尽量始终保持不变，至少在 0.05IU/(kg·h) 以上。

5. 血糖监测及药物剂量调整　急性期每 1 小时监测血糖、尿酮，使血糖下降速度维持在 2~5mmol/L。

如果每小时血糖降低速度超过 5mmol/L 或血糖降至 12~15mmol/L，液体改用 0.45% 的氯化钠 /5% 葡萄糖，可在补液中直接加入葡萄糖至 5%，将血糖维持在 8~12mmol/L。

如果血糖重新超过 15mmol/L 以上，胰岛素剂量增加 25%。如果血糖<8mmol/L，或下降速度过快，将补液葡萄糖浓度增加至 10% 以上。

如果血糖降至 4mmol/L 以下，也不要停止胰岛素，此时可按 2ml/kg 剂量推注 10% 葡萄糖，并增加补液中的葡萄糖浓度。

如果 pH 值>7.3，血糖控制在 8~12mmol/L 左右并且已经开始输注含糖液体，可减少胰岛素剂量，但不要低于 0.05U/(kg·h)。

如果经过 4~6 小时，血糖仍难以控制或血 pH 值没有改善，需要警惕败血症、胰岛素剂量错误或存在其他问题，并考虑从头开始重新治疗。

6. 低钾血症的治疗　多数的 DKA 患者由于胰岛素的缺乏、高渗状态和酸中毒会造成血钾增高。但在治疗后由于大量液体的输入和胰岛素的应用，钾离子向细胞内移，血钾可以快速下降。因此对于输含钾液无禁忌的患儿，应尽早将含钾液加入上述液体中，一般采用 40mmol/L 的浓度。复苏开始后 2 小时需查血钾，以后至少每 4 小时复查一次，目标在于维持血钾浓度在 4~5mmol/L 之间。如果钾 > 5.5mmol/L 或无尿停止补钾。

7. 代谢性酸中毒的治疗　胰岛素治疗可抑制酮体生成，刺激酮体代谢可产生内源性 HCO_3^-，所以总体上酮症酸中毒不主张使用碳酸氢钠纠正酸中毒。持续性的酸中毒通常意味着扩容不够或胰岛素剂量不够。严重酸中毒（pH 值<6.9）伴有循环衰竭的情况下，可适当纠酸。碳酸氢钠的需要量可用以下公式：5% $NaHCO_3$（ml）= 0.2×|BE|× 体重（kg），5%$NaHCO_3$ 必须用生理盐水稀释成 1.4% 的等张液（加 2 倍生理盐水）在 1 小时内输入。血 pH 值越低，纠正酸中毒应越慢。

8. 低磷血症的治疗　多数 DKA 患者有磷酸根的丢失，但补磷有可能造成低血钙，一般不需要补磷。

9. DKA 并发症脑水肿的治疗　酮症酸中毒最严重的并发症是脑水肿。DKA 患儿症状性脑水肿发生率为 0.5~0.9%,特别是初发糖尿病患者,占儿童青少年糖尿病死亡的 20% 左右。脑水肿少数发生在治疗之前,常发生在开始治疗的 4~12 小时之内,治疗后 24~48 小时者更少见。回顾性的研究发现,酮症酸中毒脑水肿的发生与补液量有关,如果 24 小时的输液量超过 4L/m² 或最初 4 小时的输液量>50ml/kg 即有可能发生脑水肿。治疗过程中出现头痛和神志的改变多提示脑水肿的发生。可给予 20% 甘露醇每次 1.25~5ml/kg,静脉注射,每隔 4~6 小时,并可短期应用地塞米松治疗脑水肿。将液体量减半,至脑水肿情况得到改善,累积损失补液时间由 48 小时延长至 72 小时。

10. 酮症酸中毒纠正成功指征　2 次尿酮体阴性,血 pH 值>7.3,血糖降至 12mmol/L 提示 DKA 纠正。可以口服的患者,在停止小剂量胰岛素静脉滴注前半小时皮下注射短效胰岛素每次 0.25U/kg,直至正常进餐,改为常规胰岛素皮下注射治疗。虚弱者,可延长静脉小剂量胰岛素输注,直至转为常规治疗。

11. 糖尿病酮症酸中毒的预警及预防　血酮体测定对于早期发现 DKA 有积极意义。建议糖尿病患儿:①血酮 0.0~0.6mmol/L 时,常规测血糖;若测血糖>15mmol/L,加测血酮;②血酮 0.6~1.5mmol/L 且血糖>15mmol/L 时,每 2 小时复查血糖和血酮,若血酮没有下降,需考虑调整患者胰岛素剂量;③血酮 1.6~3.0mmol/L 且血糖>15mmol/L 时,需评估是否 DKA,每 2 小时复查血糖和血酮;④血酮 ≥3mmol/L 且血糖>15mmol/L 时,需评估是否 DKA,每 1 小时复查血糖和血酮。

T1DM 发生 DKA 的风险高于 T2DM,且青春期患者病情不稳定,易血糖波动,故坚持胰岛素注射治疗,保持良好的血糖控制,预防和及时治疗感染及其他诱因,加强糖尿病自我管理教育及宣教,增强患者和家属对 DKA 的认识,是预防青春期 DKA 的主要措施。

三、尿崩症

【概述】

尿崩症(diabetes insipidus,DI)是各种原因引起肾小管重吸收水的功能障碍的一组临床综合征,其临床特点为多饮、多尿、烦渴、低比重尿或低渗尿,现研究认为大多是由于下丘脑 - 神经垂体病变引起精氨酸加压素(arginine vasopressin,AVP)又称抗利尿激素(antidiuretic hormone,ADH)不同程度的缺乏引起,或由于多种病变引起肾脏对 AVP 敏感性缺陷所致。其中由于下丘脑 - 神经垂体病变引起的尿崩症为中枢性尿崩症(central diabetes insipidus,CDI),而由于肾脏对 ADH 敏感性缺陷引起的尿崩症为肾性尿崩症(nephrogenic diabetes insipidus,NDI)。

尿崩症的发病率约为 1∶25 000,其中遗传性尿崩症所占比例低于 10%。CDI 占所有尿崩症患者的 90% 以上,不同病因的 CDI 患者可于任何年龄发病。在遗传性 NDI 中,X 连锁遗传 NDI 患者占 90%,常染色体遗传 NDI 患者占 10%。

【病因与发病机制】

AVP 由下丘脑 SCN 和 PVN 的大细胞神经元合成,经下丘脑 - 神经垂体束移行至神经垂体,随后释放入血作用于肾脏 AVP 受体 2(AVPR2),发挥调节体内水代谢的作用。AVP 分泌主要受血浆渗透压和血容量调节。CDI 患者 AVP 神经元合成分泌加压素不足,血浆 AVP 水平降低;NDI 患者 AVP 合成分泌正常,但肾脏对 AVP 反应缺陷。妊娠期尿崩症是由于 AVP 降解过快所致,是暂时性尿崩症的一种特殊类型。

CDI 根据病因可分为特发性 CDI、继发性 CDI 和遗传性 CDI 三大类。

特发性 CDI 是指下丘脑 SCN 和 PVN 内神经元数目减少而原因未明的一类疾病,占 CDI 的 12.2%~50.6%,多在成年人中发病,儿童及青少年相对少见。

继发性 CDI 可继发于下列病变所致的下丘脑 - 神经垂体损害,鞍区肿瘤占 17%~28%,颅脑术后占 8%~49%,头颅外伤占 2%~11%,详见表 2-9-8。

目前已经证实遗传性 CDI 的遗传方式包括 X 连锁隐性遗传,常染色体显性或常染色体隐性遗传,常见有 Wolfram 综合征和脑中线发育不良等。

先天性 NDI 90% 为 X 连锁隐性遗传,是由位于染色体 Xq28 的 *AVPR2* 基因突变所致;余 10% 为常染色体隐性或显性遗传,是由位于染色体 12q13 的水通道蛋白 -2(AQP2)基因突变所致。

获得性 NDI 可由药物(抗精神病药、抗肿瘤药、抗菌药)、电解质紊乱(高血钙、低血钾)、尿路梗阻解除后、肉芽肿、肿瘤性疾病等引起。

表 2-9-8　继发性 CDI 病因

病因分类	疾病
颅内肿瘤	颅咽管瘤
	生殖细胞瘤
	视神经胶质瘤
	鞍上垂体腺瘤、垂体肿瘤或转移癌（肺、乳腺）、血液系统肿瘤（淋巴瘤、白血病）
	颅咽管瘤
创伤	头颅外伤
	术后
血管性	下丘脑出血
	脑出血
	动脉瘤
肉芽肿性	组织细胞增生症
	结节病
感染性	脑膜炎、脑炎
	结核、梅毒等
自身免疫相关疾病	淋巴细胞性垂体炎
	红斑狼疮
药物或毒素	乙醇、蛇毒、河鲀毒素（tetrodotoxin，TTX）等
垂体发育不良	垂体发育不良
其他疾病所致	脑积水
	脑室／鞍上囊肿
	空泡蝶鞍、拉特克囊（Rathke's pouch）等

　　青春期起病的尿崩症，以中枢性尿崩症多见，应积极寻找原发疾病，如颅内肿瘤、感染或自身免疫相关性疾病等。

【症状】

　　临床表现多样，主要为多尿、烦渴和多饮。

　　多尿定义为：通常指 24 小时尿量>2 500ml，在不同年龄段的儿童每日尿分别为 2 岁以上儿童>40~50ml/kg，2 岁以内儿童>100ml/kg，新生儿>150ml/kg。因颅内肿瘤引起的儿童、青少年尿崩症，可表现出生长迟缓、疲劳、头痛、呕吐和视野缺陷等症状，严重时可出现电解质紊乱、高渗性脑病等危及生命。部分长期多尿未及时诊治的尿崩症患者可能出现肾脏积水、尿路扩张甚至肾功能不全。

　　遗传性尿崩症多发病较早。常染色体显性遗传性 CDI 患者多于出生后 1 年内发病。常染色体隐性遗传性 CDI 相对罕见，多于出生后 3 个月内发病，与 NDI 的临床表现相似。Wolfram 综合征多为常染色体隐性遗传性 CDI，主要表现为尿崩症、糖尿病、视神经萎缩、神经性耳聋和广泛性中枢神经病变。

　　先天性 NDI 多在婴儿期就表现出多种临床特征，出生后 1 周内出现反复发热、呕吐和烦躁不安等，由于反复发生高钠血症和脱水，可导致严重的后遗症，如生长发育迟缓或精神障碍。

【诊断思路】

　　以多饮、多尿表现的患者，24 小时出入液量达到多尿的标准，根据纸片法血糖、血酮体和尿常规测定排除糖尿病后，主要考虑 CDI、NDI 和精神性多饮（psychogenic polydipsia，PP），三种疾病的鉴别诊断至关重要。目前主要依靠禁水试验和加压素试验。

　　1. **诊断试验**　试验当日禁水不禁食。禁水时间视患者多尿程度而定，一般 6~16 小时不等，儿科患者多采用 6 小时。试验开始时，饮水量 20ml/kg，在 1 小时内饮完，从饮水开始计时禁水。禁水期间每 1 小时排尿 1 次，记录尿量体重、测尿比重或渗透压，试验起始及 6 小时，分别测血电解质及血渗透压。

　　值得注意的是，对于重度 CDI 或者 NDI 患者，以及小年龄患者，禁水中可能出现严重的脱水，故需专科医生严密监测。禁水试验应该早上开始，如过程中患者排尿较多、体重下降 3%~5%、血压明显下降、出现高钠血症、高渗状态，均应停止禁水，立即注射加压素进行判断。

　　禁水试验结束，一般立即进行加压素试验。试验开始前排空膀胱，注射 AVP 5U。若注射鞣酸加压素，采用深部肌内注射 0.05~0.1ml，每 20 分钟排尿 1 次，共 2 小时；若使用去氨加压素，剂量分别为<2 岁 0.1μg，2~8 岁 0.2μg，8~14 岁 0.3μg，>14 岁 0.4μg，每小时排尿 1 次，共 4 小时。各时点的尿液送检尿比重及渗透压。加压素试验结束仍无排尿者，必须留取试验结束后的首次尿液，并记录时间。

　　目前国内多联合尿比重与尿渗透压进行诊断试验的结果判读。较通用的判断标准为：禁水后，完全性 CDI 尿比重一般不超过 1.010，尿渗透压不超过血浆渗透压；部分性 CDI 禁水后尿比重超过 1.010,但小于 1.020,尿渗透压可超过血浆渗透压;NDI 在禁水后尿液不能浓缩。注射垂体后叶素后,完全性 CDI 尿渗透压较注射前增加 50% 以上,部分性 CDI 较注射前增加 9%~50%,少数达 60%;NDI 注射加压素后无反应;原发性烦渴患者较注射前不增加或稍增加,但不超过 5%。国外主要依据尿渗透压进行判断(表 2-9-9),然而关于禁水试验中部分性尿崩症患者可以达到的最大尿渗透压值仍有争议。

表 2-9-9　基于尿渗透压的结果判读

尿渗透压		诊断
禁水试验后	DDAVP 注射后	
<300mOsm/kg	>750mOsm/kg	CDI
<300mOsm/kg	<300mOsm/kg	NDI
>750mOsm/kg	—	PP
300~750	<750mOsm/kg	部分性 CDI 或部分性 NDI 或 PP,结合临床判断

关于血浆 AVP 的直接测定,早在 20 世纪 80 年代初期,就有学者提出将其用于改善传统的禁水加压素试验。由于 AVP 是一种不稳定的多肽,半衰期短仅 6 分钟,且大部分与血小板结合,导致血浆 AVP 测定困难。

近年来血浆和肽素(copeptin,AVP 相关糖肽)、艾帕素(apelin)等生物标志物成为研究热点。W.Fenske 等提出高渗盐水刺激直接测定血浆和肽素,诊断准确性高于禁水试验。2019 年,Winzeler B 等采用精氨酸激发和肽素的试验,试验前禁食 8 小时(不禁饮),正在使用加压素的患者停药至少 24 小时,试验当日坐位采用精氨酸剂量 0.5g/kg(25% 精氨酸 2ml/kg)于 30 分钟静脉滴注,采血及测量血压、心率、血浆和肽素水平。精氨酸激发后 60 分钟,血浆和肽素水平上升到 3.8pmol/L 以上者用于鉴别精神性烦渴和中枢性尿崩症的敏感性为 93%,特异性为 92%。上述试验在尿崩症鉴别诊断中的价值,仍需要在更大型的研究中加以验证。

2. 影像学检查　明确诊断尿崩症后,应同时进行影像学检查,以帮助判断病因。

磁共振检查为无创性检查,具有独特的组织分辨能力,鞍区 MRI 是尿崩症病因诊断的重要手段。无条件行 MRI 检查者,可行 CT 检查了解鞍区及附近病变情况。

CDI 常见的影像学表现为垂体后叶高信号消失。垂体后叶储存抗利尿激素的神经颗粒是鞍区磁共振 T_1 加权像后叶高信号形成的基础。垂体后叶 T_1 高信号消失常提示神经垂体功能缺失,值得注意的是垂体后叶高信号消失也可见于 20% 的正常人。

此外,垂体后叶高信号持续存在也可能是遗传性 CDI。常染色体显性遗传性 CDI 患者,垂体后叶高信号的存在不能表明下丘脑 - 垂体轴功能的完整性,后叶高信号多存在于病程早期,随访过程中消失。

若合并垂体柄增粗,应警惕生殖细胞瘤、朗格汉斯细胞组织细胞增生症(LCH)或淋巴细胞性垂体炎,以及相对少见的疾病如淋巴瘤、肉芽肿疾病(如结核和结节病)等。建议 3~6 个月后复查 MRI。

MRI 检查可以直接发现颅内肿瘤,多见颅咽管瘤和生殖细胞瘤。PET 对检测没有明显肿块形成的基底节生殖细胞瘤十分有效,可用于活检的精确定位和观察治疗效果。此外,可行同位素全身骨扫描,协助发现有无多发性骨质改变,为发现全身性疾病如 LCH、肿瘤骨转移等提供参考。

NDI 患者合并尿路扩张比例高,行泌尿系统多普勒超声检查或 MRI 检查可发现不同程度尿路扩张表现(肾脏积水、输尿管扩张、膀胱壁增厚毛糙及残余尿量增多)。有学者提出先天性 NDI 患者应每年行肾脏超声检查以监测肾积水情况,尽早开始,以便及时诊断和治疗,降低先天性 NDI 肾功能不全的发病率,并建议进行遗传咨询和对高风险家庭成员(如产前检查)的评估。

3. 其他垂体激素检查　Masri-Iraqi 等的研究表明 73%CDI 患者至少有一种腺垂体激素缺乏,59% 有生长激素缺乏症,56% 继发性性腺功能减退,55% 继发性甲状腺功能减退,44% 继发性肾上腺皮质功能减退,并发现与非手术和非创伤组患者相比,鞍区手术和头颅外伤所致尿崩症患者倾向于有多个垂体前叶轴缺陷。因此,在 CDI 患者的随访过程中,也需定期监测腺垂体相关激素,进一步出现的垂体激素缺乏提示下丘脑 - 垂体部位病变的进展,在协助病因诊断同时,及时予以相关激素的补充治疗。围青春期起病的患者,在随访中也应密切注意第二性征的发育,如有青春发育延迟的表现,应注意垂体性腺轴的功能评估。

4. 诊断思路及流程图(图 2-9-5)

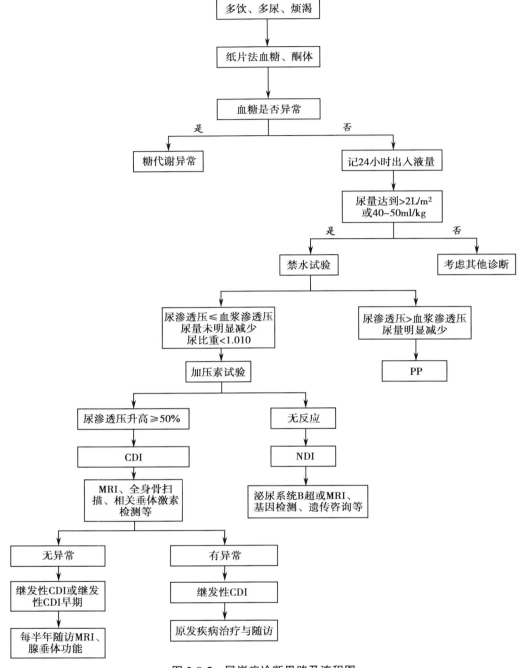

图 2-9-5 尿崩症诊断思路及流程图

【治疗与随访】

尿崩症患者病因治疗是关键,根据不同病因予以手术、放疗、化疗、免疫抑制剂等治疗,合并腺垂体功能减退者予以补充相关激素。初诊病因不明的 CDI 患者,需要定期复查鞍区 MRI 检查,必要时影像学异常部位活检明确诊断。

去氨加压素目前广泛应用于 CDI 的治疗,能

够有效减少夜尿次数、排尿量,并改善睡眠质量,可使用 DDAVP 口服、鼻内或肠外给药。但过量应用去氨加压素可能导致水中毒、低钠血症、严重的脑水肿导致患者死亡。如果长期过量使用 DDAVP,低钠血症是主要的潜在危险。低钠血症状包括头痛、恶心、呕吐和癫痫发作,如不及时发现和积极治疗,可导致昏迷和死亡。无症状低

钠血症也可能发生,存在脑桥外髓鞘溶解的风险,因此在治疗中需要特别注意。去氨加压素的剂量应高度个体化,应该给予最小剂量以充分控制多尿症状,并注意监测血钠水平。

新生儿及婴儿期的 CDI 治疗困难,使用 DDAVP 导致水中毒、低钠血症的风险大。有研究认为氢氯噻嗪搭配低肾溶质喂养是新生儿安全有效的治疗选择,当婴儿期固体食物开始后,应考虑早期向去氨加压素过渡以促进增长;也有研究分别尝试 DDAVP 的配方口腔给药、稀释给药等。

NDI 的治疗较困难,需要予以综合治疗。婴幼儿起病者多需要专业医生指导饮食、饮水和排尿,严重脱水患者予以低张盐溶液补液治疗。目前 NDI 的治疗以传统药物为主,包括:噻嗪类利尿剂(氢氯噻嗪)、前列腺素合成酶抑制剂(吲哚美辛)、钠离子通道阻滞剂(阿米洛利)等。这三类药物可以单独应用,也可以联合应用,氢氯噻嗪单用时,应注意补钾治疗。

近年来针对不同信号通路的新型药物正在研发和试验中,尚未正式应用于临床。基因分析已经成为先天性 NDI 精准诊断的方法,针对先天性 NDI 患者的基因治疗可能成为未来研究的热点。

四、甲状腺疾病

(一)毒性弥漫性甲状腺肿(Graves 病)

【概述】

甲状腺毒症是任何原因引起血液循环中甲状腺激素过多,引起神经、循环、消化等系统兴奋性增高和代谢亢进为主要表现的一组临床情况的总称。而甲状腺功能亢进(hyperthyroidism)是指甲状腺产生和分泌过多引起的一组临床综合征,儿童甲状腺功能亢进中毒性弥漫性甲状腺肿,又称 Graves 病(Graves disease,GD)最常见(约占84%),且在青春期高发,故本节主要介绍 GD。

GD 是一种伴甲状腺素合成增多的器官特异性自身免疫性疾病,也是儿童甲状腺功能亢进的主要原因(95%),临床表现与成人相似,但眼部(突眼)和皮肤表现较成人少见。儿童 GD 占所有 GD 的 1%~5%,约占儿童所有甲状腺疾病的 10%~15%,儿童发病率每年约 0.1/10 万,青少年约 3/10 万,与成人类似,GD 在女童比男童更常见。GD 可能发生在儿童时期的任何年龄,其发

生频率随着年龄的增长而增加,在青春期达到高峰,国内尚无儿童 GD 的明确流行病学资料。儿童服用抗甲状腺药物 2 年缓解率低,而复发率高达 68%。

新进展:关于儿童与成人 GD 遗传背景风险的研究,在 40 多个与 GD 有关的遗传风险变异基因中,表明两组人群共享多个遗传风险变异。HCP5 多态性与发病的年龄有显著的剂量依赖关系。

UGRP1 基因与 GD 的关系研究表明,*UGRP1* 基因可作为 GD 的生物标志物,*UGRP1* 基因阳性数量与甲状腺中浸润的淋巴细胞数量呈正相关,提示此基因可对 GD 患者进行分型,这一类亚型的患者将来发生桥本甲状腺炎甲减的概率增加。

【病因与机制】

目前认为 GD 80% 由遗传因素决定,20% 受环境因素影响。有易感基因的人群主要包括:位于染色体 6p 的人类白细胞抗原(HLA),染色体 2q33 的细胞毒性 T 淋巴细胞抗原 4(CTLA-4)和染色体 1p13 的淋巴蛋白酪氨酸磷酸酶(PTPN22)等。年龄越小的患儿与遗传因素相关性越大,发病是多步骤的复杂过程。简言之,甲状腺抗原特异性 T 细胞,进入促甲状腺激素受体(thyrotropin receptor,TSH-r)表达的组织,正常的甲状腺细胞免疫缺失导致抗体产生,从而直接攻击甲状腺组织,引起甲状腺破坏,最主要的抗体是促甲状腺激素受体抗体(thyroid stimulating hormone receptor antibody,TRAb),分为促甲状腺激素受体刺激性抗体(thyroid stimulating hormone receptor-stimulating antibody,TSAb)和促甲状腺激素刺激阻断性抗体(thyroid stimulating hormone-stimulation blocking antibody,TSBAb),其中 TSAb 与 TSH 受体结合后,激活腺苷酸环化酶(adenylate cyclase,AG),使甲状腺细胞内 cAMP 增高,从而刺激甲状腺滤泡的增生,促进甲状腺激素的合成与释放。

GD 也可见于 II 型自身免疫性多内分泌腺综合征(autoimmune polyglandular syndrome,APS),偶见 I 型 APS。还常合并性腺功能减退以及其他自身免疫性非内分泌疾病,如白癜风/斑秃、恶性贫血、重症肌无力等。

【症状】

该病常见于儿童和青少年时期。主要表现:甲状腺肿和高代谢综合征,少数有眼征和胫前黏液性水肿。青春期前的儿童常表现为体重减轻、

大便次数多;青春期的儿童多表现为易激惹、心慌和甲状腺肿大;青春期后的女孩可有月经失调。眼病和皮肤改变不如成人多见,症状也较轻微。常见症状与体征见表 2-9-10。

表 2-9-10　Graves 病常见的症状和体征

症状	体征
颈前肿物	甲状腺肿大
心悸	心动过速
多食、烦渴、多尿、大便次数增多	体重下降
情绪不稳、烦躁紧张	震颤
睡眠障碍、学习成绩下降	收缩压增高
活动过度、易疲劳	脉压增大
眼部疼痛	突眼、暴露性角膜炎
怕热	多汗

【诊断思路】

1. 诊断　需要结合病史、临床表现和家族史,最后经实验室辅助检查确定。

(1)血清 TSH 和甲状腺激素:血清 TSH 测定的敏感性和特异性最高,可作为诊断可疑甲状腺功能亢进的一种初筛试验,敏感 TSH(sensitive TSH,sTSH)降低,一般甲状腺功能亢进患者 sTSH<0.1mIU/L,但垂体性甲状腺功能亢进 TSH 不降低或升高;血清 TT_3、TT_4 和游离 FT_3、FT_4 水平升高。

(2)甲状腺自身抗体:促甲状腺激素受体刺激性抗体(TSAb)或促甲状腺激素受体抗体(TRAb)是 GD 的特异性生物标记物,阳性说明病因是 GD。血清 TRAb 水平在年幼患儿(<5 岁)明显高于年长患儿(>5 岁),在病初临床表现重的患儿高于临床表现较轻的患儿。对新生儿甲状腺功能亢进也有预测作用。甲状腺过氧化物酶抗体(thyroid peroxidase antibody,TPOAb)和甲状腺球蛋白抗体(thyroglobulin antibody,TgAb)也可阳性。

(3)其他自身抗体检测:合并其他自身免疫性疾病者可检测相应自身抗体。

(4)影像学检查:甲状腺超声检查方便,无创,快速,准确,是 GD 患者的基本检查,可观测甲状腺肿大的大小和结节;甲状腺摄 ^{131}I 功能试验:对甲状腺毒症原因鉴别有意义;甲状腺核素静态显像主要用于对可触及的甲状腺结节性质的判定,

对多结节性甲状腺肿伴甲状腺功能亢进和自主高功能腺瘤的诊断意义较大。

2. 鉴别诊断

(1)单纯性甲状腺肿大:除甲状腺肿大无上述症状、体征外,甲状腺激素和 TSH 正常。

(2)自主性高功率性甲状腺结节。

(3)亚急性甲状腺炎:典型亚急性甲状腺炎患者常有发热、颈部疼痛,为自限性,早期血中 T_3 和 T_4 水平升高,甲状腺毒症期过后可有一过性甲状腺功能减退症(甲减),然后甲状腺功能恢复正常。

(4)桥本一过性甲状腺毒血症(详见本节"四、甲状腺疾病"中"(二)甲状腺功能减退症——自身免疫性甲状腺炎"部分)。

(5)其他:心悸、心动过速、心律失常需与心肌炎鉴别,腹泻、消瘦与慢性结肠炎鉴别,低热、多汗、心动过速与结核病和风湿病鉴别,多食、消瘦与糖尿病鉴别。

【诊断流程图】

1. 诊断依据和诊断要点

(1)临床甲状腺功能亢进症状和体征。

(2)甲状腺弥漫性肿大(触诊和 B 超证实),少数病例可以无甲状腺肿大。

(3)血清 TSH 浓度降低,甲状腺激素浓度升高。

(4)TRAb 或 TSAb 阳性。临床也存在 Graves 病引起的亚临床甲状腺功能亢进。

2. 诊断流程图(图 2-9-6)

【治疗与随访】

1. 治疗　GD 的治疗方法包括药物、放射性碘(^{131}I)治疗和手术切除三种方法,凡是能够应用药物治疗的患儿,首选抗甲状腺药物治疗。

(1)抗甲状腺药物治疗(antithyroid drug,ATD)(表 2-9-11),建议首选甲巯咪唑。

在初始治疗阶段分次给药,减药阶段和维持阶段可单次给药。2~4 周后,甲状腺激素的分泌可有效被抑制,每 4 周监测一次甲状腺功能,此时,可将初始剂量逐渐减量 30%~50%。一般来说初始治疗持续 1~3 个月,甲状腺功能正常后逐渐减量,根据甲状腺功能每 4 周左右递减,然后逐步过渡到维持阶段。起始剂量、减量速度、维持剂量和总疗程均有个体差异,需要根据临床实际掌握。儿童可能较成人需要更长时间的 ATD 治疗(至少 2~4 年,甚至更长)才能得到缓解。在停药前尚需检测甲状腺自身抗体,特别是促甲状腺受体抗体

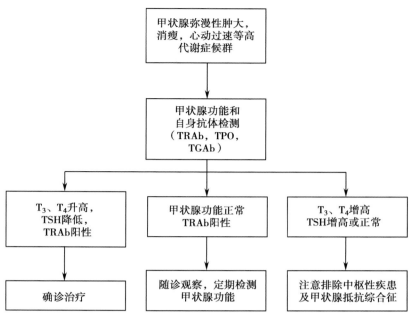

图 2-9-6 Graves 病诊断流程图

表 2-9-11 抗甲状腺药物

常用药物剂量维持量
• 甲巯咪唑：初始剂量 0.3~0.5mg/（kg·d），最大量 30mg/d，每日分 2~3 次口服（MMI） • 丙硫氧嘧啶：起始剂量为每日 5~10mg/（kg·d），最大量 300mg/d，每日分 3 次口服（PTU）

（TRAb），如仍较高，可延长维持治疗时间，一般建议根据 TRAB 决定是否停药观察。儿童、青少年 GD 的复发率高于成人，如果复发可再次选用抗甲状腺药物治疗。

（2）放射性碘（radioiodine therapy，RAI）治疗，相对适应证：①青少年和儿童甲状腺功能亢进，用 ATD 治疗失败；②不适宜应用 ATD 者，如严重过敏或肝功能损伤者。③拒绝手术或有手术禁忌证。适宜年龄 5 岁以上。^{131}I 的剂量通常根据甲状腺大小及其摄碘率来计算，一般按每克甲状腺组织来计算剂量。甲状腺的重量常通过超声法、触诊法、放射性核素显像法和 CT 法确定，比较常用的是超声法和触诊法。一般来说，儿童甲状腺组织重量为 0.5~1.0g，成人甲状腺组织重量 15~20g。儿童放射性碘剂量范围为每克甲状腺组织 100~400μCi，较大儿童按成人应用每克甲状腺组织 50~200μCi。如甲状腺组织过大（大于 60~80g），缓解率小，建议手术治疗。

（3）手术切除：儿童手术常用于甲状腺肿大明显，有严重压迫症状、重度甲状腺功能亢进长期服药无效、停药后复发及 ATD 治疗失败，以及希望迅速缓解又对 ^{131}I 治疗有疑虑的患者。手术分为甲状腺次全切除和全切除术。术后并发症包括暂时或永久性喉返神经损伤、甲状旁腺功能减退症、出血，另外手术会遗留颈部瘢痕等问题。

（4）对症处理：心悸、心动过速者给予 β 受体阻滞剂如普萘洛尔 1~2mg/（kg·d）。

（5）支持治疗和避免碘摄入：保证提供足够的热量和营养，例如糖水化合物和蛋白质以及 B 族维生素。不宜喝浓咖啡等刺激性饮品，避免摄入含碘的盐和食物。甲状腺功能亢进各种治疗方式对比见表 2-9-12。

2. 随访与监测 儿童 GD 抗甲状腺药物治疗的缓解率低于成人，易反复，因此治疗疗程较长，需要定期随访监测、不断调整剂量，提高患儿服药的依从性。

（1）定期监测甲状腺激素水平，根据情况监测甲状腺抗体（TRAb），除非出现抗甲状腺药物的严重不良反应，否则不宜中断治疗。

（2）抗甲状腺药物治疗期间需要监测不良反应：ATD 常见的主要不良反应是肝毒性、粒细胞减少和皮疹等。建议每次复查甲状腺功能的同时检测血常规，以防白细胞和粒细胞下降过低，并定期监测肝功能。如果有轻微皮疹，且仍需应用 MMI 者，可同时给予抗过敏药或短期小量糖皮质

表 2-9-12 甲状腺功能亢进各种治疗方式对比

治疗方式	优点	治疗后甲减发生情况	作用机制
ATD	缓解率 50%,疾病较轻或 TRab 较低的缓解率更高,儿童首选	一般无甲减,但药物过量会发生,减量可恢复	干扰甲状腺激素的合成
^{131}I	单一剂量后约 85% 患者甲状腺功能恢复正常或甲减	高剂量治疗,1 年后甲减发生率 80%(200μCi/g 甲状腺组织)	释放 β 粒子破坏甲状腺组织
手术(甲状腺全切)	迅速确切控制甲状腺毒症。甲状腺次全切除术有 10%~15% 的复发率,近全切除术复发率 0%	甲状腺全切后不可避免	物理去除甲状腺组织

激素,对于白细胞和粒细胞略低的患儿可同时服用升白细胞药物。肝功能受损给予保肝药,如无改善建议停用抗甲状腺药物治疗,改用其他方法治疗 GD。

3. 成人过渡 GD 在儿童复发率较高,因此抗甲状腺药物治疗或维持治疗时间可能比较长,如至成人期仍不能缓解或难以控制及时转诊至成人内分泌科。可更积极采用放射性碘(radioactive iodine,RAI)治疗或手术治疗。

(二)甲状腺功能减退症——自身免疫性甲状腺炎

【概述】

甲状腺功能减退症(hypothyroidism)是甲状腺激素生成减少(简称甲减),原发性甲状腺功能减退约占甲状腺功能减退症的 99%,儿童和青少年期原发性甲减主要是获得性甲减。

自身免疫性甲状腺炎(autoimmune thyroiditis,AIT),又称慢性淋巴细胞性甲状腺炎,是一种以自身甲状腺组织为抗原的慢性甲状腺器官特异性自身免疫性疾病。临床分两型:伴甲状腺肿大的桥本甲状腺炎(Hashimoto thyroiditis,HT)和无甲状腺肿大的萎缩性甲状腺炎(atrophic thyroiditis,AT),后者可能是前者的终末表现,或是两种独立疾病。HT 是儿童及青少年,特别是青春期甲状腺肿大及获得性甲状腺功能减退症最常见的原因。本节主要介绍 HT。

人群发病率大约是女性 350/10 万,男性 80/10 万。不同地区女男发病比例为 8:1~4:1,多在 6 岁以后发病,高峰年龄在 10~11 岁,与成人一样,女童多于男童,儿童、青少年亚临床甲减的发生率在 1.7%~9.5%,最常见的原因就是桥本甲状腺炎。儿童桥本甲状腺炎患儿 30%~40% 有自身免疫性甲状腺疾病的家族史。儿童罕见桥本氏脑病。HT 的特点是淋巴细胞的浸润和甲状腺组织的逐渐破坏,常常导致甲状腺功能减退。

新进展:到目前为止,只有 5.5% 的 HT 易感性可以通过遗传因素来解释,候选基因方面的一些研究发现了已知在大量自身免疫性疾病中起作用的基因组的变异有 PTPN 22、ATXN 2 和 HLA I 类区域,GWAS 中 VAV3 位点与 HT 也有关联。最新的 GWAS 研究显示在 SDK2(伴细胞黏附分子)、GNA14(鸟嘌呤核苷酸结合蛋白 α-14)和 IP6K3(肌醇 6 磷酸激酶 3)内或附近三个基因位点与 HT 有关联。最显著的遗传变异是 rs 12944194,距 SDK 2 206kb 的位置,第二个是在 GNA14 内的 rs75201096 变异和 IP6K3 内的 rs791903 变异,三个基因座具有良好的生物学候选性,并有大量文献记载,参与调节甲状腺功能和对其他自身免疫性疾病的易感性。当然这些研究还需要在更多大样本的数据进一步验证,以确定它们与 HT 的关联。总之,随着遗传学研究的不断深入可能更好地诠释 HT 发病的遗传基础。

【病因与发病机制】

桥本甲状腺炎的发病机制是一个复杂的多步骤的过程,涉及遗传、环境和免疫因素。首先是甲状腺抗原特异 $CD4^+$ T 淋巴细胞活化,之后是自身反应性 $CD4^+$ T 细胞募集细胞毒性 $CD8^+$ T 细胞和自身反应性 B 细胞进入甲状腺。$CD8^+$ T 细胞以细胞毒性作用造成甲状腺功能减退症,在疾病的发病机制中 T 细胞发挥了至关重要的作用。

1. 遗传易感基因 甲状腺自身抗体的产生与常染色体显性遗传有关,有家族聚集现象。目前将已经确定的 6 种 AIT 易感基因分为 2 大类,即免疫调控基因(*HLA-DR*,*CD40*,*CTLA-4*,*PTPN22*)和甲状腺特异性基因(甲状腺球蛋白受体基因和 TSH 受体基因）。与桥本甲状腺炎相关度最高的是 HLA-DR 和甲状腺球蛋白受体（TgR）基因。甲状腺自身抗体可视为基因易感性的标志物。

2. **环境和非基因遗传因素**　这些因素包括吸烟、压力、碘过量、医疗因素、细菌和病毒感染、放射线污染以及妊娠等。促发甲状腺疾病的机制包括干扰甲状腺的正常功能，对甲状腺细胞的毒性作用以及免疫刺激。当促发甲状腺疾病的环境因素和抗甲状腺自身抗体同时存在时，会发生基因和环境的交互作用。

【症状】

1. **临床特点**　起病隐匿、缓慢、表现多样、不典型，除甲状腺肿大可无症状、甲状腺自身抗体阳性（TPOAb、TgAb）而甲状腺功能可正常或亚临床甲减（无甲减的临床表现，仅 TSH 增高）或明显甲减，极少患儿初期可表现为甲状腺功能亢进甚至更少的表现为亚临床甲状腺功能亢进。发病年龄越小甲减症状越明显。

2. **常见的症状和体征**　甲状腺肿大，生长和青春期发育紊乱，以及其他代谢率减低的表现，黏液性水肿（累及心脏可以出现心包积液和心力衰竭）。重症患者可以发生昏迷等。桥本脑炎儿童罕见。

3. **桥本甲状腺毒症（Hashitoxicosis，HTx）**　或称桥本甲状腺功能亢进，疾病初期患儿可出现一过性的甲状腺功能亢进表现，症状呈自限性，最终甲减，可称假性桥本甲状腺功能亢进或一过性桥本甲状腺毒症。部分患儿 GD 和 HT 病理表现共存，临床也可甲减和甲状腺功能亢进交替出现。

4. **桥本脑炎**　又称自身免疫性甲状腺炎相关的激素反应性脑病，虽然罕见，但随着对本病的认识，报道增多，特别在青春期发病可能增加。主要有 2 种发病类型：

（1）急性暴发性脑病型：起病急，可有抽搐、肌阵挛、共济失调、意识障碍等。

（2）隐匿起病：逐渐进展，认知功能逐渐下降或精神行为异常等。

5. **相关疾病**　桥本甲状腺炎常与其他自身免疫性疾病共存，例如：1 型 DM、乳糜泻等；另外染色体异常疾病如唐氏综合征、克兰费尔特综合征、特纳综合征也常常合并该病。

【诊断思路】

1. **辅助检查**

（1）甲状腺功能检测：血清 TSH 和总 T_4（TT_4）、游离 T_4（FT_4）是诊断甲减的第一线指标。原发性甲减血清 TSH 增高，TT_4 和 FT_4 均降低。血清总 T_3、（TT_3）、游离 T_3（FT_3）早期正常，晚期减低。因为 T_3 主要来源于外周组织 T_4 的转换，所以不作为诊断原发性甲减和随访监测的必备指标。亚临床甲减仅有 TSH 增高，TT_4 和 FT_4 正常。

（2）甲状腺自身抗体检测：甲状腺过氧化物酶抗体（TPOAb）、甲状腺球蛋白抗体（TgAb）滴度明显升高。

（3）甲状腺超声检查：甲状腺弥漫性对称性增大，峡部增厚显著，实质回声多普遍减低，分布不均匀，并呈网格状强回声，甲状腺内血流丰富呈"火海征"。

（4）甲状腺细针吸取细胞学检查（FNAC）：①由上皮细胞和炎性细胞构成，炎性细胞主要是丰富的淋巴细胞和浆细胞浸润；②滤泡细胞排列有较大的多形性；③滤泡细胞嗜酸性变（Hurthle 细胞）为本病嗜酸性细胞较特征改变；④部分滤泡上皮细胞核异型增生。

（5）甲状腺放射核素显像检查：可显示甲状腺的血流灌注、大小、有无占位及摄取功能等信息，多表现为甲状腺肿大及放射性分布不均匀或有结节状。HT 患者甲状腺显像图像表现多样，必须综合分析。

（6）其他检查：轻、中度贫血，血清总胆固醇、心肌酶谱可以升高，部分病例血清催乳素升高、蝶鞍增大，需要与垂体催乳素瘤鉴别。

2. **鉴别疾病**

（1）萎缩性自身免疫性甲状腺炎：又称原发性黏液性水肿，可以是因阻滞型抗 TSH 抗体所致，也可以是自身免疫性多内分泌腺体功能低下的一部分，无甲状腺肿大，组织活检可见甲状腺普遍萎缩。

（2）单纯性甲状腺肿大：甲状腺弥漫肿大质地柔软，表面光滑，不伴有甲状腺功能亢进或甲状腺功能减退的功能性改变。

（3）Graves 病：HT 甲状腺功能亢进可有高代谢的表现，但症状比较轻微，TPOAb 和 TgAb 抗体滴度升高明显，T_3、T_4 轻度升高，Graves 病以 TRAb 滴度升高为主，TPOAb 和 TgAb 抗体滴度较低。HT 甲状腺功能亢进时放射性核素显像示甲状腺显影密度不均，呈不规则的浓集和稀疏，Graves 病时则呈均匀的放射性浓集区。必要时细针吸取活检确诊。

（4）其他甲状腺炎，①急性化脓性甲状腺炎：发热、甲状腺局部红、肿、热、痛，血白细胞增高，甲状腺功能无改变。②亚急性甲状腺炎：常有前驱感染病史，甲状腺局部疼痛和触痛，轻到中度发热，常有疲劳、食欲缺乏、肌痛和关节痛的伴随症状。白细胞升高、血沉增快、C反应蛋白升高。甲状腺功能在不同病程阶段可有特征性改变，抗体阴性或呈低滴度。

【诊断流程图】

1. **诊断依据和要点**　诊断要点：①甲状腺肿大、有甲减的症状和体征、TSH增高，T_4降低，90%的HT患者存在TPOAb，80%的HT患者存在TgAb，并结合甲状腺超声图像，为HT的诊断提供依据，推荐血清TSH和游离T_4（FT4）、总T_4（TT4）是诊断甲减的第一线指标；②亚临床甲减患儿随诊，抗体滴度和TSH增加，预示可进展为明显的甲减。根据TSH水平，亚临床甲减可分为两类：轻度亚临床甲减（TSH<10mIU/L）和重度亚临床甲减（TSH≥10mIU/L）。③单纯甲状腺肿大，如TPOAb和TgAb滴度较高者要密切随访，特别是TPOAb阳性是筛查AT敏感的指标。

2. **诊断流程图**　见图2-9-7。

【治疗与随访】

1. **治疗**

（1）治疗目标：临床甲减的症状及体征消失，血清TSH以及TT_4、FT_4水平维持在正常范围。

（2）治疗药物：常用的左甲状腺素钠片（L-T_4）辅料中含有乳糖，所以对乳糖不耐受患者慎用或禁用。服药方法首选早饭前1小时，与其他药物和某些食物的服用间隔应>4小时。胃肠道对L-T_4吸收从最好到最差的顺序是早餐前1小时、睡前、早餐前30分钟、餐时。本制剂半衰期7天，故每天一次给药即可。部分甲减患者如在L-T_4剂量较大时有心悸等不良反应，可以考虑分两次服用，即早上空腹和睡前服用。根据患儿年龄、甲状腺功能和起病急缓选择初始剂量（约每日每公斤体重2.0μg），需个体化。补充甲状腺激素重新建立下丘脑-垂体-甲状腺轴的平衡一般需要4~6周的时间，所以治疗初期，每4~6周测定血清TSH及FT_4以调整药物剂量，直至达到治疗目标。

（3）亚临床甲减：治疗存在争议，但对重度亚临床甲减，TSH较高（>10mIU/l），甲状腺相关抗体阳性（TPO、TgAb），或有潜在HT可能的患儿如TS（特纳综合征）、DS（唐氏综合征）以及其他自身免疫疾病的患儿推荐给予L-T_4替代治疗，以防止潜在的糖脂代谢异常和心血管疾患的风险。治疗目标与上述一样。

2. **随访与监测**　对于儿童、青少年HT随访和治疗监测是非常重要的。

（1）给予L-T_4替代治疗者，应当4~6周检测

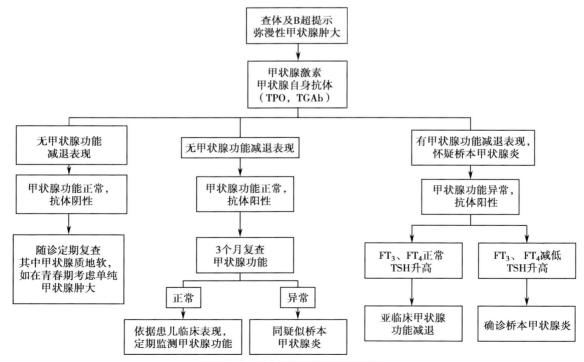

图2-9-7　桥本氏甲状腺炎诊断流程

一次甲状腺功能,并监测临床症状、体征和生长发育状况。病情稳定者可 2~3 个月随访一次,青春期时要密切随访可能会有波动,青春期结束生长发育稳定,可 3~6 个月随访一次。

(2) 亚临床甲减:由于亚临床甲减通常缺乏明显的临床症状及体征,因此诊断主要依赖实验室检查,需 2~3 个月重复测定血清 TSH 及 FT$_4$ 或 TT$_4$ 水平,TSH 升高且 FT$_4$、TT$_4$ 正常,方可诊断亚临床甲减。重度亚临床甲减随访与甲减一致。轻度亚临床甲减,定期随访,密切观察临床轻微潜在的表现,视年龄、具体情况必要时给予替代治疗。

3. 成人过渡 HT 可能会终身替代治疗,应告知不要间断治疗,转诊至成人内分泌专科,女性患者在备孕和孕期更好地密切监测与治疗,以减少流产率和保证胎儿的正常生长发育。

(三)甲状腺结节和肿瘤

虽然甲状腺结节(thyroid nodule,TN)在儿童中很少见,据报道发病率为 1%~2%,但儿童甲状腺癌的发病近年有增加的趋势,据 2010 年统计,中国儿童、青少年甲状腺癌发病率约 0.44/10 万,死亡率 0.02/10 万。大多数儿童甲状腺结节是良性的,而报道的恶性肿瘤风险(ROM)高达 22%~26%,成人仅有 5%。常见的甲状腺恶性肿瘤,发病率呈现持续升高的趋势。按照病理类型,甲状腺癌大致可分为甲状腺乳头状癌(papillary carcinoma of thyroid,PTC)、甲状腺滤泡状癌(follicular carcinoma of thyroid,FTC)、甲状腺未分化癌(anaplastic thyroid carcinoma,ATC)及甲状腺髓样癌(medullary carcinoma of thyroid,MTC)等。其中,前两者属于分化型甲状腺癌(differentiated thyroid cancer,DCT),占全部甲状腺癌的 90% 以上,儿童甲状腺癌中 PCT 为主。

【概述】

2015 年,美国甲状腺学会(ATA)指南推荐:儿童青少年定义为 ≤18 岁,这是由于大多数患者在 18 岁前完成生长发育,因此将年龄上限定在 18 岁,能更准确地定义生长发育和及生理变化对肿瘤行为的影响。成人甲状腺结节的超声检出率为 19%~35%,而儿童的检出率为 0.2%~1.5%,在美国新诊断甲状腺癌患者中,年龄小于 20 岁的患者占 1.8%,且发病率仍在增加,其中青春期及以后患儿发病率是青春期前儿童的 10 倍,青春期男女发病比例为 5:1,可见青春期是高风险人群,青春期男孩发病风险更高。青春期前儿童并不存在这种性别差异。

甲状腺结节在儿童及青少年中的发病率似乎并不高,但恶性的发生风险远高于成人。随着年龄的增长,儿童及青少年甲状腺癌的发病率也逐渐增加,在美国,15~19 岁青少年甲状腺癌的发病率位列所有恶性肿瘤的第 8 位,在女孩中已高居第 2 位。其中,甲状腺乳头状癌(PTC)和滤泡状癌(FTC)等分化型甲状腺癌(DTC)常见,PTC 的比例更是达到 90% 以上,而髓样癌(MTC)、低分化癌及未分化癌则较为少见。

儿童、青少年甲状腺乳头状癌的临床生物学行为与成人甲状腺癌明显不同,常表现为侵袭性强、多灶性,极易向甲状腺包膜外侵犯,颈部淋巴结转移,直接侵犯喉返神经。

虽然儿童甲状腺癌侵袭性强,易远处转移,但远期预后较好,即使复发者生存率也不低于成人。有报道 PTC 患者 5 年、15 年和 30 年生存率分别为 98%、97% 和 91%。关于肿瘤分子生物学,目前认为儿童 PTC 有更高的基因重排率和更低的原癌基因突变率,其突变频率和突变谱也异于成人,分子诊断有效性未得到充分验证。目前针对甲状腺肿瘤认识主要有以下进展:

(1) 甲状腺肿瘤的发生和进展与 BRAF 和 *RAS* 基因的体细胞点突变有关,也与转染(RET)和 NTRK 1 酪氨酸激酶(NTRK 1)过程中相关的融合有关,从而导致丝裂原活化蛋白激酶(MAPK)和磷酸肌醇 3- 激酶(PI3K)信号通路的构成性激活。除罕见的情况外,这些突变是相互排斥的事件,致癌基因型与组织病理学表型之间存在相当可预测的关系,并存在着 RET-PCT 重排,随着检测技术的改进,不断有新的突变和融合被报道。与成人相比,儿童分化型甲状腺癌(DTC)的临床表现有差异,甚至在同一组织学变异中也是如此。

(2) *BRAF* 和 *RAS* 的突变以及 PTC 融合,代表 PTC 和 FTC 的共生变化。与具有相似组织学的肿瘤相比,儿童和成人患者的体细胞遗传改变谱似乎不同,与点状突变相比,儿童肿瘤的比例更高。*BRAF* 基因突变在儿童甲状腺乳头状癌(PTC)中很常见,但可能并不预示有侵袭性或难治性疾病的风险增加。

(3) 儿童人群中存在多种家族性甲状腺癌,包括髓性甲状腺癌和 DTC。癌基因 *Panels* 是唯一有临床应用价值的,可以预测 19 岁以下的患者患恶性肿瘤的风险增加。

(4) 在儿童患者中,RET-PTC、NTRK 1/3 或 Braf 基因融合的存在与侵袭性疾病的风险增加有关。对于这些患者,必须确保术前完成对颈部异常淋巴结的筛查,每个颈部至少有一个淋巴结,以分层和优化治疗侧颈淋巴结清扫。

(5) 其他突变(例如,RAS)或基因融合(PAX8-PPARG)的存在似乎与恶性肿瘤的风险增加有关,但较低侵袭性疾病的可能性更高。

(6) 在儿童中,MTC 是一种单基因疾病,它是由与 MEN2 型(MEN2A 或 2B)相关的 RET 原癌基因的显性遗传或新发的获得性功能突变引起,这取决于具体的突变。

根据美国甲状腺协会关于甲状腺髓样癌诊断和治疗的指南,甲状腺切除术的时机见表 2-9-13。

表 2-9-13 基于基因筛查中常见 RET
突变的风险水平及管理

MTC 风险水平	RET 突变	管理
最高 (MEN2B)	M918T	全甲状腺切除术在出生的第 1 年,理想在 5 岁之前。5 岁以后转移的风险增加
高 (MEN2A)	A883F C634F/G/R/S/W/Y	根据血清降钙素水平 5 岁或 5 岁前行甲状腺全切除术
中度 (MEN2A)	G533C,C609F/G/R/S/Y,C611F/G/S/Y/W,C618F/R/S,C620F/,R/S,C630R/Y,D631Y,K666E,E768D,L790F,V804L,V804M,S891A,R912P	当血清降钙素水平高于正常范围或父母不希望进行长时间监测时,可进行甲状腺全切除术

【病因与发病机制】

1. 发病相关因素

(1) 危险因素:碘缺乏、放射线暴露,如曾接受放射治疗的肿瘤幸存儿童,特别是在青春期前接受高达 20~29Gy 放射治疗的儿童风险最高、甲状腺疾病史,如桥本甲状腺炎,其患儿的甲状腺结节超声检出率高达 30%,其中 3% 为恶性,也有报道

在儿童和青少年中,HT 与患甲状腺结节的风险增加有关,但与甲状腺癌的风险无关。

(2) 激素影响:① TSH 多个研究表明正常人和恶变患者甲状腺组织都能查到 TSH 受体,TSH 不仅刺激正常甲状腺组织代谢,DNA 合成及甲状腺细胞生长,同时对由滤泡癌制备的 FTC-133 细胞具有同样的作用。②性激素与其他甲状腺疾病一样,甲状腺癌好发于女性。甲状腺癌组织中可测出雌激素受体。

(3) 遗传因素与遗传综合征:甲状腺滤泡上皮癌常有家族史,而 20% 髓样癌有家族遗传背景(常染色体显性遗传),有家族性非髓样甲状腺癌家族史的儿童也有肿瘤发生倾向。部分遗传性综合征可引起甲状腺肿瘤,如 APC 相关息肉病、卡尼综合征、*DICER1* 综合征、多发性错构瘤肿瘤综合征,另外,贝 - 维综合征、家族性副神经节瘤综合征、利 - 弗劳梅尼综合征(Li-Fraumeni syndrome,LFS)、纤维性骨营养不良综合征及波伊茨 - 耶格综合征合并分化型甲状腺癌(DTC)的案例也曾报道过。

2. 发病机制

(1) 癌基因和抑癌基因:甲状腺癌的发生、演化与其他肿瘤一样与癌基因和抑癌基因有关。当甲状腺细胞受到射线辐射和其他因素影响时,癌基因 RET/PTC 和 TRK 发生重排但尚不足以引起滤泡细胞恶性变,在此基础上发生 ras 癌基因突变,导致进一步克隆性发展,恶性变发生形成甲状腺乳头状癌,随后发生抑癌基因 P53 的缺失,甲状腺乳头状癌可转变为未分化癌。癌变过程伴有 DNA 甲基化异常和基因表达改变。

(2) 细胞因子:一些细胞因子在甲状腺癌发生过程中也起到一定作用,其中最重要的是血管内皮生长因子(VEGF)。甲状腺癌组织中的 VEGF 表达明显高于正常甲状腺组织。VEGF 通过对血管内皮细胞生长的直接促进和增加血管通透性,为成纤维细胞和内皮细胞的生长提供基质,促进肿瘤血管的形成。其他还有如碱性成纤维细胞生长因子(bFGF)、转化生长因子(TGFβ)等细胞因子在甲状腺癌的发生发展中起到重要促进作用,与肿瘤相关的抑癌因子之间可能存在某些相互作用。

【症状】

1. 临床特点 与成人不同,儿童通常没有太多的表现,常以发现颈部肿物就诊。危险因素

包括：甲状腺疾病史和家族史、颈部射线暴露史等。

2. 症状和体征　除了颈部肿物，很少出现声音嘶哑、呛水、呼吸、吞咽困难。需通过触诊对其大小、数目、质地、边界、活动度区域淋巴结以及邻近脏器等仔细检查排除有无恶性可能。

【诊断思路】

1. 辅助检查

（1）甲状腺功能检测：需常规进行甲状腺功能检测，TSH 降低提示甲状腺功能亢进。

（2）甲状腺抗体：为鉴别自身免疫性甲状腺疾病，有必要检测促甲状腺激素受体抗体、抗甲状腺球蛋白抗体、抗甲状腺过氧化物酶抗体。

（3）影像学检查：①首选超声检查颈部超声。②核素显像根据结节的摄碘功能分类为"冷结节"和"热结节"。③CT 和 MRI 不作为常规。

（4）细针穿刺活检（FNAB）：诊断快速、准确且性价比高。

（5）遗传学分析：不同类型存在特定的遗传学特征，儿童甲状腺癌中 *RET/PTC* 基因重排的发生率较高，特别是 *RET/PTC3* 基因重排更常见于甲状腺乳头状癌。其他类型突变还包括 RAS、BRAF。20%~50% 的 FTC 与 PAX8/PPAR-γ 基因重组密切相关。>95% 的遗传性家族性 MTC 存在 RET 基因的胚系突变，50%~80% 散发型 MTC 存在 *RET* 基因的体细胞突变，某些特定类型的基因突变对伴发 TC 的遗传性多发肿瘤综合征有一定提示意义。分子学联合细胞学检测可提高 FNA 检测的阳性预测值。

2. 需要鉴别的疾病

（1）甲状腺结节病因的鉴别：儿童甲状腺结节分为良、恶性两类，①良性：囊肿、结节性甲状腺肿、甲状腺炎伴假结节病变；②恶性：甲状腺乳头状癌、甲状腺滤泡性癌、髓样癌、间变性肿瘤、淋巴瘤和转移性甲状腺癌等。

（2）其他疾病：炎性病变、脓肿甲状腺舌管囊肿、异位胸腺、单侧甲状腺缺如、畸胎瘤等。主要通过病史、体格检查、影像学、实验室检查、甲状腺细针穿刺活检（FNAB）鉴别，最主要的是超声检查和 FNAB。

【诊断流程图】

1. 诊断依据和要点　儿童甲状腺结节的评估和治疗与成人基本相同，但以下情况需注意：

（1）不能仅根据结节大小进行评估，而应当综合考虑 US 特征及质地，以便识别需进行 FNA 的患者。

（2）所有儿童进行 FNA 时均需在超声引导下。

（3）儿童甲状腺高功能结节无须进行术前 FNA。

（4）在儿童中需注意可能存在的弥漫性浸润性乳头状癌。

（5）当 FNA 提示为中间状态时，与其重复 FNA，更推荐进行甲状腺叶切除与峡部切除。

（6）基因检测：基因检测阳性突变结果对诊断甲状腺癌某些类型有提示，但阴性结果也不能排除，尚需要更多的研究证实。

2. 诊断流程图　见图 2-9-8。

【治疗与随访】

1. 治疗

（1）良性甲状腺结节的处理：首要的是确认结节是良性的。因为即使无恶性超声征象、FNAC 结果为良性的儿童结节中，也可能存在 3%~5% 的恶性。良性结节应进行以超声检查为主的随访，一旦出现可疑超声征象、结节体积持续增大，应再次 FNAC。结合存在压迫症状、美观问题或患者及其父母主观意愿，可考虑行腺叶切除术。对于 >4cm 的实性良性结节应考虑手术，这与结节生长过快或恶性风险增高有关。儿童存在自主功能性结节时，应首选手术，一般选择腺叶切除术，因为低活性放射性碘可诱发甲状腺细胞突变且 1/3 的儿童患者可能出现 DTC 与自主功能结节并存。

（2）甲状腺癌的治疗：对于大多数甲状腺癌儿童患者，推荐甲状腺全切除术，长期随访观察显示，与腺叶切除术相比，双侧叶切除可降低病变持续存在或复发风险。对于细胞学提示恶性、临床提示甲状腺外较大浸润和 / 或术前分级评估或术中发现存在局部转移患者，推荐行中央颈部切除（CND），从而降低二次手术并提高无病生存（DFS）。^{131}I 治疗：目前儿童患者一般多将 ^{131}I 治疗用于清除病灶，即对手术无法切除但摄碘的局部持续病灶、转移淋巴结及已发现或潜在的远处转移灶。对曾做过 ^{131}I 治疗而疾病仍持续存在，是否需再次治疗应结合患者病情和既往 ^{131}I 治疗反应，并权衡治疗利弊。术后 LT$_4$ 抑制治疗：2015 年美国 ATA 指南推荐儿童 TSH 抑制的目标应基于儿童 PTC 的风险等级，低、中和高风险患者 TSH 目标分别为 0.5~1.0mIU/L、0.1~0.5mIU/L 和 < 0.1mIU/L。

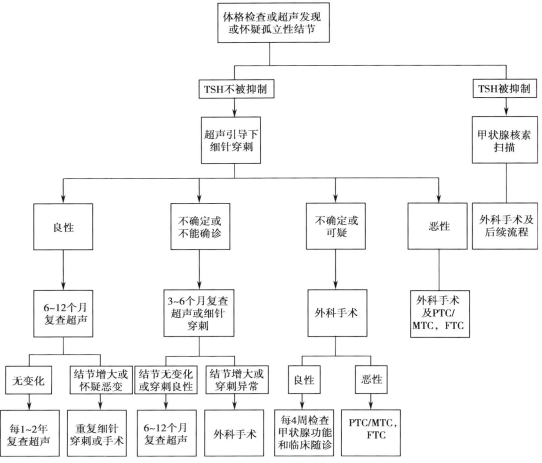

图 2-9-8　儿童甲状腺结节诊断流程图

2. 随访监测

（1）良性病变定期 US 随访，出现可疑表现或病变持续增长时需重复 FNA。

（2）对于伴有 TSH 水平受抑制的儿童甲状腺结节患者，应行甲状腺闪烁成像检查，结节内摄取增加提示功能自主性结节。对于绝大多数儿童及青少年自主功能性结节患者，推荐手术切除，通常为甲状腺叶切除术。

（3）DCT：患者连续、定期的 Tg 和 TgAb 测定以及甲状腺超声检查对治疗评估和随访会提供参考意义。PTC 患者需在初次手术至少 6 个月后须行颈部彩超检查。如是低风险 PTC 儿童患者，此后可每年复查颈部超声，如是中高风险患者则每 6~12 个月复查。随访 5 年后可根据复发风险适当调整复查周期。

（4）在具有甲状腺新生物高危的儿童中，推荐每年进行一次查体。对于检查中发现存在可触及的结节、甲状腺形态不对称和 / 或异常颈部淋巴结肿大的患者，推荐行进一步影像学检查。

（四）甲状腺激素不敏感

【概述】

甲状腺激素不敏感（impaired sensitivity to thyroid hormone）是各种原因导致的甲状腺激素作用减弱，包括甲状腺激素细胞膜转运障碍、甲状腺激素代谢障碍以及甲状腺激素受体功能障碍，后者又称为甲状腺激素抵抗综合征（thyroid hormone resistance syndrome，THRS），甲状腺激素受体分为 α 和 β 两个亚型，其中甲状腺激素 β 受体缺陷是最常见的原因（RTH-beta），占所有甲状腺激素不敏感的 80% 以上。

该病发病率很低，大约为 1/5 万。不同性别、种族之间发病率无明显的差异。至今国内外已有 1 000 余例的文献报道，发现基因突变位点 160 余个，涉及 370 多个家系。

【病因与发病机制】

1. 受体基因突变　甲状腺激素受体为核受体，正常情况下与 T_3 结合后进一步发挥作用，其受体分为 TR-α 和 TR-β 两种异构体,其编码基因分别位于第 17 号染色体和第 3 号染色体上;TR-α 有 TR-α1 和 TR-α2、TR-β 有 TR-β1 和 TR-β2 两种亚型,不同组织及不同发育阶段,两种受体亚型的分布和表达存在明显差异。报道最多的是 TR-β 亚基的激素结合区缺陷。

TRα1、TRα2 和 TRβ1 几乎存在于所有组织中,而 TRβ2 仅存在于下丘脑、垂体、内耳和视网膜。下丘脑 - 垂体 - 甲状腺轴内 TH 信号途径的负反馈调节主要由 TRβ2 介导。

(1)TRβ 基因突变:由于 $THRB$ 基因突变导致编码产物的改变,使配体与 TR 的结合能力下降或缺失,转录活性降低,导致 TH 不敏感或抵抗。其中 THRB 基因的 C- 末端的三个"热点区",涉及 T_3 结合,即 234~282、310~353、429~460。另外还有一些过去称之为"冷区域"的突变也见报道。约 15% 的 RTH-beta 患者,未发现 $THRB$ 基因突变,考虑与 β 亚基附近辅助因子突变有关,称为 nonTR-RTH。

(2)$TRα$ 基因突变:2012 年首次报道了 $TRα$ 基因突变所致的 THR(RTHα),到目前为止,在 31 例患者中,仅报告了 20 个错义突变和移码突变。TRα 突变可导致 TRα1 与 T_3 的亲和力减低,并且 T_3 和受体结合后无法释放转录抑制因子。

2. 甲状腺激素膜转运缺陷　目前发现的最有效和特异的 TH 转运体之一是单羧酸转运体 8(MCT 8),其基因位于 Xq13.2,故该病表现为 X 连锁遗传性疾病。$MCT8$ 基因突变涉及 1 个至多个外显子,表现为点突变和大片段缺失。除 $MCT8$ 外,其他缺陷还包括:MCT10、非钠依赖性有机阴离子转运多肽(OATP)、钠离子 / 牛磺酸盐协同转运多肽(NTCP)、L 型氨基酸转运体(LAT)。

3. 甲状腺激素代谢缺陷　细胞内通过位置特异性脱碘酶激活或失活 TH,在局部组织调节 TH 水平。脱碘酶包括 D1、D2 和 D3,均是含硒蛋白质。这些缺陷包括:硒代半胱氨酸插入序列结合蛋白 2(selenocysteine insertion sequence binding protein 2,SECISBP2/SBP2)基因突变、D2 多态性等。

【症状】

临床表现多种多样,变异度大,可从无任何临床症状到症状极为严重。RT H-beta 有家族遗传倾向,少数为散发性;nonTR-RTH 临床表现与 RTH-beta 类似。

1. TRβ 临床症状和体征　TRβ 临床症状和体征发生率见表 2-9-14。

表 2-9-14　**TRβ 临床症状和体征发生率**

症状体征	发生率
甲状腺	
肿大	66%~95%
心脏	
心动过速	33%~75%
神经系统	
情绪不稳定	60%
运动行为兴奋	33%~68%
注意缺陷障碍［伴多动］	40%~60%
学习能力下降	30%
智力低下(IQ<70)	4%~16%
听力减低(感觉神经)	10%~22%
生长发育	
矮小(<5%)	18%~25%
骨龄延迟>2SD	29%~47%
BMI 降低(儿童)	33%
反复耳、咽感染	55%

2. $TRα$ 基因突变　表现为甲状腺功能减退的临床特征(生长迟缓、发育滞后、骨骼发育落后、严重的便秘、巨结肠、心动过缓、正细胞性贫血),但循环中 TH 和 TSH 水平却接近正常。

3. 甲状腺激素膜转运缺陷　MCT8 在脑组织中有重要表达,因此 MCT8 突变患者在婴儿期或儿童早期表现出神经发育异常。早期迹象为肌张力减退和喂养困难。随着年龄增长,体重增加滞后,小头畸形,而线性增长正常。躯干的张力持续减退,肢体僵硬痉挛持续发展,可导致四肢瘫痪。肌肉容量减少,出现普遍的肌肉无力和头部控制障碍。严重的患儿不能够独坐或走路,不能讲话。无外周甲状腺功能减退的典型表现。

4. 甲状腺激素代谢缺陷　SBP2 基因缺陷导致的 THMD 常表现为身材矮小和骨龄落后,严重者伴有无精症、肌肉萎缩、智力发育落后、听力损害、对紫外线敏感性增强而发生氧化损伤、T 淋巴细胞增殖障碍等。

【诊断思路】

1. 辅助检查　TRβ 基因缺陷:症状的多样性,其变化的严重程度,以及缺乏可靠的生化指标,使诊断困难,基因检查为其主要检测手段。

（1）甲状腺激素水平：FT_4 增高和 TSH 不被抑制是必要条件，常常伴有 T_3 和 rT_3 的高值。T_3 和 T_4 多次正常上限，而 T_3 ：T_4 比值正常。

（2）甲状腺自身抗体和甲状腺球蛋白：甲状腺球蛋白升高，甲状腺自身免疫抗体一般阴性，但如果阳性可能同时存在自身免疫性甲状腺疾病。

（3）基因检测：目前基因诊断是 RTH 诊断的最直接和明确的方法。

各种基因缺陷所致 THIS 的实验室检查鉴别见表 2-9-15。

表 2-9-15　各种基因缺陷所致 THIS 的实验室检查鉴别

缺陷基因	FT_4	FT_3	rT_3	TSH
THRA	N、轻度↓	N、轻度↑	↓	N
THRB	↑↑	↑或N	↑↑	N、轻度↑
MCT8	↓	↑↑	↓	N、轻度↑
SBP2	↑↑	↓	↑↑	N、轻度↑

2. 需要鉴别的疾病

（1）原发性甲减：临床可有甲状腺肿大和甲减的表现，FT4、FT3 减低或正常，TSH 增高，常伴有 TgAb 和 TPO 的增高。。

（2）弥漫毒性甲状腺肿：甲状腺肿大伴有相应的甲状腺毒血症的症状，FT_3、FT_4 增高，TSH 减低，TRAb 阳性。

（3）垂体 TSH 瘤：血清 TT_3、TT_4 和 TSH 同步升高，与 PRTH 易混淆，垂体 MRI 可资鉴别。

（4）甲状腺激素结合蛋白异常：包括遗传性与获得性两类。血清中的甲状腺激素结合蛋白主要包括 TBG、TTR 和 HSA，这 3 种蛋白的遗传性异常可导致血清中 TT_3、TT_4 检测浓度的异常，表现为正常甲状腺功能性高甲状腺激素血症或正常甲状腺功能性低甲状腺激素血症。此时要结合 FT_3、FT_4、TSH 和甲状腺抗体综合分析，并可通过分子遗传学确诊。

【诊断流程图】

1. 诊断依据和要点　临床表现与甲状腺激素水平升高不一致，绝大多数 RTH-beta 是常染色体显性遗传的家族性疾病，因此，怀疑此病注意仔细询问家族史，有无类似患者。

（1）可疑患者，有如下情况应考虑：①甲状腺肿大，临床无甲状腺功能异常的表现而血清甲状腺激素水平多次明显升高者。②甲状腺肿大，临

床表现为甲状腺功能亢进，但血清甲状腺激素和 TSH 水平同时增高并能排除垂体分泌 TSH 肿瘤者。③甲状腺肿大，临床表现为甲状腺功能减退，而 T_3、T_4 升高者。④甲状腺功能减退患者使用较大剂量的甲状腺激素制剂症状仍未改善者。⑤甲状腺功能亢进患者应用多种方法治疗后症状不减轻反而加重或复发者，同时应排除垂体肿瘤。⑥有本病的家族史者。

（2）根据临床表现也可分为：①全身型甲状腺激素抵抗综合征：甲状腺弥漫性肿大，聋哑，骨骼发育延迟，TSH 正常或升高，可从无症状到严重甲减。②垂体甲状腺激素抵抗综合征甲状腺激素对垂体释放的 TSH 负反馈作用减弱或消失，从而 TSH 过度释放，致甲状腺增生肿大，甲状腺激素合成增加。临床表现为血 TSH 明显升高，甲状腺激素水平升高，甲状腺肿大，无甲状腺功能亢进表现。③外周组织性甲状腺激素抵抗综合征多数有家族史，甲状腺肿大（多发性结节性甲状腺肿），血甲状腺激素增高，但临床却表现为甲减，血清总 T_3、T_4、FT_3、FT_4 高，TSH 多在正常范围。此型患者最具特征的表现是：即使应用很大剂量的甲状腺激素，但临床上并无甲状腺功能亢进表现。

2. 诊断流程图　详见图 2-9-9。

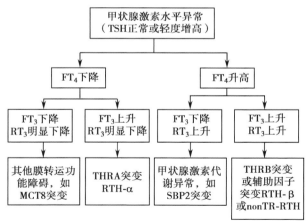

图 2-9-9　甲状腺激素不敏感诊断流程图

【治疗与随访】

1. 治疗　对于各型甲状腺激素不敏感均没有根治性治疗。对于 RTH-beta 由于升高的甲状腺激素水平可以代偿受体不敏感作用，一般无需治疗，但是对有甲状腺功能减退表现的患者特别是婴幼儿起病，应进行外源性甲状腺激素的补充。伴有甲状腺功能亢进症状者，目前首选三碘甲状

腺醋酸,该药对 TSH 有很强的抑制作用,治疗目标是将 TSH 控制在正常范围,避免 TSH 长期刺激甲状腺组织引起慢性淋巴细胞浸润导致的甲状腺进一步损伤。对于全身型 THIS 患者,可以给予适量甲状腺激素或 L-T$_4$ 抑制 TSH 的升高,并改善甲状腺功能减退症状;对垂体型 THIS 合并桥本甲状腺功能亢进者,或有心悸气短的患者可用 β 受体阻滞剂对症治疗。MCD8 突变导致的膜转运障碍一般为对症治疗,抗胆碱能药物、左旋多巴、巴氯芬等可改善肌张力障碍。由于脱碘酶造成甲状腺激素代谢缺陷的患者使用三碘甲状腺醋酸可纠正骨龄落后,维生素 E 可改善氧化应激损伤。但应强调任何类型的甲状腺激素不敏感,均不应使用抗甲状腺药物、放射碘及手术治疗。

2. 随访监测　儿童患者需要密切监测生长发育,定期检查发育情况和可能出现的异常,主要采取对症的方法。

3. 成人过渡　平稳过渡成人期,对家族和下一代根据分子遗传学的检测进行遗传咨询。

五、自身免疫性多内分泌腺病综合征

【概述】

自身免疫性多内分泌腺病综合征(autoimmune polyendocrine syndrome,APS)是由于免疫耐受异常导致产生自身抗体攻击多个内分泌腺体和 / 或其他非内分泌腺体,从而产生不同的临床症状。不同分型发病率不同,其中 APS-Ⅰ 型常在儿童期及青春期发病,发病率极低,大多数国家该病的发病率大约为 1∶100 000~1∶80 000,以色列的犹太人发病率约 1∶9 000,在我国尚无此病的发病率报道。

1. 分型　有学者将其分为 4 型:

(1)APS-Ⅰ 型也称为自身免疫性内分泌病 - 念珠菌病 - 外胚层营养不良(autoimmune polyendocrinopathy candidiasis-ectodermal dystrophy,APECD),是由 AIRE 基因突变导致的常染色体隐性遗传病。

(2)APS-Ⅱ 型为多基因遗传病,远较 APS-Ⅰ型常见,发病率大概在 1∶1 000,该病由 HLA 基因多态性所致的遗传易感性及环境因素共同决定,多在青春期到成年期发病,主要表现为原发性慢性肾上腺皮质功能减退症、自身免疫性甲状腺炎和 1 型糖尿病,以及其他器官的自身免疫性疾病。

(3)APS-Ⅲ 型表现为自身免疫性甲状腺疾病,伴有其他内分泌器官或非内分泌器官自身免疫性疾病,但不伴有肾上腺受累,又可进一步分为 APS-ⅢA、APS-ⅢB 和 APS-ⅢC。

(4)APS-Ⅳ 型为不符合 APS-Ⅰ、Ⅱ、Ⅲ 型的自身免疫性疾病组合;APS-Ⅲ 和 APS-Ⅳ 主要强调肾上腺不受累,但对越来越多的患者随访观察发现,某些 APS-Ⅲ 型和 APS-Ⅳ 型患者随着时间进展也出现了原发性慢性肾上腺皮质功能减退症表现,而最终归为 APS-Ⅱ 型。由于 APS 患者各器官损害可能在疾病进展过程中逐一出现,在同一家族中也可能出现不同的自身免疫性疾病,故临床表现多样,受累脏器各不相同。

2. 新进展　近些年由于基因检测技术的进展,发现更多的导致反应性 T 细胞免疫异常的基因均可出现多个内分泌器官及非内分泌器官自身免疫性损害,如 *FoxP3* 基因突变导致的 X 连锁免疫紊乱多内分泌病肠病综合征(IPEX),*SATA5B*、*IECH* 和 *BACH2* 基因功能缺失性突变,*STAT1* 和 *STAT3* 基因功能获得性突变等可引起类似 IPEX 表现。

【病因与发病机制】

目前认为 APS 的发生主要与胚胎时期自身反应性 T 细胞(Treg)阴性选择异常导致免疫耐受受损有关。正常情况下,在胚胎时期,AIRE 基因可以使很多自身抗原在胸腺髓质上皮表达,之后这些自身抗原会和自身免反应性 T 细胞结合,接下来这些与自身抗原结合的 T 细胞会有两个结局,一是直接凋亡,此过程为中枢 T 细胞的免疫耐受也就是自身反应性 T 细胞在胸腺的阴性选择;第二是转变为表达调节 T 细胞(Treg)的 FoxP3,它可以通过与抗原呈递细胞作用而抑制自身反应性 T 细胞。因此 *FoxP3* 基因缺陷也可发生自身免疫性疾病。

1. APS-I 的主要病因就是自身免疫调节基因(autoimmune regulator gene,AIRE)缺陷　*AIRE* 基因位于 21p22.3,绝大部分呈现常染色体隐性遗传,目前已报道 100 余种突变,最常见的突变位于 SAND 区,又称为芬兰主要突变(p.R 257X),该突变在芬兰、俄罗斯、东欧常见;另一常见突变在组蛋白阅读区(又称为植物同源区 1,plant homeodomain1,PHD1)13 对碱基缺失(p.C 322del13),该突变在挪威、北美、英国和法国多见。近些年,也发现一些位点突变造成 APS-I 呈常染色显性遗传模式,但临床表现相对较轻,除基因诊断外,临床与 APS-Ⅱ 难以鉴别。

2. APS-Ⅱ 患者由多基因及环境因素共同决定 其易感性与人白细胞抗原(human leukocyte antigen,HLA)或称为主要组织相容性复合体(major histocompatibility complex,MHC)多态性有关;其次与自身免疫有关的其他基因包括 MHC1 类相关基因 A(*MICA*)、淋巴酪氨酸磷酸化酶(*PTPN22*)、细胞毒性 T 淋巴细胞相关抗原 4(*CTLA4*)和 NACHT 富含亮氨酸的重复蛋白 1(*NALP1*)。位于 6 号染色体的 *MHC* 基因已经被证实在多个自身免疫性疾病中发挥作用,其中最重要的是 DQ 分子,该分子是 MHC 中与自身免疫性内分泌病关系最密切的物质。DQ 分子由 α 和 β 两条链构成,故又称为 DQ2 分子。由于 MHC 及 HLA 分子的高度多态性,不同的分子表达对不同疾病有不同的敏感性。如 DR3-DQ2 和 DR4-DQ8 患者易感 1 型糖尿病;DR4 亚型患者与 Addison 病高度相关。

环境因素对 ASP-Ⅱ 的发生同样重要,目前发现如存在上述不良的遗传背景,婴儿时期过早的进食麦麸,可能会增加肠道自身免疫性疾病和糖尿病的风险。流行病学调查还发现深海鱼油由于富含 ω-3 不饱和脂肪酸和维生素 D,则可以降低糖尿病危险。

3. X 连锁免疫失调性多内分泌腺体病和肠病 除 *AIRE* 基因外,近些年新发现的单基因自身免疫性多内分泌腺病与外周免疫耐受及细胞因子的异常表达有关。如表达 *FoxP3* 的基因缺陷,可使自身反应性 T 细胞(Treg)在外周免疫组织阴性选择受阻,产生过多的自身抗体破坏自身组织,出现 X 连锁免疫失调性多内分泌腺体病和肠病(X-Linked immune dysregulation,polyendocrinopathy,and enteropathy,IPEX),这是极其罕见的 X 连锁遗传性疾病,到目前已发现 70 余种基因突变类型,多为移码突变和错义突变,全世界确诊病例约 150 例。

4. 其他 另外,对自身反应性 T 细胞起关键作用的细胞毒 T 淋巴细胞抗原 4(cytotoxic T lymphocyte-associated antigen-4,CTLA4)、CD25 分化簇突变均可减少对自身反应性 T 细胞的抑制,而发生自身免疫性疾患,目前已知转运干扰素 -α、β 和干扰素 -γ 的 *STAT1* 基因和转运 IL-6、IL-12、IL-22、IL-23 的 STAT3 基因表达增强可以导致自身免疫性疾病,相反转运 IL-2 的 *STAT5b* 基因缺失则可导致自身免疫性疾病,其中 *STAT5B* 可能与增加 FoxP3 表达有关,而其他的发生机制还需进一步研究探讨。

【**症状和表现**】

1. APS-Ⅰ 又称为自身免疫性内分泌病 - 念珠菌病 - 外胚层营养不良(autoimmune polyendocrinopathy candidiasis-ectodermal dystrophy,APECD),有三个最主要症状分别是慢性黏膜念珠菌病、甲状旁腺功能减退症以及原发性肾上腺皮质功能减退症。念珠菌感染常是首发表现,在婴儿期即可出现,从念珠菌感染到其他脏器损害,这个过程可能会经历数年至十年,故该病看似多在儿童期或青春期发病,20 岁之前即青春期前后为其进展高峰。

(1)反复慢性念珠菌感染:大多数病例均有反复慢性念珠菌感染,且常常是首发表现,在婴儿期即可发病,以口腔黏膜鹅口疮和灰指甲多见,而皮肤和食管念珠菌感染相对少见。由于反复的口腔真菌感染,可能导致黏膜白斑,最终可能致口腔及食管鳞状细胞癌。

(2)甲状旁腺功能减退:在反复念珠菌感染后,甲状旁腺功能减退常是第二个出现的临床表现。化验检查中会发现血钙、血磷、PTH 等降低;大部分 APS-Ⅰ 患者,甲状旁腺自身抗体 NALP5 常阳性。

(3)原发性肾上腺皮质功能减退症:约 79% 的 APS-Ⅰ 患者将会出现原发性肾上腺皮质功能减退症表现,如乏力、皮肤黑、消瘦、腹痛、脱水、惊厥等症状,应激状态下可能出现肾上腺危象,查电解质可能有低钠、高钾、低血糖等。皮质醇水平降低,ACTH 水平升高,常可检测到抗 21- 羟化酶抗体,部分患者可检测到抗 17α- 羟化酶抗体和 CYP450 侧链裂解酶抗体。

对所有 APS-I 患者均需警惕肾上腺危象,表现为:低血压和休克,常伴有低钠和高钾血症,并有非特异性表现如厌食、恶心、呕吐、腹痛等消化道症状及无力、乏力、昏睡、发热、意识障碍等,由于这些表现主要取决于盐皮质激素缺乏的程度,因此肾上腺危象也可出现在仅使用糖皮质激素替代治疗,而盐皮质激素摄入不足的肾上腺皮质功能不全患者。

(4)性腺发育不良:72% 女性,26% 的男性可能出现,也有报道近 60% 女性在 30 岁之前出现卵巢功能早衰。可能会检测到针对卵巢的 NLRP5 抗体和针对前列腺的谷氨酰胺转移酶抗体阳性。

(5)外胚层发育不良：是 APS-Ⅰ重要临床表现之一。主要有指甲凹陷、角膜病以及与甲状旁腺功能减退无关的牙釉质发育不良,之所以说与甲状旁腺功能减退无关是因为 APS-Ⅰ型患者牙釉质发育不良可在甲状旁腺功能减退前就出现,而对于甲状旁腺功能减退出现在前的患者即使充分补充钙剂和骨化三醇,同样也无法阻止牙釉质发育不良的发生。

(6)脾脏功能缺失和反复出现的胆石症：也是 APS-Ⅰ的特点之一,15% 的患者可出现功能性无脾,外周血象可见 Howell-Jolly 小体是功能性无脾的提示。

(7)脂肪泻伴消化道吸收不良：常间断出现,低钙血症时可能会加重。

(8)其他：APS-Ⅰ患者也可并发活动性肝炎、甲状腺疾病、顽固性便秘、恶性贫血、1 型糖尿病等,罕有病例以关节炎为最初表现。几乎所有的 APS-Ⅰ患者都能检测到抗干扰素 α 和干扰素 ω 的抗体。

对于呈常染色显性遗传的 APS-Ⅰ患者临床表现相对较轻,可能仅发生自身免疫性甲状腺疾病、白癜风、糖尿病等,与 APS-Ⅱ型从临床上难以区分。

APS-Ⅰ虽为单基因遗传病,但即使在同一家族内,基因突变位点一致的情况下,APS-Ⅰ的临床表现和起病年龄也不尽相同,这些提示除了 *AIRE* 基因外,APS-Ⅰ临床表现可能还与其他基因以及环境因素等有关。对于大部分患者来说,APS-Ⅰ型患者出现临床症状的时间较 APS-Ⅱ型患者早,症状较后者严重。潜在的 T 淋巴细胞缺乏导致机会性感染增加。慢性活动性肝炎、反复念珠菌病导致的口咽癌、食管癌和胃癌是常见的致死原因。除躯体症状外,Hansen 等发现,在 APS 患者及其家属中,焦虑和抑郁的评分明显升高。

2. APS-Ⅱ　较 APS-Ⅰ常见得多,女性较男性发病率高,发病年龄较 APS-Ⅰ晚,多在青春期至成年期起病,并有明显的家族聚集性。APS-Ⅱ患者最主要的临床表现是原发性慢性肾上腺皮质功能减退症、自身免疫性甲状腺炎和 1 型糖尿病,并可伴有其他内分泌腺或非内分泌腺的自身免疫性疾病。

(1)原发性慢性肾上腺皮质功能减退症：是最常见的临床表现。

(2)自身免疫性甲状腺炎：是 APS-Ⅱ患者除原发性慢性肾上腺皮质功能减退症外最常见的疾病,已出现原发性慢性肾上腺皮质功能减退症的 APS-Ⅱ患者罹患该病的概率是 69%；罹患 1 型糖尿病的儿童,抗甲状腺过氧化物酶(TPO)抗体阳性率达到 10%~20%,随时间进展,几乎所有患者的 TPO 抗体都会呈阳性,因此 1 型糖尿病合并 TPO 抗体阳性最终致自身免疫性性甲状腺炎的比例很高。也有些患者表现为 Graves 病。

(3)1 型糖尿病：在已经罹患原发性慢性肾上腺皮质功能减退症的 APS-Ⅱ患者,合并 1 型糖尿病的概率是 52%。也是 APS-Ⅱ最常见的临床表现之一,常可检测到抗谷氨酸脱羧酶抗体或抗胰岛细胞抗体。

(4)腹腔疾病：谷氨酰胺转移酶是肌内膜的自身抗原,用放免法测定大概 10%~12% 的 1 型糖尿病患者会有抗谷氨酰胺转移酶抗体(tTG)阳性；如果糖尿病患者携带 HLA-DQ2,则抗 tTG 自身抗体阳性率更高。很多患者可能不会出现典型的消化道症状,而以骨质减少或矮小为主要表现,如果不给予相应的处理,这部分患者可能最终会出现腹腔恶性肿瘤,特别是淋巴瘤多见。

(5)其他：此外还可出现原发性性腺功能减退和重症肌无力,APS-Ⅱ患者及其亲属罹患白癜风、斑秃、浆膜炎、恶性贫血等疾病的概率也较正常人群明显升高。当任何一种疾病出现,其他疾病出现的概率较正常人明显上升；在出现相应的临床表现之前,已可在外周血中可以检测到相应抗体。

3. IPEX(X 连锁免疫失调性多内分泌腺病和肠病)　主要临床症状包括早发的 1 型糖尿病,表现为顽固性水样泻和吸收不良的自身免疫性肠病,以及湿疹、鱼鳞病、牛皮癣等各种类型的皮炎；嗜酸性食管炎和高 IgE 血症在 IPEX 患者常见；某些患者会出现膜性肾病和间质性肾炎；自身免疫性甲状腺炎、秃发、自身免疫性溶血、自身免疫性血小板减少症、自身免疫性中性粒细胞减少、肝炎以及胰腺炎等出现的相对较晚。IPEX 很多表现与 APS-Ⅰ类似,但起病年龄、病情进展恶化常常比 APS-Ⅰ更早,常在婴儿期发病,生后几年就可能死亡,较轻的患者如果早期接受相应的免疫抑制治疗,可能存活至 20~30 岁；该病如果及早诊断,异体骨髓移植可能治愈。

4. 其他的遗传性自身免疫性多内分泌腺病 随着高通量 DNA 检测技术的进步,越来越多的基因被证实与自身免疫性多内分泌腺病有关,其中有些呈单基因遗传,有些呈现多基因遗传易感性。如 *STAT5B* 基因突变可致生长激素不敏感伴免疫缺陷,表现为 GH 正常或增高情况下,生长发育迟缓、身材矮小,对 GH 治疗产生抵抗并伴随反复感染; *STAT3* 基因突变表现为儿童期出现的 1 型糖尿病、自身免疫性肠病或腹腔疾病,其他特征还包括身材矮小、非特异性皮炎、甲状腺功能减退、自身免疫性关节炎和青春期延迟等。 *CTLA4* 基因多态性与多种疾病有关,如桥本甲状腺炎、Graves 病、1 型糖尿病、系统性红斑狼疮、炎症性肠病及腹腔疾病、自身免疫缺陷等。

【诊断思路】

1. APS-Ⅰ 在皮肤黏膜反复念珠菌感染、甲状旁腺功能减退和肾上腺功能减退这三个主要临床表现出现 2 个时即可考虑诊断,如果兄弟姐妹中已有 APS-Ⅰ患者,那么出现一个主要表现即可诊断。此外抗干扰素 α 和 ω 抗体是 APS-Ⅰ较特异性的抗体,其他自身免疫性疾病几乎不出现这两种抗体,可作为甄别 APS-Ⅰ的重要检查。针对 *AIRE* 基因检测是诊断该病的重要手段,但基因检测阴性,并不能完全排除此症。

2. APS-Ⅱ 以下疾病中出现 2 个以上,可考虑 APS-Ⅱ,原发性肾上腺皮质功能减退、Graves 病、自身免疫性甲状腺炎、1 型糖尿病、原发性性腺功能减退、重症肌无力、腹腔疾患。可能检测到多种器官抗体阳性。

3. IPEX 婴儿期即出现的 1 型糖尿病、顽固性腹泻、营养不良、各种类型的皮疹等需警惕此症,抗 harmonin 抗体和 villin 抗体是 IPEX 患者体内也可检出特异性抗体,这两种物质是肠上皮刷状缘微粒体的重要蛋白,此外出现 1 型糖尿病的患者也可检测到谷氨酸脱羧酶抗体和抗胰岛细胞抗体。需进行基因检查明确。

4. **鉴别诊断** 注意与各个内分泌系统疾病和免疫系统疾病鉴别。

【治疗与随访】

APS 的治疗主要包括两方面:①对内分泌系统受累后相应的激素替代治疗,及相应的并发症治疗;②对其他非内分泌器官的相应治疗。

1. **肾上腺功能减退治疗**

(1)糖皮质激素:伴有肾上腺功能减退患者需要长期口服糖皮质激素模拟正常皮质醇的分泌,一般使用氢化可的松口服,8~17 岁的儿童和青少年生理性皮质醇分泌量为 4~7mg/(m²·d),成人为 8~15mg/d,新生儿期皮质醇分泌量较其他年龄阶段高,刚出生的新生儿皮质醇分泌量大概是成人的 1.5 倍,3 周后皮质醇分泌量为成人的 1.2 倍。对于少年儿童来说,初始氢化可的松摄入量一般在 7~10mg/(m²·d),小婴儿需求量稍大,成人每日摄入 15~25mg 氢化可的松即可,一般分 2 次服用,晨起后即摄入 15~20mg,在傍晚 4~6 点再给一次小剂量 5~10mg,有些患者分 3 次摄入自我感觉更好。

(2)盐皮质激素:一般使用 9α- 氟氢可的松,常用剂量是 0.1mg/d,由于人体内盐皮质激素分泌量在一生中基本恒定,氟氢可的松的摄入量不需要随年龄或体表面积而变动,但与配合使用的糖皮质激素有关,每日 20mg 氢化可的松或者 25mg 醋酸可的松或者 50mg 以上的泼尼松、泼尼松龙均相当于 0.1mg 氟氢可的松对水盐代谢的影响,而地塞米松和倍他米松则对水盐代谢几乎没影响。由于氟氢可的松可导致高血压,故在使用过程中需要密切监测血压变化。

(3)应激状态:在应激状态皮质激素需加量,①感染发热:轻度感染和 / 或低热(体温低于 38℃、咽痛、流涕等症状)时,无需增加糖皮质激素剂量;在中度的应激状态下(如相对严重的上呼吸道感染等情况),糖皮质激素剂量需要翻倍;如果体温高于 38℃,和 / 或伴有呕吐等症状时,氢化可的松的剂量需要增加至平时的 3~4 倍,如无法口服摄入,建议氢化可的松琥珀酸钠 50mg/m²,一般 0~3 岁儿童,可使用氢化可的松 25mg,3~12 岁,氢化可的松 50mg,12 岁以上,氢化可的松 100mg。如果平时使用的是泼尼松或者地塞米松,由于这些药物起效慢,不能立刻发挥作用,故在应激状态下需立即换成氢化可的松。②手术:在短程手术不超过 30~45 分钟时,建议以上剂量的琥珀酸氢化可的松静脉注射;如手术时间超过 30~45 分钟,在麻醉前给予 50mg/m² 氢化可的松静脉推注,最大剂量 100mg,接着给予 50~100mg/(m²·d),最大剂量 200mg/d,每 6 小时分次给予。次日,如果一般情况稳定可进食,则氢化可的松按平时剂量 3~4 倍给予,如果不能口服或者临床情况不稳定,可以每 6 小时静脉给予以上剂量氢化可的松。如果患者出现低血压或电解质紊乱,则必须使用静脉氢化可的松;应激状态下的激素摄入量需持续到患者无发热,并可耐受进食为止。

(4)肾上腺危象治疗:①快速识别失盐表现并给予合适的液体治疗是抢救肾上腺危象的关键。首先给予含 5% 葡萄糖的生理盐水 20ml/kg,1 小时静脉快速输注达到扩容目的,并可以改善低血糖,如果休克不能纠正,可重复使用生理盐水最大至 60ml/kg;②如果存在难以纠正的低血糖,需要额外补充葡萄糖,首剂一般补充 0.5~1g/kg 葡萄糖,最大量 25g 静脉缓推;一般选择 25% 葡萄糖溶液,2~4ml/kg,以 2~3ml/min 速度静脉缓推,也可使用 10% 葡萄糖 5~10ml/kg 静脉缓推;③氢化可的松剂量:以 50~100mg/m² 静脉注射,或按以下剂量给予:一般 0~3 岁儿童,可使用氢化可的松 25mg 静脉推注,3~12 岁,氢化可的松 50mg 静脉推注,12 岁以上,氢化可的松 100mg 静脉推注;在随后的 24 小时内,该剂量氢化可的松应持续静脉滴注或者 24 小时内分 4 次给予。④出现高钾血症时,首先要密切监测心电图,一般随着静脉补液及氢化可的松补充治疗,高钾血症均可减轻至缓解,但如有严重的高钾血症即使在以上治疗后仍不能缓解,如伴有心电图改变,可考虑于葡萄糖和胰岛素治疗促进钠钾通道开放。在危象治疗过程中,需密切监测水电平衡,避免水钠潴留等副作用。

2. 甲状旁腺功能减退治疗　口服维生素 D 衍生物和钙剂以及镁剂治疗,但是由于胃肠道吸收不良,很可能不能达到良好的作用。有报道可泵入或注射重组人 PTH 治疗方案,但价格昂贵。

3. 针对糖尿病和甲状腺炎治疗　1 型糖尿病,需使用胰岛素治疗;甲状腺炎无功能受累时继续观察,出现甲减给予口服左甲状腺素替代治疗,但需要强调的是一定要首先明确肾上腺功能,切记先纠正肾上腺功能的不足再给予优甲乐治疗,否则可能诱发肾上腺危象。

4. 抗真菌治疗　对于 APS-Ⅰ型患者的抗真菌治疗,一般采用口服的酮康唑或氟康唑,但往往随着停药或者减量而出现真菌感染复发。酮康唑可以抑制肾上腺和性腺类固醇合成,故可能造成肾上腺危象,此外还可以造成一过性转氨酶升高偶尔诱发肝炎,故在使用酮康唑过程中需密切监测肾上腺功能和肝功能。

5. 其他治疗　如角膜炎、肺炎、肝炎、肠炎等均需要免疫抑制剂治疗。糖皮质激素和环孢素是治疗角膜炎的主要药物,但该方案对部分患者会造成不可逆的角膜瘢痕;近来有新的环孢素前体药物,有生物学活性而副作用较低,有望成为一线治疗;利妥昔单抗对肺炎和肠吸收不良有效;APS-Ⅰ患者如出现肝炎,需尽早给予大剂量糖皮质激素和硫唑嘌呤联合治疗,否则可能进展为肝衰竭,甚至死亡。

6. 随访　① APS-Ⅱ型患者除激素替代治疗外,需注意监测其他脏器功能。APS-Ⅱ一旦被诊断,需对其近亲属进行仔细病史采集及体格检查,判断是否有 APS-Ⅱ早期的症状体征,每 3~5 年应进行抗胰岛细胞抗体、TSH 及维生素 B_{12} 水平监测。如果有任何的原发性慢性肾上腺皮质功能减退症的症状体征或者抗 21- 羟化酶抗体阳性,需要每年监测肾上腺皮质功能。IPEX 患者的治疗包括激素替代和免疫抑制,及早发现者可通过异体骨髓移植有望治愈。②对携带 *AIRE* 基因突变无症状和家族有 *AIRE* 突变基因者,每年应进行一次体检,对于 APS-Ⅰ型患者的兄弟姐妹需要检测 21- 羟化酶抗体和 NALP5 抗体判断发生肾上腺功能减退和甲状旁腺功能减退的风险,并应进行基因检查。

7. 成人过渡　既往认为 APS-Ⅰ发病早,病情重,即使接受治疗但一般到 30 岁左右也会因活动性肝炎、消化道恶性肿瘤、机会性感染等死亡,但随着对 APS-Ⅰ认识的增加,目前认为该病也呈现从轻到重的谱系,较轻症晚发型并不少见。APS-Ⅱ本身发病即在青春期至成人早期,并且症状逐一出现,需定期监测相关抗体,并且可能累及神经系统等其他更多的器官系统。目前对 IPEX 的认识仍有限,早期进行骨髓移植可能治愈,而任何时期的骨髓移植均可改善患者生活质量。

六、钙磷代谢异常

(一) 低磷血症

【概述】

低磷血症(hypophosphatemia)一般见于慢性肾病特别是透析治疗中患者,以及在 ICU 的重症患者,此外如调节磷代谢的基因发生突变,则可出现遗传性低磷血症。成人诊断低磷血症标准,①轻度低磷血症:血磷 3~4mg/dl,0.6~0.8mmol/L;

②中度低磷血症：血磷 2.5~3mg/dl，0.5~0.6mmol/L；
③重度低磷血症：血磷 <2.5mg/dl，<0.5mmol/L。
但由于血磷占体内总磷不足 1%，尽管血磷正常，也不能代表体内磷总量正常。儿童、青少年在不同年龄时期，不同的生长状态，血磷的正常值不同，见表 2-9-16。

表 2-9-16　不同年龄血磷浓度

年龄	血磷浓度	年龄	血磷浓度
0~5 天	4.8~8.2mg/dl（1.55~2.65mmol/L）	1~3 岁	3.8~6.5mg/dl（1.26~2.1mmol/L）
4~11 岁	3.7~5.6mg/dl（1.19~1.8mmol/L）	12~15 岁	2.9~5.4mg/dl（0.93~1.74mmol/L）
16~19 岁	2.7~4.7mg/dl（0.87~1.51mmol/L）	成人	3.5~4.0mg/dl（1.13~1.29mmol/L）

新进展：20 年前对磷的代谢调节了解仅限于 PTH、$1,25-(OH)_2D_3$ 和消化道摄入。后来大量的证据表明人体内磷的吸收主要取决于钠依赖的磷转运体，共有三个类型，分别是 NaPi2a、NaPi2b 和 NaPi2c，它们同属于 SLC34 家族，其中 NaPi2a 和 NaPi2c 位于近端肾小管帮助磷从肾脏重吸收，NaPi2b 位于消化道黏膜，负责磷从食物中吸收。1994 年发现不同于 PTH 的调节磷代谢的蛋白，在 2000 年时这种蛋白才被正式提出为成纤维生长因子 23（fibroblast growth factor 23，FGF23），之后又发现 Klotho 是 FGF23 受体的辅助因子，FGF23-Klotho 系统对调节磷代谢稳态发挥了关键作用。影响 NaPi 共转运体以及 FGF23-Klotho 系统功能的基因突变会引起很多遗传性磷代谢障碍，如常染色体隐性遗传范科尼综合征、常染色体隐性遗传性低磷性佝偻病、遗传性低磷性佝偻病伴高钙尿症、低磷血症、肾结石或骨质疏松症、常染色体显性遗传性佝偻病、X 连锁低磷性佝偻病、纤维发育不良 / 纤维性骨营养不良综合征等。

【病因与发病机制】

低磷血症发生的主要病理生理原因包括磷从消化道摄入减少，细胞外向细胞内快速转运以及各种疾病导致的肾脏排磷增多，具体病因见表 2-9-17。

其发病机制主要有以下几方面：

1. 肾小管 NaPi2a 和 NaPi2c 转运体的作用　人体每日从食物中摄入 1 400mg 磷，其中 500mg 将从粪便排出，900mg 吸收入血，在骨

表 2-9-17　低磷血症常见病因

机制	具体病因
摄入减少	营养性、早产儿、服用抑酸剂以及其他磷结合剂
细胞内外快速转运	输注葡萄糖、胰岛素、复食综合征、全肠外营养、呼吸性碱中毒、肿瘤、骨髓移植后、骨饥饿综合征
肾脏排出增多	甲状旁腺功能亢进、甲状旁腺激素相关肽（PTH-rP）分泌过多、纤维性骨营养不良综合征、神经纤维瘤病、范科尼综合征、代谢性酸中毒、容量复苏、快速输液、长期使用利尿剂、糖皮质激素等，以及影响磷代谢的一些单基因遗传病
其他因素	维生素 D 缺乏、维生素 D 抵抗性佝偻病、酗酒、脓毒症、透析等

骼、肾脏等器官进行生理代谢，肾小球每天可排磷 4~8g，但是只有其中 5%~20% 经尿排出体外，剩余的磷将从肾小管近端 Na-Pi 共转运体重吸收。而 Na-Pi 共转运体受体内 PTH 及 FGF23-Klotho 系统调节。在近端肾小管上的是 NaPi2a 和 NaPi2c 转运体，在小鼠模型上，NaPi2a 是最重要的 P 转运体，其基因缺失可以导致低磷血症、$1,25-(OH)_2D_3$ 水平增高、高钙血症、高钙尿症及尿石症等，但是人类 NaPi2a 转运体的作用还有争议。与此相反，关于 NaPi2c 作用在人类已非常明确，NaPi2c 两条等位基因均发生变异时，即可出现低磷血症，遗传性低磷性佝偻病伴高钙尿症（hereditary hypophosphatemic rickets with hypercalcuria，HHRH）即是由于基因突变影响 NaPi2c 所致，该病呈常染色体隐性遗传。

2. 其他激素调节　PTH 可抑制 Na-Pi 共转运体作用而减少肾脏近端小管对磷的重吸收，使尿磷排出增多，同时增加 $1,25-(OH)_2D_3$ 合成。

FGF23 是循环中肽类激素，对磷的稳态平衡发挥重要作用，是影响血磷代谢的最后通路，因此其他各种影响血磷代谢的疾病也是因为影响到 FGF23 水平。FGF23 由骨细胞和成骨细胞合成，含 251 个氨基酸，分子量 32 000D，基因定位于 12p13；而 Klotho 是 FGF 受体（FGFR）的辅助因子，由 1 041 个氨基酸构成的单次跨膜蛋白，分子量约 130 000D，基因定位于 13q12。FGF23 由骨组织分泌入血，通过增加尿磷排泄和抑制活性

维生素 D 的生成实现对血磷的负调控。目前认为 FGF23-Klotho 系统通过以下三方面调节磷代谢：①FGF23-Klotho 系统活性增高，可减少近端肾小管上皮 Na-Pi 共转运体表达，使磷在肾脏重吸收减少，而降低血磷；②FGF23-Klotho 系统活性增高可降低 PTH 合成和分泌，间接影响 Na-Pi 转运体，减少磷在肾脏重吸收出现低磷血症，反之其活性增高可增加 PTH 水平，而出现高磷血症；③FGF23-Klotho 系统活性增加还可以抑制活性维生素 D- 骨化三醇的合成：一方面可抑制小肠上皮 Na-Pi 共转运体，减少肠道对钙磷的吸收；另一方面可抑制肾脏 1α- 羟化酶表达，同时增加 24- 羟化酶表达，后者是使骨化三醇失活的关键酶。

目前所知 FGF23 还受到磷调节肽链内切酶调节，该酶由 X 染色体 PHEX 基因功能缺失突变导致，由于该酶缺乏，FGF23 降解受阻，使血浆中 FGF23 水平升高而减少肾小管对磷的重吸收。临床表现为 X 连锁低磷性佝偻病，除低磷血症外，还有生长迟缓、佝偻病和骨软化表现，是最常见磷代谢异常的遗传性疾病。

3. **遗传基因** 另外有三个基因与常染色体隐性遗传性低磷血症有关，分别是 *DMP1* 基因突变、*ENPP 1* 基因突变以及 *FAM20C* 突变。*DMP1* 基因，可编码牙齿基质蛋白 1，该基因失活可出现 ARHR1 型；*ENPP1* 基因编码核苷酸焦磷酸激酶和磷酸二酯酶，该基因功能失活可导致严重的低磷血症以及弥漫性动脉钙化；*FAM20C* 编码蛋白激酶，该酶可以是 FGF23 磷酸化增加其裂解。

【临床表现】

低磷血症的临床表现依赖于血磷的程度和下降的速度。慢性低磷血症主要表现为佝偻病和骨软化症。

【诊断思路】

1. 辅助检查

检测血尿钙、磷、镁；肝肾功能、血常规、肌酶；严重的急性低磷血症可显著影响各脏器功能及细胞膜功能，可发生溶血、横纹肌溶解症、代谢性脑病等。

确定低磷血症后应首先测尿磷，明确是否为肾脏排出增多。判断尿磷排出是否增多、是否异常有两种方法：

1）24 小时尿磷：如 24 小时尿磷 <100mg 即尿磷排出未增多，提示低磷血症可能由于磷摄入不足或细胞内外交换有关；而 24 小时尿磷 >100mg，则提示尿磷排除增多，可能是由于甲状旁腺功能亢进、维生素 D 缺乏或影响磷重吸收。

2）随机尿滤过率（freedom excretion of PO$_4$，FEPO$_4$）：［尿磷（mg/dl）× 血肌酐（mg/dl）］/［血磷（mg/dl）× 尿肌酐（mg/dl）］，FEPO$_4$<5%，即为尿磷排出未增多；FEPO$_4$>5%，则提示尿磷排出增多。

2. **诊断流程图** 见图 2-9-10。

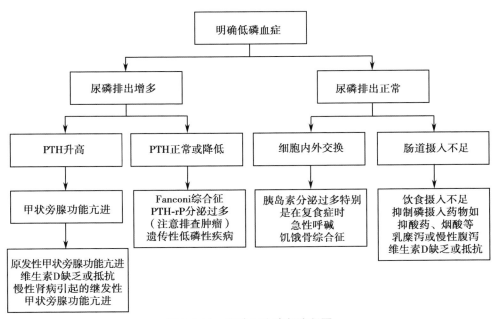

图 2-9-10 低磷血症诊断流程图

【治疗与随访】

1. 治疗原则 在诊断低磷血症后,首先要明确其病因,对因治疗较对症治疗更重要,特别是不要漏诊恶性肿瘤导致的低磷血症。

2. 补充磷制剂

(1) 轻度低磷血症:患者血磷<3.2mg/dl(0.64mmol/L),即便无临床症状,也应口服磷制剂治疗。

(2) 中度低磷血症:患者血磷为1.5~3.2mg/dl(0.32~0.64mmol/L),即便有临床症状,也不需要静脉补磷,给予口服磷制剂治疗即可。

(3) 重度低磷血症:患者血磷<1.5mg/dl(0.32mmol/L),给予静脉磷制剂治疗,使血磷升高至2.4mg/dl(0.48mmol/L)后改为口服磷制剂治疗,静脉补磷剂量为每日元素磷30~80mmol,分3~4次。

轻、中度低磷血症口服方案如下:

(1) 血磷>2.4mg/dl(0.48mmol/L),补充元素磷1mmol/(kg·d),分3~4次;

(2) 血磷<2.4mg/dl(0.48mmol/L),补充元素磷1.3mmol/(kg·d),分3~4次。

(3) 脱脂奶480ml含磷15mmol可作为膳食补充。

如果体形严重肥胖需按标准体重计算磷元素摄入量;当肾脏有损伤GFR下降时,计算出磷所需量后,按半量给予,最大量不超过80mmol,每2~12小时监测。

3. 减少尿磷排出 双嘧达莫可减少磷的排出,在明确存在肾脏排磷增多的疾病可使用,75mg每日4次,可以提高80%患者的血磷水平。

4. 随访 需要定期监测钙、磷、镁、碱性磷酸酶、PTH、25-(OH)D、肝肾功能水平,注意尿石症发生。

5. 成人期过渡 随着病程进展,即使本不是肾脏疾病引起的低磷血症,也应密切注意肾功能变化,某些患者可能最终仍出现肾功能不全;另外成人期酗酒也是导致低磷血症的重要病因,需警惕;在已有低磷血症的基础病上,需禁止饮酒。

(二) 高磷血症

【概述】

正常体重成人全身含磷约600g,其中将近86%的磷以羟磷灰石的形式贮存于骨骼和牙齿中,近14%磷存在于各组织细胞中参与核酸、核苷酸、磷脂、辅酶等生物分子合成与代谢,是细胞内重要的阴离子,也是ATP的重要组成部分;不足1%的磷分布在组织外液和血浆中,其中15%的磷与蛋白结合,剩下的磷以游离形式通过肾小球排出。

磷主要通过消化道吸收,经过肾脏排泄,参与骨骼和矿物代谢,在代谢过程中主要受PTH、成纤维细胞生长因子23(FGF23)和Klotho系统调节。平素只要是匀速摄入,都不会导致血磷剧烈波动;但短时间内磷摄入过多,可导致一过性高磷血症。高磷血症病因多样,具体见表2-9-18。

表2-9-18 高磷血症常见原因

机制	具体病因
急性磷摄入超负荷	• 内源性:肿瘤溶解综合征、横纹肌溶解、溶血性贫血等 • 外源性:大剂量含磷泻药;含磷药物如磷苯妥英、磷酸盐、两性霉素B等
急性细胞内外磷转移	代谢性酸中毒:常见于乳酸酸中毒和糖尿病酮症酸中毒,而其他类型代谢性酸中毒并不常见
急慢性肾脏疾患	肾功能不全等
原发性肾小管重吸收增加	• 甲状旁腺功能减退:无论是甲状旁腺功能减退还是PTH抵抗,都会造成磷从肾脏重吸收增加同时钙排出增多,而引起骨骼对磷重吸收减少 • 肢端肥大症:可能通过GF及IGF-1作用对磷重吸收增加 • 双膦酸盐:由于增加肾脏对磷的重吸收,一般造成轻度高磷血症 • 维生素D中毒:一方面抑制甲状旁腺激素而使得磷重吸收增加,另一方面维生素D中毒可造成急性肾损伤而引起磷排出减少 • 家族性肿瘤样钙质沉积症:常染色体隐性遗传,由于GALNT3基因突变导致其编码的糖基转移酶缺陷,该酶可抑制FGF23降解
假性高磷血症	标本受到肝素影响,或者患者在使用肝素治疗等

新进展:随着2代测序技术的进展,一些单基因突变导致的高磷血症疾病被报道。如GALNT3基因突变导致的高磷血症性家族性瘤样钙质沉积症,为常染色体隐性遗传病,发病率极低,通常在幼儿至青春后期或成年早期发病。

【病因与发病机制】

1. **发病机制**　同低磷血症。

2. **病因**　见表2-9-18。

【临床表现】

大多数情况下,高磷血症症状轻微甚至无症状,或被原发病症状掩盖。急性严重高磷血症的症状主要取决于相伴随的低钙血症的症状,可能出现手足搐搦、肌肉痉挛、感觉异常,偶有惊厥发作;可能伴有其他代谢紊乱,如高钾血症、代谢性酸中毒、高尿酸血症等。如有广泛的磷酸钙沉积各组织可能会导致相应组织功能不全,其中以肾功能不全最多见。

高磷血症家族性瘤样钙质沉着症:为*GALNT3*基因突变导致的常染色体隐性遗传病,表现为高磷血症及机体组织钙沉积为特征,钙化在幼儿期及成年早期开始,钙质沉着发生在关节皮肤(臀部、肩肘等处),也可发生在足、腿和手,角膜等软组织处,或发生在血管及脑中。随时间进展,钙沉着区会进一步扩大,进而影响关节正常活动,大型钙质沉着呈现瘤状,但并不癌变。

【诊断思路】

1. **辅助检查**　高磷血症在临床上仍是多见于继发性因素,详细询问病史和仔细查体可能会发现重要的线索,基础检查如血常规、网织红细胞、肾功能、电解质、心肌酶等对诊断有重要意义。甲状旁腺功能减退和维生素D中毒也是较常见的高磷的原因,在常规检查无阳性发现时,可进行PTH和25(OH)D的检查帮助诊断。遗传性的高磷血症在临床上非常罕见。

2. **诊治流程图**　见图2-9-11。

【治疗与随访】

目前无特效治疗,如肾功能正常,急性高磷血症可给予生理盐水静脉滴注,促进磷经肾脏排泄,一般6~12小时可纠正;但同时也会造成稀释性低钙血症。如果肾功能不全,病情需要下可考虑透析治疗;慢性高磷血症,一般采用控制饮食中磷摄入的方法来达到降低血磷的目的。

(三)低钙血症

【概述】

人体内99%的钙以羟磷灰石的形式贮存于骨骼,不到1%的钙元素分布在组织和体液中,血浆中钙含量不足人体钙总量的0.1%,成人一般在2.25~2.75mmol/L(9~11mg/dl),儿童总钙2.12~2.62mmol/L(8.5~10.5mg/dl)。其中近40%与白蛋白结合,少部分与球蛋白结合,近15%与柠檬酸、硫酸以及磷酸盐络合,剩下45%以离子钙形式存在,发挥重要的生理作用。人一生中离子钙水平基本恒定,但在婴儿期较高,1月龄:1.39~1.52mmol/L(5.2~6.1mg/dl);3月龄:1.30~1.49mmol/L(5.2~6.0mg/dl);12月龄:1.24~1.39 mmol/L(5.0~5.6mg/dl);>1岁,1.2~1.3mmol/L(4.65~5.25mg/dl)。

儿童期当血清总钙低于2.1mmol/L(8.5mg/dl)称为低钙血症(hypocalcemia),但出现临床症状一般都与离子钙直接相关,一般认为在血浆白蛋白水平正常时,如总钙已低于2.1mmol/L,离子钙均已下降;离子钙除总钙影响外,还受血浆白蛋白水平和酸碱度的影响;当机体处于低蛋白血症或者酸中毒时,蛋白结合钙下降明显,而游离钙相对增多,一般不发生低钙血症症状;而当高蛋白血

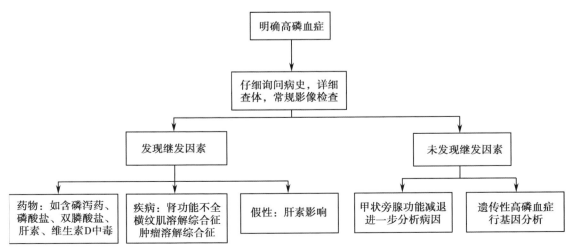

图2-9-11　高磷血症诊断流程图

症或碱中毒条件下即使总钙不低,因为离子钙的下降,也可能出现临床症状。

PTH 和维生素 D 一直被认为是调节体内钙磷代谢的两个最重要的激素,通过影响胃肠道对钙的吸收、肾小管对钙的重吸收,以及成骨细胞和破骨细胞的作用来调节血浆离子钙的浓度;FGF23 参与骨化三醇的合成,也会影响离子钙从肾小管的吸收。

新进展:CaSR 通过调节 PTH 分泌和肾脏对钙的排泄,而对全身钙代谢发挥重要作用。CaSR 是 G 蛋白偶联受体家族成员,在全身广泛表达,但最主要在甲状旁腺的细胞膜和肾小管上皮细胞表达,GaSR 对离子钙急性改变迅速作出反应,当钙离子降低时,通过 GaSR 使 PTH 上调并增加肾小管对钙离子重吸收,增加离子钙水平;反之,离子钙水平下降时,又使得 PTH 水平下降以及减少肾小管对钙离子重吸收,降低离子钙水平,以此维持钙代谢稳态。

编码 CaSR 的基因 CASR 位于 3q,含有 8 个外显子,随着近些年二代测序技术的进步,已发现若干个此基因突变引起遗传性低钙或高钙血症。

【病因与发病机制】

钙在人体内代谢主要受 PTH、活性维生素 D 的调节。

1. 消化道吸收 正常情况下,成人每天经消化道摄入 1 000mg 钙,将近 300mg 将从粪便被排出体外,最终只有 100~200mg 左右被吸收。PTH 并不直接作用于消化道,而是增强肾脏 1α- 羟化酶作用,使 $1,25(OH)_2D_3$ 合成增加而发挥作用。

2. 骨骼再吸收 骨骼是钙的贮存库,主要是 PTH 作用于骨骼,通过快速效应和延缓效应两个时相促进钙离子由骨骼转运至血浆中,前者在 PTH 作用几分钟后即可发生,将骨细胞钙离子转入细胞外液;而后者在 PTH 作用后 12~14 小时出现,主要是通过破骨细胞溶骨活动增强,使血钙水平上升,一般在几天甚至几周后达到高峰。这两种作用相互配合补充,既能对低钙血症做出迅速反应,又可保证血钙在长时间内维持在稳定状态。

3. 肾脏对钙的排泄和重吸收 血浆中离子钙被肾小球滤过,将近 97%~99% 被滤过的离子钙再被肾小管重吸收,其中近 70% 在近端小管和钠一起被动转运重吸收入血,这一过程由于是被动转运,不受激素等因素调节;20% 在髓袢升支粗袢通过被动转运、细胞旁路机制和紧密连接蛋白

16(发挥二价阳离子通道的作用)被重吸收;剩下 10%~15% 的钙离子通过远端小管跨膜转运,主动转运过程,很多疾病状态都可能影响排泄与重吸收。

PTH 作用肾小管远曲小管、集合管的 Ga^{2+}-ATP 酶和 $Na-Ga^{2+}$ 逆向转运体等调节肾小管对钙离子重吸收,使尿钙排出减少;而 $1,25(OH)_2D_3$ 增加远端小管和集合管 TRPV5 和钙结合蛋白 -D28k,增加钙重吸收。除 PTH 和 $1,25(OH)_2D_3$ 外,血钙离子浓度本身也通过远端小管 CaSR 作用调节钙离子重吸收。

4. 病因

(1)PTH 相关:各种原因所致的甲状旁腺功能减退症以及甲状旁腺激素抵抗。

(2)维生素 D 相关:各种原因所致的活性维生素 D 即 $1,25(OH)_2D_3$ 缺乏以及维生素 D 抵抗。

(3)钙感应受体:CASR 基因突变所致钙离子感应受体功能障碍或机体产生抗 CaSR 抗体导致无法发挥作用。

(4)低镁血症:各种原因所致的低镁血症可减少 PTH 分泌或引起 PTH 抵抗。

(5)药物影响,①抑制骨再吸收药物:如双膦酸盐、降钙素、狄诺塞麦;②钙螯合剂:如 EDTA、柠檬酸、磷酸盐;③膦甲酸:进入血管内与钙络合;④苯妥英:抑制活性维生素 D 合成;⑤氟化物中毒。

【症状和表现】

1. 低钙血症急性表现 主要是低钙血症导致神经肌肉兴奋性增强:从轻微的四肢麻木、手足感觉异常、肌肉痉挛到比较严重的手足搐搦、喉痉挛,甚至部分或全面性惊厥发作。另外由于低钙血症可以导致心肌收缩力下降,可能会出现乏力,甚至心力衰竭等表现,低钙血症还可以导致心室复极缓慢,在心电图上会表现为 QT 间期延长。

2. 低钙血症的隐性表现 ①低钙击面征(chvostek sign):又称为面神经征;②低钙束臂征(trousseau sign):又称为束臂加压试验;③腓反射。在怀疑低钙血症而又没有临床症状时,可行上述隐性表现的检查。

低钙血症的慢性表现:由于不同的病因,表现不同,以下分述。

【诊断思路】

1. 辅助检查 血钙、磷、镁,PTH、心电图等相关的检查。

2. 诊治流程图 见图 2-9-12。

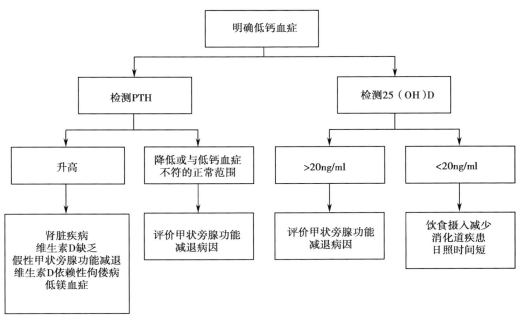

图 2-9-12 低钙血症诊断流程图

（四）PTH 相关性低钙血症——甲状旁腺功能减退症

【概述】

PTH 是调节钙磷及维生素 D 代谢最重要的激素，对血钙有正向调节作用，由甲状旁腺主细胞合成和加工，含 84 个氨基酸，其中 N 端具有生物学活性，并且氨基酸序列高度保守。由于各种病因导致 PTH 合成、分泌减少，而进一步导致血清钙降低、血磷上升等表现，称为甲状旁腺功能减退症（hypoparathyroidism），简称甲旁减，由于病因及低钙的程度不同，临床表现多样。国外最近的流行病学调查该病的发病率在 5.3/100 000~40/100 000，其中颈部手术后损伤仍是最常见的原因。此症可在任何年龄发病，在儿童和青春期需注意遗传性及自身免疫性疾病所致，我国无具体发病率及患病率的统计。

新进展：对于儿童、青少年来说，非手术相关的甲状旁腺功能减退症可能较成人常见，随着基因检测技术的发展，近些年来发现越来越多导致甲状旁腺功能减退的单基因疾病，而诊断特发性甲状旁腺功能减退对临床医师来说就是一种挑战，随着对甲状旁腺功能减退发病机制的认知，可能更多的特发性甲状旁腺功能减退可以找到其原因。甲状旁腺功能减退的治疗除补充钙剂及活性维生素 D 外，目前研究较多的是人工合成 PTH 替代治疗。

【发病机制】

1. 甲状旁腺损伤 头颈部手术，放疗、肿瘤浸润，血色病，肝豆状核变性（hepatolenticular degeneration）等，头颈部手术是成人最常见的病因，而在儿童需要警惕后几种先天性疾病。

2. 甲状旁腺功能不成熟 主要见于早产儿、低出生体重儿和孕母高钙血症等。

3. 遗传因素

（1）影响甲状旁腺发育：①迪格奥尔格综合征（DiGeorge syndrome，DGS）：为先天性甲状旁腺减退最常见的原因，由于 22q11.21~q11.23 微缺失所致，临床表现为甲状旁腺功能减退、由于胸腺发育不良导致的免疫缺陷和反复感染、先天性心脏病、颜面部畸形、肾脏畸形、发育迟滞等，在新生儿发病率为 1/5 000~1/4 000，大部分为散发病例。②甲状旁腺功能减退 - 耳聋 - 肾发育不良综合征（hypoparathyroidism-deafness-renal anomaly syndrome，HDR）：是 10p14~10pter 结构异常所致，呈 AR 遗传，该区域包含 *GATA3* 基因，属于锌指转录基因家族，在甲状旁腺、内耳、肾脏及中枢神经系统发育过程中起重要作用，因此该区域基因缺陷以及 *GATA3* 突变等均可导致甲状旁腺功能减退。③甲状旁腺功能减退 - 发育迟缓 - 畸形综合征（hypoparathyroidism-retardation-dysmorphism syndrome，HRD）：与 *TBCE* 基因突变有关，位于 1q42.3，呈 AR 遗传；临床表现为甲状旁腺功能减退 - 生长迟缓 - 畸形综合征（Sanjad-

Sakati syndrome, SSS) 和肯 - 卡二氏综合征 (Kenny-Caffey syndrome, KCS)，表现为甲状旁腺发育不良、矮小和智力发育迟滞、小眼、小头畸形等，近来有报道 FAM111A 基因杂合突变可能也与 KCS 有关。④ X 连锁隐性遗传性甲状旁腺功能减退：为 SOX3 基因突变所致，该基因在甲状旁腺胚胎发育过程发挥重要作用，位于 Xq26~27，呈 XR 遗传，故多为男性受累，表现为在婴幼儿期出现的癫痫、低钙血症等。⑤ GCMB 基因突变：位于 6p24.2，特异性表达于甲状旁腺，动物实验中发现对甲状旁腺的发育、细胞分化过程发挥重要作用，该基因突变可引起甲状旁腺功能减退，呈 AR 或 AD 遗传。

（2）影响甲状旁腺激素合成：家族性孤立甲状旁腺功能减退症：PTH 基因位于染色体 11p15，包含 3 个外显子，编码前甲状腺素原，如该基因发生突变，可导致 PTH 合成、加工及释放受阻，呈 AD 或 AR 遗传，发病频率未知。

（3）影响 CaSR，①常染色体显性低钙血症（autosomal dominant hypocalcemia，ADH）：其不同的突变类型即可导致低钙血症，也可导致高钙血症，但是低钙血症的疾病较高钙血症更罕见。②ADH2 型：由 GNA11 基因突变所致，该基因编码 G 蛋白亚单位 α，其突变所致的甲状旁腺功能减退与 CASR 基因突变导致的疾病临床表现相似，但目前仅有 4 个家系报道。

（4）自身免疫调节基因：自身免疫性多内分泌腺病综合征 1 型（autoimmune polyendocrine pathy syndrome type 1，APS-I）：主要致病基因为 AIRE，位于 21q22.3，大部分呈 AR 遗传，近些年发现有部分患者呈 AD 遗传，但症状较轻。

（5）遗传性低镁血症：编码基因 TRPM6 的肠源性低镁血症、编码 FXYD2 的肾源性低镁血症 2 型，可同时出现低钙血症。

4. 特发性 多为免疫性。在美国非手术相关甲状旁腺功能减退患病率约为 5/100 000，其中 7% 为家族遗传性，而 6% 为特发性。而有些最初诊断为特发性甲状旁腺功能减退的患者在后来的 10 余年中逐渐出现了其他的临床表现，而被修正诊断重新分类，面对特发性甲状旁腺功能减退诊断仍是临床医师的一个挑战。目前有部分研究认为 PTH、CaSR 等基因多态性可能与特发性甲状旁腺功能减退的易感性、临床表现和轻重程度有关。

目前研究认为人类编码 PTH 的 PTH 基因位于 11 号染色体短臂，含 3 个外显子，编码含 115 个氨基酸的前甲状旁腺素原，之后经信号肽酶将 25 个氨基酸水解称为含 90 个氨基酸的甲状旁腺素原，甲状旁腺原转运至高尔基体，经蛋白转化酶 7 和弗林蛋白酶作用转化为含 84 个氨基酸的完整 PTH1-84，进入贮池颗粒储备。血浆钙离子通过甲状旁腺主细胞膜上的 CaSR 对 PTH 进行实时调节，此外 CaSR 也可识别二价镁离子，因此低镁血症也可以刺激 PTH 释放。PTH 入血后 40%~75% 在肝脏被清除，20%~30% 在肾脏被清除。PTH 主要作用于骨骼和肾脏远曲小管，通过骨骼对钙的再吸收和肾脏对离子钙重吸收调节血钙稳态，另外可通过增加肾脏 1α- 羟化酶作用增加活性维生素 D——1,25 $(OH)_2D_3$ 的合成，增加肠道对钙的重吸收作用。

【症状和表现】

1. 急性表现 见低钙血症急性期表现。

2. 慢性表现

（1）基底节钙化：锥体外系疾患表现，表现为肌张力障碍、手足徐动、眼球震颤等，有些患者最终发展为帕金森病，有的患者还表现为痴呆。基底节钙化也是甲状旁腺功能减退症的特征性表现，在其他因素导致的低钙血症中并不常见。

（2）眼：白内障，随低钙血症纠正可阻止其进展。

（3）骨骼：损伤后及特发性甲状旁腺功能减退的患者骨密度是增加的；伴有甲状旁腺功能减退的综合征可能会出现骨质硬化、皮质增厚、颅骨异常。

（4）牙齿：如果低钙血症发生在发育早期，会影响牙齿增生、牙齿萌出、牙釉质（珐琅质）及牙根发育缺陷。尽早纠正低钙血症可以防止出现牙疾患。

（5）外胚层表现：长期慢性低钙血症可以出现皮肤、发质粗糙、干燥，头发脆性高易断裂，严重患者甚至秃发，指甲脆性也高，易断裂，并有横沟。此外由于甲状旁腺功能减退也是自身免疫性多内分泌腺体综合征 1 型（APS1）的重要表现之一，该病也常出现外胚层异常表现。

（6）尿钙：由于低血钙导致钙离子滤过减少尿钙应该减低，但是由于 PTH 对肾小管重吸收能力下降，导致尿钙排泄仍是相对增多，特别是在治疗后当血钙在正常范围时，很容易出现高钙尿症及结石。

（7）抗体和基因检查：如抗 CaSR 抗体、抗 NNALP5 抗体等，在非手术相关的甲状旁腺功能减退患者，应进行基因检查。

【诊断思路】

1. 辅助检查

（1）血钙：血钙降低是重要依据，血清总钙多 ≤ 2.1mmol/L（8.0mg/dl），有临床症状时离子钙多 <0.95mmol/L（3.8mg/dl）。

（2）血 PTH：正常人当血钙降低时，血 PTH 应有 5~10 倍增加，慢性低钙血症 PTH 可增加 50 倍以上，而甲状旁腺功能减退患者 PTH 大多降低或者与低钙血症程度不符的正常范围。

（3）血磷、血镁：磷多数增高，高于正常上限，部分患者可正常。镁正常。

（4）25（OH）D：多正常。

（5）肾功能：正常。

低钙血症是该病的重要依据，关于低钙血症诊断思路见上。

2. 鉴别诊断　在考虑甲状旁腺功能减退症后，需要仔细询问病史，既往是否有颈部手术、外伤、放化疗等病史，近些颈部局部的检查便于发现侵犯甲状旁腺的疾患；追问既往是否有反复念珠菌感染，是否有其他自身免疫性疾病，并需要评价其他的内分泌腺功能，以利于除外 APS；幼年时是否有反复的感染史，以及对体格智能发育评估是否有落后，便于寻找迪格奥尔格综合征线索；仔细询问家族史，便于发现遗传性甲状旁腺功能减退等。

【治疗与随访】

1. 治疗目的　减轻低钙血症的症状，将血钙维持在血清钙浓度正常低值（2.0~2.1mmol/L），同时应注意避免医源性结石。

2. 急性甲状旁腺功能减退或出现严重低钙血症症状　①如有惊厥发作，立即给予地西泮 0.3~0.5mg/kg 静脉缓推止惊，5~10 分钟后如不缓解可给予第二剂；②在地西泮止惊后，需尽快静脉注射 10% 葡萄糖酸钙 1~2ml/kg，使用 5% 葡萄糖注射液或者生理盐水 1:1 或 1:2 稀释后缓慢静脉推注 10~20 分钟，但这些钙最多维持 3~4 小时，在病情允许下尽快加口服钙剂；每日补充元素钙 50mg/kg，每日最大剂量 1 000~2 000mg，分次服用。③血清钙 >1.9mmol/L 或者无临床症状时，应停止静脉补钙，给予长期口服钙剂及活性维生素 D 制剂治疗。

3. 慢性甲状旁腺功能减退或伴轻 - 中度临床表现的低钙血症　给予口服钙剂，每日 50mg/kg 元素钙分次口服，骨化三醇，小婴儿 0.04~0.08μg/（kg·d），大于 1 岁的儿童 0.25μg/d 起始，逐渐增加剂量，一般每 2~4 周增加 0.25μg，使血钙达到正常低值并尽量避免高钙尿症，最大剂量不超过 2μg/d。

4. 重组人 PTH 治疗　对于慢性甲状旁腺功能减退来说，使用 PTH 替代治疗理论上是可行的，近年已有很多研究证实对于服用钙剂和骨化三醇不能维持血钙和尿钙的甲状旁腺功能减退患者，接受 PTH 治疗可以达到满意的效果，但价格昂贵。目前人工合成 PTH 有 2 种分别是 PTH1-34 和 PTH1-84；已有很多研究证实接受这两种药物后可以改善代谢指标，降低高钙尿症及结石的风险，增加骨密度，并可降低口服骨化三醇和钙的需求量，其中 PTH1-34 有在儿童中进行临床试验证明未发现明显副作用，但标准治疗方案还需进一步摸索。

5. 随访　除要监测血钙、血磷等水平外，还要监测尿钙、尿磷，避免医源性肾结石。对于诊断特发性甲状旁腺功能减退的患者还需注意是否有新的症状体征出现，是否出现 APS-1 的其他表现，特别是是否有肾上腺皮质功能不全的表现。

6. 成人期过渡　甲状旁腺功能减退的患者需要终身服药治疗，在这一过程中需密切监测肾结石出现，在漫长的病程中可能逐渐出现其他表现，要不断评估。

（五）甲状旁腺激素相关性——假性甲状旁腺功能减退症

【概述】

假性甲状旁腺功能减退症（pseudohypoparathyroidism，PHP）以靶器官对 PTH 抵抗为主要特点。通过注射牛 PTH 后测定尿中 cAMP 水平是否升高而分为Ⅰ型和Ⅱ型。PHPⅠ型是由于位于染色体 20q13 上的 *GNAS* 基因突变或者印记遗传改变导致的罕见的代谢性疾病，PHPⅡ型目前认为可能与维生素 D 不足或强直性肌营养不良有关。在我国目前无此病发病率的统计。

【病因与发病机制】

甲状旁腺功能减退症Ⅰ型绝大多数由 *GNAS* 基因突变引起，分为Ⅰa 型和Ⅰb 型；而具有 PHP 表现未发现 *GNAS* 基因突变者，诊断为Ⅰc 型；

PHPⅡ型目前认为可能与维生素 D 不足或强直性肌营养不良有关。

　　GNAS 基因编码广泛存在于细胞膜上的 G 蛋白 α 亚单位，正常情况下，PTH 受体与刺激性 G 蛋白偶联，激活腺苷酸环化酶，进一步产生 cAMP 再进行下游反应。而 *GNAS* 基因突变后，G 蛋白 α 亚单位失活，PTH 与受体结合后无法进行下一步反应，最突出的表现是肾脏对 PTH 抵抗，表现为低钙血症、高磷血症和血清 PTH 升高。除 PTH 外，可能还有 GHRH、促甲状腺素释放激素（TRH）、GnRH 等多种激素抵抗。而 PHPⅡ型主要缺陷在于靶细胞对 cAMP 无反应。

　　【症状和表现】

　　1. PHP Ⅰa 型　低钙血症相关表现如手足搐搦、惊厥发作、白内障、异位骨化如脂肪钙化、基底节钙化等，由于 GHRH、TSH、GnRH 不同程度抵抗，表现身材矮小、圆脸、短掌 / 跖骨智力发育落后等，又称为 Albirght 遗传性骨营养不良

（Albright hereditary osteodystrophy，AHO）。化验室检查提示外周血钙下降、血磷升高、PTH 升高。行基因检测 *GNAS* 基因突变，以插入 / 缺失和错意突变多见。

　　2. PHP Ⅰb 型　仅有 PTH 抵抗，即有低钙血症相关表现，但无 GHRH、TSH 及 GnRH 抵抗表现，故无 Albright 遗传性骨营养不良表现。基因检查可发现 GNAS 上游基因甲基化异常，为印记遗传缺陷。

　　3. PHP Ⅰc 型　临床表现与 PHP Ⅰa 相似，但未发现 *GNAS* 基因突变。所有的 PHPⅠ型患者注射外源性 PTH 后，尿 cAMP 和尿磷均不增加，此为与 PHPⅡ型鉴别点。

　　4. PHP Ⅱ型　诊断较复杂，存在低钙高磷血症，血清 PTH 正常或升高，血 cAMP 正常，注射外源性 PTH 后，尿 cAMP 增加而尿磷不增加。

　　【诊断思路】

　　假性甲状旁腺功能减退诊断流程见图 2-9-13。

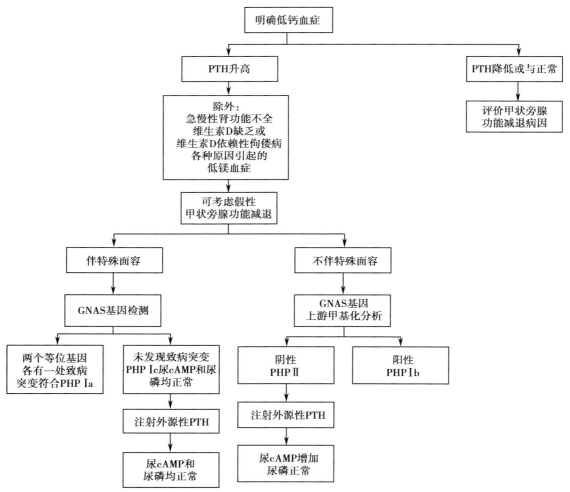

图 2-9-13　假性甲状旁腺功能减退诊断流程图

【治疗与随访】

治疗 PHP 治疗同甲状旁腺功能减退症,在急性低钙血症时需静脉推注葡萄糖酸钙治疗,慢性维持期需要每日补充钙剂、骨化三醇,需要量比甲状旁腺功能减退减少。

(六)维生素 D 相关性低钙血症——维生素 D 缺乏或维生素 D 抵抗

【概述】

维生素 D_3 与 PTH 相互协同,对钙、磷和骨代谢具有重要作用,可以促进肠上皮细胞分化并促进肠道对钙磷吸收,同时维生素 D 可促进骨骼对钙的吸收,加强对骨质矿化作用。25(OH)D 被认为是反映人体维生素 D 营养状况的有效指标,全球人群 25(OH)D 水平均较低,维生素 D 不足发生率约 30%~50%,我国人群维生素 D 不足现象非常普遍,近些年报道各个地区的儿童基本都处于维生素 D 缺乏或不足状态,青少年维生素 D 缺乏症(vitamin D deficiency)较婴幼儿更严重。维生素 D 抵抗为基因突变导致的遗传性疾病,主要涉及 25- 羟化酶缺乏、1α- 羟化酶缺乏以及维生素 D 受体突变。

【发病机制与病因】

1. 发病机制　维生素 D 是脂溶性维生素,人体有两种摄入途径,一是经消化道吸收,二是皮肤 7- 脱氢胆固醇必须在紫外线照射下转化为维生素 D_3。不管经何种途径进入体内后,与维生素 D 结合蛋白(vitaminD binding protein,DBP)结合保存在肝脏、脂肪、肌肉等组织。维生素 D 在人体内发挥生物学活性还需要进行两次转化,首先进入肝脏进行,在 25- 羟化酶作用下生成 25(OH)D,再进入肾脏在 1α- 羟化酶作用下生成具有生物学活性 $1,25(OH)_2D_3$,发挥生物学功能。其中 25(OH)D 是循环中维生素 D 主要贮存形式,水平较稳定,不受离子钙变化的即时影响,血浆半衰期 2~3 周,是反应体内维生素 D 储备的常用指标。

$1,25(OH)_2D_3$ 的生物学功能,①增加消化道对离子钙的吸收:维生素 D 充足的情况下,即 25(OH)D 在 50nmol/L 以上时,肠道对钙的吸收率达到 30%,而维生素 D 不足时,肠道对钙的吸收率仅为 10%~15%。②增加肾脏远端小管对离子钙的重吸收:被肾小球滤过的钙离子,有 70% 在近端肾小管经被动转运重吸收入血,而有 10%~15% 钙离子通过远曲小管跨膜转运,钙离子进入远曲肾小管和集合管上皮细胞需要通过细胞膜顶端的辣椒素受体 5(TRPV5),钙离子一旦进入细胞,与钙结合蛋白 -D28k 结合,帮助钙离子到底端与血管连接面,通过 NCX1(3Na/Ga 交换体)和 PMCA1b(Ga-ATP 酶)两种通道入血再次循环。③对骨代谢调节:刺激破骨细胞,增加骨溶解,释放钙、磷入血;同时也可刺激成骨细胞,促进骨质沉积和骨形成,但其净效应是动员骨钙和磷入血。

2. 病因

(1)摄入不足:①由于饮食结构不当,导致维生素 D 摄入不足,新生儿和小婴儿受母亲影响更大,如孕母维生素 D 缺乏,早产等均可导致新生儿维生素 D 缺乏。②吸收不佳:炎性肠病、囊性纤维化、胆汁淤积、胃肠道切除术等可影响维生素 D 从胃肠道吸收。

(2)日照时间减少及皮肤色素深:由于现代生活方式以及防晒霜的应用均会导致接受紫外线照射量下降,此外深色皮肤中的黑色素是一种天然防晒霜,也同样可造成 7- 脱氢胆固醇转化减少。白种人儿童在春、夏、秋季,上臂和大腿或者手、上臂和面部 15 分钟即可;而亚裔及印第安人可能需要 3 倍长的时间,非洲裔黑种人可能需要 6~10 倍的日照时间。

(3)肝脏和肾脏疾病:影响了维生素 D 转变成有活性的 $1,25(OH)_2D_3$。

(4)肥胖:肥胖患者 25(OH)D 水平低,对维生素 D 需求量更大。

(5)药物作用:①一些抗惊厥药物及抗反转录病毒药物,由于可以促进 25(OH)D 和 $1,25(OH)_2D_3$ 的分解代谢,而降低维生素 D 水平;②糖皮质激素可以抑制小肠上皮维生素 D 依赖性钙吸收,因此长期服用激素的患者,维生素 D 需求量增加;③酮康唑和一些其他的抗真菌药物可以抑制 1α- 羟化酶,故使用抗真菌药物的患者需要增加维生素 D 摄入量。

(6)遗传因素:①维生素 D 依赖性佝偻病 1A 型或假性维生素 D 缺乏性佝偻病(vitaminD-dependentrickets,type 1A,VDDR1A):又称为 1α- 羟化酶缺乏症,由于 *CYP27B1* 基因突变导致 1α- 羟化酶缺乏,而使得 25(OH)D 无法向 $1,25(OH)_2D_3$ 进一步转化,该基因位于 12q14.1,为 AR 遗传;发病频率为 1~5/10 000。②维生素 D 依赖性佝偻病 1B 型(vitaminD-dependentrickets,type 1B,

VDDR1B):又称为 25- 羟化酶缺乏症:是由于 *CYP2R1* 基因缺陷所致,位于 11p15.2,呈 AR 遗传。③维生素 D 依赖性佝偻病 2A 型(vitaminD-dependentrickets,type 2A,VDDR2A):又称为遗传性维生素 D 抵抗综合征(hereditary resistance to vitamin D,HRVD),AR 遗传,由于位于 12q13.11 的 *VDR* 基因突变,导致终末器官维生素 D 受体缺陷,$1,25(OH)_2D_3$ 无法与其结合而进行下一步反应,该病非常罕见。④维生素 D 依赖性佝偻病 2B 型(vitaminD-dependentrickets,type2B,VDDR2B):临床表现与 VDDR2A 相似,同样是终末器官对维生素 D 抵抗,但未检测到 *VDR* 基因突变,可能是与影响维生素 D 受体作用的核糖体蛋白变异有关。

【症状和表现】

与 PTH 缺乏不同,维生素 D 缺乏症除导致低钙血症外,还由于低钙血症而继发 PTH 分泌增多,从而引起肾脏排磷增多,出现低磷血症,当钙磷乘积小于 35~40 时,将影响骨骼矿化,因此维生素 D 缺乏的患者,一般以骨骼矿化异常为主要表现,在骨骼发育成熟前即在长骨骨板闭合前,出现佝偻病(rickets)表现,主要发生在婴幼儿期,大龄儿童和青春期佝偻病多表现不典型;而在骨骼发育成熟后,如青春后期以及成人期等可导致骨软化症(osteomalacia),并且在各个年龄阶段均可导致骨质疏松。可有以下临床表现:

1. 佝偻病 在长骨生长板闭合前发生骨矿化障碍,大量类骨质堆积、骨质软化、畸形,而出现佝偻病,是婴幼儿维生素 D 缺乏的主要表现。由于缺乏程度不同临床表现各不相同,可由无症状到不同程度的疼痛和易激惹,运动迟缓,生长发育落后等。幼儿可能表现为前囟闭合延迟、方颅、颅骨软化、串珠肋、腿内翻或外翻等。X 线可显示骨皮质变薄,干骺端和生长板之间界限模糊,钙化线消失等,骨密度检查提示骨密度降低。

2. 骨软化症 在维生素 D 缺乏的大龄儿童及青少年常见,主要表现为骨痛,始于负重部位如下肢和腰骶部,早期症状不明显,逐渐发展之骨盆、脊柱和肋骨等,由于磷缺乏,进而出现肌肉无力、行走困难、活动受限等。而由于症状不典型,常常被误诊为生长痛、关节炎等。与佝偻病活动期一样,骨软化症患者,血清钙磷水平下降,ALP 上升。X 线提示假骨折对该病有诊断意义。该病需与骨质疏松鉴别,虽然这两种疾病均引起骨密度下降,但二者性质完全不同,骨质疏松是骨量低

下、骨微结构破坏,导致骨脆性增加,易发生骨折为特征的全身性骨病,在各个年龄均可出现,而在老年人,特别是绝经后女性更常见。原发性骨质疏松症患者血钙、血磷、PTH 均在正常范围。在组织学上,骨软化症只是骨矿物质减少,而骨质疏松则是骨小梁面积减少,骨基质和骨矿物质等比减少。

3. 低钙血症表现 维生素 D 缺乏导致的血钙降低,同样出现低钙血症的表现,在大龄儿童和青少年主要有手足麻木、腓肠肌痉挛等表现,有时也有易醒等早期表现。

4. 维生素 D 依赖性佝偻病 分别由于 25- 羟化酶缺乏、1α- 羟化酶缺乏,以及终末器官维生素 D 受体缺陷所致,均表现为生后早期即出现的手足搐搦、惊厥、佝偻病、生长发育迟缓、身材矮小以及低磷血症导致的肌无力等,并常伴有氨基酸尿,生化检查提示低钙低磷血症以及继发性甲状旁腺功能亢进,ALP 增高。

【诊断思路】

1. 辅助检查

(1)25(OH)D:在体内浓度稳定,不受离子钙等一过性变化的影响,是反映人体维生素 D 营养状况以及诊断维生素 D 缺乏的重要指标。2010 年中华医学会儿科学分会儿童保健学组定义:25(OH)D< 12.5nmol/L 为维生素 D 严重缺乏;25(OH)D<37.5nmol/L 为缺乏,25(OH)D 37.5~50nmol/L 为不足,适宜浓度为 50~250nmol/L;2016 年国际营养型佝偻病防治全球共识建议 25(OH)D<30nmol/L 为缺乏,25(OH)D 30~50nmol/L 为不足,50~250nmol/L 仍为适宜浓度。

(2)血钙:在佝偻病早期及活动期、骨软化症活动期血钙水平均有下降。

(3)血磷:佝偻病早期血磷多正常,但在佝偻病活动期及骨软化症患者由于继发性甲状旁腺功能亢进,则出现低磷血症。

(4)血 PTH:在佝偻病早期 PTH 基本正常,而随着血钙水平的持续降低,佝偻病活动期及骨软化症患者血 PTH 常继发性增高。

(5)碱性磷酸酶及骨碱性磷酸酶:佝偻病活动期及骨软化症患者,ALP 均明显升高。

(6)肝肾功能:慢性肾功能不全者容易出现严重维生素 D 缺乏;而肝功能不全患者则在终末期才影响 25- 羟化酶作用。

(7)X 线表现:佝偻病患者表现为长骨干骺端

增宽,临时钙化带消失,呈毛刷状或杯口状改变、骨皮质变薄、骨质疏松、骨密度降低;骨软化症X线表现除骨密度降低外,常有骨小梁模糊,假骨折线是其特征性表现。

2. **诊断流程图** 关于维生素D缺乏的最主要症状仍是骨代谢异常导致的佝偻病以及骨软化症、骨质疏松。见图2-9-14。

【治疗与随访】

1. **治疗**

(1) 维生素D摄入:当已经有佝偻病表现或者25(OH)D水平低于50nmol/L即应该补充维生素D。治疗佝偻病每日需维生素D 2 000~4 000U,疗程6~12周,小于1岁的小婴儿接下来应每日摄入至少400U维生素D,大于1岁者每日继续口服维生素D 600~1 000U。如患儿肥胖或者伴有胃肠道疾患吸收不良,维生素D摄入量需增加2~3倍,一般在6 000U/d。12岁以下患佝偻病儿童每日维生素D摄入3 000~6 000U,12岁以上青少年每日摄入6 000U,12周后监测各项指标了解治疗效果以及是否存在高钙血症。对于严重的肾脏疾病者,由于1α-羟化酶受影响,需要补充骨化三醇,0.25~0.5μg/d。

(2) 日照:皮肤色素浅的人群可以每日近中午日晒10~15分钟促进自身维生素D_3合成,而皮肤色素深的人群,以及冬季、高纬度地区的人,单纯靠日晒不能维持正常维生素D所需,需要膳食补充。尽管日照可促进维生素D_3合成,但由于存在皮肤癌的风险,国外不建议过度日照,6月龄以下的婴儿应避免直接日照,大龄儿童也应限制。黄种人皮肤癌发生率远低于白种人,因此我国仍提倡充分日照,强调每天平均户外活动1~2小时。

(3) 钙剂补充:各年龄段对钙的适宜摄入量(AI)不同,我国营养协会建议11~14岁青少年钙的AI为1 000mg/d,婴儿期AI为400mg/d,1~3岁为600mg/d,4~11岁为700mg/d,对于大龄儿童,每日摄入2次牛奶各250ml即能补充约600mg钙剂,加上其他饮食摄入,钙剂摄入基本充足。对于已出现骨软化症的大龄儿童及青少年,每日需要保证1 000mg元素钙摄入。2016年,佝偻病预防和管理全球共识建议:无论年龄、体重、

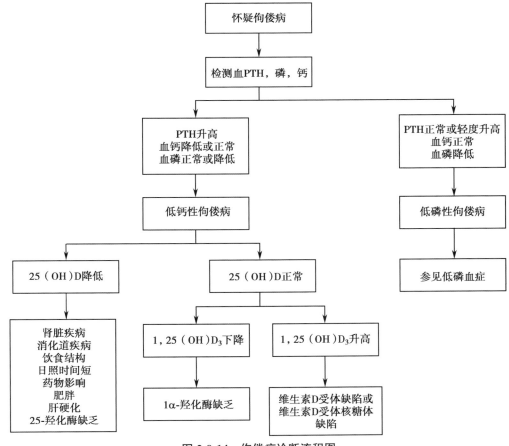

图 2-9-14 佝偻病诊断流程图

一经确诊佝偻病,除补充维生素 D 外,每日均应保证摄入 500mg 元素钙。

（4）消化系统原发病的处理。

（5）维生素 D 依赖性佝偻病治疗：1α- 羟化酶缺乏症可使用大剂量骨化三醇替代治疗,其剂量取决于疾病的严重程度以及患者的体重。对于这种佝偻病患者推荐初始剂量是 1μg/d 直到骨骼恢复,然后以 0.2~2μg/d 维持,目的是维持血清钙浓度,尽量保持 PTH 正常水平避免高钙尿症,同时还需要摄入足够元素钙 30~75mg/（kg·d）。25- 羟化酶缺乏的 VDDR1b 患者的 *CYP2R1* 基因具有剂量效应,杂和突变者对钙剂比对维生素 D 更敏感,而纯和突变者对大剂量维生素 D 补充中等敏感。HRVD 患者同时需要补充骨化三醇和钙剂,但是效果因人而异,初始一般需要骨化三醇 2μg/d,同时需要元素钙 1 000mg/d。

2. **预防**　小于 1 岁的婴儿,每日摄入维生素 D 400U,大于 1 岁的儿童和青少年,现推荐每日至少摄入维生素 D600U,可以通过强化乳制品及其他膳食补充摄入。肥胖患者及消化道疾病影响维生素 D 吸收患者预防量也应相应增加。

3. **随访**　所有服用钙剂的患者均应监测 25（OH）D 水平,监测时间和频率取决于病情严重程度；一般在维生素 D 补充治疗后 3 个月监测 25（OH）D 水平；有血生化指标异常,尚未出现佝偻病骨骼改变者,一般在补充维生素 D 治疗后 6~8 周检测 25（OH）D 水平以帮助判断治疗是否有效；已出现佝偻病表现者需更加密切监测,并且需要 X 线片帮助判断骨骼恢复情况,以及血钙、血磷、PTH 水平,尽量维持在正常水平。

4. **成人过渡**　维生素 D 缺乏导致的儿童期佝偻病以及青少年时期的骨软化症可持续至成人期,如不经恰当治疗,终身受累,并随年龄增长,骨痛等症状加重,易被误诊为原发性骨质疏松如接受不恰当治疗会进一步加重病情。

（七）高钙血症

【概述】

高钙血症（hypercalcemia）在临床并不常见,但严重高钙血症可引起高钙危象。90% 高钙血症由原发性甲状旁腺功能亢进症及恶性肿瘤引起,前者多表现为慢性无症状性高钙血症,而后者高钙血症症状更加明显。其中原发性甲状旁腺功能亢进中又以甲状旁腺腺瘤多见,约占 85%,多数是单个腺瘤,多发性腺瘤少见,瘤体一般较小；15% 由增生所致,一般甲状旁腺 4 个腺体均受累；而甲状旁腺恶性肿瘤发生率<1%。血清中总钙有 40%~45% 与血浆中蛋白结合,其中主要是白蛋白,因此血清钙离子水平受到蛋白等因素影响,在发现高钙血症时,一方面要反复检测确定高钙血症存在,另一方面要考虑到蛋白因素影响除外假性高钙血症。

随着基因检测技术的发展,近些年也发现一些单基因突变可导致原发性甲状旁腺功能亢进从而发生高钙血症,如 *CaSR* 基因突变导致的家族性低尿钙症、高钙血症,此外包括甲状腺腺瘤及肿瘤在内,可能都与基因突变有关,如 *CDC73* 基因突变与甲状旁腺腺瘤有关,*RET* 基因突变导致的家族性多内分泌腺肿瘤综合征 II 型与肿瘤发生有关。

【病因与发病机制】

1. **发病机制**　原发性甲状旁腺功能亢进时,PTH 分泌过多,PTH 促进骨溶解以及肾小管对钙离子重吸收,并增强 1,25（OH）$_2$D$_3$ 合成,后者可增加消化道对钙离子吸收,几方面共同作用导致血清离子钙水平上升。当血钙显著上升时,肾小球滤过钙也将增多,尿钙增高而容易出现结石。PTH 同时可促进肾小管排磷增加。

肿瘤患者发生高钙血症机制为乳腺癌、肺癌、前列腺癌、多发性骨髓瘤等肿瘤可自主分泌甲状旁腺激素相关蛋白（parathyroid hormone-related protein,PTHrp）,其与 PTH 具有相同的 N 末端,可与 PTH 受体结合发挥作用,如促进肾脏对钙重吸收,促进骨组织释放钙离子等。恶性肿瘤骨转移时由于局部骨溶解,释放入血的钙大于肾脏钙的排泄,导致高钙血症；另外,骨转移瘤局部释放细胞因子如破骨细胞激活因子等促进钙离子由骨骼释放入血；某些肿瘤如淋巴瘤、肉芽肿等可分泌 1,25（OH）$_2$D$_3$ 而增加钙离子从消化道吸收。

2. **病因**

（1）原发性甲状旁腺功能亢进症（primary hyperparathyroidism）

1）特发性：甲状旁腺腺瘤或增生；

2）遗传性：①家族性低尿钙症、高钙血症（familial hypocalciuric hypercalcemia,FHH）：是由于 *CaSR* 基因失活突变导致钙离子敏感受体缺陷所致,为 AD 遗传,外显率较高,由于杂合子即可发病,FHH 表现常较轻,可能仅表现为无症状高钙血症,成年期可能有骨钙质沉着或胰腺炎,故又称为家族性良性高钙血症,由于基因定位不同,目前分为 3 型,*FHH1* 型基因定位于 3q13.3~q21.1,*FHH2* 型基因定位于 19p13.3,*FHH3* 型基因定位于 19q13.32;②新生儿严重原发性甲状旁腺功能亢进症(neonatal severeprimary hyperparathyroidism,NSHPT):同样是 *CaSR* 基因失活性突变(与 *FHH1* 型基因相同,定位于 3q13.3~q21.1),如果是纯合突变,则临床表现严重,出现严重高钙血症,即为该病,在一些少见的病例中,由于突变位点导致 CaSR 轻度失活,临床表现可能也不严重,类似于 FHH。③多发性内分泌腺肿瘤综合征(multiple endocrine neoplasia syndrome,MENS):目前分为 4 型,MEN Ⅰ、MEN Ⅱ A、MEN Ⅱ B 和 MENⅣ,均呈 AD 遗传,其中由位于 11q13 的 *MEN* 基因突变导致的 MEN Ⅰ 型和由位于 10q11.21 的 *RET* 基因突变导致的 MEN Ⅱ A 型,常常伴有明显的高钙血症和原发性甲状旁腺功能亢进。④家族孤立性高钙血症(familial isolated hyperparathyroidism):目前发现 *CDC73* 基因、*GCM2* 基因等均与甲状旁腺功能亢进症有关,从而导致高钙血症,此外部分该症是由于 *MEN* 基因不完全表达所致。⑤甲状旁腺功能亢进 - 下颌肿瘤综合征:也是由 *CDC73* 基因突变所致。

(2)非甲状旁腺依赖性:恶性肿瘤:乳腺癌、肺癌、前列腺癌、多发性骨髓瘤等恶性肿瘤骨转移、慢性肉芽肿性疾病。

(3)药物影响:维生素 D 中毒、噻嗪类利尿剂、锂剂、维生素 A 过量等。

(4)其他:甲状腺功能亢进、肢端肥大症、肾上腺皮质功能不全、嗜铬细胞瘤、制动、肠外营养等。

【症状和表现】

高钙血症临床表现取决于高钙血症的程度以及血钙上升的速度。

轻度高钙血症定义为血清总钙 2.75~3mmol/L(11~12mg/dl);中度高钙血症:血清总钙 3~3.5mmol/L(12~14mg/dl);重度高钙血症:血清总钙 ≥3.5mmol/L(14mg/dl),也称为高钙危象。

1. 神经、精神异常 很多轻度精神异常患者证明和高钙血症以及甲状旁腺功能亢进有关比较常见的表现如焦虑、抑郁、认知障碍,当发生高钙危象时,将出现昏睡、意识模糊、嗜睡、昏迷等。

2. 胃肠道异常 便秘、神经性厌食、恶心等常见,还可表现为胰腺炎、消化性溃疡等。

3. 肾功能异常 多尿、肾结石和急慢性肾功能不全常见。长期高钙血症还可引起肾性尿崩症以及 1 型肾小管酸中毒。

4. 心血管疾病 急性高钙血症可以缩短心室不应期,导致 QT 间期缩短,从而可能导致某些严重心律失常,另外 ST 段可能抬高,类似于心肌梗死表现。

5. 肌肉骨骼 肌肉无力是甲状旁腺功能亢进症的突出表现之一;此外高钙血症患者还可能出现骨痛表现。

【诊断思路】

高钙血症诊断流程见图 2-9-15。

【治疗与随访】

可通过抑制骨重吸收、增加尿钙排出以及抑制肠道对钙的吸收等途径降低血钙,同时积极寻找原发病,尽可能解决原发病。

1. 轻度高钙血症 总钙<3mmol/L,一般无症状,无需特殊治疗,但要尽量避免可导致高钙的危险因素。如避免使用噻嗪类利尿剂、锂剂等可以导致高钙的药物,避免高钙饮食(每日元素钙摄入>1 000mg 为高钙饮食);尽量减少制动;摄入足量水避免肾脏结石。

2. 中度高钙血症 血钙 3~3.5mmol/L,对于无症状的慢性高钙血症按轻度高钙血症处理;对于有症状的急性高钙血症按重度高钙血症处理。

3. 重度高钙血症 血钙>3.5mmol/L。

(1)生理盐水水化:补充的液体量依据当时脱水的程度,增加血管容量可增加尿排钙增多,成人一般 200~300ml/h,保证每小时尿量 100~150ml。但此过程中需要密切监测心率、呼吸以及水肿情况等,避免超负荷而发生心功能不全、水肿等。一旦出现以上情况,立即给予袢利尿剂,呋塞米 1~2mg/(kg·次),必要时 2~6 小时后可重复。但是单纯的水化以及呋塞米使用很难纠正中 - 重度高钙血症。

(2)鲑降钙素(密盖息):初始剂量多为每次 4IU/kg,肌内注射或皮下注射,每 12 小时 1 次,可增加到 6~8IU/kg。鲑降钙素一方面可抑制骨再吸收,另一方面可增加尿钙排泄而达到降血钙作用,一般 4~6 小时起效,在配合生理盐水水化作用下,最多可降低血钙 0.3~0.5mmol/L,但是 48 小时后即会失效,目前认为其原因是由于受体下调而出现快速耐药反应,因此适合急性高钙血症的急性期处理。该药较安全,不良反应少,但是可能出

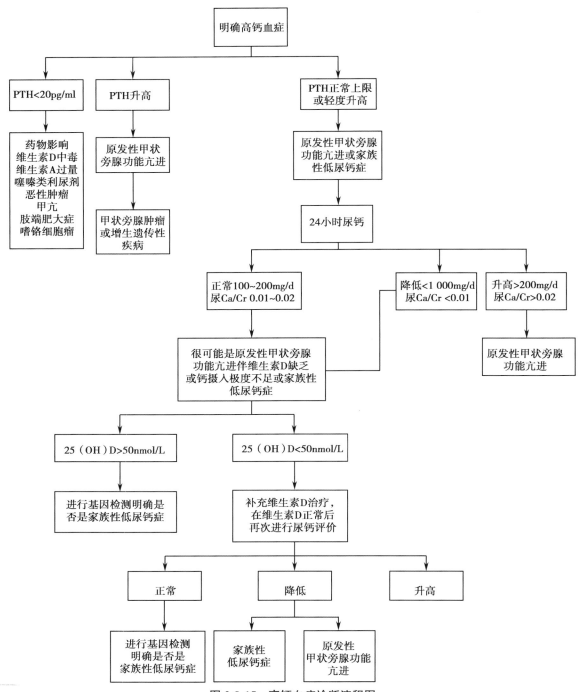

图 2-9-15 高钙血症诊断流程图

现轻度恶心,过敏反应罕见。需要强调的是鼻喷降钙素对高钙血症是无效的。

(3)双膦酸盐:是治疗高钙血症的常用药物,可通过抑制骨再吸收而发挥强大的降钙作用。常使用唑来膦酸和帕米膦酸钠,起效时间较鲑降钙素晚,一般在使用后 1~3 天起效,但维持作用长可持续 2~4 周,不但作为急性严重高钙血症的治疗药物,还常用做防治高钙血症复发的维持药物,特别是对于恶性肿瘤骨转移患者。唑来膦酸较帕米膦酸钠降钙作用更强,更适用于恶性肿瘤骨转移患者,成人剂量一般为 4mg/ 次静脉滴注或注射大于 15 分钟,可增加至 8mg,但随着剂量增加对肾脏的副作用亦增加。帕米膦酸钠虽然作用较唑来膦酸稍弱,但适用范围更广泛,除恶性肿瘤外,还用于其他病因如制动、原发性甲状旁腺功能亢进、维生素 D 中毒等导致的骨重吸收增多所致的高钙血症。随血钙程度不同,使用剂量有所差别,对于成人,一般推荐血钙在 3~3.4mmol/L,可使用帕米膦酸钠 60mg 静脉滴注 2~4 小时;血钙 >3.5mmol/L,帕米膦酸钠可使用 90mg 静脉滴注,至少 1 周后才可重复使用。虽然对于儿童来说,双膦酸盐使用均属超说明书用药,但近些年有报道,唑来膦酸和帕米膦酸钠治疗儿童成骨不全等疾病是安全有效的。

双膦酸盐对肾脏有潜在的毒性,在有肾功能不全时,建议在足够水化条件下,给予唑来膦酸 4mg 30~60 分钟,帕米膦酸钠 30~45mg,大于 4 小时输注,降低药量及延长给药时间能减轻相关风险。

(4)糖皮质激素:可以部分抑制钙从肠道吸收,对于维生素 D 或骨化三醇摄入过量是有效的。此外一些慢性肉芽肿以及部分淋巴瘤的患者由于本身可增加骨化三醇的生成而导致高钙血症,糖皮质激素对这类作用也有作用,一般泼尼松 20~40mg/d,一般需要 2~5 天达降钙作用。

(5)狄诺塞麦:适用于对双膦酸盐耐药效果不佳或者严重肾功能不全而禁用双膦酸盐的患者。

(6)钙剂拮抗剂:可用于甲状旁腺癌、继发性甲状旁腺功能亢进以及伴有硫酸钙升高的透析患者,也有研究用于原发性甲状旁腺功能亢进,但目前尚无标准治疗方案。

(7)透析:在血流动力学稳定条件下,如果严重的高钙血症或肾功能不全、心功能不全,不能耐受水化以及药物等治疗,可选择透析。

4. 随访 病因不明的高钙血症,要密切监测肿瘤发生,特别是在青少年时期,需警惕淋巴瘤等由于早期症状不典型而出现误诊;高钙治疗过程中注意可能发生肾结石。

(罗飞宏 刘戈力)

参考文献

1. MOURITSEN A, AKSGLAEDE L, SØRENSEn K, et al. Hypothesis: exposure to endocrine-disrupting chemicals may interfere with timing of puberty. Int J Androl. 2019, 33 (2): 346-359.

2. BHATTACHARYA I, BASU S, PRADHAN BS, et al. Testosterone augments FSH signaling by upregulating the expression and activity of FSH-Receptor in Pubertal Primate Sertoli cells. Mol cell Endocrinol, 2019, 2: 48270-48280.

3. 杜敏联. 青春期内分泌学. 北京:人民卫生出版社,2006.

4. LOCH BATISTA R, INÁCIO M, PRADO ARNHOLD IJ, et al. Psychosexual Aspects, Effects of Prenatal Androgen Exposure, and Gender Change in 46, XY Disorders of Sex Development. J Clin Endocrinol Metab. 2019, 104 (4): 1160-1170.

5. 颜纯, 王慕逊. 小儿内分泌学. 2 版. 北京:人民卫生出版社,2006.

6. TEUFEL S, HARTMANN C. Wnt-signaling in skeletal development. Curr Top Dev Biol, 2019, 133: 235-279.

7. AGOSTINETE RR, ITO IH, KEMPER H, et al. Somatic maturation and the relationship between bone mineral variables and types of sportsamongadolescents: cross-sectional study. Sao Paulo Med J, 2017, 135 (3): 253-259.

8. MCCORMACK SE, CHESI A, MITCHELL JA, et al. Relative Skeletal Maturation and Population Ancestry in Nonobese Children and Adolescents. J Bone Miner Res, 2017, 32 (1): 115-124.

9. 张鹏飞, 李辉. 三种骨龄评价方法在 3~17 岁儿童临床应用中的一致性比较研究. 中国循证儿科杂志,2017, 12 (4): 263-267.

10. 叶义言. 中国儿童骨龄评分法 (TW-C) 简明教程. 2 版. 北京:人民卫生出版社,2017.

11. BROOK C GD, CLAYTON P, BROWN S. Clinical Pediatric Endocrinology. 5th edition. New York: Black-well, 2005.

12. FANIS P, SKORDIS N, TOUMBA M, et. al. Central Precocious Puberty Caused by Novel Mutations in the Promoter and 5′-UTR Region of the Imprinted MKRN3 Gene. Front Endocrinol, 2019, 10: 677.

13. COOLS M, NORDENSTROM A, ROBEVA R, et. al. Caring for individuals with a difference of sex development (DSD): a Consensus Statement. Nat Rev Endocrinol. 2018, 14: 415-429.

14. HASTIE ND. Wilms'tumour 1 (WT1) in development, homeostasis and disease. Development, 2017, 144: 2862-2872.

15. LEFEBVRE V. Roles and regulation of SOX transcription factors in skeletogenesis. Curr Top Dev Biol, 2019, 133: 171-193.

16. 张萌萌, 张秀珍, 邓伟民, 等. 骨代谢生化指标临床应用专家共识. 中国骨质疏松杂志,2019, 25 (10): 1357-1372.

17. JAIN S, CAMACHO P. Use of bone turnover markers in the management of osteoporosis. Curr Opin Endocrinol Diabetes Obes. 2018, 25 (6): 366-372.

18. EASTELL R, PIGOTT T, GOSSIEL F, et al. DIAGNOSIS OF ENDOCRINE DISEASE: Bone turnover

markers: are they clinically useful? Eur J Endocrinol, 2018, 178 (1): R19-R31.

19. PALERMO A, NACIU AM, Tabacco G, et al. Clinical, biochemical and radiological profile of normocalcemic primary hyperparathyroidism. J Clin Endocrinol Metab, 2020, 105 (7): 174.

20. AMBROSZKIEWICZ J, CHEŁCHOWSKA M, SZAMOTULSKA K, et al. The Assessment of Bone Regulatory Pathways, Bone Turnover, and Bone Mineral Density in Vegetarian and Omnivorous Children. Nutrients, 2018, 10 (2): 183.

21. AMBROSZKIEWICZ J, GAJEWSKA J, ROWICKA GK et al. Assessment of Biochemical Bone Turnover Markers and Bone Mineral Density in Thin and Normal-Weight Children. Cartilage, 2018, 9 (3): 255-262.

22. 蔡思清, 颜丽笙, 李毅中, 等. 人体脂肪组织对骨密度的影响, 中国骨质疏松杂志, 2018, 24 (2): 161-164.

23. 顾学范. 临床遗传代谢病. 北京: 人民卫生出版社. 2015: 283-288.

24. JAMESON JL, DEGROOT L J, KRETSER DD. Endocrinology: Adult and Pediatric. 7th Edition. W. B. Saunders Company, 2016.

25. 中华医学会儿科学分会内分泌遗传代谢学组. 中枢性性早熟诊断与治疗共识 (2015). 中华儿科杂志, 2015, 53 (6): 412-418.

26. 中华医学会儿科学分会内分泌遗传代谢学组. 矮身材儿童诊治指南. 中华儿科杂志, 2008, 46 (6): 428-430.

27. 中华医学会儿科学分会内分泌遗传代谢学组. 基因重组人生长激素儿科临床规范应用的建议. 中华儿科杂志, 2013, 51 (6): 426-432.

28. 罗小平. 身材矮小症儿童诊疗规范. 北京: 人民卫生出版社, 2019.

29. 中华医学会儿科学分会内分泌遗传代谢学组. 特纳综合征儿科诊疗共识 (2018). 中华儿科杂志, 2018, 56 (6): 406-413.

30. 中华医学会儿科学分会. 儿科内分泌与遗传代谢性疾病诊疗规范. 北京: 人民卫生出版社, 2016.

31. KRONENBERG HM, MELMED S, POLONSKY KS, et al. Williams Textbook of ENDOCRINOLOGY. W. B. Saunders Company. 2011.

32. Noonan Syndrome Guideline Development Group. Management of Noonan syndrome-a clinical guideline (pdf). University of Manchester: DYSCERNE. Available online, 2010.

33. BRIGHT GM, Recombinant IGF-1: Past, present and future. Growth hormone & IGF research: official journal of the Growth Hormone Research Society and the International IGF Research Society, 2016,(28): 62-65.

34. SPERLING M. Pediatric Endocrinology. 3rd Edition. London: Elsevier Health Sciences, 2008.

35. Ranke MB. Diagnostics of Endocrine function in children and adolescents. Basel: Karger, 2003.

36. BROOK C, CLAYTON PE, BROWN RS. Clinical Pediatric Endocrinology. 5th edition. New York: Blackwell, 2009.

37. BRAUNER EV, BUSCH AS, ECKERT-LIND C, et al. Trends in the Incidence of Central Precocious Puberty and Normal Variant Puberty Among Children in Denmark, 1998 to 2017. Jama Netw Open, 2020, 3: e2015665.

38. EUGSTER EA. Treatment of Central Precocious Puberty. J Endocr Soc, 2019, 3: 265-274.

39. WITCHEL SF, PINTO B, BURGHARD AC, et al. Update on adrenarche. Curr Opin Pediatr, 2020, 32: 574-581.

40. LUNG H, HSIAO EC, WENTWORTH KL. Advances in Models of Fibrous Dysplasia/McCune-Albright Syndrome. Front Endocrinol, 2020, 10: 925.

41. HOWARD SR. The Genetic Basis of Delayed Puberty. Front Endocrinol, 2019, 10: 423.

42. SPENCER T, PAN KS, COLLINS MT, et al. The Clinical Spectrum of McCune-Albright Syndrome and Its Management. Horm Res Paediat, 2020, 92: 347-356.

43. KRISHNA KB, FUQUA JS, ROGOL AD, et al. Use of Gonadotropin-Releasing Hormone Analogs in Children: Update by an International Consortium. Horm Res Paediat, 2019, 91: 357-372.

44. MAGIAKOU MA, MASTORAKOS G, OLDFIELD EH, et al. Cushing's syndrome in children and adolescents. Presentation, diagnosis and therapy. N Engl J Med, 1994, 331: 629-636.

45. NIEMAN LK, BILLER BM, FINDLING JW, et al. The diagnosis of Cushing's syndrome: an Endocrine Society Clinical Practice Guideline. J Clin Endocrinol Metab, 2008, 93 (5): 1526-1540.

46. 中国垂体瘤协作组. 中国库欣病诊治专家共识 (2015). 中华医学杂志, 2015, 96 (11): 835-839.

47. CHARMANDARI E, NICOLAIDES NC, CHROUSOS GP. Adrenal insufficiency. Lancet, 2014, 383: 2152-2167.

48. 杜敏联, 李燕虹, 张军, 等. NROB1 基因新突变所致先天性肾上腺发育不良患儿以中枢性性早熟发病. 中华内分泌代谢杂志, 2015, 31 (2): 116-119.

49. CLAYTON PE, MILLER WL, OBERFIELD SE, et al., ESPE/LWPES CAH Working Group. Consensus statement on 21-hydroxylase deficiency from the European Society for Paediatric Endocrinology and the Lawson Wilkins Pediatric Endocrine Society. Horm Res, 2002, 58: 188-195.

50. SPEISER PW, AZZIZ R, BASKIN LS, et al. Congenital Adrenal Hyperplasia Due to Steroid 21-Hydroxylase Deficiency: An Endocrine Society Clinical Practice

Guideline. J Clin Endocrinol Metab, 2010, 95 (9): 4133-4160.

51. 中华医学会儿科学分会内分泌遗传代谢病学组 . 先天性肾上腺皮质增生症 21- 羟化酶缺陷诊治共识 . 中华儿科杂志 , 2016, 54: 569-576.

52. TRAPPA CM, OBERFIELD SE. Recommendations for Treatment of Nonclassic Congenital Adrenal Hyperplasia (NCCAH): an Update. Steroids. 2012, 77 (4): 342-346.

53. 肖惠文 , 马华梅 , 苏喆等 , 血清类固醇监测对于先天性皮质增生症治疗监测意义的评价 . 中华儿科杂志 , 2012, 50 (4): 301-307.

54. 苏喆 , 杜敏联 , 李燕虹 , 等 . 并发睾丸肾上腺残余瘤的先天性肾上腺皮质增生症患者临床特征 . 中华内分泌代谢杂志 , 2013, 29: 648-652.

55. 杜敏联 , 王竹 , 郭松 , 等 . 先天性肾上腺皮质增生症 21- 羟化酶缺陷儿童青少年期并发睾丸内残余瘤致睾丸功能减退风险因素和糖皮质激素强化治疗疗效分析 . 中华内分泌代谢杂志 , 2019, 35: 391-397.

56. KREMEN J, CHAN YM, SWARTZ JM. Recent findings on the genetics of disorders of sex development. Current Opinion in Urology, 2017, 27 (1): 1.

57. 中华医学会儿科学分会内分泌遗传代谢学组 . 性发育异常的儿科内分泌诊断与治疗共识 (2019). 中华儿科杂志 , 2019, 57 (6): 410-418.

58. GRAVHOLT CH, CHANG S, WALLENTIN M, et al. Klinefelter Syndrome: Integrating Genetics, Neuropsychology, and Endocrinology. Endocr Rev, 2018, 39: 389-423.

59. BONOMI M, ROCHIRA V, PASQUALI D, et al. Klinefelter syndrome (KS): genetics, clinical phenotype and hypogonadism. J Endocrinol Invest, 2017, 40: 123-134.

60. GRAVHOLT CH, ANDERSEN NH, CONWAY GS, et al. Clinical practice guidelines for the care of girls and women with Turner syndrome: proceedings from the 2016 Cincinnati International Turner Syndrome Meeting. Eur J Endocrinol, 2017, 177: G1-G70.

61. BARONIO F, ORTOLANO R, MENABÒ S, et al. 46, XX DSD due to Androgen Excess in Monogenic Disorders of Steroidogenesis: Genetic, Biochemical, and Clinical Features. Int J Mol Sci, 2019, 20 (18): 4605.

62. REISENBICHLER E, HANLEY KZ. Developmental disorders and malformations of the breast. Semin Diagn Pathol, 2019, 36 (1): 11-15.

63. SOLIMAN AT, SANCTIS VD, YASSIN M. Management of Adolescent Gynecomastia: An Update. Acta biomedica: Atenei Parmensis, 2017, 88 (2): 204.

64. DERMAN O, KANBUR N, KILIC I, et al. Long-term follow up of tamoxifen treatment in adolescents with gynecomastia. J Pediatr Endocrinol Metab, 2008, 21: 449-454.

65. KHAN HN, BLAMEY RW. Endocrine treatment of physiological gynaecomastia. BMJ, 2003, 327: 301-302.

66. EMILY REISENBICHLERA, KRISZTINA Z. Hanley. Developmental disorders and malformations of the breast. Seminars in Diagnostic Pathology, 2019, 36: 11-15.

67. MAGGIE L, WESTFAL A, DAVID C. et al. A population-based analysis of pediatric breast cancer. Journal of Pediatric Surgery, 2019, 54: 140-144.

68. STYNE DM, ARSLANIAN SA, CONNOR EL, et al. Pediatric obesity assessment, treatment, and prevention: an endocrine society clinical practice guideline. J Clin Endocrinol Metab, 2017, 102 (3): 709-757.

69. NCD Risk Factor Collaboration (NCD-RisC). Worldwide trends in body-mass index, underweight, overweight, and obesity from 1975 to 2016: a pooled analysis of 2416 population-based measurement studies in 128.9 million children, adolescents, and adults. Lancet, 2017, 390 (10113): 2627-2642.

70. GBD 2015 Obesity Collaborators, AFSHIN A, FOROU-ZANFAR MH, et al. Health Effects of Overweight and Obesity in 195 Countries over 25 Years. N Engl J Med, 2017, 377 (1): 13-27.

71. OGDEN CL, CARROLL MD, LAWMAN HG, et al. Trends in Obesity Prevalence Among Children and Adolescents in the United States, 1988-1994 Through 2013-2014. JAMA, 2016, 315 (21): 2292-2299.

72. GLUCKMAN P, NISHTAR S, ARMSTRONG T. Ending childhood obesity: a multidimensional challenge. Lancet, 2015, 385 (9973): 1048-1050.

73. SKINNER AC, PERRIN EM, MOSS LA, et al. Cardiometabolic risks and severity of obesity in children and young adults. N Engl J Med, 2015, 373 (14): 1307-1317.

74. GROSSMAN DC, BIBBINS-DOMINGO K, CURRY SJ, et al. Screening for Obesity in Children and Adolescents: US Preventive Services Task Force Recommendation Statement. JAMA, 2017, 317 (23): 2417-2426.

75. MAYER-DAVIS EJ, KAHKOSKA AR, JEFFERIES C, et al. ISPAD Clinical Practice Consensus Guidelines 2018: Definition, epidemiology, and classification of diabetes in children and adolescents. Pediatr Diabetes, 2018, 19 (27): 7-19.

76. Classification of diabetes mellitus. Geneva: World Health Organization, 2019.

77. OGURTSOVA K, DA ROCHA FERNANDES JD, HUANG Y, et al. IDF Diabetes Atlas: Global estimates for the prevalence of diabetes for 2015 and 2040. Diabetes Res Clin Pract, 2017, 128: 40-50.

78. DANNE T, PHILLIP M, BUCKINGHAM BA, et al. ISPAD Clinical Practice Consensus Guidelines 2018: Insulin treatment in children and adolescents with diabetes. Pediatr Diabetes, 2018, 19 (27): 115-135.

79. JIA W, WENG J, ZHU D, et al. Standards of medical care for type 2 diabetes in China 2019. Diabetes Metab Res Rev, 2019, 35 (6): e3158.

80. SMART CE, ANNAN F, HIGGINS LA, et al. ISPAD Clinical Practice Consensus Guidelines 2018: Nutritional management in children and adolescents with diabetes. Pediatr Diabetes, 2018, 19 (27): 136-154.

81. WOLFSDORF JI, GLASER N, AGUS M, et al. ISPAD Clinical Practice Consensus Guidelines 2018: Diabetic ketoacidosis and the hyperglycemic hyperosmolar state. Pediatr Diabetes, 2018, 27: 155-177.

82. PALMER BF, CLEGG DJ. Electrolyte and Acid-Base Disturbances in Patients with Diabetes Mellitus. N Engl J Med, 2015, 373 (6): 548-559.

83. DI IORGI N, NAPOLI F, ALLEGRT AE, et al. Diabetes insipidus——diagnosis and management. Horm Res Paediatr, 2012, 77 (2): 69-84.

84. ROBERTSON GL. Diabetes insipidus: Differential diagnosis and management. Best Pract Res Clip Endocrinol Metab, 2016, 30 (2): 205-218.

85. SPERLING M. Pediatric endocrinology. Fourth edition. W. B. Saunders Company. 2014.

86. TULI G, TESSARIS D, EINAUDI S, et al. Copeptin role in polyuria-polydipsia syndrome (PPS) differential diagnosis and reference range in paediatric age. Clin Endocrinol (Oxf), 2018, 88 (6): 873-879.

87. FENSKE W, REFARDT J, CHIFU I, et al. Copeptin-Based Approach in the Diagnosis of Diabetes Insipidus. N Engl J Med, 2018, 379: 428-439.

88. WINZELER B, CESANA-NIGRO N, REFARDT J, et al. Arginine-stimulated copeptin measurements in the differential diagnosis of diabetes insipidus: a prospective diagnostic study. Lancet, 2019, 394 (10198): 587-595.

89. JULIANE, LÉGER, FLORENTIA, et al. Graves'disease in children. Best Practice & Research Clinical Endocrinology & Metabolism, 2014,(28): 233-243.

90. FRANCIS GL, WAGUESPACK SG, BAUER AJ, et al. Mana gement Guidelines for Children with Thyroid Nodules and Differentiated Thyroid Cancer. Thyroid, 2015, 25 (7): 716-759.

91. 倪鑫, 王生才, 邰隽, 等. 儿童甲状腺结节及分化型甲状腺癌指南解读及进展回顾. 中华耳鼻喉头颈外科杂志, 2019, 54 (12): 954-958.

92. ZEINA C. HANNOUSH, ROY E. Weiss. Defects of thyroid hormone synthesis and action. Endocrinol Metab clin North Am, 2017, 46 (2): 375-388.

93. INGELFINGER JR, HUSEBYE ES, ANDERSON MS, et al. Autoimmune Polyendocrine Syndromes. N Engl J Med, 2018, 378 (12): 1132-1141.

94. MUNNS CF, SHAW N, KIELY M, et al. Global Consensus Recommendations on Prevention and Management of Nutritional Rickets. The Journal of Clinical Endocrinology & Metabolism, 2016, 101 (2): 394-415.

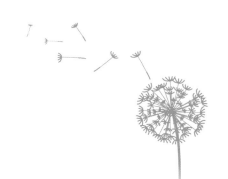

第三章 青春期妇科

第一节 女性生殖器官解剖与生理特点

一、概述

女性从胚胎期至青春期发育结束,生殖器官的形态与生理变化是随着年龄段的发育特点而动态变化的。女性生殖系统从胚胎8周左右开始分化,到青春期结束生殖器官接近成年女性。不同阶段其生殖器发育的特点分别为:胎儿期是指从妊娠第8周至出生前,此期胎儿在母体内受胎盘所分泌的大量激素(如胎盘催乳素)的影响,部分生殖器官有所发育。新生儿期是指从胎儿娩出至出生后28天,此阶段新生儿开始适应母体子宫外的新环境,女性新生儿的生殖系统仍受来源于母体的雌激素的影响。婴幼儿期是指生后1个月~3岁,在这一阶段,由于新生儿期已过,血液中雌激素水平迅速下降,女性婴幼儿性器官回至未发育状态。儿童期是指生后3~10岁,可分为学龄前期(3~7岁)、学龄后期(6~10岁),这段时期女性小儿生殖器官仍处于安静状态。青春期是女性从儿童期至成年的过渡时期,具体地说就是从性器官开始发育、第二性征出现至生殖器官功能完全成熟、身高增长停止的时期。女性10~13岁进入青春前期,身高比儿童期增长15%~20%,体重增加1倍,主要器官在形态上增大1倍。女性在11.5~14岁期间,骨盆逐渐加宽,生长速度达到高峰,身高呈直线增长,平均每年增长(8.3±1.2)cm。女性在11岁时,体格生长将达到最终身高的83%~89%,剩余身高将在进一步的发育过程中获得。女性在月经初潮后,身高增长缓慢,通常很少超过7cm。在生长加速期间,女性体内脂肪分布也有所变化,臀部、乳房和上背部的皮下脂肪明显增多。月经来潮是女性生殖器官发育成熟的特征。

了解和掌握小儿、青少年阶段女性生殖系统解剖特点,正常的生理和解剖数据对于该年龄阶段生长发育和病理问题的判断是非常有意义的。

二、小儿、青少年女性外生殖器官

胚胎初期的泄殖腔分化为后方的直肠与前方的尿生殖窦,尿生殖窦两侧隆起为尿生殖褶(urogenital fold)。褶的前方左右相会合呈结节形隆起,称为生殖结节,以后长大称为外阴;褶外侧隆起为左右阴唇阴囊隆起。女性约在胚胎第12周末生殖结节发育成阴蒂,两侧尿生殖褶不合并,形成小阴唇,左右阴唇阴囊隆起发育成大阴唇。尿生殖沟扩展,并与尿生殖窦下段共同形成阴道前庭。女性外生殖器(external genitalia)是指生殖器的外露部分,又称为外阴(vulva),前为耻骨联合,后为会阴,包括阴阜、大阴唇、小阴唇、阴蒂和阴道前庭。

(一) 阴阜(mons pubis)

阴阜为耻骨联合前面隆起的脂肪垫。新生儿期、儿童期后期和青春发育期受女性激素影响而增厚、隆起。青春发育开始后，阴毛开始生长，青春期结束呈女性倒三角分布。阴毛的疏密和色泽存在种族和个体差异。

（二）大阴唇（labium majus）

大阴唇为两股内侧一对纵行隆起的皮肤皱襞，自阴阜向下向后延伸至会阴。大阴唇外侧面为皮肤，青春期后有色素沉着和阴毛生长，内含皮脂腺和汗腺；大阴唇内侧面湿润似黏膜。皮下为疏松结缔组织和脂肪组织，含丰富血管、淋巴管和神经。新生儿期大阴唇受体内残留的母体激素影响，外阴呈球状，大阴唇肿胀；幼儿期，极少受到雌激素刺激，大阴唇变薄变平；进入青春期后逐渐发育增大、增厚、着色，可以出现一段时间发育不对称，两侧大小不一，青春后期发育近似成年女性外观；女性儿童及青春期大阴唇外伤后容易形成血肿。

（三）小阴唇（labium minus）

小阴唇系位于两侧大阴唇内侧的一对薄的皮肤皱褶，表面湿润，进入青春期后色素逐渐沉着，无毛，富含神经末梢。两侧小阴唇前端融合，再分为前后两叶，前叶形成阴蒂包皮，后叶形成阴蒂系带。大、小阴唇后端汇合，在正中线形成阴唇系带（frenulum labium pudendal）。新生儿期小阴唇增厚而突出明显，幼女及儿童早期雌激素水平极低，小阴唇表皮光滑、变小，呈薄壁样结构，始于前庭上方两侧，止于3点和9点处，长度仅大阴唇的1/2；儿童期后期小阴唇变圆；青春期发育后进一步增大、增厚、着色，超出大阴唇覆盖阴道前庭，直至青春期结束至成年女性外观。

（四）阴蒂（clitoris）

阴蒂位于两小阴唇顶端下方，与男性阴茎同源，由海绵体构成，在性兴奋时勃起。阴蒂分为3部分，前为阴蒂头，暴露于外阴，富含神经末梢，对性刺激敏感；中为阴蒂体，后为两阴蒂脚，附着于两侧耻骨支上。新生儿期阴蒂相对较大，阴蒂被阴蒂包皮覆盖，略湿润，儿童期阴蒂相对较小，大小约为0.6cm²；儿童期后期、青春期阴蒂增大至成人女性状。阴蒂的大小提示体内雄激素水平，专科检查需要重视；阴蒂包皮局部皮脂腺分泌过多可以出现包皮白色脂垢堆积。

（五）阴道前庭（vaginalvestibule）

阴道前庭为一菱形区域，前为阴蒂，后为阴唇系带，两侧为小阴唇。阴道口与阴唇系带之间有一浅窝，称为舟状窝（fossa navicularis），又称为阴道前庭窝。此区域主要包括四个主要结构：

1. **前庭球**（vestibular bulb）　又称为球海绵体，位于前庭两侧，由具有勃起性的静脉丛组成。其前端与阴蒂相接，后端膨大，与同侧前庭大腺相邻，表面被球海绵体肌覆盖。

2. **前庭大腺**（major vestibular gland）　称为巴氏腺（Bartholin gland），位于大阴唇后部，被球海绵体肌覆盖，如黄豆大小，左右各一，腺体细长（1~2cm），向内侧开口于阴道前庭后方小阴唇与处女膜之间的沟内。青春前期前庭大腺开始分泌黏液。正常情况下不能触及此腺体，若腺管口闭塞，可形成前庭大腺囊肿，能触及甚至观察到；若伴有感染，可形成前庭大腺脓肿，儿童与青春期偶尔也会出现前庭大腺感染。

3. **尿道外口**（external orifice of urethra）　位于阴蒂头后下方，圆形，边缘折叠而合拢。尿道外口后壁上有一对并列腺体，称为尿道旁腺。尿道旁腺开口小，容易有细菌潜伏。新生儿期因处女膜肿胀、水肿，尿道外口常被处女膜覆盖。

4. **阴道口**（vaginal orifice）**和处女膜**（hymen）　阴道口位于尿道外口后方的前庭后部。其边缘覆盖有一层较薄的黏膜皱襞，内含结缔组织、血管和神经末梢，称为处女膜。处女膜多在中央有一孔。孔的形状、大小及处女膜的厚薄因人而异，变异很大。处女膜孔常见类型有：环形或新月形，少数呈筛状或伞状。新生儿期的处女膜肿胀、水肿，呈紫红色、可以外露，新生儿期的阴道上皮受雌激素影响而增生，生后2天的阴道黏膜增生明显，产生分泌物，外阴部可见黏稠的白色液体由阴道排出，称新生儿白带。生后11天来源于母体的雌激素水平下降，分泌物减少或逐渐消失。儿童期早期处女膜菲薄，可呈透明状，儿童期后期随体内女性激素上升，可稍增厚；儿童期处女膜孔直径通常为0.4~0.7cm。麻醉下，用宫腔镜探查此期女性阴道是安全、实用、准确性高的检查手段，可以替代其他传统的检查；初潮前2年，处女膜水肿变厚，呈典型叶片状，中间孔径约1cm，可伸展、可容1指松。处女膜可因性交撕裂或者其他原因损伤破裂。女性外阴发育过程见图3-1-1。

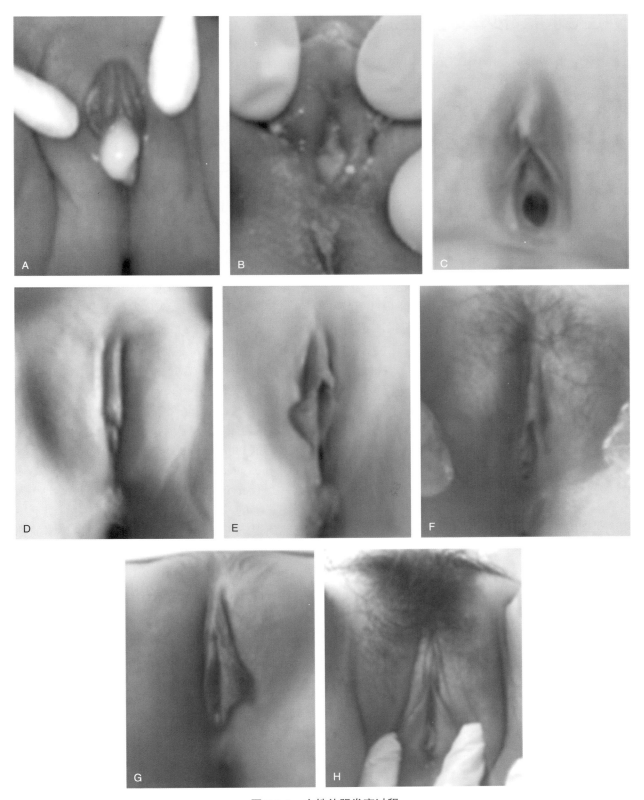

图 3-1-1　女性外阴发育过程

（显示女性从新生儿至青春期外阴动态发育变化过程）

A. 新生儿期女性外阴；B. 婴儿期女性外阴；C. 儿童期女性外阴；D. 青春发育早期女性外阴；E、F、G. 青春发育中女性外阴；H. 青春后期女性外阴。

三、小儿、青少年女性内生殖器

泌尿生殖嵴外侧的中肾有两对纵形管道，一对为沃尔夫管（中肾管），为男性生殖管道始基，另一对为米勒管（副中肾管），为女性生殖管道始基，若生殖腺发育为卵巢，则沃尔夫管（中肾管）退化，两侧米勒管（副中肾管）头段形成两侧输卵管，两侧中段和尾段开始并合，构成子宫及阴道上段。初合并时有中隔分为两个腔，约在胚胎第 12 周末中隔消失，成为单一内腔。米勒管（副中肾管）最尾端与泌尿生殖窦（urogenital sinus）相连，并同时分裂增殖，形成一实质型圆柱状体，称为阴道板，随后阴道板由上向下穿通形成阴道腔。阴道腔与尿生殖窦之间有一层薄膜为处女膜。女性内生殖器（internal genitalia）位于真骨盆内，包括阴道、子宫、输卵管和卵巢。

（一）阴道（vagina）

阴道位于真骨盆下部中央，为一上宽下窄的管道。出生时阴道长 3~4cm，儿童期增加 0.5~1cm，初潮时长 10.5~11.5cm，成年女性前壁长 7~9cm，与膀胱和尿道相邻；厚壁长 10~12cm，与直肠贴近。上端包绕子宫颈阴道部，下端开口于阴道前庭后部。阴道壁自内向外由黏膜、肌层和纤维组织膜构成。黏膜层由非角化复层鳞状上皮覆盖，无腺体，淡红色，有许多横行皱襞，有较大伸展性，青春期后受性激素影响而有周期性变化。阴道壁富有静脉丛，损伤后易出血或形成血肿。成年后，阴道是性交器官，也是经血和胎儿娩出的通道。

（二）子宫（uterus）

子宫位于盆腔中央，前为膀胱，后为直肠，下端连接阴道，两侧有输卵管和卵巢。新生儿期出生后 1 周内，由于受到母体雌激素的影响，子宫增大（4cm 左右），子宫颈与子宫体的比例为 3:1。随着母体雌激素的消失，子宫缩小，新生儿后期子宫的平均长度为 3.2cm，重量约为 1.8g，形状呈倒置梨形。受母体雌激素影响，生后 2 天新生儿子宫内膜有增生现象，内膜厚约 1mm，肌层 2~3mm，体部直径约 7mm；子宫内膜是由一层立方上皮细胞和与之相连的子宫内

膜腺体及基质细胞组成，上皮细胞的凹陷处是发育的子宫内膜腺体，子宫颈内膜被覆一层圆柱上皮细胞，腺体有分泌作用。生后数日，来源于母体的雌激素中断，子宫内膜脱落，因此而发生的少量阴道出血或血性分泌物称为新生儿月经，一般生后 7~10 天可自然停止。生后 11 天，子宫长约 2.3cm，颈部占子宫长度的 65.2%，婴儿期子宫反较新生儿期缩小，子宫颈细长，子宫颈与子宫体之比为 2:1，称为幼稚子宫。儿童早期，子宫一直保持为幼稚子宫，直到 6 岁才恢复到生后 11 天时的大小。儿童后期，子宫体增大，子宫颈与子宫体的比例接近 1:1。子宫肌肉增生，使得子宫形态发生变化，内膜有一定程度的增生。到了青春前期，子宫增大，长 4~5.5cm，子宫体和子宫颈的分化成长更为明显，子宫体的长度将近为子宫颈的 2 倍（子宫颈:子宫体 =1:2），已接近成人，但没有中轴的屈曲，体部直径约为 16mm。子宫内膜开始有增厚，腺体增多呈增生变化，内膜开始出现脱落，出现月经初潮。

成年女性子宫呈略扁的倒置梨形，子宫上部较宽，称为子宫体（corpus uteri），子宫体顶部称为子宫底（fundus uteri）。子宫底两侧称为子宫角（cornua uteri）。子宫下部较窄呈圆柱体，称为子宫颈（cervix uteri）。子宫腔（uterine cavity）为上宽下窄的三角形，两侧通输卵管，尖端朝下接子宫颈管，子宫体与子宫颈之间形成最狭窄的部分，称为子宫峡部（isthmus uteri）。子宫颈内腔呈梭形，称为子宫颈管（cervical canal），成年女性长 2.5~3.0cm。青春前期子宫体积变化相对稳定，10 岁时宫体长度大致和宫颈相等。从 10~16 岁呈直线上升，尤其宫体变化更为显著，长度增加一倍。17~18 岁时子宫长度为 5.5~8.0cm，重量 45~70g，子宫体约占整个子宫 2/3，成人时重约 50~70g，长 7~8cm，宽 2~3cm，容量约 5ml。成年后，子宫是孕育胚胎、胎儿和产生月经的器官。子宫有 4 对韧带，分别为圆韧带（round ligament）、阔韧带（broad ligament）、主韧带（cardinal ligament）、宫骶韧带（uterosacral ligament）。

（三）输卵管（oviduct，fallopian tube）

输卵管为一对细长而弯曲的肌性管道，位于阔韧带上缘内侧，内侧与子宫角相连通，外端游离呈伞状。根据输卵管的形态，由内向外分为 4

个部分：间质部（interstitial portion）、峡部（isthmic portion）、壶腹部（ampulla portion）和伞部（fimbrial portion）。新生儿期的输卵管长度约为 3.2cm，峡部直行，到壶腹部膨大弯曲。儿童期的输卵管细长，约 5cm，伞端略膨大，输卵管黏膜有皱襞。在青春前期，输卵管的长度开始增长，直径变宽，此时的输卵管细长而弯曲，长 7.9~11cm，可见到输卵管伞。10 岁小儿的输卵管长约 7.9cm；15 岁时为 14cm±0.9cm 长，输卵管黏膜可见皱褶和纤毛。成年女性输卵管长度达 8~14cm，输卵管黏膜能受卵巢激素的影响而出现周期性变化，并有分泌作用。

（四）卵巢（ovary）

卵巢为一对扁椭圆形的性腺，是产生和排出卵子及分泌性激素的主要器官。卵巢的大小、形状随年龄大小而有差异。新生儿期的卵巢位于髂窝下缘，有逐渐下降倾向，平均长约 1.5cm，宽约 0.3cm，厚约 0.25cm，重约 0.33g；表面有光泽，呈纺锤形。卵巢内约有 14.3 万个直径约为 0.05cm 的原始卵泡，因受来源于母体的雌激素影响还未消失，卵巢内的原始卵泡及大量初级卵泡中可有部分发育，但此期的卵巢无生理功能。婴儿期、儿童期的卵巢随年龄增长而生长，位置下降，卵巢逐渐增大，原始卵泡的数量逐渐减少；婴儿期卵巢内有许多小卵泡，在 6 个月时大约有 8.6 万个原始卵泡。儿童期早期，卵巢的形态狭长如纺锤状，大小约为 1.0cm×0.92cm×0.6cm，表面光滑、色白。此期原始卵泡的数量约为 7.9 万个，大卵泡的数目增加，并在它们退化前能够长得相当大，因为这种卵泡的发育，卵巢可以表现为囊状，但此时的卵巢不分泌激素。儿童期后期，卵巢开始发育变大，重量比新生儿期增加 1~2g，原始卵泡的数量由 7 岁时的 7.9 万个减少到 9 岁时的 1.8 万个，卵巢开始有分泌激素的功能，其他性器官受其分泌的雌激素影响也开始生长发育。直至成熟期不断生长，至青春期长达 2~3cm，重约 3.3g。青春期前期卵巢表面光滑，青春期开始排卵后，表面逐渐凹凸不平。青春期前期，卵巢变大，重量为 6~7g。当月经初潮来临时，卵巢进一步降入骨盆，大卵泡的数目增加，并处于不同的发育阶段，但通常不会发育到排卵，有的卵泡会长得相当大，然后退化。育龄期妇女卵巢大小约 4cm×3cm×1cm，重 5~6g，呈灰白色。

四、乳腺

乳腺为生殖系统的一部分，其结构随年龄和生理状况的变化而异，且其生理变化与生殖系统的变化有密切关系，均受下丘脑 - 垂体 - 性腺轴的调节，故乳腺的发育及功能不仅随着女性一生不同时期变化，也随月经周期而变化。乳腺分静止期、发育期和活动期。乳腺是人类最大的皮肤腺，连同外被表皮，统称为乳房。乳房的外面是一层柔软的皮肤，其下为一层浅筋膜，浅筋膜下为一层含有弹性纤维的深筋膜，深筋膜下即为乳腺的被膜。被膜内含有脂肪、弹性纤维及平滑肌纤维，与血管神经一起伸入乳腺实质部分，将乳腺分为 15~25 个叶，每个叶又分为若干小叶，每个小叶是一个复管泡状腺。腺泡上皮细胞为单层立方或柱状细胞，在上皮细胞和基膜间有肌上皮细胞。导管包括小叶内导管、小叶间导管和总导管。小叶内导管多为单层柱状或立方上皮细胞，小叶间导管为复层柱状上皮细胞，总导管又称输乳管，开口于乳头，管壁为复层扁平上皮细胞，与乳头表皮相续。乳腺内结缔组织的多少，因营养及体质等因素而异，但主要随年龄及泌乳的不同阶段而增减。

胚胎早期外胚叶长出乳腺芽（breast buds）。在胚胎第 5 周，乳腺开始发育，在整个胚胎发育过程中，17~20 周时，生长速度较快，以后则逐渐减慢，33~36 周，生长速度又有所增加，37 周后，其生长速度最慢。出生时，人类乳腺由简单小导管组成，排列紧密，分支甚少，最后汇集开口于乳头，腺泡尚未形成，间质亦较致密。约有 50% 足月新生儿在出生数日后，乳房可轻度增大，内可触及花生米甚至一元硬币大小的硬结。这种乳腺肿大与性别无关，系胎儿在子宫内，被动地受到母体雌激素的影响乳腺处于反应性增生状态之故。其输乳管上皮细胞增生肥大，间质也增生。约在出生后 2 周，新生男婴及女婴乳腺增大达高峰。少数 1 周左右新生儿，无论男女均可自乳头溢出分泌物，这是由于出生后体内激素水平骤降而致乳汁分泌之故。新生儿期新生儿的乳房及乳腺增大，轻轻挤压，偶尔可见稀薄黄白色乳液，这些现象同样是因为受到母体雌激素中断的影响所致，不需治疗。应该注意的是不宜反复检查或挤压，否则会造成乳腺组织损伤或感染，导致新生儿乳腺炎。早产儿反应则不如足月儿明显，上述现象一般持续不到1周，以后由于血中雌激素迅速消退而很快消失，乳房缩小，腺体恢复至无活性状态，使新生儿期的乳腺生长暂处于静息状态，男性从此停止发育。儿童期的乳腺发育暂处于一个较长的相对静止状态，生长缓慢，其生长速度与身体各部分发育速度一致。随着内分泌变化、发育和成熟，女性乳房作为第二性征直至青春期开始又逐渐发育。女性乳房的发育一般开始于8~13岁，平均9.6岁。青春期前期10岁后，由于体内雌激素水平增高，乳房、乳晕、乳头进一步增大，形成小丘，同时伴随乳晕明显增大，可将乳头全部或大部分遮埋，直到青春期Ⅳ期成熟期乳头才开始突起。与此同时乳房内脂肪大量积聚，结缔组织也明显增生，使乳房迅速增大。然而，也有研究表明乳腺发育的差异性较大，部分女童在青春期前乳腺就有一定的生长变化。对于女童乳房早发育的机制尚无定论：3岁前多为单纯性乳房早发育，短时期内可自然缓解，也有人认为是初生后卵巢分泌雌激素相对活跃的一个延续；4~5岁时，血液循环中促性腺激素水平常显示暂时性起伏，呈不稳定状态，是由于下丘脑垂体功能尚未成熟之故；6~7岁时正值青春发动前期，可能是由于乳腺雌激素受体对血中微量的雌激素过于敏感，使其较一般女童的发育早。这些乳腺发育的女童今后可能有三种发展趋势：①经过一个阶段，发育的乳房自然消退，称为"初潮前乳房暂时性肥大"；②乳腺维持较长时间不变，经过几年或至青春期，乳房才开始进一步发育，称为"乳房过早发育症"；③乳腺逐渐发育，伴有其他青春发育前期表现，部分缓慢进展为中枢性性早熟。天津市1990年的追踪调查发现：4岁女童乳腺发育消退者为26.1%，5岁为18.4%；乳腺发育维持不变者，4岁39.1%，5岁26.3%；乳腺继续发育者，4岁为34.8%，5岁为55.3%。乳腺发育消退者几乎皆为乳腺发育大小不足1cm（直径）的女童。该调查还发现，双侧乳腺可以同时发育，占95.9%；也可首先单侧发育，占4.1%。单侧乳腺发育者随年龄增加而逐渐减少，4岁时，占34.8%，至13岁时，仅有6.3%。部分（15.4%）女童可有乳房疼痛，6岁已出现乳腺发育的女童中乳腺疼痛者占2.08%，10~11岁到高峰，占

18.7%，随后则逐渐下降。

（高慧慧　孙莉颖）

第二节　生殖道缺陷与畸形

一、概述

女性先天性的生殖道畸形（anomalies of the genital tract，AGT）是指由于一系列内源性因素或外源性因素导致米勒管（副中肾管）分化、发育和内生殖器始基的融合、管道的腔化和发育，以及对外生殖器的衍变过程的影响，导致生殖器官的形成和分化发生改变，从而引起女性各类内外生殖道的畸形发育。女性生殖器官畸形不是常见疾病，但属于一种良性疾病，发病率为4%~7%。因种类繁多、表现多样，给其诊断增加了难度。因患者群年轻、部分疾病影响生育功能、矫正手术需强调个体化，使其治疗要求高。如今随着医学的快速发展，越来越多以往无法存活下来的多器官复杂畸形的女性患者经过治疗得以生存下来，生殖道缺陷与畸形进入青春期和生育年龄后，常会出现生殖道梗阻、性功能障碍和不孕不育等临床问题。部分畸形罕见，同时还有多种畸形叠加，使得临床诊治极为复杂困难。

女性生殖器异常表现为在妊娠第6~18周时由于米勒管（副中肾管）的胚胎发育不良而导致的与正常解剖结构的偏离。女性生殖器异常形成的基础包括三个明显的胚胎学缺陷：①正常管道形成受阻所致的异常，包括处女膜闭锁、阴道横隔、阴道纵隔、阴道闭锁和宫颈闭锁等。②米勒管（副中肾管）衍化物发育不全所致的异常，包括无子宫、无阴道、子宫发育不良、单角子宫、始基子宫、输卵管发育异常等。③米勒管（副中肾管）衍化物融合障碍所致的异常，包括双子宫、双角子宫、鞍状子宫和纵隔子宫等。女性生殖器官轻度发育异常多无症状，易被忽略。有时在婴幼儿阶段发现外生殖器异常而得到诊断，其余多在青春期因原发性闭经、腹痛或婚后性生活困难、不孕、流产或早产就医时被确诊。

青春期无需处理,极少数因有功能性子宫,青春期时出现经血潴留导致周期性腹痛,需及时处理。其中,非手术治疗法(机械顶压法阴道成形术)微创、安全、经济,成功率可达90%以上,目前已被包括美国妇产科医师学会(the American College of Obstetricians and Gynecologists,ACOG)在内的世界重要医疗体系推荐为MRKH综合征患者的一线治疗方式。但顶压法适合于前庭陷窝弹性好、凹陷大于3cm的患者,每天顶压1~2次,每次5~10分钟,压力以患者不感觉疼痛可忍受为止。

2. **手术治疗** 近年来开展的腹腔镜下腹膜法人工阴道成形术,优点是解剖更为清晰,游离前后腹膜更为宽裕,腹腔镜下监视"造穴"准确、安全、创伤小、失血少、恢复快、住院时间短,可获得满意的阴道长度及性生活。在尿道和直肠之间有一浅凹隐窝或2cm短浅阴道盲端者可先行机械扩张法,采用从小到大的阴道模型,局部加压扩张,以达到足够的阴道长度为止。

七、子宫发育异常

子宫发育异常是女性生殖器官发育异常中最常见的一种,因米勒管(副中肾管)在胚胎时期发育、融合、吸收的某一过程停滞所致。有文献报道,在有生育障碍的女性中,子宫发育异常的发病率可达25%。子宫发育异常所导致的月经异常和生育等诸多问题,对患者的身心健康、婚姻和家庭的稳定造成不良影响。

【病因及发病机制】

胚胎时期泌尿生殖嵴外侧的中肾有两对纵行管道:沃尔夫管(中肾管)为男性生殖管道的始基,米勒管(副中肾管)为女性生殖管道的始基。胚胎在第10周时双侧米勒管(副中肾管)的中段和尾端向下、向内跨过中肾管前方,在中线与对侧会合形成子宫体与子宫颈;第12周时,两侧米勒管(副中肾管)间的隔融合形成单腔。在此发育过程中,受内外因素的影响,如果两米勒管(副中肾管)未完全合并融合,或仅仅是部分合并或合并后中隔未消失,均可形成双子宫、双角子宫及纵隔子宫等畸形。如果是一侧米勒管(副中肾管)发育,另一侧未发育或发育不全,则可形成单角子宫或残角子宫。

【分类】

欧洲人类生殖与胚胎学学会(European Society for Human Reproduction,ESHRE)和欧洲妇科内镜学会(European Society for Gynaecological Endoscopy,ESGE)最近公布了女性生殖道先天性畸形的新的ESHRE/ESGE分类系统。新系统是在由欧洲妇科外科学会进行的准备性科学工作基础上作出的,并被生殖器子宫畸形(congenital uterine malformations,CONUTA)共有的ESHRE/ESGE工作组采纳。新系统的开发采用DURBIHI程序进行共识评估;根据DELPHI程序的结果,遵循CONUTA科学委员会的协商一致发展。

ESHRE/ESGE系统将子宫异常分为五类;此外,将正常子宫作为0类,并且将未分类的病例分类为6类:① U0或正常子宫;② U1或畸形子宫;③ U2或纵隔子宫;④ U3或双角子宫;⑤ U4或单角子宫;⑥ U5或发育不全;⑦ U6类适用于仍未分类的病例。

新系统的一个新的重要因素是将子宫畸形定义为子宫解剖学标志比例(例如子宫壁厚度)的异常,这是因为子宫尺寸(更具体地说是子宫壁厚度)通常可能因患者而异。

1. **不同程度的子宫发育不全或缺失**

(1)先天性无子宫:胚胎在第10~12周时两侧米勒管(副中肾管)向中线横行延伸而会合,若此时受到外界或内在各种因素影响,两侧米勒管(副中肾管)中段未发育或未会合,则形成先天性无子宫,常合并无阴道,但卵巢发育正常。临床特点为原发性闭经、第二性征正常。超声及腹腔镜检查可辅助诊断。

(2)始基子宫:双侧米勒管(副中肾管)融合后不久即停止发育,子宫极小,仅1~3cm,多数无宫腔或仅一实体肌性子宫;无子宫内膜,常合并无阴道,卵巢发育正常。超声及腹腔镜检查可辅助诊断。

(3)幼稚子宫:双侧米勒管(副中肾管)融合形成子宫后,在妊娠晚期或胎儿出生后到青春期前的任何时期子宫发育停止所致。其子宫体较小,但宫体与宫颈结构正常,宫体与宫颈之比为1:1或2:3,有子宫内膜。其临床表现原发性闭经或者月经量少,婚后不孕不育等。B超可协助诊断。治疗上可采用人工周期治疗4~6个月观察疗效。

2. **一侧米勒管(副中肾管)发育不全或缺失**

(1)单角子宫:一侧米勒管(副中肾管)发育,形成发育较好的单角子宫伴同侧发育正常的输卵管,而对侧米勒管(副中肾管)未发育,对侧卵巢、输卵管、子宫及肾脏同时缺如。该类患者婚前无明显不适症状,但婚后不孕率高,妊娠后易发生早产、流产、胎儿生长受限等。

(2)残角子宫:一侧米勒管(副中肾管)发育正常形成单角子宫,而另一侧发育不全形成残角子宫,双侧卵巢及输卵管正常,但常伴患侧泌尿器官发育畸形。根据残角子宫形态,是否与发育侧子宫之间相通,Buttram 将其分为三种类型:①Ⅰ型残角子宫发育不全:无宫颈,有宫腔,与发育侧单角子宫腔相通;②Ⅱ型残角子宫发育不全:无宫颈,有宫腔,与发育侧单角子宫不相通,仅有一纤维带相连或其中有极细小管相通;③Ⅲ型残角子宫始基子宫:无宫腔,宫颈为一实体,占残角子宫的 34%。残角子宫的治疗主要取决于子宫是否有功能性内膜。

(3)双子宫:双子宫是两侧米勒管(副中肾管)完全未融合,各自发育成两个子宫和宫颈,每个子宫各有单一的输卵管和卵巢,伴有双宫颈、双阴道,有时可形成阴道纵隔或斜隔。一侧阴道闭锁时常有同侧泌尿系统发育异常。

(4)双角子宫:两侧米勒管(副中肾管)未完全融合,表现为子宫底部融合不全成双角。其中与纵隔子宫的鉴别文献报道标准不一,大致有以下几种,①宫底浆膜层凹陷不同:双角子宫凹陷> 1cm,而纵隔子宫凹陷<1cm;②两者内膜均呈分开状,双角子宫分开距离>4cm,纵隔子宫分开距离<4cm;③ Troiano 和 MeCarthy 提出,两侧宫角内膜顶点的连线若距宫底浆膜层的距离<5mm 或穿过宫底则认为是双角子宫,若这条线距宫底浆膜层的距离>5mm 则认为是纵隔子宫,无论宫底是圆顶状、平坦或是有切迹而成分离状。ESHRE 定义双角子宫是宫底浆膜层内陷>宫壁厚度的 50%,定义纵隔子宫是宫底浆膜层内陷<宫壁厚度的 50% 且宫腔内隔厚度>宫壁厚度的 50%。目前推荐使用 ESHRE 定义鉴别双角子宫与纵隔子宫。

(5)纵隔子宫:两侧米勒管(副中肾管)融合后、中隔吸收的某一过程受阻,形成不同程度的纵隔,即将宫腔分为两半,但子宫外形完全正常。将宫腔完全隔成两部分(纵隔由宫底至宫颈内口或内口之下)称为完全纵隔,仅部分隔开称为不完全纵隔(纵隔由宫底至宫颈内口之上的任何部位)。并非所有的纵隔子宫都需要治疗,既往无不良孕产史者,可先试孕。有以下任何一项者可行手术治疗:①有自然流产史 2 次以上或不明原因不孕;②需行辅助生殖技术的原发不孕患者;③有宫腔积血、周期性腹痛或急腹症症状者。可在腹腔镜或 B 超监护下行宫腔镜下子宫纵隔切除术。

(6)弓形子宫:宫底中央有凹陷,宫壁向宫腔突起,约占子宫发育异常的 20%。因其在子宫输卵管造影中宫底呈较宽的马鞍形凹陷,过去又称为"鞍状子宫"。但弓形子宫(arcuate uterus)的定义尚有争议,2013 年 ESHRE 及 ESGE 分类中已无此命名。各文献中的常见定义为:子宫外形基本正常,宫底外形无切迹,宫腔底部内膜呈弧形内凹,内凹深度一般<1cm,两侧内膜夹角>90°。弓形子宫青少年期无症状,妊娠后易发生胎位异常如横位,产程中子宫收缩时宫底部凹陷尤为明显,一般无须行子宫矫形手术。

(7)宫颈异常:宫颈形成约在胚胎第 14 周左右,由于米勒管(副中肾管)尾端发育不全或发育停滞所致宫颈发育异常,主要包括宫颈缺如、宫颈闭锁、先天性宫颈管狭窄、宫颈角度异常、先天性宫颈延长症伴宫颈管狭窄、双宫颈等宫颈发育异常。

【临床表现】

1. **月经异常及痛经**　先天性无子宫或始基子宫患者多无月经来潮;幼稚型子宫患者可能无月经,也可能有月经过少、月经迟发、痛经、周期不规则等表现;双子宫、双角子宫患者常可出现月经量过多及经期持续时间延长;残角子宫的患者月经来潮后,有周期性下腹痛,且日渐严重的表现。

2. **不孕**　无子宫、始基子宫、幼稚型子宫者均不孕,纵隔子宫易发生不孕。

3. **流产、早产**　在妊娠后因发育异常的子宫蜕膜形成不良,影响胎儿发育而流产。如果是纵隔子宫,其受精卵着床于纵隔处,纵隔黏膜血管形成差,供给胚胎血液不足而致流产。而单角子宫,则由于子宫宫腔狭小,在妊娠后由于宫腔压力大,易发生孕中期流产及早产。

【体征】

妇科检查:外阴发育正常,或无阴道口,或双合诊可及阴道纵隔。子宫体外形不对称,子宫位置可能偏向一侧。

【辅助检查】

1. **B 超检查**　不同子宫畸形可有不同的超声表现。

2. **子宫、输卵管造影** 可了解宫腔形态和纵隔的类型。

3. **内镜检查** 如怀疑子宫畸形,必要时可行宫腹腔镜联合检查。

八、输卵管发育异常

输卵管异常极少见,因无症状,小儿及青春期女性不易被发现,发病率不详。因为子宫与输卵管由米勒管(副中肾管)共同发育,因此输卵管异常常合并子宫异常。

【分类】

1. **旁输卵管** 单侧或双侧输卵管附着于正常输卵管上,短小,10~25mm,管腔通向子宫腔。

2. **输卵管副口** 输卵管副口可见单个或多个,发生于输卵管各部,多见于壶腹部单侧或双侧,口大小不一,形成花冠样漏斗,探针探查,副口与主管相通,是导致异位妊娠的病因之一。

3. **输卵管单侧缺如** 该侧米勒管未发育,伴同侧子宫发育异常,可发展为单角子宫。

4. **输卵管发育受阻** 米勒管(副中肾管)未发育或发育不全,只有输卵管的残留或痕迹,多伴有无阴道,子宫呈幼稚型。卵巢正常,有时也可见正常发育的阴道。

【临床症状】

无明显临床症状。

【体征】

不明显,多在成年后不孕检查或手术时被发现。

【辅助检查】

输卵管造影及B超均可辅助检查。

【治疗】

儿童期及青春期无明显症状,可不处理,成年后,根据病情,可对部分畸形行整形术。

九、卵巢发育异常

卵巢发育异常包括性染色体异常、性腺发育异常、原始生殖细胞迁移异常等所导致的卵巢分裂异常、卵巢数目异常及卵巢位置异常等。

【分类】

1. **染色体异常导致卵巢未发育及卵巢发育不全**

(1)卵巢未发育:卵巢始基已形成,但未发育而停留在始基阶段,无卵泡及无女性内分泌功能。卵巢未发育多为双侧性,是2条带有必需且重要区带的X染色体均缺陷的结果,多伴有其他器官畸形而未能生存下来。单侧卵巢未发育,多见于单角子宫,若卵巢功能正常,仍可担负双侧正常的卵巢功能。

(2)卵巢发育不全:与卵巢未发育不一样,前者是卵巢始基已显现,同时伴有生殖器官的发育异常。

1)先天性卵巢发育不全,也称特纳综合征,是一种常见的由性染色体畸变引起的卵巢发育不全症。

2)XO/XY性腺发育不全,染色体为45,XO/46,XY,其性腺可能有多种多样,可以为一侧或双侧发育不全的卵巢或睾丸。

3)单侧条索状卵巢综合征,由于一侧卵巢纤维条索化,另一侧卵巢发育不良而引起的月经稀少、闭经等一组综合征,称为单侧条索状卵巢综合征(unilateral streaked ovarian syndrome)

(3)性腺发育异常导致的卵巢发育不全:性腺发育异常是指染色体正常,但性腺在胚胎的不同发育时期,由于某些因素的影响发生不同程度的发育不全或退化。

1)XX单纯性腺发育不全,一种常染色体隐性遗传病,仅限于46,XX个体发生,患儿仅性腺发育不全,内、外生殖器属女性,无身体其他方面的发育异常。

2)染色体核型正常的真两性畸形合并卵巢发育不全,是在机体内同时存在卵巢和睾丸组织,染色体核型可以为正常男性型、女性型或嵌合型,生殖导管和外生殖器往往为两性畸形。

(4)卵巢数目及位置异常

1)卵巢缺如:同卵巢未发育。

2)额外卵巢:是指数量及位置异常。在胚胎形成早期,患儿的原始生殖细胞群在向卵巢位置移行过程中发生了异常,造成了类似卵巢的组织,具备正常的卵巢组织结构及功能,并与正常卵巢间没有直接或通过韧带的联系,其体积与正常卵巢相似,一般在成年后,经妇科手术或腹腔镜检查时被发现。

3)副卵巢:是指在正常卵巢附近出现多余的卵巢组织,具有正常的卵巢组织结构和功能,一般体积较小,多数<1cm,可多个出现,呈结节状。

4)分叶卵巢:由于卵巢分裂不完全而形成,

通常由于1个至数个深沟将卵巢分为2个或更多部分的畸形卵巢,有时乃至完全分隔,由结缔组织连接各叶。分叶卵巢通常为2叶,偶有3~4叶。分叶卵巢在胚胎学上似与额外卵巢有关,属于卵巢组织重复或分裂所致。分叶卵巢有时与副卵巢难以区别,特别是当其中一个分叶异位卵巢明显小于其他分叶卵巢时就更难以判断。

5) 异位卵巢:可分先天性及后天性。先天性异位卵巢是指卵巢在发育过程中受阻,仍停留在胚胎期的位置而未下降至盆腔,或下降过度超出双侧卵巢窝甚至盆腔以外的位置。

【临床症状】

卵巢未发育或发育不全的患儿,身高比同龄女孩矮小,青春期时无第二性征发育,无月经初潮,或者月经稀少。卵巢异位及卵巢分裂的患儿一般无症状,多在手术时才被发现。

【体征】

部分特纳综合征患者妇科检查可见外阴发育幼稚,无阴毛,阴道短窄,子宫小或缺如,卵巢触摸不到,同时伴有其他部位特征性改变,如颈蹼、肘外翻、智力低下等。

【辅助检查】

染色体、性激素、B超及MRI均可协助诊断,卵巢内分泌测定及子宫内膜检查,可间接反映卵巢功能及子宫内膜反应。

(孙莉颖)

第三节　小儿妇科炎症、异物、外伤

一、外阴炎症

外阴炎(vulvitis)是女性小儿中常见的妇科疾病。婴幼儿由于外阴幼稚状态,抵抗力低,外阴接近肛门,容易感染病菌。新生儿期女婴因受母体雌激素影响,阴道呈酸性,不适合细菌生长,因此相对安全,不易感染病菌,而儿童期女性因母体雌激素影响已消失,阴道为弱碱性或中性,易受感染。婴幼儿外阴、会阴组织薄弱,护理不当可发生炎症。近年来,由于医疗条件改善,群众卫生知识水平、卫生意识以及对卫生的重视程度提高,一些严重的婴幼儿炎症逐渐减少,但女性小儿外阴炎仍有增长趋势。另外,本病的发病率夏季比冬季高,与儿童呼吸系统细菌感染相关。不良卫生习惯也是致病原因之一,应引起注意。

(一)非特异性外阴炎

【定义】

非特异性外阴炎是由物理、化学因素而非病原体所致的外阴皮肤或黏膜的炎症。通常继发于女性小儿会阴卫生太差或阴道异物,有时也因为患儿有不良卫生习惯,如席地而坐等,引起外阴不洁、瘙痒,抓破后细菌侵入引起炎症。青春期女孩外阴易受经血、阴道分泌物刺激或经期长时间使用卫生用品,若患儿不注意清洁,粪瘘患儿受到粪便污染刺激、尿瘘患儿受到尿液长期浸渍等,均可引起非特异性炎症反应。长期穿紧身化纤内裤等导致的物理刺激如皮肤黏膜摩擦、局部潮湿、透气性差等,亦可引起非特异性外阴炎。

【临床表现】

多为小儿外阴皮肤黏膜瘙痒、红肿、疼痛、烧灼感,活动、排尿及排便时加重。严重时可致外阴糜烂形成溃疡或湿疹,阴唇粘连,外阴可见黄色或黄绿色分泌物,伴或不伴异味;部分患儿伴有泌尿系统感染,出现尿急、尿频、尿痛。急性炎症期检查时见外阴充血、肿胀、糜烂,常有抓痕,慢性炎症时检查可见外阴皮肤增厚、粗糙、皲裂、色素减退,甚至苔藓样变。

【治疗】

治疗原则为消除病因,保持外阴清洁、干燥;对患儿进行卫生知识普及,包括小便后擦干外阴、从前往后擦外阴等;对症治疗。

1. **病因治疗**　寻找并积极消除病因,改善局部卫生。若有尿瘘、粪瘘应及时行修补。

2. **局部治疗**　保持外阴局部清洁、干燥,大小便后及时清洁外阴。可用0.1%聚维酮碘液消毒后涂抗生素软膏或中成药药膏。

(二)外阴脓疱性毛囊炎

【定义】

外阴脓疱性毛囊炎(pustular folliculitis of the vulva)是细菌侵入外阴部毛囊引起外阴的皮肤毛囊及毛囊周围的化脓性感染。致病菌为金黄色葡萄球菌或表皮葡萄球菌,当女童全身抵抗力下降、患有糖尿病或肥胖、汗多、阴道分泌物刺激外阴、外阴潮湿、摩擦、皮肤受损伤、卫生情况较差时,易被葡萄球菌感染在毛囊口形成脓疱。

【临床表现】

主要症状表现为外阴痛痒。初始为外阴皮肤毛囊口周围皮肤发红、肿胀、疼痛,随即形成圆锥形脓疱,中心为一根穿出的阴毛,脓疱可为多发性,相邻的小脓疱可相互融合形成大脓疱,可伴外阴严重充血、水肿及疼痛,伴有低热。如感染向深部发展,可演变成为疖病。

【诊断】

根据临床表现,即浅表性脓疱、炎症较轻、浸润不深便可做出诊断。其中取脓液做细菌培养及药敏试验有助于抗生素的选择。

【鉴别诊断】

1. **外阴湿疹** 表现为外阴潮湿、瘙痒,体格检查时可见外阴及阴唇周围皮肤潮湿、增厚,伴有较多粟粒大小的丘疹,密集成片;皮疹顶部没有脓点,湿疹多反复发作。

2. **病毒性外阴炎** 可见外阴丘疹、有小水疱形成、无脓点,且发热症状不明显。

【治疗】

1. **去除病因** 保持外阴清洁、干燥;勤洗、勤换衣裤,避免挠抓。

2. **局部治疗** 病变早期可用 0.02% 的高锰酸钾温水坐浴;脓疱成熟者刺破引流,清除脓液后可以外用消毒液冲洗、外涂抗生素软膏或磺胺软膏或 2% 碘酊、1% 甲紫溶液;脓疱经处理后 3 天尚未干燥结痂者应寻找原因,如是否合并继发念珠菌感染等,以便及时采取进一步治疗措施。

3. **全身治疗** 如有发热、白细胞增多等全身症状时,需服用抗生素:①阿莫西林,50~100mg/(kg·d),分 3~4 次口服,连服 5 日。②林可霉素,30~60mg/(kg·d),分 3~4 次口服,连服 5 日。

(三) 外阴疖病

【定义】

外阴疖病(vulva furunculosis)是外阴皮肤毛囊及皮脂腺被侵入化脓性细菌引起的单个毛囊深部及周围组织的急性化脓性感染。疖可为单发,若数目较多且反复发生,经久不愈,则称为疖病。致病菌与外阴毛囊炎相同,主要为金黄色葡萄球菌,其次为白色葡萄球菌。常发生于夏季,与高温、潮湿多汗、搔抓致外阴皮肤破损、卫生习惯不良及全身性疾病如糖尿病、器官移植术后、长期应用糖皮质激素、贫血、维生素缺乏等相关,外阴瘙痒症患者及不注意外阴清洁者亦易感染。

【临床表现】

本病多发生在大阴唇外侧。开始时外阴皮肤毛囊处发生炎性丘疹,表现为红点、疼痛发硬、略高于周围皮肤,继而扩展增大成圆形紫红色的硬结,边缘不清,皮肤红肿紧张,疼痛明显。重者可导致腹股沟淋巴结肿大,明显触痛;数天后疼痛加剧,硬结中央变软,表面皮肤变薄并有波动感;随之中央顶端出现黄白色点脓栓,破溃、脓液排出后疼痛立即缓解减轻,炎症逐渐消退而愈合。多发性外阴疖病可引起患处剧烈疼痛,影响工作和休息。

【诊断】

主要根据临床表现进行诊断,疖肿浸润较深而大,局部红、肿、热、痛明显,中央有脓栓。

【鉴别诊断】

1. **痈** 表面有多个蜂窝状脓栓,局部红肿更为显著,疼痛剧烈,全身症状明显。

2. **痱疖** 又称假性疾病,是汗腺化脓感染,常与红痱同时存在,似疖肿,浸润比较局限,且局部疼痛和周围炎症均不如疖肿明显。

【治疗】

应积极寻找基础疾病或诱因,注意皮肤清洁卫生,防止外伤及增强机体免疫力等。

1. **全身治疗** 病变严重或有全身症状者应使用抗感染药物,必要时可根据脓液培养及药敏试验结果选择药物。也可酌情使用免疫调节剂。

2. **局部治疗** 早期未化脓者可热敷或外用 10% 鱼石脂软膏、2% 碘酊、莫匹罗星软膏。已形成脓肿者应立即切开引流,不可挤压以免引起血行扩散。

3. **物理治疗** 病变早期可采用热水袋热敷,75% 乙醇溶液湿热敷,紫外线、超短波、透热疗法等,均有助于减轻疼痛、促进炎症消散或促进脓肿成熟软化。

4. **手术治疗** 当疖肿变软有波动感时,应及时切开引流。切口要适当大,以便脓液及坏死组织能顺利排出。但切忌挤压和早期切开,以免炎症扩散。

【预防】

预防复发最主要的措施是疫苗接种。鼻腔带菌是疖病复发的重要因素,其次是肛周及相邻区的带菌,因此对这些部位应每天用抗菌肥皂清洗,勤换内衣裤、常洗手。用抗生素软膏涂鼻翼;鼻腔内涂杆菌肽或莫匹罗星软膏。全身治疗可口服抗生素,共 10 天。此外,可用多价葡萄球菌疫苗。疖病患者常有低血清锌,补充锌制剂有助于预防疖病。

(四)外阴过敏性皮炎

【定义】

女性外阴瘙痒是小儿青少年妇科门诊的常见症状,外阴过敏性皮炎是最常见的引起外阴瘙痒的原因之一,严重影响患者的生活质量,尤其是小儿瘙痒严重而导致睡眠质量下降。包括刺激性接触性皮炎及过敏性接触性皮炎。外阴常见的刺激性因素包括①体液:异常阴道分泌物、粪便(酵素)、汗液、尿液(氨);②女性卫生用品:阴道冲洗液、卫生巾、润滑剂等;③药物:以酒精为基质的软膏和凝胶剂、氯醋酸、氟尿嘧啶等;④肥皂及清洁剂。

【临床表现】

1. **急性期** 主要表现为红斑、水肿及水疱等,并迅速进展为糜烂及浅表溃疡。亚急性和慢性的刺激反应主要表现为界限不清的红斑及表皮剥脱等。患者会以疼痛、烧灼感及瘙痒等就诊。

2. **慢性期** 可出现瘙痒、皮肤脱屑、色素减退、组织萎缩和硬化苔藓样变,严重的可能出现瘢痕。

【诊断】

主要根据患者的接触史及临床表现进行诊断,另有研究表明斑贴试验在外阴接触性皮炎的诊断中具有非常重要的作用。

【治疗】

1. 避免接触致敏物,保持外阴清洁、干燥,更换卫生用品品牌,经期勤换卫生巾等。

2. 严重者可局部使用含激素药膏。

二、外阴阴道炎

小儿、青少年外阴阴道炎(vulvo vaginitis)为小儿外阴和阴道组织的炎症,是小儿常见的生殖器官炎症,是小儿、青少年妇科门诊中最常见的疾病之一,约占门诊患儿的 40%~50%。常发生于性发育成熟前。由于小儿的生理特点,其外阴阴道炎在病因、临床表现、治疗和预后等方面与成人均

有所不同。其病因主要为①内分泌及阴道微生态因素:在 2~7 岁这个年龄段由于卵巢尚未发育,体内缺乏雌激素的作用,阴道黏膜菲薄,上皮细胞缺乏糖原,阴道 pH 值 6.0~8.0。而且阴道内缺乏成年女性所具有的乳杆菌,而以葡萄球菌、链球菌、白喉杆菌等为主。加上外阴阴唇皮肤组织娇嫩,也缺乏防御功能。②解剖及卫生因素:外阴及阴道邻近肛门,若不注意卫生及不正确的便后擦拭习惯,或婴幼儿未及时更换尿布及做好清洁,容易导致粪便、尿液污染而引起外阴阴道炎。也有蛲虫由直肠肛门移行至外阴和阴道引起的蛲虫性阴道炎,蛲虫刺激阴道黏膜引起继发性感染。此外,穿开裆裤或随便坐地玩耍、共用便器、浴盆等因素都容易发生感染。③通过患儿的母亲、保育人员或幼儿园儿童的衣物、浴池、浴盆、浴巾、玩具或手等传播的病原体直接感染患儿或因间接接触病原体引起外阴阴道炎,常见的病原体有葡萄球菌、链球菌、大肠埃希菌以及滴虫、念珠菌。也有长时间应用大剂量抗生素导致菌群失调引起感染。④个别青少年女性有自慰习惯,阴道内塞入异物或性活动(性交、性侵、流产)等,都容易引起外阴阴道炎。此外,还有其他因素如肥胖、糖尿病、外阴皮肤病、免疫力低下、外阴损伤后等因素影响而继发小儿、青少年外阴阴道炎。

外阴阴道炎的症状大多为阴道分泌物增多,呈稀薄、脓性或淡血性等,临床上多由监护人发现患儿内裤有分泌物增多、甚至结痂或有气味、恶臭而就诊;由于阴道分泌物刺激可导致外阴瘙痒、疼痛、灼热,患儿常用手指搔抓外阴甚至哭闹不安;或因分泌物及病原体影响尿道、膀胱引起泌尿系统症状,如尿频、尿急、尿痛、排尿障碍等。妇科检查发现患儿外阴、阴道前庭、小阴唇、阴道口皮肤黏膜发红,轻度水肿,分泌物增多,严重者可见外阴红肿、破溃,慢性外阴炎可致小阴唇粘连,甚至可致阴道闭锁。

结合患儿症状、妇科检查及常规实验室检查不难进行诊断。小儿、青少年外阴阴道炎有各自的特点:如滴虫性阴道炎除有严重外阴瘙痒和阴道黏膜充血红肿外,其阴道分泌物为泡沫状,镜检可发现滴虫,通常发生在经阴道分娩新生儿或发育后女性;念珠菌性阴道炎,可见于青春期女孩或有长时间应用大剂量抗生素的病史或合并糖尿病的患儿,常表现为外阴奇痒、皮肤黏膜红肿,更甚者阴道黏膜被糠皮状白色假膜覆盖,假膜脱落

后形成易出血的灶状糜烂和溃疡,分泌物呈"豆渣"状或"凝乳"状,镜检可见真菌菌丝、孢子。淋球菌性阴道炎,其密切接触者常有患病史,阴道分泌物多呈脓性,外阴受分泌物刺激可出现明显充血、水肿,表面有破溃,取阴道分泌物涂片检查或送培养找病原体;蛲虫性阴道炎患儿会阴、肛周部瘙痒或疼痛难忍,夜间为主,患儿常哭闹不安,其外阴部红肿、抓伤,有脓性分泌物流出,应行大便检查找蛲虫。如异物塞入阴道引起的阴道炎,常有疼痛、灼热和脓血性分泌物,肛门指检可以协助判断阴道内有无异物。常见小儿及青少年妇科的外阴阴道炎主要分为非特异性外阴阴道炎和特异性外阴阴道炎,其中特异性外阴阴道炎又细分为细菌性阴道病、蛲虫性阴道炎、假丝酵母菌性外阴阴道炎、需氧菌性阴道炎和滴虫性阴道炎。

(一)非特异性外阴阴道炎

非特异性外阴阴道炎(non-specific vulvovaginitis)是指引起外阴阴道炎症的病原体不是滴虫、念珠菌、淋球菌等,常见的病原体多为一般化脓性细菌如葡萄球菌、乙型溶血性链球菌、大肠埃希菌及变形杆菌等,且以混合感染多见。非特异性外阴阴道炎在婴幼儿外阴阴道炎中占较高比例,是小儿、青少年妇科的常见病。由于幼儿的解剖、生理特点,加之其年龄小无清洁意识、抵抗力较弱等因素,易患此病,并且患病后难以自愈,易反复发作、迁延不愈,甚至可造成阴唇粘连、排尿异常等并发症,严重影响其身心健康。由于阴道分泌物的刺激造成外阴瘙痒,婴幼儿因瘙痒而表现为哭闹不安;阴道炎累及外阴时,外阴皮肤发红及有抓破伤痕。

【病因】

阴道内长期尿粪刺激、异物、尿不湿更换不及时、长期大量应用抗生素、腐蚀性化学药物、物理刺激、全身抵抗力减弱等均可引起菌群失调,或为病原体创造条件而引起感染致病。

最常见的病因是由于外阴不洁、污染或异物刺激引起。80% 的婴幼儿非特异性阴道炎为大肠埃希菌的感染;小儿肠道蛲虫感染往往易使阴道受累,形成非特异性感染;年龄稍大儿童阴道内异物亦常致继发性感染。

【临床表现及检查】

1. 临床表现

(1)外阴瘙痒、疼痛:患儿常常因外阴瘙痒、疼痛而就诊,婴儿表现为哭闹不安,或用手抓外阴,或有发作性摩擦外阴动作。

(2)阴道分泌物增多伴异味:可有阴道分泌物增多,可以为淡黄色、黄色脓性、浆液性或血性分泌物,可伴有异味,常因家长发现患儿内裤黄染而就诊。

(3)泌尿系统感染症状:患儿可伴有尿频、尿急、尿痛等尿道刺激症,甚至伴有排尿异常、排尿后疼痛等。非特异性外阴阴道炎也可与下泌尿系统感染有关,尿液反流入阴道,尿路感染病菌随尿液流入阴道,有时并发阴道炎。女性尿道短,易累及外阴、阴道引起炎症;阴道分泌物和白带增多,也易累及尿道、膀胱引起炎症。

(4)其他:表现严重者包括因外阴破溃或阴唇粘连而就诊;上呼吸道感染后几天也可伴发急性外阴阴道炎,与上呼吸道感染密切相关,细菌培养有化脓性链球菌或流感嗜血杆菌,推测病菌来自鼻咽部,通过手或衣物传播到外阴再到阴道。

2. 妇科检查

(1)外阴:可见外阴及前庭充血水肿,有时形成溃疡或片状湿疹、外阴疖肿等,部分伴有搔抓样痕迹,阴道口黏膜充血。

(2)阴道:充血水肿、触痛、分泌物增多,呈脓性、浆液性或血性,较严重时阴道内可有浅表溃疡。

(3)肛诊:行肛诊检查明确阴道是否有异物或肿瘤。

【实验室检查】

阴道分泌物做涂片,pH 值在 6~8 之间,清洁度为 Ⅲ~Ⅳ。革兰氏染色后可在镜下找到非特异性化脓菌。多次检查未见滴虫及念珠菌、淋球菌等存在,衣原体及支原体均阴性。必要时可做分泌物培养以明确诊断或鉴别,细菌培养部分有细菌生长。

【诊断】

根据临床表现、妇科检查、实验室检查进行诊断;另外详细询问患儿及家属病情,排除全身性疾病、其他外阴皮肤病和免疫功能受抑制等相关疾病。

【治疗】

有全身反应时宜卧床休息,保持外阴部清洁,治疗内外科疾病,合理应用抗生素。恢复阴道的正常酸碱度,根据病原菌使用抗生素。

外阴清洗后拭干,外阴可涂抗生素乳剂或粉

剂、软膏等,每天 1~3 次,7~10 天为 1 个疗程。

【疗效评价】

1. **痊愈** 外阴瘙痒、疼痛及异常分泌物消失,局部检查正常,分泌物检查无致病菌生长。

2. **显效** 阴部瘙痒、疼痛明显减轻,阴道分泌物量明显减少,局部检查明显好转。

3. **有效** 外阴瘙痒、疼痛减轻,阴道分泌物减少,局部检查稍好转。

4. **无效** 治疗前后症状无改善。

(二)细菌性阴道病

细菌性阴道病(bacterial vaginosis,BV)是由阴道加德纳菌(Gardnerella vaginalis,GV)与某些厌氧菌混合感染引起的伴有阴道分泌物性质改变的一组综合征,其病理特征为无炎症病变和白细胞浸润,是成人妇科门诊中的一种常见病、多发病,占外阴阴道感染的 15%~50%。BV 曾有许多名称,如非特异性阴道炎(nonspecific vaginitis)、阴道嗜血杆菌性阴道炎(haemophilus vaginitis)、加德纳杆菌性阴道炎(gardnerella vaginitis)、棒状杆菌性阴道炎(corynebacteriumvaginitis)、厌氧菌性阴道炎(anaerobic vaginosis)等。因本病与一般淋病、滴虫、真菌引起的阴道炎不同,局部炎症不明显,有 10%~50% 的患者可以无任何症状与体征,认为命名为炎症不妥当,故 1984 年在瑞典召开的专题国际学术会议上将其统一命名为细菌性阴道病。成年女性的感染率高,近年来小儿、青少年妇科门诊亦有发现本病。

【病因】

目前多数学者认为,细菌性阴道病是一种以加德纳阴道杆菌和各种厌氧杆菌及支原体引起的联合感染,导致阴道生态系统失调。正常情况下,阴道分泌物中以乳酸杆菌占优势,总数占 80%~95%,细菌密度为 10^8/L;而患细菌性阴道病时,阴道分泌物中乳酸杆菌仅占 25%~50%,细菌密度可增加到 10^8~10^{12}/L。由此可见,细菌性阴道病患儿的阴道内乳酸杆菌已被加德纳杆菌和混合性厌氧菌群所代替,细菌总数可增加千倍以上,厌氧菌与需氧菌的比例高达 100:1~1 000:1,此病菌可在 25~42℃ 环境内生长。由于厌氧菌产生脱羧酶,可激发阴道加德纳菌产生某种氨基酸,从而产生挥发性胺类,释放出难闻的鱼腥味。同时胺类可使阴道 pH 值上升,抑制乳酸杆菌的繁殖。

【临床表现】

1. **症状** 多数患儿无症状,有些患儿有外阴瘙痒、烧灼感;阴道分泌物轻中度增多,并呈现灰色匀质、有鱼腥臭味的特征;少数患儿出现下腹部疼痛或尿频、尿急、尿痛等症状;按真菌性阴道炎治疗无效。

2. **妇科检查** 多数患儿外阴和阴道黏膜无充血及红斑等炎症表现;阴道口有灰白色稀糊状分泌物流出,分泌物透明,有白色假膜黏附在阴道上,约有 10% 患儿的分泌物呈泡沫状,易与滴虫感染相混淆;少数患儿外阴检查无炎症所见。

【诊断】

1. **临床诊断标准**

(1)均质、稀薄的阴道分泌物。

(2)pH 值>4.5。

(3)氨气试验阳性:阴道分泌物中滴加 1~2 滴 10% 的 KOH,可闻到鱼腥样臭味。

(4)阴道分泌物革兰氏染色找到线索细胞:所谓线索细胞就是阴道上皮细胞,因表面附有大量加德纳菌而致细胞边缘模糊不清。

以上 4 项中同时有 3 项存在即可诊断 BV。

2. **实验室诊断方法**

(1)阴道加德纳菌培养:由于在绝大部分 BV 妇女分离到阴道加德纳菌,因而人们认为该菌就是 BV 的病原菌,因此目前认为阴道加德纳菌培养是 BV 满意的诊断方法。

(2)气 - 液相色谱法:由于在正常妇女阴道分泌物中乳酸是主要的成分,仅有少量的丁二酸盐,但在 BV 妇女中,丁二酸盐与乳酸的比例可上升到 ≥0.4,另外在色谱分析中,乙酸盐的峰值可 ≥3mm,或异戊酸、异丁酸的峰值>1mm。

(3)革兰氏染色法:将阴道分泌物涂片后革兰氏染色,在显微镜下观察革兰氏阳性菌(乳酸杆菌)和革兰氏阴性菌的比例。BV 显微镜下典型的特征是乳酸杆菌的缺乏,而由革兰氏阴性菌所替代。

(4)脯氨酸氨肽酶测定:患儿阴道分泌物中检测脯氨酸氨肽酶,认为该酶水平的测定可评价临床或革兰氏染色法诊断 BV 的准确性。

(5)细菌唾液酸酶半定量比色快速检测法:采用 BV Blue 快速诊断试剂盒。有 BV 的患儿,阴道分泌物中含有能产生唾液酸酶的细菌,而无 BV 的患儿阴道分泌物中无增高的唾液酸酶活性,BV Blue 检测就是测量阴道分泌物显示出异常的唾液酸酶活性,来检测 BV 感染。

【鉴别诊断】

1. **滴虫性阴道炎** 阴道分泌物稀、色黄绿或灰黄,呈泡沫状,分泌物可检查出滴虫。

2. **真菌性阴道炎** 阴道分泌物稠、呈豆腐渣样或凝乳状,分泌物中可查出真菌。

【治疗】

1. **治疗目的** 通过治疗来杀灭致病微生物并恢复正常的阴道微生态环境。治疗方法分为系统性治疗和局部治疗两类。系统性治疗主要是口服药物,适用于不愿局部用药及出现并发症的患者,因药物用量较大,出现全身性不良反应的概率大且较明显。阴道局部治疗则是阴道内用药以直接杀灭或抑制 BV 相关混杂微生物,适用于不能耐受口服药物反应和无并发症的 BV 患者,具有用药剂量小、不良反应轻微或不明显的优点,故局部用药更受欢迎。

2. **一般治疗** 改善该年龄段女性会阴区卫生对缓解症状非常重要,可防止复发。温水洗外阴,洗完后擦干,避免用洗涤剂泡浴及用去污剂洗内裤,宜穿宽松棉织品内裤。

3. **全身治疗**

(1)甲硝唑:20~50mg/(kg·d),每日 3 次,口服,7 日为一疗程,连用 3 个疗程。

(2)林可霉素:30~60mg/(kg·d),分 3~4 次口服。

(3)氨苄西林:50~100mg/(kg·d),分 4 次口服。

4. **局部治疗**

(1)1% 聚维酮碘溶液、1%~3% 甲硝唑溶液冲洗外阴,或在阴道内置细导尿管冲洗阴道,每日 2 次。

(2)洁尔阴或 3% 过氧化氢溶液,加水稀释后冲洗外阴、阴道。

5. **疗效评定** 阴道分泌物细菌检查 3 次均为阴性的方为痊愈。

(三)蛲虫性阴道炎

蛲虫性阴道炎(enterobiasis vaginitis)是蛲虫所致的一种儿童常见病,阴道感染蛲虫是全球性问题,可见于成人、青春期和儿童,以儿童多见。Ponc 调查一所墨西哥儿童医院的 415 例蛲虫病患儿,发现 78% 有外阴、阴道炎,特别见于学龄前儿童。蛲虫为乳白色,雄虫长 2~5mm,雌虫长

8~13mm,虫卵呈椭圆状,不对称。蛲虫寄生于大肠,雌蛲虫在夜间宿主入睡后 2 小时内自肛门爬出,在肛门周围、会阴部和会阴皱褶内大量产卵。成熟雌虫可在爬行中连续排卵,成熟的虫卵在自然环境中可保持其感染性 10~14 天。刚排出的虫卵接触空气后立即发育,6 小时即可发育成有感染能力的虫卵。由于机械性和化学性刺激以及自身携带的肠道细菌污染可引起局部过敏反应及炎症浸润。虫卵在体外生存的时间较长,手指搔抓或床单上的虫卵,因不注意而再次入口,易反复感染。临床以会阴及肛门附近瘙痒为特征,易在家庭及集体儿童机构、幼儿园、寄宿学校中互相传播。发病率农村高于城市,近年来农业化肥使用普及,饮食卫生得到改善,发病率有下降的趋势。

【病因】

食入含有虫卵的食物,虫卵便在体内发育为成虫。雌性蛲虫在夜间移行于肛门附近排卵而污染被褥及衣服等物品,虫卵可直接或间接传播引起感染,如小儿用手抓挠会阴痒处,虫卵即附着于手指甲缝内,经口食入而再感染。

【诊断】

1. **临床表现** 大多数患儿无明显症状,仅在雌虫移行至肛门附近排卵时,可引起会阴处瘙痒、刺痛,尤以夜间最为明显,往往因抓破局部皮肤而发炎;患儿有睡眠不安、夜惊、精神易激动、夜间磨牙等精神神经症状。此外,可有轻微的食欲缺乏、腹胀、腹痛及腹泻等消化道症状。

2. **妇科检查** 外阴皮肤黏膜潮红,有抓痕,湿疹,阴道口轻微红肿,可见少量阴道分泌物,夜间小阴唇内侧可见白色线头样虫卵。

3. **辅助检查**

(1)血常规:白细胞总数增多,以嗜酸性粒细胞增多为主。

(2)粪便:蛲虫一般不在人体肠道产卵,故粪检虫卵法阳性率<5%。

(3)阴道分泌物检查:可用阴道口涂片、阴道口擦拭法或阴道分泌物涂片,个别患儿阴道分泌物中查到虫卵。

(4)肛周检虫法:在入睡后 1~2 小时,可在阴道口、肛周观察到线头状白色小虫,长 3~13mm。

(5)肛周检卵法在肛门四周皱襞上刮取、擦取或蘸取污物镜检虫卵。常用透明胶纸肛拭法和棉签拭子法。必须在早晨排便前或洗澡前检查,1 次检出率为 50%,3 次检出率可高达 90% 以上。

【鉴别诊断】

与外阴瘙痒症相鉴别,本病多发生于幼儿,外阴瘙痒较有规律,多发生在夜间蛲虫爬行活动时;而外阴瘙痒症常无明显时间规律。另外,外阴检查时可找到蛲虫或虫卵即可鉴别。另外,蛲虫性肉芽肿需与肿瘤、结核等相鉴别。

【治疗】

局部清洁、消炎、抗过敏,尽早驱虫,去除病因是治疗的关键。治疗的同时应预防再感染。

1. 全身治疗

(1)甲苯咪唑:4岁以上200mg顿服,服药后第2和第4周分别再服,每次200mg,2~4岁100mg顿服,服药后第2和第4周分别再服,每次100mg,治愈率可达90%~100%。一般2周岁以下不推荐使用。

(2)阿苯达唑:400mg顿服,治愈率和虫卵转阴率均为100%。

2. 局部治疗　每次排便后和每晚睡前,用温开水洗净患儿肛门周围和臀部,10%氧化锌软膏涂擦肛门周围,或用蛲虫软膏,可止痒,并可减少自体重复感染。

【预防】

(1)培养良好的卫生习惯,不吃手,不咬指甲,饭前便后洗手,勤剪指甲,勤洗外阴,勤换衣裤,提倡小儿穿满裆裤睡觉。

(2)注意环境卫生,妥善处理粪便,患儿治疗要彻底。衣裤、被褥最好洗净后煮沸消毒,以杀灭虫卵。

(3)每晚睡前清洗外阴,涂药。

(4)家庭成员、集体机构的工作人员受感染者,应同时治疗,以减少再感染的机会。

(5)蛲虫寿命为20~30天,应防治结合。

(四)假丝酵母菌性外阴阴道炎

假丝酵母菌性外阴阴道炎也称念珠菌性阴道炎、真菌性阴道炎,在成年女性中发病率非常高,仅次于厌氧菌阴道炎。女童的真菌性阴道炎多在青春期后发生。

【病因】

1. 假丝酵母菌性外阴阴道炎　有80%~90%是由白念珠菌感染引起的,为条件致病菌。正常情况下念珠菌以酵母相(或孢子体)存在,与机体处于共生状态,并不引起疾病。当某些因素破坏这种平衡状态比如人体正常防御功能受损致抵抗力下降或阴道局部环境改变时,白念珠菌由酵母相转为菌丝相,在局部大量生长繁殖,引起皮肤、黏膜甚至全身性的念珠菌病。

2. 大量使用广谱抗生素、细胞毒性药物、皮质激素以及营养失调、免疫功能缺陷等　使阴道内正常菌群失调或黏膜屏障功能改变,让念珠菌得以生长,导致菌群失调,因此在细胞涂片或组织切片中发现假菌丝是念珠菌感染的重要证据。

3. 此外,糖尿病患儿念珠菌在阴道内寄居很常见,糖尿病患儿合并外阴阴道假丝酵母菌病的危险性增加。糖尿病患儿反复发作念珠菌阴道炎,可能与阴道分泌物中含糖量高,直接诱发念珠菌生长有关。临床上如遇顽固性念珠菌阴道炎患者,必须做糖耐量试验。一般认为对糖尿病患儿单纯饮食限制并不能控制念珠菌阴道炎。

4. 肠道真菌引起自身感染　也是真菌性阴道炎反复感染的原因之一。

【诊断】

1. 临床表现　外阴瘙痒、灼痛;分泌物增多、白色稠厚呈凝乳、豆渣样;尿痛、排尿困难。

2. 妇科检查　外阴可见红斑、白斑或花纹,水肿,常有抓痕,严重者皮肤皲裂,阴道口分泌物多,有假膜,不易擦去,可见抓痕,阴道口充血发红、肿胀;病情严重时,小阴唇内侧面及阴道口有糜烂,分泌物如凝乳块样。

3. 辅助检查

(1)分泌物涂片检查:可见芽孢子和菌丝,阳性率可达60%。

(2)分泌物涂片革兰氏染色:阳性率可达80%。

(3)分泌物培养:阳性率更高,查出真菌即可确诊;查不到真菌,临床症状典型的,也应按真菌阴道炎治疗,可依据药敏结果选择合适的药物。

【治疗】

1. 一般治疗　改善女性小儿会阴区卫生对缓解症状非常重要,可防止复发。温水洗外阴,洗完后擦干,避免用洗涤剂泡浴及用去污剂洗内裤,宜穿宽松棉织品内裤。注意个人卫生,勿穿紧身裤,内衣裤应勤洗、勤换、勤晒;发病时尽量少食糖及含糖高的食品,患有糖尿病的患儿应同时治疗。

2. 全身治疗

(1)氟康唑:每次3~6mg/kg,最大不超过150mg,每72小时可重复使用1~2次。

（2）酮康唑：体重 15~30kg，一次 100mg，体重超过 30kg，每次 400mg，每日 1 次，5 日为一个疗程。

3. 局部治疗

（1）用 2% 碳酸氢钠溶液或洁尔阴溶液擦洗外阴，用细导尿管插入，作阴道冲洗。

（2）用 1 克含 10 万单位的制霉菌素软膏涂布于患儿外阴，每日 3 次。

（3）1% 克霉唑软膏、2% 硝酸咪康唑、2% 酮康唑乳膏局部外用，每日 1~2 次，连用 2 周。

4. 疗效评定 复查 3 次，真菌检测均为阴性的可认为治愈。

【预防】

坚持治疗，注意随诊，预后良好，但容易复发，须防治结合。

（五）需氧菌性阴道炎

需氧菌性阴道炎主要由需氧菌感染引起，曾又称脱屑性阴道炎或中间型细菌性阴道病。2002 年定义为一种新型的阴道炎，阴道乳杆菌明显减少或缺失，正常阴道原籍菌被需氧菌替代，常与细菌性阴道病、外阴阴道假丝酵母菌病、滴虫阴道炎共同感染或混合感染。本病主要由 B 族链球菌、葡萄球菌、大肠埃希菌及肠球菌等需氧菌感染引起，与雌激素缺乏、肠道细菌在阴道定植、阴道局部免疫调节机制异常有关。

主要症状是阴道分泌物增多，呈稀薄脓性、黄色或黄绿色，呈泡沫状或呈脓性；有异味但非鱼腥味；有外阴阴道瘙痒、灼热；阴道口及前庭充血，严重时有出血点甚至溃疡。阴道 pH 值>4.5，常常 pH 值>6。乳杆菌减少，间有外阴痒，阴道黏膜充血，严重时有散在出血点。

阴道感染局部用抗生素（克林霉素、阿莫西林、氨苄西林、卡那霉素）效果较好。聚维酮碘溶液局部也可使用。同时应修复阴道微生态。

重度的需氧菌性阴道炎也有认为是脱屑性炎性阴道炎。

（六）滴虫性阴道炎

临床对阴道滴虫的认识已有 180 余年，毛滴虫有 100 多种，除了几种自由生活的类型外，有鞭毛的原虫都是寄生的。人类已鉴定了三种毛滴虫：口腔毛滴虫寄生于口腔，是一种与人共生的毛滴虫；人大肠内可有人类五鞭毛毛滴虫；阴道毛滴虫可引起男性和女性的泌尿生殖道感染。滴虫适宜在 25~40℃生存，pH 值为 5.2~6.6 的潮湿环境中生长，若 pH 值在 5 以下或 7.5 以上的环境中则不生长。发病率成人为 10%~25%，儿童患滴虫性阴道炎（trichomonas vaginitis）一般由带菌的母体直接感染，或公共场所的间接感染，婴幼儿发病率因地区不同，可为 0.1%~17%。

【病因】

本病由阴道毛滴虫引起。阴道毛滴虫呈梨形，体部有波动膜，后端有轴突，顶端有 4 根鞭毛。滴虫属厌氧性寄生虫，直接靠细胞分裂繁殖，仅有 1 个滋养体，没有包囊期。滋养体对不同环境有一定的耐受性，能在 25~40℃环境中生长繁殖，在半干燥环境中能存活 6 小时，故滴虫脱离人体后也容易传播。女性小儿阴道滴虫的主要传染途径为间接传染，主要媒介为被污染的衣物、洗浴用品、游泳池以及公共厕所等。

【临床表现】

女性感染者中，约 50% 是无症状的，约 15% 的性活跃妇女在她们的一生中会感染阴道毛滴虫。潜伏期是几天至 4 周。滴虫侵犯女性阴道、子宫颈内膜和尿道，引起阴道炎、瘙痒、排尿困难。最常见的表现有阴道炎、子宫颈糜烂和子宫颈炎。滴虫阴道炎的阴道分泌物的量和性状与其他炎症有异，通常分泌物是灰绿色、泡沫状，伴恶臭味。因滴虫无氧酵解碳水化合物，产生腐臭气体，所以白带有臭味；瘙痒部分主要位于外阴及阴道口；间有灼热疼痛、性交痛等。若尿道口有感染，可有尿急、尿频、尿痛，有时见有血尿。内镜下检查：阴道黏膜充血，严重者有散在出血斑点，甚至宫颈有出血点，后穹窿及阴道内有多量分泌物呈灰黄色、黄白稀薄或黄绿色脓性分泌物，常呈泡沫状。

【诊断】

1. 临床表现 分泌物多，呈糊状，患儿常哭闹不安，外阴瘙痒，有烧灼感，尿痛。

2. 体征 分泌物量多，呈灰黄色，偶见泡沫样，有臭味，外阴、阴道黏膜充血发红，伴有出血点。

3. 辅助检查

（1）分泌物悬滴液检查：发现活滴虫即可诊断。

（2）分泌物涂片：不仅能看到死滴虫，还能看到并存的细菌。

【鉴别诊断】

与真菌性阴道炎鉴别,本病的阴道分泌物为灰黄色,白带呈糊状,而真菌性阴道炎的分泌物为凝乳状,涂片检查即可确诊。

【治疗】

因滴虫性外阴阴道炎患者常可同时有尿道、尿道旁腺、前庭大腺滴虫感染,欲治愈此病需全身用药,单独局部用药的疗效不如全身用药。

1. **一般治疗**　改善女性小儿会阴区卫生对缓解症状非常重要,可防止复发。温水洗外阴,洗完后擦干,避免用洗涤剂泡浴及用去污剂洗内裤,宜穿宽松棉织品内裤。

2. **全身治疗**

(1)甲硝唑,15~25mg/(kg·d),每日分3次,口服,连服10日。

(2)替硝唑,50mg/kg顿服,超过40kg,单剂量2g顿服,间隔3~5日可重复一次。

3. **局部治疗**

(1)用酸性溶液(1%乳酸液、0.5%醋酸液或硼酸液)擦洗外阴。

(2)病情严重时,可用3%复方甲硝唑溶液进行阴道冲洗(用细导尿管插入阴道内)每日2次,连用5~7日。

4. **疗效评定**　重复治疗2~3个疗程,滴虫检查3次阴性为治愈。

【预防】

注意个人卫生,最好与成人分床睡眠,浴巾、浴盆也分开使用。集体单位如托儿所、幼儿园、寄宿学校应注意消毒隔离,防止交叉感染。

三、幼女阴道异物诊治

阴道异物(vaginal foreign body)临床上并非少见,常见于3~10岁儿童,病史多不确切。由于幼女自身认知能力未健全、监护人和首次接诊医生对阴道异物认识不足,以及幼女妇科检查受限等原因常造成诊治不及时,极易造成漏诊和误诊,给患儿精神和肉体带来极大痛苦。若异物在阴道内长期留置或处置不当会造成阴道炎久治不愈,严重可导致阴道粘连,异物包裹、移位,甚至穿孔等严重后果。

【病因】

阴道异物的病因很多,如幼女因无知、受好奇心驱使,玩耍时无意将玩物等置入阴道,也可以是他人塞入,也可以是擦碎的厕纸或衣服上脱落的纤维屑黏附于外阴,随着运动、行走,异物自行进入阴道内。阴道异物种类繁多,如玩具填充棉、笔套、发卡、纽扣、硬币、电池、纽扣电池、塑料珠、纸屑、衣物纤维絮等。

【临床表现及检查】

由于青春期前幼女的生殖器官发育不成熟,阴道上皮薄,皱襞少,伸展性小,且其雌激素水平低,阴道上皮细胞缺少糖原,阴道pH值偏高,自然防御功能差,因此一旦有异物塞入阴道,极易发生感染。有明确异物置入史者,其病史即可协助诊断,但通常因患儿年龄受限、遗忘或无法描述清楚病史,或因恐惧不敢告知父母,使接诊医生无法采集准确详细的病史,同时因处女膜阻隔,无法行阴道检查,常造成误诊、漏诊等。

1. **临床表现**

(1)阴道分泌物增多伴恶臭:主要表现为阴道分泌物增多,可以为脓性、脓血性分泌物,伴恶臭;由于炎性分泌物长期刺激可合并外阴炎,外阴部及大腿内侧出现皮疹、皮损。

(2)疼痛和出血:较大的异物、有刺激性的异物可引起阴道疼痛和出血;易碎或者尖锐的异物在塞入或试图取出时,容易损伤阴道壁、处女膜。

(3)其他表现:当阴道异物压迫膀胱时,可能出现尿频、尿急、尿痛等泌尿系统感染的症状。

2. **妇科检查**　由于患儿年幼,配合性差,同时有处女膜阻隔,因此妇科检查有一定困难。在接诊时需注意对患儿保持亲切的态度,稍年长或配合的患儿应躺于妇科检查床上取膀胱截石位,年幼患儿可由家人抱着取膀胱截石位。

(1)视诊:外阴及阴道口周围皮肤黏膜充血,潮红,部分呈湿疹样改变或皮损;外阴可见多量脓性、脓血性阴道分泌物,伴有恶臭。有时外阴视诊可发现处女膜环内侧纸屑样、纤维絮状异物;在麻醉状态下,更易发现阴道下段的阴道异物。

(2)触诊:幼女阴道异物多停留在阴道中下段,主要通过肛诊检查。肛诊检查时,见污秽、恶臭的分泌物流出时,此时应及时取阴道分泌物进行检查。如异物较大且硬者,可在肛诊时有明显异物感,此时若患儿配合,甚至可以通过"肛推"将异物推出,但质软而小的异物,不易查出,需借助影像学检查或者在全身麻醉下行宫腔镜阴道探查术。

(3)其他:在全麻下行阴道探查见阴道壁潮

红、充血、溃疡,严重者可以发现膀胱阴道瘘或者直肠阴道瘘、局部肉芽组织增生、异物被阴道壁包埋,甚至出现阴道粘连、闭锁等。

【实验室检查及辅助检查】

1. **影像学检查**　怀疑阴道异物者可辅助超声及 X 线检查,但对于细小、非金属类异物,影像学检查可能出现假阴性结果。

2. **宫腔镜检查**　宫腔镜既是诊断手段,具有暴露良好、视野清晰、镜下取物方便、无损伤等优点,近年来主张对久治不愈的幼女阴道炎或疑诊幼女阴道异物患儿,用宫腔镜窥视阴道以明确诊断,同时可取出阴道异物或取阴道分泌物进行有关检查。

3. **阴道灌洗**　常用于幼女或少女,阴道灌洗不仅能改善阴道环境,有利于阴道炎的治疗,同时小的异物也可被冲出阴道,以明确诊断。

4. **静脉肾盂造影**　以了解双侧肾脏功能及输尿管有无异常,用于诊断输尿管阴道瘘。

5. **其他辅助检查**

(1)阴道分泌物涂片:分泌物涂片检查线索细胞、蛲虫、滴虫、白色假丝酵母菌、革兰氏阴性双球菌等致病菌,以确定感染的类型。阴道异物容易合并感染,阴道分泌物涂片检查有助于诊断及治疗。

(2)阴道脱落细胞学检查:协助诊断炎症反应,排除恶性肿瘤。

(3)亚甲蓝试验:目的在于鉴别膀胱阴道瘘、宫颈阴道瘘或输尿管阴道瘘,并可协助辨别位置不明的极小瘘孔。

【鉴别诊断】

阴道分泌物增多者需行分泌物培养加药敏试验,除外特异性及非特异性外阴阴道炎;以阴道流血为主要症状者,需与性早熟、阴道疾病及肿瘤鉴别;有外阴阴道粘连者,需除外生殖器官发育异常及解剖变异。

【治疗】

由于生理特点和生活习惯,加之幼女无知,导致临床诊断相对困难,阴道异物存留时间过长,可导致阴道流血、反复感染、肉芽组织增生等各种并发症,且异物随着阴道黏膜炎症的产生,有被阴道壁包埋的趋势,严重者可致阴道粘连、狭窄,因此早期诊断、及时取出是防止异物存留导致并发症的关键。阴道异物治疗方法颇多,一般根据患儿年龄和异物质地、形状、大小及当地的医疗条件,采用不同的方法。

1. **肛诊推移法**　大的钝性的异物,可以肛诊推移将异物推出阴道。

2. **钳夹取异物**　年幼儿童可在肛诊手指引导,用小纹式血钳或小刮匙伸入阴道,将异物钳夹和搔扒取出。

3. **阴道灌洗**　可将尿管插入阴道,用温的 1% 聚维酮碘反复加压冲洗阴道,有时小的异物如沙砾、纸屑、麦粒等可被冲洗液冲出,并有消炎作用。同时,肛门指诊推移法辅助,使异物随液体流出。

4. **阴道内镜 / 宫腔镜直视下取出异物**　应用阴道内镜 / 宫腔镜进行幼女阴道检查,不但可以明确病因,而且可以同时治疗,将异物取出。阴道内镜 / 宫腔镜下取异物具有暴露良好、视野清晰、镜下取物方便等特点。宫腔镜镜头较小,容易进入阴道且不损伤处女膜缘,视野清晰,并能在直视下取出异物。若异物不显影,X 线及 B 超难以探测时,应用宫腔镜诊断和治疗幼女阴道异物,操作简便,安全有效,值得推广。亦有相关研究报道,经宫腔镜诊治后的幼女或少女其处女膜依然完整。

综上所述,加强局部卫生宣教,正确引导幼女的好奇心,不穿开裆裤,及时治疗外阴炎症、瘙痒,可避免和减少意外发生。幼女阴道异物不同于成人,由于病史采集及妇科检查受限,更需接诊医生的经验丰富和专科仔细检查。对怀疑幼女阴道异物者,首先行肛门指检和盆腔 B 超检查。对于一些肛诊和辅助检查阴性、高度怀疑阴道异物的患儿,采用阴道内镜 / 宫腔镜检查可提高诊断的准确性,并有助于异物的取出。

四、外伤

单纯外伤:单纯女性生殖器损伤的分类可有如下几种:

(1)按内外生殖器官划分:外生殖器损伤及内生殖器损伤。

(2)按解剖部位划分:外阴、前庭、阴道、子宫颈和子宫损伤等。

(3)按损伤性质划分:单纯外伤、自伤和他伤。

(4)按损伤原因划分:机械性损伤、器械性损伤、药物性损伤、放射性损伤、烫伤和烧伤等。

(5)按损伤程度划分:皮肤裂伤、血肿、撕裂伤、贯通性损伤等。

1. 外阴皮肤裂伤　外阴部包括大小阴唇、阴阜、阴蒂包皮、会阴体部皮肤均可受硬物碰撞、压挫而引起皮肤擦伤或裂伤,轻者表面受累,重者可致裂伤累及真皮层或皮下组织,也可因受不柔软的布类的紧揩或摩擦引起皮肤损伤。

患儿受伤皮肤出现红、肿、痛,液体或尿液接触后尤为疼痛,受伤部位可有渗血或出血,或有浆液性渗出液。若继发感染,局部可有红肿或明显触痛,也可有脓性分泌物。

皮肤裂伤一般均能自愈,局部保持清洁,每日洗涤外阴,保持局部干燥和清洁,每日于皮肤损伤处外涂消炎软膏或霜剂,既有消炎作用,又有缓解局部创口疼痛或燥裂样疼痛,也可局部涂促使上皮生长的药物。

2. 外阴皮肤烫伤、烧伤　外阴皮肤偶可因洗涤外阴时或洗澡坐盆时液体温度过高,而导致外阴皮肤及臀部皮肤损伤,也可因夏天衣着单薄,进食时烫食打翻或因小孩拉翻热水壶等,使热水烫伤腹部或外阴皮肤,也有误跌入炭火盆等引起外阴皮肤损伤。

烫伤或烧伤外阴皮肤,也可分为1、2和3度损伤,1度为皮肤红斑,2度皮肤起水疱,3度为伤及真皮层及以下。患儿有剧烈疼痛,易继发感染,有浆液性渗出液或脓包液。

发生烫伤或烧伤后应迅速去除局部衣裤,用自来水冲洗,局部冷敷,2度热损伤之水泡宜在局部消毒后用针抽吸水疱内的浆液,防止继发感染,外用烫伤或烧伤油、软膏涂布。3度热损伤者均须请烧伤科会诊处理,个别需植皮等处理,日后均易引起瘢痕及疼痛等。

3. 外阴血肿　女孩较成人好动,由外伤引起的外阴血肿也较常见,其原因多为自高处跌下或跳下,以致外阴部碰撞突起的硬物如石块、铁器、凳角、椅角,或因骑自行车跌倒而抓撞伤外阴,尤其幼儿学骑自行车或青春期少女骑男式有横档的自行车时,急刹车或跌倒时碰撞到外阴部时易发生外阴血肿。

【症状和体征】

女性外阴部血管丰富,尤其是阴蒂和前庭部分,因外伤致皮下组织小血管破裂,渗出的血液在疏松的结缔组织中扩散而易形成血肿,外阴血肿的大小、形成快慢,与症状密切相关。外伤当时除稍有疼痛外无明显异常,随着血肿形成和增大,局部疼痛逐渐明显,常为胀痛,影响行走,也可因疼痛而影响排尿,易发生尿潴留等。血肿无破溃者无外出血现象或可有波动感。若血肿大,表面皮肤也有挫伤或破裂,则可有外出血,其出血多少视血肿大小、否累及较大血管等有关。

血肿可以发展的很大,使大小阴唇肿胀形成血肿,可向下列方向蔓延:大阴唇血肿可沿坐骨海绵体肌向上使阴蒂肿胀;可沿皮下向耻骨上蔓延;大阴唇血肿沿圆韧带向腹股沟延伸,可沿会阴深横肌、浅横肌、肛提肌、臀大肌渗出;血肿向直肠或膀胱周围延伸,形成膀胱周围血肿、直肠血肿等。

血肿小或深时外表不能察觉,需手指触诊才能发现,一般可见外阴部逐渐肿胀、隆起,表面为紫蓝色,或为已破溃血肿,表面有破裂口,历时较久才就医者局部可有继发感染,因疼痛影响排尿不畅和尿潴留者可见不同程度的膀胱充盈或排尿后仍有剩余尿。也可出现低热或中等程度发热,个别继发感染者可有高热,实验室检查可有血常规升高。

【处理】

应全面询问病史及查体,进行必要的辅助检查,切忌只注意局部而忽视了其他器官或组织损伤的处理,对复合伤患者的诊治,常需多科合作。首先应对危及生命的损伤进行紧急处理后,再分别对其他损伤予以处理。术者应在麻醉下详细检查受伤者的创伤部位及深度,取出异物,清创及缝合。

常见外阴血肿的治疗应根据血肿大小、是否继续增大以及就诊的时间而定。

(1)血肿<5cm,且无继续增大,局部压迫,可暂给予保守治疗。血肿形成的最初24小时内,特别是最初数小时内切忌抽吸血液,因早期抽吸可诱发再度出血。

(2)大血肿应立即手术。步骤:血肿较大,可能有尿潴留,先导尿;切口在血肿壁薄弱最突出部黏膜表面做纵行切开,直达血肿腔;清除血肿腔内血块,用手指或纱布将全部凝血块取出并送细菌培养,以生理盐水及1%聚维酮碘冲洗血肿腔;仔细检视腔内有无活动出血点,如有,用细丝线缝合结扎,如为弥漫性渗血,看不清出血点时,可放置明胶海绵或止血粉,以纱布压迫片刻,然后缝合闭锁创腔,常可达到止血目的;充分止血后,以可吸收线自血肿腔底部开始作间断缝合,关闭血肿腔,不可遗留空隙,修剪多余的切口边缘,对合,用可吸收线间断缝合;如血肿较大,或有少量渗血及疑有感染,在缝合切开时放置橡皮引流条直达腔底;如已有感染或已化脓,清除血块,充分止血,清洗血肿腔后,放置引流,不做缝合。在血肿侧大阴唇皮肤、黏膜交界处(选血肿突起明显处)作4~5cm纵切口,有裂口就其裂口扩大切口,清除积血后用1%聚维酮碘冲洗血肿腔,视具体情况缝合止血,闭合血肿腔,不留死腔。术后创面水肿,可用50%硫酸镁冷敷治疗,温度保持在4℃,治疗时间是2天,然后用38℃左右50%硫酸镁热敷,治疗时间为5天。具体方法:用注射用水将硫酸镁配成50%的浓度,使温度降至4℃,用6~8层无菌纱布浸湿,将外阴用聚维酮碘消毒,将湿纱布敷于患部,纱布外用冰袋压紧,每小时换1次,根据病情治疗2天,然后改用热敷治疗,方法同上,但温度保持在38℃,纱布外用热水袋压紧,每小时换1次,根据病情治疗5天,注意温度变化,一般是24小时不间断治疗。为了预防感染每天用温水清洗外阴,排便后立即清洗会阴。

4. **处女膜损伤** 女婴和青少年女性处女膜可因骑伤、一字步等剧烈运动、杂技训练或体操运动等引起破裂;也常因遭受到了强暴和性交活动引起处女膜裂伤。因性犯罪活动时,犯罪者常伴有性传播疾病,也易致受害女婴或青少年女性被感染上性传播疾病。

【临床症状】

视处女膜损伤程度而异,常有局部疼痛,初为撕裂样疼痛,后为持续性,持续时间长短不一,在疼痛发生的同时,伴有裂伤处出血,一般为少量新鲜出血,若裂伤累及较大血管则出血较多,若处女膜裂伤累及阴道壁裂伤,则出血亦较多,甚至会引起休克,疼痛也剧烈,持续时间长,若不及时缝合止血也易引起继发感染。

【诊断】

较为容易,尤其是破裂不久,前庭和阴道口可见充血,检查者戴手套后示指深入肛门向阴道前庭及处女膜方向顶起,易发现处女膜破裂的部位及破裂之深浅,也可见局部出血、渗血或有血迹或小凝血块。检查时还应注意有无阴道壁损伤或尿道口及其周边前庭部损伤,注意局部分泌物性质,有无精液,并进行病原体及精液检查,以作为法律处理的依据之一。幼小女孩因疼痛且不懂事,检查不合作,遇此情况须在麻醉下检查,对破裂时间

已久的陈旧性裂伤者仅可见处女膜的裂痕。

【治疗】

因运动等引起的裂伤经休息、局部压迫止血、清洁等后症状即可缓解,若经上述处理无效者,则可应用止血药物或局部缝合止血,局部保持清洁,适量应用抗生素预防感染等,若分泌物检查有性传播疾病病原体者则需治疗。因运动或遭性暴力导致处女膜裂伤,常使患者在心灵上也蒙受创伤,应做相应的解释和心理安抚工作,对家长也应做相应的说服工作,个别需要者后期也可考虑作处女膜修补术。

5. **阴道损伤** 单纯外伤所致的阴道损伤包括处女膜损伤累及阴道,异物引起阴道壁、穹窿、阔韧带损伤等。其病因可因异物、或遭性暴力或车祸意外事故等引起。

【单纯外伤性阴道损伤的原因】

幼女有好奇心,将铅笔、笔杆、树枝、硬质棒杆等塞入阴道;或跌倒时异物插入阴道、硬质物损伤阴道黏膜浅部或深部;或遭强暴时因女性小儿和青春期外阴、阴道发育不全,测激素水平低下,阴道弹性及扩张差或因动作粗暴或仓促行事,致阴道裂伤,也可波及阴道穹窿部裂伤,甚至波及阔韧带底部或直肠撕裂,也有幼女或青少年女性下田、下河沟后被水蛭咬伤引起阴道壁损伤。

【症状】

损伤引起阴道黏膜浅层及深层破裂,也可有阴道黏膜下组织损伤,主要引起局部破裂、出血或血肿形成,出血初为鲜红,量多少不定,视受损范围及累及的血管多少、大小而异,严重者出现休克,出血多,未及时阻止,可致死亡。发生阴道损伤也有疼痛,发生瞬时常为撕裂样或穿刺样疼痛。若损伤范围小,较浅表则疼痛表现较轻,且可耐受。发生阴道损伤未及时诊治者,常会合并局部感染,体温升高,阴道分泌物脓血样或流脓,严重者也会局部脓液等炎症进一步扩散,形成全身性感染,实验室检查有血常规升高等炎症反应。

【体征】

除有阴道出血或脓性分泌物等外,阴道触痛明显,可触及阴道裂口及其深浅或阴道口可检出异物,或触及血肿等;直肠指诊也可探查有无异物、血肿、部位、大小、有无累及肠道或盆腔等。

【诊断】

仔细了解病情,有无自行或他人将硬物或杆状物置入阴道史,或有无遭受强暴史等甚为重要,

结合患者症状体征和阴道或肛门检查不难作出诊断。

阴道检查宜根据不同症状和体征分别处理，对幼女宜在麻醉下进行，否则因不合作而影响检查。小型硬质异物、碎屑等可用导尿管置入阴道，用聚维酮碘及生理盐水冲洗，既有局部清洁作用，又能冲洗出细小的硬质异物。也可用宫腔镜检查阴道发现异物或局部损伤，宫腔镜也可作阴道冲洗，起到局部清洁作用或冲洗出或直视下取出小异物，利于诊断和治疗。对出血多而严重者，应在麻醉下作阴道检查，根据病情分别采用小号窥器或阴道拉钩，分别检查阴道损伤的部位，以便缝合止血等。超声检查有利于阴道损伤的诊断，如阴道内异物、积血、阴道血肿形成，阴道损伤累及深层或穹窿、盆腔等，超声均有显示，可有助于诊断。

【治疗】

阴道损伤轻者取出异物，局部清洁，适当使用止血药和抗生素；也可采用阴道填塞消毒纱条，局部压迫止血。凡裂伤深、出血多者均应及时缝合止血，对伴有感染者宜局部冲洗，采用全身和局部抗生素治疗，有脓肿或脓液者宜加强引流和局部清洁，积极控制感染，防止日后发生阴道粘连等。心理创伤者也应进行相应安抚和治疗，同时也宜加强相应教育。水蛭（蚂蟥）引起阴道损伤宜用高渗盐水阴道灌洗，则水蛭会卷曲脱落，同时加用止血及消炎药物。

6. 子宫颈损伤　单纯外伤性子宫颈损伤包括人工流产、引产、分娩或手术操作、药物引产引起的损伤，或因外伤所致。青春期女性妊娠后常需行人工流产，由于子宫颈发育不完善，子宫颈扩张或胚胎的骨性硬物通过宫颈时易导致不同程度的损伤。特别是胚胎组织较大时更易引起损伤，扩张器方向不对也易引起宫颈穿孔，人工流产术使用单抓钳等固定子宫颈时，因宫颈组织坚硬、组织脆，也易引起宫颈损伤。

中期妊娠引产也因宫颈发育不良，宫缩过强、过频，而宫颈扩张相对缓慢，子宫内容物被挤压到子宫下段，通过开放的宫颈内口，子宫内压移向子宫颈部，使子宫颈呈球形扩张或在持续强烈宫缩下，宫颈过度伸展变薄缺血，易发生破裂，个别因车祸等引起阴道、子宫、骨盆损伤时也常合并宫颈裂伤。分娩时也常有宫颈裂伤。

【症状】

宫颈裂伤时患者有剧烈疼痛，因个人耐受性不一而表现各异。裂伤时常有阴道出血，色鲜红，量多少不一，裂伤累及大血管者出血较多，可有面色苍白、头晕、恶心、胸闷、脉速、血压下降等，也可少量持续出血，起初未被重视，经24小时后检查才被发现。

【体征】

阴道检查时，因宫颈损伤部位程度不一，而出现相应的宫颈局部表现。抓钳损伤者常在宫颈的上唇或下唇正中，见有抓钳撕裂的宫颈，局部有渗血或出血；人工流产引起的宫颈裂伤多见于宫颈裂伤3点和6点处裂伤，裂口大小不一；中期妊娠宫颈裂伤有纵行裂伤和横行裂伤两种，纵行裂伤多位于3~6点钟方式，以6点钟方向为多见，横行裂伤部位在阴道后穹窿处，宫颈内外口之间，不损伤宫颈外口，也有个别宫颈可呈环状脱落，也有个别伴有后穹窿裂伤。患者可伴有体温升高、血象增高现象，若未及时处理或继发感染则有严重感染现象。

【治疗】

子宫颈轻度损伤一般不须特殊处理，局部以碘液消毒即可，局部出血可用纱布填塞压迫止血，12~24小时取出。裂口长而深或有较多出血应者立即用可吸收线间断缝合，后穹窿有裂伤者也予以缝合。因青春期女性阴道发育也差，缝合宜在麻醉下进行，以利于暴露裂伤或出血部位，正确缝合止血。经上述处理者宜全身使用抗生素治疗，以防止炎症扩散。

7. 子宫损伤　幼女及青春期女性子宫损伤也有发生，见于跌下时有尖锐异物恰好伤及阴道、穹窿、子宫；幼女自己或他人将硬棒或细铁棒等插入阴道，引起子宫损伤；青春期女性人工流产时子宫穿孔；或车祸等意外损伤，包括骨盆和内外生殖器损伤等。

患儿常有疼痛和阴道出血，也可有腹腔内出血，具体视损伤程度和是否累及大血管等有关，出血多者可出现休克症状及腹腔内出血体征。也有体温升高，血象增高等炎症和感染表现。

治疗应及时取出异物，修补破裂口，阻止内外出血，必要时行开腹或腹腔镜治疗，对此类患者宜尽量保留子宫，保留后期的生育功能。子宫穿孔根据破裂口大小、出血多少，可分别采用电凝止血、缝合止血等。全身应用抗生素治疗，防止炎症扩散，个别宜注射破伤风抗毒素。

（孙莉颖）

第四节 小儿及青少年妇科的病史采集和生殖器官的检查

儿童、青少年时期是人体生长发育的重要阶段，此期女性生殖器官及相关的内分泌激素变化也处于动态发展和逐渐成熟的过程。小儿、青少年妇科（pediatric and adolescent gynecology，PAG）作为妇产科学重要和特殊的组成部分，其疾病谱、治疗及转归亦与成人妇科迥然不同。因此，必须建立相应的PAG专科门诊，由PAG专科医师负责诊治相关疾病及进行专业研究；专科医生要具有妇科、儿科以及内科、外科、遗传学等知识；需要根据儿童和青少年女性的特点设置专用器械，同时掌握特殊专科的检查方法。

一、病史采集

由于儿童、青少年生理和心理的发育尚不成熟，患儿往往自己叙述不清病史，多由陪同就诊的父母亲或监护人代陈述，对于年龄稍长一点的青少年女性，可以结合本人的陈述。因此小儿、青少年妇科医生在采集病史时，通常需要更加有耐心的询问和鼓励。常见的就诊原因包括：异常阴道分泌物、阴道流血、外阴瘙痒、乳房发育、月经异常、腹痛、腹部包块、性别模糊、性发育异常、局部外伤、怀疑受到性侵等，当询问的病史涉及有关性经历的问题时，必要时可单独与患儿交谈。询问病史时还应询问患儿生长发育史，包括出生史、有无阴道助产或剖宫产史、出生后有无窒息、儿童时期的营养和体格发育状况、有无乳房发育等。当有必要向患儿询问病史时，态度要和蔼，目视对方使之感觉轻松、有参与感，可以先询问一些关于学校、小伙伴或最近喜欢的动画人物等趣味性话题。取得患儿信任和配合，是完成准确病史采集和规范专科检查的前提。以下是儿童、青少年妇科就诊询问病史时需要侧重的内容。

（一）异常阴道分泌物

询问患儿阴道分泌物出现的时间、性状、颜色、量、有无恶臭、是否脓性、是否血性、是否伴外阴疼痛、是否伴瘙痒及瘙痒出现的时间（昼／夜）、有无大小便异常。注意询问患儿局部卫生情况：是否长期使用尿不湿、外阴的护理、大小便后是否正确擦拭及擦拭的姿势（正确的便后擦拭姿势是：深蹲后将厕纸由前向后擦拭，切勿由后向前或来回反复擦拭）、是否使用劣质或韧性差的卫生纸等；父母或监护人是否有类似异常的分泌物；近期有无呼吸系统感染；肛周有无发现"白色线虫"等。

（二）阴道流血

询问阴道流血开始的时间、颜色、量，是否伴有脓性、恶臭分泌物，是否合并有肉样组织排出，是否伴尿频、尿急、尿痛、夜尿增多等。注意询问有无局部外伤史（尤其会阴的骑跨伤），阴道流血是否伴随乳房发育，有无误服或接触母亲的避孕药可能，是否使用过含性激素的护肤品（丰乳霜等），哺乳期的母亲有无使用避孕药避孕，近期有无吃过动物胎盘、脐带、人参、牛初乳等含激素的滋补品，有无反复内裤有黄渍、外阴有异味，有无异物塞入阴道史，有无被猥亵或性暴力史，有月经的患儿注意询问阴道流血与月经的关系，有无性接触史，有无服药流产史等。

（三）外阴瘙痒

外阴瘙痒问诊时要注意开始的时间、季节、有无过敏史、是否伴阴道脓性分泌物、外阴皮下出血，局部皮肤有无色素减退、脱屑、增厚、粗糙等，外阴或肛周是否发现"白色线虫"。需要了解的是，不同年龄阶段患儿外阴瘙痒的表现完全不同。小婴儿表现为烦躁不安、搔抓外阴、将阴部在硬物上反复摩擦、哭吵或不愿用尿不湿，可因皮肤有抓痕被父母或监护人发现而来就诊；大一点患儿可表现为夜间不能安睡、哭闹，可通过主诉被家长带来就诊。

（四）乳房发育

发现乳房有"硬结／乳块"，乳头、乳晕色泽异常、有皮损或渗出时，需注意询问乳房发育出现时的年龄、持续的时间、间歇性／持续性、是否伴有疼痛，是否有特殊饮食，是否接触过激素类的霜剂或避孕药，乳晕周围有无瘙痒、皮损及渗液，是否有治疗。

(五) 月经异常

月经异常患儿要询问初潮的年龄,月经周期、经期、颜色、经量,有无痛经史(原发/继发),末次月经时间,有无停经史,有无闭经史,闭经期限、闭经前的月经状况,有无精神刺激,有无慢性疾病(精神性厌食、恶性肿瘤、结核等),有无使用避孕药,是否接受过激素类药物治疗或其他精神科药物治疗,有无肥胖、多毛、皮肤黝黑等。

(六) 腹痛

要注意询问腹痛开始时间,有无诱发因素,疼痛的性质与程度,是否伴有发热、恶心、呕吐、阴道异常分泌物或阴道流血,有无泌尿系统或肠道症状,有无腹部或会阴部外伤史,有无放射性疼痛,可以根据腹痛的性质和特点考虑各种不同的小儿妇科问题。如急骤起病,应考虑卵巢囊肿蒂扭转或囊肿破裂,甚至卵巢扭转;周期性下腹痛但无月经来潮多为经血排出受阻所致,可见于先天性生殖道畸形;一侧腹痛应考虑该侧附件病变;撕裂性下腹锐痛考虑附件扭转引起;腹痛放射至肩部应考虑腹腔内出血。青春期患儿腹痛时,应询问有无月经初潮,如无初潮,应着重询问腹痛是否周期性发作或不定期发作,以及疼痛的性质。如患儿有月经初潮,询问末次月经的时间,腹痛与月经的关系,有停经史的患儿,应询问有无性接触史,有无恶心、乳房胀痛等不适,有无自行使用药物进行流产。

(七) 腹部包块

询问出现或发现包块的时间、部位,有无诱因,是否疼痛及性质程度,包块大小变化情况,站立时、哭闹时是否增大,是否伴有阴道流血或异常分泌物,有无泌尿系统、胃肠道症状。要询问青春期少女的月经状况,有停经史的要追问有关性接触史,包块较大又与停经月份相符,要询问有无胎动感。

(八) 外生殖器官性别模糊

询问患儿母亲在妊娠早期是否有先兆流产或保胎史、是否接触放射线、是否使用过性激素类药物,家族中是否有性发育障碍的患者。

二、小儿、青少年妇科常规检查

女性自出生开始,经历新生儿期、婴幼儿期、儿童期直到青春期,无论生理解剖、内分泌变化还是疾病种类等方面不同时期都有各自的特点;此阶段的疾病类型与成年女性完全不同,妇科检查方法也完全与已婚妇女不同。另外,儿童、青少年的卵巢功能及免疫功能尚不完善,外阴皮肤及黏膜菲薄,阴道狭小且邻近肛门等因素均不利于妇科检查。由于小儿和青少年妇科疾病种类较多,症状多样以及自身认知能力尚未健全,往往得不到及时有效的诊治。由于此年龄阶段的特殊性,医生在询问病史的过程中应根据不同的病情特点,初步决定是否只作外阴检查,还是需要行直肠指诊、腹部直肠双合诊(有明确性生活史的青春期女性有必要可在父母同意和陪护下,行腹部阴道双合诊及三合诊)或阴道窥器检查,必要时选择盆腔 B 超、盆腔 CT/MRI 等,甚至宫腔镜、腹腔镜检查。详细、规范的妇科检查对正确诊断儿童、青少年妇科疾病是十分重要的,通常在进行生殖器官专科检查之前,需要先做常规的全身体检。

(一) 全身检查

1. 一般项目　全面观察女孩的表情、皮肤颜色、身材、体型、营养状况、毛发分布、有无多痣及发育情况等;测量身高、体重、指尖距;有无乳房发育,腋毛、阴毛的生长状况,第二性征发育是否与年龄相符;注意骨骼与肌肉的发育情况等。某些异常发现可能提示性发育障碍,如身材矮小、发际线过低、多痣、耳位低、耳郭发育异常、颈蹼、肘外翻等。

2. 乳房检查　检查乳房时,视诊与触诊可同步进行,观察大小、形状,皮肤状态,是否有发育,是否对称,有无乳房肥大或发育不良,有无乳间距宽,乳头/乳晕大小、有无着色、乳头内陷,乳晕周围有无性毛,触诊是否有结节,挤压后乳头是否出现异常分泌物,动作须轻柔,尤其婴儿乳腺应避免用力挤压,以防乳房损伤。在新生儿期,由于胎儿期受母体雌激素影响,乳房可有硬结,甚至有少量乳汁分泌,出生 3~4 周后此现象逐渐消失,其后幼女乳房基本处于静止状态。但仍有部分婴儿持续存在单纯乳房发育现象至 2 岁左右,称为微小青春期。通常女孩在 9.5 岁左右乳房开始发育,至青春期末发育完全成熟,极个别的女孩微小青春期的单侧乳房发育可持续到青春发育期。乳房发育出现在 8 岁以前,提示性早熟;若 13 岁后仍无乳房发育,提示性发育延迟;青少年女性由于初潮前后雌激素水平猛增、乳房迅速增大时可能出现乳房纤维瘤。

3. 腹部检查　触诊时,患儿采取仰卧位或半卧位,由于患儿对医师手指接触腹壁十分敏感,需避免动作粗暴,检查时手部温暖,分散患儿注意力,或将患儿的手放在医师手上进行检查,多可消除其恐惧心理,放松腹壁。触诊检查要有秩序,从一个区域移动到另一个区域,检查时先轻压,后深压;先查无病变区,后查怀疑病变区。感觉是否存在腹肌紧张、压痛、反跳痛、有无包块及包块的大小、界限、活动度、质地等。叩诊有无浊音或移动性浊音。如怀疑腹股沟疝,但在平卧位未能扪及疝囊时,可让患儿站立,做跳跃动作增加腹压后,可以观察腹股沟区是否有包块。正常儿童可触及肝、脾及双肾,尤其婴儿降结肠,如腊肠样肿块,可在左下腹触及。幼女的卵巢位置比成人高,若发现盆腔肿块需注意与正常脏器相区分。

(二) 小儿、青少年妇科生殖器官检查

由于儿童、青少年患儿心理、智力发育水平等多方面的原因,患儿通常不愿意、不配合检查;有些家长由于担心患儿处女膜受损,不理解、不接受检查;因此检查前需要有技巧、有耐心地解释和沟通。对一些过度紧张的患儿和沟通不畅的家长,甚至需要多次就诊后才能完成患儿的生殖器官检查。生殖器官的检查对于疾病的诊治非常重要,因外伤或出血来就诊的患儿需要立即做妇科检查时,可以在服用镇静剂后或麻醉下完成检查。

【适应证】

生殖器官出血;疑有阴道异物;外伤;性别发育模糊;乳房发育过早/过迟;原发或继发闭经;周期性下腹疼痛,或严重痛经;月经不规则、过少或过多;白带多、有臭味、颜色异常;外阴瘙痒、炎症、溃烂、创伤;下腹触及包块;急/慢性下腹痛;疑似受到性侵等。

【检查前准备】

1. 诊间要求和布置　诊间选择安静隐蔽场地,有助于患儿放松情绪;诊间布置也要注意儿童、青少年隐私的保护;检查室温度适中,环境要体现温馨、友善、平等,符合儿童、青少年的特点,让患儿感到舒适与放心,配合检查。候诊区可以提供一些适合儿童、青少年特点的书籍和玩具。

2. 检查床　选择适合儿童、青少年的专科检查床:检查床可调节高度,患儿可以自己爬上床,

且两侧有扶手可以保护患儿不易摔伤。

3. 检查器械及物品　一次性塑料手套、乳胶手套、无菌手套、大/小消毒棉签、女性棉拭子、石蜡油棉球、消毒液、载玻片、5~10ml 生理盐水、幼女阴道窥器、长镊、金属导尿管、棉球、灭菌纱布、一次性中单、一次性产垫、取儿童及青少年阴道分泌物的特殊器具、镜子、床单、脚套、冷光源检查灯、免洗手消毒液等。

4. 检查前的沟通　检查前,医生要通过和蔼的态度取得患儿的好感和信任,向患儿、家长或监护人解释生殖器官检查的必要性以及检查的结果对疾病诊治所起的作用,告知检查不会弄痛孩子,取得其合作。患儿接受生殖器官检查时,通常由家长或监护人陪同,检查医生可不穿白大衣,穿着患儿喜欢的休闲服饰避免患儿紧张和恐惧。对幼女进行生殖器官检查通常比较保守,以视诊为主。小技巧:PAG 医生可以让被检查者自己持一面镜子,从镜面上可以看到自己外生殖器官的全貌,以及观察医生检查的全过程,检查者可以借此机会对患儿或家长进行女童外阴解剖知识普及、局部卫生护理宣教。

【规范的 PAG 生殖器官检查】

1. 检查体位　先排空膀胱,检查体位可根据不同年龄、不同理解能力及合作程度而灵活选择,任何体位必须以能良好地暴露会阴前庭及外 1/3 阴道。常用的体位包括如下方面:

(1)改良的截石位:家长坐在靠背椅上,双膝并拢,将患儿坐放在家长的大腿上,背向着家长,家长用双手将患儿的两腿向外屈曲分开,适于年龄较小的幼女。家长也可和衣躺在妇科检查床上,将小儿坐放在家长的大腿上,背向着家长,家长用双手将小儿的两腿向外屈曲分开。

(2)膀胱截石位:7 岁以上的儿童及青春期少女,在家长或助手的协助下,可以自行采取仰卧膀胱截石位。

(3)胸膝卧位:对于 2 岁以上的儿童采取胸膝卧位可以更清晰地显露阴道口,甚至在光线照明良好的情况下,可以看到宫颈。但这种体位被检者看不到医生的操作,容易带来恐惧的心理。检查前,医生可以较形象地告诉患儿如何把头枕在小手上,并将屁股翘在空中趴下,医生只是想看一下她的小屁股,如不作任何说明,这种体位一般不易被患儿接受。

2. 视诊与触诊　由于幼女阴道未发育成熟,

245

阴道壁薄、狭小,容易损伤,检查者动作应格外轻柔。每次检查在场医护人员不宜超过 2 人。检查前通常要求患儿先自行排空膀胱,必要时先导尿。根据年龄、理解能力、合作程度、病情选择适合的检查体位以及必要的视诊和触诊。消毒外阴,以防感染。检查阴蒂,需轻推阴蒂包皮,暴露阴蒂头,注意阴蒂大小及尿道口的位置。

检查前庭时,检查者用拇示指分开小阴唇或双手大拇指及示指分别向外下方或外上方拉开大小阴唇,使外阴前庭部、尿道口和阴道口充分暴露。外阴视诊应了解外阴发育形态,有无畸形、大小阴唇两侧是否对称,有无粘连、水肿、炎症、溃疡、皮肤色泽变化(阴唇着色、皮肤色素减退、皮下出血)、皮肤脱屑、增生、萎缩及外阴新生物等。

阴唇粘连经常在外生殖器检查时被发现。阴唇粘连表现为两侧小阴唇于中线处粘连,粘连处可见一层浅薄灰色的膜。完全性阴唇粘连时,粘连带覆盖会阴前庭看不到尿道和阴道口,尿流可以从粘连部上方裂隙排出,排尿费力、尿线较远;部分性阴唇粘连时,若阴唇下部粘连,粘连带覆盖阴道口,尿流可不受影响;若阴唇上部粘连,粘连带遮盖于尿道口前方,尿流可从粘连带后方流出;也可能粘连带不连续,可发现 2 个裂隙,尿流可以从粘连部裂隙排出、尿线出现分叉。

处女膜是女性阴道口周缘一层带孔的黏膜皱襞,内含结缔组织、血管及神经末梢,孔的形态和大小变异大,多呈环状、新月状、或伞状,边缘连续完整,偶有呈双孔或筛孔状。有研究提示 3~6 岁的女孩处女膜开口横径平均为 (2.9 ± 1.3) mm $(1\sim6mm)$,前后径 (3.3 ± 1.5) mm $(1\sim7mm)$。非专科医生生殖器官检查时常常担心损伤处女膜,尤其幼女处女膜菲薄环状,故此期检查时需特别仔细和慎重。幼女受到性侵害后可以发现处女膜环有裂痕,而青春期女性受到雌激素的作用,处女膜较肥厚,弹性好,受到阴道性侵害时处女膜可保持完好,有时伞状处女膜存在的细小裂伤不易被发现,检查者可用一支浸湿生理盐水的棉签沿着处女膜边缘滚动,可以帮助发现裂痕。

如阴道开口不明显,可用小探针或小儿鼻饲管涂以润滑油后轻轻插入,如插不进,可能存在处女膜闭锁或阴道闭锁。有些患儿在闭锁的处女膜后方积液,处女膜可向外膨起。青春期少女如无月经来潮,但出现周期性下腹坠痛,检查时应注意阴道口有无紫蓝色包块突出,特别是在腹痛期间,

如发现阴道紫蓝色包块突出,直肠指诊扪及直肠前方有一张力较大的囊性肿物,应考虑先天性处女膜闭锁。如阴道口未见处女膜孔,探针检查也未探及开口,直肠前方囊肿位置较高,上方又有胀大的子宫,或同时伴有双侧附件囊性包块,应怀疑阴道部分或完全闭锁。如无阴道口,需注意在大阴唇及 / 或腹股沟是否可扪及肿物,如可扪及肿物,应区别是生殖腺还是疝囊,需进一步行盆腹腔 B 超检查及染色体核型检查了解是否是性发育障碍。

有无阴毛生长及阴蒂的大小需要仔细检查。若 8 岁前有阴毛生长,要进行 Tanner 分级;阴蒂大小常以阴蒂基底横径及阴蒂的长度进行估计,阴蒂过长常提示体内雄激素水平过高或部分雄激素不敏感,多为先天性发育异常引起。观察尿道口有无充血,有时尿道黏膜脱垂可形成桑葚样肿物,肿物充血水肿可覆盖阴道口,可被误诊为阴道息肉。外阴皮肤黏膜有无色素减退、创伤、溃烂、出血及血肿形成,有无异常分泌物附着,阴道口有无异常分泌物、出血或赘生物。会阴及肛门的清洁状态,如幼女会阴部皮肤有抓痕,提示可能有肠道蛲虫。

3. 直肠指诊及腹部直肠双合诊 一般采用直肠指诊或直肠 - 腹部诊,慎用窥器检查。肛腹诊:用石蜡油或润滑液充分润滑患儿肛门后,将一手示指伸入直肠,另一手在腹部配合检查盆腔。如扪及直肠前方阴道部位有肿物,应判断肿物下缘与阴道口的距离,肿物的质地及活动度。青春期前患儿行直肠 - 腹部诊时一般触及不到子宫和附件,如扪及卵巢增大,应与卵巢肿瘤鉴别,有时扪及盆腔中央一质地中等的小结节,可能是子宫颈。如疑有阴道异物、生殖器畸形、生殖道肿瘤,直肠 - 腹部诊不满意者,应取得家长和监护人的同意、签字情况下方可用小指或示指放入阴道扪诊。也可在静脉麻醉下彻底检查,并可借用纤维宫腔镜或膀胱镜检查幼女阴道。明确有性生活史的青春期患儿,家长和患儿签字后可以进行双合诊及三合诊,方法同成年已婚妇女。

4. 注意事项

(1)若在婴幼儿期未发现阴道开口,最好等待解剖结构发育完善后再进行进一步检查,有利于区分是单纯无孔处女膜,部分或完全阴道闭锁。

(2)按患儿相应临床表现选择相关的阴道分泌物病原学检测,如细菌培养 + 药敏试验、淋球菌

培养,细菌性阴道病的检测,注意阴道分泌物中呼吸道病原体的检测,如化脓性链球菌、流感嗜血杆菌等。

(3)疑诊淋病或尖锐湿疣时,应检测免疫缺陷病毒(HIV)、快速血浆反应素环状卡片试验(rapid plasma reagin circle card test,RPR)、衣原体等。同时详细询问患儿及监护人病史,必要时同时对监护人作相应检查,注意是否存在遗传性疾病和先天性疾病,尤其是疑有性传播疾病的家长。

(4)幼女的盆腔包块提示可能为恶性疾患,诊断需行病史询问,查体(腹部检查、肛诊),细胞学检查,超声检查,磁共振检查,肿瘤标记物检查,腹腔镜诊治或手术探查及病理学检查等。

三、病史记录

条理清晰、正确规范的病史记录有利于疾病的诊断、随访以及日后数据的收集,有利于专科医生的规范化培训,也便于今后的临床资料整理、回顾和总结。

小儿、青少年妇科的病史记录中注意事项:

1. **年龄**　对小儿疾病的诊断非常重要。在不同年龄阶段其发育程度,与儿童及青少年生长和性发育相关疾病的诊断、治疗以及预后的评估都具有不同的特点。

2. **现病史**　要询问疾病的部位、发病时间、症状轻重、持续时间,这些症状与生活中其他活动的关系和影响;平时有无服用保健食品及药品,患儿的生活情况(是否与父母／监护人同住)、饮食习惯、学校生活学习等。问诊时要注意患儿或家长的文化程度和知识水平,调整使用医学专用术语,使其能正确反映病情。

3. **既往史**　重点了解患儿母亲孕产期的健康情况,如孕早期是否患过风疹等疾病,孕期有否接受过放射线检查,以及孕期用药史,要特别注意询问有无使用激素或其他影响生殖器官发育的化学合成药。患儿是否患过传染病,如结核、肝炎等,以及治疗的情况。有无外伤及外科手术史,家人的疾病情况也十分重要,应询问清楚。对于过去患有外阴、阴道炎的患儿,必须弄清楚是疾病所致,还是家人对正常生理现象的错误理解或错误治疗所致。

4. **家庭史**　父母是否近亲结婚,直系亲属包括兄弟、姐妹、祖父母、外祖父母的健康情况,有无遗传疾病、先天性生殖器官畸形及肿瘤病史。

四、辅助检查

(一)阴道分泌物检查及阴道器械探查

当儿童和青少年女性出现生殖系统病症时,需对其行认真、仔细的体格检查,尤其选择合适的专科检查是十分重要的。如果仅从外观上无法确定引起症状的病因时,可以取阴道分泌物送检或在麻醉情况下借助内镜检查,通过阴道分泌物病原学检测和阴道器械彻底检查阴道和宫颈,为诊断和鉴别诊断提供有力的依据。由于年龄的原因,生殖器官处于未成熟阶段,对未受培训的医生来说即便是取阴道分泌物也是比较困难的事。此类检查最好由有临床经验的小儿、青少年妇科医师进行。

1. **阴道分泌物检查**　儿童和青少年女性好发外阴阴道炎,局部治疗结果往往不够满意,可用菌吸管或蘸有生理盐水的女性棉拭子直接从阴道内吸取分泌物,进行下列检查:

(1)分泌物原液检查:检查滴虫及念珠菌,必要时检查嗜血杆菌。

(2)分泌物涂片染色:用吉姆萨‐亚甲蓝‐革兰氏染色,可测知阴道内一般细菌菌丛生长情况。

(3)细胞学培养及抗生素药敏试验:阴道炎主要是非特异性混合感染引起,因此,进行一般细菌培养及抗菌谱检查,对提高疗效有实际价值。

(4)阴道分泌物采样

1)取样方法:有异常分泌物的患儿可以在仰卧或半卧位双膝充分分开下取阴道分泌物。如果分泌物较多,可嘱患儿向下用力屏气或咳嗽,分泌物从阴道口流出,可直接在阴道口用女性棉拭子取样,但这种方法较易受外界污染,而使检查结果出现偏差。采用合适器械深入阴道内采集患儿的阴道拭子或分泌物。如应用无针头的注射器快速向患儿阴道内注入生理盐水,把阴唇合拢一会儿,再让患儿咳嗽,使盐水流出取样;或直接应用取阴道分泌物器械取样。

2)阴道分泌物取样器:浙江大学医学院附属儿童医院孙莉颖团队经过多年临床实践和探索,自主研发了儿童、青少年女性取阴道分泌物／给药套管器械,优点为:①取阴道分泌物时,能够控制长度,阴道分泌物不受外界污染,减少医务人员的工作难度、避免损伤,操控性好,可成为专用于儿童、青少年女性取阴道分泌物的医疗器械;②阴道及外阴给药时,能够准确把控给药位置,同时筒体上的螺纹结构有利于精准装药及给药,在临床上使用具有广泛的应用前景(图3-4-1)。

2. 阴道细胞学检查 由于受卵巢激素的影

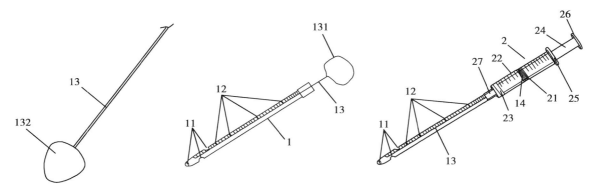

图 3-4-1 儿童、青少年女性取阴道分泌物/给药套管器械

图中涉及的图标记和组成部分如下所示:1. 吸引管;11. 吸引孔;12. 粗线;13. 金属导丝;131. 指环;132. 导向头;14. 内螺纹接口;2. 负压装置;21. 外螺纹接口;22. 筒体;23. 活塞;24. 抽拉杆;25. 辅助体;26. 抽拉体;27. 连接接口

响,阴道上皮细胞呈周期性改变,阴道脱落细胞检查主要用以反映雌激素水平。取标本前24小时禁止阴道检查及局部治疗,以免影响结果。取材时,用吸管直接伸入阴道或经阴道窥镜在直视下自阴道侧壁上段轻轻刮取,然后涂片、固定,用巴氏或邵氏染色。了解儿童及青年各个发育时期的典型细胞十分必要。新生儿期由于受母体雌激素影响,涂片中可见阴道细胞广泛脱落,全部为表层细胞,嗜酸性致密核细胞占一定比例;3岁儿童因缺乏雌激素反应,表现雌激素高度低落,涂片中细胞少,仅见底层细胞;8岁儿童开始有雌激素反应,表现雌激素轻度影响。通过阴道涂片细胞学检查,可证实雌激素影响是否存在及其程度,从而有助于诊断性成熟异常及月经周期异常。小儿宫颈及阴道恶性肿瘤十分少见,但近些年来国内青年宫颈癌及癌前病变的发生率有增高趋势,性生活开始提早及性生活混乱似为重要因素。Huffmann(1975)报道16岁以下女孩患宫颈癌有45例,浙江大学医学院附属儿童医院发现最早的宫颈癌患者年龄只有10.5岁。因此,对异常阴道流血的青春期女孩有必要行阴道窥镜检查,并做宫颈刮片细胞学检查。

3. 阴道器械检查 阴道探针、鼻镜、阴道窥器检查、阴道镜属于阴道器械检查的范畴,非幼女和青春期少女检查的常规项目。除非病史和一般常规的外阴检查无法提供充分的诊断依据,通过阴道的器械检查可以提供有力的诊断或鉴别诊断依据,才考虑进行经阴道器械检查。因此,小儿

及未婚少女使用探针或鼻镜检查前要掌握好适应证,并向父母或监护人说明检查的必要性,征得同意方可进行。适应证有:①无孔处女膜或先天性阴道闭锁;②阴道横隔或阴道斜隔;③阴道异物;④阴道肿瘤;⑤不明原因阴道流血或异常阴道分泌物;⑥性侵犯。

(1)阴道探针:外阴视诊未发现处女膜孔,或青春期少女无月经来潮伴周期性下腹痛,怀疑处女膜闭锁或阴道闭锁、怀疑阴道横隔或斜隔要进行此项检查。检查处女膜是否有孔可用直径为2~3mm的细金属探针或子宫探针,也可用导尿管或小儿鼻饲管涂以润滑剂后探测检查,必要时在外阴及阴道前庭喷1%盐酸丁卡因,或用浸湿1%盐酸丁卡因的纱布覆盖阴道口数分钟后进行检查,可以减少痛感,也可以肌内注射地西泮,待患儿入睡后进行检查。检查处女膜是否有损伤或受到性侵犯的幼女时,可以用阴道探针对处女膜缘进行仔细检查,也可以应用无菌盐水棉签或12/14号的Foley导尿管进行检查。先将导尿管插入阴道内,用10ml注射器连接导尿管,并在气囊内注入5~10ml水,将注水后的小泡拉至处女膜缘,沿小泡的四周检查处女膜各个边缘是否完整,检查完后抽出水,然后取出导尿管。幼女前庭小、难以区分尿道口与阴道口时,用质地稍硬的一次性导尿管探查较探针痛苦小、易接受,另外导尿管前端可带出少量阴道分泌物有助于观察阴道分泌物性状,此时导尿管优于金属探针。检查时动作需轻柔,忌无目的反复多次重复操作。需要探入阴道

深部时,不建议用棉签替代阴道探针,以防棉签头掉落阴道造成医源性的阴道异物。此外,阴道探针还可用于幼女阴唇粘连的分离。

(2)鼻镜检查:如发现阴道出血、异常阴道分泌物、怀疑阴道异物、阴道新生物、宫颈病变等,可以进行阴道窥器检查。由于处女膜的限制,不同年龄的女孩可选用不同直径的阴道窥器。如可疑病变较靠近阴道口,可先用鼻镜检查,例如临床上有些阴道异物靠近阴道口,鼻镜撑开阴道口后异物会自行脱出或用小镊子即可取出,可以避免使用阴道窥器给患儿带来的恐惧。但鼻镜较短,撑开时易引起疼痛,操作时易损伤处女膜,限适于观察阴道下段近阴道口的部分,无法观察到宫颈,使用上有一定的局限性。但在临床应用中,尤其在基层医院,条件不具备时,可选择使用。

(3)阴道镜:早在1938年,匈牙利Dibszay就设计出一套不同型号的带有头镜照明的空心管道检查初潮前幼女的阴道和子宫颈。1955年,罗马人Viorica、Aughelescu等使用塑料制作的带有内置前灯的阴道镜检查幼女阴道。Dewhurst还将膀胱镜用于幼女的阴道检查。从20世纪70年代至80年代后期,使用阴道镜检查幼女阴道和宫颈的报道很多。目前,国内几乎未见此款阴道镜。

(4)阴道窥器检查:由于鼻镜检查的局限性,Huffman专为青春期少女设计的长叶阴道窥器,适合于处女膜有一定弹性的青春期少女使用,它的叶片宽度为1.5cm,长度为7cm,撑开后可以观察到子宫颈。如发现阴道流血、异常阴道分泌物、怀疑阴道异物、阴道新生物、宫颈病变等,可以进行阴道窥器检查。不同型号直径的小儿阴道窥器也可用于不同年龄女童的阴道检查。

为了便于检查顺利进行,以及尽可能通过一次检查获得需要的资料,窥器检查前应准备好取阴道分泌物送培养的各种器皿或试管、消毒棉棒、生理盐水,必要时还要准备眼科滴管或巴氏吸管、玻片、刮板,以备取阴道分泌物、宫颈刮片等检查。阴道窥器检查观察步骤:阴道壁色泽、皱襞、阴道内有无异物(异物易停留于阴道后穹窿)、赘生物、有无创伤、子宫颈大小、有无异常分泌物和新生物。通常,初潮前幼女子宫颈未发育,外观较扁平,子宫颈外口呈一裂隙状,阴道穹窿部也未形成,较平坦,宫颈似一扁平纽扣状突起。初潮前儿童宫颈病变罕见,如发现此现象,应积极追究原因。窥器检查时要用棉棒或巴氏吸管吸取阴道

分泌物作涂片,染色后查白细胞、清洁度、乳酸杆菌、BV、淋球菌等病原体,也可用生理盐水或10% KOH悬滴法镜检滴虫和假丝酵母菌。如要查阴道黏膜受激素影响水平,可作阴道侧壁涂片。可疑受性侵犯的幼女,要取阴道分泌物检查有无活动精子。

(二)病理学检查

病理学检查包括局部活检及手术标本病理检查。

1. 外阴活检

(1)适应证:外阴部赘生物,或久治不愈的溃疡;外阴部特异性感染:如结核、尖锐湿疣等;外阴色素减退且不能排除恶变者。

(2)方法:患儿取膀胱截石位,常规外阴消毒,铺盖无菌孔巾,取材部位以0.5%利多卡因做局部麻醉。小赘生物可自蒂部剪下或用活检钳钳取,干纱布局部压迫止血,病灶面积大者行部分切除。标本置于10%甲醛溶液中固定后送检。

2. 阴道及宫颈活检

(1)适应证:阴道、宫颈疑有肿瘤或不明赘生物。

(2)方法:患儿取膀胱截石位,选择合适型号的阴道窥镜,置入阴道窥镜后检查宫颈及阴道,发现可疑阴道及宫颈赘生物,可用活检钳钳取。标本置于10%甲醛溶液中固定后送检。患儿检查常不配合,可在镇静状态下行活检。如果没有专业的阴道窥镜,可使用小直径的宫腔镜(能通过处女膜而不发生损伤)检查,发现可疑阴道、宫颈赘生物后,撤镜并用活检钳或血管钳盲钳,钳夹出组织物后,再次置镜观察是否所取组织为可疑赘生物,若失败,则再次尝试活检。取得正确标本后,标本置于10%甲醛溶液中固定后送检。

3. 子宫内膜活检 青春期子宫异常出血患儿,药物治疗无效或效果欠佳,可疑子宫内膜病变。极少应用,尤其是单纯作为明确诊断的检查。因为青春期子宫出血患儿的内膜组织相,始终表现为过度增殖。

4. 腹腔、盆腔肿块病理组织学检查 有快速切片和常规病理检查,必要时行快速冰冻切片、免疫组化、分子生物学基因检测等。

(1)适应证:盆腹腔可疑肿块,来源及性质不明。

(2)方法:腹腔镜检查同时活检行组织学病理

诊断、细针穿刺或吸液行细胞学检查。

(三)影像学检查

1. B超　因其操作方便、实时成像、无创伤、无放射性且价格便宜等优点,在妇产科领域应用非常广泛,是影像学检查的首选方法。B超可以及时发现乳房包块、卵巢包块、早孕及盆腔异常。对于性早熟的患儿,B超下测量乳腺(尤其对肥胖女孩适用)、子宫大小及卵巢容积、最大卵泡直径对鉴别是否中枢性性早熟有指导意义。

盆腔B超检查的常用方法包括:经腹壁超声检查及经直肠超声检查。①经腹壁超声检查需要适度充盈膀胱,纵横斜切面显示子宫大小形态及内膜情况、卵巢的大小形态及卵巢占位病变等。对于出现阴道分泌物或阴道流血的患儿,可用高频探头经会阴部矢状切面显示膀胱、子宫、阴道与肛门的关系,有助于鉴别阴道炎症、阴道异物或子宫阴道结构异常(如阴道横隔、阴道斜隔等)。②经直肠超声检查需排空膀胱和直肠,清洁肠道。将经阴道探头缓慢插入直肠内观察子宫及附件情况。适用于年长儿经腹部超声难以显示子宫和卵巢且怀疑存在子宫发育不良时。

由于青春期前幼女的生殖器官未完全发育,生殖道的解剖与生理结构也与成年女性不同。因此,判断生殖器官病变的某些标准也与成年女性有差异。正常子宫位于膨胀的膀胱下部后方,在中线或中线附近1~2cm范围内,呈倒梨形结构,大小根据年龄而定。新生儿因子宫受母体雌激素影响,子宫较大,长约2.5~5cm,2~3周后子宫体变小,6个月时为出生时体积的1/3,1岁时为出生时的1/2,整个儿童期子宫生长十分缓慢,7岁以后,子宫随着身体的生长发育开始增大。进入青春期后,子宫开始快速发育,尤其是子宫体的发育,到12~13岁时,子宫已具成年女性的典型子宫外形(倒梨形),宫体长度是宫颈的2倍,宫颈长度与整个子宫长度比为1:3,子宫内膜增厚,受卵巢周期的影响呈现增生期与分泌期的改变。新生儿期卵巢回声较幼年女童卵巢回声低,可有大小不等的生理性囊泡存在,体积为0.7cm³,一般出生后1个月可消退。而幼年女童卵巢小,回声相对较强,与子宫回声相似,超声下较难识别,卵巢的平均体积为0.46cm³(1~2cm³),卵巢内可见1~2mm的卵泡,偶然也可出现<9mm的囊泡,多为双侧性,可自然消退。进入青春期后,卵巢内卵泡也出现发育表现,卵巢常常表现为多囊性,应注意与病理情况区别(表3-4-1)。

表3-4-1　青春期前女性生殖器官发育参数

时间	外阴	小阴唇	处女膜(直径)	阴道(长度)	宫颈:体(长度)	卵巢(直径)
8周内新生儿	光滑无毛	覆盖阴道口	4mm	4cm	3:1	<1cm 不可及
8周~7岁	无毛	不能覆盖阴道口	5mm	4.5cm	2:1	<1cm 位于骨盆入口
初潮前	阴毛生长	变肥厚	10mm	8cm	1:1	>1cm 有卵泡生长

2. X线检查

(1)骨龄代表着骨骼的成熟度:评估骨骼成熟度的方法很多。Tanner-Whitehouse(TW)法和Greulich-Pyle(GP)法是两种常用方法。TW法最初是在20世纪30年代为欧洲白种儿童建立的,是欧洲内分泌学家推荐的方法。Tanner-Whitehouse法第2版(TW2)基于20世纪50年代和60年代的数据,于1983年发表,并在2001年更新为Tanner-Whitehouse法第3版(TW3)。TW3法估算的骨龄比TW2法估计的略低。TW法计算桡骨、尺骨和短骨的分数,手部的每一个主要骨骼都会算入总分。一项meta分析认为,与TW2法或GP法相比,TW3法能更精确地测算白种人的骨龄,而对于白种儿童,TW3法和TW2法都比GP法更精确。美国儿科放射学家和内分泌学家最常用的评估骨龄的方法为GP法。GP法首次发表于1950年,并于1988年修订,是基于俄亥俄州克利夫兰1000名儿童的射线照片建立的。GP法将手的整体视觉外观与标准骨龄图进行比较。这种方法的缺陷是建立的标准没有考虑不同骨骼的权重(如长骨与腕骨),且实际应用中难以完全符合某个标准骨龄,所以评价者必须主观判定符合哪个标准骨龄。但由于该方法评估骨龄快速、简易、方便,因而被普遍采用。我国国家体育运动委员会于1992年制定了中国人手腕骨发育标准CHN法。2006年,基于国际通用的TW3法,依据当代中国儿童为样本,制定了新的骨龄标准《中国青少年儿童手腕骨成熟度及评价方法》。

随着计算机技术的发展及普及,骨龄测定软件的不断开发和利用,评分法的操作将会更加方便、快捷、准确(图3-4-2)。

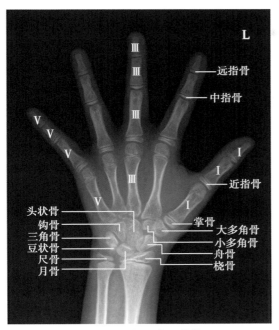

图3-4-2　左手腕X线片
(图中Ⅰ、Ⅲ、Ⅴ代表第一、第三、第五掌指骨)

(2)骨盆正位片可用于协助诊断阴道异物。如可疑将金属(如小发夹)或电池等可显影异物塞入阴道者,可行骨盆正位片检查。需要注意的是,为了避免出现肠道内积存的粪便与气体阴影,影响摄片质量,检查前需排空大便(图3-4-3)。

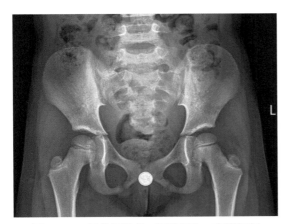

图3-4-3　骨盆正位片:阴道异物-衣服纽扣

(3)阴道造影可用于阴道膀胱瘘、阴道直肠瘘及输尿管异位开口等的诊断,但较少用。

(4)双能X线骨密度检测可对易于发生骨质疏松的群体进行监测并指导治疗,包括各种原因所致的性激素水平低下者(如性早熟接受促性腺激素释放激素类似物治疗、特纳综合征或雄激素不敏感综合征等),有影响骨矿代谢的疾病(糖尿病、甲状旁腺亢进等)或服用可能影响骨矿代谢的药物(如糖皮质激素、抗癫痫药物等)者。

3. CT和MRI

(1)CT可以清楚显示盆腔组织的器官内部结构及解剖图像,对于盆腔肿块的定位及定性评估有非常重要的作用,在诊断恶性肿瘤、妇科急腹症或盆腔感染时很有价值,对畸胎瘤的诊断是常规、有效且较为经济的检查手段。

(2)MRI是更加精确的成像检查,无放射性损伤,对软组织分辨率高,易于明确病灶与周围组织的关系,能清晰地显示肿瘤信号与正常组织的差异,故能直接准确判断肿瘤大小及转移情况,在恶性肿瘤术前分期方面是较好的影像学诊断手段,同时在先天畸形、附件扭转、子宫内膜异位症及感染等方面都应用广泛,尤其对先天性发育异常的评估有重要价值。

(四)小儿、青少年女性内分泌测定

儿童、青少年时期经历了生长发育和性腺成熟的过程,各种内分泌激素都在不断变化及网络化相互作用,包括下丘脑-垂体-卵巢轴、下丘脑-垂体-肾上腺轴、下丘脑-垂体-甲状腺轴、生长激素及胰岛素等,采取周围血或收集24小时尿测定各种激素值对判断生理、病理及疾病诊治有重要指导作用(见第九章第一节"内分泌激素测定技术")。

五、宫腔镜、腹腔镜检查

(一)宫腔镜检查

20世纪90年代开始国内陆续有文献报道使用宫腔镜检查幼女或未婚妇女阴道,获得良好的视觉效果,且可同时进行镜下的治疗操作。据文献报道,阴道异物是宫腔镜阴道探查时查出率最高的疾患,被检出的异物种类繁多。在膨胀液水流的推动下,阴道内的异物可在液体中浮动,亦有黏附于阴道壁,周围黏膜充血,或有肉芽形成。细小的异物可随水流移至阴道口易于取出或随加压水流冲出阴道;对于位置较深的较软异物,可通过操作孔用抓钳取出,或用抓钳夹持住后连同镜

体一起退出；较硬、表面光滑的异物可以在宫腔镜直视下，以肛移法将阴道异物推出阴道；幼女阴道葡萄状肉瘤可见阴道壁有葡萄状息肉样物。浙江大学医学院附属儿童医院 2016 年也使用宫腔镜检查了数百例怀疑阴道异物、外阴阴道炎久治不愈的患儿，对阴道异物的确诊率达 100%，在镜头直视下经操作孔钳取异物较在其他窥器检查下取物准确且安全。儿童期处女膜直径为 0.4~0.7cm、麻醉下处女膜环进一步松弛，宫腔镜的外径为 0.4~0.64cm，进出不会损伤处女膜，是一种值得推荐的、实用、安全、准确、高效的检查与治疗的手段。

1. 适应证　长期反复阴道异常分泌物或炎症治疗效果欠佳、阴道流血等排除外阴病变后，或患儿可疑有阴道异物或阴道肿瘤时可应用宫腔镜进行阴道检查并取活检。生殖道发育畸形，其临床表现包括痛经、周期性下腹痛、盆腹腔包块等，可行宫腔镜检查明确并治疗。感染性疾病治疗效果不佳者或怀疑生殖道结核及时行宫腔镜检查明确。

2. 禁忌证　宫腔镜在阴道检查中可以说是无创的，一般幼女及少女均可进行，无绝对禁忌证。需注意急性炎症期，应在炎症控制后或抗生素保护下进行，避免上行感染，对于同时行活检或切除组织操作时需确保患儿的凝血功能等项目在允许范围内。

3. 检查方法

（1）准备事项：患儿排空小便，检查时可将患儿臀部轻轻抬高，减少液体外流。

（2）麻醉方法：对年龄较大患儿可经洽谈取得合作后在清醒状态下进行，如配合欠佳可予以静脉麻醉；对年龄较小患儿可口服水合氯醛镇静，或肌内注射地西泮 5mg 等。待小儿入睡后进行检查，必要时也可行静脉麻醉或用 1% 丁卡因溶液局部外敷数分钟疼痛缓解后进行检查。

（3）操作事项：可先选用 5Fr 的检查镜，3 岁以下可以选用纤维软镜进行检查。患儿取仰卧位，麻醉后取膀胱截石位，消毒棉签或巴氏吸管取阴道分泌物作常规涂片检查或细菌学培养。检查前消毒外阴，涂抹少量润滑剂，使镜头易于进入，5% 或 10% 葡萄糖作为膨胀介质，压力为 60~80mmHg。镜头进入后，检查者用左手两手指将大阴唇向正中捏住并轻轻向上提起，使后联合皮肤高于处女膜而防止液体流出和避免处女膜损

伤，或助手用无菌纱布堵住阴道口，使阴道口闭合以减少液体外溢，待阴道充盈后进行观察。镜体进入后轻轻旋转向内推进，注意阴道黏膜颜色、皱襞、有无创伤、出血、溃烂、异物、分泌物性质、有无畸形、有无肿瘤或其他赘生物。通常阴道异物在检查时可被水流冲至阴道口，此时可用肛指协助异物取出。如有较固定的异物或肿瘤，则可应用抓钳抓取后同镜体一起取出。阴道肿瘤取活检时注意尽量不引起出血，若发生不可遏制的出血可将小号尿管放入阴道，注入 5~10ml 或更多液体压迫止血，1~2 小时后取出。阴道斜隔、横隔在幼女和少女时期一般无症状而无需处理，青春期后由于月经的来潮和经血引流问题引起临床症状，需要及时手术治疗，可于宫腔镜下进行手术。术中可使用腹部 B 超监护宫腔镜检查阴道，寻找明显膨隆的部位，并用宫腔镜前端喙部碰触该部位，观察是否有开口及是否有积脓或积血流出。无开口的可用针状电极划开膨隆部位组织，可见积血或积脓流出。定位困难的可用穿刺针穿刺见积血或积脓流出后定位，用针状电极划开隔组织，再改用环状电极将斜隔、横隔大部分切除，切开后可见患侧宫颈。术毕见患侧阴道宽大，留置小号导尿管注入 5ml 液体（或碘仿纱布）止血及防止阴道粘连，24 小时后拔出或取出纱布，术后给予抗生素预防感染。

（二）腹腔镜检查

腹腔镜可以直接清晰地了解盆腹腔内病变，并可同时进行手术治疗，是安全、有效的手术方式，而且较传统开腹术式有缩短病程、减少手术时间和创伤、术后恢复快等优点，同样适用于小儿和青少年女性妇科疾病的诊治。

1. 适应证　体检发现腹部异常包块明确性质可行腹腔镜检查；急腹症怀疑腹部肿瘤或其他治疗无效、病因未明确可应用腹腔镜进行检查，临床较为常见的疾病有先天畸形、卵巢肿瘤、卵巢黄体破裂、妊娠相关疾病、盆腔感染性疾病（盆腔脓肿）、盆腔子宫内膜异位症囊肿等。

2. 禁忌证　绝对禁忌证主要包括已知的损伤破裂及血流动力学不稳定，相对禁忌证有未纠正的凝血机制障碍、弥漫性腹膜炎严重的心肺疾病、腹部感染等。

3. 手术注意事项　由于小儿和青少年腹壁普遍较成人薄，在行脐部穿刺时稍有不慎可能造

成腹腔脏器的损伤,可采用开放式的方法:先切开皮肤筋膜1cm,气腹针穿刺进入腹腔或将空心Trocar放入腹腔后充入CO_2,将气腹压力控制在13mmHg以下,穿刺套管根据患儿的年龄、身体发育情况选用适合的型号(5~10mm),置入镜体,进行全面观察。左右下腹的穿刺孔个数、大小,则根据患儿病情而定,一般选择5mm的套管。手术过程中必须尽量保护输卵管、卵巢解剖和功能的完整性,同时术中注意避免损伤邻近器官及脏器。

(孙莉颖)

第五节　月经紊乱

一、青春期异常子宫出血

【概述】

女性第一次月经来潮称月经初潮,为青春期的重要标志,通常发生在12~13岁。月经来潮提示卵巢产生的雌激素足以使子宫内膜增殖,当雌激素达到一定水平且有明显波动引起子宫内膜脱落即出现月经。青春期女性的正常月经周期为21~45天,出血持续2~7天。在初潮后的第3年,60%~80%的青少年月经周期为21~34天,与成年人相似。正常月经周期的平均失血量为30~40ml,平均每天使用3~6块卫生巾,平均每周期可浸透10~15块卫生巾或卫生棉条。

异常子宫出血(abnormal uterine bleeding,AUB)是指与正常月经的周期频率、规律性、经期长度、经期出血量中任何一项不符的并源自子宫腔的异常出血。AUB是青少年妇科疾病的常见问题之一,以月经量过多(heavy menstrual bleeding,HMB)作为最常见的临床表现。最近一项研究表明,通过使用月经失血评分图(pictorial blood loss assessment chart,PBAC)评估女大学生的月经出血量,结果达到HMB判断标准者占22%。尽管青春期AUB很常见,但可能由于缺乏针对青少年月经紊乱的深入调查,造成疾病被忽视。目前,国内外缺乏针对青少年患病率的统计,对患者的评估和管理也没有具体的实施标准。研究发现,与非HMB女性相比,发生无排卵HMB的青少年与较低的生活质量评分、较长时间的缺勤、工作和社交活动有关,严重影响青少年的生活、学习和健康。然而,一些青少年可能并没有意识到自身月经出血模式的异常。考虑到国内青少年可能受到自身年龄、家庭环境、社会背景以及传统思想等多因素影响,导致其对生理知识缺乏了解,更可能在发生AUB时未能引起充分重视及正确处理,引起失血过多,甚至严重贫血。总之,无论AUB导致的结局如何,都会给青少年及其家人带来巨大的痛苦和担忧。因此,准确诊断、治疗和管理青春期AUB对于恢复青少年的健康和生活质量至关重要。

【病因与机制】

(一)病因

由于AUB的表现多样,病因复杂,为规范统一描述AUB的医学术语和定义,2011年,国际妇产科联盟(International Federation of Gynecology and Obstetrics,FIGO)提出了"PALM-COEIN系统"为AUB的病因分类。PALM-COEIN系统将AUB病因分为两大类,分别为"PALM"存在结构性改变和"COEIN"非结构性改变,具体指9个类型:子宫内膜息肉(polyp)所致AUB(AUB-P)、子宫腺肌病(adenomyosis)所致AUB(AUB-A)、子宫平滑肌瘤(leiomyoma of the uterus)所致AUB(AUB-L)、子宫内膜恶变和不典型增生(malignancy and hyperplasia)所致AUB(AUB-M);全身凝血相关疾病(coagulopathy)所致AUB(AUB-C)、排卵障碍(ovulatory dysfunction)相关的AUB(AUB-O)、子宫内膜局部异常(endometrial)所致AUB(AUB-E)、医源性(iatrogenic)AUB(AUB-I)、未分类(not yet classified)的AUB(AUB-N);其中AUB-L的肌瘤包括黏膜下(SM)和其他部位(O)。据报道,引起青少年AUB的病因中,结构性改变非常罕见(1.3%~1.7%)。

当机体受到精神紧张、营养不良、环境及气候剧变、饮食紊乱、过度劳累等各种因素的影响时,均可通过大脑皮质中枢神经系统引起下丘脑-垂体-卵巢轴功能异常,而青春发育期下丘脑-垂体-卵巢轴(H-P-O轴)调节机制尚未成熟更加容易受到内外因素的影响,即使有卵泡发育也不能排卵,故无排卵是引起青少年AUB最常见的原因,即青春期无排卵性AUB。国内报道,无排卵

AUB 占青春期 AUB 的 65%~95%，而国外可占
2/3。女性的初潮一旦发生，大约需要经过 2~7 年
下丘脑 - 垂体 - 卵巢轴调节机制才能成熟并建立
规律的周期性排卵，而青春期 AUB 往往发生在
月经初潮后的 3~5 年内。据报道，青少年初潮后
2 年内，大约 55%~82% 的月经周期无排卵。之
后，随着时间的推移，排卵周期的百分比增加，在
月经初潮后的 5 年中排卵性月经周期占 75%，之
后的比例可增加至 80%。因此，青春期的 AUB
大多与生理性无排卵有关。需要注意的是，多囊
卵巢综合征（polycystic ovary syndrome，PCOS）由
于排卵延迟或障碍，也可能表现为长时间闭经和
无法预测的 HMB，但由于青春期患者在月经建
立早期具有其特定的下丘脑 - 垂体 - 卵巢轴的生
理特点，故不能笼统地将月经稀发或闭经患者诊
断为 PCOS，需要仔细与青春期无排卵 AUB 相
鉴别。

另外，多达 20% 的青少年存在潜在的凝
血异常，因此对青春期 AUB 患者，尤其是发生
HMB 的青少年，若未考虑到可能存在的凝血功
能异常，则该患者的病情评估和治疗是不完整
的。据现有报道，青少年中血管性血友病（von
Willebrand disease，vWD）的患病率占青春期
AUB 的 5%~36%，还有存在其他可能的原因，如：
其他凝血因子缺乏（8%~9%）、血小板功能障碍
（2%~44%）、血小板减少症（13%~20%）等。凝血
功能异常可能是单独病因或合并其他病因共同存
在；当存在多种原因时，凝血异常可能加重子宫
出血情况。

（二）出血机制

正常月经的发生需要下丘脑、垂体、卵巢
和子宫内膜有规律脱落的相互作用。下丘脑脉
冲式释放促性腺激素释放激素（gonadotropin-
releasing hormone，GnRH），刺激垂体分泌卵泡刺
激素（follicle-stimulating hormone，FSH）和黄体生
成素（luteinizing hormone，LH），这些促性腺激素
诱导窦卵泡发育，形成优势卵泡并排卵。LH 在
卵泡期刺激卵泡膜细胞分裂并产生雄激素睾酮
（testosterone，T），FSH 激活颗粒细胞芳香化酶，将
T 转化为雌二醇（estradiol，E_2），使 E_2 水平在卵泡
期持续升高，并于排卵前达到高峰。当 E_2 达到临
界水平（$E_2 \geq 200pg/ml$）时会对下丘脑起正反馈
调节作用，继而刺激垂体释放促性腺激素，出现

LH 峰。LH 峰可激活蛋白水解酶，使卵泡破裂，
并引起卵泡颗粒细胞和卵泡内膜细胞的黄素化，
从而产生孕酮（progesterone，P），并使其分泌量达
到最高峰。在 E_2 的诱导下，子宫内膜上皮细胞增
殖、腺体生长、血管化改变以及产生雌孕激素受
体，从而使子宫内膜对 P 产生反应，使其向分泌期
转化。随着黄体期的延续，P 通过负反馈调节抑
制 LH 释放；此时若未妊娠，则黄体功能下降，雌
孕激素生成减少，子宫内膜无法维持而形成月经。
而雌激素水平下降使 FSH 分泌恢复，开始新的月
经周期，伴随雌激素的产生子宫内膜开始新一轮
的增殖变化。

处在青春期的女性，下丘脑 - 垂体 - 卵巢轴
的反馈调节尚未成熟，调节中枢对雌激素的正反
馈作用存在缺陷，使 FSH 持续低水平，无 LH 峰
形成。虽有卵泡生长发育，但到一定程度即发生
退行性变化，形成闭锁卵泡，导致月经周期无排
卵，继而无法形成黄体，体内缺乏孕激素。当子宫
内膜仅受到单一雌激素作用而无孕激素对抗时，
引起雌激素突破性出血。雌激素突破性出血有两
种类型：①雌激素水平较低且长期维持在阈值水
平者，可发生间断少量出血，子宫内膜修复较慢，
出血持续时间较长；②雌激素水平偏高并可维持
有效浓度者，子宫内膜持续增厚，常先有较长时间
的月经延迟，但无孕激素作用，子宫内膜不牢固，
易发生脆弱脱落，内膜各部分发育不同步，局部修
复困难，易大面积脱落，可发生少量出血淋漓不
尽或急性突破性出血，血量较大。无排卵性 AUB
的另一种出血机制为雌激素撤退性出血，即子宫
内膜在单一雌激素的作用下持续增殖，此时多数
生长卵泡退化闭锁，或由于大量 E_2 对 FSH 的负
反馈调节，使 E_2 水平突然下降，内膜失去雌激素
的支持而剥脱出血。

无排卵性 AUB 还与子宫内膜出血自限性
机制缺陷有关。主要表现为子宫内膜组织脆性
增加易发生破溃出血、子宫内膜脱落不完全导
致内膜再生及修复困难、血管结构与功能异常
增加流血量、子宫内膜纤溶亢进、血管舒张因子
异常等。

【症状】

青少年 AUB 患者的常见表现为出血失去规
律性（周期性），间隔时长时短，出现不规则出血或
短期月经停止后出血，出血量或多或少不能预计，
可呈点滴状或大量出血，一般出血时间长，不易自

止,出血期间一般无腹痛或其他不适。出血量多或时间较长时患者常继发贫血,表现为头晕、乏力、活动后心悸等。由于频繁的无排卵周期,青少年可能发生严重贫血,若未及时纠正贫血,可能危及生命时,需要急诊处理。

HMB 是指月经期出血超过 7 天或每月经周期经量超过 80ml,继而影响健康和生活质量,导致缺勤和体育活动受限而确诊,是青春期 AUB 患者最常见的就诊原因。一项调查发现,近 60% 的青少年表示月经过多严重影响生活质量。青春期 AUB 患者常描述自己在大多数月经周期中月经量较多,需要频繁更换卫生巾 / 卫生棉条或经常弄脏衣服或床单。美国妇产科协会的专家意见为:针对青春期女性把月经周期作为一项重要的标志,若每 1~2 小时更换一次卫生巾 / 卫生棉条,特别是月经期超过 7 天者,被认为是 HMB。另外,HMB 的青少年常易于疲劳。

【治疗与随访】

(一) 治疗

青少年 AUB 患者的治疗应该根据最可能的病因给予个体化治疗,以保证血流动力学的稳定、纠正贫血和维持正常月经周期循环,将提高患者的生活质量作为治疗目标,而不仅仅为了减少月经出血。治疗原则:出血期予以止血并纠正贫血;血止后调整周期预防子宫内膜增生和 AUB 复发。青春期患者以止血、调整月经周期为主。治疗主要包括:急性期用性激素药物止血、输血等对症治疗和性激素调整月经周期;出血期可辅以促进凝血和抗纤溶药物,促进止血,必要时手术治疗。

治疗主要基于出血和贫血的严重程度(表3-5-1)。①轻度:若血红蛋白正常、轻度出血且生活质量不受影响者,可随访观察;若血红蛋白为 100~120g/L,酌情选择随访观察或激素治疗,每天补充铁元素 60mg 即可;症状持续存在或加重者,至少应在 3 个月内重新评估。②中度:患者可在门诊评估和治疗;除了补充铁剂外,必须给予激素治疗。③重度:血红蛋白水平<70g/L 者,或血红蛋白水平<100g/L,同时存在活动性大出血和生命体征不平稳时必须住院治疗。立即评估该患者是否需要输血,不需要明确 AUB 病因时即可进行;若血红蛋白为 80~100g/L 且随访可靠者,也可选择在门诊治疗和随访。

表 3-5-1　AUB 患者出血及贫血程度分类

严重程度分类	临床表现
轻度	月经期较长(>7 天)或连续 2 个月月经周期较短(<3 周),伴轻 - 中度出血增多,血红蛋白正常(≥120g/L)或轻度下降(100~120g/L)
中度	月经期延长或频繁出血(1~3 周),伴中 - 重度出血,血红蛋白 ≥100g/L
重度	大量出血,血红蛋白<100g/L

1. 止血　首先关注患者的血流动力学是否稳定,是否需要立即住院止血,应尽早纠正贫血。大量出血或长期出血者可能继发严重贫血,应及时扩容和输血,防止休克;对已经休克的患者,在积极抗休克的同时进行止血,防止重要器官的衰竭。当所有激素和辅助治疗无效或发生危及生命的紧急情况时,可考虑选择侵入性操作进行止血。

(1)激素止血:尽量使用最低有效剂量,为尽快止血采用药量较大时应及时调整剂量;治疗过程严密观察,以免因性激素应用不当而引起医源性出血。止血方法包括:①雌激素,称"子宫内膜生长修复法",应用大剂量雌激素可迅速提高体内雌激素水平,促使子宫内膜生长,短期内修复创面而达到止血效果。适用于出血时间长、出血量多致血红蛋白<80g/L 者。首选口服药物,根据出血量和患者状态决定初始药物剂量和给药间隔。如:戊酸雌二醇 2mg/ 次,口服,每 6~8 小时一次或结合雌激素 1.25~2.5mg/ 次,口服,每 6~8 小时一次。拒绝口服药物的患者可用苯甲酸雌二醇替代,初剂量 3~4mg/d,分 2~3 次肌内注射。若出血明显减少,则维持;若出血量未见减少则加量,每日最大量不超过 12mg。对大量出血患者,应该在激素治疗的 6 小时内见效,24~48 小时内出血基本停止。若 96 小时仍不止血者应考虑无排卵性 AUB 以外的其他病因。经上述治疗,患者止血后每 3 日递减 1/3 量,直至维持量,如:戊酸雌二醇 1~2mg/ 次或结合雌激素 0.625~1.25mg/ 次,维持至止血后的第 20 日以上。在此期间,应给予补血药物或适当输血,使患者血红蛋白快速上升。所有雌激素疗法的患者在血红蛋白水平增加至 80~90g/L 以上后均必须给予序贯孕激素,使子宫内膜转化,并在雌孕激素同时撤退后同步脱落。如果因大剂量雌激素治疗出现恶心者,可给予 4~8mg 昂丹司琼。②孕激素,称"子宫内膜脱落

法"(又称"药物刮宫"),天然的孕激素是最符合生理的治疗方法,具有不抑制 H-P-O 轴的优势。孕激素使雌激素作用下持续增生的子宫内膜转化为分泌期,停药后短期即有撤退性出血。适用于有一定内源性雌激素水平、血红蛋白>80g/L、生命体征平稳的患者。如:地屈孕酮 10mg,口服,每日 2 次,共 10~14 天;或微粒化孕酮 100~150mg,口服,每日 2 次,共 10~14 天;或醋酸甲羟孕酮:6~10mg,口服,每日 1 次,共 10 天;或黄体酮:20~40mg,肌内注射,每日 1 次,共 3~5 天。需注意,微粉化孕酮含有花生油,需询问患者有无过敏史。停药后 2~7 天可出现撤退性出血;若停药一周没有出现撤退性阴道出血,应重新评估。③短效口服避孕药(COCs),是最常用和推荐的方法;适用于长期严重的无排卵性出血。目前应用的是第 3 代短效口服避孕药,如:去氧孕烯炔雌醇、孕二烯酮炔雌醇或复方醋酸环丙孕酮,用法为 1~2 片 / 次,每 6~8 小时一次,血止后每 3 天逐渐减 1/3 量至 1 片 /d,维持至血止后的 21 日停药。严重的持续性无规律出血者建议连续用复方短效口服避孕药 3 个月以纠正贫血。

(2)手术止血:①诊刮,对无性生活史的青春期患者除非要除外内膜病变,否则不轻易刮宫,需慎重决定,仅针对大出血而药物干预无效需立即止血或检查子宫内膜组织者。②子宫动脉栓塞术,只能作为年轻女性的一项救命措施。由于栓塞术极少用于青少年患者,故尚缺乏既能提供最佳再通时机,又能改善未来生育力的栓塞剂。

青春期 AUB 大部分属于无排卵性出血,通常经孕激素或短效口服避孕药治疗可有效控制,但针对青春期患者具体如何选择使用短效口服避孕药或仅使用孕激素治疗,目前尚无共识。正处于活动性出血的中度贫血的青少年,短效口服避孕药是更好的选择。单相短效口服避孕药中含有至少 30μg 的炔雌醇,是预防突破性出血的首选。传统应用苯甲酸雌二醇、醋酸甲羟孕酮等治疗,但效果不是十分显著。虽然,雌激素可修复子宫创面,但长期大剂量应用容易带来其他不良反应(如:乳房胀痛、恶心等),患者接受度低。新一代避孕药去氧孕烯炔雌醇含有去氧孕烯和炔雌醇,前者不具有雌激素和雄激素活性,对垂体分泌促性腺激素有抑制作用,可促进止血,减少出血量。去氧孕烯炔雌醇还有很高的孕激素活性,可促进血清高密度脂蛋白水平的升高,年轻人长期服用

安全性高。因为该药物激素含量较低,因此,临床应用的安全性较高。如果已明确其他病因引起的 AUB,应转诊至相关专科治疗。

(3)辅助治疗:①一般止血药有两种抗纤溶酶药物,即氨甲环酸和氨基乙酸,可用于青少年 HMB,它们都是竞争性纤溶酶抑制剂,具有良好的安全性。氨甲环酸可减少 HMB 患者 40%~50% 的月经量,但不能用于缩短经期,且该药的副作用较少,患者耐受较好,能有效减少月经量和改善生活质量,而氨基己酸的效力较低,副作用较多。用法:氨甲环酸 1g,口服,2~3 次 /d,一般治疗 4~5 天。虽然没有证据表明氨甲环酸的使用增加血栓发生率,但有血栓栓塞史或高血栓风险者禁用氨甲环酸,若同时使用短效口服避孕药会增加血栓形成的风险。②非甾体抗炎药(nonsteroidal anti-inflammatory drugs,NSAIDs):在 HMB 的子宫内膜中会产生大量前列环素,NSAIDs 可抑制前列环素的形成从而有效地减少子宫血流量。给药方案:在月经来潮前 24~48 小时服用甲芬那酸每次 500mg,每天 3 次,最多 5 天;萘普生 250~275mg 或布洛芬 200~400mg,之后视需要继续每 6~8 小时给药一次,连用 5 天或至经期结束,可有助于减少血流和缓解痛经。虽然,NSAIDs 能减少 33%~55% 的月经量,但对治疗 AUB 通常无效,故不可单独使用。由于该类药物可以影响血小板聚集,故凝血异常的 AUB 患者禁用;同时也禁用于过敏、胃炎和消化性溃疡的患者。③纠正贫血:对中 - 重度贫血患者在止血同时应该给予铁剂和叶酸治疗,必要时输血。缺铁性贫血患者难以仅通过食物补充足够的铁,应给予补铁治疗,推荐剂量:补充铁元素 100~200mg/d,治疗 2 周后复查血红蛋白评估治疗效果。因血清铁蛋白值上升缓慢,一般 4 周复查 1 次,待血红蛋白恢复正常后继续口服铁剂 3~6 个月,以补充足够的储存铁。④青春期 AUB 患者也可能存在凝血异常,去氨加压素(DDAVP)是一种抗利尿激素后叶加压素的合成类似物,可以迅速增加血液循环中 vWF 和Ⅷ因子的血浆浓度,增加血小板黏附性,并持续约 6 小时,已被广泛应用于预防和治疗血友病 A 型和轻 - 中度 1 型 vWD。单用氨甲环酸或联合 DDAVP 治疗发生 HMB 的青春期患者疗效较好,特别是年龄较小和拒绝激素治疗者;也可用于月经期大出血的 2~3 天或突破性出血期间与激素治疗联合应用,

但并不常用于治疗经量过多。⑤酚磺乙胺：是一种用于毛细血管出血的合成止血药物，主要通过增加毛细血管内皮阻力和促进血小板黏附而发挥作用，在止血的第一步起作用。它用于AUB患者月经量的减少程度与月经过多的严重程度成正比，但该药有效控制月经量的证据尚不充分。⑥抗生素：对长期出血的患者，应给予抗生素预防感染。

（4）其他治疗：①促性腺激素释放激素类似物（gonadotropin-releasing hormone analogue，GnRHa）通过下调促性腺激素受体诱导可逆的药物性去势。随着子宫内膜萎缩，促性腺激素分泌减少（黄体生成素和卵泡生成素减少）导致雌激素和孕酮的产生显著减少。GnRHa可在用药后3~4周使子宫内膜萎缩和继发性闭经，从而治疗无排卵AUB；也可用于缩小子宫肌瘤体积，但不可用于HMB急性期止血。使用GnRHa的患者除了情绪变化和血管舒缩症状外，超过6个月者还会发生骨密度下降，故GnRHa仅用于短期内减少月经量，特别是合并肾功能衰竭或血液疾病的患者，但不作为一线治疗，通常不用于青春期AUB患者。另外，由于费用较高，GnRHa也明显增加患者的治疗成本。②左炔诺孕酮宫内缓释系统（levonorgestrel-releasing intrauterine system，LNG-IUS）通过持续释放左炔诺孕酮20μg/24h，可明显抑制子宫内膜上皮和腺体，而间质表现为强蜕膜反应；也可通过影响子宫内膜的止血因子水平达到疗效。LNG-IUS可单独使用，也可与雌激素联合使用，但不适用于紧急止血，对于需要避孕或拒绝服药女性是较好的选择。有报道，LNG-IUS成功治疗年轻女性的月经异常问题，包括严重学习障碍者。但由于担心青春期患者使用宫内节育器可能存在PID风险以及节育器摘取的困难和及其他相关风险，特别是对于无性行为者尤为不适合，故在青少年AUB患者中不常考虑使用该方法。

2. 调整月经周期 止血治疗后，调整月经周期是提高治愈效果的关键。于止血治疗的撤药性出血后即开始周期治疗，一般连续4~6个周期，可防止AUB再次发生。

（1）孕激素：使用范围广泛，青春期患者宜选用天然或接近天然的孕激素（如：地屈孕酮），有利于H-P-O轴功能的建立或恢复。尤为适用于体内有一定雌激素水平的青春期患者。可

于止血周期撤退性出血的第12日起，口服地屈孕酮10~20mg/d，用药10~14天；或微粒化孕酮200~300mg/d，用药10~14天；或甲羟孕酮4~12mg/d，每日分2~3次口服，连用10~14天。这种后半周期孕激素治疗酌情应用3~6个周期。

（2）短效口服避孕药：可很好地控制周期，尤其适用于有避孕需求的患者。服用短效口服避孕药可在6个月内使健康女性月经量减少约40%。主要作用机制涉及下调子宫内膜的雌激素受体，导致子宫内膜因长期暴露于孕激素而萎缩。一般在止血用药撤退性出血后，服用3个周期，病情反复者酌情应用6个周期。

（3）雌孕激素序贯法：如孕激素治疗后不出现撤退性出血或出血量少，考虑可能为内源性雌激素水平不足，可用雌孕激素序贯法模拟自然月经周期中卵巢的内分泌变化，使子宫内膜发生相应变化，引起周期性脱落，常用于青春期患者。具体给药：口服戊酸雌二醇1~2mg/d或结合雌激素0.625~1.25mg/d，连服21~28天，后10~14天加服醋酸甲羟孕酮6~10mg/d，或微粒化孕酮200~300mg/d，或地屈孕酮20mg/d，停药后一周左右发生撤退性出血，并于撤退性出血第5天开始重复（图3-5-1）。

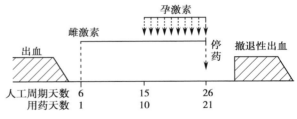

图3-5-1 雌孕激素序贯疗法示意图

（二）随访

如果月经不规律或在激素治疗下仍反复发生HMB并持续3个月以上或停药后复发，应重新评估病情。长期反复发生青春期AUB提示该患者患子宫内膜病变、不孕症、代谢异常等疾病的风险增加，可根据病史给予长期或短期间断使用短效口服避孕药、孕激素和生活方式调节等治疗，以预防远期不良后果。青春期无排卵性AUB患者最终能否建立正常的月经周期，与病程长短有关；发病4年内建立正常月经周期者占63%，病程长于4年者较难自然痊愈。另外，给予适当的心理咨询及治疗，避免患者出现精神紧张，同时避免过

度疲劳、营养不良等诱因,有助于提高疗效,维持正常的月经周期。同时,父母和医护人员应对青少年进行月经异常情况的教育,并指导她们在必要时寻求帮助,以提高青少年患者的依从性和自我护理。

二、青春期多囊卵巢综合征

【概述】

多囊卵巢综合征(polycystic ovary syndrome, PCOS)是女性内分泌常见疾病,是一种内分泌和代谢紊乱综合征,主要表现为稀发排卵或无排卵、多毛、痤疮、高雄激素血症和/或卵巢多囊改变(polycystic ovary, PCO)等,引起月经紊乱和排卵障碍。PCOS的发病机制尚不清楚,目前普遍认为PCOS是遗传、环境、表观遗传等多因素互相作用的结果。流行病学研究显示,PCOS的病理生理改变多数从围青春期开始,且多数PCOS患者起病于青春期。相当数量的患者在初潮后以月经异常为主要症状就诊,若未经规范诊治,青春期PCOS患者在成年后可能面临不孕、妊娠期并发症、流产以及糖脂代谢异常、2型糖尿病、心血管疾病、子宫内膜病变等健康问题。

青春期PCOS的病理生理特征与女性青春期生理变化存在相似之处:①月经初潮3年内主要为无排卵周期;②高胰岛素血症及胰岛素抵抗;③卵巢和肾上腺分泌雄激素增多,出现高雄激素表现;④青春期女性PCO常见,但较PCOS没有卵巢间质回声增强及体积增大;⑤常出现中心性肥胖。因此,青春期PCOS诊断往往滞后。故早期筛查并及时干预青春期PCOS对患者的长期健康具有重要意义。关于青春期PCOS发病率的研究甚少,根据2003年鹿特丹诊断标准,国外青春期PCOS发病率为8.3%~9.13%,国内约为5.74%。由于PCOS的临床表现呈现高度的异质性,目前国内外尚无公认的统一诊断标准,且治疗方案的选择也不尽相同。目前国际上常用的诊断标准包括美国国立卫生研究院(National Institutes of Health, NIH)标准、欧洲人类生殖及胚胎学会(European Society of Human Reproduction and Embryology, ESHRE)和美国生殖医学会(American Society for Reproductive Medicine, ASRM)制定的鹿特丹(Rotterdam)标准、高雄激素学会(Androgen Excess Society, AES)标准、中国PCOS诊疗专家共识及美国临床内分泌医师协会(American Association of Clinical Endocrinologists, AACE)的诊治指南。

【病因与机制】

(一)肾上腺功能早现

生理情况下,青春期前有两个卵巢发育加速的时期。第一时期是在肾上腺功能早现时,这个时期的卵巢发育加速是对循环中升高的来源于肾上腺的雄激素的反应;第二时期是在青春期前和青春期初期,是对开始升高的促性腺激素水平的反应,以及生长因子、胰岛素样生长因子1(insulin-like growth factor-1, IGF-1)和胰岛素对卵巢的共同作用。肾上腺功能初现是青春期开始的启动因素,在青春期前约2年,肾上腺皮质雄激素分泌增加。女孩肾上腺功能早现提前至8岁以前出现阴毛,并排除真正的青春期和肾上腺异常。近年来研究表明,在一些人群,肾上腺功能早现提前与胰岛素抵抗有关,并使月经初潮后发生高卵巢雄激素的风险增加。针对黑种人和白种人的多项研究表明,肾上腺功能早现提前患者出现高胰岛素血症和胰岛素样生长因子结合蛋白1水平下降,IGF-1生物活性增强,导致促肾上腺皮质激素(adrenocorticotropic hormone, ACTH)刺激的雄激素分泌增多,并使月经初潮后发生卵巢高雄激素血症的风险增加,由此推测肾上腺功能早现可能是PCOS的病变前期或最早出现的临床表现。

(二)青春期发育亢进学说

青春期发育亢进学说认为,PCOS可能是青春期的延续及扩大,是由于青春期启动异常与发育亢进而发病,可称为"超青春期"或"青春期亢进"的现象,其中最主要的原因是青春期的生理性胰岛素抵抗由于某种原因发展为病理性胰岛素抵抗,和/或持续到成年期,成为PCOS发病的中心环节。

(三)遗传因素

目前多采用单核苷酸多态性(single nucleotide polymorphism, SNP)来寻找其可能的致病基因。调节H-P-O轴的候选基因及那些与生殖激素合成(AR、CYP11A、CYP17A、HSD17B6)、细胞代谢(INS、INSR、IGF、LPIN1)和慢性炎症(IL6、IL6R、TNF、TNFR)有关的基因已成为研究的焦点。但以上许多候选基因在 PCOS 的发病机制中的具体作用尚未得到明确，且由于种族差异及样本量的限制，结果时常不一致。

此外，应用全基因组关联分析（genome-wide association analysis，GWAS）可分析多个相关基因位点的突变与疾病的相关性，是一种更为高效的探索多基因疾病易感基因的研究手段。GWAS 为 PCOS 的病因学探索提供了更为广阔的空间，目前已通过此方法寻找到了多个易感区域，有待于进一步研究确定与 PCOS 表型的相关性。

（四）"胎儿起源"学说

胎儿起源假说认为宫内不良环境引起胎儿自身代谢和器官的组织结构发生适应性调节，如营养不良不及时纠正，这种适应性调节将导致机体组织和器官在代谢模式上发生永久性改变，进而演变为成人期疾病。宫内生长受限及随后的快速生长导致肾上腺皮质机制早现。此外，宫内生长受限可致体内出现高胰岛素血症，同时影响胰岛β细胞的功能和结构，使其分泌胰岛素的能力受限，胰岛素敏感性降低。出生之后即使营养充足，这种变化仍持续存在，此时的"营养过剩"导致了代谢和内分泌的紊乱。

（五）环境内分泌干扰物

环境内分泌干扰物（environmental endocrine-disrupting-chemicals，EDCs）是在一定剂量下可干扰人体内分泌系统的一类化合物，广泛存在于生产生活中，与神经内分泌及代谢紊乱相关。EDCs 参与 PCOS 发生的机制是近年来的研究热点，因为它不仅可以直接干扰人体内分泌系统，还可以在遗传、代谢和胚胎-胎儿发育方面参与 PCOS 的发生发展。实验室研究及流行病学调查已经发现多种 EDCs 与 PCOS 的发病有关，如双酚 A。

（六）精神、心理因素

PCOS 患者的心理健康状态低于正常人，而这种心理问题可影响日常的生活行为，例如暴饮、暴食、酗酒，从而扰乱内分泌系统，加重 PCOS 状态。精神、心理因素是 PCOS 发生的重要因素，而现今社会处于高压力、快节奏的状态。国外研究表明，青春期压力大、生活压力大、作息无规律的人易患 PCOS，证明 PCOS 与精神、心理因素有关。

PCOS 的基本病理生理特征包括高雄激素状态、胰岛素抵抗、促性腺激素分泌失调及卵泡发育障碍。其中高雄激素状态是目前公认的 PCOS 关键特征，且在 PCOS 的发生发展过程中起到了重要作用。除了高雄激素血症外，机体对雄激素的敏感性提高、雄激素效应增强、性激素结合球蛋白（sex hormone binding globulin，SHBG）降低也可引起 PCOS 高雄激素临床表现。高雄激素状态可直接或间接影响体内葡萄糖代谢而导致胰岛素抵抗，通过增加垂体黄体生成素释放脉冲频率和幅度升高体内 LH 水平，刺激始基卵泡从而增加窦卵泡数目造成卵巢多囊样改变、影响卵泡成熟等引起排卵障碍，导致 PCOS 发生。而 LH 升高和胰岛素抵抗又可使雄激素增加，高雄激素本身和胰岛素抵抗还可通过降低 SHBG 进一步加重高雄激素状态，形成恶性循环。

【症状】

（一）月经改变

青春期 PCOS 的月经模式主要表现为月经稀发、月经不规律和继发性闭经。约 85% 女孩在初潮第 1 年的月经都是无排卵的，但绝大部分在初潮后 2 年出现规律排卵，持续无排卵少女可能是发生青春期 PCOS 的高危人群。初潮 2 年后仍出现月经稀发或闭经者应高度警惕 PCOS 的发生。

（二）多毛和痤疮

患有 PCOS 的青少年常有多毛症和/或开始于初潮前或在初潮前后发生的痤疮。国内研究显示，初潮后 2~3 年的青春期 PCOS 患者 Ferriman-Gallwey 评分、睾酮、游离睾酮和游离雄激素指数（free androgen index，FAI）都明显有别于同龄青春期对照组患者。青春期 PCOS 高雄激素诊断主要依赖多毛和血雄激素的测定。对于青春期少女，痤疮非常普遍，并且可能只是一过性现象，而青春期脂溢性皮炎的研究较少，因此不推荐用痤疮和脂溢性皮炎作为青春期 PCOS 高雄激素的诊断。多毛与高雄激素血症的关系较密切，但目前中国内地缺乏对青春期女性的体毛评价的研究。

（三）肥胖

半数以上 PCOS 患者存在超重或肥胖，尤其是腹型肥胖。

（四）黑棘皮病

与胰岛素抵抗有关，表现为局部皮肤发黑的天鹅绒样改变，常见于颈后、腋下、外阴区。

（五）焦虑和抑郁

越来越多的研究发现焦虑／抑郁与 PCOS 存在相关性。而青春期少女又有其特殊的社会心理特点，更容易出现负面心理特征和心境障碍。

【诊断思路】

对于青春期女性的 PCOS，目前国内外尚无统一的诊断标准。需要注意的是，由于青春期 H-P-O 轴尚未成熟，月经稀发、痤疮、PCOM 在青春期女孩中十分常见，故诊断青春期 PCOS 需慎重，诊断 PCOS 的目的是要早期识别青春期患者 PCOS 相关远期并发症的风险并进行早期干预，避免过度诊断又要使高危患者受益。

多数国外学者推荐青春期 PCOS 的诊断必须符合以下三个指标，包括：①初潮后月经稀发持续至少 2 年或闭经；②高雄激素临床表现或高雄激素血症；③超声下卵巢 PCO 表现，卵巢体积增大（>10cm³）。同时应排除其他疾病，如非经典型先天性肾上腺皮质增生症（NCCAH）、库欣综合征、分泌雄激素的肿瘤等导致高雄激素的疾病，高催乳素血症、早发性卵巢功能不全、下丘脑-垂体性闭经、甲状腺功能异常等引起排卵障碍的病因。

【诊断流程图】

PCOS 诊断流程图见图 3-5-2。

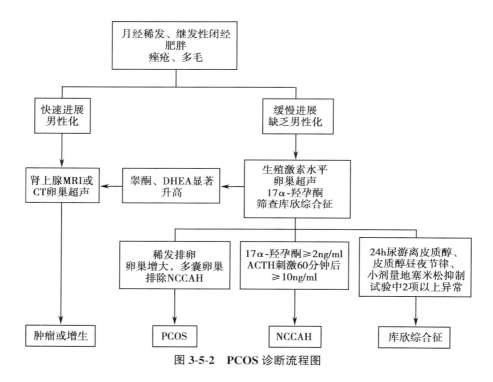

图 3-5-2　PCOS 诊断流程图

【治疗与随访】

青春期 PCOS 的治疗主要包括生活方式干预和药物治疗。根据患者的主诉、需求及代谢变化采取规范化和个体化的对症治疗，并积极预防远期风险。治疗时需考虑其年龄、生理特征以及青春期少女的社会心理因素。

（一）生活方式干预

此为超重及肥胖 PCOS 患者的一线治疗方法，包括饮食控制、运动、行为干预。针对青少年（12~18 岁）的队列研究发现，生活方式调整及成功减重后的青少年 PCOS 患者的雄激素水平降低，SHBG 水平升高，月经稀发症状改善，且恢复正常体重可以降低 2 型糖尿病和心血管疾病等风险。

（二）饮食控制

以限制热量为基础，优化饮食结构，提倡全食物饮食，兼顾青少年生长发育需要。饮食控制应当循序渐进，以帮助患者养成良好的饮食习惯为目的，必要时请营养师介入，注意必需元素的补充和避免出现饮食失调。

（三）运动

每周至少 5 次 30~45 分钟的高强度运动,可有效减重及改善 PCOS 症状。注意个体化选择运动方式,缺乏运动基础的患者应从低强度训练开始,肥胖患者应注意减少因体重过大引起的运动损伤。热量的摄入需与运动量平衡,避免减重过快。要求在 6 个月内减少原有体重的 8%~10%,以不影响正常生长发育为原则。

（四）行为干预

行为干预的主要目标是加强青少年 PCOS 患者的依从性和促进良好习惯养成。青少年独自执行饮食、运动计划是十分困难的,父母的监督和指导在其中起到极重要的作用。此外,处于青春期的患者有其特殊的心理特征,情绪两极化,行为易冲动,同时独立性和自我意识增强。理想的行为干预是:以对患者本人和父母的相关知识教育为基础,针对青少年的心理特点,引导其建立调整生活方式的信心和执行力,在临床医师、心理医师、营养师、运动训练师等团队的指导下逐步改变易引起疾病的不良生活习惯和心理状态。

（五）调节月经周期

由于长期无排卵,PCOS 患者子宫内膜受到雌激素的单一作用而无孕激素对抗,易发生子宫内膜病变。因此,定期合理应用药物对抗雌激素作用并控制月经周期很重要。对于月经稀发但有规律排卵的患者,若周期短于 2 个月,可观察随诊,无需用药。

1. **周期性使用孕激素**　推荐使用天然孕激素或地屈孕酮。该治疗方案的优点在于对代谢影响小,不抑制或轻度抑制 H-P-O 轴,更适合于青春期患者。缺点是不能降低血雄激素水平,无治疗多毛及痤疮的作用。用药时间一般为每周期 10~14 天,月经或撤退性出血的第 12~15 天起开始使用,具体药物有地屈孕酮(10~20mg/d)、微粒化黄体酮(200~300mg/d)、醋酸甲羟孕酮(6~10mg/d)。也可以用黄体酮肌内注射,20~40mg/d,每月 3~5 天。推荐首选口服制剂。

2. **短效复方口服避孕药**(combined oral contraceptives,COC)　适用于有多毛、痤疮、月经量过多或经期延长及有高雄激素血症的 PCOS 患者。常用药物为炔雌醇环丙孕酮片、屈螺酮炔雌醇片等,均有抗雄激素作用,从月经第 3~5 天开始服用,每日 1 片,连续应用 21 天为一周期。3~6 个周期后可停药观察,症状复发后可再用药。青春期 PCOS 患者常常存在肥胖、糖脂代谢紊乱,应用 COC 之前需对糖脂代谢进行评估。有重度肥胖和糖耐量受损的患者长期服用 COC 可加重糖耐量受损程度,应联合二甲双胍治疗。同时注意 COC 的禁忌证。

3. **雌/孕激素序贯治疗**　适用于雌激素水平偏低的患者。少数 PCOS 患者雄激素水平较高、胰岛素抵抗严重,子宫内膜对单一孕激素治疗无撤药出血反应,需要采取雌/孕激素序贯治疗。可口服雌二醇,每月 21~28 天,后 10~14 天加用孕激素。孕激素的选择同孕激素后半周期疗法。常用的雌激素为口服戊酸雌二醇(戊酸雌二醇片 1~2mg/d),也可使用结合雌激素(0.3mg/d)、经皮雌二醇(每日释放 17β-雌二醇 50μg,每周更换 1 次)。或使用雌二醇片/雌二醇地屈孕酮片复合包装产品(雌二醇片/雌二醇地屈孕酮片复合包装 1/10 或 2/10)。

（六）多毛、痤疮的治疗

抗雄激素治疗一般需要 3~6 月,治疗多毛症至少在开始治疗后 6 个月以上有效。

1. **短效口服避孕药**　低剂量 COC 可通过多种途径降低雄激素水平、减轻多毛症状。首先,COC 通过负反馈调节,抑制内源性促性腺激素分泌;其次,COC 还可直接抑制卵巢内雄激素生成;再次,COC 可增加 SHBG 水平,从而降低血中游离雄激素水平;最后,COC 可抑制双氢睾酮与雄激素受体结合从而降低雄激素活性。建议 COC 作为青春期 PCOS 患者高雄激素血症及多毛症、痤疮的首选治疗。对于有高雄激素临床和生化表现的初潮前女孩,若青春期发育已进入晚期(如乳房发育 ≥ Tanner Ⅳ 级),也可选用 COC 治疗。

2. **螺内酯**　螺内酯是雄激素受体拮抗剂,主要抑制 5α-还原酶而抑制双氢睾酮的合成,在皮肤毛囊竞争结合雄激素受体而阻断雄激素的外周作用。适用于 COC 治疗效果不佳、有 COC 禁忌或不能耐受 COC 的高雄激素患者。因为螺内酯的作用机制与 COC 不同,两种药物联合治疗可提高疗效。每日剂量 50~200mg,推荐剂量为 100mg/d,至少使用 6 个月见效。螺内酯是一种安全的抗雄激素药物,但在大剂量使用时,会发生乳

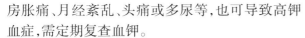

房胀痛、月经紊乱、头痛或多尿等,也可导致高钾血症,需定期复查血钾。

3. 氟他胺和非那雄胺 氟他胺和非那雄胺系非类固醇类抗雄激素类药物,为 5α- 还原酶竞争性抑制剂。非那雄胺 5mg/d 能安全有效地治疗多毛症,但目前尚未被广泛使用。氟他胺因具有肝脏毒性,用药有效性和安全性仍存在质疑。

4. 地塞米松 主要用于治疗高雄激素来源于肾上腺的 PCOS 患者。根据高雄水平,每日口服 0.375~0.75mg,建议定期复查雄激素,及时减量与停药。

5. 物理治疗 青春期女性多毛症状会造成患者巨大的心理负担,加之毛发本身生长周期的特性及药物治疗周期较长的特点(一般需要 6 个月以上),患者往往更愿意采用物理治疗方法快速解决问题。主要方法有刮除、蜡除、拔除及脱毛剂,均可有效改善外观,且并不会加重多毛症状。此外,激光及电凝除毛也能有效治疗多毛症。

(七) 代谢调整

1. 二甲双胍 是目前应用最为广泛的胰岛素增敏剂,能抑制肠道葡萄糖吸收、肝糖原异生和输出,增加组织对葡萄糖的摄取利用,有降低高血糖的作用,但不降低正常血糖。对于肥胖的青春期 PCOS 及胰岛素抵抗患者可明显改善糖耐量,同时降低较高的雄激素水平。常规用法为 500mg/ 次,2~3 次 /d,疗程至少 3 个月,每 3~6 个月复诊 1 次。主要不良反应有腹胀、恶心、呕吐及腹泻等胃肠道症状,该类症状为剂量依赖性,可通过逐渐增加剂量或餐中服用而减轻。肝肾功能不全为使用禁忌证。

2. 奥利司他 通过竞争抑制胰腺、胃肠道中脂肪酶的作用,抑制肠道食物中脂肪的分解吸收。对于超重或肥胖患者,如果经过生活方式干预治疗,体重下降幅度小于基础体重的 5%,建议在二甲双胍基础上联用或改用奥利司他,小样本研究提示奥利司他还能降低雄激素水平。

噻唑烷二酮类药物、阿卡波糖、D- 手性肌醇、胰高糖素样肽 1 类似物等新型降糖药物在青春期患者中的使用还需要更多的研究证实其安全性。

(八) 长期管理和随访

PCOS 被认为是影响女性健康的慢性疾病,若未经规范诊治,青春期 PCOS 患者成年后可能面临不孕、自然流产、妊娠糖尿病、子痫前期、早产等生育问题以及糖脂代谢异常、心脑血管疾病、子宫内膜病变等严重健康问题。对于 PCOS 患者的治疗不能只局限于解决当前的月经问题,更要重视预防远期并发症的发生,应密切随访与并发症相关的生理生化指标,建立长期健康管理策略。确诊 PCOS 的患者应每年监测体重、血脂、血糖、血压,超重患者行口服葡萄糖耐量试验。当青春期女性出现 PCOS 相关症状时需密切随访,注意对体重、月经周期、内分泌代谢等情况,应特别注意对高危患者进行 PCOS 筛查,以实现早期干预。

三、青春期闭经

【概述】

闭经(amenorrhea)是下丘脑、垂体、卵巢、子宫或阴道功能异常等病因导致的一过性、间歇性或永久性无月经状态。根据月经有无来潮,闭经分为原发性闭经和继发性闭经。

1. 原发性闭经(primary amenorrhea):年龄 >13 岁,第二性征未发育;或者年龄 >15 岁,第二性征已发育,月经还未来潮。

2. 继发性闭经(secondary amenorrhea):正常月经周期建立后,月经停止 6 个月以上,或按自身原有月经周期停止 3 个周期以上。

【病因与机制】

正常月经的建立和维持,有赖于下丘脑 - 垂体 - 卵巢轴的神经内分泌调节、靶器官对性激素的周期性反应和下生殖道的通畅,其中任何一个环节发生障碍均可导致闭经。闭经的病因按生殖轴病变和功能失调的部位分为下丘脑性闭经、垂体性闭经、卵巢性闭经、子宫性闭经以及下生殖道发育异常性闭经。此外,类固醇受体异常及类固醇合成酶的缺乏可在卵巢和肾上腺水平导致原发性闭经,其他内分泌系统及全身性疾病也可以引起闭经,各部位病变引起闭经的具体病因见表 3-5-2。原发性闭经一般是遗传或解剖学异常造成的,而所有造成继发性闭经的因素也可导致原发性闭经。

原发性闭经常见的病因包括:

1. 染色体异常导致性腺发育不全,其中包括特纳综合征,约占 50%。

2. 低促性腺激素型性腺功能减退症,包括功能性下丘脑性闭经、体质性青春发育延迟,约占20%。

3. 米勒管未发育,子宫、宫颈、阴道缺如,约占15%。

4. 阴道横隔或处女膜闭锁,约占5%。

5. 垂体疾病,约占5%。

6. 其余5%病例的病因涉及多种疾病,如雄激素受体基因突变导致的雄激素不敏感、先天性肾上腺皮质增生症和多囊卵巢综合征(PCOS)等。

继发性闭经常见的病因包括:

1. 下丘脑性,其中几乎均为功能性下丘脑性闭经,约占35%。

2. 垂体性,约占17%,其中13%为高催乳素血症、1.5%为空蝶鞍综合征、1.5%为希恩综合征(Sheehan syndrome)、1%为库欣综合征。

3. 卵巢性,约占40%,其中30%为多囊卵巢综合征(PCOS)、10%为原发性卵巢功能不全(POI)。

4. 子宫性,约占7%,均是由宫腔粘连导致的。

其他原因,占1%,如典型或不典型的21-羟化酶缺乏、甲状腺功能减退症、卵巢及肾上腺肿瘤。

(一) 下丘脑性闭经

下丘脑性闭经是由中枢神经系统包括下丘脑各种功能和器质性疾病引起的闭经。此类闭经的特点是下丘脑合成和分泌促GnRH缺陷或下降导致垂体促性腺激素(gonadotropin,Gn),即FSH和LH特别是LH的分泌功能低下,故属低Gn性闭经。临床上按病因可分为功能性、基因缺陷或器质性、药物性三大类。

1. 功能性闭经 此类闭经是因各种应激因素抑制下丘脑GnRH分泌引起的闭经,治疗及时可逆转。

(1)应激性闭经:精神打击、环境改变等可引起内源性阿片类物质、多巴胺和ACTH释放激素水平应激性升高,从而抑制下丘脑GnRH的分泌。

(2)运动性闭经:运动员在持续剧烈运动后可出现闭经,与患者的心理、应激反应程度及体脂下降有关。若体质量减轻10%~15%,或体脂丢失30%时将出现闭经。

(3)神经性厌食所致闭经:因过度节食,导致体质量急剧下降,最终导致下丘脑多种神经内分泌激素分泌水平的降低,引起垂体前叶多种促激素包括LH、FSH、ACTH等分泌水平下降。临床表现为厌食、极度消瘦、低Gn性闭经、皮肤干燥,低体温、低血压、各种血细胞计数及血浆蛋白水平低下,重症可危及生命。

(4)营养相关性闭经:慢性消耗性疾病、肠道疾病、营养不良等导致体质量过度降低及消瘦,均可引起闭经。

2. 基因缺陷或器质性闭经

(1)基因缺陷性闭经:因基因缺陷引起的先天性GnRH分泌缺陷,主要存在伴有嗅觉障碍的卡尔曼综合征(Kallmann syndrome)与不伴有嗅觉障碍的特发性低Gn性闭经。卡尔曼综合征是由于染色体$X_p22.3$的*KAL-1*基因缺陷所致,特发性低Gn性闭经是由于GnRH受体1基因突变所致。

(2)器质性闭经:包括下丘脑肿瘤,最常见的为颅咽管瘤;尚有炎症、创伤、化疗等原因。

3. 药物性闭经 长期使用抑制中枢或下丘脑的药物,如抗精神病药物、抗抑郁药物、避孕药、甲氧氯普胺、鸦片等可抑制GnRH的分泌而致闭经;但一般停药后均可恢复月经。

(二) 垂体性闭经

垂体性闭经是由于垂体病变致使Gn分泌降低而引起的闭经。

1. 垂体肿瘤 位于蝶鞍内的腺垂体中各种腺细胞均可发生肿瘤,最常见的是分泌催乳素(prolactin,PRL)的腺瘤,闭经程度与PRL对下丘脑GnRH分泌的抑制程度有关。

2. 空蝶鞍综合征 由于蝶鞍隔先天性发育不全,或肿瘤及手术破坏蝶鞍隔,使充满脑脊液的蛛网膜下腔向垂体窝(蝶鞍)延伸,压迫腺垂体,使下丘脑分泌的GnRH和多巴胺经垂体门脉循环向垂体的转运受阻,从而导致闭经,可伴PRL水平升高和溢乳。

3. 先天性垂体病变 先天性垂体病变包括单一Gn分泌功能低下的疾病和垂体生长激素缺乏症;前者可能是LH或FSHα、β亚单位或其受体异常所致,后者则是由于脑垂体前叶生长激素分泌不足所致。

（三）卵巢性闭经

卵巢性闭经是由于卵巢本身原因引起的闭经。卵巢性闭经时 Gn 水平升高，分为先天性性腺发育不全、酶缺陷、卵巢抵抗综合征及后天各种原因引起的卵巢功能减退（表 3-5-2）。

1. 先天性性腺发育不全 患者性腺呈条索状，分为染色体异常和染色体正常两种类型。

表 3-5-2 不同部位病变所致闭经的分类及病因

下丘脑性闭经	子宫性闭经以及下生殖道发育异常性闭经	垂体性闭经	卵巢性闭经	其他内分泌系统异常所致闭经
功能性	先天性	空蝶鞍综合征	性腺发育不全*	甲状腺疾病
进食异常	完全性雄激素不敏感综合征*	高催乳素血症	特纳综合征(45,XO 及其他核型)	多囊卵巢综合征（PCOS）
运动	米勒管未发育*	库欣综合征	46,XX 性腺发育不全	体质性青春期延迟*
应激	阴道横隔*	药物性(如可卡因、抗抑郁药等)	46,XY 性腺发育不全	肾上腺疾病
营养性	处女膜闭锁*	浸润性病变	原发性卵巢功能不全（POI）	卵巢肿瘤
孤立性 GnRH 缺乏(如卡尔曼综合征)*	获得性	自身免疫性疾病	酶缺乏	1 型糖尿病
感染	宫颈狭窄	催乳素瘤	5-α- 还原酶缺乏	生理性
肿瘤	子宫腔粘连综合征	希恩综合征	17-α- 羟化酶缺乏	哺乳
外伤		肿瘤	P450 氧化还原酶缺乏	妊娠
浸润性疾病				口服避孕药

注：* 仅引起原发性闭经。

（1）染色体异常型：包括染色体核型为 45，XO 及其嵌合体，如 45，XO/46，XX 或 45，XO/47，XXX，也有 45，XO/46，XY 的嵌合型。45，XO 女性除性征幼稚外，常伴面部多痣、身材矮小、蹼颈、盾状胸、后发际低、腭弓高耳位低、肘外翻等临床特征，称为特纳综合征。

（2）染色体正常型：染色体核型为 46，XX 或 46，XY，称 46，XX 或 46，XY 单纯性腺发育不全，可能与基因缺陷有关，患者为女性表型，性征幼稚。

2. 酶缺陷 包括 17α- 羟化酶或芳香酶缺乏。患者卵巢内有许多始基卵泡及窦前卵泡和极少数小窦腔卵泡，但由于上述酶缺陷，雌激素合成障碍，导致低雌激素血症及 FSH 反馈性升高；临床多表现为原发性闭经、性征幼稚。

3. 卵巢抵抗综合征 患者卵巢对 Gn 不敏感，又称卵巢不敏感综合征。Gn 受体突变可能是发病原因之一。卵巢内多数为始基卵泡及初级卵泡，无卵泡发育和排卵；内源性 Gn 特别是 FSH 水平升高；可有女性第二性征发育。

4. 原发性卵巢功能不全 指女性 40 岁前由于卵巢功能减退引发的闭经，伴有雌激素缺乏症状；激素特征为高 Gn 水平，特别是 FSH 水平升高，FSH>40U/L，伴雌激素水平下降；与遗传因素、病毒感染、自身免疫性疾病、医源性损伤或特发性原因有关。

（四）子宫性及下生殖道发育异常性闭经

1. 子宫性闭经 子宫性闭经分为先天性和获得性两种。先天性子宫性闭经的病因包括米勒管发育异常的 MRKH 综合征和雄激素不敏感综合征；获得性子宫性闭经的病因包括感染、创伤导致宫腔粘连引起的闭经。

（1）MRKH 综合征：该类患者卵巢发育、女性生殖激素水平及第二性征完全正常；但由于胎儿期双侧米勒管（副中肾管）形成的子宫段未融合而导致先天性无子宫，或双侧米勒管（副中肾管）融合后不久即停止发育，子宫极小，无子宫内膜，并常伴有泌尿系统畸形。

（2）雄激素不敏感综合征：患者染色体核型为 46，XY，性腺是睾丸，血中睾酮为正常男性水平，但由于雄激素受体缺陷,使男性内外生殖器分化异常。雄激素不敏感综合征分为完全性和不完全性两种。完全性雄激素不敏感综合征临床表现为外生殖器女性型且发育幼稚、无阴毛;不完全性雄激素不敏感综合征可存在腋毛、阴毛,但外生殖器性别不清。

(3)宫腔粘连:一般发生在反复人工流产术后或刮宫、宫腔感染或放疗后;子宫内膜结核时也可使宫腔粘连变形、缩小,最后形成瘢痕组织而引起闭经;宫腔粘连时可因子宫内膜无反应及子宫内膜破坏双重原因引起闭经。

2. 下生殖道发育异常性闭经 下生殖道发育异常性闭经包括宫颈闭锁、阴道横隔、阴道闭锁及处女膜闭锁等。宫颈闭锁可因先天性发育异常和后天宫颈损伤后粘连所致,常引起宫腔和输卵管积血。阴道横隔是由于两侧米勒管(副中肾管)融合后其尾端与泌尿生殖窦相接处未贯通或部分贯通所致,可分为完全性阴道横隔及不全性阴道横隔。阴道闭锁常位于阴道下段,其上2/3段为正常阴道,由于泌尿生殖窦未形成阴道下段所致,经血积聚在阴道上段。处女膜闭锁系泌尿生殖窦上皮未能贯穿前庭部所致,由于处女膜闭锁而致经血无法排出。

(五) 其他

1. 雄激素水平升高的疾病 雄激素水平升高的疾病包括多囊卵巢综合征(PCOS)、先天性肾上腺皮质增生症(CAH)、分泌雄激素的肿瘤及卵泡膜细胞增殖症等。

(1)PCOS:基本特征是排卵障碍及高雄激素血症;常伴有卵巢多囊样改变和胰岛素抵抗。PCOS病因尚未完全明确,目前认为,PCOS是一种遗传与环境因素相互作用的疾病。临床常表现为月经稀发、闭经及雄激素过多等症状,育龄期妇女常伴不孕。

(2)分泌雄激素的卵巢肿瘤:主要有卵巢性索间质肿瘤,包括卵巢支持-间质细胞瘤、卵巢卵泡膜细胞瘤等;临床表现为明显的高雄激素血症体征,并呈进行性加重。

(3)卵泡膜细胞增殖症:卵泡膜细胞增殖症是卵巢间质细胞-卵泡膜细胞增殖产生雄激素,可出现男性化体征。

(4)CAH:CAH属常染色体隐性遗传病,常见的有21-羟化酶和11β-羟化酶缺陷。由于上述酶缺乏,皮质醇的合成减少,使ACTH反应性增加,刺激肾上腺皮质增生和肾上腺合成雄激素增加;故严重的先天性CAH患者可导致女性出生时外生殖器男性化畸形,轻者青春期发病,可表现为与PCOS患者相似的高雄激素血症体征及闭经。

2. 甲状腺疾病 常见的甲状腺疾病为桥本甲状腺炎及Graves病。常因自身免疫抗体引起甲状腺功能减退或亢进,并抑制GnRH的分泌从而引起闭经;也可因抗体的交叉免疫破坏卵巢组织而引起闭经。

【症状】

闭经即为无月经的状态,原发性闭经表现为年龄>13岁,第二性征未发育;或者年龄>15岁,第二性征已发育,月经还未来潮。继发性闭经表现为正常月经周期建立后,月经停止6个月以上,或按自身原有月经周期停止3个周期以上。同时应注意闭经的伴随症状,如生殖道梗阻的患者伴有周期性下腹部疼痛,下丘脑-垂体疾病伴有头痛、视野缺损,进食障碍引起的下丘脑性闭经表现为厌食、消瘦等,PCOS患者可表现为肥胖、多毛、痤疮。若出现第二性征幼稚体征,则提示染色体或基因异常导致的闭经,如先天性性腺发育不全、米勒管发育不全、雄激素不敏感综合征及酶缺乏等。

【诊断思路】

首先应排除妊娠,并进行详尽的病史采集和体征检查以评估有无青春期发育征象和正常内生殖器结构,测定FSH水平以明确病因呈中枢性还是卵巢性,以及根据病史和体检进一步实施指向性的诊断性检查。确定病变部位很重要,应根据月经周期的控制水平来考虑相应疾病:下丘脑、垂体、卵巢、子宫及下生殖道。对于原发性闭经,最高效的评估方法应首先检查有无乳房发育、有无子宫,以及检测FSH水平;对于继发性闭经,虽然最常见原因很可能是功能性下丘脑性闭经或多囊卵巢综合征,但必须排除解剖结构或病理性原因的疾病。

原发性闭经诊断思路概述为:

1. 如果血清FSH浓度升高,则考虑性腺发育不良(包括特纳综合征),应进行核型分析。

2. 如果FSH水平正常而超声显示子宫缺如,则考虑米勒管未发育或雄激素不敏感综合征。

3. 如果FSH水平正常并且有乳房发育,而超声检查发现子宫积血或阴道积血,则存在生殖道梗阻。

4. 如果FSH水平低下或正常且存在子宫,

则根据青春期发育程度来指导进一步评估,其中可能包括区分体质性青春期延迟与先天性 GnRH 缺乏,或者考虑也可导致原发性闭经的一些继发性闭经常见病因。

【病史】

包括月经史、婚育史、服药史、家族史、外伤手术史等,原发性闭经应首先评估青春期生长和发育进程,继发性闭经应注意询问发病可能的诱因,如环境变化、精神心理创伤、情感应激、运动性职业或过强运动、营养状况等。

问诊要点:

1. 是否已完成青春期其他阶段的发育,包括生长突增、腋毛和阴毛生长、乳房发育情况,青春期发育缺失提示 E_2 分泌不足,这可能是由下丘脑或垂体障碍、卵巢功能不良或染色体异常所致。

2. 是否有青春期延迟或缺失的家族史? 提示可能有家族性疾病。

3. 相对于家庭成员的身高如何? 身材矮小可能提示特纳综合征或下丘脑 - 垂体疾病导致的生长激素缺乏。

4. 在新生儿期和儿童期是否健康? 新生儿危象提示先天性肾上腺皮质增生症,健康状况差可能是下丘脑 - 垂体疾病的表现。

5. 是否有雄激素过多症(痤疮、多毛症)或男性化的症状? 痤疮或多毛症的出现可能提示 PCOS;而男性化则提示更严重的雄激素过多,这是由雄激素分泌性卵巢或肾上腺肿瘤或 5-α- 还原酶缺乏症所致。

6. 是否有应激因素? 体重、饮食或运动习惯有无改变? 是否患有可能导致下丘脑性闭经的疾病?

7. 在服用任何可能导致闭经或与闭经有关的药物吗? 如海洛因、美沙酮等药物可降低 GnRH,进而影响促性腺激素的分泌。

8. 是否有溢乳(提示催乳素过多)? 这可能是由下丘脑或垂体疾病,或者药物导致。

9. 是否有其他下丘脑 - 垂体疾病的症状,包括头痛、视野缺损、乏力或多尿和烦渴?

10. 有无任何雌激素缺乏的症状,包括潮热、阴道干涩、睡眠不佳或性欲降低? 这些症状提示可能存在原发性卵巢功能不全。

11. 有无子宫手术史或宫腔操作史等可能造成宫腔粘连(子宫腔粘连综合征)等子宫性闭经的病史?

【体格检查】

诊断流程中应首先通过体格检查(必要时行超声检查)确定有无子宫。此外,还应检查阴道和宫颈有无解剖学异常。可引起原发性闭经的解剖学异常包括:处女膜闭锁、阴道横隔、阴道未发育等。

体格检查的要点:

1. 乳房发育,按 Tanner 分期评定。

2. 生长情况,包括身高、体重、臂长及生长曲线。

3. 皮肤表现,如多毛症、痤疮、条纹、色素沉着和白癜风。

4. 特纳综合征的躯体特征,如低发际、蹼颈、盾状胸和乳头间距增宽。

5. 应仔细检查生殖器,包括阴蒂大小、阴毛生长情况、处女膜完整性、阴道长度,以及有无宫颈、子宫和卵巢。如果小棉签或手指不能伸进阴道,可行直肠检查。

6. 关于继发性闭经女性的检查应该包括测量身高和体重。BMI 大于 $30kg/m^2$ 常见于 PCOS 女性中。BMI 小于 $18.5kg/m^2$ 的女性可能具有进食障碍、剧烈运动或体重减轻相关的全身性疾病导致的下丘脑功能性闭经。

【辅助检查】

1. **盆腔超声** 若体格检查未明确提示存在正常的阴道或子宫,则应行盆腔超声检查以确认有无卵巢、子宫和宫颈。此外,超声检查还有助于判断闭经合并周期性疼痛患者有无阴道或宫颈出口梗阻。

2. **实验室检查** 对于所有闭经患者,均应测定血清人绒毛膜促性腺激素(human chorionic gonadotropin,hCG)、FSH、促甲状腺素(thyrotropin,TSH)和 PRL。根据需要可以测定血清 E_2,以评估雌激素状态,测定甲状腺素(thyroxine,T_4)以判断有无中枢性甲状腺功能减退症。

3. **评估雌激素水平**

(1)孕激素试验:孕激素撤退后有出血者,说明体内有一定水平的内源性雌激素影响,常用方法有地屈孕酮 20mg,每天一次,持续 10 日等。停药后无撤退性出血者,则可能存在两种情况:①内源性雌激素水平低下;②子宫病变所致闭经。

(2)雌、孕激素试验:服用雌激素如戊酸雌二醇或 17β- 雌二醇 2~4mg/d 或结合雌激素 0.625~1.25mg/d,20~30 天后再加用孕激素。停药后如有撤退性出血者可排除子宫性闭经;停药后无撤退性出血者可确定子宫性闭经。但如病史及妇科检查已明确为子宫性闭经及下生殖道发育异常性闭经,此步骤可省略。

4. **染色体检查**　高 Gn 性闭经及性分化异常者应进行染色体检查,对诊断及指导临床处理有重要意义。

5. **影像学检查**　头痛、溢乳或高 PRL 血症患者应进行头颅和 / 或蝶鞍的 MRI 或 CT 检查,以确定是否存在颅内肿瘤及空泡蝶鞍综合征等;有明显男性化体征者,还应进行卵巢和肾上腺超声或 MRI 检查,以排除肿瘤。

【诊断流程图】
原发性闭经和继发性闭经的诊断流程图见图 3-5-3 及图 3-5-4。

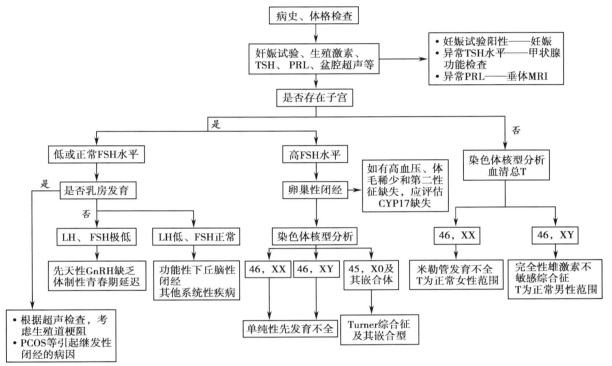

图 3-5-3　原发性闭经的诊断流程图

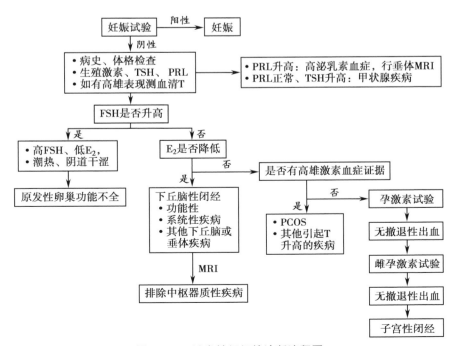

图 3-5-4　继发性闭经的诊断流程图

【治疗与随访】

治疗与随访均应在全面评估、明确病因的基础上，根据病因进行治疗与长期随访，还应重视个体化需求与治疗目标。

无论是原发性闭经还是继发性闭经，治疗总体目标均为尽可能纠正基础病变，帮助有生育意愿的青春期女性在生育期实现生育，以及预防疾病过程中可能出现的并发症。本章简要总结了各病因的治疗方案，而具体疾病的治疗则应参考相关指南或专家共识。

（一）纠正基础病变

1. 有先天性解剖学异常的患者可能需要手术治疗。对于生殖道出口梗阻的患者，应在月经初潮后尽快手术矫正以便经血能通过阴道排出。对于有米勒管发育不全的患者，通常会延迟施行阴道成形术，直到女性心理成熟并且准备好参与术后护理以维持阴道通畅。

2. 对于发现了 Y 染色体物质的患者达到预期升高后，应尽早行性腺切除术以预防性腺肿瘤形成。功能性下丘脑性闭经一般可通过增加体重、降低运动强度、或缓解情绪压力而逆转。对于体重过轻或表现出营养缺乏的非运动员女性，应该提供营养咨询，必要时可以将患者转诊至专门评估和治疗进食障碍的医疗团队。

3. 对于下丘脑（颅咽管肿瘤）、垂体肿瘤（不包括分泌 PRL 的肿瘤）及卵巢肿瘤引起的闭经应手术去除肿瘤。

4. 对于甲状腺疾病、肾上腺疾病等其他内分泌系统异常引起的闭经应积极治疗原发病。

（二）预防并发症

1. **对于 POI 女性**　应提供激素替代治疗以预防骨丢失、早发冠状动脉性心脏病、生殖泌尿系统萎缩、代谢紊乱等并发症，详见本章第六节性激素治疗。

2. **对于 PCOS 患者**　应治疗雄激素过多引起的多毛症，恢复月经，以及预防 PCOS 的远期后果，如子宫内膜增生症 / 子宫内膜癌、肥胖和代谢紊乱（详见本章第六节性激素治疗"二、激素治疗适应证"）。

3. **功能性下丘脑性闭经患者**　如暂时无生育需求，可给予雌 - 孕激素替代疗法，以改善骨密度。对于希望月经规律的女性，可给予避孕药治

疗（详见本章第六节性激素治疗）。

四、痛经

【概述】

痛经（dysmenorrhea）是指月经期出现的子宫痉挛性疼痛，可伴有下腹坠胀、腰酸或其他不适，症状严重者可影响学习和生活。痛经是一种十分常见的妇科病症，全球范围内发病率为 16.8%~81%，绝大多数女性都经历过痛经。痛经分为原发性和继发性两类，原发性痛经指无盆腔器质性病变的痛经，占痛经的 90% 以上；继发性痛经是指由盆腔器质性疾病引起的痛经。因继发性痛经在各原发疾病中已详述，且青少年痛经多为原发性痛经，本节重点叙述原发性痛经。

【病因】

目前认为原发性痛经的发生主要与月经来潮时子宫内膜前列腺素（prostaglandin，PG）的含量增高有关。月经周期后期，黄体开始萎缩，孕酮水平下降，子宫内膜中溶酶体稳定性随之下降，作为溶酶体酶成分之一的磷脂酶 A_2 大量释放，后者水解细胞膜上的磷脂而生成大量的花生四烯酸，花生四烯酸在环加氧酶的作用下生成前列腺素；而原发性痛经患者月经期体内的前列腺素显著高于正常人群。与原发性痛经相关的前列腺素主要为 $PGF_{2\alpha}$ 和 PGE_2，其中 $PGF_{2\alpha}$ 与痛经的关系更为密切。$PGF_{2\alpha}$ 含量高可引起子宫平滑肌的过强收缩、血管挛缩及痛觉神经纤维的敏感化，同时造成子宫缺血缺氧，从而出现痛经。而且增多的前列腺素进入血液循环后，还可引起恶心、呕吐、腹泻等消化道等症状。然而，为何原发性痛经患者经期体内的前列腺素水平高于正常人群至今仍不明确。除前列腺素外，有研究表明血管升压素、内源性缩宫素及 β- 内啡肽等物质的增加也与原发性痛经有关，但已有研究之间尚未达成共识。

此外，近年来的研究提示原发性痛经可能与个体痛阈较低有关，甚至还发现痛经患者的相关中枢神经区域有所改变，对疼痛的反应增强，甚至进展为慢性盆腔痛的概率大大增加。

另外，既往认为原发性痛经只发生于有排卵的月经周期，但亦有研究发现无排卵月经周期仍可伴随典型的原发性痛经症状，这可能和精神因素、遗传因素及社会环境因素等有关。

【症状】

原发性痛经多见于青春期,常在初潮后半年至 2 年内发病,多于 30 岁之后缓解。疼痛一般自月经来潮前后数小时开始,疼痛程度往往于行经第 1 日或月经量最大时达到顶峰,持续 2~3 日后缓解,疼痛常呈痉挛性,通常位于下腹部耻骨上,可放射至腰骶部和大腿内侧。可伴有恶心、呕吐、腹泻、头晕、乏力等症状,严重时面色发白,出冷汗。妇科检查及影像学检查无明显异常。

【诊断思路】

根据发病年龄、月经期下腹坠痛、妇科检查无阳性体征等特点,临床诊断较容易。但作出诊断前应首先排除阴道横隔、处女膜闭锁等先天性异常,并着重排除子宫内膜异位症、子宫腺肌病、盆腔炎性疾病等引起的继发性痛经。继发性痛经常在初潮后数年方出现症状,并多伴有其他异常,如宫内节育器放置史、盆腔炎病史、月经过多、妇科检查有阳性体征、影像学检查异常等,必要时可行腹腔镜检查加以鉴别。

【诊断流程图】

痛经诊断流程见图 3-5-5。

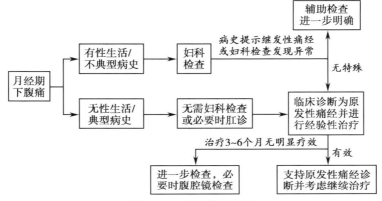

图 3-5-5　痛经诊断流程

【治疗】

(一) 一般治疗

应重视心理治疗,向患者说明月经时的轻度不适是生理反应,消除紧张和顾虑可不同程度地缓解疼痛。足够的休息和睡眠、规律而适度的锻炼、戒烟均对缓解疼痛有一定帮助。上述一般治疗对于青春期原发性痛经尤为重要,一般治疗后仍不能忍受时可辅以药物治理。

(二) 药物治疗

1. 前列腺素合成酶抑制剂　通过抑制前列腺素合成酶的活性,减少前列腺素产生,防止过强子宫收缩和痉挛,从而减轻或消除疼痛,为青春期原发性痛经的一线用药。此类药物治疗有效率可达 64%~100%,建议月经来潮或痛经症状出现时即开始服用,连服 2~3 日。临床常用药物有布洛芬、酮洛芬、甲氯芬那酸、双氯芬酸、萘普生等,因用药时间相对较短,服用上述药物时胃肠道不良反应等副作用发生率较低,少数不耐受患者可考虑服用对乙酰氨基酚或塞来昔布等副作用较少的镇痛药物。常用药物:布洛芬 200~400mg,口服,每日 3~4 次;或酮洛芬 50mg,口服,每日 3 次;或对乙酰氨基酚 650mg,口服,每 4~6 小时按需服用;或塞来昔布 200mg,口服,首剂加倍,每日 2 次(目前不建议 18 岁以下或存在心血管风险人群服用此药)。

2. 复方口服避孕药　对于前列腺素合成酶抑制剂治疗欠佳的患者,二线常用药物为复方口服避孕药,可通过抑制排卵从而抑制子宫内膜生长、减少经血中前列腺素及白三烯的含量,有效缓解痛经,特别适用于需调节月经周期的青春期患者,而且此类药物亦适用于大多数继发性痛经不能排除的患者。

3. 孕激素类制剂(如长效针剂、皮下埋植入剂、宫内缓释系统)　因其长期低雌激素水平、剂型相关副作用及放置禁忌(如处女不能放置孕激素宫内缓释系统)等因素,在青春期原发性痛经的治疗中较少使用。

(三) 其他

以上治疗方法能够缓解绝大多数的原发性痛

经,如上述治疗效果仍不满意,一方面需考虑是否为漏诊的继发性痛经或合并其他疾病,另一方面还可考虑针灸、经皮神经电刺激、腹腔镜下神经阻断等治疗措施。

五、子宫内膜异位症

【概述】

子宫内膜异位症(endometriosis)简称内异症,是指子宫内膜组织(腺体和间质)在子宫腔被覆内膜及子宫以外的部位出现、生长、浸润,反复出血,继而引发疼痛、不孕及结节或包块等。内异症是生育年龄妇女的多发病、常见病。内异症病变广泛、形态多样、极具侵袭性和复发性,具有性激素依赖的特点。

子宫内膜异位症在育龄期女性中的患病率为10%~15%,因慢性盆腔痛行腹腔镜检查的育龄期妇女中证实为内异症的可高达35%~70%,这一比例在青少年中高达62%(25%~100%)。随着对内异症的不断深入研究,发现青少年内异症的发病可先于月经初潮时期,甚至新生儿时期即可发病。

【病因与机制】

1. **经血逆流学说**　内异症的发病机制至今不明,其中以 Sampson 经血逆流学说为主导。对于有月经来潮的青少年患者,内异症即经血碎片逆流入腹腔发生种植生长形成异位内膜,且目前已知在经血中含有一系列的内膜间充质干细胞(eMSCs)及基质成纤维细胞等,这些细胞通过经血逆流入腹腔,逐渐侵犯、破坏腹膜从而发生疾病。但此学说并不能解释约 90% 的女性发生经血逆流而只有小一部分出现内异症,也无法解释发生在月经尚未来潮前女性患者的发病机制。

近年来有研究提出新生儿的子宫内膜干细胞可能异位进入腹腔形成病灶。新生儿出生后因为体内孕激素水平迅速降低可发生子宫出血,主要在出生后的几天内发生,但不同于月经的是,新生儿子宫出血只出现在 5% 的新生儿中,这种差异的原因在于胎儿子宫内膜对类固醇激素的个体反应性不同。新生儿子宫出血(neonatal uterine bleeding,NUB)可能与早期及青春期的内异症发生有关,主要机制为新生儿子宫内膜在出生后剥脱,脱落的子宫内膜可逆流入腹腔,其中内膜样干细胞在早期发生种植,但是由于本身的特性可在体内处于休眠状态,青春期月经来潮,体内雌激素

水平增加,从而刺激血管生成并促进出血性子宫内膜异位病变的形成。

2. **免疫学说**　内异症是一种慢性炎症过程,其发生、发展各环节受机体免疫调节异常的影响,当异位内膜进入腹腔,细胞免疫反应不足,巨噬细胞不能有效清除异位内膜,同时促进腹腔液中巨噬细胞、炎性细胞因子等增加,介导免疫和炎症反应,导致局部纤维增生和粘连,促进内异症的发展。而新生儿由于免疫系统的不成熟,逆流入腹腔的内膜干细胞可能被免疫清除机制所忽略,从而发生病灶的种植及进一步发展。

3. **脉管播散学说**　研究发现盆腔淋巴管和盆腔静脉中有子宫内膜样组织,推测子宫内膜可通过淋巴和静脉向远处播散。内异症小鼠模型上,异位内膜中血小板的富集与血管内皮生长因子的高度表达类似,可加速微血管的形成,从而使异位内膜生长。因此,血管和淋巴播散也可能是青春期内异症的发生机制。

4. **遗传学说**　多项研究已表明内异症是具有遗传倾向的多基因、多因素遗传病,已经找到相关的致病基因有:半乳糖-1-磷酸尿苷酰转移酶(galactose-1-phosphate uridyl transferase,GALT);Ⅰ期解毒基因(phase Ⅰ detoxification genes)如 CYP1A1、NAT2;Ⅱ期解毒基因(phase Ⅱ detoxification genes)如 GSTs、NAT2;类固醇相关基因(steroid-related genes),如 *CYP19* 及其他相关基因。

5. **青春期内异症的危险因素**

(1)阻塞型米勒管异常:阻塞型米勒管异常与青少年内异症的风险增加相关。生殖道出现梗阻时,逆流的血液量增多,从而包含更多的内膜样干细胞,导致内异症的发病风险增加。

(2)长期暴露于内源性或外源性激素环境下:内异症作为雌激素相关性疾病,过早或长期暴露在激素环境下,如月经初潮过早(≤12 岁)、月经周期延长、肥胖以及有痛经早发的病史,均与内异症的发生相关。此外,暴露于外源性激素或化学物质情况下,导致机体正常的内分泌功能紊乱,也增加了青春期内异症的风险。

(3)家族史:内异症有遗传性,阳性家族史可增加青少年患内异症的风险。约 34.5% 的内异症患者其亲属患有内异症,而其中约 73.6% 的患者一级亲属患有此病。这一结果也相应地支持了遗传学说,即子宫内膜细胞的遗传改变允许其存活

并倾向于在异位部位种植。

（4）哮喘史：研究发现患有哮喘史的青春期女性相对于年长患者罹患内异症的概率更高。这可能与体内免疫调节机制紊乱有关。

（5）母亲妊娠期相关疾病：如子痫前期与新生儿子宫出血相关，其可能的原因是孕期母亲子宫压力增加，加速了胎儿子宫内膜对激素反应的过程。

【症状】

青春期内异症以周期性和非周期性下腹痛为主，约占 62.6%，常表现为慢性盆腔痛、痛经、月经不调。约 1/3 的患者伴有胃肠道症状，如急性腹痛、便秘、腹泻、恶心、呕吐。可出现卵巢子宫内膜异位囊肿，但深部浸润型内异症（deep-infiltrating endometriosis,DIE）少见。少部分患者因卵巢囊肿破裂或者扭转就诊。

青少年内异症也是一种进展性的疾病，影响青少年患者的生活质量及未来的生育能力。此外，对于青少年内异症患者，要警惕合并梗阻性生殖器官畸形如阴道闭锁或阴道斜隔综合征。

【诊断思路】

1. **临床表现**　青春期内异症的临床症状与成年人有所不同，多数患者以痛经为主诉，呈非周期性或周期性的腹痛、慢性下腹痛。泌尿系统或胃肠道症状在青春期内异症患者中较常见。

2. **专科检查**　青春期内异症主要的内膜病变为不典型性红色病变，占青春期组 65%，而非青春期组只占 20%，病变主要位于直肠子宫陷凹，引起疼痛，对触诊敏感，表现为有或无结节、子宫后位活动度差、轻度到中度的触痛、宫旁增厚或触及包块。因此轻柔的肛诊对青少年尤为重要。检查中要注意子宫、附件、直肠子宫陷凹、骶韧带情况及有无生殖道畸形。

3. **血清标志物**　血清 CA-125、CA-199 浓度测定协助诊断和评估病情。通过监测经期血清 CA-125 水平相对于月经周期中其他时间段的变化来对内异症进行临床诊断，血清 CA-125 浓度对手术诊断内异症严重性具有预测价值。而血清 CA-199 浓度和美国生育协会修正分期（revised American fertility society,r-AFS）评分有明显相关性。

4. **影像学检查**　目前超声为非侵入性检查的首选方法，而 MRI 对青少年生殖道畸形有重要的诊断价值。生殖道畸形主要包括先天性无阴道或伴始基子宫、阴道斜隔、阴道下端闭锁、残角子宫等。因子宫畸形种类多且青春期少女不能行妇科检查，单靠超声容易将残角子宫与子宫肌瘤或实质性肿瘤相混淆，所以应用腹腔镜结合超声诊断青春期女性子宫畸形合并内异症显出了优势，这种方法简单、安全、可靠。值得注意的是，术前肿瘤标志物和影像学检查只能作为参考，确诊有赖于术后病理学检查。

5. **试验性治疗**　适用于年龄大于 18 岁，有慢性腹痛，口服避孕药和非甾体抗炎药无效，已排除卵巢囊肿且不愿行腹腔镜检查的青少年患者。可选用 GnRHa 做试验性治疗，如果疼痛减轻或消失，可初步诊断内异症。

6. **青春期内异症的诊断"金标准"为腹腔镜检查结合病理检查**　初潮前的内异症在腹腔镜下无明显特异性，可能仅表现为血管增生、含铁血黄素沉积、巨噬细胞增殖、有基质但找不到明确腺体。青春期内异症在腹腔镜下以非典型的内异症病变为主，主要表现为红色火焰状、白色水泡状或无色透明状。临床医生在探查过程中应重点寻找红色病变病灶，同时应高度警惕无色透明状病灶，因其在腹腔镜下较难发现，可采用流动性的林格液或生理盐水冲洗液来辅助鉴别。腹腔镜下探查术并取组织活检，结合病理报告可确诊青春期内异症。

儿童期及青春期患者由于其临床表现不典型、复杂多样，尚缺乏特异性敏感性高的诊断手段，加之临床医生警惕性不高导致误诊率高，延误病情诊治。国外有调查结果显示：儿童及青少年患者从出现症状到确诊平均约需 8.8 年，最长达 10 年之久，而这种时间间隔在 30 岁左右育龄妇女中只有 1.5 年。症状出现越早的患者，其确诊需要的时间越长。内异症从青春期的非典型病变到成年人的典型病变，可能是一个自然进程。此外，有学者发现诊断时疾病的期别与以后的生育能力成反比。因此，不能有患者年龄越小，疾病越轻，病史越短的错误观念。为阻止该病的进展和防止可能导致的不育，早期诊断和合理治疗对于青春期内异症患者显得尤为重要。

【治疗和随访】

青少年内异症主要的问题是疼痛和卵巢囊肿。长期管理的目标主要是控制疼痛、保护生育、延缓进展、预防复发。治疗的目标包括缓解症状，控制疾病进展，保护未来的生育能力。治疗方案需体现个体化。

1. **疼痛**　疼痛的控制以药物治疗为主。药物选择应考虑青少年的发育特点。口服避孕药是青少年内异症患者的一线治疗药物,对于年龄<16岁的内异症患者也是安全、有效的。内异症患者应慎用单一的孕激素类药物。

GnRHa是目前公认的治疗成年内异症最有效的药物,也用于青少年内异症的治疗。但由于可引起骨质丢失,对于尚未达到骨密度峰值的青少年内异症患者,应用GnRHa对骨质的沉积有一定的影响。因此建议,对年龄≤16岁的青少年内异症患者,选用连续或周期性口服避孕药作为药物治疗的一线方案,>16岁的患者可考虑使用GnRHa。

2. **囊肿** 青少年内异症患者的卵巢子宫内膜异位囊肿,手术方式首选腹腔镜手术,但要注意掌握手术指征。

单侧卵巢囊肿,直径<4cm,可经验性使用非甾体抗炎药(NSAID)和/或口服避孕药缓解疼痛,减缓疾病进展。用药后,如症状缓解或改善,可长期药物治疗;但需每6个月随访影像学、妇科检查、肝功能、肿瘤标志物等。如疼痛未缓解,建议行影像学检查除外其他疾病,必要时行腹腔镜检查评估。

双侧卵巢囊肿,手术可能影响卵巢储备功能,且有囊肿复发的风险,建议由有经验的医师进行诊治。需充分告知患者手术的利弊,术后需要辅助药物治疗,以减少复发,保护生育功能,并根据青少年的特点进行心理治疗和健康教育。对合并有梗阻性生殖器官畸形的患者,应及时解除梗阻。

3. **青少年内异症长期管理的随访** 建议青少年内异症患者每6个月随访1次,随访内容应包括:疼痛控制情况、药物副作用、妇科超声检查、有卵巢囊肿者应复查肿瘤标志物,同时应对青少年患者及其家属进行健康教育。

(李娟清　周坚红)

第六节　性激素治疗

一、概述

性激素(gonadal hormone)主要由性腺(卵巢、睾丸)所分泌,包括雌激素、孕激素及雄激素,均属类固醇(甾体)激素。卵巢主要合成、分泌雌、孕激素及少量雄激素。睾丸主要合成、分泌雄激素也产生少量雌激素。此外,肾上腺皮质网状带及妊娠期胎盘也能产生性激素。性激素促进生殖器官和第二性征的发育、成熟并维持其生理功能,同时具有全身性作用,如对骨骼、代谢、心血管、皮肤等也有影响。

性腺产生激素,直接受垂体分泌的促性腺激素即FSH和LH控制。在女性,FSH刺激卵泡发育,与LH配合,使卵泡膜细胞产生的雄激素进入颗粒细胞后芳香化形成雌激素,并使卵泡发育成熟;LH具有触发排卵、促进黄体形成并分泌孕激素的作用。垂体功能受下丘脑所分泌的GnRH控制。GnRH主要促使垂体合成和释放LH,故亦称黄体生成素释放激素(luteinizing hormone-releasing hormone,LHRH),也具有调节与促使垂体合成和释放卵泡刺激素的作用。性激素一方面直接作用于靶器官,另一方面又通过反馈作用调节垂体和下丘脑的功能,形成下丘脑-垂体-卵巢轴。各激素相互促进,相互制约,保持生殖内分泌环境的稳定以适应生理需要。若其中任何一个环节发生障碍便会导致内分泌功能紊乱,发生相应疾病(图3-6-1)。

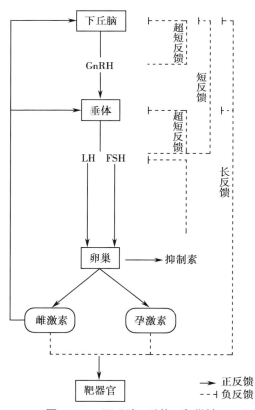

图 3-6-1　下丘脑 - 垂体 - 卵巢轴

性激素药物是在天然激素的基础上逐渐发展起来的,现已能人工合成多种性激素及其衍生物,广泛应用于临床。性激素制剂具有很强的生物活性,根据药物的生理与药理作用特点,临床上采用外源性激素以供补充、代替或拮抗之用,调节体内激素不足或过多造成的内分泌紊乱。

二、激素治疗适应证

青春期在神经内分泌轴的调节下,卵巢开始周期性产生雌激素和孕激素,雌孕激素协同作用,维持女性生理健康。当功能性或器质性原因可造成卵巢功能抑制或衰退,雌激素水平明显下降导致女性身心功能异常,临床表现为第二性征发育受阻、生殖系统发育障碍、月经异常等。主要包括以下疾病:

(一)下丘脑性闭经

下丘脑性闭经是指中枢神经系统及下丘脑各种功能和器质性疾病引起的闭经。此类闭经的特点是下丘脑合成和分泌 GnRH 缺陷或下降导致垂体促性腺激素(FSH、LH)的分泌功能低下,故属低促性腺激素性闭经。临床上按病因可分为功能性、基因缺陷或器质性、药源性三大类。

1. 功能性下丘脑性闭经　此类闭经是因各种应激因素抑制下丘脑 GnRH 分泌引起的闭经,治疗及时尚可逆转。

(1)应激性闭经:精神打击、环境改变等应激可引起内源性阿片类物质、多巴胺和促肾上腺皮质激素释放激素升高等应激反应,抑制了下丘脑 GnRH 的分泌。

(2)运动性闭经:运动员在持续剧烈运动后可出现闭经,与患者的心理背景、应激反应程度及体脂下降有关。若体重减轻 10%~15%,或体脂丢失 30% 时将出现闭经。

(3)神经性厌食:因过度节食,导致体重急剧下降,最终导致下丘脑多种神经激素分泌的降低,引起垂体前叶多种促激素包括 LH、FSH、ACTH 等分泌下降。临床表现为厌食、极度消瘦、低 Gn 性闭经、皮肤干燥、低体温、低血压、各种血细胞计数及血浆蛋白低下,重症可危及生命。

(4)营养相关性闭经:慢性消耗性疾病、肠道疾病、营养不良等导致体重过度降低及消瘦,均可引起闭经。

2. 基因缺陷或器质性闭经

(1)基因缺陷性闭经:因基因缺陷引起的先天性 GnRH 分泌缺陷,主要有伴嗅觉障碍的卡尔曼综合征与不伴嗅觉障碍的特发性低 Gn 性闭经。卡尔曼综合征是由于 Xp22.3 的 *KAL-1* 基因缺陷所致,特发性低 Gn 性闭经是由于 GnRH- 受体 1 基因突变所致。

(2)器质性闭经:包括下丘脑肿瘤,最常见的为颅咽管瘤;尚有炎症、创伤、化疗等原因。

(3)药物性闭经:长期使用一些抑制中枢或下丘脑的药物,如抗精神病、抗抑郁药物、口服避孕药、甲氧氯普胺等药物亦可抑制 GnRH 的分泌而致闭经;但一般停药后可恢复月经。

(二)垂体性闭经

垂体性闭经是指垂体病变使促性腺激素分泌降低引起的闭经。

1. 先天性垂体 Gn 缺乏症　包括单一性促性腺激素分泌功能低下的疾病和垂体生长激素缺乏症;前者可能是 LH 或 FSH 分子、α、β 亚单位或其受体异常所致,后者是由于脑垂体前叶生长激素分泌不足所致。

2. 垂体肿瘤　位于蝶鞍内的腺垂体各种腺细胞均可发生肿瘤。最常见的是分泌 PRL 的腺瘤,闭经程度与 PRL 对下丘脑 GnRH 分泌的抑制程度有关。

3. 空蝶鞍综合征　由于蝶鞍隔先天性发育不全,或肿瘤及手术破坏蝶鞍隔,使充满脑脊液的蛛网膜下腔向垂体窝(蝶鞍)延伸,压迫腺垂体,使下丘脑 GnRH 和多巴胺经垂体门脉循环向垂体的转运受阻,从而导致闭经,可伴 PRL 升高和溢乳。

4. 希恩综合征　由于产后出血和休克导致腺垂体急性梗死和坏死,引起腺垂体功能低下的症状,如低血压、畏寒、嗜睡、食欲减退、贫血、消瘦、产后无乳、脱发及低 Gn 性闭经。

(三)卵巢性闭经

卵巢性闭经是指由于卵巢本身原因引起的闭经;这类闭经促性腺激素升高,属高促性腺素性闭经,包括先天性性腺发育不全、酶缺陷、卵巢抵抗综合征及后天各种原因引起卵巢功能衰退。

1. 性染色体发育异常疾病　包括性染色体数目与结构异常;条索状性腺,激素方面表现为

LH 和 FSH 浓度升高,E_2 水平降低。

染色体核型为 45,XO 及其嵌合,如 45,XO/46,XX 或 45,XO/47,XXX,也有 45,XO/46,XY 的嵌合型。45,XO 女性除性征幼稚,常伴面部多痣、身材矮小、蹼颈、盾状胸、后发际低、腭弓高耳位低、肘外翻等临床特征,称为特纳综合征。

2. 性腺发育异常

(1)46,XY 单纯性腺发育异常:患者的生长和智力正常。表现为原发性闭经,青春期无女性第二性征发育,阴毛、腋毛无或稀少,乳房不发育。内外生殖器发育幼稚,有输卵管、子宫与阴道。染色体核型为 46,XY,成年后的血清促性腺激素水平升高,雌激素水平低下,而睾酮水平可能高于正常女性。

(2)46,XX 单纯性腺发育异常:患者的生长和智力正常,神经性耳聋发生率高。表现为原发性闭经,青春期无女性第二性征发育,阴毛、腋毛无或稀少,乳房不发育。内外生殖器发育不良的女性,有输卵管、子宫与阴道。性腺条索状,染色体核型为 46,XX。成年后血清促性腺激素水平升高,雌激素水平低下。

(3)睾丸退化:此类患者染色体为 46,XY,外生殖器表现为曾受睾酮的影响,未再继续发育。睾丸退化的性激素随年龄而有所不同。在儿童期,FSH 基本在正常范围,到达青春期后上升达性腺衰竭水平。雌二醇、睾酮、孕酮水平显著下降,hCG 刺激试验无反应。性腺病理多为发育不全的睾丸或条索状性腺,甚至没有性腺(性腺不发育或消失)。

此类患者双侧有发育不全的输卵管,但无子宫和阴道。适宜按女性生活,用雌激素发育第二性征。成年后可考虑阴道成形术。

3. 性激素量与功能异常 此类患者性染色体和性腺无明显异常,主要表现为性激素的合成和 / 或功能异常。性激素的产生需要分泌激素的细胞,性激素的合成过程需要多种酶,性激素起作用需要相应的受体。合成酶的缺乏、受体的异常或受体后的异常将影响性激素的产生和作用,形成各种性发育异常。

(1)17α- 羟化酶缺乏:17α- 羟化酶存在于肾上腺和性腺。此酶缺乏时 17α- 羟化作用受阻,肾上腺合成皮质醇、睾酮和雌二醇及其他相应的代谢产物明显减少。性腺内缺乏 17α- 羟化酶时性激素合成受阻,46,XY 男性患者睾酮、脱氢表雄酮和雄烯二酮合成受阻。46,XX 女性患者雌激素合成缺乏,无女性第二性征。17α- 羟化酶缺乏,其前体物质孕酮和孕烯醇酮及代谢产物孕二醇均增多。患者卵巢内有许多始基卵泡、窦前期卵泡及极少数小窦腔卵泡,但由于上述酶缺陷,雌激素合成障碍,导致低雌激素血症及 FSH 反馈性升高;临床多表现为原发性闭经、性征幼稚。

(2)卵巢抵抗综合征:患者卵巢对促性腺激素不敏感,又称卵巢不敏感综合征。促性腺激素受体突变可能是发病原因之一。卵巢内多数为始基卵泡及初级卵泡,无卵泡发育和排卵;内源性促性腺激素,特别是 FSH 升高;可有女性第二性征发育。

(3)原发性卵巢功能不良:指女性 40 岁前由于卵巢功能衰退引发的闭经,伴有雌激素缺乏症状;激素特征为高促性腺激素水平,特别是 FSH 升高,FSH>40U/L,伴雌激素水平下降;与遗传因素、病毒感染、自身免疫性疾病、医源性损伤或特发性原因有关。

三、激素治疗禁忌证及慎用情况

(一)激素治疗禁忌证

1. 已知或者怀疑妊娠;

2. 原因不明的阴道流血;

3. 已知或者可疑乳腺癌;

4. 已知或可疑患性激素依赖性恶性肿瘤;

5. 最近 6 个月内患活动性静脉或动脉血栓栓塞性疾病;

6. 严重肝肾功能不全;

7. 血卟啉症,耳硬化症;

8. 现患脑膜瘤(禁用孕激素)。

(二)激素治疗慎用情况

1. 子宫肌瘤;

2. 子宫内膜异位症;

3. 子宫内膜增生症;

4. 血栓形成倾向;

5. 胆囊疾病;

6. 系统性红斑狼疮;

7. 乳腺良性疾病和乳腺癌家族史;

8. 癫痫、偏头痛、哮喘。

慎用并非禁用,在应用前和应用过程中应咨

询相应专业的医生,共同确定激素治疗的时机和方式,同时采用比常规随访更加严密的措施,监测病情进展。

四、激素治疗必要性

性腺功能低下有中枢性和卵巢性两大类,患者由于性腺功能低下处于低雌激素状态,不仅导致生殖器官和第二性征无发育的幼稚状态及闭经,还影响患者的心血管系统及骨骼的健康。需要强调的是,生命早期的骨矿化很重要,只有一个相对狭窄的窗口期,正常青春期女孩在月经初潮后的几年(11~14岁)获得骨量尤为重要;臀部和椎体的骨量在青春晚期(18岁)完成骨量的积蓄。因此,性腺功能低下的患者若不能给予及时的激素支持,将会影响患者一生中最大骨量的获得及积蓄。另外,青春期之后女性骨骼骨矿含量的维持仍依赖于卵巢分泌的雌、孕激素,尽管运动可在一定程度上保护骨矿含量,但即使最尽全力的运动仍无法平衡低雌激素对骨骼的影响。中枢性和卵巢性两大类性腺功能低下的治疗均需给予雌激素治疗,治疗的目的是为了促进和维持生殖器官及第二性征的发育,并兼顾促进骨量的蓄积及维持骨密度和全身健康。待子宫发育致正常成年人子宫大小,并且子宫内膜生长厚度达 5~6mm 后,还需定期给予孕激素,此时可产生药物撤退性月经。

五、激素治疗用药原则及方法

(一)性腺功能低下患者的治疗

1. **促进身高**　对于性腺功能低下患者初诊时身高尚未达到预期身高者应行手腕部的 X 射线摄影了解骨龄。单用雌激素容易引起生长板的早期愈合,从而限制骨骼生长,抑制生长潜能。雌激素的应用时间非常关键,一般在 12 岁前不使用,最好在 15 岁后用,小剂量可刺激身高,大剂量容易加速骨骺愈合。在骨骺尚未愈合时应采用天然的或接近天然的雌激素,治疗起始应从小剂量开始,如 17β- 雌二醇或戊酸雌二醇 0.5mg/d 或结合雌激素 0.3mg/d;在身高达到预期高度后,可增加剂量。

2. **刺激第二性征及生殖系统发育**　雌激素刺激乳房和生殖器发育效果良好,但需长期使用。一般先促进身高,骨骺愈合后再用雌激素使乳房和生殖器发育。如 17β- 雌二醇或戊酸雌二醇 1~2mg/d 或结合雌激素 0.3~0.625mg/d 或可适当增加剂量,促使性征进一步发育,待子宫发育后,可根据子宫内膜增殖程度定期加用孕激素或采用雌、孕激素周期序贯疗法。剂量根据患者的反应进行个体化调整,考虑患者终身用药,以最低有效剂量为度。青春期女性的周期疗法建议选用天然或接近天然的孕激素,如地屈孕酮和微粒化黄体酮,有利于生殖轴功能的恢复;有雄激素过多体征的患者,可采用含抗雄激素作用的孕激素配方制剂,如短效避孕药。

3. **预防骨量减少,维持骨骼健康**　雌激素缺乏患者,其骨量峰值显著低于正常同龄女性,容易出现骨量减少与骨质疏松,需长期使用激素补充治疗。

(二)内源性雌激素闭经或排卵障碍性异常子宫出血的治疗

某些原发性闭经患者有性征发育或性征发育完全正常,表明患者的卵巢有产生雌激素的功能。这类体内有内源性雌激素的闭经患者在排除先天性无子宫等子宫性闭经后或有排卵障碍性异常子宫出血患者,在病因治疗的同时应定期给予孕激素使子宫内膜定期剥脱。其重要意义在于孕激素能对抗雌激素对子宫内膜的持续作用,从而阻止单一雌激素长期作用可能导致的子宫内膜增生病变,甚至子宫内膜的癌变。

六、激素治疗常用药物方式、用药途径

(一)激素治疗常用药物方式

1. **单用雌激素**　仅适用于子宫切除或先天性无子宫,不需保护子宫内膜的患者。每日给予适量雌激素。

2. **雌、孕激素联合使用**　适用于子宫完整的青春期患者,加用孕激素的目的除对抗雌激素促子宫内膜的过度生长作用外,对增进新骨形成可能有协调作用。可分为以下两种方式。

(1)雌、孕激素序贯应用:模拟生理周期,在用雌激素的基础上每月加用孕激素 10~14 天,

又分为周期性及连续性两种方案。①周期序贯方案(即人工周期),每月月经第5天开始使用雌激素,连续使用21天;最后10天同时加用孕激素,患者通常发生撤退性阴道出血。例如:戊酸雌二醇片1~2mg,每日一次,连续21天(月经第5天开始)+地屈孕酮10mg,每日两次,连续10天;或黄体酮胶囊100~150mg,每日两次,连续10天(月经第16天开始)。②连续序贯方案,雌激素每日使用,在每月最后的10~14天加用孕激素。例如:戊酸雌二醇片1~2mg,每日一次+地屈孕酮10mg,每日两次,连续10天(或地屈孕酮10mg,每日一次,连续14天)或黄体酮胶囊100~150mg,每日两次,连续10~14天;雌二醇片/雌二醇地屈孕酮片复合包装(1/10或2/10)1片,每日一次。

(2)雌、孕激素连续联合应用:雌、孕激素每日联合使用,该方法不发生撤退性出血。但青春期女孩,一般不采用该方案。因年龄小,以序贯方案为妥,模拟正常女孩月经周期,达到每月有撤退性阴道流血。

3. 单用孕激素　对月经不规律的青春期女性,每月后半周期使用孕激素,可防止子宫内膜增生及判断体内雌激素状态。例如,地屈孕酮10mg,每日两次,连续10天(或地屈孕酮10mg,每日一次,连续14天)或黄体酮胶囊100~150mg,每日两次,连续10~14天。

4. 合用雄激素　加用雄激素的目的是促进蛋白合成,增强肌肉力量,增加骨密度,促进身高以及增加患者对外界事物的兴趣。骨的形成需雌、雄两种激素的作用。含有雌、孕、雄3种激素作用的药物替勃龙,利用其雌、雄激素的作用治疗特纳综合征患者,取得一定的身高增长。有研究结果显示:治疗24~36个月后身高平均增长(9.6±2.7)cm。可从9~11岁开始用药,起始从小剂量开始,隔日或每日1.25mg,并随年龄增长而逐渐加量,定期复查骨龄。

(二)激素治疗用药途径

1. 口服途径　口服给药是临床中最常用的给药方式,使用方便。但是药物口服后经肝肠循环进入血液循环,作用于靶器官,故血中雌激素浓度易于波动。另外,口服药物经过肝脏首过效应,会对肝脏的碳水化合物、脂代谢均产生一系列的影响,对胆汁的产生和排泄也有影响。肝脏通过

调节性激素结合蛋白的产生影响性激素的活性,同样,吸收入血的性激素水平也影响性激素结合蛋白的浓度。

2. 经皮途径或局部用药　主要包括经皮肤使用(皮贴、涂抹凝胶)和经阴道使用(片、栓、软膏)。其优点为药物无需肝肠循环,可直接进入循环系统,所以对肝胆功能的影响小。经皮雌激素不影响凝血功能,不增加静脉血栓和心血管事件的风险。皮贴用药还可使患者达到稳定的激素浓度。但皮肤凝胶及阴道软膏较难控制用药剂量。

七、激素治疗风险

(一)子宫内膜癌风险

激素治疗中,雌激素能促进子宫内膜细胞有丝分裂,促进子宫内膜的增生。孕激素能增加子宫内膜17β-雌二醇脱氢酶的活性,促进E_2的代谢;同时下调胞核雌激素受体浓度及抑制脱氧核糖核酸(deoxyriboNucleic acid,DNA)合成,故能使呈增殖状态的子宫内膜转化,起到抑制子宫内膜增生的作用。有子宫的女性激素治疗时应加用足量及足疗程的孕激素以保护子宫内膜。连续联合方案对防止子宫内膜增生和子宫内膜癌最有效。但对于青春期有子宫的女性,通常采用序贯方案。大量文献研究证实,认为孕激素每周期必须使用足够的时间及剂量才不增加子宫内膜癌的危险性。临床要求使用微粒化黄体酮每周期150mg,每日两次,连续14天(每周期总量≥4 200mg)或地屈孕酮片10~20mg,每日一次,连续10~14天(每周期总量≥140mg)。

(二)乳腺癌风险

部分妇女在使用激素治疗时发生乳房胀痛和雌、孕激素均有关。一般发生在开始使用激素治疗的最初1~3个月;如果乳房胀痛持续存在,则在除外乳腺有器质性病变后,可减低雌激素剂量。应用激素治疗和乳腺癌的关系目前仍有争议。目前可以肯定的是激素治疗对乳腺癌的可能风险很小(每年小于0.1%),属于罕见级别;并小于由生活方式因素如肥胖、酗酒所带来的风险。一般认为单用雌激素不增加乳腺癌风险;乳腺癌风险升高主要与激素治疗中增加合成孕激素有关,而且与治疗的持续时间有关。使用微粒化黄体酮或地

屈孕酮的风险可能低于使用合成孕激素。多数研究资料表明,使用激素治疗与未用者比较,因乳腺癌导致的死亡是下降的。激素治疗后乳腺癌组织分化高、恶性度小,且时间越长,这种表现的发生率越高;口服与经皮雌激素治疗乳腺癌的发生率无差异。在乳腺癌存活患者中使用激素治疗缺乏安全性数据支持。定期检查乳腺至关重要,早期发现、早期治疗可降低乳腺癌的死亡率。

(三) 激素治疗与血脂代谢

口服雌激素可升高血浆高密度脂蛋白(high-density lipoprotein,HDL),降低低密度脂蛋白(low-density lipoprotein,HDL)及胆固醇,改善妇女脂代谢。但口服雌激素有升高甘油三酯(triglyceride,TG)的作用,故对 TG ≥ 750mg/dl 的患者,应禁用口服雌激素,否则易诱发急性胰腺炎。孕激素能降低 HDL 的浓度,故长期使用激素治疗时应选用对 HDL 影响较小的天然孕激素或接近天然的孕激素。口服雌激素降低胆酸分泌,增加胆汁中胆固醇饱和度,故增加胆石症的发病率,对胆石症患者应慎用口服雌激素或改用经皮雌激素。

(四) 激素治疗与血栓风险

口服雌激素尤其是合成雌激素可增加凝血功能引起血栓性静脉炎,因激素治疗中多使用天然雌激素,且剂量低故极少引起血栓形成。经皮途径可以避免血栓风险。另外,激素治疗相关静脉血栓栓塞症的风险随年龄增长而增加,且与肥胖程度呈正相关。对于肥胖、吸烟、易栓症家族史的青春期患者,建议经皮雌激素可能更安全。

(五) 激素治疗与卵巢癌风险

关于激素治疗是否会增加卵巢癌发生风险报道不一致。2016 年发表的一项 Meta 分析结果显示,激素治疗与卵巢癌风险增加显著相关,引起不小的轰动。这项研究纳入关于激素治疗与卵巢癌风险相关性研究共 52 项,包括 17 项前瞻性研究与 35 项回顾性研究,共涉及 21 488 例患卵巢癌的绝经后女性。研究结果显示,曾接受激素治疗的女性,即使治疗时间不足 5 年,与从未接受激素治疗的女性相比,卵巢癌风险显著增加(前瞻性研究 *RR* 1.2,95% *CI* 1.15,1.26;所有研究 *RR* 1.14,95% *CI* 1.10,1.19)。因而提出,激素补充

治疗使用者卵巢癌风险增加可能与激素治疗有很大相关性。对于这项大型研究的结论,业内专家及学者所持观点不同。2016 年,国际绝经协会(International Menopause Society,IMS)最新推荐关于激素治疗与卵巢癌发生关系的相关描述中指出,长期的单雌激素治疗卵巢癌风险可能稍有增加,而雌孕激素联合应用没有增加风险或增加非常小的风险。一项大规模的临床试验发现,在停止激素治疗 2 年内患卵巢癌的风险下降至未使用水平,提示激素治疗可能促进卵巢癌的进展,但不会诱导卵巢癌的发生。此外,多项病例对照研究、队列研究提示的激素治疗仅使浆液性卵巢癌与卵巢子宫内膜样癌的患病风险升高;激素治疗增加卵巢癌发生的风险,可能与各项研究中激素的使用时间及用药类型不一致有关。总之,目前尚无充分数据证明应用激素治疗会增加卵巢癌发生的风险。

八、总结

激素治疗属医疗措施,启动激素治疗应在有适应证、无禁忌证情况下使用。激素治疗必须个体化,根据治疗症状的需求、受益风险评估、相关检查结果、个人偏好和治疗期望等因素选择性激素的种类、剂量、配伍、用药途径、使用时间。激素治疗的女性每年至少接受一次全面获益 / 风险评估,只要获益 / 风险评估结果提示获益大于风险则可继续使用激素治疗。对于青春期卵巢功能低下患者,只要无禁忌证,则至少使用激素治疗至平均绝经年龄。

(马麟娟　周坚红)

第七节　性传播疾病

性传播疾病(sexually transmitted disease,STD)由世界卫生组织于 1975 年正式命名,顾名思义,即可通过性接触传播的一类传染性疾病。病原体可以是细菌、病毒、非典型病原体、寄生虫或真菌,包括淋病、尖锐湿疣、梅毒、艾滋病、生殖器疱疹、沙眼衣原体感染、阴道滴虫病、念珠菌性外阴阴道炎、细菌性阴道病、阴虱、疥疮、乙型病

毒性肝炎、巨细胞病毒感染等 30 余种疾病。约 95% 的 STD 通过性接触传播，但也可以通过垂直传播、母乳传播、间接接触、输注血液和血制品传播、医源性传播、职业性传播等。临床表现也不只是局限于生殖器的症状、体征，也可以出现消化道、皮肤、呼吸道等器官或者全身症状，甚至影响生命。

由于国情和文化背景不同，国内将世界卫生组织（World Health Organization，WHO）中的一部分性传播疾病归于其他疾病。如：乙型病毒性肝炎、阿米巴痢疾归于消化道疾病；巨细胞病毒感染归于儿科疾病；疥疮和阴虱归于皮肤病；阴道滴虫病、念珠菌性外阴阴道炎、细菌性阴道病归于妇科病。目前国内重点检测的 STD 疾病包括淋病、梅毒、尖锐湿疣、生殖器疱疹、艾滋病、非淋病性尿道炎、软下疳和性病淋巴肉芽肿疾病。

国内鲜有 STD 在青少年中发生率的文献报道。在美国，每年新发的 1 900 万个 STD 患者中，约有 1/2 发生在 15~24 岁的青少年，其中 25% 有性经历，15~19 岁女孩最易发生沙眼衣原体和淋球菌感染，近几年美国国家流行病学报道约 24.1% 的 14~19 岁女孩至少患有 1~5 种 STD（人乳头瘤病毒、沙眼衣原体、淋球菌、2 型单纯疱疹病毒、滴虫感染）。主要因为青少年更易发生危险的性行为，包括不使用、不坚持、不能正确使用避孕套，有多个性伴侣或者高危性伴侣，进行有风险的性交（肛交、口交），初次性生活的提前，生殖道发育不成熟，宫颈柱状上皮外移。一旦出现较隐匿的临床表现，难以发现异常，有时即使发现异常，羞于告知家长或者担心就诊后的"私密性"，不去就诊、延误就诊或者治疗不彻底。因而导致疾病的感染人群进一步扩大，自身疾病的进展，最终可能影响今后的生育力，甚至生命。

下面就以下 5 种青少年妇科密切相关的性传播疾病，进行逐一、简单介绍。

一、淋病

【概述】

淋病（gonorrhea）是由革兰氏染色阴性的奈瑟双球菌感染，可通过口腔、尿道、阴道、宫颈及直肠的黏膜侵犯人体，而引起相应症状。它是儿童性传播疾病的最常见病原体，绝大部分通过性接触感染，也可以通过污染的浴巾、马桶、浴盆、内裤、被褥等间接接触感染，新生儿感染主要经产道感染，儿童期可以通过性接触或者间接接触感染，部分患儿存在性侵犯可能，在询问病史和体检时需及时发现性侵犯的可能，青少年主要通过性接触感染。淋病潜伏期约为 1 周，大部分患儿在初次接触感染原后 10 天内出现症状，有 0~13% 的患儿不出现任何症状。

【临床表现】

不同发病年龄通常有不同的临床表现。

1. **新生儿**　主要经产道感染，多在出生后 2~4 天发病，主要表现为淋球菌性结膜炎、咽喉炎，偶尔可表现为败血症。

2. **青春期前**　出现大量黄脓分泌物，无明显恶臭，时伴有泌尿系统症状。因雌激素水平低，阴道黏膜薄，容易感染，但由于宫颈未发育成熟，细菌难以进入宫腔甚至盆腔，故不易继发子宫内膜炎和盆腔炎。

3. **青春期**　阴道环境和成人相似，故和成人妇科有着相似的临床表现，可以出现子宫内膜炎、尿道炎、输卵管炎、附件炎、盆腔炎、前庭大腺脓肿，严重可出现不孕。若进入血液循环系统，成为播散性淋球菌感染，出现菌血症、败血症、关节炎、心内膜炎、淋球菌性肝炎或肝周围炎。口交者可能出现淋球菌性咽喉炎，肛交者可能出现淋球菌性直肠炎，咽喉部和直肠分泌物可培养出淋球菌。

【诊断】

除了症状和体征以外，主要通过病原学检查明确病原体以确诊。可以从受感染的部位，如：眼部、咽喉部、直肠、外阴、阴道、宫颈管、尿道口取分泌物甚至腹水，进行分泌物细菌涂片、细菌培养、PCR、核酸杂交法、核酸扩增试验（nucleic acid amplification tests，NAATs）等检查，涂片检查灵敏度 >99%，特异度 >95%，可见细胞内有革兰氏染色阴性的双球菌，需特殊培养基培养出淋球菌。如果不能进行盆腔检查，也可以进行尿液核酸扩增试验，但敏感性会轻度下降。

患淋病的异性恋患者中，沙眼衣原体的感染率高达 42%。近几年 24.1% 的 14~19 岁女孩至少患 1~5 种 STD。故美国 2015 年 CDC 淋球菌感染治疗中，建议所有淋球菌阳性病例，需同时进行包括梅毒、沙眼衣原体、HIV 项目的检测。

一旦诊断明确，需对儿童进一步采集是否有性侵犯的病史，有无不正确使用公共浴室或者泳池情况，并对参与儿童监护的家庭成员进行分泌物检查,尽可能找出感染原。对于明确淋球菌感染的患儿或者有症状疑似为淋球菌感染需要进一步治疗,对于遭受侵犯的无症状儿童不推荐常规预防性治疗。

【治疗与预防】

1. **治疗原则** 及时、足量和彻底。

2. **单纯性儿童淋病** 体重>45kg 者给予头孢曲松 250mg,单次肌内注射;或大观霉素 2g,单次肌内注射。体重<45kg 者按以下方案治疗。推荐方案:头孢曲松 25~50mg/kg(最大不超过成人剂量),单次肌内注射;或大观霉素 40mg/kg(最大剂量 2g),单次肌内注射。

3. **淋菌性眼结膜炎推荐方案** 新生儿:头孢曲松 25~50mg/kg(总量不超过 125mg),静脉或肌内注射,每日 1 次,连续 3 天。儿童:体重>45kg 者给予头孢曲松 1g,单次肌内注射或大观霉素 2g,每日 1 次肌内注射,共 3 天。体重<45kg 者给予头孢曲松 50mg/kg(最大剂量 1g),单次肌内注射或静脉滴注。应同时应用生理氯化钠溶液冲洗眼部,每小时 1 次,新生儿不宜应用大观霉素。

4. **合并关节炎或者败血症者** 体重>45kg 的儿童,推荐方案:头孢曲松 1g,肌内注射或者静脉注射,1 次/d,连用 7 天。对于体重<45kg 的儿童,推荐方案:头孢曲松 25~50mg/kg(最大剂量 1g),肌内注射或者静脉注射,1 次/d,连用 7 天。合并脑膜炎或心内膜炎:头孢曲松 25mg/kg,肌内注射或静脉滴注,每日 2 次,共 14 天(脑膜炎),或 28 天(心内膜炎)。

体重>45kg 的儿童合并其他部位炎症,治疗方案同成人,基于其他微生物对抗生素的耐药性的增加,推荐两种不同作用机制的抗菌药物治疗淋病,以提高疗效并减缓耐药性的发生,有专家推荐头孢曲松 250mg 单次肌内注射或静脉注射同时给予阿奇霉素 1g 单次口服联合治疗。

5. **新生儿眼炎的预防** 推荐方案:无论是阴道分娩或者剖宫产娩出,应在新生儿出生后立刻应用红霉素(0.5%)眼药膏,外用 1 次,理论上一人一管,能够防止交叉感染。对于高危新生儿可用头孢曲松 25~50mg/kg,肌内注射或静脉注射,单剂量不超过 125mg。

采用推荐方案治疗后无需继续培养评价疗效。对患儿只推荐头孢菌素注射给药(泌尿生殖道感染时注射其他头孢菌素方案的疗效均不如头孢曲松方案,无法应用头孢曲松时,可选择头孢克肟)。对所有淋球菌感染患儿评价是否合并梅毒、沙眼衣原体和 HIV 感染。

二、尖锐湿疣

【概述】

尖锐湿疣(condyloma acuminatum)是由于低危的人乳头状瘤病毒(human papilloma virus,HPV)感染皮肤或者黏膜引起上皮增生性病变。儿童 STD 中发病率较高,仅次于淋病。

青少年 HPV 感染非常常见,10%~20% 青少年有生殖道 HPV 感染的依据,有时可有多种亚型感染,HPV 感染的潜伏期平均为 3 个月。常见的低危型包括 HPV6、11、42、43、44 等,>40 种类型病毒,低危的 HPV 长期感染和尖锐湿疣有关,其中 90% 和 HPV6 型和 11 型感染有关。尖锐湿疣主要由性接触感染,也可通过产道、间接接触和自体接种感染。

【临床表现】

依据感染后是否出现临床表现,可分为潜伏型、亚临床型和临床型。

1. **潜伏型** 肉眼及组织病理未见湿疣样改变,但 PCR 或者原位杂交技术发现 HPV 低危型阳性,目前临床意义不明。

2. **亚临床型** 组织病理学有湿疣样改变,但肉眼未发现病灶,这也是临床治疗中反复的原因。

3. **临床型** 外阴(包括阴阜、大小阴唇、前庭、会阴)、阴道、宫颈、肛周、咽喉部或者气道内淡红色或者灰色乳头状、菜花状赘生物,表面呈桑葚样,多有接触性出血,可有外阴刺激后瘙痒,合并感染后常有疼痛、坏死、恶臭。若位于气道上,可出现呼吸困难。

【诊断】

外生殖器、阴道内、宫颈或者肛周有疣样赘生物,一般通过肉眼检查即可诊断,需询问家庭成员是否有类似史,同时注意浴室、浴盆、浴缸、毛巾、内裤等情况,必要时需要妇科门诊就诊排除,尽可能找出传染源。若未发现,需要仔细询问病史及查体,警惕性侵犯的可能。

早期的病灶需要与假性湿疣进行鉴别。醋酸白试验:5% 的醋酸涂于病变组织,组织变白即为阳性。假性湿疣不变白。核酸杂交可检测出 HPV-DNA 扩增序列。病理组织活检常表现为:基底细胞增生、棘皮症、挖空细胞、角化不全及轻度异核性。挖空细胞是最具特征的细胞。

【治疗与预防】

1. **治疗原则** 因为没有有效清除 HPV 的方法,目前治疗主要是清除肉眼可见的疣体。亚临床生殖器 HPV 感染可自行清除,因此不推荐特定的抗病毒疗法来清除 HPV 感染。迄今为止尚无证据表明此种治疗方案优于另一种方案,也尚无一种适合所有患者的治疗方案。及时随访有助于评估疗效和不良反应。约 40% 可自行消退,但对于病灶不好转甚至增多患者,需要治疗。

通常单一治疗难以去除病灶,需综合多方面进行治疗。包括物理(激光、冷冻、电离子)治疗、手术刮除、手术切除病灶以及局部药物治疗。使用利多卡因既能使组织快速浸润麻醉,亦可辅助应用肾上腺素以减少出血,但阴茎和阴蒂禁用,最好不要选择复方制剂,以防意外发生。只要谨慎操作,简单的手术就能清除疣体,使患者非常满意。当皮损较少时,适合剪切术,术后辅以电灼控制出血,并破坏残余的疣体。成形手术作为最低级别的推荐方法,对于巨大疣、广泛疣、肛周疣或肛内疣适用。儿童疣体的处理,需在全麻下由外科医生操作完成。

局部药物治疗包括 0.5% 足叶草毒素溶液或凝胶、3.75% 或 5% 咪喹莫特乳膏、15% 茶多酚软膏及胸腺肽。足叶草毒素单次治疗疣体总面积不应 >10cm^2,用药总量应该限制在 0.5ml/d,敷用 1~4 小时后应彻底冲洗掉,一天两次,连用 3 天,然后观察 4 天为一个疗程,最多可用 4 个周期;如有必要可重复治疗。15% 茶多酚软膏每天应用 3 次,药物外用后不用清洗。咪喹莫特每周 3 次,可使用 16 周;胸腺肽直接注射于疣体下方。

2. **预防** HPV 疫苗中四价和九价可以预防低危感染,目前国内只有九价在 16~26 岁应用,也就是说只有 16 周岁以后可以接种九价疫苗预防尖锐湿疣。但国外无论四价还是九价起始接种年龄都在 9 周岁以上,甚至男孩也可以在 9 周岁后接种 HPV 疫苗。随着国内四期临床试验的开展,希望可以降低接种年龄至 9 岁,以更好地预防尖锐湿疣的发生。

尖锐湿疣治疗后的最初 3 个月,应嘱患者至少每 2 周随诊 1 次,如有特殊情况(新发皮损或创面出血等),应随时就诊。注意皮损好发部位,仔细观察有无复发,复发多发生在最初的 3 个月。3 个月后,可根据患者的具体情况,适当延长随访间

隔期,直至末次治疗后 6 个月。

三、梅毒

【概述】

梅毒(syphilis)是由苍白螺旋体感染引起的一种慢性、系统性的性传播疾病,可以引起人体多系统、多器官的损害,产生多种临床表现,导致组织被破坏、功能失常,甚至危及生命。

主要通过性接触感染,也可通过受污染内衣、牙刷、口琴、便桶、未严格消毒的妇科器械等间接接触感染、垂直传播及输血感染。

对性活跃的青少年在出现下列情况时应检查梅毒:任何可疑口腔或生殖道的破损、不明原因的皮疹或淋巴结病、其他性传播疾病或妊娠。多个性伴侣、未避孕、涉及性工作者、滥用药物或青少年犯罪和 / 或 STD 史的无症状青少年,应考虑每年进行梅毒筛查。

【临床表现】

1. **一期梅毒** 表现为硬下疳:潜伏期一般为 2~4 周(平均 3 周)。常为单发,也可多发。初为粟粒大小丘疹或结节,后可发展为 1~2cm 的圆形或椭圆形浅溃疡。典型的硬下疳界限清楚、边缘略隆起,疮面较平坦、清洁;触诊浸润明显,呈软骨样硬度;无明显疼痛或轻度触痛。多见于外生殖器或其他性接触部位。常伴有腹股沟或患部附近淋巴结肿大。

2. **二期梅毒** 表现为皮肤黏膜损害:躯体和四肢等部位,常泛发对称,皮损呈多形性,包括各种皮肤病损害,包括斑疹、斑丘疹、丘疹、鳞屑性皮损、毛囊疹及脓疱疹等。掌跖部暗红斑及脱屑性斑丘疹,外阴及肛周的湿丘疹或扁平湿疣为其特征性损害。皮疹一般无瘙痒感。可出现口腔黏膜斑、虫蚀样脱发。全身浅表淋巴结可肿大。可出现梅毒性骨关节、眼、内脏及神经系统损害等。

3. **三期梅毒** 表现为病期 2 年以上,有皮肤黏膜损害:头面部及四肢伸侧的结节性梅毒疹,大关节附近的近关节结节,皮肤、口腔、舌咽的树胶肿,上腭及鼻中隔黏膜树胶肿可致上腭及鼻中隔穿孔和马鞍鼻。骨梅毒、眼梅毒、其他内脏梅毒:累及呼吸道、消化道、肝脾、泌尿生殖系统、内分泌腺及骨骼肌等。心血管梅毒:可发生单纯性主动脉炎、主动脉瓣闭锁不全、主动脉瘤等。

【诊断】

一般有流行病学史,即有不安全性行为、多性伴侣或性伴侣感染史、输血史、看护人或母亲有梅毒病史等。

结合实验室检查进一步明确,取硬下疳损害渗出液或淋巴结穿刺液进行显微镜检查,以及非梅毒螺旋体血清学试验及梅毒螺旋体血清学试验。

【治疗】

1. 治疗原则　及早发现,剂量足够,及时正规治疗,治疗后要经过足够时间的追踪观察,对所有性伴侣应同时进行检查和治疗。越早治疗效果越好,不规则治疗可增多复发及促使晚期损害提前发生。

青霉素是所有类型梅毒的首选和最有效治疗药物,梅毒螺旋体极少对青霉素耐药。只有在青霉素过敏的情况下,才考虑使用其他抗生素。各期梅毒的治疗需选择合适的青霉素剂型,早期梅毒和晚期树胶肿梅毒选用苄星青霉素、普鲁卡因胺青霉素,神经梅毒选用水剂青霉素。<8 岁儿童禁用四环素,对青霉素过敏者,尚无使用其他治疗方案有效的证据,可试用红霉素治疗。

(1)早期梅毒(包括一期、二期及病程<2 年的隐性梅毒)推荐方案:普鲁卡因青霉素 G 80 万 U/d,肌内注射,连续 15 天;或苄星青霉素 240 万 U,分为双侧臀部肌内注射,每周 1 次,共 2 次。替代方案:头孢曲松 0.5~1g,每日 1 次,肌内注射或静脉给药,连续 10 天。

(2)晚期梅毒(三期皮肤、黏膜、骨梅毒,晚期隐性梅毒或不能确定病期的隐性梅毒)及二期复发梅毒推荐方案:普鲁卡因青霉素 G 80 万 U/d,肌内注射,连续 20 天为 1 个疗程,也可考虑给第 2 个疗程,疗程间停药 2 周;或苄星青霉素 240 万 U,分为双侧臀部肌内注射,每周 1 次,共 3 次。

(3)心血管梅毒推荐方案:如有心力衰竭,首先治疗心力衰竭,待心功能可代偿时,注射青霉素,需从小剂量开始以避免发生吉 - 海反应,造成病情加剧或死亡。吉 - 海反应表现为急性发热伴头痛、肌肉酸痛等,在梅毒首次用药后 24 小时内出现。多见于早期梅毒,因为此时梅毒螺旋体量多。退热药可以缓解症状,但不可以预防吉 - 海反应发生,但不应因出现吉 - 海反应而推迟或停止治疗。水剂青霉素 G,第 1 天 10 万 U,1 次肌内注射;第 2 天 10 万 U,每日 2 次肌内注射;第

3 天 20 万 U,每日 2 次肌内注射;自第 4 天起按下列方案治疗:普鲁卡因青霉素 G 80 万 U/d,肌内注射,连续 20 天为 1 个疗程,共 2 个疗程(或更多),疗程间停药 2 周;或苄星青霉素 240 万 U,1 次分两侧臀部肌内注射,每周 1 次,共 3 次。

(4)神经梅毒、眼梅毒推荐方案:水剂青霉素 G 1 800 万 ~2 400 万 U 静脉滴注(300 万 ~400 万 U,每 4 小时 1 次),连续 10~14 天。必要时,继以苄星青霉素 G 240 万 U,每周 1 次肌内注射,共 3 次。或普鲁卡因青霉素 G 240 万 U/d,1 次肌内注射,同时服丙磺舒,每次 0.5g,每日 4 次,共 10~14 天。必要时,继以苄星青霉素 G 240 万 U,每周 1 次肌内注射,共 3 次。替代方案:头孢曲松 2g,每日 1 次静脉给药,连续 10~14 天。

(5)早期胎传梅毒(<2 岁)推荐方案:脑脊液异常者给予水剂青霉素 G 10 万 ~15 万 U/(kg·d),出生后 7 天以内的新生儿,以每次 5 万 U/kg,静脉滴注每 12 小时 1 次,以后每 8 小时 1 次,直至总疗程 10~14 天;或普鲁卡因青霉素 G 5 万 U/(kg·d),肌内注射,每日 1 次,10~14 天。脑脊液正常者:苄星青霉素 G 5 万 U/kg,1 次分两侧臀部肌内注射。如无条件者检查脑脊液,可按脑脊液异常治疗。

(6)晚期胎传梅毒(>2 岁)推荐方案:水剂青霉素 G 15 万 U/(kg·d),分次静脉滴注,连续 10~14 天,或普鲁卡因青霉素 G 每日 5 万 U/kg,肌内注射,连续 10 天为 1 个疗程(对较大儿童的青霉素用量,不应超过成人同期患者的治疗量)。脑脊液正常者:苄星青霉素 G5 万 U/kg,1 次分两侧臀部肌内注射。替代方案:对青霉素过敏者,既往用过头孢类抗生素而无过敏者在严密观察下可选择:头孢曲松 250mg,每日 1 次,肌内注射,连续 10~14 天。

妊娠早期,治疗是为了使胎儿不受感染;妊娠晚期,治疗是为了使受感染的胎儿在分娩前治愈,同时也能治疗孕妇。在妊娠期新确诊患梅毒的所有孕妇应按相应梅毒分期进行治疗。治疗原则与非妊娠患者相同,但禁用四环素、多西环素,治疗后每月做一次定量非梅毒螺旋体血清学试验,观察有无复发及再感染。推荐对妊娠期梅毒患者在妊娠早 3 个月和妊娠末 3 个月各进行 1 个疗程的抗梅毒治疗。

对青霉素和头孢类药物过敏者,由于妊娠期和哺乳期不能应用四环素类药物,只能用大环内

酯类药物替代(红霉素 500mg,每日 4 次,早期梅毒连服 15 日;晚期梅毒和不明病期梅毒连服 30 日),红霉素治疗梅毒的疗效差,在治疗后应加强临床和血清学随访。在停止哺乳后,要用多西环素复治。早期梅毒治疗后分娩前应每月检查 1 次梅毒血清反应。分娩后按一般梅毒病例进行随访。红霉素不能通过胎盘,对胎儿无治疗作用。

四、沙眼衣原体感染

【概述】

沙眼衣原体(chlamydia trachomatis,CT)是一种介于细菌和病毒之间的微生物,主要侵犯鳞 - 柱交界上皮细胞,故对于女性比较容易侵犯子宫内膜和输卵管,造成相应器官炎症、盆腔炎症、异位妊娠,严重者可出现不孕。CT 的流行病学在国内没有相关文献报道,美国每年新发病例约有 100 万,已成为上报疾病中最常见的疾病,由于 CT 感染后常无症状,也不常规筛查,故易发生漏诊,估计新发病例可能达 300 万,目前美国 CDC 建议 25 岁以下性活跃女性常规每年至少筛查一次 CT。

15~19 岁和 20~24 岁为两个发病高峰年龄,小于 20 岁性活跃女性发病率较成年女性高 2~3 倍,青少年感染率高的原因主要是因为性伴侣多、不使用 / 不坚持 / 不正确使用避孕套、援助交际甚至吸毒等,部分青少年容易出现宫颈柱状上皮外翻,易感染沙眼衣原体。感染主要是通过性接触,也可以通过接触污染了沙眼衣原体的物体感染,新生儿可通过产道感染。

【临床表现】

部分患者无任何临床表现,在实验室检查时可以发现沙眼衣原体感染的依据,部分可出现临床症状。新生儿经产道或者羊水后感染,最易出现沙眼衣原体性眼炎,还有咽喉炎、肺炎、直肠炎、泌尿生殖道炎症。青春期女性可表现为宫颈炎、子宫内膜炎、输卵管炎、盆腔炎,可能出现流产、早产、胎膜早破甚至不孕。

【实验室检查】

主要是沙眼衣原体 PCR 检查,也可以通过上皮细胞找沙眼衣原体包涵体或者沙眼衣原体的培养。

【诊断】

诊断主要依据病史、临床表现,结合实验室检查明确病原体。

【治疗】

衣原体感染治疗首选大环内酯类抗生素,成人首选阿奇霉素 1g 单次口服。新生儿沙眼衣原体眼炎和肺炎推荐方案:红霉素干糖浆粉剂 50mg/(kg·d),分 4 次口服,共 14 天。如有效,再延长 1~2 周。儿童衣原体感染推荐方案:体重<45kg,红霉素碱或红霉素干糖浆粉剂 50mg/(kg·d),分 4 次口服,共 14 天。>8 岁或体重 ≥45kg 同成人的阿奇霉素治疗方案。红霉素治疗婴儿或儿童的沙眼衣原体感染的疗效约 80%,可能需要第 2 个疗程。确诊衣原体感染,需排除其他 STD,性伴侣也同时需要接受治疗。治疗完成后 3 周门诊复查,3~4 个月后再次筛查,并建议以后至少每年筛查一次。

五、艾滋病

【概述】

艾滋病(acquired immune deficiency syndrome,AIDS)是由于感染了人类免疫缺陷病毒(human immunodeficiency virus,HIV),导致后天获得性免疫缺陷,出现一系列的感染相关症状,严重者出现恶性肿瘤甚至死亡。

联合国艾滋病规划署(UNAIDS)估计,截止到 2017 年底,全球现存活 HIV/AIDS 患者 3 690 万,当年新发 HIV 感染者 180 万,有 2 170 万例正在接受高效抗逆转录病毒治疗(highly active anti-retroviral therapy,HAART)(又称"鸡尾酒疗法")。在继续推行综合、强化的干预措施基础上,提出"90-90-90 策略",即存活的 HIV/AIDS 患者 90% 被检测出,诊断的 HIV/AIDS 患者 90% 接受规范的 HAART,治疗的 HIV/AIDS 患者 90% 达到病毒被抑制,并规划到 2020 年,将年新发感染人数控制在 50 万以下。截止到 2017 年底,我国报道的现存活 HIV/AIDS 患者为 758 610 例,当年新发现 HIV/AIDS 患者 134 512 例(其中 95% 以上均是通过性途径感染),当年报告死亡 30 718 例。

全球每年 40% 新发病例在 15~25 岁,所有感染 HIV 者有一半年龄不到 25 岁。全球每年小于 15 岁新发病例有 43 万,15~24 岁有 92 万新发病例。2007 年 13~19 岁 AIDS 病例中女性占 40%,20~24 岁病例中女性占 25%。自 HIV 感染发展至 AIDS 为 5~10 年,几乎所有 20~24 岁 AIDS 被感染的时间为儿童或青少年时期。HIV 主要通过性接触、垂直传播或输血感染。多数小于 13 岁的女孩通过其母亲被其感染,13~24 岁多通过性行为感染。

年轻女性由于宫颈异形性增加了性行为传播的易感性,同样未成熟性使其更易于被感染。由于阴道性交,女性比男性更易于出现血清学改变。易血清学改变的高危因素包括:性交损伤、目前或既往存在生殖器溃疡性疾病、萎缩性阴道炎、衣原体、毛滴虫、口服避孕药、经期性交及肛交。

【临床表现】

初诊和急诊时医生看到的急性期感染是非特异病毒综合征,发生于暴露后的 5~30 天,包括:发热、不适、皮疹、头痛、咽痛、淋巴结病、腹泻、偶然出现夜间发热、口腔溃疡、真菌性口腔炎和机会性感染。若干周或若干个月后,随着免疫反应的出现,病毒达到相对稳定的水平或平台期,常无症状。当 CD4 下降至 250~500 细胞 /mm^3,可能出现淋巴结病、痤疮增加、皮炎、带状疱疹、腮腺炎、慢性腹泻、体重降低或生长停滞、反复细菌感染(鼻窦炎 / 肺炎 / 盆腔感染 / 肾盂肾炎)。此时许多常见的妇科疾病更有侵袭性、严重性、持续性或易于复发。生殖器疣和瘤变也更为常见,且难以治疗,梅毒、单纯疱疹、带状疱疹引起的生殖器溃疡非常常见且严重。盆腔炎性疾病发生率高且严重。出生或者婴儿期即被感染的女孩可能出现身材矮小、性发育延迟或闭经以及生长停滞。血小板减少性紫癜常见,易出现月经过多,消瘦综合征或机会性感染的年轻女性可能出现月经过少或闭经。

常规检测指征:孕妇进行常规产前检测;准备妊娠或者有高危性行为(无保护性阴道或肛门性交);盆腔炎性疾病、STD 及特殊生活状态(性伴侣有多个性伴侣、由于性暴力出现损伤或儿童性虐待)。

快速检测是初步的检测方法,常用血液或口腔黏膜渗出液 OMT 快速检测(1 小时内出结果),如阴性,窗口期(2~3 个月内)需要重新检测,阳性需要 ELISA 和 Western 杂交实验(抗体检查)确诊。

【诊断】

青少年及 18 月龄以上儿童,符合下列一项者即可诊断 HIV 感染:① HIV 抗体筛查试验阳性和 HIV 补充试验阳性(抗体补充试验阳性或核酸定性检测阳性或核酸定量 >5000 拷贝 /ml);② HIV 分离试验阳性。

18 月龄及以下儿童,符合下列一项者即可诊断 HIV 感染:①为 HIV 感染母亲所生和 HIV 分离试验结果阳性;②为 HIV 感染母亲所生和 2 次 HIV 核酸检测均为阳性(第 2 次检测需在出生 6 周后进行);③有医源性暴露史,HIV 分离试验结果阳性或两次 HIV 核酸检测均为阳性。

【治疗】

HIV 感染孕妇用齐多夫定(zidovudine,ZDV)治疗,以及产时静脉用药及新生儿口服用药 6 周,治疗组垂直传播率从 25.5% 降至 8.3%。推荐方案:孕 14~32 周开始直至妊娠结束(A:ZDV 100mg,每天 5 次或 B:ZDV 200mg,每天 3 次或 300mg,每天 2 次);产程中 ZDV 2mg/kg,静脉滴注超过 1 小时,然后持续 1mg/kg 直至分娩;产后新生儿口服 ZDV(生后 8~12 小时口服 ZDV 糖浆 2mg/kg,每 6 小时一次,直到出生后 6 周)。

HIV 感染儿童应尽早开始 HAART,如果没有及时 HAART,艾滋病相关病死率在出生后第 1 年为 20%~30%,第二年可以超过 50%。临床监测是儿童抗病毒治疗效果监测的必要部分,每次随访都应进行身高、体重、生长发育情况及依从性监测。儿童及青少年初治推荐方案为 2 种逆转录酶抑制剂(reverse transcriptase inhibitors,NRTI)类骨干药物联合第三类药物治疗。第三类药物可以为非核苷类逆转录酶抑制剂(non-nucleoside reverse transcriptase inhibitors,NNRTI)或者增强型蛋白酶抑制剂(protease inhibitor,PI)(含利托那韦或考比司他)或者整合酶链转移抑制剂(integrase strand transfer inhibitors,INSTI);有条件的患者可以选用复方单片制剂。HIV 感染的患者宫颈异常(宫颈癌、宫颈上皮内乳头样瘤变)、性传播疾病、生殖泌尿系统感染、盆腔炎症、疱疹感染、反复的假丝酵母菌性外阴阴道炎发病率上升,需要长期监测。

(孙莉颖)

第八节　预防接种

一、人乳头瘤病毒概述

人乳头状瘤病毒（human papilloma virus，HPV）是一种 DNA 病毒，以人为唯一宿主。流行病学和分子生物学资料表明，HPV 感染与子宫颈癌及其癌前病变的发生有着密切的联系。另外，HPV 感染也可引起肛门、阴茎、口腔等部位的上皮性癌，以及一些外阴、阴道等部位的良性病变如湿疣、乳头状瘤等。HPV 具有高度的宿主特异性和嗜上皮性，适于在温暖、潮湿的环境生长，主要感染人体特异部位皮肤、黏膜的复层鳞状上皮。目前为止，已发现和鉴定出超过 200 种不同类型的 HPV，其中 50 余种与肛门生殖道感染有关。不同型别的 HPV 感染可以导致不同的临床病变。根据其生物性特征和致癌性，HPV 分为高危型和低危型，高危型与癌及癌前病变发生相关。在高危型中，又分为致癌型（carcinogenic），包括 16、18、31、33、35、39、45、51、52、56、58、59 型 12 种；很可能致癌型（probably carcinogenic），即 68 型；可能致癌型（possibly carcinogenic）：包括 26、53、66、67、70、73、82 型 7 种。国际癌症研究机构（IARC）指定的 14 种高危型 HPV（high risk HPV，HR-HPV），分别为 16、18、31、33、35、39、45、51、52、56、58、59、66、68 型。国家药品监督管理局在《人乳头瘤病毒（HPV）核酸检测及基因分型、试剂技术审查指导原则》中将高危型中的致癌型和很可能致癌型 13 种列为高危型，将 26、53、66、73、82 型 5 种列为中危型。低危型（low risk HPV，LR-HPV）如 HPV 6、11、40、42、43、44、54、61、70、72、81 等型，主要与湿疣及下生殖道低度病变相关，HPV 6、11 型主要引起约 90% 的外生殖器、阴道和宫颈的外生型尖锐湿疣。

二、青少年 HPV 感染的特点及危害

HPV 感染在性活跃的青少年和年轻成年女性中非常普遍。性活跃青少年中 HPV 感染的流行程度取决于所研究的人群，阳性率为 30%~50%，其中高危型 HPV 感染占 HPV DNA 阳性患者的 1/2~2/3。HPV 感染的高危因素包括第一次性交年龄过早、终身男性性伴侣的数量以及伴侣的性伴侣数量，主要的生物学风险因素是免疫抑制。性接触是 HPV 主要的传染途径，此外虽然很少，但确实存在非性传播的证据，包括宫内感染、围产期感染、密切的非性接触的自体和异体感染，并且可能通过污染物间接传播。在青少年及年轻女性中，HPV 感染通常是一过性的，且低危型比高危型更容易消退。有报道显示，青少年中 90% 的 HPV 感染在 2 年内消退，中位清除时间为 9.4 个月，平均感染时间约为 13 个月。HPV 再感染很常见，通常在 1 年内发生。HPV 感染更多的是青少年性活跃的标志，而不像在其他年龄组中（特别是 30 岁以上），作为宫颈癌筛查的标记物。高危型 HPV 持续感染可能导致高度鳞状上皮内瘤变（high squamous intraepithelial neoplasia，HSIL），但其在青少年中的风险也相对较低，在初次接触 HPV 后的 3~5 年内，几乎没有发现 HSIL，而宫颈癌的发生则更为罕见。同时，低度鳞状上皮内瘤变（low squamous intraepithelial neoplasia，LSIL）在青少年中有着较高的自然消退率，为 80%~95%。

宫颈癌筛查的目标是识别和消除重要的癌前病变，如 HSIL，并阻止侵袭性癌症的死亡。虽然宫颈细胞学筛查在降低全球宫颈癌发病率方面取得了巨大成功，但其在青少年中的使用存在一定的局限性。一方面，青少年确实存在很多宫颈疾病高风险的特征，有多个性伴侣，具有较高的 HPV 感染率，以及与月经初潮相关的较大的转化区。另一方面，青少年 HPV 感染通常是短暂的，绝大多数 LSIL 能够自然消退，HSIL 的风险也很低，并且 LSIL 一般需要数年时间才能进展为 HSIL。因此，重复细胞学或阴道镜检查等常常是不必要的，可能导致检测到太多无临床意义且会自然消退的病变。而且青少年时期过早开始进行细胞学筛查，还可能导致部分患者接受不必要的阴道镜检查和破坏性手术。

在过去 10 余年中，宫颈筛查方案在青少年人群（21 岁以下女性）中发生了显著的改变。在 20 世纪 90 年代末和 21 世纪初期，美国建议性活跃青少年于初次性生活 3 年后开始巴氏涂片筛查。但早在 2006 年，美国阴道镜和子宫颈病

理学会（ASCCP）就开始重新评估这种方案，并开始建议 21 岁之前不需要进行任何宫颈癌筛查。目前 ASCCP 指南建议正常人群从 21 岁起开始每 3 年一轮的宫颈细胞学筛查，无论性活跃程度、性伴侣个数及是否有妊娠史。该指南也得到了美国妇产科学会（American Society of Obstetrics and Gynecology，ACOG；2009）、美国癌症学会（American Cancer Society，ACS；2011）及美国预防工作组（United States working Group on Prevention，USPSTF；2011）的支持和倡导，并于 2012 年发布。该指南不建议 30 岁以下妇女进行 HPV 筛查。同时应向青少年提供必要的预防保健服务，包括评估健康风险、避孕咨询、预防咨询、筛查和性病治疗等。

三、HPV 疫苗对青少年的保护作用

鉴于 HPV 感染与宫颈癌及癌前病变的密切相关性，HPV 疫苗应运而生，目前全球有三种预防性 HPV 疫苗获批上市，分别是 HPV6/11/16/18 四价疫苗及 HPV6/11/16/18/31/33/45/52/58 九价疫苗，以及 HPV16/18 二价疫苗。这三种疫苗都使用重组 DNA 技术，并由纯化的 L1 蛋白制备，该蛋白自组装形成 L1 病毒样颗粒（virus-like particles，VLP），VLP 作为靶抗原能够诱发机体产生高滴度的血清中和抗体，以抵抗 HPV 入侵。VLP 不带有病毒活性物质或病毒 DNA，因而不能复制，不存在致病性。

HPV 疫苗作为一级预防，可有效降低 HPV 感染相关疾病的发生率。已有长期、大量、随机对照研究证实三种疫苗是安全和高效的，已实施 HPV 疫苗接种国家的 HPV 感染率、生殖器疣和 CIN 发生率大幅下降，这些强有力证据表明三种疫苗均能有效预防持续的 HPV 感染。

目前研究显示，9~15 岁女性接种四价疫苗 18 个月后，其抗体几何平均滴度（geometric mean titer，GMT）为 16~26 岁女性的 2~3 倍，四价疫苗对 HPV16/18 相关 CIN2+ 的总体保护力为 98%。二价疫苗对 HPV16/18 相关的 CIN2+ 的总体保护力为 98.1%，对 HPV16 为 100%，对 HPV18 为 92.3%；对 6 个月、12 个月 HPV16/18 持续感染的保护效力分别为 94.3% 和 91.4%。二价疫苗的交叉保护作用使得 HPV31、33 及 45 型的感染率下降 28%。九价疫苗对 HPV31/33/45/52 及 58 所导致的宫颈、外阴及阴道高级别癌前病变的总体保护力为 97%，而对 HPV6/11/16/18 相关病变的保护效力与四价疫苗相当。对 HPV16/18 保护时长二价疫苗和四价疫苗至少 10 年，九价疫苗至少 5 年。HPV 疫苗对老年女性也具有免疫原性和有效性，试验数据支持年龄达 45 岁（四价疫苗）和 55 岁（二价疫苗）。九价疫苗更广的覆盖面及二价疫苗对 HPV31/33/45 的交叉保护作用意味着接种 HPV 疫苗预防宫颈癌的能力可能比预期的更为强大。

HPV 疫苗对男性亦有保护作用。一项荟萃分析显示，男性 HPV 患病率可高达 49%，但肛门癌及阴茎癌的患病率较低，在 47% 的阴茎癌中发现 HPV-DNA，同时低危型 HPV 可引起男性生殖器疣。一项纳入 4 065 名 16~26 岁男性的大型随机双盲研究显示，无 HPV 感染史男性接种三剂四价疫苗后对 HPV6/11/16/18 型相关外生殖器病变的保护力为 90.4%，预防外生殖器疣的保护力为 89.4%。在抗体效价方面，9~15 岁男性接种四价疫苗 18 个月后，疫苗覆盖 HPV 型别的抗体滴度不低于同龄女性接种者；9~15 岁和 16~26 岁男性接种四价及九价疫苗后，疫苗覆盖 HPV 型别的抗体滴度与 16~26 岁女性相当。10~18 岁和 10~14 岁男性接种二价疫苗后，针对疫苗覆盖 HPV 型别的抗体滴度高于 15~25 岁和 10~14 岁女性接种者。

四、HPV 疫苗的不良反应及接种程序

大量监测数据表明，三种 HPV 疫苗均具有良好的安全性及耐受性，副作用轻微，不影响疫苗使用的依从性。注射部位轻微反应是最常见的不良事件，如接种部位疼痛（84%）、红斑（<25%）及肿胀（25%），其余不良反应包括头晕、头痛、发热、乏力、肌肉痛、静脉栓塞、消化道疾病等，其中头晕和静脉栓塞发生率略高于其他种类疫苗，但是否与 HPV 疫苗相关尚待研究。同时也未观察到孕妇不慎接种任何一种 HPV 疫苗后出现严重后果。现有数据表明哺乳期接种 HPV 疫苗是安全的。严重不良事件的报道罕见，如晕厥、过敏反

应、静脉血栓栓塞、复杂区域疼痛综合征（complex regional pain syndrome，CRPS）、姿势性直立性心动过速综合征（postural orthostatic tachycardia syndrome，POTS）、吉兰 - 巴雷综合征（Guillain-Barre syndrome，GBS）急性炎症性脱髓鞘性多发性神经病（acute inflammatory demyelinating polyneuropathy）、严重心理疾病、癫痫、卵巢功能早衰（premature ovarian failure，POI）、急性播散性脑脊髓炎（acute disseminated encephalomyelitis，ADEM）、多发性硬化症（multiple sclerosis，MS）等，未能确定与疫苗的相关性。免疫受损个体，特别是人类免疫缺陷病毒（HIV）携带者的接种已被证实是安全且有益的。WHO 全球疫苗安全咨询委员会（Global Advisory Committee on Vaccine Safety，GACVS）、国际妇产科联盟（Federation International of Gynecology and Obstetrics，FIGO）审查了现有数据后，认为 HPV 疫苗的获益仍高于风险，支持 HPV 疫苗在适用人群中继续使用。但对于先前接种 HPV 疫苗后发生严重过敏反应，或既往对 HPV 疫苗组分有严重过敏史者，应避免接种。

2014 年 8 月，美国国家预防接种咨询委员会发布了《宫颈癌疫苗接种指南》，指出：11~12 岁女孩应接种宫颈癌疫苗；13~26 岁年轻女性未开始或未完成接种的应接种疫苗；11~12 岁男孩应接种疫苗；13~21 岁年轻男性未开始或未完成接种的应接种疫苗，22~26 岁男性可以接种疫苗；任何一种 HPV 疫苗都可以从 9 岁开始接种；推荐 26 岁以内的男同性恋或免疫抑制者接种疫苗；疫苗应接种 3 剂，第二剂与第一剂间隔 1~2 个月，第三剂与第一剂间隔 6 个月。

2017 年 5 月，WHO 发布 HPV 疫苗立场文件，文中指出三种预防性疫苗接种的主要目标人群为未发生首次性行为的 9~14 岁女孩；同时也可对次级目标人群（青春期后期女孩和年轻成年女性）开展 HPV 疫苗接种；其他获准接种的目标人群还包括年龄较大的成年女性及男性。

（一）二价疫苗接种程序

9~14 岁：推荐 2 剂接种方案。以接种第 1 剂为基线，推荐在之后的第 5~13 个月接种第 2 剂，且两剂之间时间间隔不应超过 12~15 个月。若第 2 剂与第 1 剂时间间隔小于 5 个月，则需于第 1 剂接种后至少 6 个月接种第 3 剂。≥15 岁：推荐 3 剂接种方案（第 0、1 和 6 个月）。接种程序若有调整，则以接种第 1 剂为基线，在接种第 1 剂后的 1~2、5 个月内接种第 2 剂，在接种第 1 剂后的 5~12 个月接种第 3 剂。

（二）四价疫苗接种程序

9~13 岁：推荐 2 剂接种方案（第 0、6 个月）。若第 2 剂与第 1 剂时间间隔小于 6 个月，则需接种第 3 剂。同时也可采用 3 剂接种方案（第 0、2、6 个月）。接种程序若有调整，则应在接种第 1 剂后至少 1 个月接种第 2 剂，在接种第 2 剂后至少 3 个月接种第 3 剂。≥14 岁：推荐 3 剂接种方案（第 0、2 和 6 个月）。接种程序若有调整，则第 1 剂和第 2 剂之间至少间隔 1 个月，第 2 剂和第 3 剂之间至少间隔 3 个月。

（三）九价疫苗接种程序

9~14 岁：推荐 2 剂接种方案（第 0、5~13 个月）。若第 2 剂与第 1 剂时间间隔小于 5 个月，则需接种第 3 剂。同时也可采用 3 剂接种方案（第 0、2、6 个月）。接种程序若有调整，则应在接种第 1 剂后至少 1 个月接种第 2 剂，在接种第 2 剂后至少 3 个月接种第 3 剂。≥15 岁：推荐 3 剂接种方案（第 0、2 和 6 个月）。接种程序若有调整，则在第 1 剂和第 2 剂之间至少间隔 1 个月，在第 2 剂和第 3 剂之间至少间隔 3 个月。

三种疫苗接种后尚未发现有接种加强针次的必要。如果免疫接种计划被中断，没有必要重启 3 剂次接种程序，但应尽可能参照推荐的接种程序完成剩余疫苗剂次。在三种疫苗均有供应地区，应确保接种 3 剂次的同一种疫苗，若不能肯定上一剂次的种类，也可选择其中任一种疫苗完成接种程序。

（程　蓓）

参考文献

1. 石一复 . 小儿青少年妇科学 . 北京 : 科学技术出版社 , 2019: 11-46, 75-86.
2. CAREL JC, LAHLOU N, ROGER M, et al. Precocious puberty and staturalgrowth. Hum Reprod Update, 2004, 10 (2): 135-147.

3. SULTAN C, PARIS F, JEANDEL C, et al. Clinical expression of precocious pubertal development in girls. Gynecol Obstet Fertil, 2005, 33 (4): 197-207.

4. 中华预防医学会妇女保健分会青春期学组. 女童性早熟诊治共识. 中国妇幼健康研究, 2018, 29 (2): 135-138.

5. 孙莉颖, 朱海斌, 宋文耀. 儿童尿道脱垂的临床分析. 中华妇产科杂志, 2005, 40 (3): 192-193.

6. 李海萍, 罗光楠, 廖莳. 先天性无阴道综合征临床研究进展. 生殖与避孕, 2012, 32 (04): 264-268.

7. SANFILIPPO JS, LARA-TORRE E, GOMEZ-LOBO V. SANFILIPPO'S textbook of pediatric and adolenscent gynecology. CRC Press, 2019: 1-121.

8. ROBERTS CP, ROCK JA. Surgical methods in the treatment of congenital anomalies of the uterine cervix. Current Opinion in Obstetrics & Gynecology, 2011, 23 (4): 251-257.

9. 孙莉颖, 朱丽. 阴道斜隔综合征的诊治. 中国实用妇科与产科杂志, 2018, 34 (04): 26-29.

10. HELLER DS. Normal histology of the female genital tract. Springer International Publishing, 2015,(1): 13-38.

11. GRYNBERGM, BIDETM, BENARDJ, et al. Fertilitypreservationin Turner syndrome. Fertil Steril, 2016, 105 (1): 13-19.

12. PAULETTE B, DENISE R. Bacterial vaginosis: A practical review. Journal of the American Academy of Physician Assi, 2017, 30 (12): 15-21.

13. NG SM, YAP YY, CHEONG JW, et al. Antifungal peptides: a potential new class of antifungals for treating vulvovaginal candidiasis caused by fluconazole-resistant Candida albicans. Journal of Peptide Science, 2017, 23 (3): 215-221.

14. NAKIB G, CALCATERRA V, ELIZZO G. Longstanding presence of a vaginal foreign body (Battery): severe stenosis in a 13-year-old girl. J PediatrAdolescGynecol, 2017, 30 (1): e15-e18.

15. 郭艳, 夏恩兰. 阴道内镜诊治幼女阴道排液及出血 42 例临床分析. 国际妇产科学杂志, 2017 (3): 265-267.

16. WORTMAN M, DAGGETT A, BALL C. Operative hysteroscopy in office-based surgical: rewiew of patient safety and satisfaction in 414 case. Minim invasive Gynecol, 2013, 20 (1): 56-63.

17. RASHEED S, MONEM AA, GHAFFAR HA. Childhood vaginal bleeding due to a missed foreign body in the vagina following female genital mutilation. Int Gynaecol Obstet, 2012, 118 (1): 75-76.

18. 蔡桂茹, 马庭元. 实用儿童与青年妇科学. 北京: 人民卫生出版社, 1985: 1-56.

19. 杨冬梓. 生殖内分泌疾病检查项目选择及应用. 2 版. 北京: 人民卫生出版社, 2016: 177-181.

20. EMANS SJ, LAUFER MR. Pediatric & Adolescent Gynecology. 7th ed. Lippincott Williams & Wilkins. 2019: 1-60.

21. CREO AL, SCHWENK NW. Bone Age: A Handy Tool for Pediatric Providers. Pediatrics, 2017, 140 (6): e20171486.

22. ELMAOĞULLARI S, AYCAN Z. Abnormal Uterine Bleeding in Adolescents. J Clin Res PediatrEndocrinol, 2018, 10 (3): 191-197.

23. REVEL-VILK S, PALTIEL O, LIPSCHUETZ M, et al. Underdiagnosed menorrhagia in adolescents is associated with underdiagnosed anemia. J Pediatr, 2012, 160 (3): 468-472.

24. MULLINS TL, MILLER RJ, MULLINS ES. Evaluation and Management of Adolescents with Abnormal Uterine Bleeding. Pediatr Ann, 2015, 44 (9): 18-22.

25. WITCHEL SF, ROUMIMPER H, OBERFIELD S. Polycystic Ovary Syndrome in Adolescents. EndocrinolMetabClin North Am, 2016, 45: 329-344.

26. IACOVIDES S, AVIDON I, BAKER FC. What we know about primary dysmenorrhea today: a critical review. Hum Reprod Update, 2015, 21: 762-778.

27. SEIDMAN LC, BRENNAN KM, RAPKIN AJ, et al. Rates of anovulation in adolescents and young adults with moderate to severe primary dysmenorrhea and those without primary dysmenorrhea. J Pediatr AdolescGynecol, 2018, 31: 94-101.

28. GARGETT CE, SCHWAB KE, BROSENS JJ, et al. Potential role of endometrial stem/progenitor cells in the pathogenesis of early-onset endometriosis J Mol Hum Reprod, 2014, 20 (7): 591-598.

29. 谢幸, 孔北华, 段涛. 妇产科学. 9 版. 北京: 人民卫生出版社, 2018: 334-341.

30. 青春期多囊卵巢综合征诊治共识. 生殖医学杂志, 2016, 25: 767-770.

31. 中华医学会妇产科学分会子宫内膜异位症协作组. 子宫内膜异位症的诊治指南. 中华妇产科杂志, 2015, 50 (3): 161-169.

32. 中华医学会妇产科学分会绝经学组. 中国绝经管理与绝经激素临床应用指南 (2018 版). 中华妇产科杂志, 2018: 729-739.

33. BERAL V, BULL D, REEVES G. Endometrial cancer and hormone-replacement therapy in the Million Women Study. Lancet (London, England), 2005, 365 (9470): 1543-1551.

34. FOURNIER A, BERRINO F, CLAVEL-CHAPELON F. Unequal risks for breast cancer associated with different hormone replacement therapies: results from the E3N cohort study. Breast cancer research and treatment, 2008, 107 (1): 103-111.

35. GOMPEL A. Micronized progesterone and its impact on the endometrium and breast vs. progestogens. Climacteric: the journal of the International Menopause

Society, 2012, 15 Suppl 1: 18-25.

36. CANONICO M, PLU-BUREAU G, LOWE GD. Hormone replacement therapy and risk of venous thromboembolism in postmenopausal women: systematic review and meta-analysis. BMJ (Clinical research ed), 2008, 336 (7655): 1227-1231.

37. BARROW RY, AHMED F, BOLAN GA, et al. Recommendations for Providing Quality Sexually Transmitted Diseases Clinical Services, 2020. MMWR Recomm Rep, 2020, 68 (5): 1-20.

38. WORKOWSKIKA, BOLAN GA. Sexually transmitted diseases treatment guidelines, 2015. MMWR Recomm Rep. 2015, 64 (RR-03): 1-137.

39. LACEY CJN, WOODHALL SC, WIKSTROM A, et al. 2012 European guideline for the management of anogenital warts. Journal of the European Academy of Dermatology & Venereology, 2013, 27 (10): e263-e270.

40. 中华医学会感染病学分会艾滋病丙型肝炎学组，中国疾病预防与控制中心 . 中国艾滋病诊疗指南 (2018 版). 中华传染病杂志 , 2018, 36 (12): 20.

41. KAHN JA, HILLARD PJ, AMERICAN CANCER SOCIETY, et al. Cervical cytology screening and management of abnormal cytology in adolescent girls. J PediatrAdolescGynecol, 2003, 16 (3): 167-171.

42. GUIDO R. Guidelines for screening and treatment of cervical disease in the adolescent. J PediatrAdolescGynecol, 2004, 17 (5): 303-311.

43. GRAY SH, WALZER TB. New strategies for cervical cancer screening in adolescents. CurrOpinPediatr, 2004, 16 (4): 344-349.

44. DE OLIVEIRA CM, FREGNANI JHTG, VILLA LL. HPV Vaccine: Updates and Highlights. Acta Cytol, 2019, 63 (2): 159-168.

45. HARPER DM, DEMARS LR. HPV vaccines-A review of the first decade. Gynecol Oncol, 2017, 146 (1): 196-204.

46. J. M. L. BROTHERTON, P. N. BLOEM. Population-based HPV vaccination programmesare safe and effective: 2017 update and the impetus for achieving better global coverage. Best Practice & Research Clinical Obstetrics and Gynaecology, 2018, 47: 42-58.

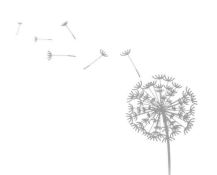

第四章 女性生殖健康保护

第一节 青春期女性生殖健康

一、概述

1994年召开的国际人口和发展大会上首次提出生殖健康（reproductive health）的概念，是指生殖系统及其功能和过程所涉及的一切身体、精神和社会等方面的健康状态，而不仅仅指没有疾病或不虚弱，包括人类有生育能力，且又能科学地调节与控制人类的生育能力；怀孕、分娩、婴儿期的安全以及婴儿正常发育；有正常的性生活，但不必担心感染性传播疾病以及计划外的怀孕等。除了上述生殖健康概念的内涵外，生殖健康还有三方面的外延概念：生育调节，可细分为计划生育、避孕节育和不孕不育；优生优育；生殖保健，即所有男性和女性人生全过程（全方位、全生命周期）的保健，涵盖生长发育期（婴幼儿期、儿童期）、青春期、生育期、更年期、老年期等。由于女性生理特点和所承担的家庭及社会责任，面临的生殖健康问题较男性大得多，而且女性健康不仅关系到女性本身，还关系到每个家庭，关系到计划生育、人口控制、人口素质和社会经济发展等多个方面。所以，了解整个生命周期中有关性、生育、健康方面的知识，对女性尤其是青春期女性进行自我认知和生殖健康教育，对促进女性生殖健康，最终实现整个人类的健康具有重要意义。

当前，无论是发达国家还是发展中国家，青少年性行为均呈增长趋势，主要表现在青少年人群首次性行为的低龄化、婚前性行为比例增加、性活跃的人群比例高、性活动频繁、性伴侣数量多等多个方面；而另一方面，青少年的性教育远远落后于青少年的性成熟；而且，青少年避孕节育服务的可及性较差。国家对育龄人群提供免费的避孕药具还缺乏针对青少年的宣传，加上发放地点有限且发放方式不具隐蔽性，不利于保护隐私，使得大部分青少年对这项公共服务知晓度低且利用率也低。在这种情况下青少年非意愿妊娠、人工流产、不良妊娠结局及性传播疾病感染比例等都出现增长，因此，青少年性与生殖健康已成为全球范围内关注的焦点之一，成为一个不容忽视的严峻问题。

2001年，国际计划生育联合会（International Planned Parenthood Federation，IPPF）就针对青少年的生殖健康问题提出了"5A"（Adolescents，AIDS，Abortion，Access，Advocacy）战略，即从青少年、艾滋病、堕胎、获取途径、宣传五个方面，为青少年提供全方位多维度的生殖健康服务。

2012年，WHO和人类生殖计划发布了《关于计划生育和改善青少年性健康和生殖健康的前沿全球研究》报告，报告指出人类生殖计划是以发展中国家的计划生育和青少年性和生殖健康现状为证据进行基础性研究，并制订了适当的方案来执行其研究结果。在其合作伙伴的支持下，其目标是协调一个全球性的研究应对计划生育需求未得到满足的问题，并制定旨在减少意外怀孕数量的研究干预措施。

2014年5月，在第67届世界卫生大会上，成员国审查了"世界卫生组织生殖健康战略第

WHA57.12 号决议"在执行方面取得的进展,并指出尽管已经实施了一系列加强性健康和生殖健康及相关权利的法规和政策,包括避孕药具的需求,为青少年和青年提供全面的性和生殖健康服务,不安全堕胎预防和管理,性别平等,对妇女和女童的暴力行为以及与生殖有关的癌症等领域仍需要进一步关注,并强调了性健康和生殖健康权利的重要性。

2018 年 10 月,WHO 发布了《关于青少年性健康和生殖健康及权利的建议》,概述了当前性健康和生殖健康及权利存在的问题及这些问题对青少年(10~19 岁)的人权、健康和幸福的重要性,以及 WHO 处理这些问题的指导原则,旨在支持实施 2016-2030 年全球妇女、儿童和青少年健康战略,并与 WHO 青少年健康全球行动以及 WHO 的性健康与生殖健康战略相联系。

我国"健康 2030 规划纲要"中也指出:确保全面享有性和生殖健康服务,包括计划生育、信息和教育,并将生殖健康纳入国家战略和方案之中,也包含保证青少年享有性和生殖健康服务,其中,有效可及性是青少年性与生殖健康服务项目中最重要的组成要素。

综上所述,生殖健康越来越受到国际社会的关注,并把青少年的生殖健康确定为应当优先关注的领域之一。

二、青春期女性生殖健康的影响因素

青少年时期是身体、情感和社会关系持续发展的关键时期,也是大多数青少年开始探索性和发展亲密关系的重要时期。在这个时期,影响青春期少女的一些关键的生殖健康问题包括:

(一)青春期性发育

无论是男孩还是女孩,从儿童到成年的过渡代表着一个令人兴奋的重要转变。而对于女孩,青春期则意味着开始接受有关性、贞洁、生育和女性气质等各种矛盾信息。月经标志着青春期性发育的开始,在某些环境下,文化禁忌会使女孩对月经的出现产生羞耻感,却又无所适从;另一方面,绝大多数的月经初潮女孩都处于读书阶段,而学校里也没有私密、干净且能让女孩妥善处理月经用品的卫生间。这都说明月经是一个普遍被忽视的问题,这种忽视使初潮的女孩子在月经到来时感到焦虑、害怕和准备不足。

(二)青春期早孕和早育

尽管过去几十年内全球人口出生率显著下降,但依然有很多少女在 15~19 岁之间就开始生育子女。2014 年,WHO 统计显示,在全球范围内 15~19 岁少女的平均生育率为 0.1%~29.9%。早孕和早育会带来严重的健康和社会问题,更是造成 19 岁以下女性死亡的第二大原因,在怀孕或生产期间出现的并发症是引起少女死亡的主要原因之一。

(三)青春期避孕需求缺口

不管是年轻男性还是女性都有责任使用避孕措施,然而现实却是更多的女性尤其是未婚的青少年女性的避孕需求无法得到满足。因为传统文化的影响,未婚女性不愿意承认自己处于性活跃状态,她们避孕需求的缺口被严重低估,另一方面,因为法律法规的限制、获取渠道的缺乏及担心避孕药对健康产生副作用等原因而在性行为发生时未使用避孕措施。除此之外,还存在避孕及相关知识匮乏的问题。

(四)不安全的人工流产

全球范围内,每年约有 300 万 15~19 岁的女孩经历不安全流产。相比于 20 岁以上的成年女性,因为不安全人工流产而死亡或残障的少女比例要高得多。少女常常要比成年女性更晚意识到自己怀孕,因此,希望终止怀孕的少女在妊娠期内接受人工流产的时机会更晚;由于文化上的污名、歧视或其他因素,少女更容易采取自行堕胎,或者寻求非专业人士的帮助,从而带来不良后果。

(五)包括人类免疫缺陷病毒在内的性传播感染

每年全世界范围大约新增 33.3 亿可治愈的性传播案例,其中最易感人群年龄为 20~24 岁,其次是 15~19 岁。2015 年,人类免疫缺陷病毒感染是全球范围内 10~19 岁青少年的第九大死亡原因;除人类免疫缺陷病毒和其他病毒之外,每年每 20 名年轻人中就有一名会发生性传播感染,只有少数青少年可以获得并支付得起性传播感染的治疗。

当前无论是在发达国家还是在发展中国家,

青少年生殖健康问题都是一个不容忽视的严峻的问题,虽然各个国家、地区侧重点可能有所不同,但都提示青少年生殖健康问题尤其是青春期女性的生殖健康问题是必须立即着手解决的问题。当前,在中国人口出生率下降且出生缺陷依然高居不下的今天,青少年的生殖健康问题更加重要,要解决这一严峻的问题,可通过提高青少年的参与度、加强生殖健康服务的可及性、提高相关技术人员的专业性及增加生殖健康服务的全面性等方面来入手解决,而要真正解决这些问题,全面的生殖健康教育和专业人员的水平提高是保障。通过全面的生殖健康教育可以使青春期女性在生殖健康方面获得更细化的、全面的、针对性的知识普及和自我保护教育。

三、全面的生殖健康教育

在步入成年的过程中,很多青少年都会接触到大量与生殖健康相关的混乱和矛盾的负面信息,而包括父母、教师在内的成年人在性的问题上表现出的尴尬和沉默往往会加剧这种情况,而陈旧的观念和落后的法律限制了公众对性和性行为问题的讨论,从而使得在性关系和使用现代避孕措施方面的社会性别不平等现象持续存在。大量证据表明,全面性教育能够使儿童和青少年获得准确且适龄的知识、态度和技能,建立积极的价值观,也可以帮助青少年反思社会规范、文化价值和传统观念,以便更好地理解和处理他们与同龄人、父母、教师、其他成年人的关系。

我国青少年的生殖健康教育远远落后于青少年的实际需求,很多研究发现青少年的生殖健康知识亟待加强。武汉市三所中学的调查研究结果显示,大多数青少年已具备一定的青春期知识,但对于人体的生殖功能和性病、艾滋病缺乏科学的理解,有的认识是模糊和错误的;大连市 4 个区的中小学生性知识、性态度和性行为情况问卷调查结果发现,约 50% 的青少年不能正确回答性知识问题,性知识的来源以传媒为主(41.6%)。

2018 年,联合国教科文组织(United Nations Educational, Scientific and Cultural Organization, UNESCO)联合联合国艾滋病规划署秘书处(UNAIDS)、联合国人口基金(United Nations Population Fund, UNFPA)、联合国儿童基金会(The United Nations Children's Fund, UNICEF)、联合国妇女署及 WHO 等六家机构共同出版了《国际性教育技术指导纲要》(第 2 版),纲要提出了全面性教育的概念,即性教育是为年轻人提供适合其年龄的、符合其文化特点的、同时在科学意义上准确无误的知识,其中包括有计划地为年轻人提供各种机会,让他们探求自己的态度和价值观,锻炼自己的决策能力以及其他生活技能,这些都是他们日后能够为自己的性生活做出知情选择而需要的能力。在此技术指导纲要中,对每个概念都进行了细化,界定了具体的学习要点和说明性学习目标,并按照知识、态度和技能进行分类,同时按照四个不同年龄段进行设定,即 5~8 岁,9~12 岁,12~15 岁,15~18 岁及以上,内容随着年龄的递增而越发复杂,呈螺旋式上升。针对青春期女孩对于性与生殖健康的教育包括相关准确的知识、态度和技能,不同地区根据不同的文化和环境,可采取不同方式来实现,现将人体与发育、性与性行为及性与生殖健康等的相关知识内容要点进行罗列,详见表 4-1-1,表 4-1-2,表 4-1-3,表 4-1-4。

全面的性教育旨在帮助青少年掌握能够使他们实现自身健康、幸福和尊严的知识、技能、态度和价值观;培养以彼此尊重为基础的社会和两性关系;启迪他们思考自己的选择如何影响本人及他人的幸福;推动贯穿其一生的对其权利的理解和保护;满足青少年的生殖健康需求,帮助青少年逐渐成熟,从而使他们能够做出负责任的决定;并保护他们免受非意愿妊娠、性传播疾病以及不孕后遗症的危害。

表 4-1-1　5~8 岁孩子要掌握的知识要点

主题	要掌握的知识点
性与生殖解剖及生理	1. 能认识关键的内外生殖器官,并描述其基本功能 2. 能识别出男人、女人、男孩和女孩身体的异同,知道这些差异如何随时而变化 3. 了解每种文化看待身体的方式各不相同
生殖	能描述生殖的过程,特别强调怀孕过程需要一个精子和一个卵细胞结合并在子宫着床 能描述女性在怀孕期间身体经历的变化

主题	要掌握的知识点
青春发育期	能定义青春发育期 能理解生长发育会带来身体和情感的变化
身体意象	知道所有人的身体都是独一无二的 能解释对自己身体感到骄傲意味着什么
性与性的生命周期	能理解身体上的享受和兴奋是人类自然的感觉，也包括与他人身体的亲密接触 能了解描述身体感觉的多种词语，包括对他人表达感情和亲近的词语
性行为与性反应	能说出对他人表达爱和关心的各种方式，包括亲吻、拥抱、触摸 能定义"恰当的触摸"和"不恰当的触摸"
怀孕与避孕	了解受孕始于精和卵细胞结合并在子宫着床 能解释怀孕和生殖都是自然的生理过程，并且人类能计划自己的怀孕时间 能认识到并非所有夫妻都有孩子
人类免疫缺陷病毒和艾滋病的污名、关爱、治疗及支持	能说明在正确护理、治疗和支持下，艾滋病感染者也可以过上美满的生活，如果愿意，也可以拥有自己的孩子
理解、认识与减少包括人类免疫缺陷病毒在内的性传播感染风险	能描述"健康"和"疾病"的概念 能解释人体有免疫系统，可以保护人体免受疾病的侵害 能列举人们保护自身健康的不同方式 能理解人们在生病时也可能看起来很健康 能理解人们无论何种健康状态下都需要爱、关心和支持

表 4-1-2　9~12 岁孩子要掌握的知识要点

主题	要掌握的知识点
性与生殖解剖及生理	能描述与性健康和生殖有关的身体部位 能解释生殖所需的关键身体机制（如月经周期、精子的产生和射精）
生殖	能列举出生殖的必要步骤 能了解发生性交行为时，男性阴茎在女性阴道内射精就可能导致怀孕 能了解性交行为并不必然导致怀孕 能解释月经周期，包括月经周期中最容易受孕的阶段 能了解激素的变化可调节月经周期，并能影响受孕的时机 能描述怀孕的迹象以及胎儿的发育阶段
青春发育期	能描述青春发育期、生殖系统发育成熟的过程 能列举出青春期出现的身体和情感上的主要变化 能描述保持个人卫生的方法 能描述月经周期及女性在此期间可能出现的身体症状和感觉 能描述如何获得、使用和处理卫生巾和其他经期用品 能说出社会性别不平等是如何让女性对月经产生羞耻感和恐惧感的 能理解青春期男孩因为性唤起或没有特定原因而发生阴茎勃起及梦遗是一种正常现象
身体意象	能解释外貌是由遗传、环境和健康习惯等因素决定的 能描述人们对有吸引力的外貌的判定标准有何不同
性与性的生命周期	能理解性意味着对他人产生情感和身体上的吸引 能描述人们一生都可以通过身体接触（如亲吻、触摸、爱抚、性接触等）感受到愉悦 能认识到对性感到好奇并产生疑问是很自然的

主题	要掌握的知识点
性行为与性反应	能描述男性和女性对性刺激的反应 能了解青春期男孩和女孩对性吸引和性刺激的反应 能解释男孩和女孩会在青春发育期或更早的时候开始出现自慰行为 认同自慰并不会对身体或情感造成伤害，但应在私密环境中进行 能对推迟性行为和开始性生活的利弊做出比较 能理解禁欲是指选择不与他人发生性关系，或自行决定什么时间与谁发生性关系；知道禁欲是避免怀孕和包括人类免疫缺陷病毒感染在内的性传播感染的最安全的方式
怀孕与避孕	能列举出怀孕的基本特征 能描述验孕方法 能列举出早婚（自愿或被迫）、早孕和早育有关的健康风险 能纠正现代避孕药、安全套和其他避孕方式的错误观念 能解释不发生性交是最有效的避孕方式 能描述正确使用男用和女用安全套的方法和步骤 能讨论社会性别角色和同伴观念如何影响与避孕有关的决策
人类免疫缺陷病毒和艾滋病的污名、关爱、治疗及支持	能说出人类免疫缺陷病毒感染者坦诚谈论自己感染身份的益处及面临的挑战 能理解人类免疫缺陷病毒感染者有出生时即携带，也有后天感染 能解释艾滋病感染者特殊护理和治疗的需求，包括一些可能的副作用 能理解艾滋病的治疗会贯穿一生，且会带来副作用和其他挑战，并需要关注营养问题 能说明儿童和年轻艾滋病感染者可从治疗中获益，但在青春期需要重点关注药量和依从性问题，并要控制副作用（如骨密度和抗逆转录病毒药物耐药性） 能解释人类免疫缺陷病毒并不是建立亲密关系、享有家庭或性生活的障碍，因为无论感染人类免疫缺陷病毒与否，都可以一起生活、发生性关系，也可以生育子代并保证子代不携带人类免疫缺陷病毒 能说出艾滋病对家庭包括家庭结构、家庭成员角色和责任的影响 能解释在获得支持和治疗的前提下，女性艾滋病感染者可以保持健康，并能生下健康的孩子且能母乳喂养
理解、认识与减少包括人类免疫缺陷病毒在内的性传播感染风险	能列举出青年群体中最常见的性传播感染类型（如人类免疫缺陷病毒、HPV、单纯疱疹病毒、沙眼衣原体和淋病奈瑟菌感染等）和最常见的传播途径 能掌握人类免疫缺陷病毒不会通过日常接触传播（如握手、拥抱、共用杯子喝水等） 能描述降低人类免疫缺陷病毒感染或传播风险的不同方法，包括病毒暴露前使用安全套、有条件下的男性自愿包皮环切手术等及暴露后的预防等 能正确描述使用安全套的步骤 能描述在什么年龄以及在什么地方可以接种HPV疫苗 了解大多数常见性传播感染的检测和治疗 能说出对想要进行检测的人表示支持的不同方式

表 4-1-3　12~15 岁孩子要掌握的知识要点

主题	要掌握的知识点
性与生殖解剖及生理	能解释胎儿的生理性别由染色体决定，并在受精初期已确定 能描述激素在生殖器官和性功能的形成、发展和调节方面的作用 能区别生理性别、社会性别和生殖在生物层面和社会层面的不同含义 能比较和对比文化和宗教如何影响社会对生理性别、社会性别和生殖问题的看法
生殖	能了解怀孕是可以计划和预防的 能理解生殖功能和性感觉之间的差异

续表

主题	要掌握的知识点
青春发育期	能区分青春发育期和青春期 能说明青春发育期的开始时间因人而异，对男孩和女孩的影响也不一样 能评估青春期出现的不同变化，并能将其归类（如身体、情感、社会交往、认知方面的变化） 能比较男孩和女孩在青春发育期变化中表现出的异同 能认识到青春发育期对某些儿童具有更大的挑战性，包括不符合传统社会性别规范的儿童、跨性别儿童或双性儿童
身体	能讨论欣赏自己身体能带来哪些好处 能描述一个人的外貌会如何影响其他人对他的感觉和态度以及这种影响对男性和女性的差别 能分析人们尝试改变外貌的常见手段（如减肥药、类固醇或使用漂发／美白产品），并评估它们对身体的危害 能批判性分析那些可能会导致一个人产生改变外貌的想法的、基于社会性别的"美"的标准 能解释与身体相关的各种失调症状（如焦虑、厌食、贪食等饮食失调症状）
性与性的生命周期	能列举出人们表达性的方式 能理解性感觉、性幻想和性欲是自然的，而不是令人羞耻的，并且伴随人的一生 能解释为什么不是所有人都会选择依照自己的性感觉、性幻想和性欲行事 能认识到人们对性的兴趣可能会随年龄变化而变化，且一生都会有性的表达
性行为与性反应	能理解性刺激包含身体和心理层面的刺激，人们对性刺激有不同的反应，且在不同时期会产生不同的性反应 在接触有关性行为的信息时，能正确区分错误观念与事实 能认识到明智的性决策会影响个人的健康和福祉（如有足够的知识和自信来决定是否、何时、与何人发生性行为） 能列举出有哪些方法可以帮助人们减少性行为带来的风险 能说明安全套和其他避孕措施可以降低性行为带来的风险（如人类免疫缺陷病毒感染、性传播感染或非意愿怀孕） 能明白非插入式性行为不会导致非意愿怀孕，且能降低包括人类免疫缺陷病毒在内的性传播感染的风险，同时也能带来性愉悦 能定义性交易活动 能描述性交易活动可能产生的风险
怀孕与避孕	充分了解预防非意愿怀孕的有效方法和与之相关的其他功效（如男用和女用安全套、口服避孕药、避孕针、皮下埋植、紧急避孕药等） 能说明非意愿怀孕的个人脆弱性 知道不发生性交或坚持正确使用安全套和现代避孕措施是防止非意愿怀孕的有效方式，且知道如何正确使用各种避孕措施 知道紧急避孕措施能够预防非意愿怀孕，包括因未采用避孕措施、避孕措施不当或避孕失败以及因遭受性侵害导致的非意愿怀孕 知道自然避孕法不如现代避孕措施可靠，但当无法采用现代避孕措施时，自然避孕法好于完全不避孕，可在专业卫生人员建议下使用 知道绝育是一种永久的避孕手段 知道可以从何处获得安全套或实施现代避孕措施 了解过早生育且知道与之相关的健康风险 能描述生育间隔的益处
人类免疫缺陷病毒和艾滋病的污名、关爱、治疗及支持	知道基于人类免疫缺陷病毒感染状况而歧视他人是违法的 能说明为什么包括艾滋病感染者在内的每个人都有权利对别人感觉和爱 了解艾滋病感染者组织或有他们参与的项目或活动，并知道他们能提供的服务

主题	要掌握的知识点
理解、认识与减少包括人类免疫缺陷病毒在内的性传播感染风险	会描述包括人类免疫缺陷病毒在内的性传播感染的不同途径（如性接触传播；怀孕、生产或哺乳期传播；通过含病原体的血液传播；共用注射器、针头或其他锋利器具而传播） 知道不发生性交是预防人类免疫缺陷病毒和其他性传播感染的最有效的手段 知道一个处于性活跃期的人可通过一些特定的方式降低人类免疫缺陷病毒或其他性传播感染的风险，包括：坚持正确使用安全套；避免插入式性交行为；双方保持单一配偶；减少性伴侣数量；不同时拥有多名性伴侣；接受检测和治疗 知道在人类免疫缺陷病毒和其他性传播感染发生率很高的环境下，年龄差距很大的个体间的亲密关系或代际亲密关系会增加感染的风险 了解如何进行人类免疫缺陷病毒检测以及为人类免疫缺陷病毒感染者提供服务的项目 能列举出不同人类免疫缺陷病毒的检测方式以及如何进行这些检测 了解男性包皮环切手术及这种手术是如何降低男性感染人类免疫缺陷病毒风险的 了解人类免疫缺陷病毒暴露前后口服预防用药可以在人类免疫缺陷病毒暴露前后降低感染的可能性

表 4-1-4　15~18 岁及以上孩子要掌握的知识要点

主题	要掌握的知识点
性与生殖解剖及生理	能总结男性和女性在生命周期各阶段的性与生殖能力
生殖	能列能列举没有生殖力但希望怀孕的人可以有哪些选择，如辅助生殖技术
青春发育期	了解激素对人类一生中的情感和身体变化的影响
身体意象	能分析特定的文化和社会性别的刻板印象及它们对人们的身体意象和人际关系的影响
性与性的生命周期	了解性的复杂性和多面性，包含生理、社会、心理、精神、伦理和文化等多个层面
性行为与性反应	了解性愉悦和性责任的关键要素 了解很多人在一生当中会有性接触的空白期 了解良好的沟通有助于改善性关系 能反思社会性别规范和刻板印象会影响人们对性愉悦的期待和体验 知道了解自己身体的性反应可以帮助人们认识自己的身体，并能确定身体各项机制是否良好，在必要的时候寻求帮助 知道风险降低策略对预防非意愿怀孕和性传播感染的重要性，包括减少通过分娩、性虐待或无保护性行为等途径已获得的性传播感染
怀孕与避孕	了解现代避孕方法对个人的益处及可能带来的副作用或风险 了解不同因素对采取最恰当避孕措施或多种避孕措施时的影响 了解相关法律法规，知道未成年母亲如何有继续完成学业、获得生殖健康服务、不受歧视 了解针对怀孕少女的一系列卫生保健和支持服务 知道不安全人工流产给女性带来的严重的健康风险 知道领养的益处和风险 了解促进或威胁健康的怀孕过程的产前行为
人类免疫缺陷病毒和艾滋病的污名、关爱、治疗及支持	了解针对艾滋病感染者或受艾滋病影响的人群污名和歧视产生的原因和造成的影响
理解、认识与减少包括人类免疫缺陷病毒在内的性传播感染风险	能分析与做出降低自身感染风险相关决定的所有因素 能评估帮助人们预防和最大限度降低人类免疫缺陷病毒感染风险的生殖健康服务

避孕 3 个月,其他类型肌瘤剔除术后应避孕 6~12 个月。根据患者子宫肌瘤及手术后的疾病情况,推荐选择复方口服避孕药(复方口服避孕药)、LNG-IUS、依托孕烯皮下埋植剂、长效醋酸甲羟孕酮避孕针(depot medroxyprogesterone acetate,DMPA)等避孕方法。其中,复方口服避孕药、LNG-IUS 可在避孕的同时缓解月经过多、痛经等症状,因此可考虑推荐为首选的避孕方法。

2. **患有子宫内膜异位症和子宫腺肌病以及手术治疗后的患者**　应用激素避孕方法可在避孕的同时达到缓解疼痛、减少月经量、预防术后复发等治疗目的。因此,建议此类患者的避孕方法可选择复方口服避孕药、LNG-IUS、DMPA 或依托孕烯皮下埋植剂,其中首选推荐复方口服避孕药或 LNG-IUS 进行避孕。

3. **子宫内膜增生的发生与卵巢雌激素分泌过多而孕激素缺乏有关**　常见于无排卵的月经状态。子宫内膜增生分为无不典型和不典型,无不典型性的子宫内膜增生的子宫内膜癌风险 20 年间小于 5%。对无不典型增生患者,首选推荐 LNG-IUS,避孕的同时可有效逆转子宫内膜,并能作为减少术后复发的二级预防。

4. **子宫内膜息肉**　发生与局部 ER 的异常表达有关,宫腔镜子宫内膜息肉切除术后的复发率较高,因此对于术后暂无生育要求者首选推荐使用 LNG-IUS 或复方口服避孕药进行避孕,以降低术后息肉复发率。

5. **排卵障碍**　包括稀发排卵、无排卵及黄体功能不足,主要是由于下丘脑 - 垂体 - 卵巢轴功能异常引起,常见于青春期、生育期、绝经过渡期;也可因 PCOS、肥胖、高催乳素血症、甲状腺疾病等引起。对于已完成生育或暂无生育需求的 AUB-O 患者,推荐复方口服避孕药或 LNG-IUS 进行避孕,均可以达到避孕、月经周期调控及子宫内膜保护的作用。尤其是对于绝经过渡期 AUB-O 患者,推荐 LNG-IUS 作为首选的避孕方法。

6. **原发性痛经者**　首选复方口服避孕药或 LNG-IUS 作为避孕方法,高效避孕的同时可以有效缓解痛经症状,提高其生命质量。

7. **盆腔炎症性疾病**　治疗期间,建议避免性生活直至感染痊愈。由于盆腔炎症性疾病的发生与性传播疾病密切相关,所以在选择避孕方法时,不但要能满足避孕的需求,还需要预防生殖系统感染和性传播疾病,因此首选推荐此类患者使用避孕套联合复方口服避孕药或 LNG-IUS 进行避孕。

五、安全的人工流产

青春期妊娠又称少女妊娠,是指 10~19 岁年龄阶段的青少年妊娠。随着青少年性行为的大量增加,青春期妊娠无论是在发达国家还是在发展中国家都相当普遍,而且发生率呈上升趋势,青春期妊娠是一个"全球化"的问题,每年新生儿中 10% 出自青少年母亲。青少年妊娠的最主要结局是人工流产,目前全世界每年有 1 500 万 20 岁以下的女孩妊娠,其中多数为非意愿妊娠,每年全球有 440 万少女堕胎。我国的青春期妊娠率为 3%,并以每年 6.9% 的速度递增。由于我国传统文化背景和计划生育政策等因素的影响,绝大多数青春期妊娠后均以人工流产作为妊娠结局。WHO 统计,我国每年人工流产高达 1 300 万次,其中 24 岁以下占 50% 以上,且该人群重复流产率达到 30% 以上。人工流产会导致一系列并发症的发生,常见的流产并发症包括大出血、软产道损伤、子宫穿孔、胎膜残留、感染、子宫内膜异位症、继发不孕、月经减少、闭经、再次妊娠易出现流产、前置胎盘、异位妊娠等。受社会舆论和生殖知识欠缺因素的影响,许多少女妊娠寻求非法流产或延期流产,而非法或延期流产使各种流产的并发症发生率增加。而不安全的人工流产或引产可能造成出血、败血症、创伤、不孕和死亡等,相关研究发现,妊娠 8 周以内人工流产的死亡率为 0.4/10 万,但 16~20 周的死亡率则上升到 7/10 万。WHO 的统计资料显示,全球 15~19 岁女孩的死亡原因中,妊娠和分娩并发症位于第二位,仅次于自杀。另一方面,随着我国社会和经济的发展,青少年的性观念日益开放,而家庭和校园的性知识教育缺失,性成熟期提前及低龄化,避孕知识的缺乏,对于意外怀孕防控不足,无痛和可视人工流产技术进步及无痛人工流产广告的过度宣传,造成了青春期少年面临着意外妊娠后重复人工流产、不安全人工流产及人工流产后并发症及性传播疾病的增加,而重复性流产极大地影响了少女的生殖健康,特别是不孕率的很大提升。

(一)青春期生理特点

女性青春期是指从月经来潮到生殖器官由儿

童逐渐发育成熟到成年人的过渡阶段。此阶段女性发育受遗传因素的影响，大致在8~10岁开始由大脑中枢调控，引发效应器官卵巢的激素水平发生变化，促使生殖器官从幼稚型进展为成人型，第二性征逐渐发育，身体快速生长，心理状况也发生较大变化。此时已经具备初步生育能力，但尚未具备整个生殖系统的功能。

（二）青少年重复流产的原因

目前我国男女青少年性成熟时间比10年前大约提早了1岁，一般为12~13岁，甚至更早。12~18周岁的青少年生理上的变化使其性特征更加明显，对周围事物有自己的判断和评价，自我意识增强，情感更加丰富；但他们缺乏对世界的深入了解，好奇心强，对性行为充满神秘感，缺乏自我保护能力。由于生殖健康方面的知识匮乏，生理和避孕知识的不足，更不知性行为带来的后果，意外和非意愿怀孕机会增多。有研究表明4.9%的未婚青少年甚至不知道性生活后会怀孕。学校的性教育明显滞后于青少年的身心发育。我国多数家庭对孩子的关心主要在学习、身体方面，对于青少年的性教育采取回避态度，缺乏正确引导，加重青少年对性行为的探求欲，青少年有性方面的问题也找不到合适的咨询场所。中国青年报社会调查中心通过民意中国网，对3 032人的调查显示，72.5%的人曾经遇到过性方面的困扰。对于可供青少年了解"性知识"的有效渠道，首选"网络"（79.2%）；"书籍"排第二（72.5%）；第三是"同伴"（56.0%）；接下来是"报纸、电视等媒体"（47.0%）；排在最后的是"学校"（31.9%）和"家长"（30.5%）。研究显示对避孕知识缺乏、未采取避孕措施和避孕措施的低效性是导致未婚青少年人工流产和重复流产的主要原因。

（三）人工流产的风险

人工流产是避孕失败的补救措施。随着无痛人工流产技术的应用，认为手术无痛苦，一觉醒来可以轻松终止妊娠，要求无痛人工流产的女性数量日益增多。研究显示：99.8%未婚青少年和99.2%已婚妇女会选择无痛人工流产。虽然无痛人工流产麻醉后宫颈松弛，可以免除术中疼痛，减轻患者恐惧等。但无痛并不等于对人体无损伤，而多数未婚青少年曲解为无痛人工流产对身体无损伤，仅有36.4%认为有伤害。其实青少年缺乏

对于人工终止妊娠属于一种避孕失败补救方案的认识，尤其对无痛人工流产术中由于麻醉药物的使用增加了麻醉的风险性，带来的呼吸、循环功能抑制、胃内容物反流误吸导致呼吸道梗阻、吸入性肺炎、药物过敏等增加，有关丙泊酚致过敏性休克的发生也有报道，甚至导致死亡，同时由于非直视下（目前也有可视下）的手术，子宫穿孔和术中子宫出血的风险也有增加。1次人工流产对身体造成的损伤比正常分娩还要严重，多次人工流产（特别是1年内的重复流产）会使机体免疫力下降，甚至会继发盆腔炎、宫腔粘连、子宫内膜异位症、月经不调、不孕等，多次人工流产对再次妊娠造成许多危害，如早产、晚期流产、产时产后出血、胎盘粘连（植入）、子宫破裂等导致子宫切除风险均增加。

（四）流产方案的选择

人工流产分为手术流产和药物流产两种类型，但无论是哪种流产方式，均是以人为的方式对女性妊娠生理过程的干预，均会对女性身体健康程度造成不良影响，因此需谨慎选择。

临床上常采用两种方式终止早期妊娠，分别为药物流产和人工流产，两种治疗方法均取得一定的疗效，但是都具有各自的优势和劣势。其中人工流产为当前临床治疗早孕应用较广泛的流产方式，主要优点为出血较少，出血时间较短，能有效减少流产后相关并发症的发生。而药物流产主要是应用米非司酮联合米索前列醇来终止妊娠，其中米非司酮的主要作用是促使妊娠蜕膜变性及坏死，而米索前列醇能够有效刺激子宫平滑肌，两者联合使用时，能够软化宫颈，使子宫内螺旋动脉瘫痪，从而使妊娠组织排出，对受术者造成的疼痛较少，但此方式存在不完全流产的可能，流产后出血时间长，出血较多，常会引起相关的并发症，因此两种方式各有利弊。

对于药物流产和人工流产术的建议（表4-2-1，表4-2-2）如下：

表4-2-1　孕龄≤12周的流产建议

项目	药物流产	人工流产
特点	模拟自然流产过程，避免手术（孕龄<9周）可在家中进行	由医疗机构实施手术 快捷 子宫或宫颈受损风险低

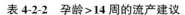

表 4-2-2　孕龄＞14 周的流产建议

项目	药物流产	人工流产宫颈扩张和清宫术
特点	模拟自然流产过程，避免手术 由医疗机构实施	由医疗机构实施手术 快捷 子宫或宫颈受损风险低

注：孕龄 12~14 周之间流产方式根据临床情况具体选择。

（五）针对青少年重复流产的生育力保护

青少年重复流产带来最大的危害是婚后生育力的下降，为减少这一弊端我们需要做以下工作。

1. **普及性教育明示危害**　性教育是必修课，1988 年，国家教育委员会已有在中学开展青春期教育的通知，2010 年后已逐步将在中小学普及性知识教育列入义务教育的内容。家庭、学校、社会和医疗机构应当把对青少年进行生殖健康和避孕知识宣教作为一种责任，充分认识重复人工流产对未来生育力的影响，使其能够积极主动采取安全、合理、有效的避孕方式，以减少非意愿妊娠的发生；普遍开展性道德和性观念教育，增强青少年自我保护意识，减少婚前性行为。有研究表明性教育能推迟青少年性行为的发生，对那些已有性行为的青少年，能减少他们的性伴侣数和危险性行为。荷兰儿童从 6 岁开始就接受性教育，和其他学科一样学习性知识，甚至可以在餐桌上与父母讨论性的话题，这种开放式的性教育非但没有造成青少年性泛滥，相反，却拥有欧洲国家最低的青少年怀孕概率。此外，韩国、日本、新加坡等都将青少年性教育纳入了义务教育。我们也应当引导青少年以正确、合理的方式表达自己的感情，帮助青少年安全度过青春朦胧期。家长、学校、社会和医疗机构应正视性教育在青春期生殖保护中的重要作用，加强对青少年的性教育，以改变青少年的性观念，避免青少年过早发生无保护措施的性行为。改变青少年对人工流产的认识，降低人工流产，尤其是重复人工流产率，更好地保护青少年身心健康和未来生育力。

2. **控制无痛人工流产的夸大宣传**　如今我国无痛人工流产术已经普及，但限制各种媒体的夸大宣传十分必要。由于传统观念的影响，未婚青少年羞于向父母、老师和医护人员主动寻求生殖健康和避孕方式等方面的咨询，而是把对相关知识获取的途径转向各种媒体。调查显示仅有极少数（0.6%）青少年能够就性问题与家长交流。而 55.8% 未婚青少年获取人工流产的知识是来自不同程度片面夸大人工流产无痛和疗效的各种媒体、广告，忽视或隐瞒了人工流产的不安全因素和不良后果。青少年对于人工流产和生殖健康知识缺乏，加之心理不成熟，自控力差，难以辨别广告内容真实性和可靠性，常被媒体左右。不良广告宣传对青少年产生误导，甚至充满诱惑，增加了人工流产和重复流产的概率。因此，相关部门应加强管理，严格规范人工流产广告内容，同时充分利用大众传媒对青少年进行系统、科学的生殖健康和避孕知识宣教；开设广播、网络等媒体咨询热线，对青少年存在的生殖健康问题给予正确的分析、建议和引导。

3. **加强专项技术培训**　从事人工流产的医务人员，应当不断更新知识和接受培训，娴熟的操作技术，对于青少年生育力的保护至关重要。青少年生殖器官发育不够成熟，在实施手术时应当特别注意，时间和条件允许，可以先选择服用药物流产，此时宫口已经扩张，可以减轻对宫颈管和子宫内膜的损害。采用无痛人工流产时，术前应当充分扩张子宫颈，使用宫口扩大器不宜跳号；控制负压在 400~500mmHg；进出子宫颈口时，不宜带负压，以减少宫颈管损害和粘连；术前摸清子宫位置，操作应当轻柔，如果术中怀疑子宫穿孔，应当留院观察，吸引器致穿孔或腹痛加剧时，应当及时手术探查，以免引发严重感染危及生命。尽量注意无痛人工流产中对于子宫内膜的保护，不宜反复搔刮，术后加服避孕药物，加快子宫内膜的修复。术毕给予预防感染药物。应当告诫青少年，术后禁止性生活；满月后如果月经没有复潮应当及时就医，以免有漏吸导致妊娠继续和由于宫颈或宫腔粘连，致使经血逆流，引发子宫内膜异位而影响生育。

4. **加强流产后服务**　流产后服务在我国已经开展多年，作为国际上生殖健康和计划生育领域优质服务的主流，流产后咨询与教育作为流产后关爱的升华，应当成为医务人员义不容辞的责任，要保证有充足的时间进行术前术后健康宣教。利用术前对即将行人工流产者进行集中健康宣教，青少年以及高危人群（流产次数多或 1 年内的重复流产）应当进行一对一单独宣教，对提出的不同问题给予针对性的指导。利用青少年对医护人员的信任,重点进行术后避孕方式以及人工流产的危害等生殖健康教育,使青少年认识到加强自我防护的重要性和必要性,以最大限度地杜绝重复流产的发生,在宣教中,应当对青少年提出术后立即采取避孕措施是减少重复人工流产,利于身心和身体健康的重要举措,采取避孕措施即可避孕也可维持月经的正常来潮,同时也保护了生育的能力,减少不孕症的风险。青少年生育力的保护是家庭、学校、社会和医务工作者共同的责任,因为她们是国家的未来。

六、生育力保存

近十年来,全球生育力呈现出明显的下降趋势。而中国女性生育力下降超过预期,已经成为严重的社会问题。癌症、自身免疫病以及自身卵巢功能发育不全是引发生育问题的主要因素。生殖健康和生育力保存日渐成为社会关注的焦点。生育力保存所涵盖的范围很广,它不仅指欲推迟生育年龄的健康人,也包括从事有生殖系统意外风险的高危从业者,更包括因某些疾病影响生育的患者,尤其是癌症患者。

目前,女性生育力保存的主要方式由卵母细胞冷冻、胚胎冷冻和卵巢组织冷冻等。卵母细胞冷冻和胚胎冷冻技术均较为成熟,已经常规应用于生殖医学临床实践,世界范围内已有许多子代通过该技术获得。卵巢组织冷冻技术针对青春期前女性或癌症治疗需要尽快实施、没有足够时间等待促排卵的患者,或者是有促排卵禁忌和青春期前的患者,可以选择切除部分或全部卵巢,将卵巢切分成小块冻存,卵巢组织冷冻保存技术可以保存患者的始基卵泡,同时保存了卵巢组织的内分泌功能。

(一)女性生育力保存方式

1. **胚胎冻存**　胚胎冷冻是目前世界上保存生育功能最成熟的方法。1983 年,Trouson 和 Mohr 报道了世界首例利用冷冻胚胎进行宫腔移植并获得成功妊娠。我国首例冷冻胚胎试管婴儿于 1995 年北京第三医院诞生。

冷冻胚胎技术是将通过体外受精技术得到胚胎,冻存于 −196℃的液氮环境中,长时间保存。若此周期治疗失败,可以在以后的自然周期中解

冻这些冻存的胚胎进行移植。目前胚胎冷冻主要有两种方式:慢速程序化冷冻和玻璃化冷冻。

2015 年 11 月初,冻存 18 年的胚胎在上海复旦大学附属妇产科医院被成功移植到母体子宫内,此胚胎为目前中国保存最久、经复苏成功移植的胚胎。2016 年 6 月,这位 45 岁的妈妈顺利诞下女婴,婴儿重 3 300 克,身体指标一切正常,医生们形象地把这个宝宝称为中国最“抗冻”宝宝。解冻胚胎的过程相对是比较成功的。事实上,通过玻璃化冷冻的胚胎的存活率更高。

冷冻胚胎是否会影响胚胎发育? 在《国际生殖医学杂志》上发表的一项研究,对超过 1 000 例分别使用新鲜或冷冻胚胎进行胚胎移植的结果进行了观察。结果发现,使用新鲜和冷冻胚胎进行移植,两者之间的差异无统计学意义。这项研究指出,冷冻胚胎还可以用于未来额外的胚胎移植,而新鲜胚胎则不能。其他研究表明,冷冻胚胎移植可能比新鲜胚胎还更好。最近的一项研究比较了新鲜和冷冻胚胎的移植。结果表明,冷冻胚胎移植无论对于母亲和胚胎来说,都是更好的选择。其受孕率更高,预后更好。Meta 分析结果显示冷冻囊胚移植比新鲜囊胚移植异位妊娠发生率降低。由此可见,胚胎冻存可以较好地保存生育力。但胚胎冻存的方法仅适用于已婚女性,对于未婚女性法律上是禁止的。推荐年龄 ≤40 岁,卵巢储备功能可,无 IVF 禁忌证,可推迟行抗肿瘤治疗的已婚育龄女性,在化疗前可选择行胚胎冷冻保存。

近年来,“全胚冷冻策略”是生殖医学领域广泛关注的热点问题。陈子江团队 2016—2018 年《新英格兰医学杂志》(*The New England Journal of Medicine*) 发表的系列文章,首次证实在以排卵障碍为主要特征的 PCOS 不孕症患者中,与新鲜胚胎移植相比,全胚冷冻 - 冷冻胚胎移植可明显提高活产率,降低主要并发症;在有排卵的不孕症患者实施 IVF-ET 治疗中,与鲜胚移植比较,全胚冷冻 - 冻胚移植的活产率及孕产期并发症无明显差异。这些研究成果为不孕症的临床诊疗实践及个体化诊疗提供了进一步的高质量的循证医学证据,并为临床辅助生殖技术(试管婴儿技术)“全胚冷冻 - 冻胚移植策略”的患者利益最大化、治疗有效性、长期安全性评价以及个体化应用价值提供了科学依据,为胚胎冷冻的生育力保存提供了理论基础。

2. **卵巢组织冻存**　卵巢组织冷冻是一种运

用低温生物学原理冷冻保存卵巢组织的方法,相比于卵母细胞和胚胎冻存,可以保留卵巢的内分泌功能,且不影响肿瘤治疗进程。自 1994 年 Gosden 等报道慢速冻融技术后,卵巢组织的慢速冷冻技术随之发展。其原理是运用深低温生物学冷冻技术保存卵巢组织生育力,即在低温条件下使卵巢组织细胞经降温、脱水和非损伤性冰晶形成过程,使各种分子运动速度减慢、停止,细胞代谢率降低,处于休眠状态。在女人的最佳生育期,通过冷冻部分卵巢或者完整卵巢以长期保留,当女性生育力下降或者丧失后需要再生育时移植回体内,辅助其获得生育力或者内分泌功能,并获得健康后代。

冷冻卵巢组织的服务中,专家建议提取女性两个卵巢中其中一个卵巢 1/2 的组织。这些卵巢组织被储存在 -196℃ 的液态氮中。女性准备妊娠时,专家将冻存的卵巢组织解冻,植入其卵巢内。数月内,卵巢即可恢复排卵功能。卵巢组织冷冻优点是不需要精子和药物刺激,因此是青春期前女性癌症患者的最佳选择。近年来在全球范围内越来越多的国家将此技术应用于临床。2004 年,世界上第 1 例卵巢组织冻存及自体移植的婴儿诞生,到目前为止,全世界上已有 130 余例卵巢冷冻组织原位移植分娩,目前出生率为 30%~35%,可以推测,通过优化冷冻保存和手术技术,出生率将进一步提高。因此,冷冻保存的卵巢组织移植是对女性癌症患者进行生育保护的一种既定选择。

与胚胎冻存和卵母细胞冻存相比,卵巢组织冻存存在如下优势:一片卵巢组织可保存大量卵泡,生殖力储备丰富,将来可通过自体移植或分离卵泡体外培养为成熟卵母细胞,通过体外受精获得胚胎;不受生理周期的影响,不需超促排卵,不需推迟放化疗开始时间;无论患者婚否,均可进行卵巢组织冻存;不仅能够有效保存患者生育力,还能在一定程度上恢复卵巢的内分泌功能。

但是卵巢组织的储存也有一定的限制,其中年龄是最关键的因素之一。爱丁堡标准表明女性储存卵巢的年龄限制为 35 岁,而其他国际出版物提到的年龄上限为 40 岁。统计发现 35 岁以下行卵巢组织冻存后移植的怀孕率为 33%,35 岁及以上成功怀孕率降为 18%,40 岁以上女性卵巢组织冻存后移植,成功怀孕率为 0。这表明卵巢组织冻存后移植成功怀孕率与卵巢的储备能力正相关,卵巢储备越高,晚期妊娠机会越大,即冷冻保

存和移植卵巢组织中的卵泡密度越大,移植后成功率越高。另外,卵巢组织的冷冻与移植存在增加肿瘤复发的风险,如白血病、神经母细胞瘤、伯基特淋巴瘤(Burkitt lymphoma)等肿瘤的卵巢转移风险较大,所以在卵巢组织冷冻与移植前,需评估原发肿瘤卵巢转移的风险以确保其安全性。

卵巢组织冻存适用于肿瘤患者的生育力与卵巢内分泌功能的保护,其最佳适应证包括青春期前患者、放化疗无法延迟的患者以及患有激素敏感性肿瘤的患者;卵巢组织活检、取材与转运通常用腹腔镜进行,应尽量避开黄体部分,使用冷刀,最好取一侧或双侧卵巢体积的 1/2 以上(根据患者情况个体化制定取材量),严禁使用能量器械,避免损伤卵巢,尽量保持所取卵巢组织的完整。卵巢组织处理时,使用无菌手术刀、镊小心去除髓质,保存完整皮质,处理后的卵巢组织厚度约 1mm。每片大小约 4mm×8mm。处理完成的卵巢组织片放入冷冻保护液中预冷平衡,后置于含冷冻保护液的冻存管中,开始冷冻。取下的卵巢组织应立即放入由冻存中心提供的无菌转移液,使用专用转运箱,必须保持低温(4~8℃)转运至卵巢组织冻存中心,转运时间不超过 24 小时。为达到流程质量控制,优化患者管理与成本效益,组织的获取可在当地进行,但卵巢组织的冷冻与储存应中心化。

目前卵巢组织冷冻最常用的仍为慢冻 - 快融方案。冷冻方法分为慢速冷冻与玻璃化冷冻。玻璃化冷冻采用玻璃化冷冻试剂快速冷冻,并直接置于 -196℃ 液氮中储存,但目前,经卵巢组织冻存技术出生的 130 多例健康儿童中,采用玻璃化冻存技术出生的孩子仅有 2 例。其余均采用慢速冷冻法。慢速冷冻采用电脑程序化控制,使卵巢组织按照设定的速率阶段性降温至 -140℃,后将冻存管置于 -196℃ 液氮中储存。

参照 Rosendahl 等的方法,冷冻液和解冻液均采用含 10% 白蛋白的 PBS 为基础液。将人卵巢组织块放入预先加入 1ml 冷冻保护液(含 1.5mol/L 乙二醇、0.1mol/L 蔗糖)的 1.8ml 冷冻管中,4℃ 平衡 25 分钟后放入慢速冷冻仪中,从 4℃ 开始以 2℃/min 降至 -9℃,植冰,保持 10 分钟,以 0.3℃/min 降至 -40℃,再以 10℃/min 降至 -140℃,直接投入液氮保存。复苏时迅速将冷冻管放入 37℃,水浴锅中 60~90 秒,将卵巢组织分别放入解冻液(含 0.75mol/L 乙二醇、0.25mol/L

外源性睾酮只会引起血清睾酮水平升高。睾丸内睾酮水平可通过测量血清 AMH 来评估。除了激素调节外,精子的完全形成还需要正常的染色体数,即正常的性染色体和常染色体上大量基因的表达,他们参与并调控生殖细胞的增殖和凋亡、减数分裂中染色体结合配对、同源重组、基因组完整性和 DNA 复制和修复,并参与精子细胞的细胞重塑、细胞质挤压、染色质包装和核浓缩。

性腺功能低下经典的定义只局限于描述雄激素分泌不足,只适用于成人内分泌学,而更全面的临床定义的性腺功能低下是指睾丸功能下降,在不同阶段年龄涉及间质细胞(分泌雄激素和 INSL3)和 / 或支持细胞(分泌 AMH 和抑制素 B)受损,以及精子发生的紊乱。

【分类】

男性性腺功能低下具有多种分型:①根据发病部位不同分为原发性、继发性和混合性;②根据睾丸实质细胞受累程度分为完全性和分离性;③根据发病的不同年龄阶段可分为先天性和后天性(表 5-2-1,表 5-2-2)。

1. **原发性、继发性和混合性性腺功能低下** 原发性性腺功能低下是指性腺本身病变导致的性腺功能低下,而继发性是指下丘脑和 / 或垂体病变引起 GnRH、FSH 或 LH 生成或分泌减少导致性腺功能低下。混合性性腺功能低下是指某些疾病可能同时损害下丘脑 - 垂体轴和睾丸,并引发混合性性腺功能减退。在这里,睾丸衰竭并不仅仅是促性腺激素缺乏的结果。

2. **完全性和分离性性腺功能低下** 完全性性腺功能低下是指整个睾丸功能的衰竭或减退,反之,分离性即睾丸部分组织或部分细胞群功能受损引起。

3. **先天性和后天性性腺功能低下** 根据发病的不同年龄阶段,可分为先天性(产前)和后天性(儿童、青春期和成人期)性腺功能低下。

【临床常见疾病】

1. **克兰费尔特综合征(Klinefelter syndrome,KS)** 是表型男性,染色体核型为 2 条或多条 X 染色体的一种先天性遗传性疾病,常见染色体核型为 47XXY,发病率 0.1%~0.2%。临床表现常为身高、四肢较长,睾丸小,男性型乳房发育不全和无精子症。额外的 X 染色体可导致睾丸玻璃样变、纤维化和原发性性腺功能低下。青春期后睾酮水平通常低于正常范围。通常雄激素替代疗法和神经心理学和适应性疗法等多学科治疗对 KS 的医疗管理是有益的。

2. **卡尔曼综合征(Kallmann syndrome)** 是一种低促性腺激素性性腺功能低下,是因为脑垂体分泌促性腺激素不足,引起睾丸发育不良,同

表 5-2-1 先天性性腺功能低下分型

分类	完全性	分离性
原发性	**性腺发育不良** 染色体缺失:Yp,9p 的缺失,XX/XY,XY/X 及其他类型的嵌合体 基因突变:SRY、CBX2、MAMLD1、SF1、WT1、SOX9、DHH、XH2、DHCR、TSPYL1 等 睾丸消失、睾丸扭转 克兰费尔特综合征,46XX DSD	**间质细胞** 间质细胞发育不全:LH/CG-R 突变 类固醇激素合成酶的缺陷:CYP11A1、CYP17A1、HSD3B2、POR、CYB5A 基因突变 INSL3 基因突变 **支持细胞** FSH 受体突变 AMH 突变
继发性	**多种垂体激素缺乏** 垂体发育缺陷:HESX1、LHX3、LHX4、PROP1 基因突变 **孤立性性腺功能减退** 嗅觉正常:GnRH、GnRH-r、Kiss1、GPR54、TAC3 或 TACR3 基因突变 嗅觉异常:KAL1、PROK2、PROK2 或 NELF 基因突变 综合性的:FGF8、FGFR1 或 CHD7 基因突变	**多种垂体激素缺乏** 垂体发育缺陷:LHX4 突变 **孤立性性腺功能减退** 嗅觉正常:TAC3、TACR3 基因突变 LHβ 突变 FSHβ 突变
混合性	普拉德 - 威利综合征 X 连锁 CAH	

表 5-2-2　后天性性腺功能低下分型

分类		完全性	分离性
原发性		睾丸炎 睾丸扭转或外伤 唐氏综合征 精索静脉曲张 慢性疾病 　　肉芽肿性疾病,淀粉样变,囊性纤维化,慢性肺疾病,肾功能衰竭,神 　　经系统紊乱 迟发性性腺功能低下	Y 染色体缺失或微缺失:AZF 基因突变:*CILD1*,*USP9Y* 等 化疗 腹部盆腔的放疗 药物治疗:螺内酯、酮康唑
继发性		神经系统或垂体病变:肿瘤、组织细胞增多症、外伤 功能性:一般健康受损、肢端肥大症、甲状腺功能减退,酒精及药物滥用	
混合性		头颅放疗 + 静脉化疗,中毒,吸食大麻,全身放疗	

时有嗅觉缺失或减退,是最常见的继发性性腺功能低下,发病率 0.3/10 000。基因突变是其常见病因。这种性腺功能的下降是由于嗅觉黏膜胚胎学上产生的神经元分化或迁移失败,无法在充当 GnRH 神经元的下丘脑中驻留。这种患者在儿童时也不易发现,到青春期后不出现男性第二性征,睾丸小,阴茎似幼童。化验可见精液中无精子或无精液,而血液中的促性腺激素低,也即 LH 和 FSH 都低,睾丸所分泌的睾酮也低,而脑垂体所分泌的其他激素都正常。通常雄激素替代治疗,使用促性腺激素为基础的药物可提高生育力。

3. **纯睾丸支持细胞综合征(Sertoli cell-only syndrome,SCO)**　只有支持细胞排列在睾丸的生精小管中,精子减少或消失,虽然男性第二性征正常,也有正常的性功能,染色体组成也正常,但是睾丸中产生精子的生精小管内却没有生精细胞,而只有为生精细胞提供营养的支持细胞。实验室检查发现血清雄激素及 LH 正常,抑制素 B 低而 FSH 增高,体检睾丸正常或偏小,诊断通常是通过睾丸活检明确。大多数病例是多因素和特发性的。部分患者可以通过辅助生殖技术进行生殖。

4. **米勒管永存综合征(persistent Müllerian duct syndrome,PMDS)**　是 AMH 产生的缺陷导致米勒管组织(子宫、输卵管和阴道上 1/3 段)残留。临床表现为外观及核型男性,往往在男性腹股沟斜疝及隐睾手术中意外发现。大部分是由 *AMH* 基因或 *AMM-II* 受体基因突变引起,实验室检查发现间质细胞功能正常,抑制素 B 正常,但 AMH 水平大部分无法测到,睾丸含有生殖细胞,但患者成年后多无生育能力。

【小结】

经典的狭义的性腺功能低下的定义,仅限于描述雄激素分泌受损,不足以覆盖关于下丘脑 - 垂体 - 睾丸轴的异常。性腺功能低下的一个更全面的定义包括不同年龄阶段、支持细胞(AMH、抑制素 B)和 / 或间质细胞(雄激素、INSL3)分泌的激素和 / 或精子形成障碍。男性性腺功能低下的临床及生化特征各有不同,主要受下丘脑 - 垂体 - 睾丸轴受损的部位,睾丸细胞群受损程度,以及性腺功能受损的时间点影响。婴儿及儿童期基本睾丸功能的评估主要依赖 Sertoli 细胞标志物的评估(AMH 和抑制素 B),因为在青春期之前,促性腺激素和睾酮水平非常低。为了评估促性腺激素和间质细胞功能,进行了动态试验如 HCG 激发试验等是必要的。性腺功能亢进不应被认为是诊断儿童原发性性腺功能低下的必要条件。最后,青少年或成人原发性性腺功能衰竭中促性腺激素未升高提示合并有包括性腺和下丘脑 - 垂体轴功能异常的混合性性腺功能低下。

二、青春期小阴茎

【概述】

小阴茎(micropenis)是阴茎充分伸展长度(stretched penile length,SPL)低于相同年龄或相同性发育状态人群平均值 2.5 个标准差以上者,同时具有正常的形态及解剖结构,如阴茎长度与直径比值正常,无尿道下裂表现。常伴有小睾丸、隐睾、小阴囊等其他外生殖器发育不良。大部分小阴茎会延续到青春期,影响阴茎发育及成年期性功能。

小阴茎在临床上并不罕见,是一些内分泌、遗传性疾病的外在表现,是男性化不全的最常见体征,由雄激素产生不足或靶器官不敏感引起,明确病因主要依靠激素检查,随着分子遗传学检查的普及,一些小阴茎能够在基因水平上找到病因,对有针对性的治疗提供依据,但仍有一部分比例的患儿,不能完全明确病因。国外报道小阴茎的发病率占活产男性婴儿的 1.5/10 000,还缺乏国内大样本量小阴茎发病率或患病率数据。

【病因与机制】

1. **阴茎形成的胚胎学过程**　从妊娠 8 周开始,母体胎盘 HCG 开始刺激胎儿睾丸间质细胞分泌睾酮(testosterone,T),睾酮在 5α- 还原酶作用下转化为双氢睾酮(dihydrotestosterone,DHT)。双氢睾酮再作用于受体使阴茎分化并生长。生殖结节分化为阴茎头,生殖褶成为阴茎干,生殖囊迁移到中线成为阴囊,阴茎分化于妊娠 12 周完成。

2. **阴茎的发育**　妊娠 12 周后胎儿下丘脑、垂体发育成熟,由下丘脑分泌的 GnRH 刺激腺垂体分泌促性腺激素,包括 LH 和 FSH,与 HCG 共同作用,刺激睾丸间质细胞分泌睾酮,并转化为 DHT 后与靶细胞的受体结合,刺激阴茎发育。在此期间,阴茎的体积明显增加,从 16~38 周,阴茎增长了 20mm。因此,HPGA、雄激素合成和转化过程、激素受体及其后信号转导系统任何一个环节出现异常,均可影响阴茎的发育,形成小阴茎。可见真正的小阴茎是在妊娠 12 周后由于胎儿自身激素分泌异常所致,往往由于促性腺激素缺乏(图 5-2-1)。

3. **病因分类(表 5-2-3)**

(1)睾酮分泌不足

1)低促性腺激素性性腺功能低下,病变位于下丘脑 - 垂体轴,包括下丘脑 GnRH 缺乏和垂体促性腺激素缺乏,进而不能刺激睾丸分泌雄激素促进阴茎正常发育。是小阴茎最常见的病因,常合并多发畸形,表现为各种综合征,如卡尔曼综合征、普拉德 - 威利综合征、劳伦斯 - 穆恩 - 比德尔综合征、CHARGE 综合征等。

2)原发性性腺功能低下,下丘脑和垂体分泌功能正常,由于睾酮分泌减少,负反馈致使促性腺激素分泌过多。包括促性腺激素受体缺陷:LH、FSH 受体缺陷;病变原发于睾丸的无睾症、性腺发育不全;染色体异常如先天性睾丸发育不全综合征(克兰费尔特综合征);睾酮合成减少的先天性肾上腺皮质增生症等。

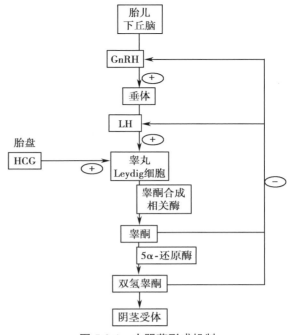

图 5-2-1　小阴茎形成机制

(2)睾酮作用缺陷:如 5α- 还原酶缺乏症及部分雄激素受体不敏感。

(3)原发性小阴茎:患者下丘脑 - 垂体 - 性腺轴分泌功能正常,到了青春期阴茎能正常增长,正常男性化,可能是胚胎后期促性腺激素刺激延迟、一过性睾酮分泌下降等原因所致。

表 5-2-3　小阴茎的病因分类

1. 睾酮分泌不足	
低促性腺激素性性性腺功能低下	孤立性(卡尔曼综合征)
	合并其他垂体激素缺乏(CHARGE 综合征)
	普拉德 - 威利综合征、劳伦斯 - 穆恩 - 比德尔综合征、巴尔得 - 别德尔综合征
	鲁德综合征(Rud syndrome)
原发性性腺功能低下	无睾症
	克兰费尔特综合征及多 X 综合征
	性腺发育不全(不完全)
	LH 受体缺陷(不完全)
	睾酮合成相关酶基因缺陷(不完全)
	努南综合征、唐氏综合征
	胎儿面容综合征(Robinow syndrome)、巴尔得 - 别德尔综合征
	劳伦斯 - 穆恩 - 比德尔综合征
2. 睾酮作用缺陷	生长激素 / 胰岛素样生长因子 1 缺乏
	雄激素受体缺陷(不完全)
	5-α 还原酶缺陷(不完全)
	胎儿乙内酰脲综合征

续表

3. 发育异常	阴茎发育不全
	泄殖腔外翻
4. 原发性小阴茎	合并其他先天性畸形

【诊断思路】

1. 诊断标准　小阴茎的明确诊断必须通过详细询问病史、体格检查及完善的辅助检查。病史询问要详细了解性器官发育异常的病史，与其相关的临床症状，家族史及母孕史。体格检查除重点检查患者的阴茎长度，还要注意患者的外貌。

(1) 阴茎长度测量：阴茎牵伸长度（stretched-penile length，SPL）与阴茎勃起长度有高度相关性，目前被国际社会广泛应用，最早由 Schonfeld 等于 1942 年使用。测量方法是将阴茎置于最长伸展状态，沿着阴茎背部，测量从阴茎根部的耻骨联合处至阴茎头顶端的距离即 SPL，其中包皮长度不计算在内。测量肥胖或隐匿性阴茎、埋藏阴茎患儿时须尽量推开耻骨联合前脂肪垫及周围组织，以使测量准确。测量结果受多种因素的影响，如测量者的差异、温度、人种、耻骨上脂肪垫的厚度以及包皮遮挡等。郭丽丽等还综述了其他几种评估阴茎长度的方式，如阴茎松弛长度的测量，以及 B 超下阴茎长度测量，因可靠性及重复性低未被广泛应用。

(2) 诊断标准：不同种族、地区、时期儿童阴茎长度的正常值不同。目前国外通常采用 Custer 等的研究数据，国外阴茎数据正常值不适合中国人。国内目前尚无统一的正常值标准，易青洁等检测重庆地区 3 024 名 0~16 岁正常男性阴茎正常值，样本量较大，有一定的参考价值。郭丽丽等的超声宽景呈像测量法可以准确地测量青春发育期前各年龄组阴茎海绵体，可以避免常规手工方法因患儿肥胖致耻骨前脂肪垫厚，以及测量时勃起或不配合而带来的测量误差，有一定的参考价值。

(3) 鉴别诊断：小阴茎是不显性阴茎一大类疾病中的一部分，它与此组中的其他诊断，例如蹼状阴茎和埋藏阴茎在本质上是不同的，其根本问题是阴茎海绵体发育不良，而不是周围组织及皮肤问题导致的阴茎外观短小。小阴茎的诊断要严格把握标准，误诊可能引起父母的焦虑，导致不必要的检查和测试。

2. 辅助检查

(1) 遗传学检查

1) 染色体核型分析：应作为一种常规检查。克兰费尔特综合征，其核型为 47，XXY，是最常见的染色体异常。

2) 拷贝数变异（CNVs）。

3) 相关基因位点突变检测：*SRY* 基因的 FISH 及 PCR 检查，以及相关基因检测。卡尔曼综合征与基因突变相关，包括 *KAL1*、*FGF8/FGFR1*、*FGF8/FGFR1*、*CHD7*、*SOX10*、*FEZF1*、*KISS1/KISS1R*、*TAC3/TACR3* 等。CHARGE 综合征最常见的突变基因为 *CHD7* 基因，雄激素受体缺陷（不完全）为 *AR* 基因突变，5-α 还原酶缺陷（不完全）为 *SRD5A2* 基因突变。

(2) 相关内分泌激素检查

1) 下丘脑 - 垂体 - 性腺轴功能的相关检查：包括促性腺激素（FSH、LH），性腺激素（T、DHT、雄烯二酮）。睾酮、LH、FSH 在不同年龄组有较大差异，出生后暂时性快速增高，第 8 周时达高峰，在 6 个月后下降，6 月龄至 14 岁小儿时处于较低水平，青春期 14 周岁后又有明显升高。当睾酮、LH、FSH 同时降低，应当考虑是促性腺激素分泌不足的性腺功能减退，尤其对青春期以后的患者具有更大的诊断价值。小青春期患儿可进一步行 HCG 激发试验来证实，为进一步区别病变是位于下丘脑还是腺垂体，应做 GnRH 激发试验。当 LH、FSH 增高，睾酮低，对于青春期以后的患儿考虑为促性腺激素分泌过多的性腺功能减退（原发性性腺功能低下），不足 6 个月的患儿，同时行 HCG 激发试验的睾酮值低于 3.5nmol/L 提示睾丸功能不佳。

GnRH 激发试验：用来鉴定腺垂体功能，肌内注射促性腺素释放素 2.5μg/kg，分别于 30、60、90、120 分钟后取血测 LH、FSH，正常反应为 LH 在 30~45 分钟升高 3~6 倍，FSH 增加 20%~50%，如正常证明腺垂体分泌功能正常，病变位于下丘脑。但有时腺垂体功能不佳但结构正常，这是由于垂体长期处于低刺激状态，腺体内酶匮缺所致，此时可在 2 小时内用泵作脉冲式皮下注射 GnRH 2.5μg/kg，持续 10 天，有可能使腺垂体功能恢复。

HCG 激发试验：评估睾丸分泌睾酮的功能状况，HCG 500~1 500U，每日 1 次肌内注射，连续 3 次，在注射前及第 4 日测定血清 T、DHT 及雄烯二酮，可鉴别 5αRD 缺乏及 17βHSD3 缺乏。

2）AMH 及抑制素 B 的测定：均为男性支持细胞的产物，低下提示一定程度的睾丸发育不全。

3）先天性肾上腺皮质增生症，包括 3β 羟类固醇脱氢酶缺乏、17a 羟化酶缺乏等，P450 氧化还原酶缺乏，需要进行 ACTH、皮质醇、肾素-ATH-醛固酮、电解质、尿液分析，P、17α-OHP、DHEAS、δ4-A 等。

4）疑有肾上腺皮质功能不全则需行促肾上腺皮质激素（adreno-cortico-tropic-hormone，ACTH）激发试验。

5）有多种垂体激素缺乏症者除检查性腺激素外，还需检查 ACTH、促甲状腺素、生长激素及垂体催乳素。

（3）影像学检查

1）盆腔 B 超：了解内生殖器官结构。

2）肾脏 B 超：了解有无肾脏发育不良。

3）肾上腺 CT：了解有无肾上腺皮质增生，肿瘤等。

4）磁共振成像：了解性腺轴发育缺陷，如垂体柄发育不良综合征，中枢性尿崩症，其特征是垂体后叶垂体缺失，垂体发育不良。

（4）其他检查：听力筛查和嗅觉测试。

【治疗与随访】

1. **治疗时机**　以往多建议在 12~13 岁达青春期后才开始治疗，现认为在小青春期早期诊断、早期治疗，患者的生育能力有望得到更好地改善。因为小青春期 GnRH 的脉冲发生器有关未来的生精功能和生育能力。出生 3 个月后睾丸的间质细胞数目达到高峰，其后逐渐凋亡。在出生后 6 个月的小青春期内使用促性腺激素可促使婴儿早期睾丸间质细胞的增殖和精原细胞的分化。

2. **治疗目标**　小阴茎的治疗应注重阴茎的大小，使患者有适当的外在形象，正常的性功能和站立排尿功能，改善患者将来的生育能力。

3. **内分泌治疗**　内分泌治疗是治疗小阴茎的主要方法，不同病因的治疗方法不同，应在准确诊断的基础上进行治疗。目前主要有以下几种治疗方法：GnRH 脉冲治疗、促性腺激素（FSH、LH、HCG）以及雄激素（如 T）的替代治疗。

（1）GnRH 微量泵：对下丘脑病变患者，可用 GnRH 微量泵治疗，能改善垂体分泌促性腺功能。其模拟下丘脑脉冲分泌模式，每 90min 1 次脉冲，每次 5~20g。此治疗方法能使制造雄激素和精子生成 2 项功能都得以恢复，长期规范治疗疗效

肯定。

（2）促性腺激素：低促性腺激素性性腺功能低下患者在小青春期内可用 rh-FSH 和 rh-LH 治疗，治疗剂量则需检测患者血清 FSH 与 LH 水平，使其保持在 3 个月龄时的血清 FSH 与 LH 正常值。在青春期 FSH 联合 HCG 治疗除能促使青春期第二性征发育，可望部分恢复睾丸产生雄激素和生成精子功能，优于单纯使用一种药物。HCG 作为一种诊断和治疗方法在小阴茎中广泛应用，但由于其副作用发生率高，包括性早熟、睾丸萎缩以及对免疫功能的影响，其应用受到限制。

（3）外源性雄激素（睾酮及其衍生物）治疗：主要药物包括庚酸睾酮（TE）、十一酸睾酮和 DHT 等，给药方式包括针剂、口服制剂、外用软膏和贴剂等。无论是低促还是高促性腺激素性腺功能低下症患儿均可以应用雄激素治疗，短疗程睾酮应用可以评估阴茎的反应。间断肌内注射 TE 每三周 25mg，持续 3 个月。每月注射 1 次十一酸睾酮 25mg 或每次口服 40mg，每天 2~3 次。2.5%DHT 软膏 0.2~0.3mg/（kg·d），3~4 个月有效且血清 DHT 达到正常范围，应用 6 个月未见明显副作用。睾酮替代治疗也存在一定的潜在风险，如痤疮、男性型乳房畸形、脂代谢紊乱、前列腺肥大或前列腺癌等。需注意到 T 使用时日过长、剂量过大会抑制下丘脑-垂体-性腺轴，并可促使骨骼过早闭合，因此青春期前骨龄超过 8 岁患儿禁用睾酮来增加阴茎长度。

4. **手术治疗**　小阴茎患儿是按男性抚养，还是变性为女性，目前观点不一致。Lee 等认为在出生时阴茎长度小于正常平均值 2.5 个标准差以上的应行变性手术。Burstein 等认为应先用睾酮治疗 1~2 个疗程，如阴茎长度增长达到同年龄组正常范围，应按男性抚养。坚持做男性者可用阴茎再造成形、阴茎假体放置等方法。变性手术包括阴茎切除、睾丸切除、尿道口移位于会阴部及阴道成形、女性外阴成形等。目前越来越多的人重视雄激素对大脑性别认同的影响，即使儿童期性别认同为女性，成年后仍变性为男性，因此具有功能性睾丸及对雄激素有反应的 46,XY 患儿，应按男性抚养，慎重做毁损性手术。

5. **预后与康复**　对小阴茎患者应长期随访至成年，观察了解阴茎发育、性行为及生育能力。Money 等报告一组患者由于治疗不规则或延迟，成年后存在严重心理障碍、性行为异常（同性恋），

有的要求变性。但 Reillly 等报告了 20 例小阴茎的病例，都能站立排尿，其中 12 例青春期以后的患者，儿童期均经过内分泌治疗，虽然成年后大部分阴茎程度仍低于正常值，但性行为正常，性生活满意。

小阴茎的诊断依赖于准确的测量，可以是独立的诊断，或者是综合征的一部分。通常是由于下丘脑 - 垂体 - 性腺轴的缺陷所致，由于小阴茎可能是更广泛的内分泌问题的一种表现，因此一旦诊断出小阴茎，就应该咨询儿科内分泌学专家，以免误诊和耽误治疗。

三、青春期精索静脉曲张

【概述】

精索静脉曲张（varicocele，VC）是指精索静脉回流障碍导致的蔓状静脉丛的异常扩张现象，大部分在青春期发病，可引起睾丸发育障碍，甚至进展到成年导致男性不育。VC 在 10 岁以下的儿童发病极少，大多数出现在 10 岁以后，在青春前期开始进展，并在 Tanner Ⅲ 期达到高峰。VC 在青春期的发病率为 8%~16%，在成年人的发病率为 15%，两者相当；VC 无法自愈，且大多数发病时是无症状的，因此认为青春期发病群体和成年人发病群体是同一群人。世界卫生组织（WHO）将 VC 列为导致男性不育的首要原因，约 35% 的原发性不育者患有 VC，而在继发性不育者中这一比例更高达 75%。虽然青春期 VC 的手术干预指征还存在争议，但是适时处理可以终止疾病进展得到大家公认，因此青春期的 VC 越来越值得重视。

【发病机制及病理进程】

VC 可能和遗传因素相关，有报道称 VC 在接受输精管切除术或者肾脏捐献者的男性一级亲属中的发病率比普通人高 4~8 倍，在兄弟之间更高。VC 的发生受多种解剖因素影响，尚无明确的单一致病因素。高瘦体形（低体重指数）人群中 VC 多发。90% 的 VC 发生在左侧，这与左侧睾丸静脉的独特解剖密不可分：①左侧精索内静脉较右侧长，且呈直角汇入左肾静脉，血流阻力有所增加；这一解剖结构普遍存在，但并不是所有人都患病，因此这并非唯一致病原因。②先天性静脉瓣缺如及关闭不全使静脉回流压力增高，被认为导致 VC。③左肾静脉走行于腹主动脉与肠系膜上动脉之间，易受挤压（近端钳夹现象）；左侧髂总静脉受左侧髂总动脉压迫，使左侧精索静脉回流受阻（远端钳夹现象）。

VC 是在身体加速生长和睾丸血流量增加过程中发生，引起生殖细胞增殖能力下降与凋亡，进一步导致睾丸生精功能障碍，甚至不育，其病理生理学是多因素的，具体机制尚不清楚。目前研究表明和以下机制相关：温度过高、缺氧、氧化应激、循环毒素淤积、睾丸激素失调等内分泌紊乱以及自身免疫等。①睾丸温度升高：阴囊及睾丸温度升高为公认的最有可能导致睾丸功能障碍的原因。正常情况下，睾丸的温度为 35~36℃，低于体温 1~2℃，而 VC 的静脉扩张使得阴囊温度可以升高 2.6℃，过高的阴囊温度使生殖细胞增殖、功能受损，进而影响生育。动物实验表明过高的阴囊睾丸温度引起细胞凋亡、导致影响精子发生。②睾丸缺氧：VC 致使静脉回流淤滞、静水压升高，进而使睾丸局部缺氧，最终损伤睾丸组织。伴随缺氧发生，睾丸组织会上调血管内皮生长因子等活性因子的表达，通过促进新生血管形成以代偿组织缺氧。③氧化应激：精子的发生过程中，高度活跃的细胞产生大量的活性氧族以及活性氮族，在抗氧化物的作用下，两者保持平衡。但是 VC 的男性不育患者中其静脉内的活性氧族和氮族浓度升高，而抗氧化物浓度下降，两者失去平衡导致氧化应激，进而损伤精子和睾丸组织。

由于精液分析很少应用于青少年，所以当研究青少年 VC 对睾丸产生的影响时，这种最有用的检查受到限制。由于对青春期 VC 可能导致的低生育能力缺乏足够的直接认识，因此睾丸发育不良一直是人们关注的焦点。两侧睾丸容积差异大于 10% 或者相差 2ml 及以上被认为是睾丸发育不良，在 10%~77% 的患者出现。睾丸发育不良和 VC 的相关性在很多研究中得到证实，大约 34.4% 的 Ⅱ 度 VC 以及 81.2% 的 Ⅲ 度 VC 出现患侧睾丸发育不良。也有学者认为，由于两侧睾丸发育的不同步以及很大的个体差异，多年的纵向测量比单独时间点的测量更能准确地定义睾丸发育不良，特别是在青春期早期。有学者观察到 55%~77% 不同程度的青春期 VC 患者未经治疗睾丸大小的差异自发改善；也有学者得出相反的结论，10%~26% 的青春期 VC 患者患侧出现了更加严重的睾丸发育不良。诸多报道中发现，青春期 VC 在手术干预后患侧发育不良的睾丸可能跟上对侧睾丸的生长,此现象称为"追赶性生长"。但是目前可用的数据尚不清楚睾丸发育不良与睾丸功能障碍之间的直接联系,需要进行前瞻性的随机研究来明确睾丸发育不良或追赶性生长是否能准确预测青春期 VC 的生育潜力。

成人的 VC 患者常伴有睾丸组织学上的改变,如生精上皮脱落、生精小管基底膜增厚、睾丸间质细胞增殖、间质纤维化等。在 VC 患者的静脉中,纤维结缔组织逐渐增多,而滋养血管逐渐减少,甚至缺如。这些组织学的改变在青春期 VC 患者极少发现。

是否能通过内分泌检查来确定青春期 VC 导致睾丸功能障碍还存在争议。青春期时正常人群和 VC 患者的 LH 和 FSH 水平相似,VC 患者促性腺激素的基础值和激发值和正常人相当,且手术前后并未明显改变,睾丸发育情况以及精液参数与血清抑制素 B 的变化也并不一致。

【临床表现及诊断】

青春期 VC 大多没有症状,因此多在常规体检时发现。近年来随着校园体检的普及以及自身健康意识的提高,更多的 VC 患者被发现。体格检查通常需要在温暖的室内取站立位,表现为睾丸上方(有时环绕睾丸周围)可压缩团块,当患者取仰卧位时压力减轻,通常分为 3 度:Ⅰ 度,触诊不明显,但 Valsalva 试验可出现;Ⅱ 度,外观无明显异常,触诊可及扩张的静脉;Ⅲ 度,曲张静脉如成团蚯蚓,触诊及视诊均极为明显。原发性 VC,站立位时症状明显,仰卧位后症状可消失,而继发性 VC,改变体位后症状无明显变化。少数青春期 VC 患者会有疼痛症状,多位于腹股沟管或阴囊,仰卧位时可以缓解。

青春期 VC 中睾丸容积的测量是辅助检查中最重要的措施。多数学者认为 VC 越严重,患侧睾丸越小。常用的测量方法有 Prader 睾丸测量器、Takihara 睾丸测量器和超声检查。其中超声测量睾丸大小最为精确。睾丸容积的计算公式为:睾丸容积(ml)= 睾丸长度(mm)× 宽度(mm)× 厚度(mm)×0.521。睾丸容积的评估需基于 Tanner 分期,但国内尚无数据参考。根据睾丸容积的差异,睾丸萎缩指数被用来评估 VC 患者睾丸发育不良的严重程度。睾丸萎缩指数 =(患侧睾丸容积 − 正常侧睾丸容积)/ 正常侧睾丸容积 × 100%,当睾丸萎缩指数 >15% 时认为存在睾丸萎缩。而超声检查中测量扩张精索静脉的直径或者

探测逆流的静脉血流情况来评估 VC 的严重程度意义不大。

精子质量被认为是最有用的生育潜力指标,精子质量的不断提高可能与睾丸的生长和性成熟同步。多数学者认为 VC 对青春期精子的影响和成人相似,青春期 VC 的精液分析可以用来评估青春期患者睾丸的功能,但是运用较少,而且仅限于青春后期的患者。因为青春期患者的精液获得比较困难,而且青春期的精子处于不断成熟中,尚无特定的精液指标;再者,青春期的精液分析并不能可靠的预测最终成年后的精子质量。

【治疗】

成人中 VC 引起的不育通过手术治疗可以纠正。对于睾丸萎缩指数 >10% 的青春期 VC 患者而言,手术治疗能明显降低 VC 对睾丸发育及精子发生的影响,术后平均约 76.5% 的患儿存在显著的"追赶性"生长;大多数学者认为当睾丸萎缩指数 >20% 时,保守观察效果欠佳,应行手术治疗。虽然越来越多的学者认为 VC 对睾丸的损害在疾病的早期即可发生,且有效的治疗可以逆转这些损害,但是考虑到并非所有 VC 发展到成年都导致不育,发育不良的睾丸存在自然发生的"追赶性"生长以及青春期的精液指标存在个体差异,因此青春期 VC 的手术时机还存在争议。现今,定期随访观察仍然是大部分青春期 VC 的治疗方法,而比较公认的手术指征为:①患侧睾丸的萎缩指数 >20%;②双侧 Ⅲ 度 VC 伴有睾丸发育不良;③有症状者;④精液分析异常;⑤合并其他影响生育的睾丸病变。

VC 常用手术方式分为三大类:开放手术、光学放大技术辅助下的 VC 矫治(腹腔镜 / 机器人 / 显微镜)以及经皮精索静脉穿刺栓塞。

1. **开放性手术**　常用的方式有经腹股沟精索静脉结扎术(Lvanissevich 术)和腹膜后的精索血管高位结扎术(结扎所有精索组织的 Palomo 术、选择性保留动脉的术式)。

(1)经腹股沟精索静脉结扎术(Lvanissevich 术):首先在腹股沟区沿皮纹做一切口,沿筋膜纤维的方向通过外环口打开腹股沟管,找到内环口下方的精索,将游离的精索牵拉至切口处。在同一平面用丝线将精索静脉结扎并切断,术中保护睾丸动脉(或借助超声多普勒)和淋巴管。此法也可经腹股沟下径路进行,但会增加分辨睾丸动脉的难度。

（2）经腹膜后的精索血管高位结扎术：1949 年 Palomo 提出经腹膜后的精索血管高位结扎术，作为青春期 VC 的常用手术方法。首先在髂前上棘处取分离肌肉的小切口，进入后腹膜间隙，在腹膜翻着的内侧分离腹膜找到精索内血管，可见到睾丸动静脉以及一些小血管，结扎精索血管。选择性保留动脉技术是给予睾丸动脉的分离保留只结扎睾丸静脉；但青春期 VC 睾丸动脉本身很细小，借助超声多普勒也很难保证不损伤。近年来也有学者报道应用染色技术较好的保护淋巴管，从而降低术后鞘膜积液的发生率。

有学者认为 Palomo 术与经腹股沟术式比较，复发率较低，且罕有睾丸萎缩。有学者认为运用睾丸动脉保护技术下，成年后的精液分析明显优于 Palomo 术，但是睾丸动脉保护技术下 VC 复发率较 Palomo 术高。

2. 光学放大技术辅助下的 VC 矫治（腹腔镜 / 机器人 / 显微镜） 腹腔镜技术的运用一方面更加微创，一方面光学放大技术对分辨及保留睾丸动脉有一定的帮助。近年来，机器人辅助腹腔镜技术也尝试用于治疗 VC，其疗效需进一步明确。显微镜技术作为另一种常用的微创技术，其复发率低、睾丸萎缩率低、鞘膜积液发生率低，逐渐被认可，显微镜下外环下精索静脉结扎术可作为治疗精索静脉曲张的"金标准"。但是，显微镜技术手术时长，且学习曲线长，显微镜辅助下矫治青春期 VC 国内开展还不多。

3. 经皮精索静脉穿刺栓塞 基于介入技术的发展，可以经股静脉行精索静脉的造影以及栓塞，用可膨胀的球囊或钢螺圈完成栓塞。国外成人 VC 开展较多，但是复发率高，且在青春期 VC 中运用血管相关并发症多，国内罕有开展此技术。

【小结】

对于青春期 VC，泌尿外科医生依然困惑的是：手术干预的最佳时机、最佳的手术方式以及如何预测 VC 患者成年后的情况。

四、青春期隐睾

【定义】

隐睾，英文 Cryptorchidism 来源于希腊语 "Kryptos" 和 "Orchis"，意思分别是"隐藏"和"睾丸"的意思，也称睾丸未降（undescended testis，UTD）或睾丸下降不全，指男性患儿出生时单侧或双侧睾丸下降不良，移行至阴囊外的异常位置，是小儿常见的泌尿生殖系统先天性畸形之一。隐睾包括真性隐睾和睾丸异位（即下降异常）。真性隐睾指睾丸位于其下降的正常途径上，常伴有鞘状突未闭；睾丸异位指睾丸已经完成它在腹股沟管的下降过程，但未能降至阴囊而位于皮下，最常见的部位是腹股沟外环以外的皮下筋膜深部。婴幼儿未及时手术，隐睾会持续到青春期，随着对疾病的认识和重视，大部分隐睾在婴幼儿其得到较好的治疗，青春期隐睾比较少见。

【发病率】

发病率随年龄增长而逐渐降低，在出生体重小于 900g 早产儿为 100%，早产儿 15%~30%，足月新生儿为 1%~3%，1 岁约为 1%，成年人约为 0.3%。隐睾可分单侧和双侧，双侧隐睾占 1/3，发生在右侧的占 70%。不可触及隐睾约占 20%，其中大部分 50% 为腹腔内睾丸，20% 为睾丸缺如，30% 为睾丸萎缩。

【位置】

可位于腹内（8%）、腹股沟管（72%）和阴囊上方（20%）。隐睾的发病率随生长发育过程逐渐降低，表明出生后隐睾仍可继续下降。但 6 月龄（含矫正胎龄）后，继续下降的机会明显减少。

【病因】

尚不完全清楚。目前认为隐睾的病因与内分泌、出生体重、遗传、母体因素和物理机械等多因素有关。

1. 内分泌失调和遗传因素 主要包括下丘脑 - 垂体 - 睾丸轴失衡，睾丸分化异常，雄激素、MIS、INSL3 缺乏或不敏感均可引起隐睾。出生低体重是隐睾的危险因素之一。家族性隐睾也有报道。常染色体和性染色体的异常可引起隐睾的发生。

2. 母体因素 有学者发现母体肥胖、糖尿病、饮酒、吸烟、怀孕期间接触己烯雌酚（DES）、农药、邻苯二甲酸二异辛酯（DEHP）、布洛芬等化学物质或外源性干扰物是隐睾的高危因素。

3. 影响睾丸下降的物理机械因素

（1）睾丸引带的牵引作用：引带近端附着于睾丸和附睾，其末端呈带状。由于阴囊是由下腹壁向外突起而形成，因此，引带的主干末端主要附着于阴囊底部；另有部分引带附着于耻骨结节、会阴部或股内侧部，为其相应的分支。在腹股沟和阴囊之间占据一定空间。胚胎第 7 个月时，睾丸的发育使其周围组织形态上出现明显改变,除引带肿胀外,精索肌管也延长增粗呈曲张状。之后,肿胀的引带开始退变、收缩,睾丸即沿着引带扩张过的腹股沟管,经内环出外环。在绝大多数情况下,出了外环的睾丸,沿着引带末端的阴囊分支而进入阴囊底部。如睾丸下降停留在腹股沟管内环、腹股沟管外环,则可发生不同程度的下降不全。如睾丸未降至阴囊底部,而沿睾丸引带末端的其他分支下降至耻骨部、会阴部或股部等部位,则成为异位睾丸。

(2)腹内压力有助于睾丸降至阴囊中:该观点认为腹内压增高是造成睾丸离开腹部进入腹股沟管的原始动力。

(3)解剖障碍:睾丸需要在鞘状突完全降入阴囊底部后而降入阴囊。隐睾并发鞘状突未闭和鞘状突终止于耻骨结节或阴囊上方者相当多见,提示鞘状突附着异常可能阻碍了睾丸的下降;此外异常的引带残余或筋膜覆盖阴囊入口都可阻止睾丸下降。

【分类】

根据隐睾的发病原因,隐睾的位置和性质有多种分类方法。有根据体格检查时能否用手触及睾丸,将隐睾分为可触及睾丸和不可触及睾丸两类。临床较实用的分类方法为:

1. **回缩性睾丸**　指睾丸提睾肌过于活动,睾丸可回缩至阴囊以上位置,但夜间休息及检查中用手可将睾丸置于阴囊中。回缩睾丸无需药物或手术治疗,但需要密切随访至青春期。

2. **真性隐睾**　①腹腔内高位隐睾;②腹股沟隐睾;③阴囊高位隐睾;④滑动性隐睾。

3. **异位睾丸**　指睾丸位于阴囊以外如耻骨上方、大腿股部、会阴部、阴茎根部及横过异位。

4. 睾丸缺如或睾丸萎缩。

【临床表现】

隐睾可发生于单侧或双侧,以单侧较为多见。单侧隐睾者,右侧的发生率略高于左侧。除较大儿童偶诉有短暂胀痛或并发症外,多数隐睾患儿一般并无自觉症状。临床主要表现为患侧阴囊发育差,阴囊空虚,扪不到睾丸。有时可于腹股沟部或阴囊外会阴部扪及睾丸,一般较正常小,局部可见隆起。隐睾常伴有患侧鞘状突未闭,可表现为鞘膜积液或腹股沟斜疝。肠管疝发生嵌顿者并不少见,且容易引起肠坏死;也可压迫精索血管,使隐睾进一步萎缩,严重者可导致睾丸缺血坏死。

【隐睾常见并发症和伴发畸形】

1. **生育能力下降或不育**　阴囊的温度略低于体温,适宜正常睾丸内生殖细胞的发育。睾丸在腹腔或腹股沟内,温度与体温相同,不适宜生殖细胞的发育,因而睾丸组织结构发育也较差。目前广泛认同隐睾会导致生殖细胞受损。在出现组织病理变化前及早行外科手术固定睾丸与阴囊减少生殖细胞丢失。双侧隐睾患者如不及时治疗常导致无精症,双侧患者不育率较正常或单侧隐睾患者明显下降。单侧隐睾,另一侧睾丸正常,可维持正常或接近正常的生理功能。单侧隐睾如不治疗30%以上患者不育。

2. **睾丸损伤**　处在腹股沟管内或耻骨结节附近的睾丸比较表浅、固定,容易受到外力的直接损伤。

3. **隐睾扭转**　未降睾丸发生扭转的概率较阴囊内睾丸高20多倍。右侧腹内隐睾扭转,其症状应与体征颇似急性阑尾炎鉴别,如阴囊内有正常睾丸,即可除外隐睾扭转。

4. **隐睾恶变**　隐睾恶变成睾丸肿瘤概率比正常睾丸高5~10倍。隐睾恶变的发病年龄多在15~45岁之间,常见恶性肿瘤是精原细胞瘤。2岁以前行睾丸固定术,而后发生恶变率比年龄较大时手术低得多,青春期前行睾丸固定术,术后恶变概率较正常人高2~3倍,青春期后手术则高5~6倍。

5. **系统性疾病**　隐睾可以是一个单发疾病,也可以伴有其他的泌尿生殖系统异常及伴有其他内分泌疾病和遗传性疾病。

6. **精神损伤**　在青春期常引起自卑等心理问题。

【诊断思路】

根据临床表现和体格检查基本可以确诊,体格检查是区分可触及和不可触及睾丸的唯一方法。单侧者,患侧阴囊扁平、发育差、不对称。双侧者阴囊发育更差,甚至无明显阴囊。触诊患侧阴囊空虚,无睾丸。应注意与回缩性睾丸和滑动性睾丸鉴别。睾丸可以推入阴囊内,松手后可在阴囊内停留一段时间者为回缩性睾丸,属生理现象;睾丸推入阴囊,松手后立即退回原位则为滑动性睾丸,属隐睾。

热水盆浴常有助于鉴别可回缩的睾丸和真性隐睾。回缩睾丸在热水盆浴时睾丸常能降入阴囊,真性隐睾则不能降入阴囊。患者检查体位一

表 5-2-5　**PHS 相关 RCT 队列研究**

文献	手术技术	尿道下裂分型	PHS	剂量	疗程	PHS 至手术间隔
Babu(2018)	TIP	远端型	庚酸睾酮,肌内注射	每次 2mg/kg,每月 1 次	第 9、10、11 月龄	1 个月
Chen(2015)	Duckett; Duckett+Duplay	近端型(阴茎体根部至会阴)	十一酸睾酮,口服	每次 2mg/kg,1 次 /d(最大 120mg/d)	2 个月	3~6 个月
Asgari(2015)	TIP	阴茎体中段型或远端型	庚酸睾酮,肌内注射	每次 2mg/kg,每月 1 次	2 个月	1 个月
Kaya(2008)	TIP	冠状沟型、阴茎体型及阴茎阴囊型	双氢睾酮,局部外用(阴茎体及龟头)	2.5%,每次 0.2~0.3mg/kg,每天 1 次	3 个月	5 周

行,并由此决定阴茎矫直的方法及后续尿道成形方法。人工勃起的简易方法是手按压阴茎阴囊交界处的阴茎海绵体,使阴茎勃起。更为规范的方法是包皮脱套后在阴茎根部上止血带,将生理盐水注入阴茎海绵体并使阴茎勃起。在某些重度阴茎下弯病例中,阴茎根部的止血带可能位于阴茎弯曲部,影响了测量的准确性,可改用手按压尿道球部处的阴茎海绵体,使阴茎勃起。上述阴茎下弯的测量均采用目测而非客观的测量器械。很少有使用量角器进行精确测量的报道。因此认为勃起状态较测量器械更为重要。只有 10% 的远端型尿道下裂患者在包皮脱套后存在阴茎下弯,且往往小于 30°。约 50% 近端型尿道下裂患者在包皮脱套后无阴茎下弯或阴茎下弯小于 30°,其余 50% 患者阴茎下弯大于 30°。

【手术处理】

1. **阴茎下弯的矫治**　包皮脱套后,由人工勃起时阴茎下弯的程度来决定阴茎矫直方法。

(1)小于 30°:阴茎背侧白膜折叠;

(2)大于 30°:尿道板离断;

(3)离断尿道板后的残余下弯可通过阴茎背侧白膜折叠、阴茎腹侧海绵体三横切或阴茎腹侧海绵体补片矫治。

2. **膜状尿道的处理**　由于尿道海绵体的缺损,并缺少阴茎浅筋膜的覆盖,尿道外口的近端可能存在不同长度的膜状尿道。其处理取决于皮肤能否与尿道组织完整分离,以及脱套后阴茎下弯的程度。大多数情况下,膜状尿道段仅长几毫米。当存在膜状尿道时,于中线处纵向切开膜状尿道直至皮肤能与尿道组织完整分离。而当脱套后阴茎下弯大于 30° 时,需果断离断尿道板或膜状尿

道,以矫正阴茎下弯。

3. **尿道成形术**　尿道下裂目前公认的治愈标准:

(1)完全矫正阴茎下弯;

(2)尿道开口于龟头正位;

(3)阴茎外观满意,与正常人一样站立排尿,成年后能进行正常性生活。

虽然手术方法众多,但并没有一种方法能够适用于所有类型尿道下裂。手术方法的选择很大程度上取决于患者情况的客观评估(如尿道口位置、阴茎下弯程度、包皮丰裕程度、龟头大小、尿道板发育情况等)和术者的经验与喜好。《坎贝尔泌尿外科学》(第 11 版)建议,对于远端型、近端型且阴茎下弯<30° 的尿道下裂,可以考虑 TIP 术式;近端型且下弯>30°,可以采取分期游离皮瓣、包皮皮瓣。对于再次手术者,如果尿道板残留无明显瘢痕,可采取 TIP;皮肤充裕无 BXO 者,包皮皮瓣是选择之一;如果有明显瘢痕、BXO、下弯>30°、尿道中有毛发等情况,必须切除病变,可以选择口腔黏膜术式。

【术后评估】

1. **随访时间**　64% 的并发症在尿道下裂术后首次复查时被发现,80% 的并发症在术后 1 年之内被发现。随着随访时间的延长,潜在并发症逐渐显现。Wood 报道 70% 尿道瘘发生于术后 1 年之内,90% 发生于 8 年之内,99% 发生于 20 年之内。

2. **尿道度量**　尿道扩张器可以度量尿道宽度。成形尿道的度量是确定尿道下裂术后有无解剖梗阻的客观手段。在 3 岁以下正常男孩中,有 14% 尿道度量时小于 8Fr。Snodgrass 常规在尿

道下裂术后 8 月时用 10Fr 尿道扩张器度量尿道，发现机械梗阻发生率非常低。这提示尿道度量并不适合作为常规评估尿道宽度的方法，但可选择性应用于存在排尿梗阻症状或尿道外口狭小的患儿。

3. 尿流率 Andersson 报道了 37 例采用 TIP 尿道成形术的无尿道梗阻症状患者，术后 1 年的平均 Qmax 为 13.6ml/s，有一半病例低于曲线第 5 百分位；而在术后 6 年，平均 Qmax 为 19ml/s，32% 的病例低于第 5 百分位。Huebe 报道了 52 例采用 TIP、Onlay 或 Duckett 尿道成形术的无尿道梗阻症状患者，3~7 岁时有中位 Qmax 为 9.3ml/s，83.1% 的病例低于曲线 25 百分位，大于 13 岁后中位 Qmax 为 17.7ml/s，21.2% 的病例低于曲线 25 百分位。

尿道下裂术后早期，无症状性尿流率低下非常常见，无需处理。在青春期有较大的改善潜力，这可能得益于青春期尿道直径的增加。

【术后并发症】

短期并发症可以发生在术后的第一个星期内，包括出血、伤口感染、皮肤坏死、尿外渗等。长期并发症可发生于术后半月或更久，包括尿道皮肤瘘、尿道口狭窄、尿道狭窄、尿道憩室、阴茎下弯复发、尿道/龟头裂开、尿道内毛发生长等。术后并发症发生率报道不一，在远端型尿道下裂中为 5%~10%，在近端型尿道下裂中为 32%~68%。

当需要再次手术时，选择合适的时机。除非发生感染、出血而需立即清创止血，或发生尿道梗阻尿潴留，留置导尿失败需尿道造瘘等急诊情况外，并发症手术一般在前次手术 6 个月之后进行。

1. 尿道皮肤瘘 尿道皮肤瘘是最常见的尿道并发症。表现为尿道和皮肤之间的额外开口，通常在排尿时发现漏尿或阴茎腹侧的异常尿线。尿道皮肤瘘可单独发生于成形尿道的任何部位，也继发于其他并发症，如尿道口或远端尿道狭窄。其发生率随尿道下裂严重程度及所使用的修复方法的不同而改变。

2. 尿道口狭窄及尿道狭窄 通过梗阻性排尿症状和进一步的尿道度量（婴幼儿<8Fr，青春期前<10Fr，青春期后<12Fr），可以诊断尿道口狭窄或尿道狭窄。尿道口狭窄最有可能是修复时的技术问题引起的，如尿道口的管腔太窄或龟头成形时张力太高。尿道狭窄是近端型尿道下裂修复术的一个并发症，往往由于成形尿道组织的缺血坏死，瘢痕增生引起，带蒂皮瓣卷管（Duckett）等尿道成形术中吻合口部位也特别容易发生狭窄。

3. 尿道裂开及龟头裂开 尿道裂开及龟头裂开是指尿道或龟头翼的完全分离。冠状沟处尿道皮肤瘘合并远端龟头处皮桥相连，也被归类为龟头裂开。尿道或龟头裂开往往是由于成形尿道组织坏死或张力过高所致。

4. 尿道憩室 尿道憩室是指排尿时成形尿道膨大鼓起呈球状，排尿结束后挤压膨大尿道可见尿液自尿道口流出。尿道憩室往往于远端尿道或尿道口机械性狭窄或功能性梗阻有关。

5. 阴茎下弯复发 阴茎下弯复发是指包皮脱套前阴茎腹侧弯曲大于 30° 或包皮脱套后阴茎腹侧弯曲大于 15°。阴茎下弯复发的发生率与尿道下裂严重程度及矫治下弯的方法有关。需要随访到青春期才能体现其真实的发生率。

（陈光杰 高磊 唐达星）

第三节 性分化异常青春期性别分配

性发育异常（disorders of sex development，DSD）的治疗是复杂的，最为困难的决定之一是如何进行性别分配，对患者父母来说为性别抚养。每一个性发育异常患者都是独立的，都应该获得性别分配。性别分配困难的根本缺陷是性别的二元性概念，即只能选择男性或女性。自 2006 年芝加哥共识后的近十余年，越来越多的人建议将性别视为一个双峰连续体，双峰各代表传统的男性和女性，两者之间为各种不同的性别谱系分布，而不再是二元性概念。如有的国家通过法律承认第三性别，例如印度、尼泊尔、巴基斯坦和孟加拉国等；新西兰和澳大利亚对不确定或未指定性别的患者在护照上允许用"X"标识；在欧洲，2013 年德国法律规定，性别未确定的新生儿在出生证明上的性别一栏中保留空白；某社交媒体更是允许用户选择 58 个标识符中的一个对自己进行自定义。不管怎样，对 DSD 患者进行男性或女性的性别分配是不可避免的，尤其在其儿童期应暂按原先的性别抚养，到了青春期由孩子和家庭一起来决定未来的性别。

一、性别与性心理发育

人类性分化的过程并没有随着外生殖器的形成而结束,大脑作为性和非性行为的基质,经历了与性别的其他特征一致的性分化,即性心理发育。人类性心理发育包括三个领域:性别认同,性别角色(也被称为性别的行为)和性取向。性别认同是指对一个性别的一种基本的归属感和自我认同感,作为男性或女性或另类性别内在的感觉。性别角色是指在一个特定的社会文化环境里,作为男性、女性或中性的行为,具有性别二态性的特征,但性别角色行为表达可以不完全一致。性取向是指对异性、同性或两性的情欲吸引,包括行为、幻想等,最突出的方面是性之间的吸引,如异性恋,双性恋或同性恋,一般在青春期或之后才会表现出来。

对出生后的性心理发育的研究发现,出生3天的新生儿中就已被发现存在性别差异,女性的新生儿更喜欢看人脸,而男孩更喜欢跟踪移动的物体;6个月龄的婴儿就具有区分男女面孔的能力;1岁左右的婴儿根据声音和面部特征可以分别不同的性别。到17~24月龄,开始使用性别标签,并表现典型的性别行为,表现出对与自己性别相关的人和事物的偏好。大多数儿童在3岁时才将自己称为男孩或女孩。3~5岁儿童,性别特点表现非常突出,具有强大的性别偏好和行为,如根据自己的性别来选择服装和玩具,通过表达对相关物体的兴趣来体现自己的性别。从3岁到整个学龄前阶段,儿童都表现出对相同性别者的强烈偏好,并根据其性别特点来指导别人的行为和活动,性别刻板印象在这个年龄范围内得到迅速发展。学前班被认为是性别发育稳定的关键时期,这个年龄段的孩子掌握了对从婴儿期到成年期性别稳定性的理解。然而,到目前为止,还不知道确切的关于婴幼儿何时意识到及何时开始识别已获得的性别,以及如何随着他们认知的发展而变化的确切信息。

由于外生殖器的性发育发生在妊娠的前3个月,而大脑的性分化较迟,在妊娠的后半阶段,这两个受到雄激素影响的时期不一样。而且,胎儿期外生殖器对双氢睾酮敏感,而大脑雄性化则似乎依赖于睾酮本身。因此,出生时外生殖器男性化程度可能并不总能反映出大脑的男性化程度。

因此,性心理发育是一个多步骤的、顺序的、相互关联的长期的过程,将遗传信息转化为表型,并建立一个男性或女性的性别认同和性趋向的认知;受多种因素影响,包括遗传因素、大脑结构、产前和产后激素水平、后天的环境因素、心理社会经历、社会和家庭环境等。

二、青春期性别焦虑

目前对DSD性别分配远期结果的实证研究只能略微达到AGREE标准的B级,而对社会心理方面的远期结果只能达到AGREE标准C级,因此,DSD患儿性别分配一直以来都是非常复杂和困难的。近年来青春期性别焦虑的高发生率越来越得到临床医生的重视。根据DSM-5标准,性别焦虑(gender dysphoria,GD)是指由于个人所经历或表达的性别与指定的性别之间存在显著不一致,导致在社交、职业或其他重要的功能领域中出现明显的痛苦或感觉身体功能方面存在严重缺陷。发生性别焦虑的机制目前并不完全清楚,最近的研究发现,性别焦虑原因可能仅限于中枢神经系统中,而不在于外生殖器,有性别焦虑的男性可能在胎儿早期发育过程中暴露于相对较低水平的雄激素有关。事实上,据文献报道,在青春期约27.3%的46,XX和45.5%的46,XY性发育异常患者存在不同程度的性别认同方面的不安,体现为焦虑、抑郁等。因此,如何进行DSD患者的性别分配,尤其在青春期使其获得分配的性别与最终自我认同的性别相一致,避免其在青春期及将来可能出现性别焦虑,是DSD治疗的关键。

三、DSD青春期性别分配

(一) DSD性别分配的目标

性别分配的主要目标是获得分配的性别与最终自我认同的性别相一致,避免将来可能出现性别焦虑的巨大痛苦,能较好地融入社会和具有积极的社交生活,减少患者和家属的心理与身体创伤,并有持久亲情关系。

(二) 性别分配的时机

性别分配的时机一直存在较大的争议。理想的时机是到患者本人能决定自己性别的年龄,但这一般需要到青春期后;有的伦理学家和人权组织强烈建议暂停在婴儿期进行性别分配和外生殖器整形手术,直到患者在青春期能够充分行使知情同意权后再做决定,但这种做法遭到多数患者和家属的反对。在性别不确定的情况下,儿童期性别抚养会成为一个非常棘手的问题。长期的性别不确定会使患者在儿童期陷入性别认同的困惑,非典型生殖器的感知导致消极的身体感知,从而导致男子气质和女子气质相关的混乱。研究发现,孩子性别的不确定会对其父母的情绪产生影响,导致焦虑的发生,父母的焦虑转而会影响患儿。同时,当前的社会和文化环境可能也无法容忍这"罕见"的情况,公众缺乏对 DSD 的了解会对儿童和家庭的造成极大的偏见。性别确定越迟,越有可能出现心理和社会风险,给家庭和患者本人带来极大的压力。因此,理论上,性别分配应该在完成诊断后尽快进行,但是,由于 DSD 是一种罕见的现象,目前关于其性别认同,性别角色识别或性趋向的最终结果的数据有限。

(三)性别分配原则

性别分配至少应该考虑以下几个原则:

1. 性别分配应该建立在明确诊断的基础上。

2. 性别分配必须由一个富有经验的专业的多学科团队、家属和/或本人及社会支持团体共同探讨决定。多学科团队应该包括内分泌科、泌尿外科、妇科、心理科、遗传学科、伦理学和社会支持人员等多学科专家组成。

3. 尽可能使患者保存最低身体风险。性腺是否存在恶变风险(如风险最高的性腺发育不良恶变发病率达 30%~50%),会不会导致骨质疏松症(性腺功能不良且未用激素替代),有没有可能发生肾上腺危象(肾上腺皮质增生症),生殖器的解剖缺陷会不会导致反复的尿路感染、流出道梗阻等。

4. 保持心理和社交风险最低。避免由于不恰当的性别分配导致的性别焦虑症;让父母能接受孩子,亲和力强;获得学校教育的机会,避免在社会或文化方面的劣势;避免生殖器异常导致的尴尬、不幸和被社会孤立。

5. 辅助生育技术在不断地进步,因此应尽力保存潜在的宝贵的生育机会。保护有生殖细胞的性腺;采用已有的保留生育机会的技术;利用存在的结构,如子宫内怀孕的潜在可能。

6. 保留或增加满意的性关系的能力。避免损伤生殖器的感觉神经和血管;尽量利用现有的生殖器结构,虽然没有理想的结构;使用现有的最好的外科技术。

7. 在可能的情况下,保留未来选择的机会。尽可能不要切除性腺和生殖器组织。

总而言之,性别分配需考虑到疾病诊断、性腺类型及功能、性腺癌变风险、外生殖器形态、性和生育潜能、心理性别和状态、父母的观点、社会文化环境等问题。尽管如此,但我们仍然可以针对一些常见的 DSD 类型,基于 DSD 的诊断给出性别选择的推荐(表 5-3-1)。

表 5-3-1　基于 DSD 诊断的性别分配推荐

诊断	推荐的性别分配
46,XX DSD	
CAH	女性;Prader V 级伴性别焦虑可考虑男性
46,XY DSD	
5α 还原酶缺乏症	男或女
17βHSD3 缺乏症	男或女
完全性性腺发育不全	女性
完全性雄激素不敏感综合征	女性
部分性雄激素不敏感综合征	男或女
雄激素合成缺陷	男或女
性腺发育不全	男或女
小阴茎	男
泄殖腔外翻	男或女
尿道下裂	男
米勒管永存综合征	男
特纳综合征	女
克兰费尔特综合征	男
卵睾 DSD	男或女

(四)性别重分配

少数 DSD 由于各种原因在以后的生活中要求改变性别,因此指定的性别并不是不可改变的。但必须非常谨慎地对待患者提出的性别重新分配的问题。儿童时期的性别不满意一般可逐渐消除,因此,年轻的患者必须由富有经验的专家团队仔细评估其性别认同的多方面因素,以及生物因素和社会因素(即家庭作用和支持)等,以确定是否需性别重新分配。事实上,在发育阶段的性别认同可能仍具有一定的波动性,因此大多数儿童时期的 GD 并不会贯穿整个成年期。其次,有的患者还可能共存精神性疾病,应该先给予治疗,以利于建立稳定的性别认同。另外,性别重新分配前特别需要重视的是,要与患者一起讨论和解决性及生育潜力问题。总之,通过详尽的医学和社会心理学的评估可以指导 MDT 决定是否需要性别重新分配,以及随后的手术时机和性激素替代。如功能性腺仍存在时,满足以下标准(表 5-3-2),可以使用促性腺激素释放激素类似物(GnRHa)来延迟青春期的出现,使第二性征的发育逐渐消退,身体保持在中性的早期青春期状态,有助于延长诊断阶段,帮助青少年和临床医生获得对其性别有更清楚的认识。尤其适用于存在性别焦虑而目前又无法预测性别认同结果的 DSD 患者。根据世界跨性别健康专业协会的护理标准,建议在青春期的 Tanner2 期开始使用 GnRHa。在某些情况下,例如在出生时性别分配与推荐的性别分配不同,也可以考虑早期使用 GnRHa。例如诊断延误的 5α 还原酶缺乏症,通常 MDT 会推荐男性性别分配;但其出生时已作女性性别抚养,并且目前为止也没有经历性别焦虑(还是女性性别认同),此时如出现男性青春期第二性征的发育,可能被其视为灾难性的,破坏了他/她身体和性别的完整性。这时可以考虑抑制青春期发育,避免出现男性青春期发育。同时,与没有 DSD 的性别焦虑不同,DSD 患者青春期的特征性的身体变化可能会诱导其要求表型性别的转换,而不是性别认同的原因。

如性别焦虑持久存在,并且满足标准(表 5-3-2),应考虑按照青春期性别身份进行青春期诱导。

表 5-3-2 GnRHa 和跨性别激素治疗适用标准

青少年 GnRHa 适用标准

1. 符合 DSM-5 诊断标准的 GD

2. 至少达到青春期 Tanner 分期 2 期

3. 在青春期早期变化时 GD 表现明显增加

4. 不合并存在有妨碍 DSD 诊断或治疗的精神类疾病

5. 治疗期间有足够的心理学和社会支持

6. 了解治疗的预后结果、风险和优点

7. 父母同意接受治疗,并在治疗期间给予充分的心理和社会支持

青少年跨性别性激素治疗适用标准

1. 符合 GnRHa 的标准

2. 年满 16 周岁

3. 父母同意接受治疗,并给予足够的支持

(五)常见 DSD 的性别分配

1. 46,XX DSD 先天性肾上腺皮质增生症(congenital adrenal hyperplasia,CAH)是 46,XXDSD 最常见的类型。由于基因突变导致的酶功能缺陷,胎儿期异常高水平的雄激素暴露导致了外生殖器不同程度的男性化、大脑雄激素印记和以后的男性性别行为。心理学研究表明,与正常女性相比,CAH 患者在儿童期存在更多的跨性别角色行为,偏好男性玩具和玩伴,不喜欢扮演母亲角色,对女性化妆品和配饰不感兴趣,很少有患儿对其女性气质感到满意。对青春期及成年 CAH 女性的性别相关行为评估发现,非经典型 CAH 的女性要求性别转换较少,单纯男性化型次之,而失盐型最严重。此外,与正常女性相比,CAH 患者性经历往往较迟,性生活兴趣降低,母性倾向低,以及双性恋或同性恋倾向发病率较高。患有 CAH 的女孩在儿童游戏行为方面跨性别改变越大,成年后越有可能成为双性恋或同性恋者,并与产前雄激素暴露的程度以及基因突变严重程度相关。

然而,很少有文献报道 CAH 患者女性性别分配后出现 GD,或要求作女性向男性的性别转换。事实上,虽然有强有力的性别行为证据(40.9%)认为 CAH 患者具有典型的男性性别认同,最近也有研究发现性别认同可能与胎儿期雄激素暴露存在相关性。但大部分(95%)46,XX CAH 患者性别分配为女性后,青春期后会发展为女性性别认同。同时,CAH 患者可以有正常的卵巢和子宫的发育,存在生育能力,并且通过适当的激素治疗,可以有典型的女性生长发育。因此,尽管存在明显男性化的性别相关行为,但成年后女性性别认同是最常见的结果。因此,男性化程度较低(Prader 3 或更低)的患者,应该被分配为女性。

那些被延误诊断的严重雄性化的 CAH 患者的性别分配可能会比较困难,需要由多学科团队仔细评估。事实上,已有报道因延误诊断的严重男性化 CAH 患者成功分配为男性的病例。有作者建议,对完全男性化生殖器发育的 CAH 患者,如果得到家长/患者同意,也可考虑进行男性性别分配。

总之,在性别分配问题上,应对 CAH 儿童和青少年及其家长进行心理辅导,重点关注性别认同和性别焦虑,同时,由于许多患者存在较差的健

康的生活质量问题,应该关注生活质量的问题。

2. 46,XY,DSD

(1)完全型性腺发育不全(Swyer综合征):46,
XY完全型性腺发育不全患者,由于睾丸没有发
育,不能产生雄激素和AMH,因此外生殖器不会
出现雄性化改变,表现为完全女性化,并具有正常
米勒管结构即存在子宫、输卵管和阴道。由于胎
儿期没有雄激素暴露,Swyer综合征患者表现为
典型的女性性心理发展。如性别分配为女性,不
需要通过外科重建手术,外生殖器即与女性性别
一致。而且,通过卵子捐赠未来可以获得生育机
会。不管性别分配为女性或男性,青春期均需要
激素替代治疗,而且发育不良的性腺存在发生生
殖细胞肿瘤的高风险。因此,46,XY完全型性腺
发育不全患者,性别分配首选女性。

(2)完全性雄激素不敏感综合征(complete
androgen insensitivity syndrome,CAIS):CAIS患
者出生时外生殖器表型为完全女性化。由于睾丸
能正常分泌AMH,因此米勒管结构退化,缺乏女
性内生殖器管道。婴儿期因腹股沟或阴唇肿物就
诊,或因腹股沟斜疝手术发现睾丸就诊;青春期
就诊原因一般为原发性闭经。由于雄激素受体对
睾酮完全不敏感,因此,CAIS患儿通常被认为胎
儿期缺乏大脑的雄激素印记,性别认同一般为女
性,且扮演女性性别角色,性趋向多为男性;外生
殖器和女性性别一致,并存在盲端阴道,成年后通
过简单易行的适当的阴道扩张,90%以上的病例
可以获得功能性阴道,很少需要外科手术。而且
CAIS性腺恶变概率非常低,青春期前恶性肿瘤罕
见,青春期后也只有1.5%,而且恶变年龄都大于
20岁;因此如作女性性别分配,可以暂时保留睾
丸,无需激素替代直到完成自发性青春期,乳房完
全发育。虽然最近德国的一份研究发现,与正常
女性相比,女性性别的CAIS患者成年后自信心
更低,性唤醒能力、性欲望及性快感等较低;也有
女性性别分配患者出现GD的报道,甚至要求重
新分配为男性性别,并作乳房切除术和阴茎成形
术,但到目前为止文献报道仅只有4例,而大量可
信的文献均认为女性性别分配的CAIS患者在成
年后获得女性性别认同,不会出现性别焦虑。因
此,CAIS患儿通常被推荐女性性别分配。

(3)5α还原酶缺乏症(5αreductase deficiency):
SRD5A2基因突变导致5α还原酶功能缺陷,不能
将睾酮转化为双氢睾酮,而胎儿期男性外生殖器和

尿道的发育主要依赖的激素是双氢睾酮,因此出生
时大多数患者外生殖器表现为完全女性化,有盲端
阴道,少数表现为外生殖器模糊,睾丸通常未降入
阴囊,但由于睾酮水平基本正常,沃尔夫管正常发
育为附睾、输精管、精囊和射精管。出生后常常按
女性抚养,但如未切除睾丸,到了青春期,由于睾酮
水平明显升高,出现明显雄性化体征,声音变得深
沉,阴茎明显生长,阴唇色素沉着过度以及肌肉质
量增加,许多患者要求从女性到男性的性别转换。
与CAIS不同,5α还原酶缺乏症患儿在胎儿期存
在大脑雄激素暴露,在出生后3个月及青春期再次
受到高浓度的雄激素作用,因此其性别认同和性别
行为多为男性,如果性别分配为女性,56~63%患
儿在青春期后和成年时可能出现明显的性别焦
虑。延迟诊断的女性抚养患者,青春期外生殖器的雄性
化会导致其性别不安。5α还原酶缺乏症有正常睾
丸生殖细胞群,但缺乏初级精母细胞,导致少精症,
精液的量减少而黏稠度增高,前列腺为正常人的
1/10,因此生育概率低;但可以有正常的精子生成,
如作男性性别分配,通过辅助技术获得做父亲的
机会。虽然5α还原酶缺乏症患者阴茎不能达到
男性正常水平,但其外生殖器组织对雄激素是敏感
的,经过治疗,成年患者的阴茎长度可以达到6cm,
可具有性交能力。而且如男性性别分配,不需要
切除睾丸,因此,也不需要做激素替代治疗。因此,
5α还原酶缺乏症性别分配推荐男性性别分配。

(4)17β-HSD3缺乏症(17β-hydroxysteroid deh-
ydrogenase type 3 deficiency):17β-HSD3缺乏导致
雄烯二酮不能转化为睾酮,由于胎儿期缺乏睾酮和
双氢睾酮,出生时外生殖器表现为女性外观,部分
表现为外生殖器模棱两可。因此,出生后通常按女
性性别抚养。如果未切除性腺或诊断延误,在青春
期,在17β-HSD同工酶的作用下,雄烯二酮部分转
化为睾酮而发生雄性化改变,出现男性第二性征如
男性化的肌肉块,丰富的体毛和胡须以及声音变
粗,出现喉结,阴蒂增大,但明显小于正常阴茎。睾
丸体积也增加并且可以达到正常成年男性的范围。
一小部分患者会出现乳房发育。如未做性腺切除,
39%~64%女性抚养者要求性别转换为男性,大多
在青春期后期或成年早期,一般不超过30岁。要
求性别角色转换的原因目前也并不清楚。事实上,
除了生物学因素外,社会化因素和学习因素已被证
明影响了其性别认同和性别角色。到目前为止,
还没有17β-HSD3缺乏症具有生育能力的报道,也

不清楚早期睾丸固定术和睾酮治疗是否会产生更有利的结果。同时,还应该考虑到17β-HSD3缺乏症的睾丸存在中等程度的发生生殖细胞肿瘤风险。因此,在某些情况下,女性性别分配可能是适当的,对于那些保留睾丸的男性性别分配者,需要定期进行睾丸评估。

(5)部分性雄激素不敏感综合征(partial androgen insensitivity syndrome,PAIS):由于残留的AR功能,PAIS获得雄激素作用比正常女性多,但比正常的男性少,因此外生殖器的表现是高度不一,可以是单纯的小阴茎、不同程度的尿道下裂到轻度阴蒂肥大,伴或不伴隐睾,阴囊可表现为完全融合、对裂或阴唇样。出生后PAIS的婴儿往往根据外生殖器雄性化程度被分配为男性或女性。青春期后外生殖器雄性化程度不完全,也不全一致。由于胎儿期大脑雄激素暴露程度不同,PAIS患者的性别认同也是具有相当大的波动性。而且决定其性别认同因素是非常复杂的,并不只是由基因型或外生殖器表型来决定,而且涉及生物因素和社会文化因素。但不管性别分配为男性或女性,均有因性别焦虑而要求性别转换的报道。然而PAIS性别认同通常与养育的性别一致。最近研究发现,存在AR基因突变、外生殖器雄性化评分小于5分者,如性别分配为男性,青春期后临床结局较差。而外生殖器对雄激素治疗有较好反应性者,性别分配首先考虑为男性。但目前的证据还不能提供PAIS性别分配的明确指南,手术治疗只能解决表型性别,但不能决定其性别认同。因此,在可能的情况下,应该推迟选择非必要和不可逆转的干预措施,直到患者年龄足以参与决策过程。

(6)单纯小阴茎(isolated micropenis):研究证明,小阴茎患者都能毫无争议的建立男性性别角色和成功的性关系。由于胎儿期睾酮缺乏导致的小阴茎,经过睾酮治疗后,虽然阴茎长度短于正常青年人,但可具有功能。根据目前数据,在临床、生理或心理方面没有性逆转要求的婴幼儿,应将其作为男性性别分配。

(7)泄殖腔外翻(cloacal extrophy):在过去,46,XY泄殖腔外翻患者一般被性别分配为女性。但最近的研究表明,这些患者中存在很大比例的性别认同方面的问题,超过60%女性性别分配患者要求做男性的性别转变。因此,目前,临床医生往往倾向于男性性别分配。

(8)47,XXY克兰费尔特综合征和变异型:克兰费尔特综合征是最常见的性染色体非整倍性形式之一,通常是男性性别认同。因此,性别分配首选推荐为男性。虽然最近的一项研究发现,与健康人群相比,克兰费尔特综合征患者存在更高的性别烦躁症状,但其性别不安水平没有达到性别焦虑诊断的临界值,而且目前还尚缺乏大样本克兰费尔特综合征的性别焦虑系统研究。

(9)混合型性腺发育不全(mixed gonadal dysgenesis):混合型性腺发育不全大多为45X/46XY嵌合体,性腺往往一侧是睾丸,另一侧是条索状性腺,睾丸在青春期前相对正常,而青春期后的睾丸含很多成熟的间质细胞,但曲精细管内无生殖细胞。外生殖器的表型也不一,可以表现为正常女性的外生殖器或轻度阴蒂肥大、模糊的外生殖器、尿道下裂或正常的阴茎,无论表型是男性或女性,总有一个子宫、输卵管及阴道。性别分配时,必须考虑产前雄激素暴露、性腺肿瘤高发生率、内生殖器解剖以及青春期后阴茎发育程度等。

(10)卵睾型DSD(ovotesticular DSD):卵睾型DSD的特征是卵巢和睾丸组织同时存在同侧或对侧的性腺中,以及与同侧性腺类型出现相应的内外生殖管道的分化。大多数患者出生时表现为模糊的生殖器或尿道下裂。在青春期,根据卵巢和睾丸组织功能优势情况,而决定是否会出现乳房发育、月经或进行性雄性化。性别分配为男性或女性大约各为50%。目前缺乏一个系统的、大型的长期性别认同结果和生活质量数据来为性别分配提供坚实的经验基础。目前的治疗方案与诊断时年龄和内外生殖器分化发育情况有关。当诊断明确而性别认同尚未确定的儿童,男性或女性的性别分配可能都是合适的。性别分配要根据性腺发育情况尽量保留潜在的生育能力,并尽可能使外生殖器的表型与分配的性别相符合。

总之,每个DSD都是独一无二的,必须接受个性化治疗。每一个DSD患者的性别分配都应该由富有经验的专业MDT通过综合分析病因、诊断、性心理、性腺特点、性腺肿瘤风险、外生殖器形态、潜在的生育机会、父母的观点和支持、社会文化环境等做出合适的性别分配。对于诊断明确的患者,性别分配的推荐可以基于可获得的特定DSD的结果数据。同时,应为DSD患者和家庭提供定期的心理咨询和支持,以确保在不同发育年龄阶段有良好社会融入和性心理发育。如果出生时的性别与推荐的性别分配不一致,则应考虑由心理科进行早期心理评估以及是否在青春期开始之前使用 GnRHa,目前还有争议。在青春期存在强烈和持久的 GD 患者应该考虑是否性别重分配。

（吴德华　唐达星）

第四节　青春期泌尿外科手术风险和预后

任何年龄开展任何的外科手术都存在一定风险和并发症,需要患者有清楚的认知。婴幼儿由监护人认知,成年时期由患者本人(除非意识障碍)认知。但青春期患者在整个人生阶段是一个比较特殊的时期,处于似知未知,似懂非懂的阶段,且具备了一定的行动力。尤其关键的是青少年时期的心理状态变化,特别是对于泌尿外科这种隐私部位的手术,有些不良的手术后遗症会导致出现较严重的心理变化,甚至出现自残等恶性事件的发生。因此,在需要对青春期的患儿进行泌尿外科手术时,需详细向患者父母及本人告知手术的必要性和风险,取得他们的配合和理解。

一、每台手术都具备的共性风险

医学是科学,仍有许多未被认识的领域。另外,患者个体差异很大,疾病也各不相同,相同的治疗手段有可能出现不同的结果。任何手术都有较高的诊疗风险,有些风险是医务人员和现代医学知识无法预见、防范和避免的医疗意外,有些风险是能够预见但却无法完全避免和防范的并发症。每台手术都具备的共性风险主要包括以下几项:

1. 术中心搏呼吸骤停。导致死亡或无法挽回的脑死亡;术后气道堵塞、呼吸、心搏骤停。

2. 难以控制的大出血。不可避免的邻近器官、血管、神经损伤。

3. 病情变化。导致手术进程中断或更改手术方案。

4. 术后出血。局部或全身感染、切口裂开、脏器功能衰竭(包括 DIC)、水电解质平衡紊乱。

5. 诱发原有或潜在疾病恶化。

6. 术前的检验、影像学检查与手术中所见不符合可能。

7. 术后病理报告与术中快速病理检查结果不符合。

8. 再次手术可能。

二、几种典型的青春期泌尿外科疾病手术相关风险

1. **包茎和包皮过长**　要求在青春期进行包皮环切的患者往往是受周围人群的影响和自身从书籍上获得的卫生知识而进行。根据当地的医生的习惯选用的包皮环切术式有缝合术、套扎术和使用吻合器。各具有相应的风险。缝合术在外观上较后两者欠缺,手术时间长,对医生的耐心和技术要求较高;套扎术较另外两种术式容易水肿、疼痛及瘢痕挛缩;吻合器较另外两种术式容易出血,个别患者还需要拆钉。包皮环切需要防止包皮切的过多或过少,过多会引起勃起受限,过少会引起瘢痕缩窄和残余感染。但即使有相应的风险,进行包皮环切手术患者的收益应该是大于风险,大部分患者往往预后较好。最近的一篇文献提示在 12 000 多例患者中使用一种新的环切设备(thermocautery device)可以明显减少相应的并发症。

2. **隐睾**　隐睾的最佳治疗时间在 1 岁左右。随着人们医疗常识及婴幼儿常规体检的普及,现在隐睾患者往往在婴幼儿期就已经进行了适当的医学干预,很少有迁延到青春期或以后而进行治疗的。而延迟诊治的常见两个原因为:对该疾病认识不足和对初次明确诊断及给出的治疗故意拖延。青春期隐睾患者的治疗主要有睾丸下降固定术和睾丸切除术。相对于小儿,青春期或以后未降睾丸患者更愿意接受睾丸下降固定术而非睾丸切除术,这可能与他们对正常阴囊外观的追求更强烈有关。针对这一类型患者,在严密的随诊条件下睾丸下降固定术亦可被实施。睾丸下降固定术的术后相关风险有:

(1)睾丸萎缩:睾丸萎缩是最为严重的并发症,但在标准的睾丸固定术中很少见。可能的原因包括对精索血管的直接损害或过度使用电凝造成、下降过程精索血管扭转、张力过大血管痉挛等。

(2)睾丸回缩:睾丸复发最主要的原因是手术

操作不完善和使用不完善的技术,包括睾丸和精索血管未充分游离、精索有张力、睾丸未固定在肉膜窝、提睾肌未完全离断、也与术前的睾丸位置相关。

(3)输精管损伤:主要原因还是将疝囊从精索上解剖时误损伤引起,如果术中发现损伤,可利用显微外科技术修复,青春期效果要好于婴幼儿期。

(4)神经痛:睾丸固定最常见的损伤是髂腹股沟神经,青少年期因睾丸下降距离相对较远,发生神经痛的比例要高于婴幼儿期。

(5)睾丸生殖细胞肿瘤:一系列的流行病学研究显示睾丸生殖细胞肿瘤不仅与子宫内及围产期睾丸发育有关联,同样也与未降睾丸息息相关。有未降睾丸病史的成人罹患原位癌的风险达2%~3%。因此应对青少年期进行睾丸下降术的患儿应进行严密观察。

(6)不育:双侧隐睾发生不育的发生率要明显高于单侧患儿。

(7)阴囊水肿/血肿/伤口感染等。

3. 睾丸扭转 青少年期是睾丸扭转是好发时期。睾丸扭转和患者先天解剖结构异常密切相关,也与青少年处于精力旺盛阶段,受到后天诱因的影响,例如睡眠、运动过度、天气过冷等,导致提睾肌反射活动过度,甚至发生痉挛,增加精索扭转的风险有关。睾丸扭转往往有明显的睾丸疼痛症状,但青少年往往由于害羞而隐匿症状,导致就诊过晚睾丸坏死而失去最佳就诊时间。也有以下腹痛来就诊的情况,但因医生没有检查阴囊而误诊。据统计,6小时内处理的患儿其睾丸存活率达90%~100%。睾丸扭转最严重的并发症是睾丸坏死,但切除睾丸前需进行严密的出血试验并征得监护人的同意,切除后还需同时固定对侧睾丸。其他的并发症还包括继发感染,抗精子抗体释放诱发的不育等(该理论在青少年期尚缺乏高级别的证据支持)。

4. 精索静脉曲张 精索静脉曲张几乎都发生在青少年期,以左侧多见,双侧少见。精索静脉曲张的治疗存在一定争议。但目前普遍认为睾丸体积相差较大时,精液参数更容易异常。但青少年存在一定的特殊性,因此在可以获得精液分析前,睾丸体积变化情况可以作为指标之一,一般认为相差15%可以作为手术的指征。术后的并发症主要包括鞘膜积液、治疗失败病情复发以及睾丸萎缩。鞘膜积液最常发生于非显微手术的患者,原因多为术中不慎结扎相关淋巴管。外科显微镜能够使外科医生清晰地分离腹股沟淋巴管及

动静脉,最大限度地避免了误扎。治疗失败或病情复发主要和术者的手术操作水平及外科显微镜的使用情况相关,推荐手术操作者自腹股沟管下方进行组织分离,此处可以提供良好的操作视野和静脉结扎路径。睾丸动脉损伤或结扎可以造成睾丸萎缩和生精上皮损伤,外科显微镜、腹腔镜放大成像技术以及术中多普勒测定可以避免动脉的损伤。若睾丸动脉不慎结扎,此时睾丸的血供多由输精管动脉提供,需告知患者未来欲行输精管切除术时有造成睾丸萎缩的风险。

5. 尿道下裂与性别发育异常 尿道下裂是儿童泌尿外科常见病,往往在婴幼儿期就得到治疗,性别发育异常的男性化手术关键也是尿道下裂手术,因此放在此处一并讨论。尿道下裂患者首次手术在青春期并不多见。青春期尿道下裂的患者具有以下特点:①多为多次术后失败患者,瘢痕较重,可用皮瓣较少;②阴茎勃起次数较多,易造成切口裂开,出血及尿瘘形成;③多合并有尿瘘及尿道狭窄等并发症;④由于体内雄激素水平增高,毛囊皮脂腺及前列腺等分泌物增多,易造成泌尿系统感染;⑤人格及性心理障碍患者相对较多。因此相对于婴幼儿时期的尿道下裂,青春期患者的手术风险相对较大。突出的问题主要集中在排尿问题、阴茎外观及社会适应、精神心理方面。

排尿问题主要有尿瘘、尿道狭窄、尿后滴沥、尿线方向偏斜、尿线形态异常和排尿无力等。这与患者的严重程度和手术者的技巧相关。尿道下裂异位尿道外口的远端海绵体可能存在不同程度的发育障碍,重建的尿道可能缺乏海绵体的有效支撑,使得尿道在排尿终末期不能有效收缩挤压,这可能是出现尿后滴沥的主要原因。尿道外口的位置和形态、阴茎海绵体发育不对称导致侧方弯曲、皮瓣分布不均、筋膜及瘢痕收缩和重建的尿道内壁凹凸不平等可能是出现尿线偏斜的原因。

随着青春期性功能和性心理的发育,阴茎外观在青春期患者中较婴幼儿期更加得到关注。患者对阴茎外观不满意的常见原因有阴茎短小、阴茎弯曲、尿道外口位置异常、阴茎包皮缺乏及阴茎头瘢痕等;其中最主要的原因是阴茎短小。这就要求手术医生要特别注重保留阴茎长度、重新分布包皮、充分纠正阴茎弯曲、重塑正常尿道外口以及减少瘢痕等,在提高手术短期成功率、减少术后并发症的同时改善阴茎外观,有利于提高患者对阴茎外观的满意度。

尿道下裂患儿社会适应、精神心理方面的研究较少，因为涉及隐私，得到相关资料比较困难，尤其在青春期。随着医学模式向生物 - 心理 - 社会转变，这方面的研究逐渐得到重视。有研究显示尿道下裂术后患者在社会心理和社会适应性方面也可能出现明显障碍。在随访的 102 例患者中，48% 患者诉曾有人嘲笑他们的外生殖器，因而他们不愿和他人一起去公共厕所或澡堂，其中部分患者在公共场所会尽量遮盖自己的外生殖器；此外有部分患者认为异常的阴茎外观影响他们寻找性伙伴。当患者认为阴茎外观与他人不同时，其精神心理问题的发生率高；且患者认为尿道下裂是一种可怕的疾病时，其精神心理问题的发生率更高。这提示我们患者对阴茎外观的自我评估和尿道下裂疾病的认识度可能是影响其出现精神心理问题的主要因素。另外有研究显示手术越早（6~18 个月），其以后对性心理的影响越小。

（陶　畅　唐达星）

参考文献

1. PAUL RB, JOHN MG, PATRICK M. Pediatric Testicular Torsion. Surg Clin N Am, 2017, 97: 161-172.

2. MOREY AF, BRANDES S, DUGI DD, et al. Urotrauma: AUA guideline. J Urol, 2014, 192: 327-335.

3. LOUIS RK, ALAN WP, ANDREW CN, et al. Campbell-Walsh Urology 11th. Philadelphia: Elsevier, 2016: 3557-3596.

4. MANSBACH JM, FORBES P, PETERS C. Testicular torsion and risk factors for orchiectomy. Arch PediatrAdolesc Med, 2005, 159 (12): 1167-1171.

5. LYRONIS ID, PLOUMIS N, VLAHAKIS I, et al. Acute scrotum-etiology, clinical presentation and seasonal variation. Indian J Pediatr, 2009, 76 (4): 407-410.

6. DAVID AD, IVY HYC, ANDREW JAH, et al. Advances in paediatric urology. Lancet, 2017, 390: 1061-1071.

7. CHRISTIAN R, HASAN S D, PIET H, et al. Management of undescended testes: European Association of Urology/European Society for Paediatric Urology Guidelines. Journal of Pediatric Urology, 2016, 12: 335-343.

8. KOLON TF, HERNDON CDA, BAKER LA, et al. Evaluation and Treatment of Cryptorchidism: AUA Guideline. J Uro, 2014, 192: 337-345.

9. 中华医学会小儿外科学分会泌尿外科学组. 隐睾诊疗专家共识. 中华小儿外科杂志, 2018, 39 (7): 484-487.

10. 唐达星, 吴德华, 陶畅, 等. 隐匿性阴茎矫治术后常见并发症及处理. 中华男科杂志, 2012, 18 (5): 450-454.

11. 陶畅, 唐达星, 徐珊, 等. 改良 Brisson 术治疗小儿隐匿性阴茎的远期随访结果. 中华小儿外科杂志, 2011, 32 (11): 809-812.

12. HUGHES IA, HOUK C, AHMED SF, et al. Lawson Wilkins Pediatric Endocrine Society/European Society for Paediatric Endocrinology Consensus Group. Consensus statement on management of intersex disorders. J PediatrUrol, 2006, 2 (3): 148-162.

13. BERENBAUM SA, MEYER-BAHLBURG HF. Gender development and sexuality in disorders of sex development. HormMetab Res, 2015, 47 (5): 361-366.

14. FISHER AD, RISTORI J, FANNI E, et al. Gender identity, gender assignment and reassignment in individuals with disorders of sex development: a major of dilemma. J Endocrinol Invest, 2016, 39 (11): 1207-1224.

15. MEYER-BAHLBURG HF, BARATZDALKE K, BERENBAUM SA, et al. Gender Assignment, Reassignment and Outcome in Disorders of Sex Development: Update of the 2005 Consensus Conference. Horm Res Paediatr, 2016, 85 (2): 112-118.

16. LEE PA, NORDENSTRÖM A, HOUK CP, et al. Global DSD Update Consortium. Global Disorders of Sex Development Update since 2006: Perceptions, Approach and Care. Horm Res Paediatr, 2016, 85 (3):158-180.

17. HEMESATH TP, DE PAULA LCP, CARVALHO CG, et al. Controversies on Timing of Sex Assignment and Surgery in Individuals with Disorders of Sex Development: A Perspective. Front Pediatr, 2019, 6: 419.

18. AKYÜZ, BODAKI MN, TEFEKLI AH. Thermal cautery-assisted circumcision and principles of its use to decrease complication rates. Journal of Pediatric Urology, 2019, 15 (2): 186. e1-186. e8.

19. CHAN S, JEONG, SEUNGSOO, et al. Clinical characteristics and treatment of cryptorchidism in adults: a single center experience. The world journal of men's health, 2014, 32 (2): 110-115.

20. SAXENA AK, CASTELLANI C, RUTTENSTOCK EM, et al. Testicular torsion: a 15-year single-centre clinical and histological analysis. Acta Pdiatrica, 2012, 101 (7): e282-e286.

21. CANTORO U, POLITO M, MUZZONIGRO G. Reassessing the Role of Subclinical Varicocele in Infertile Men With Impaired Semen Quality: A Prospective Study. Urology, 2015, 85 (4): 826-830.

22. GHIDINI F, SEKULOVIC S, CASTAGNETTI M. Parental Decisional Regret after Primary Distal Hypospadias Repair: Family and Surgery Variables, and Repair Outcomes. Journal of Urology, 2016, 195 (3): 720-724.

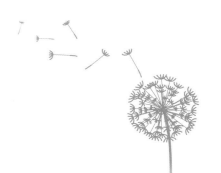

第六章　青春期常见肿瘤

第一节　青春期生殖系统肿瘤

一、青春期女性常见生殖系统肿瘤

（一）卵巢肿瘤

【定义】

广义的卵巢肿瘤（ovarian tumor）指在卵巢发生的各种占位性病变，大致可以分为生理性和病理性两类，生理性的指卵泡囊肿和黄体囊肿等，病理性的包括以畸胎瘤、内胚窦瘤等为代表的各种良恶性肿瘤。

【流行病学】

青春期女孩的卵巢肿瘤发生率较成人女性明显要低，但并不罕见，以良性肿瘤或者交界性的肿瘤为主，恶性肿瘤占比为2%~10%。2008年，美国国家癌症研究所的一项流行病监测报告数据显示：1973~2005年17个癌症登记处的资料，涵盖约26%人群，确诊了1 037例儿童、青少年卵巢肿瘤，发现年龄≤9岁的儿童中，每年约0.102/10万患卵巢恶性肿瘤，10~19岁年龄组患病率上升10倍，为1.072/10万，而在超过20岁的成年女性中，卵巢恶性肿瘤的发病率则上升至100倍，约11.446/10万。

【病理分型】

卵巢肿瘤包块良性、交界性以及恶性的一系列肿瘤，详细的病理学分型参考卵巢病理学分类（WHO2014版）。

和成人的卵巢肿瘤组成中上皮性肿瘤占比例较高不同的是，青春期人群中，生殖细胞肿瘤（germ cell tumor，GCT）最常见，其中畸胎瘤是最常见的病理类型，内胚窦瘤则是最常见的恶性病理类型。常见的生殖细胞瘤肿瘤包括：

1. **内胚窦瘤**（endodermal sinus tumor，**EST**）　又称卵黄囊瘤（yolk sac tumor，YST），卵黄囊组织分泌甲胎蛋白（alpha-fetal protein，AFP），是诊断本类肿瘤的重要依据，为高度恶性肿瘤，生长极快，转移率高，容易发生后腹膜、肝、肺等转移。组织学特征包括如下四点：

（1）瘤体主要由星形内皮中胚层细胞形成团块和疏松网状结构；

（2）在血管周围有较大核外凸的内皮样细胞形成的小囊，有单个乳头突出，形似肾小球，称为S-D小体（schiller-duval corpus）；

（3）分化较明显处，可见扁平内皮样细胞形成互相沟通的空腔和管道；

（4）囊腔中有PAS染色阳性透明小体。

2. **胚胎癌**（embryonal carcinoma，EC）　一种包含多种成分的恶性生殖细胞肿瘤，很少仅含一种成分。镜下主要特点是细胞大并且多核，核仁大、圆。主要含有上皮和大巢状的较多中心坏死的细胞。常见假小管和乳头状的结构，易和卵黄囊瘤混淆，AFP阴性，免疫组化CD30阳性。

3. **非妊娠性绒毛膜癌**（non-gestational choriocarcinoma）　较少见，含有滋养层细胞，分泌β人绒毛膜促性腺激素（β-human chorionic ganadotrophin，β-HCG），可引起性早熟。

4. 无性细胞瘤（dysgerminoma）　来源于性腺发育不同阶段的多能生殖细胞,在睾丸内为精原细胞瘤,在卵巢内由于细胞形态及组化特性与未分性别的未分化原始生殖细胞类似,称为无性细胞瘤。年长患儿常有原发性闭经、第二性征差或有男性化体征者,应注意两性畸形的可能。

5. 畸胎瘤（teratoma）　常由三个胚层的组织构成,常见组织包括脂肪、毛发、软骨、骨骼、牙齿、腺体、肠管结构、脑及神经组织等,也可见成分不同、分化程度不一的未成熟组织,其中最常见的未成熟组织是内胚窦瘤成分,大体结构可表现为囊性、实性及囊实混合性。Robby 根据畸胎瘤所含成分及其成熟度将畸胎瘤分 4 级:

0 级:所含成分全部为成熟组织,细胞核没有明显核分裂象;

Ⅰ级:少量未成熟组织,小病灶不正常细胞,或胚胎性组织与成熟性组织混合,核分裂象少见;

Ⅱ级:中等量不成熟组织,胚胎性组织与成熟性组织混合,中度的核分裂象;

Ⅲ级:大量的不成熟组织。

6. 混合性生殖细胞肿瘤（mixed germ cell tumor）　含有两种或两种以上的生殖细胞肿瘤成分。

7. 性腺母细胞瘤（gynandroblastoma）　是原始生殖细胞及性索间质来源混合来源的肿瘤,儿童不多见。

不同年龄段的卵巢肿瘤病理组成也有一定差别,浙江大学医学院附属儿童医院统计了 2015~2018 年应用腹腔镜手术治疗的卵巢肿瘤 310 例发现:67 例<1 岁患儿中 64 例术后病理诊断为卵巢囊肿,仅 1 例诊断畸胎瘤;135 例 1~10 岁间的患儿中,成熟性畸胎瘤是其中最常见的病理诊断,其次是卵巢囊肿 19 例;>10 岁患儿 108 例中成熟性畸胎瘤比例降低,总共 42 例(2 例合并卵巢囊肿),卵巢囊肿 33 例,比例增高,同时囊腺瘤(20 例)及黄体血肿(8 例)比例也明显增高(表 6-1-1)。虽然该研究中,术前综合影像学和肿瘤标志物评估后有明确恶性肿瘤依据且不适合的微创手术治疗的患儿为纳入统计,但同期恶性肿瘤病理相对比例较低,所以仍可以反映不同年龄段肿瘤病理组成的基本特点。

【临床表现】

不同年龄、不同性发育程度、不同病理类型卵巢肿瘤的临床表现差异非常大,就诊的临床主诉也有较大差异。前述的研究中,0~1 岁患儿 67 例,其中 61 例以胎儿 B 超或体格检查发现盆腔占位为主诉就诊,多无特殊临床症状;1~10 岁患儿 135 例,腹痛为主诉就诊 64 例,是最常见的主诉,其次是体检发现(57 例);大于 10 岁患儿 108 例,52 例因腹痛就诊,46 例是体检发现。少部分患儿因腹部肿块或者腹胀就诊。总体说来在儿童期和青春期患儿中,腹痛是其中最常见的就诊原

表 6-1-1　腹腔镜治疗 310 例卵巢肿瘤的术后病理诊断构成

年龄	0~1 岁(67 例)	1~10 岁(135 例)	>10 岁(108 例)
术后病理诊断	卵巢囊肿　64 例	成熟性畸胎瘤　92 例	成熟性畸胎瘤　40 例
	成熟型畸胎瘤　1 例	卵巢囊肿　19 例	卵巢囊肿　33 例
	卵巢扭转坏死　2 例	卵巢扭转　9 例	成熟性畸胎瘤合并囊肿　2 例
		浆液性囊腺瘤　4 例	浆液性囊腺瘤　14 例
		黏液性囊腺瘤　2 例	黄体血肿　8 例
		慢性脓肿　1 例	液性囊腺瘤　6 例
		未成熟性畸胎瘤Ⅰ级　1 例	硬化性间质瘤　1 例
		未成熟性畸胎瘤Ⅱ级　1 例	未成熟性畸胎瘤Ⅰ~Ⅱ级　1 例
		幼年型颗粒细胞瘤　1 例	恶性混合性生殖细胞瘤　1 例
		非特殊类型类固醇细胞瘤　1 例	无性细胞瘤　2 例
		囊性环状小管性索瘤　1 例	
		性腺母细胞瘤　1 例	
		内胚窦瘤　2 例	

因,其次是因为各种继发症状进而进行超声等影像学检查发现,少部分患儿是因为腹部明显肿物或者腹胀就诊。

腹痛是青春期女童常见的临床表现,常常是由于卵巢扭转引起。肿瘤的存在导致患侧附件的体积和质量增加,在患者体位改变时容易发生扭转,从而造成急性腹痛,而儿童和青春期卵巢肿瘤扭转率要显著高于成人,分析可能的原因包括:①由于其年龄的特殊性,往往待腹部包块较大时才会发觉;②儿童和青少年骨盆腔较成人浅,肿瘤长大后容易进入腹腔,而且卵巢固有韧带也较长,从而使肿瘤活动范围大。对于新生儿和小婴儿,扭转则不容易被发现,部分患儿可能在母体内已经发生了扭转,手术时常可见自截、坏死、脱落的卵巢种植于盆腔或者腹腔。

卵巢肿瘤在青春期另一特有的表现是性发育相关的各种症状,常见的表现包括乳房增大、阴毛早现、阴道流血、月经不规律、痤疮等。性索-间质肿瘤(Sertoli睾丸间质细胞瘤等)、部分生殖细胞肿瘤(胚胎性癌、绒毛膜癌、无性细胞瘤等)以及幼年型颗粒细胞肿瘤等均可以引起性发育相关的症状。Sertoli-睾丸间质细胞瘤等表现为雄激素过多及男性化体征,幼年型颗粒细胞瘤等则表现为雌激素过多症状。

【辅助检查】

1. **影像学检查** 畸胎瘤是最常见卵巢肿瘤,超声检查常见囊实性混合回声占位,超声下表现部分为无回声区,部分为高回声区,以及部分钙化、骨骼、牙齿等成分形成的强回声团块;CT增强扫描对肿瘤内的骨骼及钙化成分较X线更为敏感,且能够提供肿瘤的血供来源、强化方式等信息;MR对肿瘤包含的液性及脂肪等成分比较敏感,以上影像学的特征性表现对诊断畸胎瘤有重要价值。瘤体大且以实质性成分为主,钙化成分少,血供丰富等特点提示恶性肿瘤可能性大。

2. **组织学检查** 在高度怀疑肿瘤包含恶性成分且肿瘤切除困难或者风险较大时,可以考虑超声引导下肿瘤穿刺,获取组织行病理检查对诊断及制订进一步的治疗计划有重要意义。但是应注意畸胎瘤有时构成复杂,局部穿刺的标本并不能完全反映整个肿瘤全部的组织学信息,活检时应尽可能选取其中有代表性的实质性部分。

3. **血清标记物**

不同类型的卵巢肿瘤可以表现出不同的血清标志物水平异常。

(1)甲胎蛋白(AFP):血清AFP对内胚窦瘤的诊断具有较高的特异性。在未成熟畸胎瘤、混合性生殖细胞肿瘤等含有内胚窦瘤成分的肿瘤中也可升高。敏感性也较高,可以作为AFP增高的卵巢生殖细胞肿瘤疗效评价及随访的重要标志物。

(2)β人绒毛膜促性腺激素(β-HCG):在绒毛膜癌、无性细胞瘤以及包含以上成分的混合性生殖细胞瘤肿瘤等卵巢肿瘤中,β-HCG异常升高,可以引起性早熟症状,对诊断有重要意义。

(3)癌抗原125(cancer antigen 125,CA125):CA125对诊断上皮性卵巢恶性肿瘤有重要参考价值,但在儿童期特异性相对较低。近年有报道CA125与人附睾蛋白4(HE4)联合检测对于卵巢上皮癌的早期诊断有重要价值,敏感性和特异性均较高。

(4)乳酸脱氢酶(lactate dehydrogenase,LDH):卵巢恶性肿瘤血清LDH水平常有升高,但并非卵巢肿瘤的特异性指标。

(5)性激素:部分有内分泌活性的卵巢肿瘤,可以检测到雌激素、雄激素和/或孕激素的异常增高,如颗粒细胞瘤常伴有雌激素水平的增高,对诊断有参考价值。

【诊断及鉴别诊断】

临床上对各种原因发现的盆腔及下腹部占位性病变均应考虑卵巢肿瘤可能。对以慢性或者急性发作的下腹部疼痛的患儿要注意排除卵巢肿瘤伴扭转的可能性。对有性发育相关临床表现的患儿应常规进行子宫卵巢的影像学评估和检查。对发现的卵巢占位需综合影像学特征和各项血清学标志物评估。

囊性为主的卵巢肿瘤应注意与大网膜囊肿、肠系膜囊肿以及肠重复畸形等鉴别,下腹部疼痛患儿应注意阑尾炎、肠套叠、肠扭转等与卵巢肿瘤伴扭转的鉴别,此外,还应注意与盆腔以及膀胱的横纹肌肉瘤、骶前神经源性肿瘤等鉴别。

【治疗】

1. **常见良性肿瘤的处理** 由于青春期的独特性,对青春期卵巢良性肿瘤的治疗既要考虑治疗的彻底性,更要注意对卵巢内分泌功能及生育功能的保护,手术治疗的原则是:彻底切除卵巢占位,尽可能保留卵巢组织。

(1)卵巢囊肿:卵巢囊肿是儿童及青少年最常见的卵巢良性肿瘤之一,尤其是在小婴儿的卵巢占位中占到很高的比例。单发、薄壁的单纯性囊肿具有一定的自限性：新生儿及婴儿期患儿可能受母体、胎盘和胎儿激素的影响而形成，一部分可在生后 6 个月内自行消退；青春期卵巢单纯性囊肿通常是由于激素水平的变化而出现，往往随月经周期变化，多于 3 个月内自行消退。

需要注意的是尽管单纯性囊肿多数可自行消退，由于囊肿导致的卵巢扭转可能造成重大损害，所以仍然需要严密监测，必要时积极干预。建议：对于超声发现的青春期单纯性卵巢囊肿，囊肿直径 ≤5cm，无其他特殊临床症状，无恶性肿瘤依据，可超声密切随访观察（青春期患儿一般建议月经来潮第 5 天至月经干净 7 天内行 B 超复查），若复查肿块持续存在并增大应考虑手术治疗。而对于直径大的或有腹痛等症状考虑扭转的或有性发育症状持续进展等情况的，应考虑手术治疗。

（2）畸胎瘤：畸胎瘤是青春期患儿最常见的卵巢肿瘤，畸胎瘤无自行消退可能，无论成熟与未成熟畸胎瘤，任其进展都可能造成各种并发症，所以一经诊断，不考虑年龄，均建议尽早治疗；手术切除是首选的治疗方法，手术原则是完整切除肿瘤，尽可能保留正常卵巢组织。

对于瘤体巨大分离困难的囊性为主的畸胎瘤可以考虑以粗针穿刺囊性结构吸取囊液，缩小肿瘤体积，方便暴露和分离操作，建议荷包缝合穿刺口避免囊液持续流出。对于实质性为主的巨大肿瘤，应高度注意瘤体内是否包含不成熟成分，必要时可以先行超声引导肿瘤穿刺明确病理诊断，若包含大量实质性不成熟成分建议新辅助化疗后手术，不建议直接根治手术，绝大多数不成熟的生殖细胞肿瘤成分对化疗敏感，通常化疗后肿瘤体积会有显著缩小。

成熟性畸胎瘤属于良性肿瘤，占卵巢畸胎瘤的绝大部分，但应该重视不成熟畸胎瘤的处理，建议：①成熟畸胎瘤手术彻底切除无需化疗；②Ⅰ级、Ⅱ级、未成熟畸胎瘤如果包膜完整，手术完整切除术后可不化疗，术中有破溃包膜不完整的病例根据实际情况，应考虑术后化疗；③Ⅲ级未成熟畸胎瘤包含大量未成熟成分，生物学行为倾向恶性进展，根据手术情况、肿瘤标志物监测等综合评估决定是否需要化疗，对评估后不需要化疗的患者应密切随访观察；④推荐 PEB（顺铂100mg/m², VP16 500mg/m²，博来霉素 15mg/m²）或者 JEB（卡铂 600mg/m²，VP16 360mg/m²，博

霉素 15mg/m²，其中 1 岁以下患者可省略博来霉素，1~2 岁患儿使用 7.5mg/m²）方案作为目前儿童生殖细胞肿瘤化疗的一线方案。

2. 常见恶性肿瘤的处理 卵巢恶性肿瘤的治疗需根据组织学类型及分期采取不同的治疗手段。与成年卵巢恶性肿瘤相比，儿童期及青春期卵巢肿瘤中以化疗敏感的生殖细胞肿瘤最常见，上皮细胞性恶性肿瘤相对较少，手术联合化疗常可以获得不错的疗效，总体治疗预后较成年期女性要更好。手术的基本原则包括：①完整切除肿瘤浸润的卵巢及输卵管；②收集腹腔水进行细胞学检查；③对腹膜及可疑的结节切除活检；④切除增大的淋巴结活检；⑤检查网膜，切除粘连或者可疑浸润的网膜；⑥检查对侧卵巢。

（1）恶性生殖细胞肿瘤：儿童及青春期恶性卵巢肿瘤以恶性生殖细胞肿瘤为主，包括内胚窦瘤、胚胎瘤、绒毛膜癌、无性细胞瘤、混合性恶性生殖细胞瘤等，其中以内胚窦瘤最为常见。多数对化疗敏感，且多数为单侧，FIGO I 期，手术联合化疗可取得较好的疗效。手术时应注意尽可能保留患儿的生殖功能。2014 年，妇科恶性肿瘤协会（GCIG）就卵巢生殖细胞肿瘤发布共识，认为早期单侧肿瘤，保留生育能力的手术（切除患侧的附件、大网膜、腹膜后淋巴结以及盆腔病灶）是安全的；即使双侧卵巢均受累，仍可行保留子宫的双侧附件切除术。同样，2017 年，美国国立综合癌症网络（National Comprehensive Cancer Network，NCCN）指南建议对有生育要求而子宫未受肿瘤侵犯者，任何期别的恶性生殖细胞肿瘤均可保留生育功能，可行双侧附件切除而保留无病变子宫，术后可尝试给予替代治疗及人工助孕如 IVF-ET（试管婴儿）等方式使患者获得生育机会。多项研究表明，在高分期患者，保留生育功能手术对复发和预后无影响。推荐 PEB（顺铂 100mg/m²，VP16 500mg/m²，博来霉素 15mg/m²）或者 JEB（卡铂 600mg/m²，VP16 360mg/m²，博来霉素 15mg/m²，其中 1 岁以下患儿可省略博来霉素，1~2 岁患儿使用 7.5mg/m²）方案作为卵巢恶性生殖细胞肿瘤化疗的一线方案。

（2）卵巢恶性性索间质肿瘤：大多见于青春后期及年轻女性，在儿童也有发生，恶性性索间质肿瘤与卵巢恶性生殖细胞肿瘤一样对化疗敏感，其手术治疗及联合化疗的原则与卵巢恶性生殖细胞瘤类似，但是恶性性索间质肿瘤更容易发生远期

复发,因此应当注意患者的长期随访。

(3)卵巢上皮细胞性恶性肿瘤:儿童及青春期患儿卵巢上皮细胞性恶性肿瘤临床较少见,其生物学行为与成人类似,治疗原则参照成人。在生育力保留方面,患者若为 Ia、Ib 期、卵巢高分化(G1、G2)、卵巢外观正常、包膜完整(或者活检为阴性)、腹水细胞学检查为阴性、腹膜以及大网膜多处活检结果提示阴性、有很好的条件以及依从性,可考虑行保留生育功能的保守型手术(单侧附件切除 + 结肠下网膜切除 + 盆腔淋巴结或腹主动脉旁淋巴结清扫或选择性切除),术后密切随访,根据复查结果再决定是否行二次手术切除全子宫以及对侧附件。但若卵巢癌为透明细胞癌或未分化癌等一些预后极差的卵巢癌,因复发率较高,不建议采用保守型手术,故早期卵巢癌保守型手术仅适用于浆液性癌、黏液性癌或者子宫内膜样癌等。高分期患者预后较差,一般不考虑患者年龄、生育要求等,不建议保守型手术。卵巢恶性上皮细胞肿瘤的化疗 TC(卡铂 + 紫杉醇)方案是推荐的一线化疗方案。上皮性卵巢恶性肿瘤对辅助化疗的总体反应率为 60%~70%,除了早期的卵巢癌(Ia~Ib 期)、包膜完整、无腹水及粘连的低危组术后不需要进行化疗,其余都需要给予以铂类为基础的辅助化疗治疗。

(4)卵巢交界性肿瘤:卵巢交界性肿瘤为低度恶性潜能,无明显浸润、疾病进展缓慢、发病时多为 I 期,治疗预后相对较好。对于儿童及青春期女性,应充分考虑保留患者的内分泌及生育能力,目前大多数学者主张行保守性手术(仅切除患侧卵巢及输卵管)。多项研究数据显示,虽然保守性手术后肿瘤复发率高于根治术,但基于密切随访及挽救治疗,复发后并未增加患者因肿瘤复发的死亡率,Bendifallah 等对 428 例卵巢交界性肿瘤回顾性研究报道:是否进行完整分期手术的交界性卵巢肿瘤患者的 5 年无瘤生存期(RFS)无差异,分别为 78.1% 和 70.9%($P = 0.080\,6$)。NCCN 指南建议:对有生育要求的患者全面分期手术可保留子宫和健侧卵巢,有腹膜种植者参照卵巢癌治疗。有研究表明卵巢交界性肿瘤双侧发生率较高,可达 38%~43%,对于双侧交界性卵巢肿瘤患者或既往已有一侧卵巢切除患者可仅行肿瘤病灶切除术而保留正常卵巢组织。术中应仔细探查,争取切尽肿瘤,包括表面种植病灶;若术后复发,一般仍为交界性肿瘤,可以行二次手术达到治疗

的目的;对于外观有外生乳头状结构以及腹膜种植及入侵的患者应慎重行保守型手术。卵巢交界性肿瘤术后是否需要辅助治疗,如化疗或放疗,尚存在争议。一般认为卵巢交界性肿瘤恶性程度低,对化疗敏感性差,通常不推荐常规行术后化疗或者放疗,术后密切的复查和随访时主要工作。

3. **卵巢扭转的处理** 卵巢肿瘤是引起卵巢扭转最常见的原因,而卵巢扭转是儿童及青春期女孩常见的急腹症之一。长时间扭转的卵巢由于血液供应的减少甚或失去血供,有坏死和丧失功能的风险,应及早诊断并进行治疗。手术的基本原则是:复位扭转,切除肿瘤,尽可能保留卵巢组织。

扭转复位后,严重坏死的卵巢应考虑切除。在曾经的临床实践中,将扭转复位后观察 15 分钟以上"黑紫征"持续作为判断卵巢坏死的依据,但多个报道显示即便是"黑紫征"持续的卵巢组织在保留后随访过程中仍然具有内分泌功能和卵泡产生,即便没有功能也鲜有严重的继发性感染等并发症发生,所以建议:即便卵巢扭转复位后"黑紫征"不消失,仍应该保留卵巢,不轻易行卵巢及附件切除手术,仅当卵巢已经长时间坏死无生机或者已经"自截"脱落、或者有明确恶性肿瘤依据的卵巢才建议切除。

复位扭转后卵巢肿瘤切除的时机尚存一定争议。多数专家建议复位扭转,切除卵巢肿瘤,保留卵巢组织一期手术完成;但也有专家提出扭转导致组织水肿易碎,此时行卵巢肿瘤切除术有可能进一步破坏卵巢功能,另外卵巢扭转通常急诊处理,通常没有办法对肿瘤的良恶性进行全面评估,进而建议一期仅行扭转复位,让组织水肿消退并且完善相关检查评估,4~8 周行二期手术切除肿瘤。浙江大学医学院附属儿童医院的临床实践体会:在儿童及青春期患儿恶性肿瘤引起的卵巢扭转比例很低,绝大多数情况下一期手术是可行的,可以避免二次手术的创伤和风险,但术中应全程注意对有功能卵巢组织的保护,对术中高度怀疑恶性病变可能的应考虑行术中冰冻病理帮助判别。

扭转复位切除肿瘤后一般不常规进行卵巢固定术,通常肿瘤切除后消除了扭转的动力因素,再发扭转的概率不高,而且有学者提出卵巢固定后可能会阻止发育的卵巢正常下降到卵巢窝以及造成卵巢与输卵管的畸形位置关系对以后的生育

不利。应该注意,部分卵巢扭转并非由于肿瘤引发,常见于青春期女孩,尤其是只有一侧卵巢的青春期女孩,其可能原因是青春期卵巢质量和体积的快速增长显著超过了韧带和支持组织的发展速度,在非肿瘤引发的自然卵巢扭转中再发扭转的概率较高,这种情况下复位扭转后,固定卵巢还是应该考虑的。建议:在反复扭转、对侧卵巢缺失、卵巢韧带过长和附件自然扭转等情况下,应考虑行卵巢固定术。卵巢固定术可以通过缝合盆腔侧壁、圆韧带、宫骶韧带、子宫背侧、缩短卵巢韧带等来完成。

4. 腹腔镜应用的探讨 腹腔镜技术在成人外科起步较早,在成人妇科中已经成熟应用,早在20世纪,就有随机对照研究证实了腹腔镜技术在治疗成人良性卵巢肿瘤的应用价值。青春期及儿童期腹腔镜技术起步相对较晚,但近年发展迅速,已从单纯诊断性探查手术逐步发展到几乎所有腹腔脏器手术。浙江大学医学院附属儿童医院的统计数据显示:2015~2018年4年间共310例患儿316次卵巢病变腔镜手术,顺利完成312例次,成功率达98.7%;5例患儿接受再次手术,再手术率约为1.6%,其中3例为对侧卵巢新发病变,表明腔镜手术有满意的成功率和复发率。基于腹腔镜技术的卵巢肿瘤日间手术也逐步开展并推广,微创优势明显。

限制腹腔镜在儿童卵巢占位性病变中应用的一个重要争议是在未能明确卵巢占位良恶性性质的情况下采用腔镜切除肿块保留卵巢,可能容易发生肿瘤破裂、播散及种植等问题,造成肿瘤分期提高引发不良预后等。实际上恶性肿瘤并非腹腔镜技术应用的绝对禁忌,在成人外科腹腔镜手术已经成为很多恶性肿瘤外科治疗首选方案,在妇科恶性肿瘤中的应用国内外也有较多研究和报道,《常见妇科恶性肿瘤诊治指南》(第5版)中提出了"妇科恶性肿瘤腹腔镜(及机器人辅助)手术操作指南"。在小儿外科领域,1997年Saenz NC等报道了微创技术在恶性肿瘤患儿中的应用,指出应用微创技术对部分肿瘤进行活检安全可行,近年应用腹腔镜及达·芬奇机器人手术系统切除儿童恶性肿瘤的报道也越来越多,其中包括卵巢恶性肿瘤。浙江大学医学院附属儿童医院的统计数据显示:310例病例中包含了12例卵巢恶性肿瘤以及未成熟畸胎瘤,其中4例是明确诊断并且经过新辅助化疗后进行的计划性手术,术前经

过MDT讨论评估,认为肿瘤体积不大且边界清楚,腹腔镜切除后完成完整治疗计划,随访13~55个月,没有发现复发或者转移病例;术前未知而术后诊断恶性肿瘤或未成熟性畸胎瘤的总共8例(2.6%,8/306),其中2例急诊考虑卵巢扭转未能进行肿瘤标志物检测,基于较为全面的影像学评估和肿瘤标志物检测后的病例为6例(2.0%,6/306)。所有12例患儿综合病理性质及手术情况,采用个体化的随访、化疗以及化疗联合再次手术等方案,均获得良好的疗效,随访1~5年没有发现复发或者转移病例。

所以,以影像学结合肿瘤标志物检测综合评估为基础,严格把握指征,腹腔镜在儿童及青春期患儿卵巢肿瘤诊治中应用是安全的,恶性肿瘤也不是腹腔镜应用的绝对禁忌,当然术中高度怀疑恶性肿瘤时应考虑结合术中冰冻病理判断。

【预后】

儿童及青春期患儿卵巢肿瘤以良性肿瘤为主,畸胎瘤及卵巢囊肿是其最常见的病理类型。恶性肿瘤以生殖细胞肿瘤最为常见,对化疗敏感。规范治疗,多数可以获得满意预后。

(二)阴道和宫颈恶性肿瘤

青春期及儿童期阴道及宫颈肿瘤较为罕见,本节介绍临床相对常见的儿童阴道及宫颈的恶性肿瘤。

1. 阴道恶性肿瘤 儿童及青春期人群、成人最为常见的阴道鳞癌十分罕见,最常见的阴道恶性肿瘤是内胚窦瘤,此外,横纹肌肉瘤以及透明细胞腺癌也有发生。北京协和医院1980年1月至2015年3月收治的25例经病理确诊的幼少女原发性阴道恶性肿瘤患者的临床病理资料显示,25例患儿中阴道内胚窦瘤16例(64%)、胚胎型横纹肌肉瘤7例(28%)、透明细胞腺癌2例(8%)。

(1)内胚窦瘤:内胚窦瘤是最常见的恶性生殖细胞肿瘤,在阴道也可以发生,最常见于小于3岁的患儿,尤其1岁以内婴儿。患儿常因阴道出血或阴道肿物就诊,血清肿瘤标志物中AFP显著升高是其诊断的重要指标,阴道超声、CT增强及MRI扫描对帮助判断肿块的性质及侵犯范围都有一定帮助,经阴道肿物活检是明确诊断的重要手段。肿瘤可以发生后腹膜、肝、纵隔以及肺等部位和脏器的转移。

多数内胚窦瘤对化疗高度敏感,所以化疗是

阴道内胚窦瘤最重要的治疗手段之一，PEB 或者 JEB 是目前推荐的一线化疗方案，具体方案参考前"卵巢肿瘤"章节的恶性生殖细胞肿瘤化疗方案。放射治疗对内胚窦瘤也有一定的疗效，但由于放疗的可能并发症尤其是可能严重影响卵巢功能影响生育等，临床现已极少应用。需要注意的是相当一部分的阴道内胚窦瘤可以应用化疗单一手段治愈，通常建议在 AFP 正常，肿块占位不明显，且巩固 2~4 个疗程后密切随访，超声结合血清 AFP 水平监测可以有效观察和判断残留瘤结节的变化和活性。对于随访过程中出现结节增大或者血清 AFP 持续增高的病例应考虑行手术切除，对于较小的残留瘤结节经阴道切除或在内镜辅助下经阴道切除是首选路径，对于位置高、体积大的肿瘤应根据具体情况，考虑盆腔入路或者后矢状位入路。

（2）横纹肌肉瘤：横纹肌肉瘤是青春期及儿童期最常见的软组织肉瘤。根据 2013 年 WHO 软组织肉瘤分型，横纹肌肉瘤分为 4 种主要组织亚型：胚胎性横纹肌肉瘤、腺泡状横纹肌肉瘤、多形性横纹肌肉瘤及梭形细胞 / 硬化性横纹肌肉瘤，阴道横纹肌肉瘤超过 50% 是胚胎性横纹肌肉瘤。大部分女童生殖系统横纹肌肉瘤位于阴道，青少年累及宫颈多见，多发生于 3 岁前的幼儿，常因阴道出血及阴道肿物就诊，可见肿瘤侵袭宫颈及往盆腔内延伸，可以伴有后腹膜、肺等转移。

阴道横纹肌肉瘤治疗的基本原则与其他部位软组织横纹肌肉瘤基本类似，推荐手术 + 放化疗一体的综合治疗，在新辅助化疗的基础上完成手术切除和术后放化疗是主流的治疗方案，对于较为局限的病灶也可以考虑手术 + 化疗，减少放疗可能造成的伤害和副作用。规范诊疗，阴道横纹肌肉瘤总体可以获得比较满意的治疗效果。

（3）透明细胞腺癌：临床相对较少见，发病年龄 7~34 岁，但以青春期（14~22 岁）最为常见。研究表明其发生可能与胎儿期孕母口服己烯雌酚有关。手术根治性切除是治疗的主要手段，近几年新辅助化疗配合手术及放化疗取得一定进展，但总的来说，透明细胞腺癌放化疗敏感性相对较差，治疗预后不如阴道横纹肌肉瘤及内胚窦瘤。

（4）阴道鳞癌：阴道鳞癌在儿童及青春期人群十分罕见，研究也较少，其治疗基本参照成人阴道癌的处理原则。因为邻近膀胱、尿道和直肠，手术在阴道鳞癌的作用有限。手术作为初始治疗仅

用于早期、局限于阴道壁的小病灶（<2cm）肿瘤。此外，手术可应用于以下情况：①肿瘤位于上段阴道，局限于阴道壁的 Ⅰ 期疾病，行广泛全子宫 + 阴道上段切除（切缘距病灶 1cm）+ 盆腔淋巴结切除；若子宫已切除，行宫旁广泛 + 阴道上段切除 + 盆腔淋巴结切除；②肿瘤位于下段阴道，局限于阴道壁的 Ⅰ 期疾病，行局部广泛切除（切缘距病灶 1cm）+ 双侧腹股沟淋巴结切除；③卵巢移位 / 放疗前手术：初始治疗选择放疗的年轻患者，可于放疗前行卵巢移位；④放疗后中央复发：孤立复发病灶位于中央，可行盆腔廓清术。

2. 宫颈恶性肿瘤　宫颈癌（uterine cervical carcinoma）是成人最常见的宫颈恶性肿瘤，是目前发病率最高、死亡率最高的女性生殖器官恶性肿瘤。在儿童及青春期宫颈恶性肿瘤非常少见，中国人民解放军总医院 2004-2013 年收治的青春期宫颈肿瘤性病变患者，青春期宫颈肿瘤性病变者占同期宫颈病变者的 0.04%，7 例青春期宫颈病变为恶性病变，其中宫颈胚胎型横纹肌肉瘤 2 例，宫颈透明细胞腺癌 1 例，宫颈小细胞神经内分泌癌 1 例，宫颈高级别肉瘤 1 例，宫颈原始神经外胚层肿瘤 1 例，宫颈鳞癌 1 例。本节以宫颈癌为例介绍儿童宫颈恶性肿瘤。

【概述】

2008 年，德国科学家 Harald zur Hausen 因发现"人乳头状瘤病毒（human papilloma virus，HPV）导致宫颈癌"获得了诺贝尔生理学或医学奖。这一发现，使 HPV 疫苗作为宫颈癌的预防提供了重要依据，在宫颈癌患者中 99.7% 均检出伴有 HPV 感染。儿童、青少年的宫颈恶性肿瘤，通常没有性生活史，HPV 检测通常为阴性，且病理类型多为非鳞癌，其发生可能与基因异常（原癌基因的激活、抑癌基因的失活等）有关。目前研究比较热门的是 DEK 蛋白、骨桥蛋白（osteopontin，OPN）、整合素连接激酶（integrin-linked kinase，ILK）、整合素 $\alpha v\beta 3$（integrin$\alpha v\beta 3$，INT$\alpha v\beta 3$），许多研究表明，它们在宫颈癌组织中呈高表达，可能在宫颈癌的发生及发展过程中起到了重要的作用。

【临床表现】

宫颈癌最常见的症状是阴道异常流血，也有表现为阴道排液、阴道组织样物排出或者阴道口见赘生物，少数无症状，妇科检查发现阴道内或宫颈赘生物。儿童因为通常没有性生活，常规的阴道内镜检查、宫颈刮片检查也无法向成人一样广

泛开展,也没有像成人那样定期体检的习惯,所以临床就诊时分期通常较晚。肛门指诊及肛腹双合诊可能扪及肿物。

【辅助检查】

(1)影像学检查:超声是儿童及青少年人群首选的无创、无辐射的影像学检查,对发现子宫、宫颈及阴道的占位有重要作用。CT增强扫描及MRI成像对判断肿瘤性质、大小、位置及累及范围等有重要意义。PET-CT及PET-MRI对提供是否存在远处转移以及肿瘤分期有重要意义。

(2)内镜检查:阴道镜、宫腔镜、膀胱镜、直肠镜等检查,对了解阴道、宫颈、宫腔、膀胱以及直肠和肛门等内部结构、有无周围组织的侵犯,还可以进行组织活检,了解有无微小侵犯。

(3)巴氏试验:用棉花、刷子或小木棍轻轻刮取阴道和宫颈的细胞进行细胞学检查,也称为巴氏涂片检查。但因儿童常无性生活史,临床使用不多。美国癌症协会(ACS)筛查指南推荐,宫颈癌筛查应始于21岁。

(4)组织活检:超声引导下经阴道穿刺活检组织,经阴道手术活检等手段获取组织标本进行病理学检查是明确诊断的重要手段。部分患者因为肿瘤快速增长部分组织脱落,可直接留取脱落组织进行病理学检查。

(5)血清肿瘤标志物:当血液中的某些物质含量增加时,这些物质与特定类型的癌症有关,如:CA125常和上皮性肿瘤有关,但在儿童及青春期等年龄段的发育期个体,其特异性较低。

【肿瘤分期】

肿瘤分期参考国际妇科联盟(FIGO)分期(2018版)。

【治疗】

宫颈癌的治疗主要根据病理类型、分期、年龄、是否有保留生育功能需求等综合评估,常规的治疗手段包括手术、化疗及放疗的综合应用,动脉插管化疗在部分病例应用也有一定价值,近年基于精准医学发展的靶向治疗也有应用,可参照FIGO分期(2018版)的临床治疗推荐方案。

【预防】

澳大利亚昆士兰大学免疫和代谢研究所的伊恩·弗雷泽和中国科学家周健合作制造出一种外形与HPV极为相似的"HPV病毒样颗粒",并证实其内部不含导致疾病的DNA,却能刺激身体产生针对HPV的免疫反应,以此为基础,研发了HPV疫苗,使预防HPV相关的宫颈癌及外阴、阴道癌成为可能。自2016年起国家食品药品监督管理总局陆续批准二价HPV疫苗(针对HPV 16/18型的疫苗)、四价HPV疫苗(针对HPV 6/11/16/18型的疫苗)以及九价HPV疫苗(针对HPV 6/11/16/18/31/33/45/52/58型的疫苗)在国内上市。国内HPV二价疫苗最佳接种年龄为9~45岁,HPV四价疫苗最佳接种年龄为20~45岁,HPV九价疫苗最佳接种年龄为16~26岁。

国际妇产科联盟(FIGO)于2018年癌症报告中建议:对于年龄在9~14岁之间的女孩和男孩,推荐接种两剂疫苗(0月和5~13个月)。如果第二次疫苗接种早于第一次疫苗接种后5个月实施,建议接种第三剂疫苗。对于那些年龄15岁及以上,以及有免疫缺陷患者,无论年龄多大,推荐接种三剂(0、1、6个月)。世界卫生组织回顾了近年的相关研究数据及文献,认为是HPV疫苗没有安全问题。

二、青春期男性常见生殖系统肿瘤

儿童及青春期男性生殖细胞肿瘤的疾病谱与成人显著不同,主要来源于睾丸和前列腺,病理类型主要是生殖细胞肿瘤和横纹肌肉瘤,睾丸性索间质肿瘤等也有发生,但十分罕见,成人高发的前列腺癌在儿童及青春期人群几乎不发生。

(一)睾丸肿瘤

【概述】

有统计数据显示,睾丸肿瘤(testicular tumor)约占儿童实体瘤的2%,15岁以下儿童睾丸肿瘤的年发病率为5.9/10万,其中以良性肿瘤为主,约占儿童及青春期人群原发性睾丸肿瘤的74%。儿童睾丸肿瘤多见于3岁前,发病率在2岁时达到高峰,4岁后逐渐下降,到青春期又有上升趋势。性发育障碍的患者性腺肿瘤的发病率增加,性腺发育不全的患者发病率最高。有隐睾病史的患者患睾丸恶性肿瘤的风险增加,随着年龄的增长,患癌症的相对危险性增加,青春期后的风险最大。

【病理及组织分型】

儿童睾丸肿瘤组织类型比较复杂,主要包括原发性肿瘤和转移性肿瘤,继发性肿瘤主要有白血病、淋巴瘤、神经母细胞瘤和肾母细胞瘤的睾丸转移,常见的原发性肿瘤包括：

1. 生殖细胞肿瘤　常见的生殖细胞肿瘤包括畸胎瘤、内胚窦瘤、胚胎癌、绒毛膜癌、精原细胞瘤、混合性恶性生殖细胞肿瘤等均可在睾丸发生,畸胎瘤是其中最常见的病理类型,包括成熟性畸胎瘤和未成熟畸胎瘤,内胚窦瘤则是最常见的睾丸恶性肿瘤,其病理及组织学特点与卵巢肿瘤类似。

2. 性索间质肿瘤　包括 Sertoli 细胞瘤等纯性索间质肿瘤以及 Sertoli 睾丸间质细胞瘤等混合性性索间质肿瘤。

3. 其他　横纹肌肉瘤及其他罕见肿瘤。

【临床表现】

睾丸肿瘤最常见的临床表现是无痛性睾丸肿块,很少有自发性疼痛。多数患儿在家长给患儿洗澡时发现,较大年龄患儿可能因为肿块产生的下坠沉重感引发的不适就诊。性索间质肿瘤可能伴随激素水平改变而有性发育表现。隐睾患儿可能在腹腔内形成巨大睾丸肿瘤进而因腹部肿块就诊。内胚窦瘤等恶性肿瘤可有腹股沟淋巴结肿大以及后腹膜、肝、肺等处的转移病灶,并由转移灶引起的不适就诊。睾丸肿瘤多为实质性,透光试验阴性。

【辅助检查】

1. 影像学检查　畸胎瘤是最常见的睾丸肿瘤,其超声、CT、MRI 特点详见上文。

2. 组织学检查　多数睾丸肿瘤可以完成一期手术切除,进一步病理检查可以明确诊断,所以较少需要超声引导下肿瘤穿刺活检,但在睾丸肿块伴多发转移不能明确睾丸肿瘤是原发还是继发时,适当部位的组织学检查对明确诊断有重要意义。

3. 血清标志物　不同类型的睾丸肿瘤可能表现出不同的血清标志物水平异常。

（1）甲胎蛋白（AFP）：血清 AFP 对内胚窦瘤的诊断具有较高的特异性。在未成熟畸胎瘤、混合性生殖细胞肿瘤等含有内胚窦瘤成分的肿瘤中也可升高。敏感性也较高,可以作为 AFP 增高的睾丸肿瘤疗效评价及随访的重要标志物。

（2）β 人绒毛膜促性腺激素（β-HCG）：在绒毛膜癌、精原细胞瘤以及包含以上成分的混合性生殖细胞肿瘤肿瘤等睾丸肿瘤中,β-HCG 异常升高,可以引起性早熟症状,对诊断有重要意义。

（3）乳酸脱氢酶（lactate dehydrogenase,LDH）：恶性睾丸肿瘤血清 LDH 水平常有升高,但并非睾丸肿瘤的特异性指标。

（4）性激素：部分有内分泌活性的睾丸肿瘤,可以检测到睾酮等激素水平的异常增高,对诊断有参考价值。

【诊断及鉴别诊断】

根据典型的病史、体征及相关检查,睾丸肿瘤诊断多无困难。重点应注意与鞘膜积液、腹股沟斜疝等常见疾病的鉴别。临床上常有将睾丸肿瘤误认为是鞘膜积液的情况,透光试验阴性的阴囊肿块必须考虑睾丸肿瘤,超声检查可以初步明确诊断。

【治疗】

1. 畸胎瘤　畸胎瘤儿童及青春期人群最常见的睾丸肿瘤,多数为成熟畸胎瘤,少数为未成熟畸胎瘤,通过影像学及血清标志物多数畸胎瘤可以在术前判断其是否成熟。畸胎瘤通常具有完整包膜,手术切除肿瘤保留睾丸是基本治疗方式,对于成熟畸胎瘤单纯手术治疗可获得满意疗效。对于未成熟畸胎瘤需综合肿瘤的组织类型及组成、边界是否清晰、包膜是否完整、是否存在淋巴结及远处转移以及血清肿瘤标志物监测结果等情况决定具体的治疗方案。建议在保留睾丸的睾丸肿瘤切除术中常规行冰冻快速病理检测,冰冻病理的良恶性对是否保留睾丸及手术范围的确定有参考意义。

2. 表皮样囊肿　表皮样囊肿占儿童睾丸肿瘤的 15%。它们发生在睾丸实质内,充满角质碎片,超声可表现特征性的同心环状低回声层和高回声层交替出现,形成洋葱皮样外观。表皮样囊肿属于单胚层畸胎瘤,是良性肿瘤,保留睾丸的肿瘤切除术是其基本治疗方案。

3. 内胚窦瘤　内胚窦瘤是儿童及青春期人群最常见的睾丸恶性肿瘤,主要发生在 2 岁以下的儿童,90% 以上的患儿为 I 期病变,最常见的转移部位是腹股沟及后腹膜淋巴结以及肺。临床 I 期睾丸内胚窦瘤可以行单纯根治性睾丸切除术治愈,不需要额外的术后化疗,前提是基于全面评估的准确分期以及术后的密切随访监测,如果术后 AFP 持续增高或者降低后重新增高则提示有转移病灶存在,进一步治疗参照 III 期治疗方案。对于影像学评估未发现明显腹股沟及后腹膜淋巴结肿大的患儿,不建议常规进行腹股沟以及后腹膜淋巴结清扫术。

对于非Ⅰ期病例，推荐 PEB 或者 JEB 作为其一线化疗方案（具体参见上文）。内胚窦瘤对化疗敏感，手术综合化疗可以获得较为满意的治疗预后。Ⅱ期和Ⅲ期睾丸肿瘤患儿的 6 年总生存率接近 100%，Ⅳ期患儿也仍然有获得治愈的机会。

4. 横纹肌肉瘤 横纹肌肉瘤是青春期及儿童期最常见的软组织肉瘤，泌尿生殖系统是其高发部位之一，包括膀胱、前列腺、睾丸旁区域等，约占儿童软组织横纹肌肉瘤的 15%~20%。发病年龄高峰呈双峰状分布，一个高峰在 2 岁以内，另一个高峰则在青春期。根据 2013 年 WHO 软组织肉瘤分型，横纹肌肉瘤分为 4 种主要组织亚型：胚胎性横纹肌肉瘤、腺泡状横纹肌肉瘤、多形性横纹肌肉瘤及梭形细胞 / 硬化性横纹肌肉瘤。在儿童主要以胚胎性和腺泡状为主，在小年龄儿童中胚胎性横纹肌肉瘤占到 90% 以上。

临床上睾丸旁横纹肌肉瘤常因无痛性实质性阴囊肿块就诊，而且多数病例就诊时没有合并明显的转移病灶或者症状，所以临床上Ⅰ期切除肿瘤是多数情况下的第一选择，实际上因为肿块表浅易于早期发现，临床近 80% 的睾丸旁横纹肌肉瘤病例就诊时为Ⅰ期病变。但需要注意的是，如果已经有明确的转移病灶，则不建议Ⅰ期手术，治疗方案应该在全面的临床分期和危险度分组的前提下制定。确诊睾丸旁横纹肌肉瘤后应进行规范的临床分期和危险度分组。仍有约 20% 的病例存在转移病灶，常见的转移部位包括腹膜后淋巴结、肺、骨髓以及骨，所以临床分期应包括这些部位，推荐常规进行 PET-CT 检查及骨髓穿刺检查，可以实现较为准确的临床分期。对于影像学评估发现腹膜后淋巴结肿大的患儿建议在睾丸根治性切除的基础上加行后腹膜淋巴结清扫。COG 建议 10 岁及 10 岁以上患儿应接受同侧后腹膜淋巴结清扫，淋巴结清扫阳性的患儿建议区域淋巴结放疗。胚胎性横纹肌肉瘤放化疗相对敏感，治疗预后相对较好，腺泡状横纹肌肉瘤易发生骨髓、骨以及肺转移，且放化疗相对不敏感，治疗相对困难。

（二）前列腺肿瘤

如前述，前列腺癌（carcinoma of prostate）在儿童及青春期人群极少见，前列腺横纹肌肉瘤是此年龄段最常见的恶性肿瘤，膀胱及前列腺均为横纹肌肉瘤的好发部位，其中前列腺来源的横纹肌肉瘤常累及膀胱三角甚至更大区域，临床常统称为膀胱前列腺横纹肌肉瘤，此节重点介绍这一类型横纹肌肉瘤的临床特点及治疗原则。

【临床表现】

膀胱前列腺横纹肌肉瘤常表现为尿路梗阻的症状，包括尿频、绞窄、急性尿潴留和血尿。前列腺横纹肌肉瘤往往表现为实性肿块，体检时肛门指诊可于直肠前壁触及肿块，巨大的横纹肌肉瘤可能出现腹部肿块。超声、CT 以及 MRI 等影像学检查对发现肿块、判断肿块来源、肿块累及范围以及后腹膜肿大淋巴结等有重要价值。病理学检查是确诊横纹肌肉瘤的金标准，具体的标本获取方式需要在影像学评估的基础上，根据肿块的大小、位置以及累及范围，选择合适的方式和路径，常用的方法包括膀胱镜检查及活检、超声引导穿刺活检以及手术活检等。

【治疗】

膀胱前列腺横纹肌肉瘤的治疗重点和难点是保留膀胱和尿道的完整性和功能，在治疗肿瘤的同时保障患儿的生活质量。为保障手术的彻底性，膀胱全切 + 回肠（或结肠）代膀胱的手术一度风行，近年在新辅助化疗基础上开展的保留膀胱的术式得到了越来越广泛的接受和应用，常用术式包括前列腺及部分尿道切除尿道膀胱吻合术、前列腺肿瘤切除加膀胱部分切除术、前列腺肿瘤切除术等，具体根据肿瘤的大小及累及部位选择。在完整切除肿瘤的患儿中，术后是否需要进行辅助放疗有一定争议，尽管多数中心推荐术后放疗，但也有学者提出放射治疗可能会影响儿童的膀胱功能，放疗后尿流动力学评估显示膀胱容量降低，排尿模式异常等情况，具体的放疗利弊的评估有待进一步临床研究明确。对于局部有可能有小病灶残留的患儿，术后局部的放疗是推荐的，近年也有报道在局部存在残留病灶的病例中，局部采用放射性粒子植入进行内放疗取得了不错的疗效。

【预后】

总体来说，膀胱前列腺横纹肌肉瘤由于其部位的特殊性限制了根治手术的施行，手术切除的彻底性受到一定限制，术后复发及并发症率均较高，治疗的效果和预后有待进一步提高。

（王金湖 孙莉颖）

第二节 青春期垂体肿瘤

一、垂体腺瘤

垂体肿瘤包括垂体腺瘤（pituitary adenoma）和以颅咽管瘤（craniopharyngioma）为代表的非神经内分泌肿瘤。儿童期及青春期的垂体肿瘤非常少见，在儿童期和青春期的颅内肿瘤中约占10%，发病率大约为1/1 000 000，其中80%~90%为颅咽管瘤，少数为垂体腺瘤，且绝大部分为良性肿瘤并具有分泌功能。以往的垂体瘤分类主要依据病理和激素产生类型，2017版《WHO内分泌肿瘤分类》根据垂体瘤细胞谱系及调控垂体细胞分化的相关转录因子不同，对垂体瘤分类进行了更新，主要是垂体腺瘤的分类方面较之以往有较大改变。本节主要讲述儿童期及青春期垂体腺瘤。

垂体肿瘤的发生和发展机制一直尚未能完全明确，可能是通过多因素参与并经过多步骤发展而来。以重组DNA技术追踪垂体细胞谱系显示大部分垂体瘤为单克隆性，可能是体细胞突变产生癌基因激活及抑癌基因失活，例如40%散发性垂体生长激素（growth hormone，GH）细胞腺瘤中可发现 *GNAS* 基因体细胞突变，但仍有多数垂体肿瘤的发病机制未明。生长因子或下丘脑释放激素的外源性刺激也可使得一群垂体细胞而产生多克隆垂体瘤并可以是体细胞突变的诱变或促因素使垂体瘤生长加速。除基因突变外，近年研究提示表观遗传学也涉及垂体肿瘤的发病机制。虽然多数垂体肿瘤是散发病例，但某些（尤其是儿童期及青春期患者）有遗传因素，相关的遗传性疾病或家族性遗传性综合征包括：多发性内分泌肿瘤综合征（multiple endocrine neoplasia，MEN）、卡尼综合征、纤维性骨营养不良综合征（McCune-Albright syndrome，MAS）、遗传性嗜铬细胞瘤和副神经节瘤综合征（*SDH* 基因相关）、家族性孤立性垂体腺瘤（familial isolated pituitary adenomas，FIPA）综合征，以及GPR101微复制相关，某些垂体腺瘤甚至是某些遗传综合征的临床表现之一。

资料显示人群中根据尸解发现的垂体腺瘤（包括无功能腺瘤）为17%~25%，由影像学检查发现的大约为20%，其中3.5%~8.5%是儿童期和青春期患者。小年龄儿童中垂体腺瘤以促肾上腺皮质激素（adreno-cortico-tropic-hormone，ACTH）分泌性腺瘤最多，其后依次为催乳素瘤和GH分泌性腺瘤，但年长儿和青春期则以催乳素瘤最常见。根据垂体腺瘤最大直径，<1cm的为微腺瘤，1~4cm为大腺瘤，4cm以上者为巨大腺瘤。儿童期及青春期一般以大或巨大腺瘤更为常见。

【分型】

1. **催乳素瘤** 12岁以上青春期中最常见，占48%~66%，症状出现平均年龄为14.5岁，女孩稍多，男女比例小年龄为1:1.9，大年龄为1:4.5。男孩的催乳素瘤更常见为大腺瘤及难治性（aggressive）腺瘤。

2. **ACTH分泌性腺瘤** 0~11岁孩子腺瘤中占第一位，约54.8%，12~17岁患儿中占29.4%，症状出现的平均年龄为(12.3±3.5)岁(5.7~17.8)岁。青春期前男孩稍多见。儿童期及青春期的库欣病（Cushing disease，CD）中98%为ACTH微腺瘤。

3. **GH分泌性腺瘤** 占5%~15%，男孩多见（约59%），症状出现的位年龄为9岁，平均诊断年龄为14岁。90%为大腺瘤，且30%~60%为侵袭性（invassive）腺瘤。

4. **促甲状腺素（thyrotropin，TSH）分泌性腺瘤** 少见，仅占0.5%~2.8%，90%为大腺瘤。

5. **卵泡刺激素（follicle-stimulating hormone，FSH）、黄体生成素（luteinizing hormone，LH）分泌性腺瘤** 极少见，至今全球不超过10例。绝大部分为FSH分泌性肿瘤。

6. **无功能腺瘤** 相比于成人，儿童期及青春期的无功能腺瘤较少见，占4%~6%，且大部分为侵袭性大腺瘤。

【临床表现】

垂体瘤的起病隐匿而缓慢，临床表现主要为肿瘤质块效应（mass effects）和内分泌功能紊乱两大方面。

1. **质块效应** 主要为局部压迫症状，非特异性，临床表现及程度与肿瘤对周围组织的影响程度有关，主要包括头痛（眶后、前额部）；进行性视力减退（肿瘤压迫视交叉）：首先出现颞侧盲（视野缺损），以后逐渐发展为视神经萎缩、失明等；肿瘤压迫第三脑室底部可出现尿崩症、脑积水；肿瘤扩展至前颅窝底压迫前额叶可出现性格改变、痴呆等。如果出现腺瘤梗死,可突发剧烈头痛、恶性、呕吐,严重者可发生垂体卒中。

2. 内分泌功能紊乱　与成人不同,80%~97%的儿童期及青春期垂体腺瘤具有分泌功能,因此可有内分泌激素过度分泌改变,但因压迫效应等也可以伴有部分垂体功能减退。依内分泌激素紊乱类型不同而相应的临床症状不一样。某些腺瘤可致垂体柄功能障碍也出现高催乳素血症,但并非肿瘤本身分泌。

【诊断和鉴别诊断】

诊断包括定性和定位,流程主要是依据临床症状(包括内分泌功能紊乱和肿瘤压迫症状等),选择相应的实验室检查(垂体功能评估,表 6-2-1)、视野和视力检查、影像学检查,并结合病理诊断。

【治疗和预后】

1. 药物

(1)多巴胺受体激动剂:主要抑制催乳素(prolactin,PRL)分泌,是催乳素瘤的一线药物,常用的有卡麦角林(cabergoline)、溴隐亭、培高利特(pergolide)、喹高利特(quinagolide)。溴隐亭初始剂量为 2.5mg,睡前口服,以后可逐渐增量,一般至 10~15mg/d。卡麦角林为每周 0.5~3.5mg。一般用药 6 个月后,80% 以上微腺瘤、70% 左右的大腺瘤者 PRL 降低,用药 1 年后 80% 的微腺瘤、25% 大腺瘤者肿瘤缩小。治疗至少需要 2 年以上,副作用包括恶心、呕吐、眩晕、低血压,偶见精神症状,因此有些患儿不能耐受长期的治疗。当血 PRL 已经正常且 MRI 上垂体腺瘤已经消失,药量可逐渐减少。多巴胺受体激动剂也有较弱的抑制 GH 分泌及抑制垂体生长激素细胞增生的作用,可作为 GH 腺瘤的二线药物。

(2)生长抑素类药物(somatostatin analogues,SSA):为人工合成的 SS 类似物,活性强且半衰期长,通过选择性与垂体腺瘤广泛存在的生长抑素

表 6-2-1　儿童期及青春期垂体腺瘤的临床表现、实验室检查及治疗

腺瘤类型	临床表现	实验室检查(垂体功能评估)	治疗
GH 分泌性腺瘤	1. 骨骼生长 骨骺闭合前:身高超长(+2*SD* 以上) 骨骺闭合以后:肢端肥大症体征。 2. 肿瘤质块效应 3. 高 PRL 血症	1. 血 IGF-1/IGF-BP3 增高 2. OGTT 试验后 GH 不能被抑制 3. PRL 可增高	1 线:经鼻蝶窦手术 2 线:生长抑素类 ± 多巴胺受体激动剂 3 线:联合(放疗,经鼻蝶窦手术,生长抑素类 /GH 受体拮抗剂)
催乳素瘤	1. 月经稀少、闭经 2. 青春发育延迟 3. 男性乳房发育 4. 泌乳 5. 肿瘤质块效应	血 PRL 水平(因脉冲式分泌,建议在不同一天至少检测两次,必要时可以每隔 20 分钟连续 2~3 次采血检测)	1 线:多巴胺受体激动剂 2 线:经鼻蝶窦手术 3 线:联合(多巴胺受体激动剂 + 经鼻蝶窦手术 + 放疗)
FSH/LH 分泌性腺瘤	1. 肿瘤质块效应 2. 部分性 / 完全性垂体前叶功能减退 3. 大睾丸(男)/ 卵巢囊肿(女) 4. 性早熟	1. FSH 增高,LH 正常或降低(FSH 腺瘤,占绝大多数) 2. 抑制素 B 增高 3. 男孩睾酮可正常,女孩雌激素增高 4. GnRH/GnRHa 激发试验有反应(但以 FSH 增高为主) 5. 可有高 PRL 血症	1 线:经鼻蝶窦手术 ± 生长抑素类(新型辅助治疗) 2 线:生长抑素类 ± 多巴胺受体激动剂 3 线:二次经鼻蝶手术 / 放疗
TSH 分泌性腺瘤	1. 甲状腺功能亢进 2. 甲状腺肿 3. 肿瘤质块效应	TSH 及 F4 增高	1 线:经鼻蝶窦手术 2 线:生长抑素类 3 线:二次经鼻蝶手术 / 放疗
无功能腺瘤	1. 肿瘤质块效应 2. 部分 / 完全垂体功能减退(GHD 75%,FSH/LH 缺乏 40%,ACTH/TSH 缺乏 25%)	1. 垂体功能正常或低下 2. 继发性高 PRL 血症	1 线:经鼻蝶窦手术 2 线:二次经鼻蝶手术 / 放疗

受体（SSTR1-5）结合抑制 GH 的分泌，是 GH 分泌性腺瘤的二线辅助用药。代表性药物有奥曲肽（octreotide）、兰瑞肽（lanreotide autogel）、帕瑞肽（pasireotide）及其长效释放剂型（long-acting release，LAR，用药间隔可四周一次）。因肠道也存在 SSTRs，可伴有恶心、腹痛、腹泻等不良反应。

（3）GH 受体拮抗剂：培维索孟（pegvisomant）已经证实能在儿童/青少年 GH 垂体腺瘤治疗中有效地降低 GH 水平，缓解症状。

2. **手术** 经鼻蝶窦手术（transsphenoidal surgery，TSS）切除是除催乳素瘤以外其他垂体腺瘤的首选治疗方法。ACTH 和 GH 分泌性腺瘤以及已经有肿瘤压迫等质块效应的大腺瘤，一般选择手术切除，但侵袭性的大腺瘤手术前可能需要药物或放疗以使肿瘤缩小，以便能尽可能切除干净。催乳素瘤如果以最大剂量的多巴胺受体激动剂治疗 3 个月后高催乳素血症仍然持续存在，腺瘤缩小<50%，则需要考虑手术切除。

3. **放疗** 当存在手术禁忌、术后肿瘤复发、进展性无功能腺瘤（难治性腺瘤）或当最大限度切除肿瘤及药物治疗仍不能控制垂体激素的过度分泌，则可考虑放疗。放疗常见的并发症为垂体前叶功能减退（10%~12%），需要永久性的替代治疗和随访评估。

儿童期及青春期的垂体瘤如能早期诊断和治疗，大多预后良好。诊治过晚可导致视神经萎缩、视力永久性丧失。

二、颅咽管瘤

颅咽管瘤是神经系统常见良性肿瘤，占颅内肿瘤的 6%~9%，占儿童鞍区肿瘤的 54%，人群年发生率约为 0.13/100 000，一种儿童期及青春期较为常见的颅内肿瘤。由于其高复发率、生存质量的低下及无瘤长期生存率低，使颅咽管瘤成为唯一被冠以恶性结果的良性肿瘤。颅咽管瘤有两个发病高峰，儿童高峰在 5~15 岁，成人高峰在 40 岁左右。

颅咽管瘤的治疗首选为手术切除。基于颅咽管瘤起源和与周边蛛网膜结构关系的 QST 分型决定了颅咽管瘤手术方式和预后。Q 型起源于鞍膈下，直接压迫垂体及垂体柄，全垂体功能减退患者明显高于 S 型及 T 型，该型患者术后多数需要垂体激素替代治疗。S 型为袖套段起源的肿瘤，

术中操作空间均在蛛网膜下腔，垂体柄的形态、连续性存在，远期内分泌结果最好。T 型肿瘤起源于垂体柄的袖套内段结节漏斗部，无蛛网膜间隔，需要经终板三脑室入路手术，术中采取正确的操作技巧是减少术后下丘脑反应、提高远期生活质量的关键。由于放疗（包括肿瘤立体定向放疗、囊液抽吸或同位素、博来霉素注入等）无法避免正常脑组织结构损伤，放疗后神经内分泌紊乱的处理更为困难，因此对于不能耐受手术或不愿接受手术治疗的成人患者为控制肿瘤生长与复发，放射治疗会作为一种延长生存期的治疗手段，但并非首选治疗手段。

随着显微神经外科技术的进步，目前颅咽管瘤生存率大幅上升，有报道术后 5 年及 10 年的总体生存率达到 90% 和 80% 以上。因此，加强颅咽管瘤术后的内分泌管理对提高生存质量有相当大的意义。儿童期颅咽管瘤术后的长期管理横跨整个儿童期和青春期。尤其在青春期，由于体内多种激素处于急剧的波动期，激素之间的相互作用难以很好地把握，因此在这个时期需要规范患者长期随访，促进患者垂体功能重建，从而改善患者总体预后，长期内分泌管理尤为重要。

（一）围手术期内分泌管理

1. **内分泌水平评价** 当临床诊断颅咽管瘤时，需要常规完善视力视野检查、鞍区增强 MRI 等影像学检查明确肿瘤与血管、神经的关系，为进一步手术治疗提供必要的支持。此外，需要常规进行内分泌水平的评价：完成甲状腺功能（FT_3、FT_4、TSH）、皮质醇（COR）、促肾上腺皮质激素（ACTH）、生长激素（GH）、类胰岛素样生长因子（IGF）-1、性激素（包括 LH、FSH、PRL 等），特别注意 COR 日夜分泌节律的异常，必要时可查 24 小时尿游离皮质醇和 ACTH 激发试验；如有多饮、多尿症状者需要监测 24 小时尿量，完善血电解质、尿电解质、尿比重、尿渗透压等检测，必要时行禁水加压素试验。皮质醇是机体应激反应中的主要激素，其含量的下降致机体对应激的抵抗力降低，易诱发肾上腺危象而危及生命，因此围手术期应特别关注肾上腺功能的异常，需要根据皮质醇检测结果决定是否在术前进行糖皮质激素的替代治疗。如检测发现同时存在其他垂体功能减退，亦应术前进行激素替代治疗，但需注意激素替代顺序，优先补充糖皮质激素，然后再补充甲状腺

激素。

2. 内分泌激素替代

（1）对于术前存在皮质醇轴功能低下的患者：术前3天予以泼尼松5mg每日3次口服。手术当日至术后3天，可给予氢化可的松间断或持续静脉滴注，青春期或成人剂量为200~300mg，小儿根据其公斤体重计算用量，也可以用等效量的甲泼尼龙来替代（表6-2-2）。术后第3~5天：根据患者的一般状态、食欲、血压、血钠，糖皮质激素逐渐减量，静脉滴注氢化可的松每日50~100mg，分2~4次；术后第5~7天：根据患者病情缓解程度继续减少糖皮质激素剂量到氢化可的松每日总量20mg，分3次口服，或泼尼松每日5mg，分3次口服，糖皮质激素剂量使用过量会导致肾上腺危象的发生。1周内不建议添加甲状腺素和其他激素。术后早期不建议用中效和长效的糖皮质激素。

表 6-2-2　各种肾上腺皮质激素对应表

肾上腺皮质激素	抗炎作用	等效剂量/mg	生长抑制	储钠作用	血浆半衰期（分钟）	生物活性（小时）
氢化可的松	1.0	20	1.0	1.0	80~120	8
醋酸可的松	0.8	25	0.8	0.8	80~120	8
泼尼松龙	4.0	5	5~15	0.8	200	12~36
甲泼尼龙	5.0	4		0.5	180	12~36
倍他米松	25.0~35.0	0.6		0	130~330	36~54
地塞米松	30.0	0.7	80	0	150~300	36~54
9α氟氢可的松	15	—	—	200		

（2）去氨加压素：是中枢性尿崩症（CDI）最常用药物，在术前即已存在尿崩症患者，即可以口服去氨加压素控制尿量，在术前一晚停用，如有尿崩情况出现，可以用垂体后叶素（垂体加压素）皮下使用。术前就存在尿崩及高钠血症的患者，术中液体尽量少用或不用含钠液体，以避免术中血钠过高。可使用5%葡萄糖注射液，根据中心静脉压、动脉血压和尿量监测补液。术后尿崩临床表现多为"三相性尿崩"，分为术后尿崩期（术后0.5~2天），抗利尿激素（antidiuretic hormone，ADH）分泌异常，低钠血症期（术后1~10天），长期尿崩期（持久性）。临床上要注意识别三相性尿崩，如在低钠血症期仍进行ADH替代治疗，容易导致危及生命的水电解质紊乱。术后1~3天：严密监测尿量和电解质水平，如血钠偏高，在补液同时，可临时给予小剂量去氨加压素0.05~0.1mg替代治疗；继续监测电解质和尿量，术后第3~5天开始规律服用去氨加压素，成人常规剂量为0.05~0.1mg，2次/d，儿童相应减量；术后第5~7天去氨加压素剂量为0.05mg，每日3次，儿童相应减量，在去氨加压素使用过程中需要监测尿量及电解质水平，根据尿量和电解质水平调整用量。

（3）甲状腺激素：除了对生长、智力发育有明显的作用，是正常生长及骨骼发育所必需的因素之一，同时对增强机体应激反应能力也有重要作用，术前甲状腺激素的替代治疗能降低患儿手术风险。因此，如非急诊手术患者，建议在补充糖皮质激素后给予左甲状腺素补充治疗，5~10岁替代剂量3~5μg（kg·d），10~20岁替代剂量2~4μg/（kg·d），根据复查甲状腺功能情况进行剂量调整。

（4）性激素：颅咽管瘤患儿术前除了最为常见的皮质醇，甲状腺激素降低外，青春期男性患儿常有睾酮显著低下。以往术前激素替代经常会忽视睾酮的补充，虽然对青春期患儿渡过围手术期没有特别大的影响，但由于患儿术前精神状态及体能储备均较差，容易导致术后恢复时间延长。因此，术前对存在睾酮低下的青春期男童补充适量十一酸睾酮有利于增强机体蛋白质储备和体力恢复，为术后顺利康复打下基础。

3. 并发症　颅咽管瘤术后另一个甚为重要的问题是电解质紊乱。由于颅咽管瘤手术打击会导致原有的激素反馈机制受到破坏，而新的代偿机制尚未进一步建立，术前残存于体内的部分垂体激素，术后经过1周左右的新陈代谢已经消耗殆尽，而机体尚未完全适应外源性激素的作用机制。各种激素水平的紊乱导致了术后1~2周水电解质错综复杂的改变，最常见的情况是低钠血症和高钠血症。

（1）高钠血症：血钠水平>150mmol/L 时为高钠血症，通常发生于脱水时，单纯失水或者失水大于失盐。在颅咽管瘤围手术期出现高钠血症的主要原因有 CDI、术后高热导致不显性失水增加且没有及时补充足够水分、下丘脑渗透压感受器损害、渴觉减退消失以及脱水剂的过度使用等医源性原因。高钠血症将引起脑细胞脱水，进而出现意识障碍和癫痫，是患者死亡的重要原因。在高钠血症血浆渗透压>300mOsm/L，尿渗透压<300mOsm/L 需要考虑尿崩症可能，必要时可行禁水试验和加压素试验辅助诊断。如血渗透压>300mOsm/L 而尿渗透压正常可能是由于 AVP 肾域降低导致，亦被成为复定位渗透状态，多见于脑外伤和神经外科手术后。但血渗透压<270mOsm/L，尿渗透压>600mOsm/L，则可以排除尿崩症。高钠血症的治疗目的是维持血容量正常和血清钠浓度正常，限制钠盐摄入，但适当补水或限制饮水需要根据体液容量减少或增多而定。

（2）低钠血症：低钠血症根据严重程度分为轻、中、重度低钠血症。轻度低钠：血钠130~135mmol/L；中度低钠：血钠 120~129mmol/L；重度低钠：血钠<120mmol/L。在颅咽管瘤围手术期出现低钠血症的原因是复杂多变的，如脑耗盐综合征、抗利尿激素异常分泌综合征、医源性输入过多无电解质液体、过量使用利尿剂等。低钠血症初期的临床表现多不典型易被忽视，随着细胞外的水分通过渗透梯度和细胞膜的半透膜作用进入细胞内，导致细胞内容量的增加，导致或加重脑水肿和高颅压，逐渐出现恶心、呕吐、手足麻木、头痛、嗜睡、烦躁，严重者可致抽搐、谵妄、昏迷，直至出现不可逆的脑损伤、脑疝、死亡。在低钠血症的治疗时需要考虑不同的原因，如 CSWS 和 SIADH 的治疗原则是完全不同的，治疗策略选择错误会导致病情加重，甚至导致医源性死亡。临床上容易让人忽视的是其他激素的改变也会影响血钠的改变和细胞内外水平衡。首先是甲状腺素，甲状腺素的缺少是低钠血症的原因之一，机制是甲状腺功能减退时 AVP 被抑制，影响自由水的清除所致。另外，肾上腺皮质激素也有抑制 AVP 基因的转录，使 AVP 合成减低，减少自由水排泄的作用，因此部分患者在神经外科术后补充糖皮质激素反而会出现尿量增加。低钠血症的治疗主要是对症补钠治疗及对因治疗，特别需要注意的

是在治疗中需要控制血钠上升速度，如果过快纠正低钠血症，会导致脑神经的渗透性脱髓鞘综合征，对大脑造成持续性永久性的损害。总的来说，低钠血症在围手术期的电解质紊乱的处理中非常棘手，需要内分泌科、神经外科、ICU 共同进行精细管理。

（3）高钾血症：血钾超过 5.5mmol/L 为高钾血症。术后高钾血症原因包括：①肾上腺皮质功能减退、长期使用储钾利尿剂、导致肾脏排钾减少；②静脉或口服摄入过多、输血过多；③严重缺氧、溶血、休克、代谢性酸中毒、高渗状态等导致细胞内外钾分布异常。高钾血症时最早影响的是心脏传导系统，严重时出现室颤和停搏；由于神经肌肉兴奋性降低会导致患者出现精神萎靡、嗜睡、肌无力、腱反射消失。心血管系统和神经肌肉系统症状的严重性取决于血钾升高的程度和速度，以及有无其他血浆电解质和水代谢紊乱合并存在。高钾血症的治疗除了针对原发病的治疗外，需要尽可能地从体内排钾。主要的措施包括：拮抗高钾对心脏的毒性，如钙剂稳定心肌细胞膜；促进钾转移到细胞内，如碳酸氢钠碱化细胞外液、胰岛素、沙丁胺醇；加速排钾：呋塞米等排钾利尿药。严重高钾血症如血钾>7.0mmol/L 时，需要进行透析或连续血液净化。

（4）低钾血症：血钾低于 3.5mmol/L 即为低钾血症。和其他手术一样，颅内肿瘤术后引起低钾血症非常常见，其原因很多，如：①术后昏迷导致进食不足，且没有很好地静脉补充；②应用呋塞米等利尿剂，肾小管性酸中毒以及盐皮质激素过多，使钾从肾脏排出过多；③液体疗法时，长期应用不含钾的液体；④静脉营养的过程中，营养液中钾的补充不足；⑤呕吐、持续胃肠减压、禁食等导致钾从肾外途经丧失。低钾血症的症状多为神经肌肉的兴奋性下降，表现为肌无力、腱反射消失、恶心、呕吐、腹胀、心肌收缩无力、心音低钝、心动过速、心力衰竭，同时也会使肾脏对 AVP 反应低下、浓缩功能降低，出现多饮、多尿、低钾低氯性碱中毒。肌肉无力往往为最早的表现，一般先四肢后延及躯干和呼吸肌。低钾血症的治疗除了治疗原发病外，进行适当的口服或静脉补钾。重度低钾血症时静脉补钾总量为 100~300mg/kg，浓度不超过 0.3%，注意见尿补钾，避免医源性导致高钾血症。

颅咽管瘤术后出现的水电解质紊乱原因相当

复杂,在不同个体甚至是同一个体的不同时间其发生的原因也不固定,需要联合神经外科、内分泌科和重症监护医师共同进行判定和干预。通常来说,在排除医源性问题后,水电解质功能紊乱需要警惕以下相关疾病:

(1)脑耗盐综合征(cerebral salt-wasting syndrome,CSWS):是颅咽管瘤术后最为常见的急性期并发症,主要是由于钠盐经下丘脑-肾脏途径丢失而在临床上表现为高尿钠、低钠血症、低血容量。主要的诊断标准:有中枢神经系统疾病存在;低钠血症(<130mmol/L);尿钠排出增加(>20mmol/L 或>80mmol/24h);血浆渗透压<270mOsm/L,尿渗透压:血渗透压>1;尿量>1 800ml/d;低血容量,全身脱水表现(皮肤干燥、眼窝下陷及血压下降等)。CSWS 多发生于术后的第 1 周,持续 3~11 天(范围 1~28 天)。补液是 CSWS 的治疗关键。轻症患者可以使用等渗盐水,中重度患者选用高渗盐水。持续存在血容量不足时,还可以选用 5% 白蛋白。推荐补钠速度为 8~10mmol/(L·24h),如果低钠血症被过快纠正,容易在脑易损区发生渗透性脱髓鞘;盐皮质激素能够阻止尿利钠作用和渗透性利尿并且能够在保持适当血容量的同时维持血钠浓度,在补液治疗效果不佳时可以考虑使用,但在使用过程中需注意其副作用,尤其是低钾血症。

(2)抗利尿激素异常分泌综合征(syndrome of inappropriate antidiuretic hormone secretion,SIADH):指由多种原因引起的抗利尿激素(ADH,即血管升压素 AVP)或类 AVP 物质不适当分泌增多或肾脏对其敏感性增加,使自由水的排出降低和尿浓缩异常,引起水潴留、高尿钠和稀释性低钠血症。鞍区肿瘤手术后,常出现三个阶段:ADH 分泌减少→ADH 分泌增多→ADH 分泌再次减少,其中第二阶段就是 SIADH 期,主要原因是手术损伤刺激下丘脑,神经元细胞退行性病变、坏死导致与血浆渗透压及循环血量无关的、持续的、不可抑制的 ADH 分泌,肾脏远曲小管和集合管重吸收水分的作用增强,血钠被稀释,导致尿渗透压高于血渗透压,同时细胞外液容量增加,导致醛固酮分泌减少,心房钠尿肽分泌增加,肾脏的潴钠能力随之减弱,尿钠排出增加。诊断 SIADH 的主要标准包括:血清钠<130mmol/L;有效血清渗透压降低<270mOsm/L;尿钠>20mmol/L;尿渗透压>100mOsm/L;无脱水及水肿的临床表现和

证据;肾、肾上腺及甲状腺功能正常;近期未使用利尿剂。次要标准包括:尿酸排泄分数>12.0%,尿钠排泄分数>0.5%;水负荷试验提示有水利尿障碍;AVP 水平不适当升高。SIADH 多发生于术后的 1~10 天。SIADH 的最重要的治疗措施是限液,尤其是轻中度患者,一般液体限制在500~800ml/d,液体进入量应低于每日尿量;对于限水治疗效果差,或不能耐受限水治疗时,可以考虑使用精氨酸加压素受体拮抗剂,效果显著,有可能成为 SIADH 的首选;利尿剂可用于合并心力衰竭及存在高容量负荷患者,但因会加重低钠血症,故不宜长期使用;高渗液体的使用需要谨慎,如出现血钠急速下降(<120mmol/L)且伴有脑部症状的患者,可酌情给予 3% 高渗盐水,但需做好密切监测,可能会导致病情加重。

(3)中枢性尿崩症(central diabetes insipidus,CDI):是由于肿瘤或手术导致神经垂体受损,进而 ADH 分泌或释放障碍,肾脏远曲小管和集合管重吸收水分作用减弱,肾脏不能浓缩尿液而排出大量低渗尿的一组临床综合征。血管内液体渗透压增高,引起细胞内脱水,触发大脑渴觉中枢,出现烦渴,大量饮水,暂时代偿缺失的液体,当不能代偿时,发生严重的血容量不足及高钠血症。主要表现为多尿、烦渴、多饮;在脱水时表现为直立性低血压、皮肤湿冷、心率增快、呼吸浅快;高钠血症时表现为淡漠、嗜睡、进行性肌肉张力增加、颤抖、运动失调、惊厥、癫痫发作,甚至昏迷而死亡。在术后出现尿量增多[青春期>2L/(m²·d),儿童>40~50ml/(kg·d),婴幼儿>4~6ml/(kg·h)],低渗尿,尿渗透压低于血浆渗透压;尿比重<1.005;饮水不足时,常有高钠血症,伴高尿酸血症(尿酸清除减少致血尿酸升高)。有以上表现时,可以使用兴奋 AVP 释放的刺激试验(如禁水试验、高渗盐水试验等),如不能使尿量减少,尿比重和尿渗透压增高,且应用 AVP 治疗有明显的效果,尿量减少,尿比重和尿渗透压升高,则可以诊断 CDI。术后高钠血症,应严格控制钠盐摄入。如昏迷状态,可酌情鼻饲适量温水,严重时可考虑透析。严格记录每小时尿量和每 24 小时出入量,及时确认尿崩症,并适时应用抗利尿药物。去氨加压素(DDAVP 去氨加压素)为合成的 AVP 类似物,副作用少,使用方便,为目前治疗尿崩症比较理想的药物,最常用的剂型是片剂,口服作用时间可持续 8~12 小时,具体剂量见前文。其他可用于

CDI 的药物包括鞣酸加压素、氢氯噻嗪、卡马西平等。药物治疗的目标是儿童尿量维持于 1~3ml/(kg·h)，青春期以后应维持于 50~200ml/h。

(4) 电解质紊乱的鉴别诊断见表 6-2-3。

表 6-2-3　颅咽管瘤术后水电解质紊乱的原因鉴别

临床征象	CSWS	SIADH	CDI
尿量	多	少	多
脱水表现	有	无	有
中心静脉压	降低	升高或正常	降低
血细胞比容	升高	不变	升高
血浆尿素/肌酸酐	升高	正常	—
血钠	下降	下降	升高

术后的水电解质紊乱是影响术后恢复的重要因素，需要进行精确的评估和干预，尽量避免水电解质的急剧波动，造成对脑细胞的损伤。

(二) 术后长期内分泌管理

经过术后急性期的改变后，患者进入中长期的生存期。尤其脑外科精细化显微手术普遍开展后，颅咽管瘤患者能获得非常良好的预后。但除了考虑其生存时间外，还要考虑到患者的长期生存质量，因此复查时除了神经外科要考虑是否存在颅咽管瘤复发的因素外，还需要内分泌科进行长期化、个体化、规律化的管理。由于不同类型的颅咽管瘤其临床表现、肿瘤占位效应、手术方式和损伤各不相同，因此长期管理需要根据不同的分型有所侧重。Q 型患者术后多数需要长期、序贯垂体激素的替代治疗，这部分患者需要侧重于精确的内分泌激素管理；S 型患者在激素替代一段时间后可逐步减量，往往无需长期应用，因此生活质量也相对较高；T 型患者的管理难点主要集中在对下丘脑功能紊乱、严重肥胖及代谢异常、尿崩及渴感减退等方面的处理。有文献报道，颅咽管瘤患者术后垂体功能减退的发生率在生长激素轴为 68%~100%，性腺轴为 60%~80%，肾上腺轴为 55%~88%，甲状腺轴为 39%~85%，垂体后叶为 25%~86%，但在不同人群中的发生率各不相同。激素替代的目的是尽可能使外源性激素模拟人体生理变化，同时又尽量避免激素不良反应的出现，因此对后期的内分泌管理中的规范化、个体化、精准化提出了更高的要求。

对于术后出现的多种激素不足颅咽管瘤患者，应该最先应用糖皮质激素，然后是甲状腺素，病情稳定后再应用性激素，如果必要，最后应用生长激素。在评价尿崩症或应用甲状腺激素替代治疗之前，须先评估并纠正皮质激素不足。

1. 中枢性肾上腺皮质功能减退的评估和替代　任何年龄的颅咽管瘤术后患者，首先要进行肾上腺皮质功能的评估。常规评估晨 8~9a.m. 皮质醇水平，必要时行胰岛素低血糖刺激试验（胰岛素 0.05~0.15U/kg i.v.，使血糖下降 2.2mmol/L 以下，胰岛素使用 −30，0，30，60 和 120 分钟采血）或标准剂量 ACTH 激发试验（$ACTH_{1-24}$ 成人及 ≥2 岁儿童 250μg；<2 岁 15μg/kg，最大量 125μg；$ACTH_{1-24}$ 使用 0，30 和 60 分钟采血）。诊断中枢性肾上腺皮质功能减退的流程见图 6-2-1），8~9a.m. 测皮质醇 <3μg/dl 提示中枢性肾上腺皮质功能减退，>15μg/dl 可排除中枢性肾上腺皮质功能减退，如介于 3~15μg/dl 则需要行激发试验，激发试验时皮质醇峰值 <18μg/dl 也提示中枢性肾上腺皮质功能减退。需要注意的是，如果在使用糖皮质激素的患者需要在最后一次使用糖皮质激素至少 18~24 小时后评估肾上腺功能。如存在因促肾上腺皮质激素缺乏导致的肾上腺功能减退，首先需要补充肾上腺皮质激素。

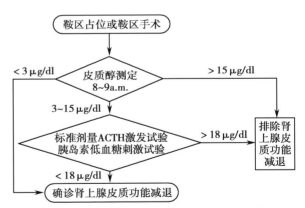

图 6-2-1　鞍区占位或手术后肾上腺皮质功能减退诊断流程

对于肾上腺皮质功能减退的患者首选氢化可的松进行替代治疗，青春期后及成人剂量 15~25mg/d，分 2~3 次，也可以使用泼尼松。儿童用药剂量为 6~10mg/(m²·d)，分 2~3 次服药。应该使用最小剂量的糖皮质激素模拟皮质醇生理分泌节律进行用药，50%~60% 剂量在白天给药，使患者皮质醇水平达到正常值。剂量调整主要依据临床经验及调整后患者是否出现新发或症状缓解,不合理的提升糖皮质激素剂量也容易导致肾上腺危象的发生。

2. 甲状腺功能减退的评估和替代　对于颅咽管瘤术后患者,即使游离甲状腺素水平在正常低限,也需要高度警惕继发性甲状腺功能减退,如果同时伴有甲状腺功能减退症的临床症状或者 FT_4 水平较术前下降 20% 及以上,建议立即开始使用左甲状腺素(levothroid,L-T_4)替代治疗,从低剂量开始逐渐增加,成人或青春后期儿童可以每 2~3 周增加 25μg,儿童应根据其公斤体重进行剂量计算,根据其临床表现及甲状腺功能指标调整剂量,平均使用剂量为 1.6μg/(kg·d)。治疗过程中每 2~3 个月评估一次甲状腺功能并相应调整剂量,使 FT_4 逐渐升高到正常范围的中上水平。再次指出的是应先排除中枢性肾上腺功能低下后再使用 L-T_4,以免出现肾上腺危象。

3. 性腺功能的评估和替代　性激素与体格、性征发育及生殖密切相关,其不同程度的降低会严重影响青春期患儿的身心健康,尤其是青春期患儿处于生长发育最为快速的阶段之一,早期及时有效的性激素替代对患儿后期的社会适应产生重要影响。颅咽管瘤术后出现青春后期男性患者低睾酮水平、女性患者出现月经稀发或停经,同时伴有促性腺激素水平正常或降低即可确诊中枢性性腺功能减退。中枢性性腺功能减退对于儿童期或青春前期患儿的症状识别较为困难,需要结合患者年龄和性发育情况谨慎评估,如没有出现性发育迹象,需要进行定期的评估和检测,如在女性 13 周岁以上、男性 14 周岁以上没有出现第二性征发育,可以通过 GnRH 激发试验确诊继发性中枢性性腺功能减退。由于考虑到推迟儿童患者骨骺融合而获得更好的终身高,推荐女童 12~13 岁,男童 14~15 岁开始补充性激素。青春期前男性患者,在肿瘤无复发及其他激素替代良好的情况下,可先给予人绒毛膜促性腺激素治疗,以促进睾丸降入阴囊,并改善阴茎、睾丸的发育,增进患儿的性心理健康和体质。到正常儿童青春后期年龄,若患儿外生殖器发育仍差,可继续使用外用睾酮促进阴茎发育,也给予促性腺激素治疗,促进睾丸进一步增大和诱导精子发生。对于青春期女性患儿应重视卵泡刺激激素、黄体生成素的替代治疗,来获得第二性征的出现和成熟以及卵巢子宫的正常

发育,对青春发育已完成者可考虑使用戊酸雌二醇片/环丙孕酮片维持人工月经。对于垂体功能尚存相对较好的患者,可采用模拟下丘脑生理性 GnRH 脉冲分泌模式,人工给予 GnRH 类似物按一定的脉冲节律持续输注,达到重建下丘脑-垂体-性腺轴内分泌功能的目的,使患者恢复生育能力。

4. 生长轴功能的评估和替代　研究报道生长激素缺乏症仍然是儿童青少年颅咽管瘤术后的主要并发症之一。GH 对维持儿童正常生长发育,体内正常脂肪、肌肉和骨骼含量,改善心功能,促进伤口愈合等方面均有非常重要的作用。若不及时补充外源性 GH,不仅影响患儿身高生长,同时会引起骨质丢失,骨密度降低,严重者甚至出现病理性骨折;同时可导致脂肪组织增加导致肥胖,肌肉组织减少使运动能力下降,长时间缺乏 GH 与胰岛素敏感性下降,甚至胰岛素抵抗等一系列代谢综合征表现。目前生长激素激发试验仍然是确诊继发性生长激素缺乏症的金标准,其中推荐首选胰岛素低血糖试验,有条件可以使用胰高血糖素试验,需要注意的是进行生长激素激发试验前需要将其他垂体激素替代到正常范围,否则存在相当高的假阳性率。如果对有明确生长激素缺乏症典型临床表现者,且有其他 3 个垂体激素轴缺乏的患者,则没有必要再次生长激素激发试验。成人生长激素缺乏症的诊断标准为胰岛素低血糖试验后 GH 峰值<3μg/L;儿童及青春期的诊断标准为:①身高低于同年龄、同性别正常健康儿童身高第三百分位或负两个标准差以上;②年生长速率<7cm/年(3 岁以下),<5cm/年(青春期前),<6cm/年(青春期);③骨龄落后于实际年龄;④ GH 激发试验峰值<10μg/L;⑤类胰岛素样生长因子 1(IGF-1)低于正常。在诊断生长激素缺乏症的颅咽管瘤术后患者,在肾上腺功能和甲状腺功能正常后,可以考虑进行重组人生长激素(rhGH)的替代,维持正常的生长。尽管目前大多数研究认为 rhGH 的应用不会增加颅咽管瘤复发的概率,但仍然建议在颅咽管瘤根治术后 1 年没有肿瘤复发迹象,才可考虑 rhGH 的替代治疗。儿童开始治疗的年龄推荐为 5 岁以上,推荐剂量为 0.1~0.15U/(kg·d)。青春期患者需要使用足够的剂量才能获得正常人的青春期身高突增,同时也需考虑到青春期发生的生长激素抵抗,需要使用相对较高的 rhGH 剂量,0.1~0.2U/(kg·d)。

青春后期已经达到接近成年身高者(生长速率<2cm/年,男性骨龄>16岁,女性骨龄>14岁),不需要考虑 rhGH 对成年终身高的作用,可以使用 0.2~0.4mg/d 的成年剂量,以临床症状改善(体脂分布、运动能力、神经心理表现、骨密度正常、心血管危险因素减少)及 IGF-1 恢复正常为参考标准调整剂量。无论各个年龄段,在治疗过程中均需要定期监测 FT_4、糖代谢指标、脂代谢指标、骨龄、生长速度以及肿瘤复发情况。需要注意的是在 rhGH 治疗过程中,rhGH 和 IGF-1 会减少皮质酮向皮质醇的转换、降低血清皮质醇结合蛋白,导致加重隐匿性肾上腺皮质功能减退患者的临床症状,因此在使用 rhGH 后需要重新评估肾上腺轴的功能,调整糖皮质激素的用量;同时由于 IGF-1 上升过程中增加了外周 T_3、T_4 的转化加速了甲状腺激素的代谢、清除速率,也有可能需要增加正在使用的左甲状腺素剂量。

5. **垂体后叶功能的评估和替代** 除了颅咽管瘤术前的肿瘤占位效应引起的垂体功能减退外,术后出现的垂体功能减退在临床上极为常见。对于术后存在多尿的患者,需要记录 24 小时尿量,同步检测血尿渗透压。中枢性尿崩症的诊断标准同前述。去氨加压素的治疗需要遵循个体化原则,在术后数周到数月内,至少尝试 1 次停用 DDAVP,以判断垂体后叶功能是否恢复。需要提醒的是,长期过量不恰当使用 DDAVP 会导致水中毒,稀释性低钠血症,因此在长期治疗过程中需要定期监测电解质水平。对于同时伴有渴感消退的尿崩症患者,更需要密切监测尿量、体重和电解质水平。

6. **渴感丧失的管理** 血浆渗透压增高和血压或血容量的下降均会导致抗利尿激素的释放。渗透压上升 1% 或血压下降 10%~15%,将会刺激抗利尿激素释放和渴感诱发,通过尿量减少和饮水增加维持血浆渗透压。由于部分颅咽管瘤术后的患者由于肿瘤占位效应及手术创伤导致存在渴感异常甚至丧失。这部分患者在血浆渗透压及血容量改变时,无法产生足够的渴感冲动,无法刺激主动饮水。长时间的摄入和排泄的负平衡导致患者的电解质出现明显紊乱。临床上多见的是慢性高钠血症,尽管没有严重的临床症状出现,但长期暴露于高钠环境的其他机体组织和器官将出现不可逆的改变,尤其是神经系统。渴感丧失的患者需要明确记录出入量、限制钠盐摄入、鼓励主动饮水,同时要增加电解质的监测频率,根据出入量和电解质水平调整去氨加压素用量。

7. **下丘脑性肥胖的管理** 由于颅咽管瘤患者肿瘤占位效应及手术治疗等原因对下丘脑损伤涉及视交叉上核区域,导致中枢神经系统调节失衡,脂代谢异常,脂肪的合成和分解的平衡打破,最终引起全身的脂肪蓄积,被称为下丘脑性肥胖。下丘脑性肥胖的特点是快速性、持续性和顽固性,同时可能伴有行为异常,最主要的是严重的贪食和异常觅食行为。这部分下丘脑性肥胖的患者其肥胖程度和下丘脑损伤的程度呈正相关,重度肥胖的发生率在 50% 以上,甚至有报道高达 65%~80%。颅咽管瘤手术术后出现的高催乳素血症、多垂体激素缺乏症均可直接或间接影响脂代谢,引起体重增加。此外,肿瘤占位效应及手术损伤下丘脑饱食中枢导致瘦素和胰岛素信号通路改变也是导致下丘脑性肥胖的重要原因。目前已有研究对该部分患者使用胰高血糖素样肽 1 类似物(艾塞那肽)、二甲双胍等药物治疗以及严重肥胖者代谢减重手术(Roux-en-Y 胃旁路术)对脂代谢具有积极的影响,但在儿童青少年中的研究有限。

8. **其他** 有报道颅咽管瘤术后有一部分患儿会出现体温调节异常,多为肿瘤致下丘脑前部视前区受损,患者常表现为弛张型或不规则型高热,可予以物理或药物降温,但一般退热药效果较差。催乳素释放抑制因子(或释放因子)分泌失常,既可发生泌乳或泌乳 - 闭经综合征,也可导致泌乳激素缺乏症;若肿瘤累及下丘脑后方则可出现意识改变、睡眠障碍与人格认知功能受损、低温、运动功能减退等。针对睡眠 - 觉醒周期失调患者首选行为疗法,可以使用褪黑素改善睡眠障碍。这些临床表现相对罕见,但仍应提高临床医生认识。

总之,目前随着显微神经外科技术的进步,外科手术根治性切除颅咽管瘤已经成为可能,因此对颅咽管瘤患者预后的关注点外科医生不仅仅考虑手术成功率以及生存率的提高,关注患者的长期生活质量也是需要进一步考虑的问题,尤其是青春期这一特殊患者群体,这部分患者在高质量的内分泌替代治疗下不但可以长期生存,部分患者还可以正常生长发育,甚至保留生育能力。

(李燕虹 黄轲)

第三节　青春期其他内分泌腺肿瘤

一、肾上腺肿瘤

肾上腺肿瘤包括肾上腺皮质来源的肾上腺皮质癌、肾上腺皮质腺瘤以及肾上腺髓质来源的神经母细胞瘤、神经节细胞瘤、神经节母细胞瘤及嗜铬细胞瘤。除神经母细胞瘤外，儿童期和青春期原发的肾上腺肿瘤很少见，但多数为恶性或具有分泌功能，在临床表现、诊治和预后等方面都与成人不同。因各类肾上腺肿瘤的病例数相对较少，目前尚未有儿童期和青春期肾上腺肿瘤的总体发生率数据。有尸体解剖报告显示，30 岁前发生率<1%，而 70 岁以上者可增加至 7%。肾上腺肿瘤的发病机制目前尚未清楚，多数属于散发病例。从胚胎期起至青春期出现的肾上腺启动，肾上腺的发育及功能（肾上腺源性激素分泌及调控）一直处于不断变化的过程中，研究提示，与某些遗传性肿瘤综合征相关的致癌基因如 *IGF-2*、β- 连环蛋白、类固醇生长因子 -1（steroid growth factor-1，SF-1）等的过度表达以及抑癌基因如 *TP53* 的突变，可能通过影响肾上腺发育 / 功能过程而与肾上腺肿瘤的发生相关。

（一）肾上腺皮质肿瘤

肾上腺皮质肿瘤（adrenal cortical tumors，ACT）包括肾上腺皮质癌（adrenocortical carcinomas，ACCs）和肾上腺皮质腺瘤（adrenocortical adenomas，ACAs）。资料显示，ACT 在所有儿童肿瘤中约占 0.2%，全球 15 岁以下儿童期和青春期 ACT 发病率为 0.3/1 000 000~0.38/1 000 000，其中 ACCs 发病率约为 1/1 000 000~1.5/1 000 000，女孩稍多于男孩，发病高峰年龄为 5 岁前。

【临床表现】

ACT 的临床表现取决于肿瘤的位置、类型以及是否具有内分泌功能。根据肿瘤是否有肾上腺激素分泌及所分泌激素的种类，临床表现包括肾上腺性征异常、库欣综合征、原发性醛固酮增多

症、无内分泌异常。多地文献所报道的儿童 ACT 的临床表现以单独肾上腺性征异常最为常见，其次为肾上腺性征异常合并库欣综合征表现，再次为单独库欣综合征表现，无内分泌异常者最少见。

1. **肾上腺性征异常**　约 70% 患儿出现此症状。因具有分泌功能的 ACT 导致肾上腺源雄激素及雌激素（因合成前体增加）显著增高，可表现为同性或异性的外周性性早熟。两性均可出现阴毛早现、身高生长加速、骨龄超前，女性可出现男性化，包括阴蒂肥大、严重痤疮、声音低沉、胡须、喉结等。男性除阴茎增大、声音低沉等性早熟表现外，还可出现男性乳房发育。

2. **库欣综合征**　约 40% 出现库欣综合征表现，包括向心性肥胖、满月脸、水牛背、多毛、痤疮、高血压以及身高生长缓慢等，其中生长迟缓尤其突出，可先于其他库欣综合征症状出现。

3. **原发性醛固酮增多症**　因单侧肾上腺醛固酮腺瘤所致，儿童非常少见，极少单独存在。临床表现为高血压、代谢性碱中毒、低钾血症，患儿可出现生长迟缓、头痛、多饮多尿、肌无力，并可因低钙血症出现手足搐搦、抽搐等。

4. **其他症状**　无特异性，包括发热、消瘦、腹痛、腹胀及体检发现腹部包块等者。ACCs 可发生肺、肝、肾、淋巴结等处的局部或远处转移并可出现相应临床症状。

【实验室检查】

1. **肾上腺源性激素测定**　血 DHEA、DHEAS、雄烯二酮、睾酮、雌二醇均可以增高，使用地塞米松抑制后，肾上腺源雄激素不能正常降低。

2. **血皮质醇及 ACTH**　具有库欣综合征表现者，ACTH 降低，但少部分患儿的 8a.m. 皮质醇可在正常值范围内（正常高限），而几乎所有患儿都有皮质醇昼夜节律消失（0a.m. 皮质醇高于正常范围），因此对于怀疑有库欣综合征的 ACT 患儿强调检测皮质醇节律。

3. **醛固酮和肾素测定**　对于临床有高血压、低钾血症者才行此项检查。原发性醛固酮增多症（原发性醛固酮增多症）和极少数分泌醛固酮的 ACT 者血醛固酮显著增高而肾素降低，其余 ACT 醛固酮和肾素水平正常。但需要注意肾素水平会受多种因素影响，包括直立体位等。

4. **其他**　合并库欣综合征或原发性醛固酮增多症者，可有低血钾，前者可有高血糖或糖耐量异常，后者还有代谢性碱中毒、低钙血症等。

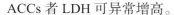

ACCs 者 LDH 可异常增高。

【影像学检查】

肾上腺肿瘤的影像学检查包括 B 超、CT 和 MRI。B 超只能作为发现肿瘤的筛查手段，且对于较小的肿瘤敏感性低。薄层 CT 扫描是首选的，MRI 对静脉癌栓显示优于 CT。但需要注意的是，肾上腺影像学的特征十分接近，仅凭影像学难以得出正确的诊断，尤其是定性诊断的正确率较低。18- 氟脱氧葡萄糖（18-F-fluorodeoxyglucose，18FDG）PET 在区分肾上腺良恶性病变上可能有较好的效果。

【诊断和鉴别诊断】

依靠临床表现、实验室检查及影像学结果，ACT 的诊断不难。但需要与某些肾上腺疾病（主要是合并肾上腺性征异常及肾上腺占位病变）相鉴别。

1. 先天性肾上腺皮质增生症（CAH）　也可有肾上腺源雄激素增高（尤其 21-OHD 者），同性或异性外周性性早熟表现，某些 CAH 的肾上腺增生可呈现腺瘤样改变，而 ACT 者的 17-OHP 也可不同程度增高，某些 ACT 因肿瘤较小未能被发现也可误诊为 CAH。但 CAH 者以 17-OHP 和雄烯二酮增高显著，且能被地塞米松抑制，ACT 者以 DHEAS 和睾酮增高为主，与 17-OHP、雄烯二酮不相平行，且不能被地塞米松抑制。ACT 者肾上腺占位病变多为单侧，而 CAH 为双侧增生。

2. 性早熟　包括中枢性性早熟、其他外周性性早熟，根据体征、血性激素水平（包括肾上腺源性激素）测定及促性腺激素释放激素（gonadotropin-releasing hormone，GnRH）激发试验可资鉴别。

3. 其他肾上腺肿瘤及占位病变　包括嗜铬细胞瘤等，虽同样有肾上腺占位病变，但以高血压为突出表现而无肾上腺性征异常和库欣综合征等，容易鉴别。如为无症状 ACT 或肾上腺"意外瘤"（adrenocortical incidentalomas），则较难鉴别，最终需要病理确诊。其他一些罕见的病变如肾上腺囊肿、出血、钙化等，通过影像学检查一般能够鉴别。

【治疗及预后】

1. 手术　手术切除是 ACT 首选也是最有效的治疗方法。良性的 ACAs 手术完全切除后预后良好。儿童 ACCs 预后较差，总体的 5 年生存率为 20%~56%。预后不良相关因素包括：肿瘤不能完全切除，肿瘤重量>100g、体积>300ml，诊断年龄>3.5 岁，病程超过 6 个月。

2. 辅助治疗　对于手术能完全切除的腺瘤，无需进一步治疗。ACCs 则根据能否行根治性切除及病理结果，可选择辅以药物治疗，包括米托坦、依托泊苷、多柔比星、顺铂、链脲霉素等，此外，IGF-1R 抑制剂等也可能会是将来新的 ACCs 的治疗策略。

3. 肾上腺皮质激素替代治疗　合并库欣综合征的 ACT 患儿，因对侧肾上腺受抑制短期内无法恢复，术中及术后可发生肾上腺皮质功能减退，甚至有肾上腺危象等严重并发症，故围手术期应开始皮质醇替代治疗，手术当天静脉给予应激剂量氢化可的松，分成 3~4 次，术后依据患儿情况逐渐减量，不补液后改为口服，一般一周后改为生理替代剂量，之后一般需要大约半年至一年的长期替代治疗，期间需要定期评估肾上腺功能。替代持续时间长短和术前肿瘤病程有关，病程长者可因肾上腺萎缩严重而需要较长时间替代，某些患儿甚至需要 ACTH 刺激以促进恢复。

4. 随访　即使能够完全手术切除的 ACT，术后仍需要密切随访，尤其是 ACCs。随诊间隔一般是术后 2 年内每年 4 次，2 年后每年 2 次。对于有分泌功能的 ACT，肾上腺源雄激素可作为肿瘤标记，因此，随访内容除详细的病史和体格检查外，还可检测 DHEAS、T、UFC、LDH 等项目，有分泌功能的 ACT，术后雄激素水平即可恢复正常水平，如果在随诊过程发生增高改变，则提示肿瘤复发。其他随访还包括腹部 B 超或 CT，胸部 X 线片等影像学检查。

（二）嗜铬细胞瘤

铬细胞瘤和副神经节瘤均起源于嗜铬细胞，前者来自肾上腺髓质，后者来源于肾上腺外组织，按 2017 年 WHO 的分类，归为同一类型的儿茶酚胺分泌性内分泌肿瘤，统称为嗜铬细胞瘤 / 副神经节瘤（pheochromocytomas and paragangliomas，PPGLs）。儿童期和青春期 PPGLs 非常少见，据文献报道全球 PPGLs 发病率约为 1/300 000，其中 10%~20% 在儿童期和青春期被诊断，初诊平均年龄为 12~14 岁，嗜铬细胞瘤占 70%~85%（发病率 2~8/ 百万人），副神经节瘤占 15%~30%（发病率 0.5/ 百万人）。近年发现部分 PPGLs 有家族史，并可以与多发性内分泌腺瘤综合征（MEN）2 型、

von Hippel-Lindau 病及纤维神经瘤病（NF）1 型等这些遗传综合征并存,提示这些遗传综合征的致病基因与 PPGLs 发病相关。有研究总结了儿童期和青春期 PPGLs 的特点,可以"10%~90%"规律概括:10% 为恶性肿瘤,20% 为双侧,30% 为肾上腺外肿瘤,40% 有家族史,50% 复发,60% 为男孩,70% 呈现为持续性高血压,80% 存在胚系突变,90% 肿瘤具有分泌功能。

【临床表现】

1. 高血压　阵发性、持续性高血压或在持续性高血压基础上阵发性加剧,儿童期和青春期更多呈现为持续性高血压或阵发性加剧,头痛、心悸、多汗是典型 PPGLs 高血压发作的常见伴随症状。

2. 其他症状　头痛（61%~69%）、心悸（62%~74%）、大汗（61%~72%）、头痛/心悸/多汗（40%~48%）、面色苍白/潮红（35%~70%）、体重下降（23%~70%）、头晕（42%~60%）、高血糖（42%~58%）、便秘（18%~50%）、腹痛/胸闷（20%~50%）、恶心（23%~43%）、疲乏（15%~40%）、紧张焦虑（20%~40%）、发热（13%~28%）、视物模糊（11%~22%）等。恶性肿瘤科转移至骨骼、肝、淋巴结、肺、脑等而出现相应症状。

【诊断和鉴别诊断】

诊断依据临床症状、实验室及影像学检查。鉴别诊断包括神经母细胞瘤、神经节细胞瘤、神经节瘤等也具有儿茶酚胺分泌功能的肾上腺实体瘤。

1. 实验室检查　对于有临床症状,或者虽无典型临床症状但有发现肾上腺占位病变,提示为"肾上腺机会瘤"者,均应行相关实验室检查以确定是否 PPGLs。主要是收集儿茶酚胺分泌的证据,包括血（空腹、卧位 30 分钟）及 24 小时尿的儿茶酚胺测定、血尿的去甲肾上腺素、肾上腺素和多巴胺测定,测定血、尿中间代谢产物甲氧基肾上腺素（MN）及甲氧基去甲肾上腺素（NMN）及尿终末代谢产物香草扁桃酸（VMA）浓度,可提高诊断敏感性和特异性。

2. 影像学检查　明确有儿茶酚胺分泌过多后,腹部加盆腔的 CT 或 MRI 均有助于发现病灶,且敏感性和特异性均良好。^{131}I-间苯碘甲基（MIBG）示踪扫描昂贵,但对于 PPGLs 定位诊断的特异性比较高,适合怀疑有 PPGLs 转移瘤情况下使用。FDOPA PET 扫描特异性很高

（95%~100%）,当怀疑有多发部位肿瘤（在同一腺体内）较为适用。

3. 相关基因检测　虽然发病机制仍未明确,但研究显示假性缺氧、WnT 信号途径及激酶途径突变可导致癌基因突变而与 PPGLs 发生相关,尤其儿童/青少年 PPGLs,有高达 80% 存在胚系突变,包括三羧酸循环相关的 *SDHA*、*SDHB*、*SDHC*、*SDHD* 基 因、*VHL* 基 因（von Hippel-Lindau 病）、*RET* 基因（*MEN2*）及 *NF1* 基因等突变,在患儿中进行上述基因检测将有助于阐明发病机制、了解预后并有助于指导制定患儿远期随访及在其家族无症状亲属中的筛查方案。

【治疗】

除无法定位或已经多处转移的嗜铬细胞瘤外,手术切除是最佳治疗方案。手术可引起高血压危象,加之患儿处于长期高儿茶酚胺状态,围手术期（术中及术后）可出现心律失常、心肌缺血、心功能不全、肺水肿、低血压、休克等严重并发症,因此术前准备非常重要,可有效减少严重并发症（表 6-3-1）。术前应用 α 受体阻滞剂等药物控制血压、恢复和维持血容量可以防止术中血压波动和术后低血压。血压控制建议在术前 7~14 天开始,使患儿血压平稳控制于同年龄、同性别、同身高矫正的 95 百分位数以下（成人为 130/80mmHg）。术中高血压可通过硝普钠或短效的 α 受体阻滞剂控制。术后低血压可通过输液纠正,顽固低血压者需要升压药维持。术后有些患儿会出现低血糖（因儿茶酚胺降低导致胰岛素水平反弹）,需要注意监测。双侧肾嗜铬细胞瘤患儿手术中需要保留肾上腺,以避免永久性的肾上腺皮质功能减退,如果出现,则需要皮质激素替代治疗。多数患儿预后良好,手术可以治愈,但仍有复发风险,尤其是合并遗传综合征者,需要长期追踪。

（三）肾上腺"意外瘤"

随着影像学的广泛应用及技术的提高,肾上腺"意外瘤"越来越多被发现。成人的肾上腺"意外瘤"中大部分为良性的腺瘤,仅约 4% 为恶性肿瘤,因此只有当肿瘤>4cm 时才需要手术,其余只需要定期随诊。儿童期和青春期的肾上腺"意外瘤"与成人大不相同,大部分为神经母细胞瘤,仅不到 0.5% 是良性腺瘤,加上即使 CT 等影像学也难以定性诊断,因此儿童的肾上腺"意外瘤"均建议手术切除。3 个月以内的小婴儿,如果

表 6-3-1　嗜铬细胞瘤术前常用药物

药物	作用机制	剂量	副作用
α 受体阻滞剂（常用）			
苯苄胺	非选择性 α_1 和 α_2 受体阻滞	初始 0.2mg/(kg·d)（每次 ≤10mg），分 3~4 次。每 4 天增加 0.2mg/(kg·d)（最大剂量 2~4mg/(kg·d)，或 60mg/d)	体位性低血压，鼻塞，心动过速
哌唑嗪	选择性 α_1 受体阻滞	0.05~0.1mg/(kg·d)，分三次。最大剂量 0.5mg/(kg·d)（20mg/d)	体位性低血压，眩晕
多沙唑嗪	选择性 α_1 受体阻滞	初始 1~2mg/d，逐渐增加至 2~4mg/d，分 2~3 次。最大剂量 4~16mg/d	体位性低血压，眩晕
β 受体阻滞剂（注意：不能在 α 受体阻滞剂应用之前使用）			
普萘洛尔	非选择性 β_1 和 β_2 受体阻滞	1~2mg/(kg·d) 逐渐增加至 4mg/(kg·d) 分 2~4 次。最大剂量 640mg/d	眩晕，哮喘发作
阿替洛尔	选择性 β_1 受体阻滞	从 0.5~1mg/(kg·d) 逐渐增加至 2mg/(kg·d)，分两次或 q.d.。最大剂量 100mg/d	眩晕，疲劳
美托洛尔	选择性 β_1 受体阻滞	从 1~2mg/(kg·d)，分 2 次或 q.d.。最大剂量 200mg/d	眩晕，疲劳
钙通道阻滞剂（CCB，作为辅助药物）			
氨氯地平		从 0.05~0.1mg/(kg·d)，增加至 0.3mg/(kg·d)，分两次或 q.d.。最大剂量 10mg/d	头痛，水肿，心悸
酪氨酸羟化酶抑制剂（与 α 受体阻滞剂合用）			
甲基酪氨酸	抑制酪氨酸产生	20mg/(kg·d)，逐渐增加至 60mg/(kg·d)，分 4 次，最大剂量 2500mg/d	嗜睡，锥体外系统症状，腹泻，晶体尿（少见）

肾上腺病变很小，临床也没有神经母细胞瘤证据，则手术可以暂缓，但需要密切随诊观察，一般为每 3 周复查一次肾上腺超声。

二、甲状腺结节与甲状腺癌

（一）甲状腺结节

甲状腺结节（thyroid nodule，TN）分为良、恶性病变，前者包括结节性甲状腺肿、腺瘤、囊肿等，后者主要为甲状腺癌。儿童期和青春期 TN 比成人少见，体检触诊检出率约 1.8%，甲状腺超声或尸解中儿童的 TN 检出率为 1%~1.5%，青少年则约为 13%，成人 TN 为 19%~30%，但儿童期和青春期 TN 中高达 22%~26% 为恶性病变（成人仅占 5%）。

【评估和诊断】

1. **高危因素相关病史采集**　儿童发生 TN 的高危因素包括碘缺乏和既往放射性暴露，有资料显示既往接受放疗的何杰金淋巴瘤、白血病和颅脑肿瘤者，TN 的超声检出率以每年 2% 速度增长，至放疗后 15~25 年达到发病高峰，在小年龄、大剂量放疗（20~29Gy）者尤其高发。有观察发现自身免疫性甲状腺炎的 TN 检出率可高达 30%。此外，一些遗传性综合征与 TN 及甲状腺肿瘤的发生相关，如 APC 蛋白相关性腺瘤息肉病、卡尼综合征、DICER1 基因突变综合征、PTEN 错构瘤肿瘤综合征、Werner 综合征等，有非髓样甲状腺癌家族史者也易患甲状腺肿瘤。相关病史采集应注意上述内容。

2. **体格检查**　甲状腺的体检除有否甲状腺肿大、有否 TN 及个数、质地、活动度等外，还需要注意有否不相称的颈部淋巴结肿大（提示肿瘤转移）。儿童期和青春期 TN 一般没有吞咽、呼吸困难或声嘶等压迫症状，有许多病例仅靠体检或影像检查发现，因此，对于具有高危因素病史的患儿应该每年定期仔细体检。

3. **实验室检查**　检查项目包括甲状腺功

能、甲状腺球蛋白、抗甲状腺球蛋白抗体(anti-thyroglobulin antibody,TgAb)和降钙素等。凡 TN 者均需要检测甲状腺功能,90%TN 者甲状腺功能正常,1%~5% 表现为甲状腺功能亢进,约 5% 有原发甲状腺功能减退。甲状腺癌术前和术后检测甲状腺球蛋白及 TgAb 水平有助于评估治疗反应及复发风险。降钙素检测对于儿童 TN 的意义不大。

4. **甲状腺超声** 当体检触及 TN,或者发现不正常的颈部淋巴结肿大时,应首选甲状腺超声检查。甲状腺超声简便、无创、成本低,对于 TN 检出敏感性达 80%,特异性 50%,除可对 TN 进行评估外,尚可观察区域淋巴结情况,也可鉴别排除颈部其他肿块。高分辨度超声的 TN 检出率会更高,对于 TN 也能提高更详细的描述。TN 如果呈现低回声、结界内血流丰富、边界不清或有小钙化点提示为恶性病变。此外甲状腺超声还可配合细针穿刺吸取活检术和术后复查、监测。CT、MRI 因具有放射性或价格昂贵一般不作为首选。

5. **甲状腺放射性核素显像** 受限于分辨率,小于 1cm 的 TN 可能分辨不出。因某些甲状腺癌也可正常摄取放射性核素,非典型的热结节中活检为恶性病变的可达 57.1%。随着 FNA 的应用,目前的核素显像已经少用。单个或多个 TN 伴 TSH 降低者,核素显像表现为典型的具自主摄取功能的结节(热结节)者,活检显示仅 1%~5% 为恶性,因此建议对于此类患儿可无需行 FNA。

6. **细针穿刺吸取活检术**(fine needle aspiration,FNA) FNA 对儿童 TN 的诊断具有较高的敏感性和特异性,因此是 TN 诊断中非常重要的环节,原则上,对于 1cm 以上的 TN 均应行 FNA,但对于伴有 TSH 低于正常值的 TN,也可先行放射性核素显像,若为典型热结节则提示自主高功能性 TN,可无需行 FNA(因一般直接建议手术切除),若为非典型热结节或冷结节才需要行 FNA。1cm 以下的 TN,如果临床检测高度提示恶性(具有高危因素、体检发现不正常的颈部淋巴结肿大等)也可行 FNA。对于儿童,建议 FNA 要在超声引导下行,以增加准确度和避免多次重复穿刺。FNA 结果以 Bethesda 细胞病理学报告系统分析,和成人不同的是,儿童期和青春期的中间(意义不明)类型者恶性病变概率更大。

儿童期和青春期 TN 的诊断包括良恶性疾病的判别诊断和与其他颈部肿块的鉴别诊断,依据仔细的体检和病史询问、甲状腺功能相关检查、甲状腺超声及 FNA 的结果,基本可以诊断和区分良恶性 TN。

【治疗和随访】

1. **良性病变** 行细针穿刺吸取活检术已经确定是良性 TN 者,还存在 3%~5% 的风险,在将来的检查中如被证实为恶性病变,还需要长期随访。一般复查甲状腺超声即可,每半年至一年复查一次,如果结节稳定无增大,则后续每 1~2 年复查一次。如果超声检查提示结节增大(参照成人标准:体积增大超过 50%,在至少两个层面上测量经线值增大超过 20%),或超声有征象提示为恶性病变,则需再次行 FNA 或考虑手术切除。其他需要考虑直接手术切除的状况包括:自主高功能性 TN 者;4cm 以上的 TN,尤其是实性 TN 者,即使 FNA 为良性病变(因 FNA 的假阴性率较高,为了简化随访流程,还是建议手术切除);良性 TN 如果已经出现压迫症状,或已经影响容貌,或患儿及患儿家长的主动要求者。手术一般选择单侧腺叶切除,以减少术后甲状腺功能减退的并发症。左甲状腺素(L-T$_4$)治疗可使 TN 体积缩小,但其远期安全性相关数据目前尚有限,因此 2015 年美国甲状腺协会指南既不推荐也没反对常规的 L-T4 治疗。

2. **恶性病变多为甲状腺癌** 同甲状腺癌,首选手术治疗。

(二)甲状腺癌

【发病率及高危因素】

甲状腺癌(thyroid carcinoma)是儿童期和青春期主要的内分泌肿瘤之一,在儿童恶性肿瘤中约占 6%。国外文献报道儿童期和青春期甲状腺癌发生率大约为 1.14/100 000,我国 2010 年统计为 0.44/10 万。近年全球的儿童期和青春期甲状腺癌发病率逐年增高,美国数据显示,从 1996~2016 年,儿童期和青春期甲状腺癌发病率增长为 4.6%/年,而且以大年龄孩子和女孩更为显著,在 15~19 岁美国青少年中,甲状腺癌女孩和男孩比例达到 6:1。甲状腺癌包括乳头状癌(papillary thyroid carcinoma,PTC)、髓样癌(medullary thyroid carcinoma,MTC)、滤泡状癌(follicular thyroid carcinoma,FTC)、未分化癌(anaplastic thyroid carcinoma,ATC)和低分化癌(poorly differentiated thyroid carcinoma,PDTC),儿童期和青春期中 PTC 最常见,占 80%~90%,其次为 FTC(10%),MTC(3%~5%),ATC 和 PDTC 极少见。与甲状腺癌有关的高危因素包括自身免疫性甲状腺疾病(桥本甲状腺炎和毒性弥漫性甲状腺肿)、放射性暴露、长期碘缺乏和遗传易感性(尤其 MCT 多数都有遗传因素,与 RET 胚系突变相关)。

【临床表现】

为甲状腺结节性增大,常呈不对称性,结节呈单发或多发,一般质地较硬、活动度差,可有囊性变或出血。儿童甲状腺癌比成人更具侵袭性及容易广泛转移,常侵犯包膜及周围组织,累及喉返神经、气管、食管及血管,颈部淋巴结转移率可达 40%~80%。

【治疗和预后】

1. **手术治疗** 对于 PTC 和 FTC,一般选择甲状腺全切除术,因病灶一般为双侧或多灶性,全甲状腺切除还可降低复发率。根据肿瘤大小、数量、细胞学结果及浸润和淋巴结转移情况,决定淋巴结清扫范围。

2. **其他** 对于摄碘能力强而又无法手术切除的肿瘤和 / 或已经有远处转移者,可采用 ^{131}I 治疗。有残余病灶者给予 TSH 抑制性治疗。近年,针对甲状腺癌发病的分子生物学机制(致病基因)的靶向治疗药物也在研发中,有望在将来用于临床。

3. **预后** 儿童期和青春期甲状腺癌的预后较好,分化型甲状腺癌长期生存率可达到 90% 以上,但复发率也较高,达 10%~35%,需要长期的定期随访,包括甲状腺超声和甲状腺球蛋白,术后一般 6 个月复查一次,以后可半年至一年一次。

三、胃肠、胰腺神经内分泌肿瘤

神经内分泌肿瘤(Neuroendocrine tumors,NETs)是指一类起源于神经内分泌系统的肿瘤,通常生长缓慢,且非常少见,但近年 NETs 的发病率在上升,据美国统计资料显示,从 1973~2012 年期间,NETs 发病率从每年 1.09/10 万增加至 6.98/10 万,大约有 6 倍增长,而从 1995~2015 年,某公司癌症注册系统显示 NETs 发病率从每年 3.1/10 万增加至 7.1/10 万。日本统计的发病率为 2.3/10 万,我国近年对 NETs 的报道越来越多,但尚未有发病率统计数据。儿童期和青春期

的 NETs 罕见,可发生在多个部位,包括肺、睾丸、甲状腺、胸腺等,与成人相似,也以肠道 - 胰腺的 NETs(gastroenteropancreatic NETS,GEP-NETs)最多见,占 50%~70%,其中尤以中肠高发。有限的资料显示,儿童期和青春期总体 NETs 发病率不详,各部位的 NETs 发病率从每年 <0.1~0.6/百万人,女孩比男孩多见。

【发病机制】

GEP-NETs 的发病机制尚未明确,大部分是散发性病例,但部分患儿可以合并有遗传性综合征,包括 MEN1、MEN2、von Hippel-Lindau 病、神经纤维瘤 1 型、结节性硬化症以及卡尼综合征。另外,某些基因突变也与 GEP-NETs 相关,包括 mTOR 信号通路及 ATRX 和 DAXX 基因。

【临床表现】

GEP-NETs 分为功能性和非功能性,功能性 GEP-NETs 依肿瘤的神经内分泌细胞种类和分化程度不同,临床表现及体征不同,因此临床表现可呈现多样化,容易导致漏诊或误诊。无功能性 GEP-NETs 可以表现为局部症状,或无任何症状,在体检或手术时被意外发现。

1. **类癌综合征** 约 5% 的 GEP-NETs 患者可发生类癌综合征(carcinoid syndrome),是因肿瘤分泌过多的 5- 羟色胺而发生皮肤潮红、腹泻、喘息、肠痉挛及水肿,多见于中肠部位的 GEP-NETs(20% 患者发生),尤其合并肝脏转移时,此类患者因有肝病变也同时合并右上腹疼痛。在麻醉、肿瘤活检或手术时可能会诱发类癌危象,表现为心动过速、血压大幅波动,以低血压为主,甚至休克,危及生命,但以成人多见,儿童患者极少见发生危象。

2. **胰腺 NETs** 在 GEP-NETs 中约占 1/3,常常是多灶性的,约 60% 是非功能性的肿瘤,因此首发症状较晚,但出现时常已经伴有肿瘤转移,肿瘤一般比较大,临床表现包括原发部位肿瘤的压迫和肝转移瘤的症状。功能性胰腺 NETs 依所具备的分泌功能不同,临床表现各样。其中以胰岛素瘤最常见,因高胰岛素血症,患儿出现顽固、严重低血糖症状。胃泌素瘤的患儿则出现腹泻和 / 或消化性溃疡。胰高血糖素瘤者出现糖尿病表现、消瘦、腹泻级坏死松解性游走性红斑。血管活性肠肽瘤(VIP 瘤)则出现严重水样泻并严重低钾血症。生长抑素瘤患儿表现为体重下降、脂肪泻以及高血糖。

3. **阑尾 NETs** 阑尾 NETs 是儿童 / 青少年 GEP-NETs 中最常见的,但仅不到 10% 有临床症状,包括类癌综合征。极大部分的阑尾 NETs 是在阑尾切除术的病理检查时发现的,75% 发生在尖部,只有不到 10% 发生在阑尾基底部。文献报道在成人的阑尾手术中发现 NETs 的比例约为 0.75,儿童期和青春期远远低于成人,仅 0.08%,但根据北美的 SEER 数据库(Surveillance, Epidemiology, and End Results, SEER)数据显示,阑尾 NETs 在儿童期和青春期的恶性 NETs 中占 16%,因此还是应该重视。阑尾 NETs 的大小将决定是否需要扩大手术切除范围和辅助治疗,但也有理论认为阑尾 NETs 可以随年龄增长而自行退化。

4. **胃 NETs** 胃 NETs 又分为 A 型慢性萎缩性胃炎相关、高胃泌素类型及散发型。儿童胃 NETs 非常少见,以高胃泌素类型多见且可能与 MEN1 相关,表现为胃泌素瘤,其余如腹痛、腹泻、纳差、消瘦等的症状无特异性。有 25% 是散发型,肿瘤常常是较大且孤立的,当出现临床症状时常已见到转移。

5. **小肠 NETs** 回肠是好发部位,肿瘤常常是多灶性的,且呈侵袭性,大多数患儿出现局部淋巴结扩散,发生原处转移的也不少。容易出现类癌综合征。

6. **结肠和直肠 NETs** 儿童很少见,但在儿童结肠和直肠的实体肿瘤中约占 30%。约 75% 的结肠 NETs 发生在右结肠。结肠和直肠 NETs 极少分泌 5- 羟色胺,故很少发生类癌综合征。结肠 NETs 可有腹痛、食欲减退、体重下降等非特异性症状,而 50% 的直肠 NET 是在直肠镜检时候才发现的。

【诊断思路】

诊断依靠临床症状、实验室检查(与相应症状或疾病相关的特殊生化指标及肿瘤标记)、影像学及病理检查明确。

1. **实验室检查**

(1)生化指标:对于特定的功能性 NETs 选作相应的肽类、激素类或其前体水平检测,包括同时的血胰岛素和血糖水平,血胰高血糖素,血胃泌素(或胃泌素 17),血胆囊收缩素,胰腺多肽,血管活性肠肽等检测及促胰液素试验等。

(2)生化标记:包括血嗜铬粒蛋白(chromogmnin A,CgA)、羟吲哚乙酸等。CgA 广泛存在于 NETs 细胞的嗜铬颗粒,是最有效也最常用的肿瘤标记物,可用于诊断、治疗方案选择、疗效评估及随访监测。但需注意长期使用生长抑素类药物(SSA)、质子泵抑制剂(PPI)会影响 CgA 的水平,肝肾功能衰竭、肝细胞癌、甲状腺髓样癌等情况下 CgA 会升高。空腹血和 24 小时尿 5- 羟吲哚乙酸测定对于 5- 羟色胺分泌性 GEP-NETs 及类癌综合征的诊断有意义,但某些药物如利福平等可能影响其水平。

2. **影像学检查** 协助对肿瘤的诊断、定位、判断是否转移及评估疗效和随访监测的重要手段。

(1)常规检查:包括超声检查、超声内镜、CT 及 MRI。

(2)特殊检查:抑素受体显像(somatostatin receptor scintigrahy, SRS),首选用于判断肿瘤的分期、有否肝及其他远处转移。[68] 镓标记生长抑素类似物的 PET/CT(^{68}Ga-DOTATATE PET/CT),对于 NETs 有较高特异性且易操作,对于侵袭性、分化差的肿瘤具有一定诊断价值,但对于分化好的肿瘤敏感性低。选择性血管造影(selective angiography, SAG),可辅助胰岛素瘤、胃泌素瘤诊断。

3. **病理** 免疫组化必须包括 CgA 及突触蛋白(synapsin),其他选择性包括 CD56、特定激素、生长抑素受体 2 亚型、淋巴血管标记物和 p53 等。肿瘤的分级按组织分化程度和细胞增殖活性进行,可参照 2010 版 WHO GEP-NETs 分级标准。

【治疗及预后】

儿童期和青春期 GEP-NETs 的诊治目前均参考现今所有的成人指南,某些指标比如肿瘤大小等,可能不适合儿童,因此,需要多学科参与、团队协作。治疗包括控制临床症状、手术及非手术治疗。

1. **手术治疗** 通常是 GEP-NETs 的首选治疗。局限性或已经转移的肿瘤,尽量切除病灶和清扫淋巴结。是否需要扩大切除需要依据肿瘤病理及分级决定。肝转移病灶可采用射频消融、动脉栓塞及选择性内放射治疗等。

2. **非手术治疗** 包括化疗、肽受体介导的放射性核素治疗(peptide receptor radionuclide therapy, PRRT)及生物治疗等。

3. **预后** 虽然预后要依据肿瘤病理及分级而定,但总体上,GEP-NETs 进展缓慢,预后较好。美国 SEER 数据库资料显示,3~19 岁的 GEP-

NETs 患儿 5 年生存率达 78%，其中局限性肿瘤者达 91%，已有转移者为 35%。G1~G3 分级的 5 年生存率分别为 96%、73%、28%。

四、性腺的肾上腺残余瘤

肾上腺残余瘤（adrenal rest tumors，ART）是指在肾上腺以外（多数见于睾丸内和卵巢旁）发生的形态学和功能均与肾上腺相类似的组织的增生，其实并非真正意义上的肿瘤，根据所在是性腺部位又分为睾丸肾上腺残余瘤（testicular adrenal rest tumor，TART）和卵巢肾上腺残余瘤（ovarian adrenal rest tumor，OART），一般多见于先天性肾上腺皮质增生症（congenital adrenalhyperplasia，CAH）的患者，因可导致远期生育功能受损而近年越来越受到重视。

【发病机制】

ART 最早是由 Wilkins 等于肾上腺功能减退症的男性患儿睾丸肿物中发现并于 1940 年首次报道，与其他睾丸肿瘤不同，这种增生病变为良性，一般双侧都会发生，且增生的组织在形态学与功能上均与肾上腺相似，故而获得了 TART 的名称。后续在越来越多的 CAH 患儿中发现 ART。ART 的发病机制尚未完全明确，目前主要为两大假说。

1. **ART 来源于肾上腺迁徙过程中残存的肾上腺皮质细胞巢** 肾上腺胚胎原基与原始未分化的性腺原基紧密相邻，在胚胎发育过程中，在原始性腺内以及在肾上腺细胞迁徙途径部位可有肾上腺皮质细胞巢残留，成为异位的肾上腺组织增生的基础。约 50% 健康新生儿在腹膜后、腹股沟区、睾丸或卵巢、阔韧带等多处都可找到异位的肾上腺残基细胞。资料显示，正常情况下大部分肾上腺异位残基在 1 岁内会自行消退，仅不到 1% 的成人睾丸内仍留有肾上腺残基。CAH 患儿则可能因为存在有高水平的 ACTH 和 / 或血管紧张素 - II，致使肾上腺残基非但不退化，反而过度、异常增生乃至发生 ART。

2. **ART 由性腺内的"肾上腺样细胞"或多能干细胞分化而来** 胎儿睾丸间质细胞（fetal leydig cell，FLC）存在于胚胎睾丸组织中，出生后迅速凋亡，并被成人睾丸间质细胞取代。FLC 由肾上腺 - 性腺原基（adreno-gonadal primordium）分化而来，可同时具有肾上腺与睾丸间质细胞特性。研究显示，TART 细胞除能表达肾上腺特异的 CYP11B1、CYP11B2、MC2R 等基因外，还能同时表达大量的胰岛素样因子 3（insulin-like 3，INSL3）、17β- 类固醇脱氢酶 3（17β-HSD3）以及 LH/HCG 受体 mRNA，与 FLC 极其相似。这也解释了为何某些 CAH 者虽然 ACTH 等控制良好，但进入青春期后仍然发生 TART，据推测，在持续增高的 ACTH 和 / 或血管紧张素 II 的刺激下 TART 逐渐发生，而青春期的 LH 高峰则使 TART 加剧增长。

临床上，TART 远比 OART 多见。女性性腺发育过程中需要 Wnt4 参与，而 Wnt4 在卵巢的表达对肾上腺原基细胞发育为 ART 可有抑制作用，当女性患者在 ACTH 的刺激下，如 Wnt4 的抑制作用不足则可发生 OART。Wnt4 在睾丸中无表达，无此负性调控，因此男性可能是更易发生 TART 的原因之一。

【发病率】

至今所报道的 ART 均只发生于 CAH 患者，尤以 21-OHD 经典型者最多见，但非经典型 CAH 也见有报道。各地关于 CAH 合并 ART 的发生率的调查结果差异较大，为 0~94%。这种数据的差异与调查所纳入人群及其年龄、CAH 类型及严重程度、CAH 的激素控制状况等不同有关外，还与临床医生对本病的了解程度及所选择的检查等有关。但许多调查都显示，性腺的 ART 发生率随年龄增长而逐渐增加。国外成人 CAH 中的 TART 发生率为 14.3%~ 94%，儿童约为 24%，最小检出年龄为 2 岁。国内有研究显示儿童、青春期 CAH 的 TART 检出率为 29.5%，最小年龄 4.5 岁。OART 较为罕见，迄今国内外所报道病例仅 20 余例。

【临床表现和分期】

1. **临床表现** 除 CAH 原发病的临床表现外，TART 最突出的表现为睾丸肿物，大多数为双侧、多个病灶，因多位于睾丸纵隔旁和睾丸网上，一般体检较难被触及，尤其小于 2cm 者。多数患儿无特殊不适感。少数患儿 / 患者可有睾丸酸痛或坠胀感或勃起疼痛。TART 具有分泌功能，因此患儿也会出现 17 羟孕酮、雄烯二酮、睾酮等激素较难控制的情况。成年患者则多因不育来诊，或检查发现少精、无精症时进一步检查才发现。OART 者的临床表现更缺乏特异性，主要均因 CAH 的高雄激素等症状难以控制，进一步的检查才发现 OART。

2. TART 的分期 TART 按组织学、临床表现及进展过程可分为 5 期：Ⅰ 期，睾丸网内有肾上腺残基细胞，此期超声检查难以发现。Ⅱ 期，超声检查可见睾丸内单个或多个低回声病灶。此期的 TART 尚未压迫曲精细管，结节较小，体检难触到。Ⅲ 期，TART 较大且伴有伴纤维化，体检可触及结节；Ⅲ 期以上的 TART，可压迫睾丸网并导致曲精小管梗阻。Ⅳ 期，睾丸肿物明显而容易触及。TART 导致睾丸网进行性梗阻，并诱导局部淋巴细胞浸润和结节内的纤维化。结节可融合成单个分叶状瘤团，与残留的睾丸组织以纤维索相隔，并可出现曲精小管管周纤维化。Ⅴ 期，长期慢性梗阻、压迫导致睾丸功能不可逆损害。

【诊断和鉴别诊断】

ART 的诊断很大程度上要依靠肿块的发现或检出。当 CAH 患儿 / 患者出现了睾丸结节，尤其是双侧发病，首先要考虑 TART。但 TART 者缺乏自觉症状，早期的 TART 或 OART 者体检难以发现，因此不少学者建议对 CAH 患儿的定期随访中包含 ART 筛查，尤其对于男性患儿，建议在达一定年龄后开始进行定期的筛查和随访，但目前对于筛查开始的合适年龄、间隔等则尚有待进一步规范。

1. 影像学检查

（1）TART 影像学检查：包括阴囊超声、睾丸 CT 和磁共振成像（MRI）。阴囊超声敏感性高，能探测到最小的结节直径为 2mm 左右，且方便、经济，是 TART 诊断、随访和筛查的首选方法。TART 在 B 超显示为单个或多个（约占 16% 左右）的低回声病灶，血供少，多位于睾丸纵隔处，75%~87% 患者为双侧病变。睾丸 CT、MRI 可以明确 TART 的边界，对于手术有一定指导意义，但 CT 有放射性，一般不提倡。

（2）OART 影像学检查：包括盆腔超声、腹部和盆腔 CT 或 MRI，但仅少数影像发现盆腔包块，大部分患儿因 OART 很小，影像学检查难以发现，最终需要腹腔镜或手术病理确诊。

2. 实验室检查

（1）CAH 相关内分泌激素检查：ART 患儿的内分泌激素检查特点为，即使给予高剂量皮质激素治疗，CAH 内分泌激素异常的状况临床仍难以控制。

（2）睾丸功能评估：因 CAH 基础疾病未能控制，肾上腺源性激素水平显著增高状态下，可导致下丘脑 - 中枢性腺轴活性被压制，因此单纯依靠 FSH/LH 水平检测反映性腺功能状态，抑制素 -B 会是更理想的指标。进入青春期后，精液分析可帮助了解生育力。

虽然结合 CAH 病史、睾丸肿物特征及影像学检查结果，ART 的诊断并不困难，但 TART 仍需注意与睾丸间质细胞瘤鉴别，必要时需行睾丸穿刺活检，依靠 Reinke 晶体以及 DLK1、INS3 等标记物检测以资鉴别。OART 则需要与卵巢肿物和其他盆腔占位病变相鉴别。

【治疗】

1. 糖皮质激素治疗 CAH 伴发 ART 的高危因素为基础病的控制不良，因此 CAH 激素的良好控制是防止 ART 发生的有效手段之一。已经发生 TART 者，Ⅲ 期以下目前的治疗仍首推糖皮质激素强化治疗，高剂量的糖皮质激素降低 ACTH 水平，约 75% 患儿 TART 缩小、消失，另外，因肾上腺源性激素也被抑制，垂体 - 性腺轴受抑改善，也可改善睾丸功能。氢化可的松剂量一般为每天 $20~30mg/m^2$，笔者中心的治疗经验提示将部分糖皮质激素改为长效的地塞米松可能比单纯使用氢化可的松效果更好，但也需注意避免产生医源性库欣综合征等副作用。OART 方面的治疗经验较少，理论上糖皮质激素强化治疗也能使 OART 缩小。

2. 手术治疗 Ⅳ 期以上 TART 对高剂量糖皮质激素无反应。Ⅳ 期故建议手术治疗，一般选择肿瘤剔除术，最大限度地保留睾丸组织。但某些患儿即使手术剔除结节后，睾丸功能仍不同程度受损，不育的发生率仍较高。Ⅴ 期睾丸功能已经发生不可逆损害，即使手术治疗也无法改善，故仅在出现疼痛症状下考虑手术治疗。OART 者可行腹腔镜或剖腹探查，以便切除病灶并明确病理诊断。需要强调的是，即使手术切除 ART 后，CAH 患儿仍然需要长期的糖皮质激素替代治疗，否则容易发生 ART 的复发或 CAH 并发症。

3. 其他治疗 睾丸功能受损导致不育者，给予 HCG 联合 FSH 刺激或可部分恢复生育力，或在精子发育时就行深低温精子保藏，也不失为一种解决的方法。

（李燕虹）

第四节　放化疗的性腺损害及性腺保护

对于青春期个体,性腺对其生长及性征发育以及成年后的生育力都有重要意义,所以青春期个体的性腺及生育力保护意义尤为重大。恶性肿瘤是引起儿童性腺和生育力损害的重要原因,除了前述原发于生殖系统的肿瘤对患儿生殖系统脏器的直接侵犯之外,恶性肿瘤患儿在治疗过程中接受的放化疗所造成的性腺毒性和辐射损害同样需要关注。总体来说,由于多数的儿童恶性肿瘤对放化疗相对比较敏感,近年随着新辅助化疗的引入和手术＋放化疗一体的综合治疗的开展,儿童恶性肿瘤治疗的远期生存率有显著的进步,总体生存率已经超过80%,但研究表明这些存活的患儿中约有30%成年后将面临不育。所以,儿童期和青春期肿瘤患者的性腺及生育力保护是人类值得关注的重大问题。

一、放化疗的性腺损害

(一)病理生理

精子与卵子的发生和成熟过程不同:精子来源于精原干细胞,经历精原细胞、初级精母细胞、次级精母细胞、精子细胞等几个阶段,最终转变为成熟精子并释放,精原干细胞既能自我复制,又能进入精子发生过程,经过一系列分化,最终产生精子;而在女性,卵子来源于原始卵泡的初级卵母细胞,普遍认为卵母细胞的产生在胚胎发育过程中就停止了,在出生时就存在一定数量的卵母细胞,少数卵母细胞会在生育期因排卵被释放,而大多数则因闭锁而丢失。不同的细胞和成熟阶段对放化疗损伤的敏感性有一定差异。

(二)放疗对性腺的损害

放疗等射线辐射可能对性腺功能有深远的影响,其作用与射线的强度及暴露的时长相关。研究表明,分化的精原细胞对辐射非常敏感,在低至1Gy的剂量照射后其数量及子代细胞数量均显著减少,杀死精母细胞所需的照射剂量高于精原细胞,通常2~3Gy可导致其无法完成成熟分裂。另一项研究表明,对睾丸的直接照射剂量大于0.35Gy时即可能引起无精症,这个过程是可逆的,恢复所需的时间随剂量增加而增加;当照射剂量超过2Gy时无精症就可能是永久性的。在女性中,卵巢对射线的反应随年龄和剂量的不同而不同,对卵巢直接照射剂量大于4Gy可导致年轻妇女30%的不孕症,并且有很高的卵巢功能早衰发生率,到40岁以上不孕症比例接近100%。

(三)化疗对性腺的损害

化疗药物的性腺损害很早就被注意到,20世纪70年代一项对20岁以前确诊为实体肿瘤和霍奇金淋巴瘤的5年以上幸存者进行的多中心研究表明,幸存患儿生育能力受损的发生率超过15%。研究表明,性腺损害主要是由化疗药物的细胞毒性作用造成的,不同性别以及性腺发育成熟程度对药物毒性、敏感性不一,总体上男孩不育问题发生率更高,接受治疗的初始年龄越大不育发生率越高。不同药物间的毒性强度有差异,其中烷化剂对男孩及女孩的性腺功能均有较强的毒性作用,对男性的毒性更为明显。

1. **化疗对男性性腺的损害**　化疗药物对男性生殖能力造成的远期并发症为无精症。多项研究表明,儿童癌症的治疗与成年期精子生成受损的高风险相关,在接受治疗后继续进行精子生成的男性中,精子的产生通常受到损害,导致射精量、精子浓度、精子活力和形态正常的精子比例下降,唯一令人欣慰的是精子携带的基因组DNA的完整性总体没有受到明显破坏。性腺损害与药物、药物组合及治疗强度等因素相关:一项对青少年男性霍奇金淋巴瘤幸存者精子产生和性腺功能的研究表明,接受化疗(包含氮芥、长春新碱、泼尼松和丙卡巴嗪等)6个疗程的患者不育症发生率大于90%,主要原因为无精症;接受3个或更少周期化疗的患者无精症发生率不到50%;接受阿霉素、博来霉素、长春碱和达卡巴嗪替代治疗的患者无精症发生率约为33%。表6-4-1列举了儿童恶性肿瘤部分常用化疗药物对精子生成的影响。

表 6-4-1 常用细胞毒性药物对精子生成的影响

治疗药物（剂量）	对精子生成的影响
苯丁酸氮芥（1.4g/m²）、环磷酰胺（19g/m²）、丙卡巴嗪（4g/m²）、美法仑（140mg/m²）、顺铂（500mg/m²）	长期-永久性无精症
卡莫司汀（1g/m²）、洛莫司汀（500mg/m²）	如果在青春前期接受治疗,则可导致成年期无精症
硫丹（600mg/m²）、异环磷酰胺（42g/m²）、卡莫司汀（300mg/m²）、苯丁酸氮芥（1.4g/m²）	无精症可能
阿霉素（770mg/m²）、噻替帕（8 400mg/m²）、阿糖胞苷（1g/m²）、长春碱（50mg/m²）、长春新碱（8g/m²）	单独使用时,会导致暂时性精子数量减少;一起可能导致无精症
氨苄青霉素、博来霉素、达克巴嗪、柔红霉素、表柔比星、依托泊苷、氟达拉滨、氟尿嘧啶、6-巯基嘌呤、甲氨蝶呤、米托蒽醌、硫代鸟嘌呤	当单独使用时,仅会导致暂时性精子数量减少,加之可能会导致无精症

2. 化疗对女性性腺的损害 对女性而言,暴露于细胞毒性药物治疗的最重要的长期后遗症之一是不孕,继发于卵巢功能早衰或卵巢功能不全。与男性性腺类似,细胞毒性损害取决于药物种类、组合以及强度:损害作用较强的是烷化剂(环磷酰胺、白消安和达卡巴嗪)、铂类(顺铂、卡铂)和紫杉醇等,烷化剂和铂类药物作用机制相似,产生DNA交联,进而导致DNA断裂,最终引发细胞凋亡;蒽环类药物如阿霉素(DXR),可阻断DNA复制并导致双链DNA断裂,在生长的卵泡的基质细胞和颗粒细胞中诱导凋亡,在卵母细胞中也能诱导染色体碎裂和细胞质碎裂,但临床应用导致性腺严重损害风险相对较低;不同药物组合和治疗强度导致的性腺损害风险发生概率不同,表6-4-2列举了儿童癌症部分常用的药物及方案引发不孕症的风险。

表 6-4-2 儿童癌症常用药物及方案引发不孕症的风险

治疗方案	风险程度
造血干细胞移植	高风险（＞80%）
CAAF、CMF、CEF×6（30~39岁）;AC×4（＞40岁）	中度风险（20%~80%）

续表

治疗方案	风险程度
ABVD、CHOP、CVP（AML方案）、CAF（ALL方案）、CMF、CEF×6（＜30岁）;AC×4（＜40岁）	低风险（＜20%）
长春新碱、甲氨蝶呤、氟尿嘧啶	极低,无风险
紫杉烷类、伊立替康、奥沙利铂、单克隆抗体、酪氨酸激酶抑制剂	风险未知

注:C环磷酰胺600~1 200mg/m²;A阿霉素25~60mg/m²;F氟尿嘧啶600mg/m²;E表柔比星60mg/m²;M甲氨蝶呤40mg/m²;B博来霉素10U/m²;V长春花素6mg/m²;D达卡巴嗪375mg/m²;P泼尼松龙40mg/m²;H羟基柔红霉素50mg/m²;V(O)长春新碱1.2mg/m²;AML:急性髓细胞性白血病;ALL:急性淋巴细胞白血病。

二、放化疗的性腺及生育能力保护

随着儿童癌症治疗生存率的提高,治疗幸存人数也不断增加,幸存者的性腺及生育力保护也受到了越来越多的关注。在儿童癌症治疗的各个环节都应该权衡利弊,充分考虑性腺和生育力保护的问题。建议在恶性肿瘤正式治疗开始前对治疗方案、性腺及生育力损害风险做全面评估,对其中高风险的患儿应考虑进行积极的性腺及生育力保护治疗,针对治疗的各个环节采取有效措施。

（一）治疗前的性腺及生育力保护

1. 男性治疗前性腺及生育力保护技术 男性治疗前的性腺及生育力保护技术主要包括精子冻存和睾丸冻存技术。

（1）精子冻存:自慰后精子冷冻保存是目前最成熟、最有效的男性生育力保存方法。青少年通过自慰收集精液可能会因尴尬和知情同意问题而受到阻碍,除自慰外,获得精子的方法还包括睾丸抽吸、电射精等。儿童由于没有成熟的精子生成,精子冻存的手段因此不适用。

（2）睾丸冻存:2002年,*Nature*杂志发表了一篇用同种或异种睾丸组织移植成功地进行生精细胞发育的研究报道,提示睾丸组织移植后生精细胞发育的可能性。2019年3月,来自美国匹兹堡大学和得克萨斯大学MD安德森癌症中心的研

究人员在 *Science* 杂志报道，成功地将冷冻保存的青春期前睾丸组织在去势恒河猴背部皮肤或阴囊皮肤下自体移植，8~12 个月进入青春期后，研究人员在移植的睾丸组织内发现了大量的精子，并利用这些精子让一只雌性恒河猴生下了一个健康的雌性后代，这一里程碑式的进展提示睾丸冻存回植保留生育力的可能性，为即将接受癌症治疗的青春期前的男孩提供了保留性腺和生育能力的希望。

2. 女性治疗前性腺及生育力保护技术 女性治疗前的性腺及生育力保留技术主要包括卵母细胞冻存、胚胎冻存及卵巢组织冻存等技术。

（1）卵母细胞冻存技术：成熟卵母细胞的收集需要卵巢刺激，因此目前只在成人患者中使用，并且禁用于原发肿瘤对雌激素敏感的患者，具体的执行过程中还需要配合月经周期，对于紧急需要进行治疗的肿瘤患者也不适用。成熟的卵母细胞由于其体积大、含水量高、染色体结构复杂等特点，因而非常脆弱，染色体的纺锤体很容易在冷冻或解冻过程中被细胞内冰的形成而破坏，技术难度较大，目前使用冻存的卵母细胞后成功受孕的案例较少。

（2）胚胎冻存技术：胚胎冻存是一种相对成熟的技术，有较高的成功率，但它的使用仅限于有稳定性关系的女性，或是需要精子并且愿意接受捐赠精子的女性，所以对于儿童及青春期肿瘤患儿并不适用。胚胎冻存技术需要卵巢刺激，理论上也不适用于雌激素敏感的肿瘤患者。

（3）卵巢组织冻存技术：卵巢组织冻存是从卵巢中切取正常功能的卵巢组织块、组织条或者整个卵巢并进行低温保存，在肿瘤治疗完成后患者有生育需求时将卵巢组织回植到患者体内实现生育的技术。早在 1960 年就有小鼠应用卵巢组织冻存技术成功生育的报道，2004 年，Dolmans 等报道了全球首例卵巢组织冻存并进行自体移植后自然分娩 1 例健康婴儿，此后国内外众多研究中心开始了卵巢组织冻存方法、移植方法及移植部位等相关研究。中国首例冻存卵巢组织自体移植手术于 2016 年在首都医科大学附属北京妇产医院成功进行。目前，全世界应用卵巢冻存取得成功活产的婴儿已经超过了 1 000 例。该项技术不需要刺激卵母细胞成熟，也不需要特殊的准备和等待期，适合人群没有设置年龄下限，是目前儿童及青春期肿瘤患儿性腺及生育力保护的最优选择。

（二）治疗过程中的性腺及生育力保护

1. 手术中的性腺及生育力保护 在治疗儿童及青春期患儿的生殖系统肿瘤的过程中，应该充分考虑患儿性腺及生育力保留的需求，结合儿童生殖系统肿瘤的生物学行为特点以及临床特征，在可能的条件下选择适当"保守"的手术方式，尽可能保留性腺和生育能力。

2. 放疗过程中的性腺保护 放疗期间在可能实现"性腺屏蔽"的情况下应尽可能实施。特殊部位的放疗无法避免性腺的射线暴露时，可以考虑采用"性腺移位"的方法，比如盆腔放疗时可以将卵巢先行固定于盆腔入口外侧尽量远离照射区域；睾丸可以暂时固定于大腿或者前腹壁等，具体实施需根据治疗的目标区域和患儿的实际情况确定方案。近年逐步普及的质子治疗等技术可以实现更精准的区域放疗，在合适的情况下也可以考虑应用。

3. 化疗过程中的性腺保护 首先在选择化疗方案时应该充分考虑性腺保护的可能性，在各组疗效类似的方案选择时应该充分评估各组方案可能的副作用，其中应该包括性腺的毒性损害。

促性腺激素释放激素（GnRH）类似物/激动剂是预防化疗期间卵巢损害的首个潜在药物。有学者认为，在化疗前和化疗期间应用 GnRH 类似物/激动剂（GnRH-a），或许能通过下调垂体-性腺轴、诱导卵巢衰老来降低化疗药物的性腺毒性；对于卵巢功能的储备部分——原始卵泡也有一定的保护作用，其机制可能是通过减少血流灌注而降低细胞毒性作用而实现的。经过了约二十年的临床试验，几项研究报告的数据未能显示此类药物可以对卵巢的化疗细胞毒性损害提供良好的保护；可以得到相对可靠的结论是：GnRH-a 不会干扰化疗的有效性。

（三）小结

总体说来，儿童及青春期肿瘤患儿的性腺及生育力保护近年受到了越来越广泛的重视，相关的理论和技术也有快速的进展，但距离临床实践中遇到的实际需求仍有一定差距，需要多学科团队的持续关注和推进。

（王金湖　孙莉颖）

参考文献

1. 谢幸，孔北华，段涛．妇产科学．9 版．北京：人民卫生出版社，2018：321-331.

2. OLUYEMISI AF, KATE A, MCCRACKEN, et al. Adnexal Torsion. Journal of Pediatric and Adolescent Gynecology, 2018, 31 (4): 333-338.

3. YAAKOV M, RON M, Marina PZ, et al. Clinical and sonographic predictors of adnexal torsion in pediatric and adolescent patients. Journal of Pediatric Surgery, 2018, 53: 1396-1398.

4. LIANG P, ZHANG X, ZHANG Z, et al. Treatment approach and prognosis of pediatric and adolescent non-epithelial malignant ovarian tumors: A retrospective prognosis analysis. J Pediatr Adolesc Gynecol, 2018, 31 (3): 304-310.

5. JANDA M, GEBSKI V, DAVIES LC, et al. Effect of total laparoscopic hysterectomy vs total abdominal hysterectomy on disease-free survival among women with stage I endometrial cancer: arandomized clinical trial. JAMA, 2017, 317 (12): 1224-1233.

6. NEERJA BHATLA, DAISUKE AOKI, DAYAWG NAND SHARMA, et al. FIGO CANCER REPORT 2018, Cancer of the cervix uteri. Int J Gynecol Obstet, 2018, 143 (2): 22-36.

7. 王仁杰，李悦含，耿玉笛，等．子宫颈癌 HPV 疫苗的研究现状．中华妇产科杂志，2019, 54 (4): 280-284.

8. 陈飞，吕嬿，沈铿．重视和正确认识 HPV 疫苗的安全性．中华妇产科杂志，2019, 54 (4): 217-220.

9. HANNAH-SHMOUNI F, STRATAKIS CA. An update on the genetics of benign pituitary adenomas in children and adolescents. Curr Opin Endocr Metab Res, 2018, 1: 19-24.

10. EZZAT S, CHENG S, ASA SL. Epigenetics of pituitary tumors: Pathogenetic and therapeutic Implications. Mol Cell Endocrinol, 2018, 469: 70-76.

11. KRAJEWSKI KL, ROTERMUND R, FLITSCH J. Pituitary adenomas in children and young adults. Childs Nerv Syst, 2018, 34 (9): 1691-1696.

12. TORRES-GARCÍA L, CERDA-FLORES RM, MÁRQUEZ M. Pediatric pituitary adenomas in Northeast Mexico. A follow-up study. Endocrine, 2018, 62 (2): 361-370.

13. 王静楠，王立翔，连伟，等．儿童及青少年垂体腺瘤的临床特点及手术治疗疗效．中华医学杂志，2016, 96 (36): 2998-3002.

14. MARINO AC, TAYLOR DG, DESAI B, et al. Surgery for Pediatric Pituitary Adenomas. Neurosurg Clin N Am, 2019, 30 (4): 465-471.

15. CHIN SO, KU CR, KIM BJ, et al. Medical Treatment with Somatostatin Analogues in Acromegaly: Position Statement. Endocrinol Metab (Seoul), 2019, 34 (1): 53-62.

16. TATSI C, STRATAKIS C. Aggressive pituitary tumors in the young and elderly. Rev Endocr Metab Disord, 2020, 21 (2): 213-223.

17. LAM AK. Update on Adrenal tumours in 2017 World Health Organization (WHO) of endocrine tumours. Endocr Pathol, 2017, 28 (3): 213-227.

18. 陈秋莉，苏喆，李燕虹，等．儿童肾上腺皮质肿瘤的临床特征．中华内分泌代谢杂志，2010, 26: 639-642.

19. LIN XK, WU DZ, CHEN CD, et al. Clinical characteristics of adrenal tumors in children: a retrospective review of a 15 year single center experience. Int Urol Nephrol, 2017, 49: 381-385.

20. ENOL, EMRE, RAHAN. Adrenal masses in children: Imaging, surgical treatment and outcome. Asian J Surg, 2020, 43 (1): 207-212.

21. JAIN A, BARACCO R, KAPUR G. Pheochromocytoma and paraganglioma-an update on diagnosis, evaluation, and management. Pediatr Nephrol, 2020, 35 (4): 581-594.

22. DOKUMCU Z, DIVARCI E, ERTAN Y, et al. Laparoscopic adrenalectomy in children: A 25-case series and review of the literature. J Pediatr Surg, 2018, 53 (9): 1800-1805.

23. JASON DS, OLTMANN SC. Evaluation of an Adrenal Incidentaloma. Surg Clin N Am, 2019, 99 (4): 721-729.

24. HAUGEN BR, ALEXANDER EK, BIBLE KC, et al. 2015 American Thyroid Association management guidelines for adult patients with thyroid nodules and differentiated thyroid cancer: the American Thyroid Association guidelines task force on thyroid nodules and differentiated thyroid cancer. Thyroid, 2016, 26 (1): 1-133.

25. WANG H, MEHRAD M, ELY KA, et al. Incidence and malignancy rates of indeterminate pediatric thyroid nodules. Cancer Cytopathol, 2019, 127 (4), 231-239.

26. 王嘉丽，任潇亚，倪鑫，等．儿童甲状腺癌 62 例临床分析．中华儿科杂志，2018, 56 (8): 597-600.

27. 中国抗癌协会甲状腺癌专业委员会 (CATO). 甲状腺癌血清标志物临床应用专家共识 (2017 版). 中国肿瘤临床，2018, 45 (1): 7-13.

28. BHAVANI N, BHADRAN K, NAIR V, et al. Treatment outcomes in pediatric differentiated thyroid carcinoma. J Pediatr Endocrinol Metab, 2018, 31 (10): 1117-1122.

29. RINDI G, PETRONE G, INZANI F. The 2010 WHO classification of digestive neuroendocrine neoplasms: a critical appraisal four tears after its introduction. Endocr Pathol, 2014, 25 (2), 186-192.

30. 中国临床肿瘤学会神经内分泌肿瘤专家委员会. 中国胃肠胰神经内分泌肿瘤专家共识 (2016 年版). 临床肿瘤学杂志 , 2016, 21: 927-946.

31. 苏喆, 李燕虹, 张军, 等. 先天性肾上腺皮质增生症 21- 羟化酶缺陷患者并发卵巢肾上腺残余瘤的临床特征分析. 中华儿科杂志 , 2016, 54(6): 414-418.

32. SISTO JM, LIU FW, GEFFNER ME, et al. Para-ovarian adrenal rest tumors: gynecologic manifestations of untreated congenital adrenal hyperplasia Gynecol Endocrinol, 2018, 34 (8): 644-646.

33. 杜敏联, 王竹, 郭松, 等. 先天性肾上腺皮质增生症 21- 羟化酶缺陷儿童青少年期并发睾丸内残余瘤致睾丸功能减退风险因素和糖皮质激素强化治疗疗效分析. 中华内分泌代谢杂志 , 2019, 35 (5): 391-397.

34. DE SANCTIS VINCENZO, SOLIMAN ASHRAF T, YASSIN MOHAMED A, et al. Testicular damage in children and adolescents treated for malignancy: a short review. Acta Biomed, 2018, 89: 7-17.

35. GERTOSIO CHIARA, MAGISTRALI MARIA-SOLE, MUSSO PAOLA, et al. Fertility Preservation in Pediatric Oncology Patients: New Perspectives. J Adolesc Young Adult Oncol, 2018, 7: 263-269.

36. 王健, 师晓东, 阮祥燕. 卵巢组织冻存对保存女性儿童白血病患儿生育能力的意义. 中国临床医生杂志 , 2019, 47 (7): 762-765.

37. 颅咽管瘤治疗专家共识编写委员会, 中华医学会神经外科学分会小儿神经外科学组. 颅咽管瘤围手术期管理中国专家共识 (2017). 中华医学杂志 , 2018, 98 (1): 5-10.

38. 潘军, 张世超, 彭俊祥, 等. 儿童鞍膈下颅咽管瘤的临床特点及手术治疗. 中华神经外科杂志 , 2017, 33 (12): 1209-1214.

39. BORNSTEIN SR, ALLOLIO B, ARLT W, et al. Diagnosis and Treatment of Primary Adrenal Insufficiency: An Endocrine Society Clinical Practice Guideline. J Clin Endocrinol Metab, 2016, 101 (2): 364-389.

40. 颅咽管瘤治疗专家共识编写委员会, 中华医学会神经外科学分会小儿神经外科学组. 颅咽管瘤患者长期内分泌治疗专家共识 (2017). 中华医学杂志 , 2018, 98 (1): 11-18.

41. 王文萃, 孙首悦. 颅咽管瘤的垂体内分泌功能管理. 中华内分泌代谢杂志 , 2017, 33 (6): 536-540.

42. 路帅宾, 于在涛, 李鹏波, 等. 初发颅咽管瘤患者术后长期生命质量的影响因素. 中华神经外科杂志 , 2018, 34 (9): 910-914.

43. 漆松涛, 彭俊祥, 潘军, 等. 不同生长方式颅咽管瘤患者垂体功能减退模式. 中华医学杂志 , 2018, 98 (1): 19-24.

44. DRAPEAU A, WALZ PC, EIDE JG, et al. Pediatric craniopharyngioma. Childs Nerv Syst, 2019, 35 (11): 2133-2145.

45. ORLIK L, VENZIN R, FEHR T, et al. Cerebral salt wasting in a patient with myeloproliferative neoplasm. BMC Neurol, 2019, 19 (1): 169.

46. EISENBERG Y, CHARLES S, DUGAS L, et al. Clinical Practice Patterns for Postoperative Water Balance after Pituitary Surgery. Endocr Pract, 2019, 25 (9): 943-950.

47. TULI G, MATARAZZO P, DE SANCTIS L. Clinical approach to sodium homeostasis disorders in children with pituitary-suprasellar tumors. Neuroendocrinology, 2020, 110 (3-4): 161-171.

48. TUDOR RM, THOMPSON CJ. Posterior pituitary dysfunction following traumatic brain injury: review. Pituitary, 2019, 22 (3): 296-304.

49. MORITZ ML. Syndrome of Inappropriate Antidiuresis. Pediatr Clin North Am, 2019, 66 (1): 209-226.

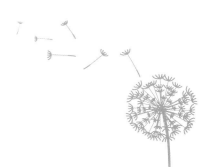

第七章　青春期皮肤病

第一节　青春期相关皮肤病

一、痤疮

青春期相关的皮肤病较多,常见的是寻常痤疮,也可表现为聚合性痤疮、暴发性痤疮等。

(一)寻常痤疮

【概述】

寻常痤疮(acne vulgaris)是青春期最常见的毛囊皮脂腺慢性炎症性疾病,常发生于颜面及胸背部皮脂腺丰富部位,表现为白头粉刺、黑头粉刺、丘疹、脓疱、结节和囊肿等,严重者可遗留瘢痕。青少年寻常痤疮患病率较高,据统计 35%~90% 的青少年曾患过不同程度的痤疮,女性发病年龄早于男性,男性发病率略高于女性。寻常痤疮病程长,易复发,可导致炎症后色素沉着和永久性瘢痕,对青少年心理和社交可造成重大影响,患者可有抑郁、焦虑或自卑等心理障碍。寻常痤疮皮损一般在 20~29 岁有消退趋势或者消失,但也有可能持续到成年期。

【病因与发病机制】

寻常痤疮发病机制复杂,与多因素有关,其发病主要与性激素水平、皮脂分泌增加、痤疮丙酸杆菌增殖、毛囊皮脂腺导管角化异常、炎症和免疫反应有关。另外,目前研究发现该病的发病还与遗传因素有关。

1. **皮脂分泌过多**　寻常痤疮发生的基本病理生理基础是皮脂腺快速发育和皮脂过量分泌。皮脂腺发育和分泌受雄激素支配,雄激素在痤疮发生中有重要作用,进入青春期,肾上腺和性腺发育导致雄激素前体睾酮、硫酸脱氢表雄酮、脱氢表雄酮和雄烯二酮等雄激素在皮脂腺细胞内经 I 型 5α 还原酶作用转变为活性更高的二氢睾酮,二氢睾酮比睾酮对雄激素受体亲和力强 5~10 倍,能促进皮脂腺发育和促使皮脂腺分泌大量皮脂,从而促进痤疮的发生。此外,孕酮和生长激素也可以导致皮脂分泌增多。

2. **毛囊皮脂腺导管角化异常**　毛囊皮脂腺导管角化异常是痤疮发病机制中的重要环节。痤疮患者毛囊细胞更新周期加快,张力微丝和桥粒大量增多并在漏斗部聚集,细胞间黏附增加而不脱落导致角化过度。皮脂中过氧化鲨烯、蜡脂、游离脂肪酸含量增加、不饱和脂肪酸比例增加和亚油酸含量降低等脂质异常也会导致毛囊皮脂腺导管过度角化,导致导管口径变小、狭窄或阻塞,阻碍毛囊上皮细胞脱落和皮脂排出,从而导致粉刺发生。

3. **微生物感染和炎症反应**　毛囊中存在多种微生物如痤疮丙酸杆菌、表皮葡萄球菌和马拉色菌定植,其中痤疮丙酸杆菌与痤疮发生和发展密切相关。痤疮患者毛囊皮脂腺导管过度角化导致皮脂排出受阻,为革兰氏染色阳性痤疮丙酸杆菌生长创造了良好的局部厌氧环境,导致痤疮丙酸杆菌大量繁殖。过度增殖的痤疮丙酸杆菌通过多种途径促进痤疮皮损发生和发展,首先,痤疮丙酸杆菌脂酶水解甘油三酯为甘油和游离脂肪酸,甘油和游离脂肪酸刺激角质细胞过度角化和增殖。其次,痤疮丙酸杆菌是强烈的炎症激活因子,其通过与位于毛囊周围单核细胞 Toll 受体结合,促使其释放 IL-1α、IL-12、IL-18 和 TNF-α 等炎症细胞因子引起炎症反应,尤其是 IL-1α 在寻常痤疮炎症反应中发挥重要作用。

4. 体液免疫和细胞免疫　研究发现痤疮患者血清中抗痤疮丙酸杆菌抗体水平增高,抗痤疮丙酸杆菌抗体通过血液循环到达至局部参与炎症反应,同时通过经典及替代途径启动补体,导致毛囊皮脂腺导管炎症反应。痤疮丙酸杆菌代谢产物可直接刺激 T 淋巴细胞,促使其产生炎症介质导致炎症反应。另外,痤疮丙酸杆菌可通过诱导 Th17 和 Th1 细胞活化,产生 IL-17、IFN-γ 和其他促炎细胞因子,这些炎症因子导致毛囊及毛囊周围炎症反应,同时招募中性粒细胞进入皮损,中性粒细胞释放水解酶进一步损伤毛囊壁并使其破裂。

5. 类胰岛素样生长因子 1(insulin-like growth factor-1,IGF-1)与发病机制　近来有研究发现高糖、高乳制品饮食可刺激 IGF-1 分泌增加,IGF-1 能上调细胞转录因子 SOX9 的表达,激活 PI3K-Akt 信号通路;此外高 IGF-1 水平可以刺激 mTOR1 复合体促进细胞增殖,使皮脂分泌增加、毛囊皮脂腺导管过度角化。

除上述导致痤疮的主要因素外,辣椒、烈性酒、油炸食品等刺激性食品、过度劳累、情绪紧张等心理应激因素可使痤疮加重。另外,研究发现近亲中有痤疮的人群,其发生痤疮的风险增加,且患严重痤疮的病例常有家族史,提示遗传因素参与痤疮的发生。

【症状】

寻常痤疮皮损好发面部、颈部、胸部、上背部,初发皮损为与毛囊一致的半球性丘疹,顶端呈黄白色的白头粉刺。黑头粉刺则为开放性毛囊口顶端因黑色素沉积和脂质氧化呈黑色。当皮损炎症发展为红色炎症丘疹时,顶端可有米粒至绿豆大脓疱,如炎症继续进展,皮损可形成大小不等的红色结节或囊肿,囊肿破溃后可形成窦道和瘢痕。痤疮皮损一般无明显自觉症状,当炎症明显时可伴有疼痛。

按照痤疮皮损性质及严重程度可将痤疮分为三度、四级。Ⅰ级(轻度),仅有粉刺,皮损总病灶<30 个(文末彩图 7-1-1a);Ⅱ级(中度),皮损有粉刺、炎性丘疹,总病灶 31~50 个(文末彩图 7-1-1b);Ⅲ级(中度),皮损有粉刺、炎性丘疹和脓疱,总病灶 51~100 个,结节<3 个(文末彩图 7-1-1c);Ⅳ级(重度),皮损有粉刺、炎性丘疹、脓疱、结节、囊肿或瘢痕,病灶数超过 100 个,囊肿/结节≥3 个。

【诊断思路】

寻常痤疮好发于青少年,皮损主要分布于颜面和胸背部,临床表现为与毛囊一致的粉刺、炎症性丘疹、脓疱和囊肿,易于诊断。其组织病理改变为毛囊漏斗部扩张,其内含有角栓,毛囊周围可见中性粒细胞、淋巴细胞和组织细胞浸润,当毛囊漏斗部破裂,可继发肉芽肿性炎症。

寻常痤疮需与以下疾病鉴别:

1. 酒渣鼻　该病好发于中年,皮损表现为红斑、毛细血管扩张、丘疹或脓疱,多分布于鼻尖、鼻周、面颊,晚期可以形成鼻赘。而寻常痤疮有粉刺,无局部毛细血管扩张,这可与酒渣鼻相鉴别。

2. 颜面播散性粟粒型狼疮　该病皮损好发双侧眼周、鼻周和口周,表现为多发粟粒、绿豆大小丘疹或小结节,呈暗红色或褐色,质地柔软,表面光滑。成熟皮损组织病理表现为肉芽肿性炎症,中央有干酪样坏死。

3. 结节性硬化症　结节性硬化症相关面部血管纤维瘤皮损通常分布在鼻和内侧面颊,表现为对称、淡红色或红褐色坚硬蜡样丘疹,伴毛细血管扩张,散在分布,无炎症反应,伴有癫痫、鲨鱼皮斑、叶状白斑及甲周纤维瘤等。组织病理表现为不规则增生纤维组织和血管。

4. 皮脂腺增生　皮脂腺增生表现为黄色圆形丘疹,常伴有皮脂溢出。常发生于前额和面颊部。

5. 细菌性毛囊炎　葡萄球菌性等细菌感染性毛囊炎可与炎性痤疮皮损类似,但该病通常有红、肿、热、痛,无粉刺且皮损通常为单一形态,不像痤疮有不同的发展阶段及不同的多形性皮损。

6. 黑头粉刺样痣　该病皮损在出生或儿童期时出现,表现为群集的黑头粉刺样丘疹,成群分布或线状排列,单侧分布。组织病理显示黑头粉刺样痣为多个不规则漏斗扩张畸形,其中充满角质物。

7. 附属器肿瘤　寻常痤疮还需与毛发上皮瘤、汗管瘤或纤维毛囊瘤等表现为面部皮色丘疹疾病鉴别。

8. 化脓性汗腺炎 化脓性汗腺炎是一种慢性炎症性皮肤病,好发于皮肤间摩擦部位,如腋窝、腹股沟、肛周、会阴和乳房下部。表现为炎性结节和脓肿、窦道和瘢痕等。

【治疗】

1. 治疗原则 对于痤疮治疗应根据病情遵循分级治疗、联合治疗、维持治疗等治疗原则制订个体化治疗方案。

(1)分级治疗:Ⅰ级,采用局部治疗,外用维A酸类药物为首选。Ⅱ级,选用外用维A酸类药物,对炎症性丘疹和脓疱较多、局部治疗效果不佳者可联合口服抗生素治疗,或联合应用红蓝光、光动力疗法、果酸疗法等物理疗法。Ⅲ级,系统使用足够疗程抗生素,联合外用维A酸类药物或过氧苯甲酰、红蓝光、光动力疗法等。疗效不佳者改为口服异维A酸,同时外用过氧苯甲酰。Ⅳ级,首选口服异维A酸,并联用红蓝光、光动力疗法等治疗。对炎症性丘疹和脓疱较多者,可先口服抗生素联合过氧苯甲酰治疗,待皮损明显改善后再改口服异维A酸。

(2)联合治疗:联合治疗是痤疮治疗的重要手段,能提高临床疗效,降低抗生素耐药性、缩短病程。抗生素和外用维A酸类药物联合治疗临床疗效显著,优于单独使用抗生素;口服抗生素联合外用过氧苯甲酰或外用维A酸,可降低抗生素耐药的发生率。

(3)维持治疗:痤疮是慢性反复性疾病,痤疮好转后维持治疗是预防痤疮复发的重要措施。无论是哪一级痤疮,待皮损症状改善或消失后均应给予维持治疗。局部外用维A酸类药物是维持治疗的主要方法,能抑制痤疮微小粉刺形成而发挥预防复发的作用。

2. 具体治疗方法

(1)局部治疗:局部外用药物是治疗痤疮的主要方法,治疗痤疮的局部外用药物分为溶粉刺药和抗微生物药两大类,应根据患者病情结合各种药物的不同作用机制进行选择。

1)外用维A酸类药物能减轻毛囊皮脂腺导管上皮细胞的角化过度,加速粉刺消退,减少粉刺形成。仅有粉刺的痤疮患者可以选外用维A酸类药物。目前,外用维A酸类药物分为三代,主要包括一代的全反式维A酸、异维A酸和第三代阿达帕林、他扎罗汀,其中0.1%阿达帕林疗效好、不良反应较小,是首选的一线维A酸类外用治疗药物。另外,0.1%他扎罗汀对炎性和非炎性皮损均有较好的疗效,尤其是对顽固性粉刺疗效更好。维A酸类外用药物可有轻度刺激反应,表现为局部潮红、脱屑,开始使用应从低浓度开始。各型痤疮在皮损完全消退后,可间歇性外涂维A酸类药物维持治疗,以预防复发,一般维持时间为3~4个月。

2)杀菌去脂,治疗痤疮的外用抗菌药物主要包括克林霉素、红霉素、林可霉素、氯霉素、氧氟沙星、莫匹罗星、夫西地酸、新霉素及四环素等,抗生素具有抗痤疮丙酸杆菌和抗炎的双重作用。但由于外用抗生素的广泛使用,这些外用药物耐药性已有所增加,其中痤疮丙酸杆菌对红霉素耐药性高,并对克林霉素有交叉耐药。由于外用抗生素的耐药性,不推荐单独外用抗生素治疗痤疮。对痤疮丙酸杆菌有杀菌作用的还有非抗生素类杀菌药物,包括过氧苯甲酰、壬二酸和二硫化硒等。过氧苯甲酰外用后可缓慢释放出新生态氧自由基和苯甲酸,能有效减少皮损中痤疮丙酸杆菌,同时具有减少皮脂中游离脂肪酸、抑制皮脂分泌和抗角化作用,且运用过氧苯甲酰未发现痤疮丙酸杆菌对该药耐药,临床上运用过氧苯甲酰联合抗生素能减少抗生素耐药性的发生并提高临床疗效。壬二酸具有抗菌、溶解粉刺和轻度抗炎作用,偶有烧灼感及轻微红斑。二硫化硒具有抑制痤疮丙酸杆菌和降低游离脂肪酸含量。在临床治疗痤疮时,优先选择外用非抗生素类抗菌药物杀菌。

(2)系统治疗

1)抗生素:口服抗生素具有起效快、疗效好,其用药指征是中到重度炎性痤疮,外用药物治疗失败或不能耐受外用药物者,皮损广泛者;累及肩部、背部、胸部等多发部位者。目前常用于治疗痤疮的口服抗生素包括第二代四环素类药物如米诺环素、多西环素。痤疮丙酸杆菌对米诺环素和多西环素耐药性低,疗效佳,其吸收也不受食物影响,目前已成为治疗痤疮最常使用的抗生素。其中米诺环素亲脂性较强,为天然四环素3~5倍,能有效抑制痤疮丙酸杆菌生长,抑制中性粒细胞趋化及抑制T细胞活化产生TNF-α和INF-g等细胞因子。米诺环素不良反应包括可逆性前庭功能紊乱,表现为眩晕、耳鸣、共济失调,偶见药疹、光敏反应及肝脏受损。大环内酯类红霉素、阿奇霉素治疗痤疮亦有效,但是痤疮丙酸杆菌常对该药耐药,且其抗炎活性不如四环素类药物,另外许多患者可能发生不能耐受的胃肠道副作用,目前大环内酯类一般推荐用于 8 岁以下儿童或禁用四环素类抗生素的患者。

2)维 A 酸类药物:口服维 A 酸类药物能显著减少皮脂分泌、抑制痤疮丙酸杆菌增殖,促进角质形成细胞分化而抑制粉刺形成,能改变痤疮的自然病程,大部分口服维 A 酸类的痤疮患者,痤疮的严重程度都会获得长期改善。维 A 酸类药物主要用于治疗中、重度痤疮及难治性痤疮,目前最有效的是异维 A 酸。口服维 A 酸类药物开始阶段痤疮可能会暂时性加重,早期的加重通常会随进一步治疗而改善。维 A 酸能引起很多不良反应,如唇炎、皮肤黏膜干燥、鼻出血和皮肤瘙痒等,多出现在开始治疗的 1~3 周内,随着治疗疗程延长,这些不良反应会逐渐减轻,大部分能耐受这些不良反应,可以继续治疗。其他不良反应可能有光敏感、关节和肌肉疼痛、脱发、血甘油三酯和胆固醇升高。服药期间应每月检查血脂和肝功能。特别需要注意的是维 A 酸类药物有致畸和自发性流产副作用。另外,应注意口服异维 A 酸不应与口服四环素类药物同时应用,因有诱发特发性颅内压增高(假性脑瘤)的风险。对有中、重度不良反应者立即停药处理。服药期间应避免强烈日光或紫外线过度照射,以避免导致光敏性皮炎。

3)性激素:对于中、重度痤疮患者,如伴有雄激素水平过高,可以给予口服雌、孕激素,以抑制促性腺激素释放从而减少雄激素产生,减少皮脂分泌。

4)其他抗雄激素类药物:螺内酯、西咪替丁等药物能竞争性阻断二氢睾酮与其受体结合,从而抑制皮脂分泌。

5)糖皮质激素:小剂量糖皮质激素能抑制肾上腺产生雄激素而达到治疗目的,也有报道显示糖皮质激素与雌激素联合使用对女性顽固性重度痤疮有较好疗效。

(3)物理和化学治疗

1)强脉冲光 / 激光疗法:强脉冲光(IPL)、1 450nm 激光、脉冲染料激光和点阵激光是目前治疗中、重度痤疮和痤疮导致的凹陷性瘢痕的有效治疗方法。强脉冲光 / 激光疗法能杀灭痤疮丙酸杆菌,通过免疫介导发挥抗炎、封闭真皮浅层血管、促进增生的皮脂腺萎缩和减少皮脂腺分泌等方面达到治疗的效果。强脉冲光 / 激光疗法是对

系统用药有禁忌和不能耐受局部外用药的痤疮患者安全有效的替代治疗。

2)窄谱红 / 蓝光疗法:红光和蓝光是利用痤疮丙酸杆菌产生的卟啉吸收光产生氧自由基直接杀菌,同时红 / 蓝光照射短时间内使组织升温,促进炎症吸收达到治疗目的,此外还可以抑制巨噬细胞释放细胞因子减轻炎症反应。卟啉对波长为 410nm 左右蓝光的光吸收效率最高。红光激活卟啉强度要弱于蓝光,但能更深地穿透组织,故可以杀灭毛囊皮脂腺深处的痤疮丙酸杆菌。

3)光动力疗法:常用的是 5- 氨基酮戊酸光动力疗法,5- 氨基酮戊酸进入细胞能代谢为具有较强光敏性的原卟啉Ⅸ,其在特定波长的光照射下被激发产生单态氧或其他自由基杀灭痤疮丙酸杆菌、破坏皮脂腺和抑制皮脂过度分泌。

4)果酸疗法:果酸是天然有机酸,分子量小,水溶性高,渗透力强,对痤疮的炎性和非炎性皮损均有较好疗效,适用于治疗轻、中度痤疮。在表皮,果酸通过破坏角质形成细胞间连接,加速表皮细胞脱落与更新,减少角质层过度堆积,打开封闭的毛囊,使皮脂腺排泌通畅。在真皮,果酸能促进成纤维细胞合成胶原蛋白及黏多糖,对痤疮凹陷性瘢痕有一定疗效。果酸浓度越高,作用时间越长,其效果越好,但相对不良反应也越大。果酸治疗疗效维持时间不长,需要多次治疗。由于果酸可能会有刺激,对正在口服或外用维 A 酸类药物的患者建议不使用果酸治疗。

5)粉刺挑除术:闭合性粉刺主要发生在毛囊漏斗下方,可以给予行粉刺挑除。挑除粉刺可为局部治疗的辅助手段。可以在采用维 A 酸等外用药物治疗数周后进行粉刺挑除。粉刺挑除术是使用针去除粉刺顶部或扩大粉刺的开口,采用粉刺针圈对皮损进行挤压,将粉刺从毛囊中挤出。有瘢痕体质的患者建议不采用粉刺挑除术。粉刺挑除术后注意局部消毒预防感染。

3. 皮肤护理 每日温水洗脸两次保持面部清洁,选择温和、弱酸性洁面产品,不使用碱性肥皂。不要用力擦洗皮肤,反复的机械摩擦可能加重炎症,并促进新皮损出现。日常用润肤剂可以调节皮脂分泌、溶解角质,并能降低皮肤对治疗痤疮药物的刺激反应,应选择具有保湿作用的乳液或霜剂,油脂类、粉类护肤化妆品可导致和加重粉刺,应避免使用。

（二）聚合性痤疮

【概述】

聚合性痤疮（acne conglobata）是痤疮中损害最严重的类型，为多毛囊同时发生炎症，主要表现为结节和囊肿，囊肿通过深在的窦道相通，破溃后造成深大的瘢痕，容易导致毁容，好发于青年男性，偶见于女性，病程长且顽固。

【病因与发病机制】

聚合性痤疮发病机制尚未完全阐明，患者除了有寻常痤疮的皮脂分泌旺盛、毛囊皮脂腺导管异常角化和痤疮病酸杆菌过度繁殖等病因与发病机制以外，可能还与患者对痤疮丙酸杆菌高度敏感有关。聚合性痤疮常合并无菌性化脓性关节炎和坏疽性脓皮病，外周血 IgG、C3、IL-22 升高，病情越重，升高程度越高，提示多种因素导致的免疫炎症反应参与聚合痤疮的发生和发展。此外，有研究报道聚合性痤疮家系有 *IL-16* 和 *CRABPI* 基因异常，提示聚合性痤疮是一种遗传病。

【症状】

聚合性痤疮皮损常发生于面部、颈后、胸部和背部，亦可累及肩部、上臂及臀部，尤其在背、胸及臀部皮损最重。皮损形态多种多样，表现为大量粉刺、结节、囊肿和脓肿，以囊肿性皮损为主，囊肿通过深在的窦道相连而形成较大的肿块，破溃后流出浓稠的脓液、血混合性分泌物，破溃的脓血性分泌物不易彻底清除，愈合后留有深在的凹陷性瘢痕或瘢痕疙瘩（文末彩图 7-1-2）。全身症状轻微，偶见低热和关节痛。本病病情常顽固，持续多年，治疗困难，容易复发。本病与化脓性汗腺炎、头部脓肿性穿凿性毛囊周围炎发生于同一患者时，称为毛囊闭锁三联症。

【诊断思路】

根据皮损表现为粉刺、丘疹、脓疱、结节、囊肿以及脓肿，且以囊肿性皮损为主的形态特点可以做出诊断。必要时组织病理检查以协助诊断。其组织病理表现为表皮轻度增生，毛囊周围有中性粒细胞、淋巴细胞和组织细胞浸润，炎症细胞浸润形成结节和脓肿，毛囊和皮脂腺破坏，部分毛囊破裂，形成异物肉芽肿。愈合皮损为纤维组织所替代。

【治疗】

聚合性痤疮的治疗以药物治疗为主，包括外用维 A 酸类药物、外用抗生素、抗雄激素类药物及糖皮质激素类药物。

1. **局部治疗** 当皮损为粉刺、丘疹、脓疱、炎症性结节时可外用过氧苯甲酰凝胶、克林霉素凝胶、莫匹罗星软膏或夫西地酸软膏治疗。粉刺性皮损可以用粉刺针刺破粉刺，挤压清除毛囊皮脂分泌物，疏通毛囊皮脂导管，促进皮脂排出，破坏痤疮丙酸杆菌生长的环境。当皮损发展为囊肿时可抽出脓液，再用生理盐水冲洗囊腔，然后用糖皮质激素多点局部注射。

2. **系统治疗**

（1）抗生素和糖皮质激素：可根据药敏试验结果选择敏感抗生素，通常选用四环素类药物，其中米诺环素是抗菌作用最强的四环素类抗菌药物，具有高效性和长效性。四环素类抗生素可以与替硝唑联用。当炎症反应剧烈者，可加用口服糖皮质激素抗炎治疗。

（2）异维 A 酸：异维 A 酸能抑制皮脂腺增生及减少皮脂腺分泌，减轻毛囊漏斗部上皮细胞增生及减弱角质层的黏附力，同时抑制痤疮丙酸杆菌生长。口服异维 A 酸对治疗聚合性痤疮有良好的临床疗效，通常需连续服用数月以上。

（3）其他治疗方案：目前还有用阿达木单抗治疗聚合性痤疮的报道，也有报道采用光动力治疗聚合痤疮。

（三）暴发性痤疮

【概述】

暴发性痤疮（acne fulminans），是一种罕见的重度寻常痤疮，为突然出现炎性大结节，或融合成斑块，结节和斑块糜烂、溃疡，伴发热、多关节疼痛等全身症状。该病抗生素治疗效果不佳，糖皮质激素治疗有显著疗效。该病在男性青少年发病率高。

【病因与发病机制】

暴发性痤疮发病机制尚不十分清楚。有研究者认为本病可能是患者对痤疮丙酸杆菌出现的 III 型或 IV 型变态反应。暴发性痤疮患者有合并高丙种球蛋白血症、补体降低、循环免疫复合物增加等，提示该病可能为免疫介导的疾病。

【症状】

本病多发于青少年，皮损常发生在胸背部为主，呈毛囊性炎性丘疹、脓疱、结节和囊肿，多发并簇集成斑块，皮损有剧烈炎症反应，疼痛明显，形成糜烂、溃疡，愈后易留有瘢痕（文末彩图 7-1-3）。

常伴有发热、多关节性关节炎,以胸骨和胸锁关节多见。患者常有疲倦、食欲差、肌肉痛及头痛等全身症状。该病可伴肝脾大、贫血、结节性红斑、强直性脊柱炎、炎症性肌病及坏疽性脓皮病等。

【诊断思路】

该病的诊断标准:①严重的结节囊肿性痤疮,急性发病;②关节痛或严重的肌肉疼痛或两者兼有,至少1周;③发热,体温38℃或38℃以上,至少1周;④白细胞总数 $>10 \times 10^9$/L 或血沉 $\geq$ 50mm/h 或C反应蛋白 $\geq$ 50mg/L;⑤疼痛部位的骨X线片发现骨溶解性损害或骨扫描发现摄入量增加。具备第①和第②项,加上第③④⑤中的任意2项,即可确诊。

组织病理表现为毛囊、毛囊周围和皮脂腺见中性粒细胞为主的炎症细胞浸润,部分毛囊破坏,血管周围可见中性粒细胞及淋巴细胞浸润。实验室检查可发现末梢血中性粒细胞总数增多及比例增高、血沉加快、C反应蛋白增高、贫血、血尿、补体下降、γ球蛋白增高和转氨酶升高等。

本病需与聚合性痤疮、嗜酸细胞性脓疱性毛囊炎等疾病鉴别。

【治疗】

治疗暴发性痤疮以口服糖皮质激素和口服异维A酸类药物为主。对于暴发性痤疮伴全身症状明显的患者,可先给予口服糖皮质激素治疗数周待病情缓解后,再开始口服异维A酸类药物。也可以选择口服糖皮质激素联合口服四环素类抗生素,但疗效可能不如口服糖皮质激素联合异维A酸类药物。另外,非甾体抗炎药对发热、关节和肌肉疼痛及骨病变有效。此外,有研究报道抗肿瘤坏死因子抗体生物制剂对聚合性痤疮患者治疗有效。

二、雀斑

【概述】

雀斑(freckles)是一种常见的色素障碍性皮肤病,为发生在暴光部位皮肤褐色色素斑,为常染色体显性遗传性疾病。常见于面部,表现为褐色点状色素沉着斑,边界清楚。日晒可促发和加重本病。随年龄增长,数目增多,青春期症状最明显。女性多于男性。雀斑为良性病变,无恶变倾向。

【病因与发病机制】

遗传因素是雀斑发生的主要因素,目前研究发现 MC1R、OCA2、ASIP、TYR 等基因均与雀斑发病有关,在遗传背景的基础上经日光、X线或紫外线照射均可诱发或加重雀斑。

【症状】

好发于面部,特别是鼻部和两颊部,手背、颈和肩背上部等暴露部位也可出现。皮损表现为针尖至粟米大小,淡褐色或深褐色斑,形态为点状、圆形、卵圆形或不规则形,大小不一,直径通常为2~4mm,常对称分布,数目不等,可从几个到数百个,可密集分布,但互不融合(文末彩图7-1-4)。皮损无自觉症状。夏季皮损可增大、数目增多,颜色加深,冬季皮损颜色逐渐变淡、变小和数目减少。

【诊断思路】

根据发生于面部等暴露部位不融合淡褐色或深褐色斑,具有夏季加重,冬季减轻的临床特征,雀斑诊断不难。组织病理显示表皮基底层黑色素小体增多和增大,色素细胞体积增大,树突状突起增多增长,但黑素细胞数目并不增加。

需与以下疾病鉴别:

1. **着色性干皮病** 着色性干皮病可在日晒部位发生大量雀斑,伴有色素减退和萎缩,雀斑为淡褐色至暗棕色,可融合成不规则色素沉着斑片,着色性干皮病的色素斑较雀斑发生更早且颜色更深。

2. **雀斑样痣** 雀斑样痣是一种散在分布的色素沉着斑,可发生于任何年龄,分布不限于日晒部,在身体任何部位均可发生,呈散在分布。皮损颜色为褐色至深褐色,日晒后颜色不加深,数目不增多,无季节变化。组织病理表现为基底层黑素细胞数目增多,表皮内色素增多,真皮上部可见噬黑素细胞。

【治疗】

1. **防晒** 应尽量避免或减少暴晒,减少日晒时间,外出涂防晒霜。通过以上防晒措施减少雀斑或减轻色泽加深。

2. **激光治疗** Q开关激光对雀斑具有较好的治疗疗效,是目前治疗雀斑最佳治疗方法。雀斑的激光治疗可选Q开关532nm、Q开关694nm红宝石激光或Q开关755nm翠绿宝石激光治疗。

3. **脱色治疗** 雀斑颜色轻者可采用局部外用脱色剂,可采用3%~5%氢醌霜、0.1%维A酸软膏、3%~5%熊果苷霜、20%壬二酸霜或1%曲酸霜等,外涂数月可能有一定淡色斑作用。

4. 中医疗法　常用的中医治疗包括祛斑软膏、中药内服方剂、针灸疗法、食疗和中药祛斑面膜等。

三、黑棘皮病

【概述】

黑棘皮病（acanthosis nigricans）又名黑角化病或色素性乳头状营养不良，该病表现为皮肤色素沉着过度、角化过度、皮肤乳头状或天鹅绒样增生。以腋窝、颈后、肘窝、腘窝、腹股沟及阴唇等皮肤皱褶部位为好发部位。该病与肥胖、高脂血症和胰岛素抵抗有关，也可能与多种全身性疾病相关，出现黑棘皮病可能预示胰岛素抵抗、糖尿病、内脏恶性肿瘤、多囊卵巢综合征和代谢综合征等。

【病因与发病机制】

肥胖和糖尿病是与黑棘皮病有关的最常见疾病，该两种疾病存在的胰岛素抵抗可能是导致黑棘皮病的原因，胰岛素抵抗可导致高胰岛素血症，高水平的胰岛素在外周组织与胰岛素样生长因子-1 受体结合，刺激皮肤角质细胞和成纤维细胞增殖。此外，唐氏综合征、Rabson-Mendenhall 综合征、先天性全身性脂肪营养不良、家族性局部脂肪营养不良以及阿尔斯特伦-海尔格伦综合征（Alstrom-Hallgren syndrome）、回状皮肤综合征、克鲁宗综合征（Crouzon syndrome）、致死性骨发育不全、Costello 综合征以及严重软骨发育不全伴发育迟缓等这些综合征可能会出现黑棘皮病。尚不清楚这些综合征导致黑棘皮病的具体发病机制，有人提出这些疾病可能引起胰岛素样生长因子受体-1（insulin-like growth factor receptor-1，IGFR1）、成纤维细胞生长因子受体（fibroblast growth factor receptor，FGFR）和表皮生长因子受体（epidermal growth factor receptor，EGFR）异常从而导致角质形成细胞和成纤维细胞增生而导致黑棘皮病。

恶性黑棘皮病的发病机制也不完全清楚，可能与肿瘤产生肿瘤衍化生长因子有关，这些肿瘤衍化生长因子具有胰岛素样活性，可以促发恶性肿瘤相关性黑棘皮病。此外，肿瘤细胞还可以分泌雄激素和各种肽类，如胰岛素、黑素细胞刺激激素、促甲状腺激素等刺激角质细胞、成纤维细胞生长而导致黑棘皮病。

【症状】

黑棘皮病皮损多发生于颈、腋窝、腹股沟、乳房下部、脐窝、肛门和外生殖器等皮肤皱褶部位，其中以颈部背面和两侧以及腋窝是最常见的发病部位。皮损呈灰棕色或灰褐色，皮肤增厚，表面有许多细小乳头状突起，呈天鹅绒样，触之柔软，严重者皮肤增厚更明显，皮纹增宽加深，发展为呈乳头状或疣状伴色素沉着性斑块（文末彩图 7-1-5）。黑棘皮病通常呈对称分布，主要分为以下八型：

1. 良性黑棘皮病　遗传性良性黑棘皮病为罕见的遗传性皮肤病，属常染色体显性遗传。皮损初起为单侧发病，类似天鹅绒状，病情进展缓慢，青春期后皮损停止扩展，保持稳定或逐渐消退。

2. 肥胖性黑棘皮病　男女均可患肥胖性黑棘皮病，研究发现体重指数 ≥98 百分位数的青少年黑棘皮病发生率为 62%。肥胖可导致胰岛素代偿性分泌增加和降低胰岛素受体活性。发病部位常见于身体褶皱处，尤其是颈部、腋窝、腹股沟和臀缝等部位。皮损表现为皮肤增厚，表面有许多细小乳头状突起，呈天鹅绒样，触之柔软。随着体重下降，皮损可逐渐消退，但色素沉着常持续存在。

3. 症状性黑棘皮病　本型为许多表现有黑棘皮样疹的综合征。耐胰岛素 A 型综合征皮疹呈弥漫性分布，耐胰岛素 B 型综合征患者皮损症状轻重不一，可伴发系统性红斑狼疮、硬皮病、干燥综合征、混合性结缔组织病、白癜风、桥本甲状腺炎等。Hirschowitz 综合征表现为广泛性黑棘皮病样疹，伴有完全性神经性耳聋、进行性周围感觉神经脱髓鞘、胃窦部蠕动消失、回肠和低位空肠多发性憩室。其他可出现黑棘皮病的综合征尚有 Alströn 综合征、克鲁宗综合征、Capozucca 综合征、Costello 综合征、鲁德综合征（Rud syndrome）和布卢姆综合征等。

4. 恶性黑棘皮病　黑棘皮病如同时伴系统恶性肿瘤者则称为恶性黑棘皮病，也称副肿瘤性黑棘皮病。恶性黑棘皮病皮疹发展迅速、广泛和严重。大多数患者皮疹的发生先于肿瘤，皮疹随肿瘤的切除或治疗而减退或消失，并再随肿瘤的复发或转移而再发。

5. 肢端黑棘皮病　肢端黑棘皮病好发于肘、膝、指关节背面和手足背，皮疹为褐色天鹅绒样角化过度。患者全身健康状况良好。

6. 单侧性黑棘皮病　又称痣样黑棘皮病，是良性黑棘皮病的早期表现，大多为持续单侧发疹,可逐渐扩大,经一段时间后可保持稳定或自然消退。

7. 药物性黑棘皮病 致病药物包括系统糖皮质激素、烟酸、雌激素、胰岛素和口服避孕药等。局部皮下注射胰岛素也可引起局限性黑棘皮病。

8. 混合性黑棘皮病 混合性黑棘皮病患者同时发生两种类型或以上的黑棘皮病皮疹,一般是先发生其他型黑棘皮病,后出现恶性黑棘皮病。

【诊断思路】

根据颈、腋、腹股沟等褶皱部位出现灰棕色或灰黑色乳头状或天鹅绒样皮肤增厚可以诊断黑棘皮病。临床诊断有困难时可行皮肤活检以确诊。黑棘皮病可能与其他疾病有关,评估是否有其他疾病的体征或症状对甄别出黑棘皮的病因具有重要意义,建议对黑棘皮病患者进行详细病史问询、体格检查和必要的辅助检查。应对黑棘皮病患者进行身高、体重和生长速度检测,临床怀疑其他疾病导致的患者可行空腹血糖、糖化血红蛋白及口服葡萄糖耐量试验、血总睾酮、血清 17- 羟孕酮、肿瘤指标、X 线片、B 超、胃肠镜等检查。必要时多学科会诊以确定是否存在内脏肿瘤。婴儿期或儿童早期发病提示可能是综合征或家族性疾病导致的黑棘皮病,必要时行基因检测以确诊。

黑棘皮病组织病理表现为表皮轻度或中度角化过度,乳头间有轻度和中度棘层肥厚,真皮乳头瘤样增生,乳头顶部及侧面表皮变薄,基底层色素增多或无增多,真皮可有噬色素细胞,真皮血管周围少量淋巴或 / 和组织细胞浸润。

【治疗】

首先应积极寻找导致黑棘皮病的病因。对肥胖性黑棘皮病,建议患者积极参加体育锻炼,控制饮食以减重。对恶性黑棘皮病患者,必须积极查找内脏恶性肿瘤,进行手术切除。有胰岛素抵抗的患者可选用二甲双胍、奥曲肽等治疗。如皮损影响美容,可采用电灼或长脉冲 CO_2 激光和 Q 开关激光治疗。此外,可局部外用维 A 酸类药物、水杨酸、卡泊三醇等维生素 D_3 衍生物等药物减少角质形成细胞增生以缓解症状。

四、腋臭

【概述】

腋臭(bromhidrosis)俗称"狐臭",为腋部的臭汗症,是患者腋窝的大汗腺增多,分泌功能亢进,大汗腺的分泌物经皮肤表面葡萄球菌等细菌分解,发出刺鼻难闻的臭味,这种气味严重影响患者的生活质量,可能导致社交障碍、失去信心、孤独内向、自卑等心理障碍。本病多青春期发病,伴随一生。大多数患者有腋臭的家族史。

【病因与发病机制】

腋臭主要发病原因为大汗腺功能亢进,腋窝部大汗腺分泌物中不饱和脂肪酸和氨被局部葡萄球菌、类棒状杆菌等细菌分解产生特殊臭味,臭味的主要成分为 ε-3- 甲基 -2- 己烯酚。腋臭是常染色体显性遗传病,研究发现 *ABCC11* 基因单核苷酸多态性是其发生的遗传基础,另外有研究报道 *ApoD* 基因异常也是其发病的重要原因。

【症状】

腋臭表现为腋部刺鼻臭味。由于大汗腺的发育受内分泌的影响,大汗腺在青春期才开始分泌活跃,故大汗腺引起的腋臭多在青春期出现。夏季症状明显。随着年龄的增长,大汗腺逐渐退化,症状减轻。腋臭分级方法很多,一般可以分为 3级:1 级,仅仅在重体力活动后腋窝部散发出仅自己或距离 2cm 内才能闻到的轻微臭味;2 级,一般的日常活动后腋窝部发出强烈的臭味,但臭味仅在 1.5m 内闻到;3 级,未活动也散发出强烈的臭味,并且在 1.5m 以外也能闻到。

【诊断思路】

根据患者腋部有特殊刺鼻难闻的臭味易于诊断。

【治疗】

勤换衣物,经常沐浴,保持腋下局部清洁干燥。最大限度地去除和破坏顶泌汗腺组织是治疗腋臭的有效方法。可局部外用消毒杀菌药、激光、射频和微波等物理及手术治疗。手术治疗是目前治疗腋臭最有效的根治性治疗方法,由于人们对美的要求越来越高,患者不但要求通过手术最大限度地去除臭味,还要求切口小而隐蔽、瘢痕不明显。

1. 手术治疗 腋臭是通过手术清除大汗腺,从而达到缓解或消除腋臭的目的。迄今为止,手术切除顶泌汗腺治疗腋臭疗效佳、复发率低,但创伤大,恢复时间长,存在容易发生感染、皮肤坏死、血肿、瘢痕和影响上肢活动的并发症。手术治疗的方式有以下几种:

(1)梭形局部皮肤全层切除:将双侧有腋毛部位的皮肤及皮下组织做梭形切除,包括皮下脂肪和大汗腺组织,切缘直接缝合。此方法完全切除了腋窝部大汗腺,疗效确切,可达到根治的目的,但因为切除面积大,缝合时皮肤张力大,切口容易裂开,瘢痕明显而影响美观,部分患者瘢痕挛缩影响上臂的活动。

(2)梭形切除加Z成形术:该手术方法将腋毛区皮肤、皮下组织及大汗腺组织做梭形切除,再于切口两侧分别做两个侧切口,形成A、B两个三角皮瓣,其顶角各约60°,通过Z成形术改变原切口张力方向,变直线瘢痕为曲线瘢痕,避免了腋窝条索状瘢痕挛缩畸形的产生及对上肢抬举功能的影响,但该手术方式缝合时两侧皮肤张力大,手术破坏面积大,皮肤损伤严重,容易产生明显瘢痕。

(3)S形切口薄皮瓣法:在腋窝部有毛区做S形切口,切开皮肤,深达皮下,用组织剪作皮下锐性分离,外翻皮瓣,剪除大部分真皮层及脂肪组织,再复位缝合,此法皮肤张力小,术后瘢痕相对较小。

(4)负压吸脂法:该手术方法是在腋毛区注射膨胀液,使局部皮肤发白,然后在腋窝后缘做个小切口,经切口用抽吸针在皮下抽吸,通过负压吸除大汗腺及部分皮下脂肪。该方法创伤小,但可能无法去除全部大汗腺,疗效可能欠佳,有可能复发。

(5)小切口搔刮术:该手术方法是在腋毛分布区腋后线做1~2cm长切口,并潜行分离皮肤与皮下组织,分离后用刮匙刮除大汗腺、毛囊和皮下脂肪组织,直到不再刮出脂肪颗粒为止,缝合切口,放置引流,加压包扎。但该手术既要注意去除皮瓣的脂肪、大汗腺及毛囊等组织,又不能过度破坏皮瓣。手术在盲视下操作,存在清除不净或复发可能。

(6)小切口皮下修剪术:该手术是在腋毛分布区做一到两处线形小切口,将切缘皮肤和皮下筋膜做锐性分离,翻转皮瓣用剪刀修剪大汗腺、皮下脂肪和毛囊,直到皮下无脂肪颗粒。该手术方法可在直视下对皮下组织、毛囊和大汗腺组织进行较彻底的清除,治疗彻底,不易复发。该手术方式形成的瘢痕较小,对美观影响不明显,治愈率较高,复发率低,是目前常用的腋臭根治式手术。但需要注意操作过程中容易损伤真皮下毛细血管网,导致皮下血肿、影响皮瓣血供,甚至导致局部皮肤坏死。

2. 非手术治疗

(1)外用药物治疗:外用药物治疗是指应用具有抑菌、收敛、止汗、防腐防臭等作用的药物涂搽于腋下,从而达到缓解腋臭的治疗方法。运用外用药物治疗时,因为大汗腺腺体未遭破坏,需反复用药,部分患者可产生局部过敏反应。可以外涂的药物包括75%酒精、20%~25%氯化铝溶液或4%稀甲醛溶液等。此外,地衣、茶树油等提取物和芳香剂能除臭、掩盖气味,缓解症状。外用药物疗效短暂,长期使用可导致皮肤色泽与质地改变。

(2)药物局部注射治疗:以前常用的注射剂是无水酒精,无水酒精进入人体后可吸收局部组织水分,使组织发生无菌炎症、脱水、坏死。由于该治疗可能导致大面积组织坏死、血管栓塞等严重并发症,目前较少运用。目前运用较多的注射药物是A型肉毒毒素和聚桂醇。其中A型肉毒毒素皮下多点注射治疗腋臭是采用得越来越多的药物局部注射治疗方法,其原理为肉毒毒素抑制神经肌肉接点处突触前膜乙酰胆碱的释放,阻断交感神经对大汗腺的支配达到控制大汗腺分泌,使其分泌量逐渐减少,从而达到治疗效果,疗效维持6个月左右,常常需要定期注射治疗。该方法具有简单、安全、快速、无创、无瘢痕和恢复快等优点,尤其适合大汗腺未充分发育的青少年患者。极少数情况下可能造成局部肌肉无力、注射部位肿胀感染和过敏等并发症。

(3)物理治疗:激光、射频、光纤激光和微波等物理治疗能通过局部热效应使大汗腺及其导管、毛囊及附属组织蛋白变性和凝固而达到治疗目的。二氧化碳激光在治疗腋臭中具有一定优势,对周围组织损伤小,治疗时,将激光治疗头距皮肤1cm垂直对准腋毛区毛囊,打孔烧灼,深度达真皮层和皮下组织,其聚焦后焦点产生离子火焰,组织被碳化破坏。二氧化碳激光治疗仅产生点状瘢痕,对美观影响小。二氧化碳激光治疗腋臭主要有强脉冲模式和点阵模式。射频治疗腋臭操作简单、恢复周期短、创伤小,极少留瘢痕。光纤激光是将光纤激光探针垂直插入皮下3~4mm进行照射,使顶泌汗腺碳化变性。此外,最近有研究报道采用1 064nm Nd:YAG激光真皮下凝固也是治疗腋臭的一种微创、有效的治疗方法。微波治疗选用单极针状辐射针头,沿毛干方向插入毛孔,逐一进行治疗。大汗腺位于皮下组织,治疗的深度必须达到真皮深层或皮下组织,过浅大汗腺未破坏,导致疗效不佳,过深损伤正常组织,延长愈合时间,导致瘢痕。以上物理治疗方法深度以病变部位流出有臭味的黄色浑浊液为宜。这些物理治疗方法具有操作简单、副作用小等优点，不损伤腋部深层血管和神经等结构，出血少，伤口愈合快，并发症少，瘢痕不明显，容易被患者接受，缺点可能存在部分顶泌汗腺没有破坏，或者仅破坏了部分顶泌汗腺的导管部，未破坏分泌部，后期顶泌汗腺可能恢复分泌功能，需要反复治疗。

（4）不同治疗方式联合应用：可将不同治疗方法联合运用治疗腋臭达到局部微创和良好的疗效，如小切口皮下修剪术联合皮下搔刮术，负压吸脂法联合肉毒素注射治疗。

（马　琳　韩晓锋　李云玲）

第二节　其他青春期高发皮肤病

一、斑秃

【概述】

斑秃（alopecia areata）是一种反复发作的斑片状非瘢痕性脱发，常见的临床表现为突然出现的圆形或椭圆形、边界清楚的脱发区，局部受累头皮无红肿、鳞屑等病变，无自觉症状，斑秃可对患者美观、心理造成一定影响。大多数患者病情反复发作，少数患者在短期内头发全部脱落称为全秃，如体毛也脱落称为普秃。该病患病率约为1/1 000，无性别差异，任何年龄段均可发病，但青春期发病更为多见，约60%的斑秃患者在20岁前发病。

【病因与发病机制】

目前本病病因和发病机制尚不完全清楚。可能与自身免疫、神经精神、遗传和内分泌异常等因素密切相关。

许多研究显示斑秃的发生具有一定的遗传基础，单卵双生的双胞胎可同时患斑秃。另外，有研究发现 HLA-DQB1*03 基因可能是斑秃易感性标志物。

斑秃患者易伴桥本甲状腺炎、红斑狼疮和白癜风等自身免疫性疾病，提示斑秃是一种自身免疫性疾病。目前大部分学者认为斑秃为针对生长期毛囊的 Th1 型 T 淋巴细胞介导的免疫反应，该免疫反应炎症攻击损伤毛囊，导致生长期毛囊过早进入退行期和休止期。研究表明，斑秃患者毛囊局部免疫赦免被破坏，毛囊免疫豁免状态消失，从而出现针对毛囊抗原的免疫反应，导致毛囊破坏。在斑秃活动期，毛球部淋巴细胞浸润和毛球部朗格汉斯细胞数量增加，毛囊周围大量以 CD$_4^+$ 和 CD$_8^+$ 为主的 T 淋巴细胞浸润，这些细胞活化后产生大量的 IL-1、IL-2、IFN-γ 和 TNF-α 等细胞因子导致炎症反应。此外，研究还发现斑秃有涉及固有免疫和适应性免疫调节基因如 CTLA4、IL-2/IL-21 和 IL-2RA 异常。此外有研究发现参与刺激自然杀伤细胞、NKT 细胞、γδT 细胞和 CD8$^+$ 淋巴细胞的 ULBP 编码基因异常也与斑秃发生有关。

病毒、细菌和其他病原体感染在斑秃发病中可能起重要的作用。有研究显示在斑秃患者头皮活检标本中检测到巨细胞病毒 DNA，亦有研究报道斑秃患者在急性脱发前 6 个月内有传染性单核细胞增多症病史，这些研究均提示病毒可能参与了斑秃的发病。另外，有些斑秃患者病情的复发有一定的季节性，可能与某些季节容易特定病毒感染有关。

【症状】

斑秃表现为边界清楚的圆形、椭圆形或不规则形的脱发区，脱发区头皮正常、光滑，无红肿等炎症反应，无鳞屑（文末彩图 7-2-1）。在活动期，脱发区边缘头发松动，很容易拔出，即毛发牵拉试验阳性，拉出的头发在显微镜下呈现毛干近端萎缩，为上粗下细的"感叹号"样。少数病情严重者，可发展为头部毛发全部脱落或头发和体毛全部脱落。

斑秃可合并甲病变，甲病变可发生在斑秃之前或之后，也可同时存在。主要表现为甲板点状凹陷、甲板粗糙、甲纵嵴和不规则增厚，也可表现为甲混浊、甲剥离和脆甲等。全秃和普秃患者甲改变可能更明显。

斑秃可分为活动期、稳定期及恢复期。活动期脱发区数目增加或面积扩大，脱发区边缘毛发牵拉试验阳性，皮肤镜下可见到"感叹号"状发。稳定期脱发基本停止，脱发面积大小无明显变化，无"感叹号"状发，大多数患者在脱发静止 3~4 个月后进入恢复期。在恢复期有新生毛发长出，新长出毛发为纤细的细绒毛、颜色浅或呈白色，之后毛发粗细和颜色逐渐恢复正常。根据脱发区形态及预后可将斑秃分为八型：

1. **单灶性斑秃** 单灶性斑秃占斑秃总数的19%左右，表现为单个脱发区，常无自觉症状。

2. **多灶性斑秃** 多灶性斑秃表现为多个孤立脱发区。随着病程的进展，多个脱发区可相互融合成不同形状。此型斑秃患者，一处脱发区可能已长出新发，而另处仍继续脱发。

3. **网状斑秃** 头皮上存在多灶性脱发区，部分融合，外观呈网状。

4. **匐行性斑秃** 匐行性斑秃通常在枕骨中部头发呈卵圆形片状脱落，接着在颞缘发际处也出现脱发区，此两次脱发区相互融合，呈在水平位上对称性分布的脱发。

5. **马蹄形斑秃** 可看作是与匐行性斑秃对应的一种斑秃。脱发区先前额再到枕部，形似马蹄。

6. **全秃** 头部头发全部脱落。

7. **普秃** 除头发全部脱落外，眉毛、睫毛、胡须、腋毛、阴毛和全身毳毛均脱落。

8. **弥漫性斑秃** 对此型斑秃需要进行仔细地检查，否则很难诊断，且需与雄激素性脱发鉴别。

不同类型不同个体斑秃预后差异较大，部分斑秃患者的毛发会自然再生，约30%~50%的轻症患者在6~12个月能长出新的毛发，部分患者在5年后才恢复，少部分患者终身不会恢复。大约10%的患者进展为全秃或普秃。部分患者容易反复发作，在儿童期开始发病、病情严重的全秃或普秃患者、病程超过1年、匐行性斑秃、合并指/趾甲疾病和有斑秃家族史的患者复发率高。

斑秃脱发面积是评估斑秃严重程度及判断斑秃对治疗反应的重要依据。按照斑秃脱发面积计算，斑秃分为5个等级：

S1级，头发脱落0~25%；

S2级，头发脱落26%~50%；

S3级，头发脱落51%~75%；

S4级，头发脱落76%~99%；

S5级，头发脱落100%；

S5B0级，头发脱落100%，无体毛脱失；

S5B1级，头发脱落100%伴局部体毛脱落；

S5B2级，头发脱落100%伴全部体毛脱落。

【诊断思路】

头部出现光滑毛发脱落区，皮肤镜显示"感叹号"状发，毛发牵拉试验阳性等有助于做出斑秃的诊断。

1. **皮肤镜检查** 皮肤镜检查对斑秃的诊断具有重要价值。斑秃的皮肤镜表现为黄点征、黑点征、断发、"感叹号"状发、簇生的短毳毛。黄点征及黑点征数目与疾病的严重程度呈正相关，而黑点征数目、断发和"感叹号"状发与疾病的活动度呈正相关。黄点征是诊断较为敏感的指标。"感叹号"状发为处于生长期的毛囊由于炎症细胞的攻击导致毛发营养不良，引起毛发近头皮端毛干变细，颜色变浅，是斑秃最有的特征性改变。短毳毛可以作为斑秃治疗显效的重要指标。

2. **组织病理** 早期活动期斑秃表现为围绕毛囊的毛球周淋巴细胞炎性浸润，炎症细胞可侵入毛囊壁，毛囊水肿和细胞坏死。毛发已脱落的毛囊中可有新生的毳毛，新生的毳毛缺乏色素。晚期病变表现为毛囊体积变小、数目减少，毛球及毛乳头缩小。

3. **实验室检查** 如果对诊断有怀疑或需要排除其他疾病，可以做相应检查，如真菌直接镜检或培养、梅毒筛查、自身抗体和甲状腺功能等检查。

4. **需要鉴别的疾病**

(1)休止期脱发：休止期脱发是一种大量休止期毛发同步脱落为特征的非瘢痕性脱发疾病，是由于毛囊周期的异常转化，7%~35%本应该处于生长期的毛囊进入休止期导致头发过早脱落。弥漫性休止期脱发的常见病因有手术创伤、药物、饮食失调及绝食、精神压力、甲状腺疾病、严重缺铁性贫血、肠病性肢端皮炎、营养不良、甲状腺功能亢进和甲状腺功能减退、恶性疾病导致的低蛋白血症、必需脂肪酸缺乏、长期胃肠外营养、肝病和慢性肾功能衰竭等。此外，系统性红斑狼疮、药物、二期梅毒和皮肌炎也可以引起休止期脱发。常于诱发因素发生后2~3个月出现，病程持续4~6个月。休止期脱发临床上表现为短暂或慢性弥漫性脱发，毛发牵拉试验可为阳性，但拉出的头发根部为正常的杵状，显微镜显示脱落的毛发呈正常终毛，而无斑秃"感叹号"状发。如果脱发量大，会出现头发密度弥漫性明显降低，但一般不会出现全秃。休止期脱发皮肤镜表现为毳毛生长、毛根呈休止期杵状发改变、终毛毛干直径均匀。

(2)拔毛癖：脱发区表现为边缘不整齐、形状不规则和中间残留长度不等的断发，毛发牵拉试验阴性。皮肤镜检查常无"感叹号"状发。

(3)头癣:单发或多发头部鳞屑性脱发斑是发外型头癣常见表现,随病情进展脱发斑呈离心性扩大。发内型头癣脱发区域的毛发远端在头皮表面折断形成黑点。真菌镜检和培养阳性可帮助诊断。

(4)梅毒性脱发:脱发区边缘常不规则,呈虫蚀状。梅毒血清试验阳性,常有梅毒的其他临床表现。

(5)牵拉性脱发:毛囊持续受到牵拉可以导致牵拉性脱发,常见于头发编扎过紧的马尾辫导致。

(6)瘢痕性脱发:瘢痕性脱发是多种原因导致头皮瘢痕形成,毛囊永久性破坏消失,毛发不再生长。机械性外伤、电击伤、烧伤、冻伤和电离辐射等物理因素可导致瘢痕性脱发。强酸、强碱或腐蚀性化学物质等化学因素也可导致局部头皮毛囊受损导致瘢痕性脱发。头部盘状红斑狼疮、扁平苔藓、局限性硬皮病、瘢痕性类天疱疮和局限性硬皮病也可累及毛囊导致瘢痕性脱发。头部基底细胞癌、鳞状细胞癌、淋巴瘤、皮肤附属器肿瘤及转移性肿瘤均可破坏毛囊,导致瘢痕性脱发。

(7)其他:外胚层发育不良、毛囊性鱼鳞病-脱发-畏光综合征等遗传性疾病也可导致斑秃,且发病年龄早,可伴出汗异常、皮损和牙齿发育异常等表现,基因测序可协助诊断。

【治疗】

轻度斑秃可观察或给予外用药物治疗,中、重度斑秃可给予系统药物治疗。斑秃发病年龄越早、病情越重,越难恢复,且容易复发。由斑秃导致心理行为异常的患者,需同时进行心理咨询或药物治疗。

1. **局部治疗** 局部治疗是通过改善和抑制毛囊免疫炎症和促进头皮血液循环而达到治疗作用。

(1)糖皮质激素:外用强效糖皮质激素常用于治疗斑秃,尤其糖皮质激素局部封包可增加外用糖皮质激素的吸收,减轻毛囊周围炎症、抑制免疫反应和促进毛发的再生。一般使用外用糖皮质激素3个月评估疗效。斑秃皮损内糖皮质激素注射也用于斑秃的治疗,例如运用曲安奈德头皮内注射。该病外用糖皮质激素治疗周期长,需警惕糖皮质激素导致的毛囊炎、毛细血管扩张和局部皮肤萎缩等副作用。

(2)米诺地尔:米诺地尔能选择性作用于钾离子通道,开放细胞膜钾离子通道,促进钾离子外流,细胞膜超极化,膜兴奋性降低,具有舒张血管平滑肌的作用,促进毛囊周围局部血液循环,刺激毛囊上皮细胞增殖与分化、延长毛发生长周期和促进毳毛向终毛分化,同时也能抑制毛囊周围T淋巴细胞浸润。该药已被美国FDA正式批准用于治疗各种类型脱发。该药疗效与浓度相关,局部外用5%米诺地尔疗效优于2%米诺地尔,但需要注意高浓度或者长期应用米诺地尔导致面、颈部多毛的副作用。

(3)其他外用药:钙调磷酸酶抑制剂、10%辣椒酊、地恩酚和维A酸类等药物对斑秃有一定疗效。

(4)局部免疫疗法:局部免疫疗法常用的局部免疫致敏剂为二苯环丙烯酮,其治疗斑秃的机制为打破或重建局部免疫反应的平衡,促进毛囊周围淋巴细胞凋亡和毛球部CD4/CD8淋巴细胞比例平衡,同时使毛囊周期信号转导通路改变,使得毛囊得以再次进入生长周期。

2. **系统治疗**

(1)糖皮质激素:系统使用糖皮质激素对常规治疗无效的普秃、全秃或进展迅速的斑秃疗效明确。建议待病情好转后给予口服糖皮质激素逐渐减量停药,口服糖皮质激素可与局部外用糖皮质激素和米诺地尔联合运用增加疗效和缩短疗程。系统使用糖皮质激素需注意糖皮质激素导致的低钾血症、血糖升高、骨质疏松、消化道溃疡和影响生长发育等副作用。

(2)其他口服药物:复方甘草酸苷和白芍总苷胶囊为双向免疫调节剂,对治疗斑秃有一定疗效,其中复方甘草酸苷片是以甘草酸苷、甘草酸单铵盐、甘氨酸和蛋白胺酸为主要成分的复方制剂,具有抗炎和调节免疫的作用,可以调节T细胞和NK细胞的活化,纠正Th1/Th2平衡失调等作用而达到治疗目的。此外,口服补充胱氨酸、复合维生素B和锌等微量元素对斑秃有一定的辅助治疗作用。对于难治性重度斑秃,还可选环孢素、柳氮磺吡啶、甲氨蝶呤和硫唑嘌呤等药物治疗。

3. **物理治疗** NB-UVB穿透性强,能到达真皮层释放能量,改善毛囊微环境,促进毛囊修复,调节细胞因子和炎症介质平衡而达到治疗斑秃的目的。308准分子光穿透力强,亦能到达真皮层,作用于斑秃部位的毛囊,诱导毛囊周围T淋巴细胞凋亡,下调TNF-γ、TNF-α和IL-8等细胞因子合成而达到治疗斑秃的目的。非剥脱性 1 540 点阵激光具有高能量、穿透深、治疗点分布均匀,其产生的微小热柱使毛囊周围淋巴细胞分散,诱导 T 淋巴细胞凋亡和促进毛发生长而达到治疗目的。此外,剥脱性点阵 CO_2 激光能增加药物透皮吸收使外用药能达到更好疗效。

4. 心理治疗　斑秃的毛发脱落对患者外貌美观有严重影响,容易导致患者精神心理问题,比如焦虑、抑郁、自卑和社会交往障碍。在临床治疗斑秃时还需要心理学医生的心理疏导,必要时加用抗抑郁药。

二、萎缩纹

【概述】

萎缩纹(Striae Atrophicae)又叫膨胀纹,是一种美容相关性皮肤病。萎缩纹分红纹和白纹两种类型。该病无自觉症状,好发于腹部、乳房、上臂内侧、髋部、腰部、臀部和股部。青春期和肥胖人群常见,体重指数在 27~51kg/m² 的肥胖人群萎缩纹发病率为 43%。

【病因与发病机制】

萎缩纹的发病机制尚不完全清楚,皮肤牵拉学说是萎缩纹发生经典理论,身体快速生长超过皮肤延长速度导致皮肤机械性过度牵拉使真皮结缔组织断裂而导致本病。减肥也可导致萎缩纹,肥胖时脂肪沉积使皮肤扩张,减肥后,扩张的皮肤萎缩从而出现萎缩纹。库欣病和长期服用糖皮质激素可能抑制成纤维细胞的功能,并可能促进弹性纤维蛋白分解而促使萎缩纹的发生。激素改变学说是萎缩纹发生的另一理论,有研究显示萎缩纹患者尿中 17- 酮类固醇排泄量增加,皮损中雌激素、雄激素和糖皮质激素受体水平均升高,推测激素异常和皮损处激素受体活性增加使细胞外基质发生改变导致萎缩纹;此外,松弛素降低也与本病发生有关,松弛素水平降低导致结缔组织弹性降低,弹性纤维断裂而发生萎缩纹。

【症状】

萎缩纹常好发于腹部、乳房、股部和臀部等部位,腰部、小腿、上臂内侧和髋部也可以发病。萎缩纹表现为沿皮纹走向的线状或条索状皮损,常多发,对称分布,边界清楚,分早期红纹及晚期白纹,最初常表现为淡红或紫红微隆起的条纹,称为红纹,后期逐渐转为苍白色,皮损稍微凹陷,柔软,表

面平滑而有细微皱纹,称为白纹(文末彩图 7-2-2)。白纹会终身持续存在,随着年龄的增长,皮肤变薄且进一步失去弹性,白纹可能变得更为明显。该病皮损无自觉症状。以下分别介绍常见的两种萎缩纹:

1. 青春期萎缩纹　青春期萎缩纹在女性和男性均可发病,女性发病率高于男性。国外统计资料显示 10~16 岁女性发病率约 70%,12~20 岁男性发病率为 40%。男性大多出现在大腿内外侧及腰部,女性则主要发生在下腹部、大腿、臀部、乳房等处。青春期萎缩纹常在长出阴毛后短期内出现。

2. 库欣综合征或外用糖皮质激素所致萎缩纹　库欣综合征患者萎缩纹的条纹特别明显,且分布广泛,除上述青春期萎缩纹分布的部位外,还可累及面部等其他部位。长期外用糖皮质激素导致的局部萎缩纹常发生在间擦部位,以股部内侧面和腹股沟部最常见,是由于该部位多汗潮湿,促进了外用糖皮质激素吸收所致。

【诊断思路】

根据边界清楚、对称分布沿皮纹走向的线状或条索状皮损,诊断萎缩纹很容易。

1. 组织病理　早期皮损表皮正常,真皮血管扩张,血管周围淋巴细胞浸润。晚期表皮萎缩变薄,表皮突变平,真皮变薄、真皮上部胶原纤维减少,胶原束变细,胶原纤维变性,真皮网状层弹性纤维减少,卷曲或呈块状,皮肤附属器减少甚至消失。

2. 需要鉴别诊断的疾病

(1)线状局限性弹性组织变性:该病表现为多发性隆起线状条带,呈淡黄色,常水平分布于腰部。病理组织显示聚集或碎片状弹性纤维。

(2)皮肤松垂:皮肤松垂是边界清楚、萎缩状、凹陷、有皱纹、松弛或袋状突出物疾病,该病没有萎缩纹所特有的线状萎缩条纹。

【治疗】

该病无症状,一般不需要接受治疗,应尽可能找到发病原因,针对病因进行治疗或者避免导致该病的原因。目前可以选择外用药物、激光和射频等治疗。在临床上常采用局部外用药联合物理治疗的治疗模式。

1. 局部药物治疗　外用药可用阿达帕林和他扎罗汀等维 A 酸类药物,目前研究显示外用维 A 酸类药物可改善早期皮损,机制可能为该药能增加成纤维细胞合成胶原。外用维 A 酸类药物

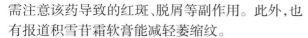

需注意该药导致的红斑、脱屑等副作用。此外,也有报道积雪苷霜软膏能减轻萎缩纹。

2. **物理治疗**

(1)脉冲染料激光:脉冲染料激光作用的靶标是血红蛋白,其可以选择性作用于早期萎缩纹扩张的血管,同时增加成纤维细胞合成胶原纤维及弹力纤维。

(2)点阵激光:点阵激光能促进表皮厚度增加,促进胶原和弹力纤维合成。点阵激光分为非剥脱性如 1 540nm 铒玻璃激光、1 550nm 掺铒光纤激光及剥脱性如 2 790nm Er:YSSG 激光、10 600nm CO$_2$ 激光、2 940nm Er:YAG 激光。剥脱性点阵激光和非剥脱性点阵激光均可改善萎缩纹,且剥脱性点阵激光的临床疗效比非剥脱性点阵激光更为显著。但剥脱性点阵激光治疗恢复期更长,发生如红斑、感染、炎症后色素沉着及瘢痕可能高。所以临床上常选择非剥脱性点阵激光治疗,以最大限度地降低并发症。

(3)308nm 准分子光:308nm 准分子光对晚期色素减退白纹有一定疗效,经 308nm 准分子光治疗白纹患者皮损色素可能增加。

(4)1 064nm Nd:YAG 激光:1 064nm Nd:YAG 激光亦可用于红纹的血管扩张,同时可诱导胶原合成。

(5)强脉冲光:强脉冲光(IPL)的宽频谱模式可促进Ⅰ型和Ⅲ型前胶原合成,促进胶原和弹力纤维组织重塑。

(6)射频治疗:射频治疗常不引起表皮损伤,其通过偶联方式将电流传送至皮肤产生热能促进到胶原合成而促进组织重塑,患者对该治疗耐受和依从性良好。

3. **化学剥脱术** 外用化学剥脱剂如乙醇酸、羟乙酸等能促进胶原合成、胶原纤维和弹力纤维重塑及黏多糖沉积而改善萎缩纹。需要注意化学剥脱术可能导致红斑、鳞屑及炎症后色素沉着等副作用,特别是使用高浓度的化学剥脱剂时应谨慎。

4. **微晶磨皮术** 微晶磨皮术是利用氧化铝晶体机械性损伤启动表皮再生,刺激真皮成分重建达到治疗目的。

三、脂溢性皮炎

【概述】

脂溢性皮炎(seborrheic dermatitis)是一种好发于头面、躯干等皮脂腺丰富部位的慢性鳞屑性炎症性皮肤病,常为慢性病程,反复发作,伴有不同程度的瘙痒。青春期为脂溢性皮炎发病高峰年龄,该病在人群中的发病率为 2%~4%。

【病因与发病机制】

本病病因和发病机制尚不完全清楚。脂溢性皮炎的发病可能与皮脂溢出、微生物过度繁殖、免疫反应、性激素水平、气候及药物等因素有关。目前研究发现皮脂过多分泌是诱发脂溢皮炎的重要原因。皮脂腺过多分泌为马拉色菌属真菌生长创造有利环境,导致马拉色菌属过度繁殖,马拉色菌过度繁殖产生大量脂肪酶和磷酸酯酶使皮脂中甘油三酯裂解为游离脂肪酸,游离脂肪酸作为炎症刺激物引起炎症反应,此外脂肪酶和磷酸酯酶破坏细胞,使细胞壁破坏而释放油酸和花生四烯酸,油酸穿过表皮屏障引发非特异性炎症反应,花生四烯酸进一步被环氧合酶代谢为促炎症物质类花生酸。也有研究报道皮脂组成中胆固醇、甘油三酯增加而角鲨烯、游离脂肪酸减少导致该病的发生。另有研究显示某些特定的马拉色菌种如卵状糠秕孢子菌与本病的发生密切有关。有研究显示脂溢性皮炎患者皮损处 CD4$^+$/CD8$^+$ 比例降低、B 细胞数降低及自然杀伤细胞数目增加,提示细胞免疫在脂溢性皮炎的发病有一定作用。另外,研究显示氧化应激和氧自由基的过度产生引起细胞膜脂质过氧化在脂溢性皮炎的发病中也起一定作用。

【症状】

脂溢性皮炎好发于头皮、眉部、鼻及两旁、耳后、颈、前胸及上背部肩胛间区、腋窝、腹股沟、脐窝等皮脂腺分布丰富部位。皮损常初发于头皮,为大小不等的黄红色斑片或斑块,边界清楚,上覆油腻性鳞屑或结痂。由于病变发生部位不同,临床表现略有差别,以下介绍几种不同部位脂溢性皮炎的临床表现:

1. **头皮脂溢性皮炎** 头皮皮损分为鳞屑型和结痂型两型。鳞屑型初为小片状灰白色糠秕状鳞屑,逐渐蔓延,可能累及整个头皮形成油腻性鳞屑,其下皮肤为淡红色斑疹或斑片。结痂型表现为头皮上黏着油腻性黄色痂,伴有渗液,甚至有臭味。

2. **面部脂溢性皮炎** 面部皮损通常由头皮皮损蔓延而来。以前额、鼻唇沟皮损为重,为黄红色、油腻性鳞屑性斑片。眉部表现为弥漫性红斑、覆以白色鳞屑,或黄色油腻性厚痂。鼻唇沟及鼻翼多表现为黄红色油腻性斑片。

3. 耳部脂溢性皮炎　可累及耳郭、外耳道和耳后皱襞,通常表现为红斑、糜烂,严重者覆以黄色痂和皲裂。

4. 躯干部脂溢性皮炎　躯干皮损好发于胸前和肩胛之间,最初为小的红褐色斑疹伴油腻性鳞屑,以后融合成圆形、椭圆形或不规则黄红色或淡红色油腻性斑片或斑块,有时可见斑片中央消退而周边形成环状或多环状损害。皮损也可以与玫瑰糠疹相似,表现为 5~15mm 椭圆形鳞屑皮损。此外,皮损还可以表现为与银屑病相似的圆形红色斑块,上覆较厚鳞屑。

5. 皱襞处脂溢性皮炎　乳房下部、腋窝和腹股沟等处常表现为黄红色斑片,可伴糜烂,边缘可以呈环形。

【诊断思路】

根据皮脂腺丰富区表现为油腻性鳞屑性黄红色斑片或者斑块,诊断多无困难。如果诊断不确定,可以行皮肤活检确诊。

1. 组织病理

(1)急性及亚急性脂溢性皮炎表现为表皮局灶角化不全,轻度至中度海绵水肿,银屑病样棘层肥厚,毛囊口角化不全,可见角栓。毛囊口顶端有中性粒细胞浸润的鳞屑痂。真皮层血管周围有稀疏的淋巴细胞或组织细胞浸润。

(2)慢性脂溢性皮炎除上述变化外有明显毛细血管扩张。慢性脂溢性皮炎的组织学特征可能难以与银屑病鉴别,但脂溢性皮炎存在轻微海绵水肿有助于鉴别。

2. 需要鉴别诊断的疾病

(1)头部银屑病:皮损表现为表面附有多层白色云母状鳞屑性斑块,局部鳞屑往往将头发缩紧呈束状或毛笔状,白色鳞屑与头皮结合紧密,刮除鳞屑有薄膜现象及点状出血,其他部位有银屑病皮损。

(2)玫瑰糠疹:玫瑰糠疹常突然起病,好发于躯干和四肢近端,通常不累及头部。一般先有前驱母斑,皮损常表现为小片椭圆形、细小鳞屑性斑片,皮损长轴大多沿皮纹分布。在几周内皮损常能自行消退。

(3)特应性皮炎:特应性皮炎的皮损为多形性,常有红斑、丘疱、丘疱疹、糜烂、渗液和结痂,好发部位常在关节屈侧,瘙痒剧烈,无油腻性鳞屑,

境界不清。

(4)体癣:体癣典型皮损为中央痊愈而向周边扩展的环状鳞屑性斑丘疹,不伴油腻性鳞屑和痂。真菌镜检和培养有助于诊断。

【治疗】

脂溢性皮炎是一种慢性疾病,通常需重复治疗或症状缓解后维持治疗。外用药物包括抗真菌药和局部抗炎药。对于外用药物治疗未充分控制的中至重度脂溢性皮炎患者,可以采用系统药物治疗。

1. 一般治疗　规律生活、限制多糖及多脂饮食,多食蔬菜水果。忌吃辛辣刺激性食物,少用热水和碱性肥皂洗浴用品洗头。避免搔抓。

2. 外用药　外用药物以去脂、抗炎、杀真菌和止痒为主。抗真菌药及糖皮质激素是治疗脂溢性皮炎的第一线外用药物。可以单独或联合用药。

(1)外用抗真菌药:抗真菌药物是治疗脂溢性皮炎重要的治疗方法。轻、中度脂溢性皮炎一般首选外用抗真菌药。外用抗真菌药能减少受累皮损中马拉色菌且具有抗炎作用,能有效治疗头皮和面部脂溢性皮炎。

(2)外用抗炎药:外用糖皮质激素可减轻炎症和瘙痒,剂型包括洗发剂、溶液、乳膏等。外用钙调磷酸酶抑制剂也具有抗炎特性,疗效尚佳,不良反应低,复发率较低,且没有长期外用皮质类固醇的不良反应,可作为外用糖皮质激素的替代药物。

(3)其他外用药物:二硫化硒是一种具有抗真菌作用的重金属盐,2.5% 二硫化硒洗发水对患者皮损有较良好的疗效。需要注意二硫化硒洗发水有导致瘙痒、烧灼感以及头发变色等副作用。

(4)不同部位选用不同药物和制剂:对于存在弥漫性细小脱屑而无炎症的轻度头皮脂溢性皮炎患者,建议使用抗真菌洗发水治疗,常用抗真菌洗发水包括含 2% 酮康唑或 2.5% 二硫化硒的洗发水,洗发水应停留在头皮 5~10 分钟以上再冲洗。症状缓解后再每周使用 1~2 次洗发水有助于预防复发。抗真菌洗发水可能引起轻微不良反应,如红斑或烧灼感。由于马拉色菌可能会对唑类等抗真菌药耐药,所以可以每数周换用不同的抗真菌洗发水。对于中至重度头皮脂溢性皮炎患者,可以使用抗真菌洗发水联合强效外用糖皮质激素,外用糖皮质激素一般持续治疗 2~4 周。对于面部脂溢性皮炎患者,可以外用低效能糖皮质

激素乳膏或外用抗真菌药,也可以选择外用钙调磷酸酶抑制剂代替外用糖皮质激素。对于躯干和间擦部位脂溢性皮炎,可以选择外用抗真菌药和/或外用糖皮质激素乳膏。间擦部位脂溢性皮炎应选择外用低效能糖皮质激素乳膏,胸部或上背部脂溢性皮炎可外用中等效能糖皮质激素乳膏。

3. 系统用药 瘙痒剧烈时可口服具有镇静作用的第一代抗组胺药物或第二代抗组胺药。对于累及多个身体部位的脂溢性皮炎和外用药物治疗未充分控制病情的中重度顽固性脂溢性皮炎可以口服抗真菌药如伊曲康唑、酮康唑、氟康唑和特比萘芬等抗真菌药物治疗。

四、毛囊炎

【概述】

毛囊炎(folliculitis)为与毛囊口一致的红色炎性丘疹、脓疱,深部毛囊炎表现为结节,青春期为毛囊炎高发期。

【病因】

毛囊炎为细菌、真菌、蠕形螨等病原微生物感染导致。

【症状】

1. 细菌性毛囊炎 细菌感染是感染性毛囊炎最常见的病因,金黄色葡萄球菌是细菌性毛囊炎最常见的致病细菌。该病最常出现在头皮和面部,其他常见部位为躯干上部、臀部和腿部,初起为与毛囊口一致的红色炎性丘疹(文末彩图7-2-3),以后迅速发展演变成丘脓疱疹,疱周围有红晕,脓疱干涸或破溃形成黄痂,有的也可进展为深在感染,形成疖和痈等。皮损常孤立散在,触之疼痛。

2. 真菌性毛囊炎 在感染性毛囊炎患者中,真菌是第二位最常被检出的微生物。马拉色菌属、皮肤癣菌均可引起真菌性毛囊炎,其中以马拉色菌属导致的真菌性毛囊炎常见。马拉色菌属是一种正常皮肤菌群中亲脂性酵母菌,定植于表皮角质层和毛囊漏斗,其多种菌种都可引起毛囊炎,其中最常见的致病菌种包括球形马拉色菌、合轴马拉色菌、糠秕马拉色菌以及限制性马拉色菌。在高温、潮湿、多汗、使用抗生素及免疫抑制剂、糖尿病和免疫功能低下等诱发因素下导致马拉色菌在毛囊内过度繁殖,其脂酶分解皮脂产生游离脂肪酸刺激毛囊,堵塞毛囊口,使得皮脂潴留,毛囊扩张破裂,毛囊内容物释放到周围组织产生炎症

反应。马拉色菌可以诱导角质形成细胞产生促炎细胞因子、激活补体和破坏表皮屏障而导致发病。细胞免疫反应也参与马拉色菌毛囊炎的发病,研究发现皮损处 $CD4^+$、$CD8^+$、$CD16^+$、$CD68^+$、NK^+ 细胞数多于正常皮肤。马拉色菌毛囊炎在青年男性多见,好发于上背部、胸部、肩部、前臂,有时在面部、腰部、臀部也可发生,皮损表现为单一形态半球性毛囊性炎性丘疹、丘脓疱疹或脓疱,直径2~4mm,周边有红晕,可挤出脂状物质,常数十个至百个,散在或密集分布,疹间皮肤正常。皮损有不同程度瘙痒、灼热及刺痛感。毛癣菌属、表皮癣菌属以及小孢子菌属也可以导致皮肤癣菌性真菌性毛囊炎。Majocchi肉芽肿是皮肤癣菌毛囊炎的一种临床亚型,为深部毛囊和真皮癣菌感染。

3. 蠕形螨毛囊炎 毛囊蠕形螨属于蛛形纲,是面部蠕形螨毛囊炎的病因。蠕形螨毛囊炎表现为面部炎性丘疹和脓疱。

【诊断思路】

根据与毛囊口一致的红色炎性丘疹、脓疱的临床表现不难做出毛囊炎的诊断。细菌性毛囊炎症一般炎症反应重,皮损周围有红晕,抗生素治疗有效,而马拉色菌属毛囊炎给予抗真菌治疗有效。夹取毛囊内容物直接镜检能帮助鉴别细菌性毛囊炎、真菌或蠕形螨毛囊炎。此外毛囊内容物细菌培养和真菌培养等检查可以帮助诊断。组织病理如发现在扩张的毛囊内或破坏的毛囊周围有圆形或者类圆形孢子、出芽孢子或菌丝,用PAS染色进一步找到圆形酵母菌,可以诊断为马拉色菌毛囊炎。

需要鉴别的疾病:

1. 寻常痤疮 马拉色菌毛囊炎从发病年龄、发生部位及皮损形态都与痤疮极相似,临床上容易误诊,需重视和鉴别。寻常痤疮表现为面部、胸部、肩部或背部开放性和闭合性粉刺、炎症性丘疹、脓疱、结节、囊肿等不同阶段、多种皮损,而马拉色菌毛囊炎皮损常为圆顶状毛囊性丘疹、丘脓疱疹和脓疱,皮损形态较为一致、大小均匀、密集但不融合,缺乏粉刺,抗生素治疗无效。痤疮也可以合并马拉色菌毛囊炎,当有痤疮病史数月或数年,短期数天内皮损数目突然增加,形态较一致、炎症加剧,需要考虑合并马拉松色菌感染。

2. 丘疹脓疱型玫瑰痤疮 丘疹脓疱型玫瑰痤疮表现为面中部红斑与毛细血管扩张的基础上,反复出现痤疮样毛囊性丘疹、脓疱。酒精、辛

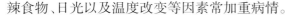

辣食物、日光以及温度改变等因素常加重病情。

3. 须部假性毛囊炎 该病为修剃胡须时,将毛的尖端穿透入毛囊壁内或卷曲于皮内所引起胡须部异物炎症反应,停止剃胡须 4~6 周自行消退。

4. 脂溢性皮炎 脂溢性皮炎表现为橙红色或黄红色斑或斑块,被覆油腻鳞屑或痂,可见渗出、结痂和糜烂。

【治疗】

对于细菌性毛囊炎,可外用抗生素治疗,如莫匹罗星、克林霉素、夫西地酸和红霉素。金黄色葡萄球菌对红霉素的耐药率非常高,临床不建议使用。皮肤广泛受累的患者在接受局部治疗后复发或效果不佳的细菌性毛囊炎患者可以给予口服抗生素治疗,一般给予头孢类或青霉素类抗生素,疗程 7~10 日;对于马拉色菌毛囊炎要避免长期使用抗生素、糖皮质激素以防止促进马拉色菌生长和繁殖。对轻度的马拉色菌毛囊炎,可以采用外用抗真菌药物联合二硫化硒治疗。对皮损广泛、炎症较重的真菌性毛囊炎患者常采用口服抗真菌药治疗,如氟康唑、伊曲康唑或特比萘芬。伊曲康唑是三唑类衍生物,可抑制细胞色素 P450 氧化酶介导的麦角甾醇的合成,具有广谱抗真菌作用,并且具有高度亲脂性和亲角质性。此外,特比萘芬是新一代丙烯胺类抗真菌药,它通过抑制真菌细胞膜中的角鲨烯环氧化酶,使真菌细胞内角鲨烯大量聚集导致真菌细胞壁破裂而死亡,同时导致麦角固醇缺乏使真菌细胞膜形成受阻达到杀菌抑菌的作用。口服抗真菌药要注意药物的肝毒性和胃肠道不适。最近许多皮肤科医生发现光动力治疗生成的单线氧等活性氧,能诱导靶组织发生损伤和坏死,达到杀灭马拉色菌的作用,经过光动力治疗毛囊炎症明显减少和改善,光动力疗法可以作为治疗马拉色菌毛囊炎的另一种替代治疗。另外有研究认为 NB-UVB 能促进毛囊自我修复从而促进皮损恢复,在抗真菌治疗的基础上加用 NB-UVB 可进一步提高对马拉色菌毛囊炎治疗疗效。对蠕形螨毛囊炎的治疗可以外用硫磺,口服甲硝唑等治疗。

五、化脓性汗腺炎

【概述】

化脓性汗腺炎(hidradenitis suppurativa)是一种少见的慢性炎症性皮肤病,为毛囊闭塞性疾病,好发于顶泌汗腺分泌活跃的部位,如腋窝、腹股沟、肛周、会阴和乳房。轻者表现为炎性结节和脓肿,严重时可形成窦道和条索状瘢痕,部分皮损有疼痛且伴恶臭异味,病程反复迁延,顽固难治。该病通常首发于青春期,主要见于肥胖、多汗的青年人,男女比例约为 1:4,女性好发于腋窝,男性好发于腹股沟和肛周。化脓性汗腺炎患者常伴有多种疾病,如肥胖、代谢综合征、炎症性肠病、脊柱关节炎。吸烟、肥胖、高脂血症和糖尿病为化脓性汗腺炎的危险因素。国内外报道化脓性汗腺炎的患病率为 0.2%~4%。

【病因与发病机制】

目前尚未充分阐明化脓性汗腺炎的病因和发病机制,遗传因素、细菌感染、免疫功能异常等多种因素参与了该病的发生。目前大多数学者认为化脓性汗腺炎病变首发于毛囊,毛囊闭塞、毛囊破裂及相关免疫反应性炎症在化脓性汗腺炎的发病起重要作用。毛囊漏斗部角质形成细胞角化过度导致毛囊堵塞,毛囊和皮脂腺向真皮和皮下组织扩张,破裂后导致炎症细胞和巨噬细胞浸润形成炎症性肉芽肿。

30%~40% 化脓性汗腺炎患者有家族史,提示遗传与该病的发病有关,有家族史的患者为常染色体显性遗传,发病早,皮损较为严重,有研究者报道本病与 γ- 分泌酶不同亚单位基因突变有关。此外,有研究者发现 Notch 基因失活与本病发生有关,Notch 信号通路破坏,降低了 MAPK 的活性从而导致炎症的发生。

在化脓性汗腺炎发病的免疫机制中,TLR 介导的信号转导可活化巨噬细胞、树突状细胞等产生 TNF-α、IL-23 等细胞因子募集炎症细胞聚集导致毛囊炎症加重。

在肥胖患者中,皱褶部位摩擦和出汗可以导致化脓性汗腺炎加重。目前研究显示低致病性细菌感染可能是化脓性汗腺炎反复的重要原因。此外,有研究显示吸烟者化脓性汗腺炎的发病率可增加一倍,可能为烟草中尼古丁刺激中性粒细胞的趋化及吸烟可能导致 TNF-α 表达升高导致炎症加重。

【症状】

化脓性汗腺炎主要发生于间擦部位,皮损主要分布在腋窝、腹股沟、大腿内侧、肛周和会阴区域、乳房和乳房下部、臀部、耻骨区、阴囊、外阴,偶尔头皮和耳后区域发病。

化脓性汗腺炎皮损主要表现为炎性结节、脓肿、窦道以及瘢痕。炎性结节是最常见的首发皮损，为位于皮下深部的孤立性疼痛炎性结节，可持续反复数月，结节常进展形成脓肿。窦道是化脓性汗腺炎的典型病变，可持续数月或数年，窦道常间歇性地排出血性、浆液脓性恶臭物。有学者根据皮损的范围及脓肿、窦道、瘢痕的情况将化脓性汗腺炎分为3期，Ⅰ期为单一或多发脓肿，无窦道或者瘢痕，Ⅱ期为一个或更广泛的复发性脓肿，伴窦道和瘢痕，Ⅲ期为整个皮损区域均有多发性互相连接的窦道和脓肿。以下介绍两种常见部位的化脓性汗腺炎：

1. **腋窝化脓性汗腺炎** 初起为一个或多个小的硬性皮下结节，以后陆续成批出现新皮损，排列成条索状，或群集融合成大片斑块。结节表面可无化脓，也有小脓疱，经几周或数月后结节深部化脓，向表面破溃，形成广泛瘘道及较大潜行性不规则溃疡（文末彩图7-2-4）。皮损自觉疼痛及压痛，全身症状轻微。大部分病例为单发，两侧腋窝同时受累者约占20%。

2. **外生殖器、肛周化脓性汗腺炎** 外生殖器、肛周化脓性汗腺炎多与腋窝化脓性汗腺炎同时并发或随后发生，亦可首发。男性多发。皮损初在腹股沟、阴囊、股部或臀部、肛周发生豌豆大小的硬性结节，很快破溃，形成潜行性溃疡，溃疡深部有瘘道互相连接，可向肛门壁穿破而形成肛瘘。女性大阴唇也可发病。

【诊断思路】

根据腋窝、腹股沟、乳房下部发生深部炎性结节、脓肿、窦道和瘢痕等特征性临床表现可诊断。组织病理检查和微生物培养对诊断和排除其他疾病有帮助。

组织病理显示毛囊角化过度、毛囊堵塞、毛囊扩张，毛囊和皮脂腺被破坏形成以中性粒细胞浸润为主的毛囊周围炎或脓肿，波及顶泌汗腺。毛囊间上皮呈银屑病样增生。真皮下部和皮下组织有致密淋巴细胞和中性粒细胞浸润。真皮形成内覆复层鳞状上皮的窦道，伴或不伴异物巨细胞肉芽组织。

需要鉴别的疾病：

1. **细菌性毛囊炎、疖肿** 毛囊炎、疖肿皮损表现为皮肤出现大小不等的炎性丘疹、脓疱，严重时出现硬结、溢脓，但不存在粉刺、持续性窦道等临床表现。抗生素治疗疗效佳。病原学检查可以帮助诊断。

2. **寻常痤疮** 寻常痤疮主要发生在面部、上胸部和背部，而化脓性汗腺炎主要累及腋下、腹股沟、臀部和乳房下部等间擦部位。寻常痤疮的临床表现较化脓性汗腺炎明显轻而局限，而化脓性汗腺炎症反应更深更重。

3. **腹股沟肉芽肿** 腹股沟肉芽肿是肉芽肿荚膜杆菌导致的一种性传播疾病。通常发生于外阴、阴茎、阴囊、龟头、腹股沟或肛周皮肤，病变常表现为伴牛肉红样肉芽组织的溃疡，境界清楚，边缘卷起，表面易出血且有恶臭味，组织压片或皮肤活检组织观察到杜诺凡小体可以帮助诊断。

4. **瘰疬性皮肤结核** 瘰疬性皮肤结核也可以出现脓肿、结节、斑块和萎缩性瘢痕，可以出现"三廓征"，皮损通常局限在几个部位，且不一定发生在顶泌汗腺分布的部位，组织病理及病原学检查可以帮助诊断。

5. **肛瘘** 肛周化脓性汗腺炎需要和肛瘘鉴别。肛瘘是由于肛隐窝感染引起，表现为肛周反复溢脓、疼痛，指诊可触及条索状管道通向肛门，与周围组织分界清楚，范围较局限。

【治疗】

早诊断，早治疗该病是关键，同时注意药物治疗该病疗程要足够长，手术清创或切除的范围和深度都要足够。目前对化脓性汗腺炎的治疗主要有局部外用或口服抗生素、口服维A酸类药物、手术、生物制剂和激光等治疗。

1. **抗菌药物** 抗生素可以局部或全身用药。在外用抗生素方面，可以选择红霉素、克林霉素等，临床研究显示克林霉素对丘疹、脓疱的疗效比较显著，而对深部的结节和脓肿疗效欠佳。外用抗生素疗效较为局限，对炎症较重可口服抗生素，如米诺环素、克林霉素、利福平等药物。

2. **维A酸类药物** 可以根据病情选择外用和口服维A酸治疗，用于治疗化脓性汗腺炎的口服维A酸类药物包括阿维A、异维A酸和阿维A酯，口服该类药物期间需监控药物的副作用。

3. **性激素** 目前已有用抗雄激素药物治疗化脓性汗腺炎的报道。有研究使用环丙孕酮、非那雄胺及螺内酯等抗雄激素药物治疗该病对脓肿和活动性炎症均有不同程度的疗效。

4. **免疫抑制剂和生物制剂** 免疫抑制剂可用于治疗急性炎症期化脓性汗腺炎，有研究报道环孢霉素能缓解该病的症状。另外，有研究报道生物制剂如英夫利昔单抗、依那西普和阿达木单抗三种抗肿瘤坏死因子抗体对治疗重度复发性化脓性汗腺炎具有显著疗效,且没有严重不良反应。但需要注意肿瘤坏死因子拮抗剂可能导致狼疮样综合征、肝病、淋巴瘤、恶性黑色素瘤、血液病和增加感染风险。

5. 糖皮质激素　口服糖皮质激素对治疗化脓性汗腺炎也有一定的疗效,但需要注意停药后的复发,且糖皮质激素的副作用限制了其长期使用,所以口服糖皮质激素一般仅用在突然发病的严重病例。此外皮损内多点注射糖皮质激素也有一定疗效。

6. 物理治疗　目前报道二氧化碳激光、射频、光动力等治疗化脓性汗腺炎有一定疗效。

7. 手术治疗　对于难治性化脓性汗腺炎,外科手术治疗被视为最重要的治疗方法,外科手术治疗能很大程度控制病情的发展、改善预后和提高生活质量。对处于急性期的患者,切开旷置引流术及去顶开窗术是较为有效的治疗措施,有利于缓解痛感。对窦道期的患者如给予系统口服治疗和切开引流术后难以愈合者,应对界限清楚的病灶进行完整切除根治术。对顽固反复复发有较大范围皮损的病例,可手术切除病损处皮肤及皮下组织,并进行植皮。

8. 一般措施　对于肥胖及吸烟患者,应积极进行控制体重和戒烟,局部保持干燥透气,减少皱褶部位机械摩擦。

六、色素痣

【概述】

色素痣(melanocytic nevus)又名黑素细胞痣、细胞痣、痣细胞痣、痣,是痣细胞的良性增生性疾病。色素痣的痣细胞在表皮和/或真皮内簇集呈巢,而正常普通黑素细胞为独立散在均匀分布。几乎每人都有色素痣,通常随年龄增长色素痣数目增加,在青春期增多明显。女性的色素痣比男性更多,白种人的色素痣比有色人种多。

【病因与发病机制】

色素痣的发病机制尚不十分明确。先天性色素痣可以认为是一种皮肤错构瘤,为黑素细胞在由神经嵴到表皮的移动过程中出现异常,导致良性黑素细胞克隆性增殖,局部聚集而成。有大量色素痣的人通常存在家族倾向,目前已发现干扰素调控因子 4 基因和端粒酶逆转录酶基因的多态性与痣的数量和形态有关。高强度日光暴露对色素痣形成有一定影响。另外,色素痣的形成也与皮肤类型有关,白色人种色素痣的数量多于非洲、亚洲或美国印第安人。

【症状】

色素痣基本皮损常表现为直径<6mm 的斑疹、丘疹、结节,圆形或卵圆形,表面均匀对称、色泽均匀、界限清楚和边缘规则。数目多少不等,有些皮损可有一根至数根短而粗的黑毛。由于痣细胞的色素含量不同,临床上可呈棕色、褐色、蓝黑色、黑色、淡黄色或可呈正常肤色。

根据痣细胞在皮肤的位置不同,可将色素痣分为交界痣、混合痣和皮内痣三种。交界痣的黑素细胞巢位于表皮真皮交界处,皮损常在出生时即有,或出生后不久发生,皮损较小,平滑、无毛、扁平或略高出皮面,淡褐色至深褐色斑疹。交界痣可转为混合痣或皮内痣。混合痣的黑素细胞巢位于表皮真皮交界处和真皮内,表现为色素沉着性丘疹,表面光滑呈圆顶状或乳头状,颜色从黄褐色至深棕色不等。皮内痣的黑素细胞巢位于真皮内,皮损呈半球状隆起丘疹或结节,质地软,直径可达数毫米至数厘米,颜色呈肤色至黄褐色。

色素痣可分为先天性或获得性。先天性色素痣为出生时或出生后几个月内即存在,开始为扁平、色素均匀斑或斑片,孤立存在,颜色从棕褐色到黑色不等,边界往往不规则,之后可以逐渐隆起,表面呈鹅卵石状、疣状或脑回状,色素可以加深或变浅(文末彩图 7-2-5)。许多先天性色素痣具有密度增加的黑色粗终毛。对于大型或巨型先天性色素痣患者,发生黑素瘤的终身风险估计为 2%~5%。获得性色素痣可分为普通型和非典型两类,还有其他几种变异型,包括晕痣、蓝痣及斯皮茨痣。普通获得性色素痣于出生后 6 个月之后开始出现,儿童期和青春期痣的数量增加,20 多岁时达到高峰,在青春期早期的 3~4 年,痣数量的平均净增长为 40%~60%,色素痣开始时多为小而平的交界痣,部分以后可发展为混合痣或皮内痣。晕痣、蓝痣及 Spitz 均为获得性色素痣的变异型。晕痣的周围包绕一圆形或卵圆形、对称的脱色素晕。蓝痣是真皮内产黑色素活跃的树突状黑素细胞的良性增生,常发生于青春期,好发部位为头颈部、四肢远端、背侧和骶部。普通蓝痣常表现为孤立、均匀的蓝色至蓝黑色圆顶状丘疹。细胞型蓝痣常表现为较大且隆起程度更高的结节或斑块，表面光滑或轻度不规则。斯皮茨痣经常在儿童期出现，皮损常在初期快速增长，表现为均匀粉色、黄褐色或红棕色的圆顶状丘疹或结节，边界清楚，表面可呈光滑或呈疣状，组织病理检查与黑素瘤具有相似性。

色素痣如突然快速增大、破溃或出血、边缘出现卫星灶、局部伴有灼热或刺痛时，应警惕恶化为黑素瘤的可能。

【诊断思路】

本病的诊断主要根据临床表现，皮肤出现数目不等的斑疹、丘疹或结节，棕色、褐色、蓝黑色、黑色等，境界清楚，诊断不难。可借助皮肤镜帮助诊断，必要时行组织病理检查。本病需与黑素瘤进行鉴别，存在以下情况需密切观察或尽早皮肤活检：色素痣位于手掌或足底，呈斑驳色素沉着或直径大于 6mm；起源于甲母质，呈单发的深色不规则条带或条带宽度大于 3mm；色素痣显著不对称，呈边界不规则和 / 或颜色不均匀、快速生长；直径大于 1cm、不对称、出现溃疡的斯皮茨痣。

1. 组织病理

（1）组织病理显示色素痣由痣细胞构成，其排列常呈丛状或巢状，按细胞成熟演变过程分为以下几种细胞类型：①透明痣细胞，似正常黑素细胞或略大，圆形或卵圆形，胞质透明，核仁清楚，一般位于真皮表皮交界处；②上皮样痣细胞，形态似上皮样细胞，胞体较大，椭圆形或立方形，细胞内含较多黑素，常位于真皮上部，偶见于毛囊或小汗腺导管壁内，有不等量黑素；③淋巴细胞样痣细胞，较小似淋巴细胞，卵圆形，核小而深染，细胞内可含少量黑素，位于真皮中部；④纤维样痣细胞，形态似纤维样，呈长梭形，常排列成索状或细条状，极少细胞含有黑素，位于真皮深层。

（2）交界痣的痣细胞位于真皮表皮交界处，有痣细胞巢，表皮基本正常，有时痣细胞巢位于表皮下，但仍与表皮相连，称为"滴落"现象，除外伤和恶变外，无炎症细胞浸润；混合痣的表皮和真皮内均匀出现明显增生的黑素细胞，成巢分布；皮内痣的痣细胞呈巢状或条索状，位于真皮不同深度，真皮上部的痣细胞巢内细胞含中等量黑素，真皮中部的痣细胞，分散排列，部分细胞含少量黑素，真皮下部痣细胞常呈束状排列并嵌入周围疏松的胶原纤维内。晕痣组织病理显示为混合痣，少数为皮内痣，典型表现为色素痣周围淋巴细胞

浸润，周围表皮黑素细胞缺失及表皮内缺乏色素颗粒。普通蓝痣以树突状或双极性黑素细胞增生为主，细胞性蓝痣以椭圆形黑素细胞增生为主。斯皮茨痣以混合痣为主，也可表现为交界痣或皮内痣，组织病理显示痣细胞由不同比例上皮样细胞和梭形细胞构成，丰富，核仁明显，核分裂象少见，成巢分布，随位置加深而细胞体积变小。

2. 皮肤镜特征 先天性色素痣常见的皮肤镜模式有网状、网状 - 球状结构、均质型以及混合型。与获得性色素痣相比，先天性色素痣具有毛囊周围色素减退、皮沟色素沉着以及毛囊结构突出、靶形小球、局灶色素减退、网状增厚和血管靶形网状结构等特点。获得性色素痣常见皮肤镜模式为网状模式、球状模式、均质模式，网状模式皮损内大部分为蜂房样色素网格，球状模式皮损由大小不一、圆形或椭圆形的球状结构构成，均质模式皮损内为弥漫均匀无结构颜色。蓝痣为边界清楚，呈均质模式，边缘色素逐渐变淡。晕痣中央的色素痣表现为球状或均质模式，其周边为色素减退晕。星爆状模式是斯皮茨痣的典型特征，表现为皮损边缘有放射状分布的色素性条纹、小点和小球，斯皮茨痣还可表现为粉红均质模式、球状模式、均质模式、网状模式和不典型模式，其中粉红均质模式是儿童斯皮茨痣的常见特点。

3. 鉴别诊断

（1）儿童期交界痣需与雀斑、太阳黑子鉴别，交界痣可随年龄增长逐渐高起，黑子一般持续不变。混合痣和皮内痣需与脂溢性角化病、色素性基底细胞癌、皮肤纤维瘤和神经纤维瘤等鉴别。

（2）色素痣需与恶性黑色素瘤鉴别，恶性黑色素瘤皮肤镜表现为不典型色素网，可出现黑色、棕色或灰色增粗及分支状线段，皮损边缘有粗细不等的线状条纹结构，包括放射状线条和伪足，不规则点状、球状、形状各异的圆形至椭圆形结构，分布不均匀，还可见不规则污斑。黑色素瘤的血管征象为点状或发夹状不规则血管。对临床高度怀疑为恶性黑色素瘤的皮损应尽早做皮肤活检组织病理检查。

【治疗】

多数色素痣终身保持良性，可定期观察，除美容需要外，一般无需治疗，发生在掌、跖、腰、腋窝和腹股沟等易摩擦部位的色素痣应密切观察，特别对一些边缘不规则、颜色不均匀的色素痣更应该注意，一旦发现迅速扩大、溃破和出血时应及时

切除。皮损较小且较浅者，可采用二氧化碳激光治疗，激光治疗色素痣过浅可因痣细胞残留复发，过深则可能遗留瘢痕。较大型先天性色素痣影响美观及导致心理障碍，以及有恶变可能，可以给予早期手术切除，经典的手术方法是采用分次手术切除，通过多次小范围切除避免了植皮导致的供区瘢痕形成以及皮瓣坏死。大型先天性色素痣除受累皮肤面积大，还可能累及脂肪、筋膜、肌肉这些深部结构，即使彻底切除皮肤大型先天性色素痣也无法完全避免未来发生如中枢神经系统或腹膜后黑素瘤的风险。对于没有切除的大型先天性色素痣患者，除定期接受皮肤检查外，还应定期进行全身检查，如行头颅和脊柱增强 CT 或 MRI 检查。

七、文身

【概述】

文身（tattoo）是利用针具或其他工具将不可溶颜料刺入真皮，由于组织细胞不能吞噬移除这些不溶性微粒，而使其永远驻留在真皮形成各种永久性图案和文字，以作装饰、标记。在我国绝大多数文身者为青少年，他们多因好奇、赶时髦、一时冲动和寻找刺激而文身。

文身染料中的着色成分含有无机金属盐、不同类型有机分子和有机染料，随着时代不同，染料的成分发生了改变，目前含汞、镉和钴等金属盐的颜料更常见。部分市售文身染料含偶氮染料、芳香胺和多环芳烃等多环化合物，这些物质有致癌可能。目前，文身产品检测领域空白，检测机构少，缺失标准，检测费用高，没有成熟的监管体制，所以文身染料质量和安全性是需要重视的问题。

文身步骤首先是聚维酮碘溶液消毒皮肤，然后在皮肤上手绘或用喷涂机绘制文身图案，在一次性杯中倒入染料，将针具浸入染料中，将浸有染料的针具刺入皮肤，刺入深度为 1~4mm 不等，需要反复针刺，使文身颜料渗入真皮。

【症状】

文身后除皮肤出现颜色变化外，一般无症状。仅少数出现感染、过敏和瘢痕等并发症。文身可能发生以下并发症：

1. 局部感染和全身感染　人体是皮肤的第一道防线，当颜料刺入皮肤后，破坏了皮肤的防御屏障，可能会导致局部皮肤感染，致病菌可以为金黄色葡萄球菌，也可以为非结核分枝杆菌。当文身部位出现红色丘疹、脓疱、红肿及疼痛时需警惕局部皮肤感染可能。感染常见原因是使用了未灭菌的水稀释染料或不严格消毒。文身并发的全身性感染比局部感染少见，全身感染常发生在没有遵守文身术后预防感染措施的人群，某些机构反复使用未经消毒器械或器械灭菌不严格时也可以导致全身感染。为了预防和避免感染，在文身前应严格消毒皮肤，定期清洗设备和器械，文身时应遵守无菌操作，注意手卫生和使用一次性手套，每次文身使用新针头、无菌染料和消毒杯子，稀释文身染料应使用无菌水稀释，避免使用自来水、瓶装水、过滤水等未灭菌的水。

2. 皮肤炎症反应　文身颜料所致炎症反应是不良反应之一，与文身颜料使用的金属盐等有关。文身刺入的化学物质在局部可导致炎症反应，最常见的炎症反应皮疹类型为扁平苔藓样变，此外还包括肉芽肿、假性淋巴瘤样炎症反应。

3. 其他　瘢痕体质的文身者可能出现局部瘢痕。文身染料中的镉及化合物、硫酸钴和其他可溶性钴盐、偶氮染料等色素成分在光线照射后的分解物已被国际癌症研究机构归为致癌物，故文身长期不良反应可能发生黑色素瘤、基底细胞癌、鳞癌和淋巴瘤等。文身可以导致自身免疫性疾病，为进入体内的化学物质与自身抗原结合形成新抗原诱发免疫反应，主要表现为血管炎或盘状红斑狼疮。

【治疗】

因文身起装饰作用而不需要处理，存在感染时给予局部抗感染或系统使用敏感抗生素。存在炎症反应时给予局部抗炎治疗。在文身人群中，有部分文身者会后悔文身，后悔的常见原因包括文身时年轻冲动、文身已不能反映其生活方式和爱好以及文身效果不好等。

部分后悔文身者有去除文身的要求，可根据文身形状及范围采用激光、脱色剂、电凝术、化学腐蚀法、磨削法、手术切除、表皮削除加刃厚皮片移植术等治疗去除文身。激光去除文身可取得比较好的疗效，是目前推行极广的去除文身的方法，以 Q 开光激光最常使用。颜料的颜色、成分、密度、深度、存留时间和部位可能影响激光去除文身的效果，特别是不同颜色文身对激光治疗的差异较大，黑色文身比彩色文身容易吸收激光能量，产生的爆破更明显，疗效也更好。激光治疗能选择性地破坏靶色素颗粒,对周围组织损伤小,能有效去除文身不留瘢痕,但往往需要重复治疗,治疗周期长,对于深层的色素或者肉芽组织包裹的色素染料颗粒可能去除不干净。对于激光治疗疗效欠佳的较大面积文身,可以分次手术切除,对切除部位给予植皮,此外,也可以采用表皮削除加刃厚皮移植术,这些手术治疗是对激光去除文身的补充和替代治疗。

八、白癜风

【概述】

白癜风(vitiligo)是一种以表皮黑素细胞减少或功能障碍为特征的后天获得性色素脱失性疾病。白斑可局限或融合成大片,白斑边缘皮肤正常或色素加深。该病常在皮肤暴露部位发病。白癜风对人体健康不构成影响,但影响患者的容貌美观,给患者社交、就业和婚姻等带来极大影响,甚至导致心理障碍。我国白癜风发病率为0.1%~2%,无性别及种族差异。任何年龄均可发病,青春期前后较为多见,好发年龄为10~30岁。

【病因与发病机制】

白癜风的病因和发病机制未完全阐明,可能与遗传、自身免疫、氧化应激、黑素细胞自毁和神经精神因素有关。白癜风发病与遗传有一定的关系,调查显示5.1%~17.23%的白癜风患者具有阳性家族史。多项研究也提示人类白细胞抗原位点与白癜风发病有关,包括A2、DR4、DR7、DQ7、DR1、B13、DQW3、CW6和A30。研究发现一些已证实与自身免疫性疾病相关的基因为泛发型白癜风的潜在易感位点,如PTPN22、LPP、IL2RA、UBASH3A、C1QTNF6和编码主要组织相容性复合物MHC Ⅰ及MHC Ⅱ分子的基因。此外,研究发现MITF转录因子基因和 NALP1 基因与白癜风的发病有关。此外,白癜风易感基因还包括过氧化氢酶基因、白癜风相关蛋白-1基因及鸟苷三磷酸环化水解酶Ⅰ基因。

白癜风与多种自身免疫性疾病相关,可伴发桥本甲状腺炎、Graves病、1型糖尿病、斑秃、恶性贫血、类风湿关节炎和银屑病。白癜风存在体液免疫、细胞免疫、细胞因子及其受体功能异常以及自身免疫耐受状态破坏,白癜风患者的血清中存在针对酪氨酸酶相关蛋白-1、酪氨酸酶、酪氨酸羟化酶、糖蛋白100等自身抗体。此外,白癜风患者血清中还存在器官特异性自身抗体,如抗甲状腺球蛋白抗体、抗甲状腺过氧化酶抗体。

研究表明细胞毒性T淋巴细胞可能在白癜风患者黑素细胞破坏中起重要作用,白癜风皮损周围存在较多活化的细胞毒性T淋巴细胞。研究还发现白癜风患者皮损中肿瘤坏死因子-α、干扰素-γ、白细胞介素-10和白细胞介素-17表达增加,提示多种细胞因子参与了白癜风患者中黑素细胞的破坏。此外,有研究显示白癜风患者存在Th17/Treg细胞免疫失衡及白癜风患者$CD_4^+CD_{25}^+$Treg细胞减少导致患者免疫抑制功能下降。

白癜风存在氧化-抗氧化失衡,白癜风患者血浆中存在丙二醛,超氧化物歧化酶,谷胱甘肽过氧化酶等抗氧化酶异常。白癜风异常的氧化-抗氧化失衡导致产生过量氧化应激产物如活性氧自由基,这些应激产物对黑素细胞有直接的毒性作用、导致黑素细胞凋亡和抑制黑素细胞合成酶,同时活性氧自由能使巨噬细胞、自然杀伤细胞和炎性树突状细胞等固有免疫细胞聚集并产生炎症反应。

部分学者认为白癜风是由于表皮黑素细胞功能亢进,促使其过度耗损而发生衰退,也可能是由于黑素细胞在黑素合成过程中5,6-二羟吲哚、多巴等中间产物等过度产生或积聚,正常情况下,黑素细胞自身保护机制能将这些物质清除,一旦这种保护机制障碍或大量物质堆积,会使黑素细胞损伤、凋亡而诱发白癜风。

神经精神因素是白癜风发病或病情加剧的因素之一。神经假说认为位于色素细胞附近的神经末梢可分泌一种对黑素细胞有细胞毒性的神经化学介质。精神创伤或生活压力等紧张因素诱发肾上腺素、去甲肾上腺素、多巴胺等神经递质释放增多,而酪氨酸是黑素和神经递质的前体,由于神经递质合成增加,使酪氨酸消耗增多,则黑素合成被抑制而出现皮肤脱色。

【症状】

白癜风表现为乳白色斑,表面光滑,边界清晰,白斑内毛发通常变白,无自觉症状。皮损可发生于任何年龄及任何部位,但常好发于面部、口周、眼周和肛周等腔口周围、生殖器和手部(文末彩图7-2-6)。白癜风在临床表现上可分为非节段型、节段型、混合型和未定类型。

非节段型白癜风进一步分为散发型、泛发型、面颈型、肢端型和黏膜型等不同亚型。泛发型和肢端型、面颈型白癜风最为常见。泛发型白癜风表现为双侧对称、随机分布于体表多个部位，好发于易受压迫、摩擦和／或创伤的部位。面颈型及肢端型白癜风的色素脱失斑局限于面颈部和／或四肢远端。黏膜型白癜风通常累及口腔和／或生殖器黏膜。

节段型白癜风指沿某一皮肤神经节段分布的单侧不对称白癜风，少数可双侧多节段分布，最常见的是沿三叉神经分布。多节段型白癜风可有多节段受累，可为单侧或双侧。不同节段的皮损可同时发病，也可不同时发病。

混合型：1~2 年内出现节段型与非节段型并存。

未定类型：指单片皮损，就诊时尚不能确定为节段型或非节段型。

根据病情发展，白癜风又可分为进展期和稳定期。在进展期，白斑增多，原有白斑逐渐向正常皮肤移行、扩大，境界模糊不清，容易产生同形反应加重病情。在稳定期，白斑停止发展，境界清楚，边缘色素加深。

【诊断思路】

根据后天出现边界清晰的乳白色斑，白癜风诊断不难。本病一般无自觉症状。少数病例在发病前或同时，以及白斑进展时局部伴有痒感。皮损可在遭受机械压力、日晒、外用药物刺激、搔抓和摩擦时出现白斑扩大或出现新的白斑，即同形反应。本病一般夏季发展较快，冬季减慢或停止进展。

1. **组织病理**　白癜风皮损处表皮黑素细胞和色素颗粒明显减少，镀银染色和电子显微镜显示无黑素细胞或角质形成细胞内不含黑素体，DOPA 反应减弱或阴性。白斑边缘区表皮海绵水肿，可见黑素细胞、角质形成细胞及朗格汉斯细胞异常，可见到大而形状奇特的 DOPA 阳性黑素细胞，胞核固缩、核间隙加宽，粗面内质网高度扩张，部分呈环状，胞质中出现空泡，树突长而充满黑素体。边缘区角质形成细胞变性，空泡形成，粗面内质网扩张，细胞间隙加大，桥粒减少、断裂甚至消失。边缘区朗格汉斯细胞胞体变大、深染、胞突消失，有深切迹，粗面内质网扩张。真皮可见淋巴细胞、组织细胞及噬黑素细胞。

2. **黑光灯检查**　黑光灯可帮助诊断白癜风，黑光灯显示皮损颜色呈蓝白色荧光，边界清，黑光灯下如皮损面积大于目测面积，提示为进展期，如皮损面积≤目测面积，提示为稳定期。

3. **皮肤镜检查**　皮损区域颜色变浅、变白，呈灰白、乳白或瓷白色，毛囊周围色素残留。毛囊周围色素残留是白癜风进展期特异性表现，对白癜风的早期诊断和鉴别诊断具有重要意义。皮损区域可见点状、线状或网状毛细血管扩张。

4. **激光共聚焦显微镜**　白癜风进展期白斑区部分区域可见色素完全缺失，部分区域可见残存色素环，残存的色素环结构欠完整，且色素含量降低，交界处限模糊，白斑周边正常皮肤可见部分色素环失去完整性，折光变弱，表真皮交界真皮乳头有高折光性炎症细胞。白癜风稳定期白斑处色素环完全消失，与周边正常皮肤边界清晰，白斑周边正常皮肤色素环完整，真皮乳头环处无炎症细胞浸润。恢复期皮损可见到树突状、折光明亮的黑素细胞。

5. **需要鉴别的疾病**

(1)白色糠疹：白色糠疹好发于儿童，被认为是特应性皮炎疾病谱的组成部分。表现为曝光部位轻微脱屑的色素减退斑片。

(2)花斑癣：花斑癣是一种脂质依赖性马拉色菌属酵母菌感染所致色素减退斑，皮损常分布于头面部、胸背部，表面有细小、干燥鳞屑。

(3)斑驳病：斑驳病是一种罕见的常染色体显性遗传病，出生时即发病，表现为前额正中线部位色素脱失和额部毛发变白。躯干和四肢也可出现不规则色素脱失斑。少数情况下，皮损边缘色素沉着过度。

(4)色素减退型蕈样肉芽肿：色素减退型蕈样肉芽肿是早期蕈样肉芽肿的一种罕见变异型，常见于儿童及较深肤色者。表现为大范围色素减退斑片，有轻微脱屑及萎缩，皮损区也可出现毛细血管扩张。组织病理见真皮浅层及表皮内可见较多单一的淋巴细胞浸润，多数淋巴细胞细胞核稍深染，核周有空晕，淋巴细胞沿基底层排列。

(5)贫血痣：贫血痣是一种先天性色素减退斑，多在出生时即已存在，位置及形态终身不变。摩擦患部时周围皮肤充血而白斑处依然如故，由此可与白癜风区别。

(6)无色素性痣：出生时或出生后不久出现白斑，皮损可沿神经节段分布，表现为局限性或泛发性色素减退斑，境界模糊，边缘多呈锯齿状。

【治疗】

白癜风是难治性疾病,疗程长,其治疗目的在于使局部异常的黑素细胞再生黑素,或刺激黑素细胞再生以产生较多黑素;阻止病情进展,或使皮损周围色素区变淡,边缘模糊不易分辨。在选择白癜风的治疗方法及治疗药物之前,首先应确定白癜风的类型和期别,进行个体化治疗。

1. **糖皮质激素治疗** 糖皮质激素能抑制局部免疫反应、阻止病情进展、激活黑素细胞再生色素。激素治疗分为系统性用药与局部外用两种。系统性用药适用于进展期及泛发性白癜风,尤其对迅速进展的白癜风及伴发自身免疫性疾病者。推荐小剂量泼尼松治疗,安全性好,一般连续服1.5~2个月,见效后每2~4周递减,直至隔日服用,维持3~6个月。局部外用糖皮质激素可以选择不同剂型,如软膏、乳膏、凝胶和溶液等。

2. **光疗**

(1)窄谱中波紫外线(NB-UVB):NB-UVB 是波长为 311nm UVB,其穿透力强,能够达到真皮层,照射产生的光效应可使真皮浸润的 T 淋巴细胞凋亡,并能抑制朗格汉斯细胞抗原提呈活性,抑制免疫细胞导致的免疫反应而达到治疗目的。该波段紫外线照射光毒性小,色素恢复较一致,疗效较好,长期照射皮肤无过度角化,安全性高,是治疗白癜风有效的疗法之一。目前家用 NB-UVB 光疗设备越来越受欢迎,能提高患者的依从性。在采用 NB-UVB 治疗时需要注意预防出现红斑、瘙痒等不良反应。

(2)308 准分子光(UVB 308nm):单频准分子光(UVB 308nm)是一种新型的单波紫外线光源,输出能量高,可穿透皮肤表层直达真皮浅层,能通过抑制朗格汉斯细胞表面组织相容性复合体 Ⅱ 的表达而影响朗格汉斯细胞对抗原的提呈功能,同时诱导皮损中浸润的 T 淋巴细胞凋亡。此外,UVB 308nm 还可促进角质形成细胞和巨噬细胞释放白三烯、IL-2、IL-10、IL-4 和 TNF-α 等细胞因子的表达,以上细胞因子可以刺激毛囊外根鞘黑素细胞的增生、分化和移行及促进更多的黑素形成,且能保护增殖、移行的黑素细胞。与传统的紫外线疗法相比 UVB 308nm 具有起效快、选择性高、副作用小、治疗次数及累积照射剂量更少的优势,其光束仅几厘米,可仅使受累的皮肤暴露于照射光中,能减少对周围组织的损伤。有学者认为对 NB-UVB 无效者,改用 308 准分子光治疗可获

得一定的疗效。但 308 准分子光形成的光斑一般较小,故对于治疗较大面积的皮损有一定的局限。

3. **手术治疗** 当患者应用药物、物理治疗等传统疗法无效,且处于稳定期白癜风,可考虑应用移植手术。移植手术分为组织移植与细胞移植。组织移植即采用不同的取皮法从患者自身肉眼所见正常的皮肤处取下供皮,并将其移植到白斑处的一种治疗方法。组织移植常包括负压吸疱和自体表皮移植等。负压吸疱所得到的疱拥有大量活性黑素细胞,且利用负压所获得组织基质能改善皮损处细胞因子微环境,与传统的自体表皮移植相比,具有较高临床疗效、操作简单、痛苦小和术后无瘢痕的特点。细胞移植目前有两种,即非培养黑素细胞悬液移植与培养黑素细胞移植,后者是从正常皮肤提取黑素细胞,体外培养扩增出大量黑素细胞,然后将其移植到白斑处的一种手术。近年有学者报道用同种异体黑素细胞培养后移植治疗白癜风。

4. **遮盖疗法** 遮盖疗法是指用含染料的化妆品涂搽于白斑处,使白斑颜色接近周围正常皮肤色泽的一种疗法,故又称美容疗法。该治疗方法疗效短暂,多因社交需要而使用,可给患者带来自信。

5. **脱色疗法** 又称逆向疗法,使用脱色剂外涂久治不愈的白斑边缘着色过深的皮肤,使之变淡,接近于正常皮肤色泽,即减轻色差,达到美感的目的。对多种治疗无效且白斑面积达50%~80% 体表面积者,可推荐行脱色疗法。常用的脱色剂有 3%~20% 氢醌单苯醚霜,外用脱色剂不一定能达到预期的效果,且所需脱色时间亦较长,一般要外用 10 个月或更长时间,少数病例应用脱色剂脱色的部位还可能诱发新的白斑。

6. **治疗白癜风的新药** 国外研究发现一些药物有治疗白癜风的功效,如卡泊三醇软膏、他卡西醇软膏、凯林凝胶、前列腺素雌二醇凝胶、他克莫司软膏、吡美莫司乳膏等。他克莫司软膏和吡美莫司乳膏,可以选择性抑制 T 淋巴细胞,对 Th 细胞释放 IL-2、IL-3 等有抑制作用。这些药物治疗白癜风的安全性疗效大多处在验证之中,尚缺乏大样本及多中心的临床研究报道。

7. **一般治疗** 进展期慎用刺激性外用药物,避免外伤及机械性摩擦,衣服宜宽大舒适。注意劳逸结合、心情舒畅。

(李 丽 梁 源 郑惠文)

参考文献

1. 赵辨. 中国临床皮肤病学. 南京：江苏科学技术出版社, 2017.

2. DRÉNO B, PÉCASTAINGS S, CORVEC S, et al. Cutibacterium acnes (Propionibacterium acnes) and acne vulgaris: a brief look at the latest updates. J Eur Acad Dermatol Venereol, 2018, 32 Suppl 2: 5-14.

3. STEIN GOLD L, BALDWIN HE, LIN T. Management of severe acne vulgaris with topical therapy. J Drugs Dermatol, 2017, 16 (11): 1134-1138.

4. KAWASHIMA M, NAGARE T, DOI M. Clinical efficacy and safety of benzoyl peroxide for acne vulgaris: comparison between Japanese and western patients. J Dermatol, 2017, 44 (11): 1212-1218.

5. TRIVEDI MK, SHINKAI K, MURASE JE. A review of hormone-based therapies to treat adult acne vulgaris in women. Int J Womens Dermatol, 2017, 30; 3 (1): 44-52.

6. GREYWAL T, ZAENGLEIN AL, BALDWIN HE, et al. Evidence-based recommendations for the management of acne fulminans and its variants. J Am Acad Dermatol, 2017, 77 (1): 109-117.

7. VIDEIRA-SILVA A, ALBUQUERQUE C, FONSECA H. Acanthosis nigricans as a clinical marker of insulin resistance among overweight adolescents. Ann Pediatr Endocrinol Metab, 2019, 24 (2): 99-103.

8. RIZWAN M, IFTIKHAR N, SARFRAZ T, et al. Malignant acanthosis nigricans: an indicator of internal malignancy. J Coll Physicians Surg Pak, 2019, 29 (9): 888-890.

9. PATEL NU, ROACH C, ALINIA H, et al. Current treatment options for acanthosis nigricans. Clin Cosmet Investig Dermatol, 2018, 11: 407-413.

10. VAN TN, MANH TN, MINH PPT, et al. The effectiveness of local surgical technique in treatment of axillary bromhidrosis. Open Access Maced J Med Sci, 2019, 7 (2): 187-191.

11. WANG T, DONG J, HE J. Long-term safety and efficacy of botulinum toxin A treatment in adolescent patients with axillary bromhidrosis. Aesthetic Plast Surg, 2018, 42 (2): 560-564.

12. ZHAO H, LI S, NABI O, et al. Treatment of axillary bromhidrosis through a mini-incision with subdermal vascular preservation: a retrospective study in 396 patients. Int J Dermatol, 2016, 55 (8): 919-925.

13. MORAVVEJ H, TABATABAEI-PANAH PS, ABGOON R, et al. Genetic variant association of PTPN22, CTLA4, IL2RA, as well as HLA frequencies in susceptibility to alopecia areata. Immunol Invest, 2018, 47 (7): 1-14.

14. MOFTAH NH, EL-BARBARY RA, RASHED L, et al. ULBP3: a marker for alopecia areata incognita. Arch Dermatol Res, 2016, 308 (6): 415-421.

15. GAO Z, JIN YQ, WU W. SOCS3 treatment prevents the development of alopecia areata by inhibiting CD8[+] T cell-mediated autoimmune destruction. Oncotarget, 2017, 8 (20): 33432-33443.

16. SIMAKOU T, BUTCHER JP, REID S, et al. Alopecia areata: a multifactorial autoimmune condition. J Autoimmun, 2019, 98: 74-85.

17. RAJABI F, DRAKE LA, SENNA MM, et al. Alopecia areata: a review of disease pathogenesis. Br J Dermatol, 2018, 179 (5): 1033-1048.

18. STRAZZULLA LC, WANG EHC, AVILA L, et al. Alopecia areata: Disease characteristics, clinical evaluation, and new perspectives on pathogenesis. J Am Acad Dermatol, 2018, 78 (1): 1-12.

19. 马琳. 儿童皮肤病学. 北京：人民卫生出版社, 2014.

20. LOKHANDE AJ, MYSORE V. Striae distensae treatment review and update. Indian Dermatol Online J, 2019, 10 (4): 380-395.

21. HAGUE A, BAYAT A. Therapeutic targets in the management of striae distensae: A systematic review. J Am Acad Dermatol, 2017, 77 (3): 559-568.

22. WIKRAMANAYAKE TC, BORDA LJ, MITEVA M, et al. Seborrheic dermatitis-Looking beyond Malassezia. Exp Dermatol, 2019, 28 (9): 991-1001.

23. DEONANDAN R, SEVERN M. Treatment of seborrheic dermatitis: a comprehensive review. J Dermatolog Treat, 2019, 30 (2): 158-169.

24. PÜRNAK S, DURDU M, TEKINDAL MA, et al. The prevalence of malassezia folliculitis in patients with papulopustular/comedonal acne, and their response to antifungal treatment. Skinmed, 2018, 16 (2): 99-104.

25. CHEN WT, CHI CC. Association of hidradenitis suppurativa with inflammatory bowel disease: a systematic review and meta-analysis. JAMA Dermatol, 2019, 155 (9): 1022-1027.

26. PINK A, ANZENGRUBER F, NAVARINI AA. Acne and hidradenitis suppurativa. Br J Dermatol, 2018, 178 (3): 619-631.

27. MORDON S. Treating hidradenitis suppurativa with photodynamic therapy. J Cosmet Laser Ther, 2018, 20 (4): 223-228.

28. VIVANCOS A, CARATÚ G, MATITO J, et al. Genetic evolution of nevus of Ota reveals clonal heterogeneity acquiring BAP1 and TP53 mutations. Pigment Cell & Melanoma Research, 2016, 29 (2): 247-253.

29. SHAH VV, BRAY FN, ALDAHAN AS, et al. Lasers and nevus of Ota: a comprehensive review. Lasers Med

Sci, 2016, 31 (1): 179-185.

30. RANI S, SARDANA K. Variables that predict response of nevus of ota to lasers. J Cosmet Dermatol, 2019, 18 (2): 464-468.

31. NAGA LI, ALSTER TS. Laser tattoo removal: an update. Am J Clin Dermatol, 2017, 18 (1): 59-65.

32. SERUP J, CARLSEN KH, SEPEHRI M. Tattoo complaints and complications: diagnosis and clinical spectrum. Curr Probl Dermatol, 2015, 48: 48-60.

33. ZOKAEI S, FARHUD DD, KEYKHAEI M, et al. Cultured epidermal melanocyte transplantation in Vitiligo: a review article. Iran J Public Health, 2019, 48 (3): 388-399.

34. WANG Y, LI S, LI C. Perspectives of new advances in the pathogenesis of Vitiligo: from oxidative stress to autoimmunity. Med Sci Monit, 2019, 25: 1017-1023.

35. LOTTI T, GIANFALDONI S, VALLE Y, et al. Controversial issues in vitiligo patients: a review of old and recent treatments. Dermatol Ther, 2019, 32 (1): e12745.

36. 刘涛, 许爱娥. 临床特征和皮肤 CT 特征判定白癜风分期. 中华皮肤科杂志, 2015, 48 (6): 404-407.

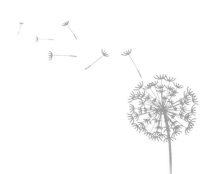

第八章　青春期心理与行为

第一节　正常青春期心理变化

一、概述

随着青少年年龄增长，第二性征逐渐发育，他们的心理状态发生明显变化，从不成熟向成熟发展。青春期生理发育十分迅速，而心理发展的速度却相对缓慢。正常青春期心理变化从脑神经的内分泌过程开始，通过激素水平、脑形态、脑区的内部结构、生殖系统及躯体的进一步发育，引发青少年对自身生理、家庭和社会等产生不同的心理活动。青春期的心理变化是对不断变化的环境需求的反应，也是一个生理和心理失平衡的阶段，可能会致使青少年经历动荡和压力，被认为是"矛盾和压力"并存的时期。其特征是生理、认知功能、情感和社会性重组，目的是适应逐步成为成年人的社会角色的转变，因此，这一时期比其他年龄段更容易出现心理行为的问题。

青春早期的主要心理变化包括：绝对化的思维，非黑即白；过度自我关注，敏感性高，初步形成自我的外表意识；注重隐私，反对家人"监测"，开始探索脱离家人管理和独立处事，反抗限制和规则；对身体变化感到好奇，并产生焦虑情绪，还可能会质疑自己的性别身份，甚至产生性别角色责任的恐惧和焦虑。

青春中期的主要心理变化包括：逐渐认同自己性别身份，面对性别身份带来的压力，同龄人间交往需求增加的同时也需要家庭成员的情感支持，开始寻求浪漫、逐渐对性产生兴趣；随着认知能力的发展，在情感理解上更深刻，但多变、不稳定，认识问题片面；兴趣爱好广泛，但都不能坚持很长时间；遇到挫折容易产生悲观、沮丧情绪；感情也日益丰富，对理想的追求、人生的探索、知识的渴求、友情的寻觅、热情的释放、才干的显露等日趋迫切，但由于受年龄、阅历、经历、财力等方面限制，情感处于易变不稳定状态，情绪易激动、感情易冲动；为了争取更多的独立性而与父母争吵，会花较多的时间和同伴、朋友在一起，同伴对他/她的影响会大于父母；他们非常关注自己的外表，希望得到同伴接受喜欢他们和异性的关注，来自同伴认同的压力可能在这个年龄达到顶峰；大脑在青春期中段会继续发展和成熟，而大脑额叶成熟较晚，一般到20岁左右才能发育完善，其在协调复杂的决策、冲动控制和考虑多种选择和后果方面起着重要的作用，因此青少年已经能抽象地思考和考虑"大局"，但仍然可能缺乏在某一时刻全面考虑大局的能力，冲动行为或情绪会左右他们的判断。

青春晚期的主要心理变化包括：冲动控制和权衡利与弊的能力更强，考虑问题更全面；逐渐形成自己的价值观；更加关注未来，并根据自己的希望和理想做出决定；友谊和浪漫关系变得更加稳定；开始在情感上和独立性上与家人分离；与父母重新建立了"成人"间的关系，可以更平等地与成人讨论问题、征求意见。

二、青春期的心理发展

从 19 世纪开始,不同的心理学流派针对青春期心理变化提出了不同的理论和研究,涉及的心理学研究领域包括认知神经、神经生理、发展教育、社会、人格等。心理学家从神经生理、认知、行为、精神分析、现象学、社会学等角度入手区分正常与异常的青春期心理变化。从一个综合的生物社会视角来看,青春期作为一种生物 - 心理 - 社会的转换阶段,它引发了心理变化,同时也引发了青少年发现自我的社会环境的变化。这种理论方法被称为动态整合,即跨心理、生物和语境层面的功能过程的本质融合。因此,国外学者对此进行了大量的研究,并形成了许多有关青春期发展的理论,这些理论包括了生物学、病理学、心理学、生态学、社会学、社会心理学及人类学等观点,本节就介绍这些领域比较有代表性、影响较大的理论。

【生物学理论】

青春期的生物学理论强调青春期个体的身体上发生了很多重要的变化,包含躯体、性发育、生理功能等方面,同时强调生物遗传因素是青春期的行为及心理变化的主要起因,认为成长和行为是由内在发育所控制的,所形成的发展模式是进化及自然选择的结果。"青少年心理学之父"——斯坦利·霍尔(G.Stanley Hall)对查理·达尔文(Charles Darwin)的进化论很感兴趣,他相信"个体的发生复演了种系的发生过程",青春期情绪两极间摇摆不定的情况,可能一直持续到 20 岁左右,这个过程是由遗传来决定的。阿诺德·格赛尔(Arnold Gesell)认为"成熟"受基因和环境因素的调节,前者决定了行为特质的表现顺序和发展趋势。青春期成长过程中出现的困难和异常情况会随着时间的推移而消失,因此建议父母不要使用情绪化的管教方法对待青春期个体;特别强调"加速发展绝不可能超越成熟"。尽管格赛尔承认个体差异和环境对个体青春期心理发展的影响,但他认为青春期发展的趋势及时间顺序在人类中已经具有普遍性。格赛尔强调指出,发展不仅是向上的,也是螺旋式的,其特征是波浪式的变化,这样的变化在不同的年龄段可以有循环往复。

【精神分析学理论】

西格蒙德·弗洛伊德(Sigmund Freud)认为:青春期是一个性兴奋、焦虑的时期,是一系列变化

的积累,甚至出现人格障碍;随着生殖器官的发育成熟,解决性紧张的愿望日益强烈,这就需要有一个爱慕的对象;青春期个体会努力吸引能够解决其性紧张的异性的注意。弗洛伊德还强调青春期的性目的有两个重要部分,并且男女是有差别的。一是身体肉欲的,在男性,这一目的包含射精的愿望,并伴有身体上的快感;而在女性,身体满足和释放性紧张的愿望也同样是存在的,但是并没有性分泌物的排泄。二是精神的,即情感成分,女性表现更加突出。青春期个体,既渴望情感上的满足,也渴望身体的释放,而其中情感上的需求在女性尤为重要。正常的性生活只有在情感和肉欲相融合的时候才能有保障,而这两者无疑都是指向性对象和性目的。弗洛伊德将其描述为青春期的"恋母情结(又称俄狄浦斯情结)",这时候男孩会爱上母亲,渴望取代他的父亲("俄狄浦斯情结");而女儿则可能会爱上父亲,并渴望取代她的母亲[恋父情结(又称伊拉克特拉情结)]。自然形成和社会强加的道德伦理阻碍,限制进一步的发展,所以,青春期个体会试图脱离与家庭的联系。在他们不断克服并排斥乱伦幻想的时候,也是在实现"青春期最痛苦的心理过渡:脱离父母的权威",是通过将对父母的感情投入转向同伴而实现的。这种情绪上的转折也被称为"分离之恸"。

后来,安娜·弗洛伊德(Anna Freud)比自己的父亲(西格蒙德·弗洛伊德)更加关注青春期的心理发展。她指出,青春期的典型特征是充满内在冲突、心理失衡和行为乖僻。一方面,青春期个体是以自我中心的,认为自己是人们感兴趣的唯一对象,甚至是宇宙的核心,但是,从另一方面看,他们又能做出自我牺牲和慷慨奉献。他们会轻易建立充满激情的恋爱关系,转瞬之间又会突然断绝这种关系。他们有时候渴望完全融入社会、参与团体,有时候却又渴望独处一隅、自命清高。他们常常彷徨于对权威的盲目服从和反叛之间。他们自私,满脑子想着物质享受;他们单纯,充满了崇高的理想主义。他们禁欲却又放纵,他们摇摆于乐观主义和悲观主义之间,徘徊于不知疲倦的激情和懒散冷漠之间。这种冲突行为产生的原因是青春期伴随性成熟而出现的心理失衡和内在冲突。安娜·弗洛伊德认为:在青春期,最明显的心理变化是"本能驱力"的增加,部分原因是由于性成熟,以及随之而来的对性器官的兴趣、性冲动的

增长。但是青春期本能冲动的突然暴发也有其生理原因。

按照精神分析的"快乐原则"，满足愿望的冲动，即"本我"（id），这在青春期无疑是增加了。这些本能冲动向个体的"自我"（ego）和"超我"（superego）直接提出了挑战。安娜·弗洛伊德指出，"自我"是指在保护心理功能的那些心理过程的总和，包括个体的评价能力和推理能力。"超我"指的是自我理想，即对同性父母社会价值观的接纳从而衍生出的道德。因此可以说，在青春期"本能"重新获得活力，直接对个体的推理能力和道德提出了严峻挑战。在潜伏期，这些心理力量之间小心翼翼所取得的平衡，随着"本我"与"超我"之间公开宣战而打破。

除非这种"本我-自我-超我"冲突在青春期已经得以完好解决，否则其后果对个体的情绪肯定是破坏性的。安娜·弗洛伊德分析了"自我"是如何使用各种防御手段（防御机制）来赢得这场战斗的。"自我"会采取压抑、替代、否认或反转本能，使它们转而针对自身，这就可能通过强迫思维和强迫行为而导致焦虑、癔症或精神疾病的发生。安娜·弗洛伊德相信，青春期所表现的禁欲主义和理性主义是所有本能欲望的不当表现。一方面，青春期认知及抑制力的增加，反映了"自我"和"超我"获得了某种程度的成功；另一方面，这也使个体付出了相应代价。然而，安娜·弗洛伊德进一步强调，"本我""自我"及"超我"的和谐可以在大多数正常的青春期个体身上实现。

【社会心理学理论】

艾里克·埃里克森（Eric Erikson）后来修正了弗洛伊德学说的心理性发展理论，整合现代社会心理学和人类学研究发展出社会心理学理论。埃里克森认为，当个体从一个阶段向下一个阶段发展时，其总体的任务便是要获得一种"积极的自我认同"。而自我认同的完成既不是始于青春期，也不终止于青春期，它是一个贯穿终身的过程，只不过人们往往没有意识到。埃里克森强调，青春期是冲突不断增加的正常阶段，其特征是自我力量的波动。不断尝试试验的个体却往往是自我认同意识的受害者，而这种意识是青春期个体自我意识的基础。在这一阶段，个体必须设法建立起一种自我认同感，而避免角色混乱和自我认同混乱的危险。要建立自我认同，个体必须努力评估

自己已经拥有和欠缺的，努力学习如何利用这些已有条件去形成更为清晰的概念，弄清人应该是怎样的、应该成为怎样的人。积极进行自我认同探索的青春期个体还可能明确一种个性模式，即自我怀疑、混淆、冲动、与父母和权威人物发生冲突、自我能力减弱、身体症状等。

埃里克森理论中还有一个令人感兴趣的青春期的概念，即"心理社会性延迟，"这是从儿童期到成人期之间受到社会调节的时期，这期间个体通过自由的角色尝试可能在社会找到一个适合的角色。

当青春期快结束的时候，如果个体还没有建立起自我认同，那么他们就可能因为角色混乱而深受困扰。自我认同探索遭到失败的青少年将会遇到自我怀疑、自我否定，这样的人可能会沉溺于自我破坏的、偏激的事物或者活动，他们可能会过分关注他人的意见，他们还可能出现退缩，或者去吸毒、酗酒，从而释放由于角色混乱所引起的焦虑。

罗伯特·海威格斯特（Robert Havighurst）则提出了青春期主要的发展任务理论。该理论是一个折中的理论，综合了此前人们在该领域提出的各种概念，提出一种关于青春期的心理社会性理论。即个体的需要和社会的要求就构成了"发展任务"。这些任务是个体在人生的某些阶段必须通过身体成熟、社会期望及个人努力来获得的一些技能、知识和态度。在发展的每一个阶段能够掌握和完成这些任务就会顺利适应，并为以后完成更为复杂的任务做好准备。发展任务是有文化差异的，青春期个体在自己生活中的不同阶段面对不同的任务，尤其在不同的文化中要求和机遇是各不相同的，因此每一种文化所界定的成功、所要求的能力也是不同的。海威格斯特提出青春期的八项主要任务为：①接受自己的体格，并善用之；②与同性及异性建立新的成熟的关系；③获得男性化或女性化的社会性别角色；④从父母及其他成人那里获得情绪情感的独立；⑤为一份挣钱的职业做准备；⑥为婚姻和家庭生活做准备；⑦渴望并获得有社会责任感的行为；⑧获得一系列价值观和某种道德系统作为行为指南，即发展一种意识形态。

科特·勒温（Kurt Lewin）的理论，即场论（field theory），诠释和描述了青春期个体在特定情景中的行为。勒温认为，青春期是一个过渡期，是儿童

期向成人期转变过程中团体成员资格的改变。青春期个体似乎既属于儿童团体，也属于成人团体。从父母、教师、社会的态度上，都反映了这种团体地位界定不明的尴尬情形；他们对待青少年，一会儿像对待儿童，一会儿又像对待成人，含糊不清的行为态度就十分明显。同时，因为在青春期某些成人性质的行为是被禁止的，但对青春期个体而言这些行为是新鲜而陌生的，因此个体处于一种"社会移动"状态，他们进入一个非结构化的社会心理场，目标并不明确，前方的道路也混沌不清、充满了迷茫，青春期个体可能会因此怀疑是否能够实现其预期的目标。

"认知结构的缺乏"有助于解释青春期个体行为中的不确定性。勒温因此认为青春期个体是"边缘人（marginal man）"。这个"边缘人"的称谓意味着如果青春期个体想要回避成年人的责任时，其言行举止往往就像是一个儿童；而另一些时候，他们似乎又像是成年人，甚至提出成年人权利的要求。勒温场论有说服力的一个方面是，它假设个性和文化均存在着差异，因此它解释了青少年行为中广泛的个体差异，也解释了不同文化之间或同一文化的不同社会阶层之间青春期个体的不同。

【认知心理学理论】

让·保罗·皮亚杰（Jean Paul Piaget）的贡献之一是改变了人们关于儿童认知资源的概念和理解。皮亚杰认为认知发展有四个阶段。而在第四个阶段（12岁及以上），即形式运算阶段时，青春期个体脱离了具体的、实际的经验，开始尝试用一种更有逻辑的、抽象的方式来进行思考。

他们可以进行反省，对自己的思想进行思考。在解决问题并得出结论的过程中，他们能够运用系统的、命题的逻辑。他们还可以使用归纳推理，把大量的事实聚合在一起，以此为基础建构自己的理论。青春期个体也能够进行演绎推理，并对理论进行科学的检验和证明，他们能够使用代数符号和隐喻象征。另外，他们能够思考假设，并把自己投射到未来，从而为之做准备。罗伯特·赛尔曼（Robert Selman）提出了一个所谓社会角色选择（social role taking）的理论。社会角色选择是把自我和他人作为主体来进行理解的能力，也是对他人像对自己一样而做出反应的能力，还是从旁观者的角度对自己的行为做出反应的能力。他进一步提出，儿童会经历五个发展阶段。其中的

第四阶段，即青春期到成人期，就是"深入的社会观点采择阶段"（in-depth and societal perspective-taking stage）。在青春期，个体开始走向一个更高的、更为抽象的人际观点选择水平，这其中包含了对所有可能的第三者观点（即社会观点）的理解和协调。青春期个体能够建立起这样的观念：每个人都可以共享"一般化他人"的观点（即社会系统），这便使得青春期个体带着对他人的理解而进行准确地沟通成为可能。再进一步，青春期个体会意识到，社会系统的法律和道德是基于团体一致认可的观点。

【社会学习理论】

社会学习理论阐述了社会和环境因素的关系及其对行为的影响。阿尔伯特·班杜拉（Albert Bandura）特别关注社会学习理论在青春期问题上的应用。在很多研究中发现，父母都被列为青春期个体生活中最重要的人，兄弟姐妹也是重要的他人，在大家庭里甚至还包括叔叔阿姨们。而没有亲戚关系的重要他人包括学校中的教师以及邻居。

社会学习理论强调成人的所作所为及其角色榜样的作用比他们"说什么"以及对青春期个体行为方面的影响要重要得多。教师和父母如果要鼓励青春期个体学会做人正派、利他、有正确的道德价值观及社会良心，那么最好的方法就是自己首先表现出这些美德。后来，班杜拉扩展了自己的社会学习理论，使其包含了认知的内容，有人称之为社会认知学习理论。班杜拉并不只是认为个体严格地受到环境的影响，而是更为强调个体通过选择自己的环境及所追求的目标，从而在很大程度上决定了自己的命运。人们可以对自己的思想、情感及从事的活动进行反省和调整，以实现自己追求的目标。就是说，青春期个体所处的环境决定了他们将会采取什么样的做法。以攻击性的男孩为例，研究表明，攻击性的男孩往往偏好于在各种情境中把敌对意图归于他人，并不留意那些善意意图的信息，也很少注意对别人的动机进行推理的信息。所以，他们很可能很快得出对方敌意的意图推理，也就是说，不仅仅是由于发生在这些男孩身上的事决定了他们的攻击水平，他们对他人意图的解释（认知）也起着关键作用。

社会认知学习理论强调，个体可以主动地控制影响自己生活的事件，而不是被动地接受环境

中所发生的一切；他们通过自己对环境的反应来对其施以控制。一个平和的、快乐的、容易安抚的青少年可能会对父母有非常积极的影响，从而鼓励他们在言行举止中表现出一种友好的、温情的爱护方式。相反，一个好动的、喜怒无常的、难以安抚的青少年则可能刺激父母变得敌对、没有耐心和拒绝。从这一点来看，儿童实际上就在不知不觉中、一定程度上为自己创造了环境。因为存在着个体差异，不同的人在不同的发展阶段中，便会以不同的方式看待自己的环境并对其做出反应，而这样的方式又会给每个人带来不同的经验。

三、青春期心理变化特点

（一）矛盾性

青春期的心理活动往往处于矛盾状态，其心理水平呈现为半成熟性和半幼稚性。为了使青春期的身心能够处于一种平衡、和谐的状态，个体的生理发育与心理发展应该是密切联系、相互协调的。因其心理水平尚处于从幼稚向成熟发展的过渡时期，处在非平衡状态，从而产生种种心理发展上的矛盾。成熟性主要表现在他们产生了对成熟的强烈追求和感受，对人对事的态度、人生观、价值观、情绪情感的表达方式以及行为的内容和方法等都发生了明显的变化，也渴望社会、学校和家长能及时给予他们成人式的信任和尊重。幼稚性主要表现在其认知能力、思维方式、情绪与行为控制能力、人格特点及社会经验上。常常出现许多心理矛盾：个人要求独立与依赖家长、自我设计与师长要求、目标理想与现实可能、个人消费与经济能力、性爱意识与社会行为，这些主观上需求与客观上的不可能的心理矛盾，引起了他们内心的烦恼与不安。由于青春期心理上的成人感及幼稚性并存，所以，青春期个体表现出种种心理冲突和矛盾，并具有明显的不平衡性。

（二）不平衡性

青春期生理发育迅速成熟，而心理发育则相对迟缓，从而造成青少年的心理成熟水平、社会阅历积累与急剧提升的生理成熟水平不相适应，出现了心理年龄与生理年龄相脱离的现象。所以，青春期的生理与心理、心理与社会关系的发展是

不同步的，具有较大的不平衡性。

青春期生理、心理发展的不平衡性，以及生理和某些心理发展同道德或其他社会意识发展之间的不平衡性致使青春期心理表现出成熟前的动荡性。心理发展的动荡性表现在知、情、意、行等各个方面。例如，思维敏锐，但较片面，容易偏激。热情，但容易冲动，有极大的波动性。意志品质在发展，但在克服困难中毅力还不够，往往把坚定与执拗、勇敢与蛮干和冒险混为一谈。在行为举止上表现出明显的冲动性，在对他人与自我之间的关系上，常易出现困惑和焦虑，对家长、教师表现出较普遍的逆反心理和行为。另外，生理上的剧烈变化，易导致强烈的情绪反应和剧烈的"性困扰"，心理疾病的发病率明显增高。

（三）自主性

随着身体的迅速发育，自我意识的明显加强，独立思考和处理事情能力的发展，在心理和行为上表现出强烈的自主性，开始积极尝试脱离父母的保护和管理。具有很强的自信心和自尊心，热衷于显示自己的力量和才能。无论是在个人生活的安排上，还是在对人生与社会的看法上，开始有了自己的见解和主张。已不满足于父母、老师的讲解，或书本上的现成结论，开始对成年人的意见不轻信、不盲从，要求有事实的证明和逻辑的说服力，对许多事物都敢于发表个人意见，并为坚持自己的观点而争论不休。由于生理上的迅速发育成熟，心理上的迅速发展，使青少年精力充沛、血气方刚、反应敏捷、上进心强，不安于现状，富于进取，表现出"初生牛犊不怕虎"的状态。如果说成年人容易满足于已得到的利益，趋于保持现状、不思进取，青少年则事事谋划、憧憬，常常是满怀希望，乐于开拓。在某些情况下，青春期个体具有勇敢精神，但这种勇敢却带有明显的莽撞和冒失的成分，他们在思想上很少能够受到条条框框的限制和束缚，在主观意识里，没有过多的顾虑，常能果断地采取某项行动，但有时会缺乏计划性和前瞻性，从而导致失败；另外，生活经验的缺乏以及这个年龄阶段所特有的心理状态，导致了他们行为的局促性，他们在公众场合，经常羞羞答答，不够坦然和从容，未说话先脸红的情况在少男少女中都是较为常见的。

处于青春期的个体尚不能准确地评价和认识自己的智力潜能和性格特征，很难对自己做出一

个全面而恰当的评价,往往凭借一时的感觉对自己妄下结论。这样就可能导致他们对自己的自信程度把握不当。几次甚至一次偶然的成功,就可能使他们确信自己是一个非常优秀的人,从而沾沾自喜;而几番偶然的失利,又会使他们认为自己无能,而产生极度的自卑感。这两种情绪往往交替出现于同一人身上。成人感的出现使青春期个体产生了强烈的独立意识,他们甚至对一切都不愿服从,尤其不愿听取父母、教师及其他成人的意见。他们在生活中,从穿衣戴帽到对人对事的看法,都常处于一种与成人相抵触的情绪状态中。然而,在青春期学生的内心中并没有完全摆脱对父母的依赖,只是依赖的内容较之过去有了变化。童年时期,他们对父母的依赖更多的是在情感和生活上,而青春期对父母的依赖则表现为希望从父母那里得到精神上的理解、支持和保护。

青春期的反抗性也带有较复杂的性质。有时似乎是想通过这种途径向外人表明,他已具有独立人格;有时似乎又是为了做个样子给自己看,以掩饰自己的软弱。事实上,在生活中的许多方面,青春期个体还是需要成人提供帮助,特别是在遭受挫折的时候。

(四) 封闭性

进入青春期的初中生,渐渐地将自己内心封闭起来,他们内在的心理活动变得丰富了,但表露于外的东西却大大减少;加之对外界的不信任和不满意,又增加了这种封闭的程度。同时,他们又因此感到非常孤独和寂寞,并希望能有人来关心和理解他们。他们会不断地寻找朋友,一旦投缘,就会推心置腹,毫无保留。初中生在封闭的同时,往往却对某些同伴表现出很明显的开放性。青少年不像儿童时期那样经常向成人敞开自己的心扉,虽然内心世界变得更加丰富多彩,但不轻易表露出来,心理的发展呈现为闭锁性。青少年非常希望有单独的住宿房间、个人的抽屉,即使里面并没有要紧的东西,也要把抽屉锁起来,好像有什么秘密的东西不愿让别人知道。青少年不爱对长辈讲话,在长辈面前显得寡言,爱写日记,记日记既可倾吐心声,又可保守秘密,这就是封闭性的表现。心理发展的封闭性使青少年容易感到孤独,因此又产生了希望理解的强烈愿望。青少年热衷于寻求理解自己的人,找"志同道合"的知心朋友,对知心朋友能坦率地说出内心的秘密。

(五) 社会性

走进青春期的少年,随着身体的发育和成熟,成人的意识越发突出。他们执意认为自己的一切行为都应该与小孩子的表现区分开来,并试图从各个方面对自己的童年予以否定,从兴趣爱好到人际交往方式,再到世界观,他们都企图抹去过去的痕迹,并期望以一种全新的姿态呈现于生活的各个方面。在否定童年的同时,内心中又难免留有几分对自己童年的眷恋。他们留恋的是童年时那种无忧无虑的心态,更留恋童年时那种简单明了的行为方式及宣泄情绪的方法,特别是当他们在各种新的生活和学习任务面前感到困惑的时候,会希望能像小时候一样,仍然得到父母的关爱和照顾。虽然社会性早在儿童时期就已开始出现了,但是更大规模的深刻社会化,则是在青春期后期完成的。小学生进入中学后,就好像在人生的旅途中,豁然开朗地步入了一个新的境界。小学生心理的发展主要是接受家庭和学校的影响,中学生尤其是高中生的心理发展主要是接受社会大环境的影响。高中生对社会现实生活中的很多现象都很感兴趣,喜欢探听新鲜事,很想像大人一样对周围的问题做出褒贬不一的评论,对社会活动的参与也日益活跃。如模拟角色活动"假如我是校长""假如我是班主任",对自治、自理、自立、自行结社、创办协会及刊物等的要求,充分表明他们思考问题已超出学校的范围,做集体、国家主人翁的思想开始萌发并日益强烈。尤其对未来生活道路的选择,成为他们意识中的重要问题。他们在考虑未来的志愿及抉择时,比小学生和初中生更具现实性和严肃性。

四、青春期的心理变化

(一) 行为的变化

大脑结构或功能变化与青少年行为变化存在联系,青春期大脑发育的一个重要特点就是"可塑性高"、适应性很强,它的发育受成长经历影响,也受生活规律影响,两个因素交互作用。比如,个体基因指导青春期大脑以某些方式发育,但环境影响这些基因是否起到应有的作用。举例来说,研究发现,只有当面临压力时,敏感个性、抑郁气质的个体才会变得情绪低落；倘若没有压力的作用，他们并不会比那些没有基因易损性的人更易沮丧。

虽然科学家认同青春期的大脑结构和功能改变有关，但两者的相互关系仍不明确，因为几乎没有研究能把大脑影像学的变化与情感或行为的变化直接联系起来。高级的认知能力，如计划，预想一个决定的远期结果，平衡风险和收益或控制冲动，所有这些主要由前额皮质控制。关于大脑发育的研究则表明，高级认知能力在20岁左右才相对成熟。但相对基础的能力，如记忆力、注意力和逻辑演绎的能力，15岁的普通青少年几乎达到了成人的水平。

青春期的性激素水平升高，激素水平对行为、情绪和认知产生影响。对立违抗行为（肢体攻击、语言攻击、行为障碍症状、行为问题、暴力行为、过早的危险性行为）的增加与激素水平的变化、身体成熟、对生活压力源的反应有关。由于在出生前和出生后的发育过程中，男性雄激素水平高，雄激素与男性的攻击性和支配行为有关。由于雄激素在青春期上升，外化行为问题也在青春期上升，因此雄激素会影响对立违抗行为。高水平的睾酮使男孩更易怒，增加了攻击行为。睾酮水平在青少年的领导者显著高于非领导者，而且睾酮水平还可以预测青少年以后的社会优势。

（二）情绪的变化

青春期的情绪状态不稳定，抑郁症状在青春期中后期开始上升，正经历青春期的女孩会比青春期前或青春期后的女孩表现出更高的痛苦程度。这是因为青春期是一个压力过渡期，需要重组适应性应对策略。研究中发现女孩在青春期不同阶段的抑郁存在群体差异，研究按雌激素分泌分为四个阶段，在激素水平快速升高的过程中，表现出抑郁情绪（先升高后降低）、冲动控制（先降低后升高）和心理疾病（先升高后降低）的显著曲线趋势，表明对青春期进展正常的青少年，青春期状况与抑郁症之间存在关联。

（三）认知功能的变化

雄激素与青少年的认知功能有关系，高水平的睾酮与较好的空间能力有关，随着睾酮的增加，青少年男性的空间能力也相应增加。在健康青春期女孩中，硫酸脱氢表雄酮（DHEAS）与攻击性情感呈负相关，消极生活事件与脱氢表雄酮（DHEA）和攻击性情感之间的交互作用也显著，经历过较多消极生活事件的女孩，DHEA浓度通常较低，并且比经历过较少消极生活事件的女孩具有更大的攻击性倾向。较高的雄激素水平与青春期的性行为和性活动有关。此外，有品行障碍（CD）的青少年其DHEA和DHEAS水平明显高于无行为障碍的青少年，并具有更高的攻击和犯罪倾向。DHEAS水平与女孩青春期和抑郁的持续时间有关，DHEAS水平高和早发育女孩的情绪唤醒和抑郁情绪得分较高有关，较高水平的DHEA可预测青春期重症抑郁的首次发作。激素水平的变化可能与近期的生活事件和遗传有关系。

【思维】

青少年思维以抽象逻辑思维为主要形式，但水平还比较低，正处于从经验型向理论型的过渡时期；由于辩证思维刚开始萌发，所以，思维上比较表浅，仍带有片面性；在人格特点上，还缺乏成人那种深刻而稳定的情绪体验，还缺乏承受压力、克服困难的意志力；社会经验也十分欠缺。青少年能较好地思考事件的所有可能性，而不是把思维局限在具体事物上；能更好地思考事物的抽象性；更常思考思维本身的过程；通常是多维，而不是局限于单一层面；认为事情是相对的，而不是绝对的。青春期思维转变的表现之一是多角度的思维方式。儿童通常每次只思考事物的一面，而青少年通常通过更复杂的角度看待事物。要对这类问题做出透彻的回答，需要多角度思考各类因素。多角度思考能力的提高也意味着判断精准度的提高。

1. **辩证思维** 青少年会认识到事物有很多种可能，并会以此为基础，去思考观察的事物，认为真实事物仅仅可能是事物的一小部分，再考虑自身的想法。作为一个青少年，"自己是谁"仅是自己可以成为谁的一种可能性。当涉及可能性思考时青少年比儿童更有优势，青少年能轻松地把具体和抽象联系起来，能有条不紊地形成可供选择的可能性和解释，并且能把真实观察到的事物与可能存在的事物进行比较。

2. **推理判断** 青少年能运用系统性的推理来判断可能的结果，这种能力在各种数学性、科学性和其他问题的解决上有所显现。青少年对这种思考的运用不仅仅局限于科学问题的解决。我们可以从青少年采用的论据中看出，他们比儿童的想象力更丰富，能预见对手可能做出的应对，从而准备好一个或一系列驳论。很多家长认为他们的孩子在青春期时更爱争辩。事实上,这些孩子也更加善辩。一个青少年不会盲目接受别人的观点,包括他或她父母的观点,而是把他们与其他在理论上可能的观点进行评估。

3. **演绎推理**　青少年思维能力提高的一个表现就是演绎推理水平的进步。演绎推理是逻辑推理的一种,即由既得论述,做出逻辑上必然成立的结论。青少年能在回答前稍作思考,从而更好地避免自己做出错误的回答。逻辑演绎在青春期之前几乎不会被用到,很多研究者发现逻辑演绎是随着青少年的智力发展而发展的。大脑区域支配着人们行动前要先思考,而这块区域在青少年阶段才开始成熟。

4. **假设性思维**　假设性思维与演绎逻辑发展相关,是"如果……那么……"的思维。要形成假设性思维,你需要超出可直接观察到的事物,并运用逻辑演绎猜想一切可能。提前计划,预判一个行动的可能结果,做出事物的可能解释,这些都需要有效地进行假设。假设性思维也使我们能够先暂停自己在某件事上的观念,以进行理论上的推理。当进行一个问题的辩论时,采取一种假设性的立场很重要,因为这样做能让我们理解别人论点背后的逻辑,而不是苟同。比如,为了辩驳别人的推论,你需要构想一个与自己想法相反的立场,即扮演对手,而这种扮演需要假设性思维。

假设性思维对青少年的社会行为也有影响。当别人的观点与自己不同时,若能换位思考别人的想法和感受,必将帮助青少年接受别人的观点。假设性思维有利于构想和论证观点,因为假设性思维能让青少年在受到反对前就想好措施——一种在与父母有矛盾时用得上的认知工具。假设性思维在做决定时起重要作用,因为它能让年轻人提前计划,并预见不同选择的结果。

5. **抽象性思维**　抽象性思维的系统化是青春期认知发展的显著特征。抽象就是对于丰富的感性材料通过去粗取精、去伪存真、由此及彼、由表及里的加工制作,形成概念、判断、推理等思维形式,以反映事物的本质。儿童的思维比较具体、集中在观察到的事物上,而青少年则有较强的抽象思维能力,可以思考不直接通过感官直接感受到的事物。

青少年能力的增长以抽象思维的成熟为突出表现,这种优势体现在人际关系、政策、哲学和道德等主题的思考上,这些主题包含了诸如友谊、信仰、民主、公平和诚实等抽象概念。青春期社会思维的成熟,通常指"社会认知"——与年轻人抽象思维能力的提高直接有关。

【元认知】

青春期认知能力另一显著特征是对思维本身的思考,这个过程有时被称作元认知。元认知通常指监控自身思维过程的认知活动,举个例子,你会有意使用一种策略来记忆,或阅读时,你会不看下一段而揣摩文章意思。为了提高青少年元认知的技能,人们会采用介入教学法,这种方法已证明有助于提高学生阅读、写作、应试和完成作业等方面的能力。相比儿童,青少年不仅能更好地"管理"自己的思维,而且能更好地向别人阐述正在使用的方法。青春期是我们知识概念转变的重要时期,也是认知知识获取渠道转变的重要时期。当被问及时,青少年不仅可以阐述自己知道什么,还可以阐述为何知道这些有助于改变思维的方法,从而更好地解决问题。另外,与儿童相比,青少年能更好地理解人们无法完全掌握超出自己智力活动的事物。例如,一个研究发现相比于儿童,青少年和成年人能更好地理解为什么有些想法人们想尽力摆脱,但却会经常浮现在脑海中。

【智力】

依据传统智商(IQ)测试,智力从儿童时期到青春期有很大提高,且 IQ 在青春期中期或后期的某个时期会达到稳定水平。因此,虽然随着时间推移,IQ 分数保持稳定,但个体在成长过程中确实更聪明了,这是教育学习的智力基础。另外,研究表明,青春期的长期教育本身就能提高标准智力的水平。除了传统的智力测试,也应该关注情商、创造力和生活智商。

【自我认同】

1. **青少年的认同**　青春期时发生的认同变化涉及个体自我感觉的第一次实质性重新构建,而且这一时期,青少年的智力水平可以完全分辨出这些变化。青春期发育在激发认同发展方面起重要作用。当你改变了外形时,比如当你改变头发颜色,或者换个发型,或减体重,抑或彻底改变着装时,你可能会感觉到你的个性都改变了。在青春期,当青少年在外形上发生巨大改变时,他们自然也会对内心发生的变化产生疑问。对青少年来说,经历青春期生理上的变化也许会造成自我形象的冲突和对真实自我的一个重新评价。

认知变化与认同发展让青少年在新的方面对自己重新思考。在两个对认同发展有影响的具体方面可以显现出这点。首先,青少年更加善于想象可能的自我,脑部影像学发现,在个体被要求思考自己的时候,青少年和成人的脑部活动特征有着很大的差别。其次表现在未来的取向上,也就是考虑决策的长期后果以及对自己未来生活进行想象的能力显著地增长。由此,青春期发育的个体通常就开始想知道"我以后要成为怎样的人"或"我究竟是怎样的人",青春期时思维的变化开启了一个全新的有各种选择的世界。认同的发展是复杂而又多方面的,实际上,它通常被认为是一系列相互关联的发展,而不是单一的发展,包括如何与他人相处以及如何与我们身处的社会相处,如何看待我们自己。总的来说,青少年的认同在青春期中有三方面要关注:第一是自我概念的变化,自我概念是指个体认为的自身特征和属性;第二是青少年的自尊,或自我形象,也就是他们对自己积极或消极的评价;第三是在于认同感的改变,认同感是指对自己是什么、从哪里来和到哪里去的感知。

2. 自我概念的变化　青少年更倾向于使用复杂的、抽象的和心理学上的描述自我的词来描述自己,随着年龄增加,青少年"理想中的自我"会随着实际而趋于稳定。在儿童向青少年转变以及整个青春期的过程中,自我概念的结构和内容都在变化。在结构上,自我概念变得越来越分化,更加有条理。自我概念在回答"我是怎样的人"的问题时,青少年比儿童更倾向于将自身特点、属性与实际的情况联系起来,而不仅仅回答总体的特征。儿童可能会说"我人很好"或"我很友善",但不会具体说明是在何种情形下,而青少年则更倾向于说"我在情绪好的时候人还不错"或者"我在遇到熟悉的人时非常友善"。根据不同的情况来描述自己的个性特征是塑造青少年自我概念的一个重要方面。

自我概念在青春期时还有一种表现,就是青少年的自我描述会将自己和他人的意见区分开来。当要求青少年来描述如何和别人相处时,他们不会简单地说"我很害羞"或"我很外向",他们会说"人们不认为我很害羞,但大部分时候,当我第一次见到其他孩子时我都会非常紧张。"青少年也会发现他们面对不同的人会有不同的表现,自我概念的另一种表现是与人对比,比如"我

父母认为我很安静,但是我的朋友们知道我很喜欢参加派对。"神经影像学显示,青少年的自我概念中对他人的意见尤其敏感。

自我概念的组织与整合随着自我概念的不断分化,其组织和整合的能力也在增加。当要求儿童描述自己的时候,他们所列举的特点和属性多少有点无组织性;而青少年能够组织与整合他们自我概念的不同方面,使其成为有逻辑的、稳定的整体。儿童可能会列出具有相互矛盾的特点(比如"我很主动,我也很害羞"),而青少年则会将这些信息整合成高度组织化的表述(比如"当我与其他人初次见面时我很害羞,但熟悉以后,我通常会变得十分主动")。自我概念中对自我描述矛盾感到困惑的青春期的早-中期会逐渐增加,青少年进入高中后在心理上的自我概念会变得更加成熟。

青少年自我认知矛盾的表现是虚假的自我行为,这与他们分辨真实与虚假自我的能力有关。青少年在约会和恋爱以及和同学在一起的状况下最有可能表现出虚假的自我,而和亲密的朋友在一起时出现虚假表现少,这种虚假的自我行为在父母面前表现得少,但比和好朋友在一起的概率高。虽然青少年有时会表示他们不喜欢虚伪,但他们也认为这种行为也可接受,常常是为了给别人留下深刻的印象,或者为了隐藏别人不喜欢的特点。虚假表现的原因可能是受到父母和同龄人情感关心少、自尊心低以及相对忧郁和绝望气质,他们在内心会看不起自己,又为了迎合他人,又或者他们在尝试体验不同的人格。

自我概念的变化过程有助于解释为何有关自我的问题在人的一生都很重要。由于自我概念变得越来越抽象,而且青少年也更懂得从心理学角度来审视自己,于是,他们变得更有兴趣了解自己的个性和他们行为背后的原因。对自我矛盾的了解所产生的苦恼也许能够刺激认同的发展。

3. 自尊的改变　青春期"暴风骤雨"的表现之一就是青少年自尊方面的问题,也就是他们如何评价自己,虽然整个青春期阶段自尊没有大的变化,但他们对自己的看法每天都在波动,尤其是在青春期初期。从儿童到青春期前期这段时间,自尊相对稳定,自尊(负面或者正面)的变化在青春期初期尤为剧烈,从青春期中期到成年,自尊相对稳定,或有所升高。

探求青少年的体验是否能影响青少年的自我

感觉？研究发现,他人的肯定(特别是家长和同龄人)和学校的优异表现能够提高自尊,但过度地将自尊与他人(尤其是同龄人)的评价联系在一起的青少年往往发生低自尊的风险比较大,他们的被接受度也会随着时间而波动,这就会导致他们自尊的下降;通过同龄人的认同而不是老师和家长获得自尊的青少年有更多的行为和学业问题。事实上,关于青春期行为问题增多的一个原因是,青少年随着年龄的增长更加需要同龄人而不单单是社会的支持。因此,提高学习成绩有利于提高同龄人的认同度从而提高自尊。

4. 自省与自律意识 青少年有更强的自省与自律意识。当自省时,我们思考自己的情感;当自律时,我们思考别人对自己的看法。但拥有自我反省的能力可能会导致间断的极端关注自我的行为,也叫作"青少年自我中心"。青少年自我中心会有两个主要表现:第一个是青少年会假想自己的行为是别人关注的焦点,也就是假想时刻有观众。比如,一个青少年和 10 000 人共赴一场音乐会时会担心自己的着装,因为"每个人都会注意"到自己。由于青少年自我中心的认知限制,很难说服青少年其实他 / 她只是"观众"、没人关心他 / 她的行为与外表。一项研究显示,女生的自我意识比男生更强烈,在青春期初期这种自我意识开始增强,在 15 岁左右达到顶峰,然后下降,这种下降大概是因为社会自信的增强。最近的大脑发育成熟度研究表明,大脑有一部分处理社会信息的区域在自我意识增长的青春初期会发生重大转变,诸如感知别人想法等。事实上,脑成像研究表明,相比成年人,青少年的自我感知更依赖于别人的看法。第二个是由青少年自我中心发展而来的问题叫作"个人神话",个人神话的内容都是围绕青少年的自我中心主义,是错误的信念,即他们的经历是独一无二的。例如,一个刚和女友分手的青少年可能会觉得他的妈妈都无法理解分手是怎样一种感受。"个人神话"的想法增强了青少年的自尊和自我价值感,但负面的是有些青少年认为就自己不会意外怀孕、以为就自己能对抗自然法则可以完成高速急转弯,会出现不可预知的青少年危险行为。"个人神话"并不是青少年独有,在成年期也会一直持续。

【社会认知】

社会认知包括思考人类、社会以及社会制度的认知过程。和儿童相比,青少年对人际关系的概念更加成熟,对人类行为的理解更高级,对社会制度的想法也更复杂,理解他人思维的能力也有很大程度的发展。社会认知的发展有助于促进青少年青春期相关心理的成熟,特别是在认同、自主性、亲密性和成就方面。社会认知的个体差异也是导致青少年人际关系问题多的原因之一。

对青春期社会认知的研究包括很多内容,其中四个方面内容最受关注:①心理理论;②个体对社会关系的思考;③个体对法律、公民自由和权利的概念理解;④个体对社会习俗的理解。

心理理论(theory of mind)是在青春期前以及青春期时,个体发展出的一种对他人个性和精神状态的微妙理解,这部分是脑部心智能力系统发展的结果,这种能力让人能够了解其他人的心理状态。由于他们发展出更成熟的心理理论,也就是认识到其他人的信念、目的和知识可能与自己不同的能力,使得青少年即使在缺少第一手信息的情况下,也能理解其他人的感受并推断出他们的动机和欲望。当然,由于社会认知提升,导致青少年更善于"欺骗"。

随着年龄的增长,儿童更能意识到其他人可能从不同于自己但同样有效的视角看待事件。青少年不仅更能够理解其他人对某个问题或事情的看法,甚至也能理解别人对自己观点的看法。最终,青少年对他人思维理解能力的提高也促进了他们的交流能力的提高,因为他们更善于让不同观点的人理解自己的看法。对关系的思考和在心智上的这些进步,反过来也会让青少年对自己与同龄人以及父母之间关系的看法产生变化。研究者特别关注的一个方面就是青少年对同龄人排斥的看法。儿童认为,将同龄人排除在社会活动之外是错误的(比如,是邀请整个班级还是仅仅几位好友参加生日聚会);随着年龄的增长,青少年对群体动态的理解会变得更加成熟,他们开始考虑他人的情况,比如忠诚度、社会地位、活动氛围以及排除特别个体的理由。

青少年对于社会关系认识的改变也使得他们对权力的看法有了转变,这对他们与父母间的关系会产生影响。随着年龄的增长,青少年对于道德问题(比如对偷窃是否容忍)以及习俗问题(比如是在正餐之前还是之后吃甜点)的看法会产生差异。虽然传统的观念认为他们对父母的权力一律排斥,研究表明,青少年越来越懂得将父母该管的事与自己个人的事情分开。由此,他们会在不同的情境下去思考父母的权力。在父母的管辖之外,是非对错的问题逐渐成为个人的选择。比如,个人房间的打扫以及平时该几点睡等原本作为是非对错问题,曾由父母决定,但现在可以作为有争议的问题拿出来公开讨论。青少年时期社会认知的进步使得他们对自己以及他人组织权力方面有更深认识。在对待教师的权力以及与青少年自主性的看法更加成熟。比如,青少年认可教师有权力要求学生准时上学并保持课堂安静,但是也认为学生有权利去决定他们在班级以及食堂里的座位。

社会习俗影响个人的看法和观点。儿童认为,社会习俗(规定人们每日行为的社会规范,比如买电影票时要排队)是要遵守的,但是这种遵守是基于规定和权力的命令。当你 7 岁时,你可能无法理解人们为何要排队买电影票,但是你还是排队了。到了青春期初期的青少年,他们认为社会习俗是可变的,习俗只不过是社会的一种期待,常常觉得没理由去遵守。也许你能想象十五六岁的青少年说这样的话:"为什么别人排队你也排队?法律又没有规定要排队!"随着年龄的增加,青少年开始认为社会习俗是社会管理人们行为的方式,人们对不同场合的行为有共识,都去遵守;高中生认为习俗都是根深蒂固的,人们出于习惯去遵守习俗。我们排队买票不是因为我们都想遵守规则,而是因为我们都习惯如此。最终,青少年认为,社会习俗有协调人们相互关系的功能。社会规范和社会期待源于有着共同看法的人们,也由他们所维护着,他们认为不同的场合下总有最为期待的行为方式,遵守这些行为方式有利于社会及其制度更好地运行。如果没有排队买票的习惯,最爱挤的人往往最先得到票。青少年能够理解,排队不仅对电影院的秩序有利,也维护了每个人买到票的公平权利。换句话说,我们都耐心地排队,因为我们都认同这样才会达成更公平地售票模式。

法律、公民自由和权利就像个体对人际关系理解的发展一样,随着青春期的进展,个体对个人与社会之间关系的看法也会发生微妙的变化。青少年越来越认为有些个人权利是应当受到限制,比如言论和信仰自由。研究还发现,随着年龄的增长,青少年会认为在一些情况下,限制个人权利来维护团体的利益是合法的。

研究者还观察了青少年对被养育权以及自主决定权看法的变化。总的来说,个体对养育权的支持随年龄的增长而没发生变化,也就是说,青少年和小孩一样认为父母有义务给他们提供食物、衣服和其他形式的支持。但是,对于自主决定权(比如保留个人日记的权利)的支持随着青春期的发展而显著增长。

总而言之,首先,随着个体进入和经过青春期,他们更能够跳出自身局限,从其他有利的角度看待事物。其次,青少年更能够认识到我们遵守的社会规范(在家中、学校或者社会)并不是绝对的,是可以争论和质疑的。最后,随着年龄的增长,青少年会发展出对社会规范更加分化和细致的理解。青少年社会认知能力的提高有利于在青春期阶段社会竞争力的提高。

(四) 社会角色的变化

青春期状态(即身体发育程度)对心理发育的影响是由家庭和同伴造成的压力增加,以及对未来生活文化期望的社会角色的变化引起的,一般认为行为问题和消极情绪会随着年龄的增长而增加。Tanner 分期对抑郁的影响比年龄因素影响更大,这表明男孩和女孩的生理变化与抑郁更相关。另外,青春期状态和内化痛苦之间的联系随着时间的推移是相对稳定的,总的来说,身体发育程度越高青少年越倾向于消极情绪。父母和子女之间的冲突在青春期中期最高,此阶段父母对子女有更多的言语攻击,推测青春期后期冲突减少与早中期的冲突破坏了子女与父母的亲密关系有关。

(五) 社交地图的变化

研究发现青少年的社交圈要比人们认为的要复杂得多。

1. 群体的参照作用　了解青少年在学校的社交系统中所处的位置能帮助我们更好地了解个体的行为和价值观,因为群体在设定衣着打扮、放松方式和音乐品味等方面的规范和标准上起了一定作用。作为一名"运动健将",需要的并不仅是参加体育运动,还需要穿特定的衣服,听特定的音乐,周六晚上参加特定的活动,拥有特定的口头禅,这些青少年接受了许多成年人的价值观。

2. 小团体成员的相似性　对小团体的组成最有重要影响的是成员之间的相似性。青少年的小团体通常都是由相同年龄、相同爱好、有着相似社会经济背景的成员组成的。在青春期的初期和中期，成员都是以同性别的为主；尽管许多青少年都有比自己高或者低一年级的朋友，但是初中和高中的年龄分级使得青少年无法同与自己存在较大年龄差距的个体成为朋友。但青少年在网上认识的朋友在年龄上就不像学校里那样有限制性。

3. 性别隔离　在青春期初期和中期，小团体几乎都是由单一性别的成员组成的。性别隔离从童年时期开始延续到几乎整个青春期，一直到青春期后期才有所减弱。这使得青春期的男生很难成为女生小团体的成员。因为她们总是离不开穿衣打扮、聊男生的话题。同样，让女生融入男生的小团体也很困难，因为他们的活动都是围绕着体育运动或者其他的体力项目展开。如果有人不顾自己的性别角色，与异性的朋友打成一片，他们就很容易被同伴嘲笑为"娘娘腔""假小子"。具有讽刺意味的是，当有约会开始后，那些与异性同龄人没有交往的青少年同样会成为被高度怀疑并成为社交排斥的对象。

4. 朋友间的共同爱好　研究发现青少年小团体的成员通常都是年龄相仿、社会背景相同的个体，他们在对学业的态度、共同的兴趣甚至反社会想法和行为的程度上都有共同之处。青少年在看待学业问题和规划自己的学业问题上会和自己朋友有着相似的倾向。学习刻苦、成绩较好并且希望上大学的青少年通常会和志同道合的同龄人交朋友。青少年的朋友们在学校的表现十分糟糕，他们自己的学业也会变得十分糟糕。其朋友的各项特征都会影响青少年的行为，他们为了获得同伴认同，甚至会模仿同伴的反社会行为。青春期时如果父母能够多关怀多陪伴，可以减少青少年参与危害社会团体的概率，也能减少问题行为。有问题的亲子关系，比如某段时间的威胁和敌意，在儿童时期造成反社会倾向，表现在小学时学习差，被同学排斥，此时，具有攻击性的男孩会尝试去"购买"友情，当这种友谊形成的时候，像许多其他小团体一样，男孩们参加共同的活动作为对其他人的回报，这往往是危害社会的活动。家长过度地干预青少年对朋友的选择可能会适得其反。当父母禁止青少年与他们认为品质不好的人交往的时候，可能反过来会使青少年与那些人走得更近，来表达对他们限制的蔑视以及对独立的渴望。

（六）性心理的变化

青春期是由童年走向成年的过渡时期，主要标志是性发育和性成熟。随着性器官的发育以及第二性征的出现，男生、女生在心理方面也发生了很大的变化，反映出明显的性心理特点。青春期发育的早晚对心理发展有影响，早熟的男孩被认为更受欢迎、性情好、沉着、对同龄人有吸引力，早熟对于女孩往往是不利的，可能会与心理不健康的同龄人交往，会出现堕胎、早育、多生孩子，在就业岗位上的地位较低，受教育的年限比晚熟的女孩要短。一般来说，早发育使青少年没有经历儿童中晚期心理社会任务的激活，扰乱了正常的发育过程，给解决青春期带来挑战的准备时间少，经验不足，但他们又面临着社会压力，接受成人的规范和行为，在社交、情感和认知上更加成熟，承受更多的压力，造成适应困难。

【青春期性心理】

1. 性心理的朦胧性和神秘感　青春期的性心理起初缺乏深刻的社会内容，基本上还是一种生理急剧变化带来的本能作用，对异性发生兴趣、好感与爱慕，但是这种对性爱的萌动，似乎披着一层朦胧的轻纱，其中不少男女青少年并不了解性知识，只是对性的神秘感有较浓厚的兴趣。这时他/她们因异性的吸引而对异性的兴趣、好感和爱慕滋生。在此基础上，在朦胧纷乱的心理变化中，性意识会愈加强烈。

2. 性意识的强烈性和表现上的掩饰性　青春期显著的心理特点是封闭性和强烈的寻求理解性，这导致了他们性心理外显方式的掩饰性。一方面他们十分重视自己在异性心目中的印象与评价，另一方面却又表现得拘谨、羞涩和冷淡；他们内心对某个异性很感兴趣，但表面上却又有意无意地表现得好像无动于衷、不屑一顾，或做出回避的样子；他们有时表现得十分讨厌那种男女亲昵的动作，但有时又希望自己能体验。这些矛盾心理的表现，使他/她们往往产生种种冲突与苦恼。

3. 性心理的动荡性和压抑性　青春期是人一生中性能量最旺盛的时期。但由于这时不少青少年的心理不够成熟，还没有形成稳固的性道德观和恋爱观，加上自我控制的能力很弱，所以很容易受到外界因素的影响而起波澜。丰富多彩的现实生活，五花八门的性信息，不良的影视镜头，黄色的淫秽书刊，特别是受西方资产阶级的"性解放"和"性自由"思想的影响,极易使个别青少年的性意识受到错误的强化而沉醉于谈情说爱之中,甚至发生性犯罪。与此相反,另一部分青少年由于性的能量得不到合理的疏导、升华而导致过分的压抑,有少数还可能以扭曲方式、变态行为表现出来,如"厕所文学"、恋物等。

4. 男女性心理的差异性 青春期的性心理由于性别不同也有明显的差异。在对异性感情的流露上,男性表现得较为明显和热烈,女性表现得含蓄和深沉;在内心体验上,男性更多的是新奇、喜悦和神秘,女性则常常是惊慌、羞涩和不知所措;在表达方式上,男性一般较主动,女性往往采取暗示的方式。

【恋爱及择偶心理】

青春期性意识发展可有以下阶段:

1. 疏远异性期 青春期开始的半年至1年期间(11~12岁)是两性疏远的阶段,此时性功能尚未完全成熟,性意识刚刚萌芽。他们发现彼此的性别差异,对自己的身体变化表现出不安,开始对男女的接触持疏远和回避的态度,如学习需要,接触时也感到拘束和难为情,认为两性间亲近是不合适的。

2. 倾慕年长异性期 一些心理学家发现在性萌发期,即少年男女对性问题的认识从不知到知的过渡,他们对性问题仍然处于一知半解的朦胧状态。其实他们可存在着两种特殊的心理状态,即疏远同龄异性和向往年长异性的现象,对成年或老年异性出现依恋。

3. 接近异性的狂热期 此期少年男女的特征是精神兴奋程度高,往往对异性带有幻想色彩,很少考虑到会面临的困难和阻力,因而情感发展的速度较快,迅速达到炽热的阶段,即热恋。从初恋到热恋是少年男女双方感情逐步深化的过程。狂热期间双方相互吸引力加强,激动程度高,有相互了解的迫切要求,真诚和信任感增强,而且思维方法和活动方式也发生改变。

4. 正式的浪漫恋爱期 此期特点是划清恋爱和婚姻的界限,不可逾越,不要放纵的亲昵,正视对方的缺点,认真、负责地沟通,增加了解。和谐爱情的逐步形成是基于双方遵守承诺和共享建立起来的美好未来。

5. 婚前性行为及心理 随着爱情的深化,大多数热恋中的年轻人出现一定程度的亲昵行为,如拥抱和接吻,是可以理解和接受的。实际上在

目前情况下,有相当部分青少年男女会发生婚前性行为。当今多数成人认为婚前性行为不可取,而且若少女妊娠流产,对身心都有危害,故应采取防范措施。一些研究结果表明,夫妻婚前有性行为者,婚后不和睦的发生率高。

婚前性行为往往导致性关系随便、道德观念淡薄、性生活紊乱以及性病传播等。婚前性行为大多是在隐蔽状态下进行的,双方常有紧张、害怕、恐慌等心理及不道德感与羞愧感,极易引发性反应抑制和性焦虑的发生,从而导致心理性阳痿、早泄和性障碍。

要教育年轻人,特别是在校学生树立正确的人生观,培养高尚的情操,学会自尊、自重、自爱和自制,使自己的性行为符合社会道德规范,用健康的思想和法制观念来指导自己的行动,切不可使一般边缘性性行为发展为婚前性行为。加强防范婚前性行为的教育,需要家庭学校和社会的密切配合,制定出有效的措施。

(杨荣旺)

第二节 青春期正常性意识 与性行为

一、概述

性生理发育是性心理发展的生物基础,而性文化则是性心理发展的社会条件。随着性生理发育的逐渐成熟,促使青春期女性性意识的萌发和觉醒,必然带来性意识的发展,同时受到社会环境中各种性文化和性信息的渲染和影响,如影视、艺术作品等中的性信息以及成人的两性交往活动等,也会催化和促进她们的性意识发展,美国学者赫罗克把青春期性意识的发展归结为疏远异性期、倾慕年长异性期、接近异性狂热期和正式的浪漫恋爱期4个阶段(详见本章第一节正常青春期心理变化),我国学者多分为三个阶段。

1. 疏远异性期 在青春期随着第二性征的出现,性别发育差异日益明显,青少年朦胧地意识到两性的差异,彼此会产生一些害羞、腼腆、不安、冷淡、反感或者对立心理。当女生一起活动时就

有说有笑,而当男女生个别接触时就表现腼腆的一面,或者故作冷淡,实则紧张。她们把异性的差异和彼此之间的关系看得很神秘,担心别人看到自己在性征上的变化,少女会紧束或穿宽大的衣服遮住逐渐隆起的乳房,认为男女接触是很羞耻的事,也害怕与异性接近遭到别人的耻笑。因此她们划分男女界限,封闭自己,疏远异性,就连与平时熟悉的异性交往也变得不自然,甚至在家庭中疏远异性长辈。这种对异性的疏远主要是由于在心理上向往异性的朦胧感与羞涩感之间矛盾造成的。

2. 接近异性期　也称"爱慕期"。进入青春期中期之后,随着性生理的发育成熟和个人阅历的增加,对性的朦胧感、好奇感和神秘感进一步增强,羞涩感减少,开始对性知识感兴趣,渴望了解性奥秘,渴望了解异性;开始对异性产生一种朦胧的好感、爱慕、眷恋和向往;开始对异性关心,萌发出接近或接触异性的愿望和要求;开始注意修饰打扮和表现自己,愿意向男孩展示美,希望自己的言行、仪表能引起异性的注意和好感;开始喜欢与异性一起集体学习、活动、聚会、旅游等,此时彼此把异性当作一般朋友接触交往。进入青春期晚期后,在对群体异性好感的基础上,逐渐转向对个别异性的眷恋,甚至特定异性的交往,但又不敢公开表露情感,只是在内心暗恋,尚不能认为是恋爱。

3. 异性恋爱期　随着女性性生理与性心理的成熟,她们已不再满足于对男生的泛化接近与好感,更趋于专一性和排他性,把爱慕和追求的对象集中在某一特定的男生身上,喜欢与自己爱恋的对象单独相处而远离集体活动,毫不掩饰地持续追求和交往,表现为爱慕、期盼和迷恋的心理。通过约会和交谈,了解对方的性格及价值观,不断将感情向纵深发展,从而萌生爱情及错综复杂的思想情绪变化。尽管这一时期是青春期性意识发展相对成熟的阶段,但青春期的初恋只是爱情的萌芽,并不是成熟的爱情,没有深刻和丰富的社会内容。青春期的情感纯真而炽烈,却并没有包含足够的责任,只是一种盲目而脆弱的爱,伴随着幼稚的冲动。

二、性心理行为的表现

随着性生理成熟与性文化互相影响,共同促使性心理由幼稚向成熟发展,表现为:

1. 对性发育困惑不解　性生理发育进入青春期后,随着月经的来潮,有些女孩对此困惑不解、不知所措,出现害羞、不安、紧张和恐惧的情绪,对经前和经期因内分泌变化引起的乳房胀、轻度水肿、下腹不适等不理解而以为患了重病,常可出现心情烦躁、情绪波动、思想敏感、精神紧张、注意力不集中、心理上有负担感等症状。

2. 出现性体像意识的困扰　进入青春期的女性对自己的体像问题非常关注,许多女孩不能正确、客观地认识自己的身体及其第二性征。对自己乳房发育隆起而感到局促不安,或由于与同伴相比在发育程度上有差异而惶惶不安,有的为外貌、形体的胖瘦、面部痤疮等烦恼、自卑,导致自信心问题。

3. 性兴趣的产生　随着性器官的发育和第二性征的出现,女孩开始意识到两性的差异,感到惊奇、神秘,从而产生了对性知识的兴趣,渴望了解性奥秘,渴望了解异性,这种兴趣是隐蔽的、难以启齿,伴有羞耻感,往往通过各种方式和渠道去收集、探究,悄悄在同性伙伴中议论性生理现象或某些人的风流韵事。

4. 性冲动的出现　性冲动是在性激素和内外环境刺激的共同作用下,对性行为的渴望与冲动,它常伴有生殖器官的充血以及心理上的激动和欣快,是生理和心理的综合反应。性成熟的青少年,当看到报刊影视作品中有关性的内容,或偶尔看见异性身体性感部位,或偶尔与异性身体接触,或与异性朋友约会,或处于性幻想时,会激发性冲动,女性会有心悸和阴道分泌物增加,虽然女性性冲动能够自控,但也常常感到困惑。

5. 性幻想的产生　性幻想是指人在清醒状态下对不能实现的与性有关的事件的想象,是自编的带有性色彩的故事,处于青春期的少女,体内性激素水平骤然增加,对异性的爱慕和渴望会很强烈,此时容易想到性的问题,把曾经在电影、电视、书籍中看到过的情爱镜头和片段,重新组合虚构出自己与爱慕的异性在一起的场面,如拥抱、接吻、抚摸,甚至性行为等,以达到自我安慰。

6. 性梦的产生　性梦是指在睡梦中与异性发生性行为,是性冲动未满足时的一种生理现象,在本质上是一种潜性意识的活动,是满足被抑制性欲望的一种精神活动。它一方面反映性本能和性需要,视为随青春期性成熟过程中的一种心理现象；另一方面作为一种潜意识活动，是性意识以潜性意识方式的再现。性梦的产生与性刺激、欲念、幻想和既往的性体验有关。少女常常对性梦害怕、厌恶及自责，她们认为性梦是不道德的、可耻的或罪恶的。

7. 手淫和自慰　手淫是指通过对生殖器官（通常也包括身体其他一些部位，如肛门、乳头等）进行有意识的刺激，通过自我抚弄或刺激性器官而产生性兴奋或性高潮，从而获得性满足的活动，心理学上称为自慰。手淫常在性欲亢进时产生，常伴有情色形象刺激及幻想成分，以满足性兴奋和冲动。青春期由于体内激素分泌旺盛，容易产生性冲动而常发生手淫。青少年不知道手淫是否会对身体和情感产生有害的影响，不知道这是否是一种少有的或不正常的活动，不知道其他人是否也有过手淫，也不知道这是否会影响以后的性生活，因此而感到自卑、自责、羞愧、烦恼和担忧。目前国内外都认为这是一种自然的、正常的行为，但过分追求手淫的快感对人有害而无益。

（庄亚玲）

第三节　青春期常见心理行为异常

一、心理问题

（一）注意缺陷多动障碍

【定义、发病现状与进展】

注意缺陷多动障碍（attention deficit hyperactivity disorder，ADHD）简称多动症。主要表现为与年龄不相称的注意力分散，注意力持续时间短，不分场合的过度活动，情绪冲动，其智力正常或接近正常。近年普遍认为该疾病是一种具有生物学基础、执行功能明显受损的神经发育障碍。ADHD严重影响儿童的学业成绩、同伴交往和家庭关系，还可影响罹患儿童的自信、自尊，以往认为本病影响仅限于儿童期，最近十年的研究发现，50%~65%会延续至成人期，影响成人患者的学习、工作、驾驶安全、人际交往和情绪控制等，严重影响

他们的生活质量；这一疾病还给家庭和社会造成沉重的经济负担，因此被认为是一个公共健康问题。

ADHD在儿童青少年中的患病率高，2015年，Thomas等对全球的ADHD流行情况进行了系统回顾和荟萃分析，结果表明全球18岁以下儿童ADHD的患病率为7.2%（95% CI 6.7%~7.8%），国内的发病率与全球结果基本持平，2017年针对国内ADHD患病率的Meta分析，得出患病率为6.26%（95% CI 5.36%~7.22%），按此发病率，保守估计国内约有2 000万ADHD儿童。

虽然ADHD是慢性疾病，损害重且发生率高，但它的治疗效果较好，大量的循证医学研究结果表明如果早期诊断、早期干预，可取得较好的治疗效果。

【病因与发病机制】

众多学者对ADHD的病因和发病机制进行了深入细致地研究，从遗传到神经生化及脑影像学，然而确切病因至今仍不清楚；但基本共识是ADHD系遗传基础与环境因素共同作用所致的一种复杂疾病。现将可能的原因概括如下：

1. 遗传因素

（1）家系研究发现ADHD患者的家庭成员罹患此疾病的风险较高。早期研究发现，ADHD儿童的父母患该症的风险增加2~8倍，其同胞患病风险也类似。当控制了性别、家庭环境、社会经济状况等因素后，其患病率仍存在家族性聚集现象。国外的双生子研究发现平均遗传度为75%，也说明遗传是该症的主要病因之一。

（2）分子遗传学研究：国内外基于现有的神经生物学假说进行的候选基因研究，主要聚焦于多巴胺（dopamine，DA）、5-羟色胺（serotonin，5-HT）和去甲肾上腺素（norepinephrine，NE）等神经递质系统的有关功能基因。多项关联研究及Meta分析表明*DRD4*、*DRD5*、*DAT*、*DBH*、*5-HTT*、*HTR1B*和*SNAP-25*基因可能增加ADHD的易感性。这些基因与ADHD关联的*OR*值从1.18到1.46，与目前公认的观点相一致：即ADHD系多基因遗传的复杂疾病，通过多个微效基因的相互作用以及环境的危险因素而共同导致。此外，有研究涉及尼古丁乙酰胆碱受体基因*CHRNA4*和*CHRNA7*、谷氨酸受体基因*GRIN2A*、脂肪酸代谢酶基因*FADS2*和调节周期节律的相关基因，但它们是否增加ADHD的易感性尚无一致的结论。全基因

组 扫 描（genome-wide association, GWAS）和 新的遗传标记——基因拷贝数变异（copy number variation, CNV）得到了人们的关注。近年又进一步深入到基因影像学。

1）多巴胺系统基因。多巴胺 D4 受体（DRD4）广泛地分布于额叶 - 皮层下通路，多项神经影像学和神经心理学研究提示该通路与 ADHD 的病理生理学有关。研究主要集中于 DRD4 基因的第三外显子上的一个串联重复序列多态，体外研究表明该多态的 7 次重复序列等位基因（DRD4-7）降低受体对多巴胺的敏感性。Faraone 等的 Meta 分析发现，DRD4 中的 7 次重复等位基因与 ADHD 存在着一定的关联。多巴胺 D5 受体（DRD5）基因研究最多的是 5′ 端位于转录起始点上游约 18.5kb 的一个二核苷酸重复多态。研究发现 148bp 等位基因与 ADHD 存在显著关联（OR 1.2；95% CI 1.1%~1.4%）。多巴胺转运体基因（DAT, SLC6A3）作为 ADHD 的候选基因得到了多方面证据的支持。研究发现多巴胺转运体基因长重复序列等位基因是 ADHD 致病的危险因素。

2）5- 羟色胺系统。动物实验中发现额叶皮层 DA 和 5- 羟色胺（5-HT）对注意和反应控制有重要作用。另外，家系研究和对照关联研究均发现：多巴胺受体与 5- 羟色胺受体和转运体基因的多态性与 ADHD 的发生存在关联。

3）去甲肾上腺素系统。去甲肾上腺素是病理生理学及精神障碍治疗方面最早受到重视的神经递质之一，无论在外周组织还是中枢神经系统中都得到了广泛的研究。该递质在调节包括注意及警觉在内的高级皮层功能中有重要作用，去甲肾上腺素失调有可能是 ADHD 病理机制的重要组成部分。

4）代谢酶系统基因。多巴胺 -β- 羟化酶（DBH）是将多巴胺转化为去甲肾上腺素的关键酶。ADHD 家系研究发现，A2 等位基因存在过度传递的趋势。综合家系研究结果后仍提示 5′TaqI 多态与 ADHD 存在关联（OR 1.33；95% CI 1.11%~1.59%）。儿茶酚胺氧位甲基转移酶（catechol-O-methyltr-ansferase, COMT）是催化多巴胺、去甲肾上腺素和肾上腺素降解的主要酶。基于家系的研究发现，COMT 的 Val108Met 多态的两种等位基因与 COMT 的活性存在关联。单胺氧化酶 A（monoamine oxidase A, MAO-A）可以调节中枢神经系统的去甲肾上腺素、多巴胺和 5- 羟色胺递质的水平。研究发现该基因多态性与一项关于注意的神经心理测试的错误数有关；另有家系研究发现该启动子区的重复多性态也与 ADHD 相关。色氨酸羟化酶（tryptophan hydroxylase, TPH）是 5- 羟色胺合成的限速酶，而且有报道 TPH 的多态性位点与攻击和冲动行为有关。

2. 环境因素

（1）孕产期不利因素：研究表明，母孕期吸烟摄入的尼古丁以及饮酒摄入的酒精均可能会引起儿童尾状核和额叶发育异常。1992 年，一项较大规模的研究发现受孕时直接吸烟或怀孕后被动吸烟，可以增加儿童行为问题的出现概率。如果受孕时和怀孕后均有尼古丁暴露，那么儿童出现行为问题的可能性就更大。研究发现，孕期吸烟的数量和孩子患 ADHD 的危险性显著相关，甚至控制 ADHD 家族史后，仍存在相关性。以上研究结果表明，吸烟与 ADHD 的高患病危险性相关。研究还表明，饮酒母亲的孩子更容易出现多动和注意力不集中的症状，甚至达到 ADHD 的诊断标准。母孕期饮酒量直接和 4~7 岁儿童出现注意力不集中、多动问题的危险程度相关。动物研究已经表明尼古丁和酒精能够造成特定脑区的发育异常，这些异常可以导致多动、冲动和注意力不集中。所以母孕期吸烟或饮酒可以增加孩子患 ADHD 的风险，尤其当母亲本人患 ADHD 时，这种危险性就更大。

ADHD 儿童围产期异常史有一定比例，母孕期间（尤其是妊娠早期）感染、中毒、营养不良、服药、饮酒及吸烟、X 线照射，以及各种原因所致婴儿脑损伤（宫内窒息、分娩时所致脑损伤）和非正常分娩（产程过长、过期产、早产）、低体重儿等均可能引起神经发育异常，出现多动和行为问题，这些也是 ADHD 的患病危险因素。

（2）铅暴露：一些迹象表明，儿童体内高血铅水平可能和多动、注意力不集中有关。如果儿童存在铅暴露，体内高水平的血铅有可能是 ADHD 的原因，因为研究表明中度至高度铅暴露可以损伤大脑组织。正如酒精和尼古丁一样，铅是大脑的一种毒素，可以把它看成 ADHD 的潜在病因。

（3）轻微脑损伤：自从多动症被诊断以来，就有脑损伤的假说。人们总是试图阐明脑损伤的范围和特征，但最近一些很严格的病例对照研究表明，有明显脑损伤证据的仅占 10%。

3. 神经心理发育异常 PET　研究发现脑多巴胺受体的密度与儿童发育有关,多巴胺受体密度的特异性变化直到青少年期才成熟。多动儿童易被影响的是额叶的多巴胺通路。

(1)结构磁共振和功能成像:结构磁共振成像研究发现,ADHD 全脑体积较正常减小 3%~5%,额叶、顶叶、颞叶和枕叶均有受累,尤其是右侧大脑的体积减小更加明显;大脑灰质及白质的体积均减小;侧脑室的体积增大;脑室的左右对称性存在逆转(左>右)的现象。Valera 等一项结构磁共振成像的 Meta 分析表明,ADHD 存在异常的脑区包括全脑及右脑体积、小脑、胼胝体压部和及右侧纹状体。另一项使用激活可能性估计(activation likelihood estimation,ALE)的方法对 16 项 fMRI 研究进行的 Meta 分析表明,ADHD 在 fMRI 中表现出额叶激活的低下,包括前扣带回、背外侧前额叶、前额叶的下部以及基底节、丘脑和部分顶叶;在反映 ADHD 抑制功能的 fMRI 研究中,最常发现异常的脑区为前额叶下部及中央前回;这些异常的脑区属于额叶 - 纹状体及额叶 - 顶叶环路。

功能影像学与认知神经心理学结合能更敏感地反映 ADHD 患者脑功能层面上的缺陷。目前多项对 ADHD 抑制功能进行的功能磁共振研究表明,ADHD 患者存在着抑制功能的缺陷,和抑制功能相关的脑区(如额叶、纹状体等)在抑制任务中活动异常。

(2)神经心理学研究:近年来,ADHD 的执行功能缺陷已经受到越来越多的重视,执行功能各个成分都可能存在不同程度的受损,以功能抑制和工作记忆受损尤为突出;执行功能的损害不随年龄增长而减轻或者消失。执行功能中的抑制控制和工作记忆受损甚至被认为是 ADHD 的内表型之一。

(3)神经电生理研究:ADHD 可能存在脑发育迟缓和 / 或脑发育偏离正常,脑觉醒水平异常,从而出现注意力易分散及多动、冲动等临床表现。最近研究提示 ADHD 患儿半球间及半球内部的脑电一致性增加,有研究者认为患儿皮层分化程度降低,尤其是涉及慢波活动的环路。事件相关电位(ERP)的研究发现,ADHD 组 P300 潜伏期较对照组明显延长,波幅亦较正常儿童显著降低。

(4)前庭平衡功能研究:国内外研究均认为多动症儿童存在着感觉统合失调,并且在儿童多动症的发病中可能起着重要的作用,尤其是前庭系统功能。人的平衡能力下降易引起类儿童多动症的表现,如注意力不集中、多动和冲动,提示前庭系统很可能在儿童多动症的发病机制中起着重要的作用。

【症状】

ADHD 的症状多种多样,并常因年龄、所处场合、环境和周围人对待态度的不同而有所不同。

1. 注意力不集中　孩子的注意很易受环境的影响而分散,因而注意力集中的时间短暂。他们在玩积木或其他游戏时,往往也显得不专心。他们在上课时,专心听课的时间短暂,老师布置的作业常听不清,以致做作业时常出现遗漏和解释错误。他们对来自各方的刺激几乎都起反应,不能滤过无关刺激,所以注意力难以集中。由于注意力集中短暂和注意力易分散是多动症最经常出现的症状,进入青春期后,ADHD 的患者多表现为注意力不集中,多动症状往往不再明显。

2. 活动过度　活动过度大都开始于幼儿早期,进入小学后因受到各种限制,表现得更为显著。有部分儿童在婴儿时期就开始有过度活动,他们表现得格外活泼,会从摇篮或小车里向外爬。当他们开始学步时,往往是以跑代走。患儿稍大,看儿童书看不了几页,就换一本,或干脆把书撕了。有时翻箱倒柜,搞得乱七八糟。进入小学后,患儿上课时小动作不停,屁股在椅子上扭动,把书本涂得不像样子。他们的手闲不住,凡能碰到的东西总要碰一下,因喜欢招惹别人,常与同学发生争吵或打架;又因患儿好插嘴和干扰大人的活动,易引起他人的厌烦,活动过度最惹人注目。进入青春期后,孩子的小动作方面逐渐减少,而逐渐转换为注意力不集中。

3. 情绪不稳,冲动任性　ADHD 儿童由于缺乏克制能力,常对一些刺激作出过分反应,以致在冲动之下伤人或破坏物品。他们要什么,非得立刻满足。他们的情绪不稳,会无故叫喊或吵闹,又无耐心,做什么事情都急急忙忙。冲动任性是多动症的突出而又经常出现的症状。青春期后,孩子的冲动行为往往表现在情绪控制难、与人相处较困难,包括与同伴、老师,甚至家长,容易产生矛盾、冲突,在群体中常被孤立。

4. 学习困难　ADHD 儿童的智力水平大都正常或接近正常。然而由于以上症状,仍给学习带来一定困难。部分 ADHD 存在知觉活动障碍,如在临摹图画时,他们往往分不清主体与背景的关系,不能分析图形的组合,也不能将图形中各部分综合成一整体。有些 ADHD 儿童将"6"读成"9",或把"d"读成"b",甚至分不清左或右。前者的改变,属于综合分析障碍,后者属于空间定位障碍。他们还有诵读、拼音、书写或语言表达等方面的困难,ADHD 儿童未经认真思考就回答,认识欠完整,也是造成学习困难的原因之一。

一般来讲,ADHD 的临床症状波动有时与儿童所处场合不同、从事的活动不同有关。他们在做作业,从事重复性或需巨大努力的活动及做没意思的事情时,其注意力的维持最困难。反之,症状可减轻。在连续而直接的强化程序下比局部的和延迟的强化程序,注意力的维持情况明显改善。在没有特别严格的规范和严格的纪律要求遵守的地方,ADHD 儿童与正常儿童几乎无区别。其症状随情景而波动的现象说明 ADHD 儿童表现的症状严重程度受环境的影响,并与其有高度相互作用。

ADHD 起病于学龄前,随着病程延续,会出现众多的共病(comorbidity),常伴有对立违抗障碍和品行障碍,情绪障碍,学习困难,抽动症等。他们进入青春期以后,各种心理障碍的发生率增加,青春后期,这一情况更严重。

【诊断思路】

DSM-5 关于 ADHD 的诊断标准为:

A. 症状标准 一个持续的注意缺陷和 / 或多动 - 冲动的模式,干扰了功能或发育,以下列 1 或 2 个特征。

1. **注意障碍** 6 项(或更多)下列症状持续至少 6 个月,且达到了与发育水平不相符的程度,并直接负性地影响了社会和学业 / 职业活动(注:症状不是由对抗、挑衅或敌对行为,或者不理解任务或指令所引起的。如果是 17 岁及其以上的成人,需符合 5 个条目)。

a. 经常不能密切关注细节或在作业、工作中或从事其他活动中犯粗心大意的错误(如:经常忽略或错过活动中的细节,工作常出错)。

b. 在完成任务或玩的时候经常很难保持注意力集中(如:很难保持注意力于听课、谈话或阅读冗长的文章)。

c. 当直接对他讲话时,常像没听或没听见一样(在没有明显干扰的情况下,显得心不在焉)。

d. 很难按指令与要求行事,以致无法完成作业、家务或工作中的职责(如:开始启动某个任务后迅速离开主题、转换为去做另一件事,导致经常不能完成)。

e. 经常很难组织好分配给他的任务或活动(很难处理和保持有序的工作;材料、物品摆放凌乱,书桌、衣柜或者书包经常一团糟;工作没头绪、没条理;时间管理差,早晨上学前的准备工作很困难;很难遵守截止日期)。

f. 经常不愿意或回避做那些需要持续或用脑的事情(例如家庭作业、课堂作业、家务等;年长儿或成人不愿撰写报告,绘制表格或阅读冗长乏味的论文)。

g. 经常丢失一些学习活动中常用的东西(如:作业、玩具、铅笔、书本、钱包、钥匙、眼镜和手机等)。

h. 经常容易因无关刺激而分心(年长儿或成人可能是无关的想法)。

i. 在日常活动中处理琐事或办公时,经常忘事(如做家务,外出办事;年长儿或成人忘记回电话、付账单和赴约会等)。

2. **多动与冲动** 6 项(或更多)下列症状持续至少 6 个月,且达到了与发育水平不相符的程度,并直接负性地影响了社会和学业 / 职业活动(注:症状不是由对抗、挑衅或敌对行为,或者不理解任务或指令所引起的。如果是 17 岁及其以上的成人,需符合 5 个条目)。

a. 经常坐不住,在座位上小动作多,扭来扭去或手脚轻拍。

b. 在教室或其他需要坐在座位上时,经常离开座位(在教室、办公室或其他工作场所需要留在座位上的地方,如在家做作业、餐桌上等)。

c. 经常在不适当的场所跑来跑去或爬上爬下(年长儿或成人主观感觉是坐立不安或活动受限)。

d. 经常无法安静地玩耍或进行休闲活动。

e. 经常忙个不停,像是被发动机驱动着(在饭店就餐或开会无法保持不动;可能被其他人理解为坐立不安)。

f. 经常话多,说起来没完。

g. 常在问题没说完时抢先回答,在交谈中常抢话。

h. 经常很难按顺序等待(例如:排队、比赛和其他集体活动)。

i. 经常打断别人或强使别人接受他(例如:插

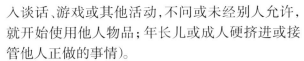

入谈话、游戏或其他活动，不问或未经别人允许，就开始使用他人物品；年长儿或成人硬挤进或接管他人正做的事情）。

B. 病程标准 明显的注意力不集中、多动和冲动等几个方面的症状，在12岁前已经出现。

C. 症状出现的场合 症状必须出现在两个或以上的场合（在家，在学校和工作场所，与朋友和亲戚相处时；在其他活动中）。

D. 功能损害标准 有明确的证据显示这些症状影响或降低了患者社会交往、学业或职业功能质量。

E. 排除标准 症状不是发生在精神分裂症或其他儿童期精神障碍病程中，也不能用其他精神障碍解释（情感障碍、焦虑障碍、分离或人格障碍）。注意：不再把广泛性发育障碍、孤独症谱系障碍作为排除标准。

3. 主要表现型 按症状分布特点将其分为3个主要表现型：

(1) 组合表现型：如果在过去6个月内，同时符合诊断标准 A1（注意缺陷）和诊断标准 A2（多动-冲动表现）。

(2) 主要表现为注意缺陷障碍：如果在过去的6个月内，符合诊断标准 A1（注意缺陷）但不符合诊断标准 A2（多动-冲动）。

(3) 主要表现为多动-冲动障碍：如果在过去的6个月内，符合诊断标准 A2（多动-冲动）但不符合诊断标准 A1（注意缺陷）。

4. 严重程度

(1) 轻度：存在非常少的超出诊断所需的症状，且症状导致社交或职业功能方面非常轻的损伤。

(2) 中度：症状或功能介于"轻度"和"重度"之间。

(3) 重度：存在非常多的超出诊断所需的症状，或存在若干特别严重的症状，或症状导致明显的社交或职业功能方面损害。

【鉴别诊断】

应与以下出现类似多动症症状的疾病或障碍相鉴别：

1. 精神发育迟滞 很多精神发育迟滞有过度的、无目的性的活动，判断能力有缺陷，不能完成学业，常常从一个活动转移到另一个活动，冲动控制亦有缺陷。精神发育迟滞和 ADHD 的主要区别是精神发育迟滞儿童的智力能力的水平和社会适应能力低于正常水平，学习成绩与其智力能力的水平一般相符合，而儿童多动症的学习成绩则明显低于其智力能力的水平。

2. 抑郁症 有些情绪障碍的儿童，也可表现为注意力不集中，走神、分心行为，但他们的注意力不集中只有在抑郁发作期间才表现得比较明显，呈发作性，有明确的时间段，并非发育问题，行为表现呈连续性。

3. 慢性社会环境问题引起 长期混乱的家庭关系、破裂的家庭，其生活环境难以造成一个使儿童集中精力去认真完成作业的环境。不管儿童是因父母的榜样作用不好，还是因父母教育不一致并互相指责引起，生活在这样环境中的儿童有不少有多动症的症状。对于这些儿童，社会和家庭环境产生的不利征兆可能有助于与一般 ADHD 鉴别。社会混乱的家庭可能会有一个或多个儿童出现严重的多动，多动症症状可能和破裂的家庭气氛共存或是继发于成人有酒精依赖、反社会人格和有癔病患者的家庭。一旦把儿童放到稳定的、一致的和完整的家庭和社会环境中，其症状完全消失。在这种情况下，诊断 ADHD 要慎重。

4. 对立违抗障碍和品行障碍 这两者对他人有更多的干扰或破坏性行为，对立违抗性障碍最初的症状常常是围绕破坏校规、不服从或对抗学校领导和老师，并有违拗。品行障碍的儿童和少年常常不管其他人，并伴有频发的反社会和犯罪行为。而 ADHD 儿童一般没有严重的反社会活动，此类儿童并不想有破坏性的行为和举止，但因自控能力差而出言不逊或做出不考虑后果的事情。ADHD 伴有其他障碍的儿童应积极治疗，如两种障碍重叠症状的儿童预后不好。

【预后】

20世纪60至70年代，很多医生认为 ADHD 是局限于儿童期的疾病，到了青春期症状就会缓解。80年代初，相继有学者对此提出了挑战，认为其影响还会迁延至青春期，甚至成人期。成人患者除仍存在 ADHD 症状外，同时更容易合并各种精神疾病，如心境障碍、焦虑障碍、物质滥用、反社会型人格障碍等。

1980年，美国精神病协会在 DSM-Ⅲ 中首次提出成人期注意缺陷障碍。2002年，Barkley 等采用自我和家长同时报告 ADHD 症状，发现症状持续率为66%。而2009年，WHO 在10个国家进行的一项回顾性研究发现，ADHD 的成人期持续率为50.0%。1995年我国学者颜文伟等及2004年张明秀等分别对两组患者随访,报告有70%左右的儿童ADHD患者到成人期有残留症状。王玉凤等近年研究发现ADHD成人期结局不良,仅有22%完全缓解,持续为成人ADHD者为50.9%。

已有的研究报告,ADHD患者在成人期更容易同时罹患各种精神疾病。有研究发现,临床就诊的成年ADHD患者16%~31%同时符合重症抑郁障碍的诊断,约是一般人群的5倍,其恶劣心境的比例是19%~37%。共患ADHD的双相障碍I型患者有15%,高于社区成人ADHD的患病率,此外,当ADHD患者共患双相障碍时,情绪更加不稳定,双相障碍起病更早,而且有更多的抑郁和混合相发作,对情绪稳定剂的反应更差。同时ADHD女性患者共患进食障碍的危险性是对照组的3.6倍,且起病年龄较早。在儿童ADHD患者中,其成人早期出现反社会型人格障碍的比率为18%~24%。Barkley等在2004年的一项病例对照随访研究结果显示,ADHD在成年早期患反社会障碍(包括品行障碍、对立违抗障碍和反社会人格障碍)危害的比值比为5.9(3.9~8.8)。大约有90%的成人人格障碍患者报告其在儿童期有显著临床意义的ADHD症状。在物质使用障碍方面,Fischer等的研究发现ADHD患者在青少年期物质使用障碍的比率是30%~43%,为一般人群中(8%~15%)的2倍多。ADHD患者更早尝试吸烟及饮酒。ADHD患者至青春期吸烟的比例高于对照组,同时药物成瘾的风险大大增加,非酒精物质依赖比例明显高于对照(12% vs. 3%)。就诊临床的成人ADHD患者中,32%~53%曾出现酒精成瘾或滥用,其中又有8%~32%同时有另外一种药物成瘾或滥用。近期的随访结果也显示,ADHD在成年早期发展成为物质依赖障碍(包括酒精、药物和尼古丁依赖)危害的比值比为2.0(1.3~3.0)。

【治疗与随访】

尽管药物治疗对ADHD的疗效已经明确,近年也又出现了很多新药和新剂型,专家们还进一步提出了优化治疗的概念,社会与情绪技能训练获得更多关注,同时注意评估药物的不良反应,并探讨长期治疗的获益。

1. **药物治疗** 目前ADHD治疗药物品种繁多,大致可以归为中枢兴奋剂和非中枢兴奋剂两大类。中枢兴奋剂有哌甲酯及衍生物和安非他明及衍生物;非中枢兴奋剂有托莫西汀、三环类抗抑郁药、安非他酮、单胺氧化酶抑制剂、5-羟色胺再摄取抑制药(SSRI)和5-羟色胺及去甲肾上腺素再摄取抑制剂(SNRI)、α-肾上腺素能药物等。

(1)中枢兴奋剂:普遍认为ADHD的病理机制是由于突触前膜上的多巴胺转运体(dopamine transporter, DAT)功能亢进,过多摄取突触间隙的儿茶酚胺神经递质,导致突触间隙的儿茶酚胺类递质减少,对突触后膜受体的作用减弱。而中枢兴奋剂的主要作用是阻断DAT,从而提高纹状体和前额叶皮质突触间隙内的递质浓度,增强突触后膜受体的作用。不同的药物在作用机制上有细微的差别,如苯丙胺除了阻断DAT外,还有促进儿茶酚胺递质释放的作用。因此使用一种中枢兴奋剂治疗无效的患者,换用另一种也可能有效。

目前国内中枢兴奋剂为盐酸哌甲酯缓释片,剂型为每片18mg,可以有效缓解ADHD的症状12小时,为每日一次,早晨服用。能减轻ADHD核心症状:包括无目的的多动、冲动和注意力不集中。其他方面表现为:①提高自控能力;②改善警觉性、反应性、短期记忆、执行功能等学习能力;③改善完成任务时的表现,提高日常学习和生活能力;④提高自尊心;⑤加强与伙伴的交往技能:对交往信息和情境线索的感知能力提高,加强与家长的互动能力;⑥能降低社会阈值,使奖惩的行为治疗方法更容易起效。

尽管中枢兴奋药的治疗窗较宽,但当使用大剂量药物时需要权衡利弊。较常见的副作用是食欲抑制、睡眠障碍(入睡延迟)、心率和血压增加、心境不稳(从爱哭到严重的抑郁样综合征);也有少部分患者出现头痛、腹部不适、疲倦等。副作用一般多为轻到中度。

长期用药的风险中较多关注的是对生长发育的影响。这是源于20世纪70年代一项对少数患者的研究,报告中枢兴奋剂影响生长激素的分泌,推论可能影响儿童生长。但随后的几项重要研究却获得了不同的结果,有报告指出哌甲酯并不减少生长激素的分泌。一些研究观察长期服药的孩子身高发育受阻并不明显,在6~8年内仅比预期身高矮1.25cm,与正常同龄儿并无明显差异。Spencer(1996)对青少年期患儿随访4年,无论是曾有药物治疗史,或是2年内曾有用药物治疗,或是2年内曾用中枢兴奋剂治疗者,与未用药者相比身高差异均无统计学意义。据此,在美国儿童青少年精神病学会2002年颁布的指南中指出,服用中枢兴奋剂可使短期体重增长速度下降,但不影响身高增长,也就是不影响患者的最终身高,建议治疗开始前测量身高体重,治疗中规律测量体重,在剂量滴定和换药中每周至每月监测身高体重。一般来说,药物对生长发育的影响随着时间的延长有所减轻,但是没有消除;且存在剂量效应。因此建议所有的中枢兴奋剂治疗期间应监测生长发育。

关于停药的时间并没有一致的意见,普遍接受的方法是服药一段时间症状缓解后可在开学时或学期中间停药观察。在MTA研究中,药物治疗两年内停药的患者预后不佳。长期服药的需要以及短期内停药的症状反弹常常使患儿家长误解为药物有依赖性,只要开始服药就不能停药。事实上至今并没有服用中枢兴奋剂治疗后出现成瘾和依赖的报告。然而药物只能控制症状,不能根除疾病,约1/3患儿到青少年期症状减轻,1/3到成年期症状减轻。

(2)非中枢兴奋剂:尽管中枢兴奋药有明确的疗效,仍有30%以上的患者疗效不佳或不能耐受不良反应(亦称难治性的);短效药物需要一日内多次服药,依从性欠佳,而长效药物又可能影响睡眠;由于顾虑潜在的滥用风险,这一类药物一直作为管制药物管理,给患者取药带来很大不便。此外,还有一些共患焦虑和抑郁、共患抽动或共患物质依赖患者,中枢兴奋药治疗也有一定风险。因此在临床治疗中也需要其他非中枢兴奋药。

1)去甲肾上腺素再摄取抑制剂(盐酸托莫西汀):目前认为治疗作用与其选择性抑制突触前泵对去甲肾上腺素的再摄取效应有关,这种选择性抑制能提高去甲肾上腺素的突触间隙浓度,同时能够提高PFC的细胞外多巴胺浓度,从而改善ADHD的症状,提高反应抑制等认知功能、改善注意和执行功能。影像学证据表明托莫西汀通过增强右侧额下回的活动改善抑制控制能力,血药浓度与右侧额下回的激活程度关联。

现在在国内外使用较多的非中枢兴奋剂是盐酸托莫西汀。已有近10年的使用经验,有多项随机、双盲对照研究及开放性前瞻性研究发现该药的有效性和安全性。该药可以用于ADHD,尤其是对中枢性兴奋药治疗无效者、ADHD共患抽动、焦虑、物质依赖、破坏性性行为患者或一些难治性ADHD者等有其独特优势。

适应证同中枢兴奋药。禁忌证:闭角型青光眼患者禁用该药,因为患者出现散瞳症的危险性会因此增加。另外,该药不可与单胺氧化酶抑制剂(MAOI)合用。若必须给予MAOI,则应在停用该药至少两周后才可使用。对该药或该药其他组成成分过敏者禁用。

托莫西汀应用的剂量范围为每日0.8~1.4mg/kg,效果与哌甲酯相当,随访1年仍然有效并且耐受性良好。副作用包括轻度的食欲抑制、恶心、呕吐、失眠、疲劳、心境不稳、眩晕、舒张压和心率增加,不改变心电图间期,滥用的可能性小。

2)α-肾上腺素能药物:包括可乐定和胍法辛。低剂量的可乐定可激动中枢神经系统突触前膜的抑制性自身受体。适用于发声和多种运动联合抽动障碍(combined vocal and multiple motor tic disorder)和其他抽动障碍、ADHD、ADHD相关的睡眠障碍和发育障碍的攻击行为。对于冲动和多动有效,但对注意力不集中帮助不是太大。短期不良反应有镇静、低血压、口干、抑郁和意识模糊。长期不良反应还不清楚。不能与β受体阻滞剂合用。与哌甲酯合用时有猝死的报告。胍法辛是高选择性α2肾上腺素能受体激动剂,镇静作用较小。能有效改善多动行为和注意能力。国外已有胍法辛的缓释剂型,但国内尚未上市。不良反应包括嗜睡、镇静、疲劳和血压、脉率的轻至中度改变。

3)抗抑郁药物:包括丙米嗪、去甲丙米嗪、去甲替林及安非他酮等,在推荐的一线药物无效时可以尝试应用。若与抗ADHD药物联合用于共患病时要注意其对细胞色素P450酶的抑制。

2. 行为治疗 ADHD儿童除核心症状之外,日常生活中还有很多问题,医生普遍认为ADHD儿童在发展和维持与其他儿童的关系方面困难最大,而家长认为他们的基本生活技能差。循证医学证据表明行为治疗对ADHD有效。ADHD儿童的行为治疗包括以下几个方面:

(1)父母行为管理培训:强化良好行为,纠正不良行为。建立和保持家庭内的规则,注意一致。通过日常报告卡控制在学校的目标行为。

(2)社会技能和情绪管理培训:针对目标行为(如游戏中的攻击行为),训练冲突解决技能、问题解决策略,认知行为疗法。

(3)学习技能培训:个体或团体,或家庭作业俱乐部的形式。重点关注服从要求、时间管理和学习技能。

德国 Doepfner M. 提出多模式社会心理干预，从患者、家长、学校三个层面开展：①患者层面，心理教育，游戏训练/认知培训，自我管理培训，神经反馈；②父母层面，心理教育，父母管理培训；③学校层面，心理教育，学校行为干预。

在各种心理社会疗法中，疗效有循证医学依据的是行为父母培训（behavioral parent training，BPT）、行为教室管理（behavioral classroom management，BCM）、社会技能培训和实践强化（social skills training）。可能有效的方法有认知训练（工作记忆）、自我管理培训、神经反馈。认知行为疗法对成人 ADHD 疗效好，但对儿童 ADHD（CBT，自我指令训练）效果不佳。其他心理治疗方法的疗效均不明确。

Van der Oord 等（2008）对 1985~2006 年发表的药物、心理和联合治疗的随机对照研究进行了 Meta 分析，结果发现哌甲酯和心理治疗联合对 ADHD 症状控制有较大的效应量（1.5~1.9），仅心理治疗有中等的效应（0.7~0.9）。对对立违抗和品行问题也有类似的结果。所有治疗方法对社会行为结局都有中度的效应量，而对于学习功能，所有疗法的效应量都低。

（二）青春期焦虑障碍

【定义、发病现状与进展】

焦虑是青少年经常出现的情绪体验，有助于他们提高社会适应能力。焦虑障碍（anxiety disorders）是一种病理性状态，持续时间长，不能恢复到正常情绪；或焦虑情绪很严重，超过了同龄儿童的正常反应；且焦虑情绪明显影响了日常活动。

随着第二性征的出现，个体对自己在体态、生理和心理等方面的变化，会产生一种神秘感，甚至不知所措。诸如女孩由于乳房发育而不敢挺胸、月经初潮而紧张不安；男孩出现性冲动、遗精、手淫后的追悔自责等，这些都将对青少年的心理、情绪及行为带来很大影响。往往由于好奇和不理解会出现恐惧、紧张、羞涩、孤独、自卑和烦恼等情绪反应，还可能伴发头晕头痛、失眠多梦、眩晕乏力、口干厌食、心慌气促、神经过敏、情绪不稳、体重下降和焦虑不安等症状。患者常因此而长期辗转于内科、神经科求诊，而经反复检查并没有发现任何器质性病变，这类病症在往往与青春期的焦虑有关。

焦虑障碍是儿童青少年中最常见的精神障碍，国外患病率为 6%~10%，一年患病率为 2.5%~6.4%；在发病率上女性较男性多见，但年龄较小时性别差异不明显。分离性焦虑障碍多在少年期以后缓解，广泛性焦虑障碍、社交性焦虑障碍、强迫障碍可能持续到成年，阻碍患者的正常心理发育、学业和人际交往。

【病因与发病机制】

1. 遗传因素　研究发现焦虑儿童的父母患焦虑症、抑郁症、社交恐怖症、广场恐怖症者较多；双生子研究发现，单卵双生子的同病率高于双卵双生子。广泛焦虑障碍的遗传度约为 30%，提示与遗传有关，而环境因素决定了遗传易感性是否表达。

2. 神经生化因素　与焦虑密切相关的神经递质包括：去甲肾上腺素（NE）、5- 羟色胺（5-HT）、γ- 氨基丁酸（GABA）等。NE 释放增加会产生焦虑和恐惧症状，患者血浆 NE 水平高，并对应激反应性增高；5- 羟色胺能神经通路参与条件性恐惧。GABA 是大脑的主要抑制性神经递质，与苯二氮䓬有着密切的功能联系，提示可能存在 GABA/苯二氮䓬系统功能缺陷。下丘脑 - 垂体 - 肾上腺轴、下丘脑 - 垂体 - 甲状腺轴的调节功能以及生长激素分泌的紊乱可能导致焦虑。已发现多巴胺转运体基因（DAT1）、5- 羟色胺转运体基因（HTT）与儿童焦虑等内化性行为问题有关。

3. 气质　儿童的气质与焦虑障碍的发生有密切的关系。具有抑制气质的孩子在一个新的环境中往往表现为"抑制、回避、胆怯"的行为特征。行为抑制气质可能是儿童发展为广泛性焦虑的潜在危险因素。害羞的儿童与不害羞的儿童相比，更容易有焦虑症状。

4. 精神动力学理论　弗洛伊德最早提出广泛性焦虑障碍的心理学理论，将焦虑分为：现实性焦虑、神经性焦虑和道德焦虑。个体在面临真实存在的危险或威胁时，会产生现实性焦虑。反复抑制本我冲动时，会引发神经性焦虑。冲动的能量无法释放，就导致焦虑。防御机制无法抑制本我冲动，或这些冲动导致的神经性焦虑或道德焦虑时，就产生了广泛性焦虑障碍。近期的精神动力学理论更关注早期亲密关系中的自我概念发展，认为缺乏父母关爱的孩子会逐渐形成脆弱的自我形象和充满敌意的他人形象，而导致长期焦虑。

5. 环境因素 不良的养育模式可能会导致儿童焦虑,如父母期望值过高、过分强调成功或对儿童过于放纵/控制。儿童早期经历的创伤性事件,如虐待、父母离异、父母去世等,以及与养育者间形成的不安全的依恋模式可能容易产生焦虑。焦虑儿童的家长倾向于把不确定的情境理解为威胁性的,存在更多的负性反应,焦虑的儿童也会有同样的反应,将认为世界处处是危险的,不能获得足够的资源去应对不确定事件,从而出现焦虑。

【症状】

青少年焦虑障碍表现同成人相似,是一种不愉快的、痛苦的情绪状态,同时伴有躯体方面的不舒服体验。焦虑障碍就是一组以焦虑症状为主要临床表现的情绪障碍,往往包含三组症状:

1. 躯体症状 患者紧张的同时往往会伴有自主神经功能亢进的表现,如心慌、气短、口干、出汗、颤抖、面色潮红等,有时还会有濒死感,心里面难受极了,觉得自己就要死掉了,严重时还会有失控感。

2. 情绪症状 患者感觉自己处于一种紧张不安、提心吊胆,恐惧、害怕、忧虑的内心体验中。紧张害怕什么呢?有些人可能会明确说出害怕的对象,也有些人可能说不清楚害怕什么,但就是觉得害怕。

3. 精神运动性不安 坐立不安、心神不定、搓手顿足、踱来踱去、小动作增多、注意力无法集中、有时自己也不知道为什么如此惶恐不安。

这种焦虑状态的发生可能是受到外界应激的影响,觉得受到的挫折或困难很大,自己的能力无法应对,受到心理上的威胁而发生的情绪反应。婴儿或幼儿最主要的焦虑是跟父母分离,因此会表现出分离焦虑障碍,可是到了青春期,就会面对生活环境上的威胁而感到紧张。比如:晚上没有做好老师留的作业,担心上学后被老师惩罚,第二天一早就感到很害怕,不敢去上学;还有怕被同学欺负、无法反抗而着急、害怕。但是,有时并没有外在实际的威胁,而是针对自己内心所假想、预料的事情而产生,比如:害怕父母亲出差时会有什么意外的事情发生而担心、焦虑;异性提出要交朋友,不知对方怀有什么企图而害怕、担心。

【广泛性焦虑障碍诊断标准】

A. 在至少6个月的多数日子里,对于诸多事件或活动(例如:工作或学校表现),表现出过分的焦虑和担心(焦虑性期待)。

B. 个体难以控制这种担心。

C. 这种焦虑和担心与下列6种症状中至少3种有关(在过去6个月中,至少一些症状在多数日子里存在)。

注:儿童只需1项。

(1)坐立不安或感到激动或紧张。

(2)容易疲倦。

(3)注意力难以集中或头脑一片空白。

(4)易激惹。

(5)肌肉紧张。

(6)睡眠障碍(难以入睡或保持睡眠状态或休息不充分的、质量不满意的睡眠)。

D. 这种焦虑、担心或躯体症状引起有临床意义的痛苦或导致社交、职业或其他重要功能方面的损害。

E. 这种障碍不能归因于某种物质(例如:滥用的毒品、药物)的生理效应,或其他躯体疾病(例如:甲状腺功能亢进)。

F. 这种障碍不能用其他精神障碍来更好地解释。例如,像惊恐障碍中的焦虑或担心发生惊恐发作,像社交焦虑障碍(社交恐惧症)中的负性评价,像强迫症中的被污染或其他强迫思维,像分离焦虑障碍中的与依恋对象的离别,像创伤后应激障碍中的创伤性事件的提示物,像神经性厌食中的体重增加,像躯体症状障碍中的躯体不适,像躯体变形障碍中的感到外貌存在瑕疵,像疾病焦虑障碍中的感到有严重的疾病,或像精神分裂症或妄想障碍中的妄想信念的内容。

【社交焦虑障碍诊断标准】

A. 个体由于面对可能被他人审视的一种或多种社交情况时而产生显著的害怕或焦虑。例如,社交互动(对话、会见陌生人),被观看(吃、喝的时候),以及在他人面前表演(演讲时)。

注:儿童的这种焦虑必须出现在与同伴交往时,而不仅仅是与成年人互动时。

B. 个体害怕自己的言行或呈现的焦虑症状会导致负性的评价(即被羞辱或尴尬导致被拒绝或冒犯他人)。

C. 社交情况几乎总是能够促发害怕或焦虑。

注:儿童的害怕或焦虑也可能表现为哭闹、发脾气、依恋他人、畏缩或不敢在社交情况中讲话。

D. 主动回避社交情况,或是带着强烈的害怕或焦虑去忍受。

E. 这种害怕或焦虑与社交情况和社会文化环境所造成的实际威胁不相称。

F. 这种害怕、焦虑或回避通常持续至少 6 个月。

G. 这种害怕、焦虑或回避引起有临床意义的痛苦，或导致社交、职业或其他重要功能方面的损害。

H. 这种害怕、焦虑或回避不能归因于某种物质（例如，滥用的毒品、药物）的生理效应，或其他躯体疾病。

I. 这种害怕、焦虑或回避不能用其他精神障碍的症状来更好地解释，例如，惊恐障碍、躯体变形障碍或孤独症（自闭症）谱系障碍。

J. 如果其他躯体疾病（例如帕金森病、肥胖症、烧伤或外伤造成的畸形）存在，则这种害怕、焦虑或回避则是明确与其不相关或过度。

【惊恐障碍诊断标准】

A. 反复出现不可预期的惊恐发作。一次惊恐发作是突然发生的强烈的害怕或强烈的不适感，并在几分钟内达到高峰，发作期间出现下列 4 项及更多症状。

注：这种突然发生的惊恐可以出现在平静状态或焦虑状态。

(1) 心悸、心慌或心率加速。

(2) 出汗。

(3) 震颤或发抖。

(4) 气短或窒息感。

(5) 哽噎感。

(6) 胸痛或胸部不适。

(7) 恶心或腹部不适。

(8) 感到头昏、脚步不稳、头重脚轻或昏厥。

(9) 发冷或发热感。

(10) 感觉异常（麻木或针刺感）。

(11) 现实解体（感觉不真实）或人格解体（感觉脱离了自己）。

(12) 害怕失去控制或"发疯"。

(13) 濒死感。

注：可能观察到与特定文化有关的症状（例如：耳鸣、颈部酸痛、头痛、无法控制的尖叫或哭喊），此类症状不可作为诊断所需的 4 个症状之一。

B. 至少在 1 次发作之后，出现下列症状中的 1~2 种，且持续 1 个月（或更长）时间：

(1) 持续地担忧或担心再次的惊恐发作或其结果（例如：失去控制、心脏病发作、"发疯"）。

(2) 在与惊恐发作相关的行为方面出现显著的不良变化（例如：设计某些行为以回避惊恐发作，如回避锻炼或回避不熟悉的情况）。

C. 这种障碍不能归因于某种物质（例如：滥用的毒品、药物）的生理效应，或其他躯体疾病（例如：甲状腺功能亢进、心肺疾病）。

D. 这种障碍不能用其他精神障碍来更好地解释（例如：像未特定的焦虑障碍中，惊恐发作不仅仅出现于对害怕的社交情况的反应；像特定恐怖症中，惊恐发作不仅仅出现于对有限的恐惧对象或情况的反应；像强迫症中，惊恐发作不仅仅出现于对强迫思维的反应；像创伤后应激障碍中，惊恐发作不仅仅出现于对创伤事件的提示物的反应；或像分离焦虑障碍中，惊恐发作不仅仅出现于对与依恋对象分离的反应）。

综合来说，至少 1 个月内反复出现过度的紧张担心，如过分关注自我表现、健康或其他事情，存在预期性或不由自主的焦虑，超出正常可理解范围，频繁保证下仍不能使其安心；并且存在没有生理学依据的各种躯体主诉，自主神经功能紊乱症状（如心悸、出汗、口干等），警觉性增高，坐立不安等；上述症状至少在两种情境、活动或环境中发生，明显干扰了患者的日常生活，并排除其他疾病所致，就要考虑焦虑障碍。

【鉴别诊断】

1. **抑郁障碍**　焦虑是抑郁障碍的常见症状，广泛性焦虑也常伴随抑郁症状。临床上通常根据这两种症状的严重程度以及出现的先后顺序诊断。

2. **适应障碍**　所有适应障碍患者的焦虑都与特定的心理社会应激有关，而且症状在应激性事件出现以后的 3 个月之内发生。当应激源消失后，焦虑会在 6 个月内逐渐消失。

3. **强迫障碍**　患者的担心、焦虑与强迫观念有关，在意识层面上强迫和反强迫同时并存，带有自我抵抗和自我失谐的特征。

4. **创伤后应激障碍**（post traumatic stress disorder, PTSD）　PTSD 中的焦虑与创伤性事件有关，患者常有与创伤性事件有关的闯入性回忆和梦境，对与创伤有关的特定事物或场景的回避。

5. **躯体疾病**　由于症状涉及许多躯体症状，需要与躯体疾病相鉴别。包括甲状腺功能亢进、糖尿病、嗜铬细胞瘤、红斑性狼疮等。过多的应用精神活性物质，如咖啡因或酒精戒断时，也会表现为焦虑。

【治疗与随访】

目前公认的治疗目标是改善或消除症状（体征）、恢复社会功能、降低复发（再发）率和改善预后。最适宜的治疗是采用心理治疗和药物治疗相结合的综合治疗方案。

1. **药物治疗** 对于儿童青少年焦虑障碍的药物治疗，通常包括抗焦虑药和抗抑郁剂。

（1）抗焦虑药：苯二氮䓬类及非苯二氮䓬类抗焦虑药物是治疗成年焦虑患者最常用的有效药物，多在 SSRIs 类药物起效前短期合并使用，起效后逐渐停用。一般分作 2~3 次口服。该药副作用主要有镇静，去抑制（如出现攻击、激惹），呼吸抑制，运动失调，反应灵敏性降低，戒断反应等。使用原则：①间断服药原则。焦虑严重时临时口服，不宜长期大量服用；②小剂量原则。小剂量管用就不用大剂量；③定期换药的原则。如果病情需要长期服用，3~4 周就更换另一种安定类药物，可以有效避免依赖的产生；④换药时，原来的药缓慢减量的同时新加上的药缓慢加量。如果患者年龄偏大，服药剂量不大，疗效较好时，可不换药。

（2）抗抑郁药：目前国家药品监督管理局未批准任何药物用于治疗儿童广泛性焦虑障碍。对于一些难治性病例可选择治疗成人广泛性焦虑障碍的药物。

选择性 5- 羟色胺再摄取抑制药（SSRIs），如氟伏沙明、舍曲林、帕罗西汀等。SSRIs 类药物的特点是抗胆碱能副作用及心血管副作用相对较少，常见副作用是消化道反应、头晕、疲乏、失眠等，少数情况下出现兴奋、激越的表现。国外也有使用 5- 羟色胺再摄取抑制药后出现自伤、自杀的病例报道。同时该类药物的长期疗效有待研究。

5-HT 和 NE 再摄取抑制药（SNRIs）文拉法辛可以治疗广泛性焦虑障碍的核心症状，特别是SSRIs 治疗无效者，根据反应适当调整，主要不良反应有头晕、失眠、厌食、乏力等。

2. **心理治疗** 焦虑常呈慢性病程，单纯的药物治疗远期疗效欠佳，心理治疗的重点是帮助儿童理解潜在的恐惧和担心，缓解内心冲突与焦虑。治疗中也要把家长纳入治疗体系中，鼓励父母理解儿童对消除潜在恐惧的内在需求，同时强化儿童具有独立性和责任心的行为。

（1）认知行为疗法：认知行为疗法是治疗儿童青少年焦虑障碍的常用心理治疗手段。认知治疗是通过采取一系列的策略纠正患者的错误认知，通过疏泄情感，调整行为（认知）模式，从而改变情绪反应，控制异常的焦虑情绪。认知行为疗法适用于已能独立思考理解问题的儿童。青少年往往具有负性的认知，认知治疗能够帮助患者认识到过分的焦虑是非理性的，发现不良认知，进行认知重建。

（2）家庭治疗：家庭治疗是将整个家庭成员或部分家庭成员作为治疗对象，帮助患者父母认识患者的疾病，改善亲子关系，解决与调整家庭内部的矛盾与冲突，干预父母的焦虑，去除家庭内部对儿童焦虑不利的因素，从而缓解和治疗焦虑症。

【预后】

儿童青少年焦虑障碍的病程呈慢性，Kaller 报道 46% 的儿童过度焦虑障碍至少持续 8 年。大约一半的患者症状迁延、时好时坏，常持续到成年，需长期治疗。其余患者在几年内症状消失。研究发现，发病年龄早，就诊时间晚是预后差的主要因素。

（三）强迫障碍

【定义、发病现状与进展】

强迫障碍（obsessive-compulsive disorders）是以强迫症状为主要临床表现的精神疾病，其主要临床表现是强迫思维（obsessions）和强迫行为（compulsions）。强迫思维是反复出现一些自己不期望的观念、想象（image）或冲动意向，强迫行为是反复出现的一些动作和行为，患者对此努力对抗，企图减少这些现象出现的频率和强度，但却不能实现，为此患者感到非常焦虑和痛苦。

据国外的调查，18 岁以前的终身患病率为 2%~3%。在强迫障碍者中 50%18 岁以前起病，发病年龄有两个高峰，分别是 10 岁左右和 20 岁左右。强迫障碍儿童期患者男性多于女性，至少年期患病率男性和女性相等。

【病因与发病机制】

儿童强迫障碍为多病因所致，包括社会心理学和生物学等方面。

1. **社会心理因素** 患者的父母往往具有过分谨慎和拘谨，缺乏自信心，遇事迟疑不决，事前过分担心焦虑，事后反复检查等性格特征。患者在这样的家庭环境中形成胆怯、拘谨、要求自己完美无缺、遇事过于严肃或优柔寡断、好钻牛角尖等心理特点，容易出现强迫症状。

2. **生物学病因**　目前已有很多生物学研究确认了儿童强迫障碍存在生物学病因。主要有以下几个方面。

(1)基底节-额叶系统异常：采用结构性和功能性脑影像学方法对强迫障碍的研究都证实患者有边缘系统、额叶-基底节结构和功能异常。研究发现患有抽动障碍和西登哈姆氏舞蹈症(Syndenham chorea)等基底节功能异常疾病的儿童患者容易出现强迫症状。

(2)遗传：研究报道强迫障碍患者的亲属中强迫障碍的患病率较正常对照组高。强迫障碍先症者的父母患强迫障碍的风险为16%，明显高于对照组父母的风险率(3%)。单卵双生子强迫障碍或强迫性人格的同病率为87%，明显高于双卵双生子同病率(47%)。研究发现，儿童期起病的强迫障碍与抽动障碍的共病率高可能因为两者有相同的遗传病因学联系。

(3)神经递质：强迫障碍神经递质功能异常的证据来自药物研究，患者对作用于不同神经递质的药物有不同的反应。氯米帕明能减少5-羟色胺回吸收到突触前神经元，对去甲肾上腺素的作用很弱，对强迫障碍患者有效，且较其他三环类抗抑郁药疗效更好；给予患者5-羟色胺受体激动剂M-氯苯哌嗪后强迫症状加重，这些都证明大多数强迫障碍由5-羟色胺神经元所介导。

(4)神经内分泌：很多强迫障碍患者起病于青春早期，一些女性患者在月经前症状加重，女性分娩后容易出现强迫障碍，给予儿童强迫障碍患者抗雄激素以后强迫症状减轻，这些都提示强迫障碍与神经内分泌异常有关。有研究发现强迫障碍儿童患者的脑脊液中垂体后叶催产素水平异常，男性青少年患者的生长激素缺乏。

【症状】

1. **强迫思维**　反复出现无实际意义的想法或想要做一件事情的冲动。常见临床表现如下：

(1)强迫怀疑或担心：患者对自己言行的正确性反复产生怀疑。如出门后怀疑门窗是否关好、铅笔是否放到文具盒中等。在反复检查过程中患者知道已经作了多次全面检查应该放心，但同时又仍不能确信，为此焦虑不安。儿童患者最常见的表现是担心被细菌感染或被肮脏物污染，为此

他们会强迫性洗涤或回避去公共场所。其他常见症状是担心自己或父母是否安全，自己是否伤害了别人的感情。

(2)强迫性穷思竭虑：患者反复思索日常生活中一些缺乏实际意义的问题或自然现象，如"人为什么长两只眼睛一个鼻子"等。明知毫无意义，浪费时间，但又非要去想。

(3)强迫回忆、强迫想象：患者不由自主地反复回忆过去经历的某件事情。如反复回忆自己一个月以前数学考试时做第一道应用题的过程。患者明白这些都是已经过去的一般日常事情，不值得反复去想、去回忆，但是自己无法去终止。患者反复想象发生了某件事情。例如，一名8岁的男孩反复地想象小虫子进到耳朵里了，自己骑自行车时撞到了一只小狗，实际上这些事情从未发生。

(4)强迫性对立思维、强迫意向：患者每当想到一个词、一个概念、一件事情的时候，便会不自觉地联想到相反的内容。反复体验到想要采取某种违背自己意愿的动作或行动的强烈内心冲动，但实际上患者决不会去采取行动。例如，一位12岁的学生每次看到窗户就出现要跳下去的冲动想法，他非常担心万一自己克制不住而跳下去，为此患者从不敢看到窗户、靠近窗台。多数强迫思维患者为了减轻症状而继发某一强迫行为。

2. **强迫行为**　反复做出一些无实际意义的动作和行为，如反复整理书本，写字时写了擦，擦了写，反复多次直到自己认可为止。其他常见临床表现如下：

(1)强迫性计数、强迫检查或核对：患者对某一类物品进行反复计数，虽然知道无此必要但却欲罢不能。例如，上下楼梯时反复数楼梯的级数。患者反复核实检查是否做好了某件事情。例如，睡觉前反复检查出门时房门是否锁好。有时反复检查是为了减轻强迫性怀疑所引起的焦虑而不由自主地采取的一些行为，但实际上这些检查核实的行为并不能消除他们的怀疑。

(2)强迫性洗涤：患者反复多次地洗手、洗澡、洗衣服、擦拭家具。他们可能存在一些有关污染、被疾病传染、不干净等内容的强迫思维，试图通过洗涤来消除这些强迫思维带来的焦虑情绪，但仍不能消除患者对污染的担心和害怕。

(3)强迫性询问：患者反复向周围的人询问同一个问题，即使别人已经明确回答了患者，但患者仍然要反复多次询问。被询问对象一般是父母，

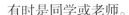

有时是同学或老师。

（4）强迫性仪式动作：患者必须按照在顺序和内容方面都固定不变的一套动作来完成日常的活动。例如，每天起床后先右腿放下床，然后再左腿放下床，起立，出卧室门时先迈出右脚，然后再左脚跟上。如果在这一系列活动中有了一点差错，患者必须重新躺回床上，再准确地重复一次这些动作方才罢休。

（5）强迫性缓慢：患者的日常活动非常缓慢，包括穿衣、洗漱、用餐、写作业等，其中的每个细小动作都要花费数分钟，需要一两个小时才能完成同龄正常儿童十几分钟就能完成的事情。这种症状较少见，但对患者的社会功能影响很大。

3. 强迫症状的确定

首先，要考虑儿童的心理发育水平。很多儿童在心理发育过程中的某一阶段可能出现一些重复刻板的思维或行为。如 8 岁的男孩在上学的路上，不停地踢一颗石子，他没有任何焦虑情绪，这种现象也随着年龄的增长逐渐消失，所以不是强迫症状。

其次，重复思维或行为出现的频率也是判断强迫症状的一个指标。例如，一位 12 岁女孩入睡前检查门窗是否关好两三次以后方能安心入睡，另一位 13 岁男孩担心家里被盗，每次出门前反复检查房门是否锁好多达 15 次，只有后者才是强迫症状。

确定强迫症状的另一个重要依据是儿童的重复思维和行为严重干扰了自己及其家庭成员的正常生活和学习。如上所述的心理发育过程中短暂性的，或者出现频率不高的重复思维或行为，都没有影响到儿童及其家庭成员的正常生活和学习，所以不是强迫症状。

【诊断思路】

1. 诊断标准

A. 具有强迫思维、强迫行为，或两者皆有。强迫思维被定义为以下（1）和（2）：

（1）在该障碍的某些时间段内，感受到反复的、持续性的、侵入性的和不必要的想法、冲动或表象，大多数个体会引起显著的焦虑或痛苦。

（2）个体试图忽略或压抑此类想法、冲动或表象，或用其他一些想法或行为来中和他们（例如，通过某种强迫行为）。

强迫行为被定义为以下（1）和（2）：

（1）重复行为（例如，洗手、排序、核对）或精神活动（例如，祈祷、计数、反复默诵字词）。个体感到重复行为或精神活动是作为应对强迫思维或根据必须严格执行的规则而被迫执行的。

（2）重复行为或精神活动的目的是防止或减少焦虑或痛苦，或防止某些可怕的事件或情况；然而，这些重复行为或精神活动与所涉及的中和或预防的事件或情况缺乏现实的连接，或者明显是过度的。

B. 强迫思维或强迫行为是耗时的（例如，每天消耗 1 小时以上）或这些症状引起具有临床意义的痛苦，或导致社交、职业或其他重要功能方面的损害。

C. 此强迫症状不能归因于某种物质（例如，滥用的毒品、药物）的生理效应或其他躯体疾病。

D. 该障碍不能用其他精神障碍的症状来更好地解释［例如，广泛性焦虑障碍中的过度担心，躯体变形障碍中的外貌先占观念，囤积障碍中的难以丢弃或放弃物品，拔毛癖（拔毛障碍）中的拔毛发，抓痕障碍中的皮肤搔抓，刻板运动障碍中的刻板行为等］。

2. 鉴别诊断

（1）精神分裂症：精神分裂症患者中可能有一些重复出现的思维或行为，如反复洗手、反复询问、仪式动作等，类似强迫症状。但是，患者并不为此苦恼，无主动克制或摆脱的愿望，无治疗要求，思维内容荒谬离奇，同时还存在精神分裂症的其他特征性症状。鉴别的要点是他们是否能始终保持现实检验能力，能意识到自己的行为不合理。

（2）抑郁障碍：一些患者同时存在强迫症状和抑郁症状，鉴别诊断时要考虑到以下三种情况：①患者的强迫症状妨碍日常活动、与同学的交往、与父母的关系、学业等社会功能，使患者不快乐，甚至非常痛苦，这些不良情绪可能达到诊断为心境恶劣或抑郁症的程度。这类患者的抑郁症状是继发性的，治疗强迫障碍也会使抑郁症状得到改善，可与抑郁症相鉴别。②某些抑郁障碍患者，特别是少年期重性抑郁障碍者常有反复出现的、深感痛苦的强迫性思想、穷思竭虑或强迫行为。若强迫症状与抑郁障碍同时起病或出现在抑郁发作之后，随着对抑郁障碍的治疗强迫症状也随之缓解，则应当诊断为抑郁障碍。③强迫症状和抑郁症状相对独立，彼此没有很多联系，这种情况较少见，对这类患者可做出两种障碍共病的诊断，需要同时治疗强迫障碍和抑郁障碍。

（3）抽动障碍：强迫性仪式行为常是患者为了减轻强迫思维继发的焦虑情绪而主动地行为；抽动症状往往在情绪紧张的情况下出现，或在应激、焦虑情况下加剧。

【治疗与随访】

强迫症状发生频率低，对社会功能影响不大，可观察随访，暂时不需要特殊治疗。若强迫症状与环境、心理发育等不良因素有关，可采用针对这些不良因素的社会心理干预或心理治疗方法。对症状严重的患者可采用心理治疗合并药物治疗的综合治疗方案。医生应当与家长和患者一起讨论和选择治疗方案，鼓励他们积极参与治疗过程，以提高治疗依从性和疗效。

1. **药物治疗**　主要药物包括三环类抗抑郁药氯米帕明，SSRIs类的氟西汀、氟伏沙明、舍曲林，研究证实了这些药物的疗效。国家药品监督管理局批准氟伏沙明、舍曲林可用于6岁以上的儿童和少年强迫症患者。

SSRIs的治疗剂量与成人相似，与年龄关系不大。但必须从小剂量开始，缓慢增加剂量，一般6~8周达到治疗剂量，需要10~12周治疗才能充分观察到药物的疗效。当选择一种SSRIs治疗10~12周后仅有部分疗效时可换用另一种SSRIs药物。也有的患者经过6~10周没有疗效，但继续治疗可能在3个月时才显效。药物维持治疗的时间目前还没有定论。当病情缓解后可以逐渐减少药物剂量，酌情停药，在减少药物剂量过程中应当继续心理治疗，若停药以后有2次及以上复发，则必须长期维持治疗。

2. **心理治疗**　方法主要有心理教育、支持性心理治疗、家庭治疗和认知行为疗法。

（1）心理教育：对患者和家长都可进行心理教育，教育内容主要是关于强迫障碍的科普知识，使他们了解疾病的特点、治疗方法和预防复发的方法。支持性心理治疗的要点是解释和指导。在治疗过程中耐心倾听患者诉说自己的内心体验，给予支持、安慰和鼓励，帮助患者建立克服疾病的信心，达成治疗联盟。指导家长了解强迫症的特点，勿过多指责、批评患者，给予鼓励、关爱与陪伴，建立稳固的家庭支持系统，然后帮助家庭成员意识到不合逻辑的信念和期望是如何造成其情绪问题，指导学会检验提出的假设。最后加强成员间正性沟通、理解，增强子女的亲密感、幸福感，同时鼓励他们多参加户外活动。

（2）认知行为疗法：可以减轻或消除患者的强迫症状，对于改变患者的强迫性格也有一定效果，已有的研究证实认知行为疗法是儿童少年强迫障碍的首选心理治疗方法。认知行为疗法主要有三种方法：第一是暴露和反应预防（exposure and response prevention，ERP），对于减轻强迫症状效果好；第二是认知治疗，改变患者的歪曲认知；第三是松弛训练，仅作为改善暴露治疗过程中调整情绪的方法，对改善强迫症状没有直接作用。认知行为疗法的疗效可维持4年以上。少数患者可能复发，需要更长时间的心理治疗。

3. **其他**　治疗方法可选用如静脉用氯米帕明、免疫调节剂、抗生素、精神外科、经颅电磁刺激等治疗，但还缺乏设计严谨的双盲对照研究来评价这些方法的治疗效果。

4. **预防**　强迫障碍患者的个性特征大多都有凡事要求十全十美、古板、谨小慎微的性格缺陷，因此培养儿童随和、豁达的个性，家庭和学校的教育方式和要求不要过分严格、刻板，给儿童更多的个性发展空间，有助于预防强迫障碍。

（四）抑郁障碍

【定义、发病现状与进展】

重性抑郁障碍（major depressive disorder，MDD）是以情绪低落、认知抑制、精神运动性迟滞为主要症状的一类重性精神障碍，可伴有焦虑、自杀观念和行为、幻觉、妄想等精神病性症状及睡眠和食欲紊乱、躯体不适等躯体症状群，部分患者自知力受损。

既往认为，发生于青春期的抑郁是与年龄及发育有关的"青春期骚动（adolescent turmoil）"。然而，在20世纪70年代末和80年代初，一些研究开始使用成人的标准来诊断儿童青少年抑郁。这些研究提示类似于成人症状的抑郁障碍可以发生在年龄很小的儿童。因此，儿童、青少年、成人的抑郁障碍的特征是一样的。

在美国，青春期抑郁障碍的患病率约为8.3%，如把各种抑郁障碍都包括在内，青春期患病率可高达10%，青春晚期抑郁障碍的累计患病率可达10%~20%，2010年美国对13~18岁青少年进行面对面调查，发现符合DSM-Ⅳ中抑郁障碍或恶劣心境诊断的终身患病率为11.2%，严重病例的终身患病率为3.3%，女性（15.0%）高于男性（7.5%），年龄呈逐渐递增趋势：13~14岁为7.4%；

15~16 岁为 12.2%；17~18 岁为 15.4%。国内的中小学生调查发现，儿童、青少年抑郁的总体患病率为 1.2%，6~8 岁、9~11 岁、12~14 岁和 15 岁以上年龄组的患病率分别为 0.10%、0.51%、1.56% 和 2.59%；12 岁以后女性的抑郁障碍患病率（2.56%）高于男性（1.42%）。

在青春前期，多数研究提示两性患病率没有差异或者男性患病率稍高于女性。而在青春晚期，女性患病率高于男性。

【病因与机制】

1. 生物学因素

（1）遗传因素

1）家系研究：抑郁障碍父母的子女出现抑郁的概率增加，特别是在儿童期和成年早期。患抑郁障碍的父母其子女 MDD 的终身患病风险为 15%~45%。患有抑郁障碍的儿童与青少年一级亲属心境障碍的终身患病率远高于普通人群。单卵双生子抑郁障碍的同病率（54%）远高于双卵双生子（24%）。另外，因抑郁而自杀的青少年的一级亲属自杀行为的终身发生率显著增高。

2）分子遗传学研究：目前对于儿童、青少年抑郁症候选基因病例对照研究相对较少，基因位点主要集中在 5- 羟色胺转运体基因（5-HTTLPR）、儿茶酚胺氧位甲基转移酶（COMT）、单胺氧化酶 A 基因（MAOA）、脑源性神经营养因子（BDNF）、多巴胺 D_2 受体（DRD_2）、色氨酸羟化酶（TPH）等位点上，这些基因位点可能影响抑郁症发病、认知功能或症状及对药物的反应。表观遗传学可能参与重性抑郁症的发病、心理、社会及环境因素可能通过 DNA 甲基化、组蛋白修饰、染色质重塑和基因印记等机制调控抑郁症相关基因的启动子区，导致抑郁症相关基因的激活与沉默，从而导致抑郁症。

（2）生化因素

1）单胺类神经递质：单胺假说认为抑郁是由于单胺回收系统功能下降引起的。研究集中在两种单胺类神经递质：5- 羟色胺（5-HT）和去甲肾上腺素，但在儿童研究不多，单胺假说还需要进一步证实。

2）神经内分泌异常：许多研究发现，青少年抑郁障碍与内分泌异常存在联系。这些激素包括促肾上腺皮质激素、褪黑激素、甲状腺素、催乳素、生长激素及皮质激素等。一些研究发现，与非抑郁患者相比，抑郁儿童皮质激素分泌被抑制。

（3）神经影像学研究：结构磁共振研究结果发现有抑郁症状的男孩的前扣带回喙部皮质容积，特别是左侧明显小于无抑郁症状的男孩，前扣带回喙部皮质容积与抑郁症状呈负相关，尤其是有阳性抑郁症家族史的男孩。而女孩的前扣带回皮质容积与抑郁症状相关。另有研究发现无家族史的患者左前额叶总容积和左前额叶白质容积大于有家族史的患者和正常组，有家族史的患者前额叶容积与正常对照组无差异，这表明有家族史的抑郁症患者和无家族史的患者也许存在不同的病因机制。

功能性磁共振研究表明，与对照组比较，静息状态下青少年抑郁症组患者额叶 - 边缘系统神经环路中的前扣带回膝上部、右内侧额叶、左额叶上部和下部皮质及岛叶皮质的功能连接下降。

总之，目前影像学研究的结果还不一致，需进一步研究。

2. 心理社会因素

（1）家庭环境因素：家庭环境可能在抑郁障碍的起病中起着重要作用，青少年所处家庭的冲突水平越高，家庭稳定性越差，儿童进入青春期的年龄也越早，进入青春期越早也意味着儿童在早期就可能体验到应激和缺乏亲密关系。

（2）气质与人格：遗传因素和家庭环境共同影响着孩子的气质与人格。一些气质特征与抑郁障碍存在联系，特别是与情绪化气质的联系更为密切。认知理论认为，抑郁不是单纯的由负性事件所触发，而是对负性事件的认知和加工过程的异常而造成的，孩子的认知与行为方式（例如喜欢责备自己）也可能会增加抑郁的危险性。这些行为方式在女孩青春早期更普遍。

（3）生活事件：儿童抑郁障碍发生前通常存在生活事件，例如父母关系不和、虐待、性与情感暴力。然而，儿童对于负性生活事件的反应差别很大：绝大多数遭遇事件的儿童并不出现精神障碍，而少数抑郁障碍的儿童在抑郁发作之前并没有遭遇明显的生活事件。应激是否诱发抑郁取决于事件发生的背景、事件对儿童的意义、事件发生前后的情况以及儿童的应对能力。

总之，儿童抑郁的发生和持续与多种因素有关，且存在交互作用。目前观点认为遗传因素并不会直接导致儿童少年 MDD 的发作；具有高危遗传因素的个体暴露于社会环境中，会导致其他危险因素的增加，从而更易引起疾病。

【症状】

尽管青少年和成人抑郁症的临床症状基本相同,但相互之间还是有一定的差别。青春期前儿童更容易出现躯体主诉、精神运动性激越、焦虑及与心境一致的幻觉。而在青少年中,反社会性行为、物质滥用、不满、攻击、退缩、家庭与学校问题、产生离家出走的愿望、认为自己不被理解和赞许等症状更多。

儿童抑郁症典型的临床症状群:

1. **情感障碍**　患儿表现情绪低落、没有愉快感、悲伤、低自尊、哭闹、易激惹、好发脾气、对玩耍不感兴趣、自责、自暴自弃、自残和自杀意念及行为,甚至自杀的想法,有时候父母不会注意到这些症状,有时自伤和自杀行为导致的躯体伤害被误以为意外事故。

2. **行为障碍**　患儿可表现为外化性行为障碍,如多动、注意力不集中、成绩下降、不听话、不守纪律、冲动、反抗、捣乱和其他违纪行为、逃学、打架、与同伴关系不良等;或者患儿表现为孤独、退缩、不与朋友玩耍。

3. **躯体症状**　年龄越小躯体症状越多,常见的症状有睡眠障碍、食欲下降或增加、头痛、头昏、胃痛、疲乏、胸闷、气促、遗尿。

4. **认知功能损害**　研究认为抑郁障碍患者存在认知功能损害。主要表现为近期事件记忆力下降、注意力障碍、反应时间延长、警觉性增高、抽象思维能力差、学习困难、语言流畅性差、空间知觉、眼手协调及思维灵活性等能力减退。认知功能损害导致患者社会功能障碍,而且影响患者远期预后。

青春期抑郁有两点需要引起重视。一是与前期行为比较出现明显的变化,由原来的开朗合群变得孤独寡言,不愿与大家来往,有些还会出现食欲下降、体重降低、睡眠差等现象,交流时能发现自卑增加,严重者能出现语速变慢,动作变慢现象,学习成绩下降。二是思考动力不足。感觉自己脑子像生锈了一样转不动,满脑子回忆起来的全是负面的不好的事件,愉快的体验全部忘记,别人劝说也没用。

功能损害是诊断、治疗和判断预后的重要标准。例如,有重度抑郁的青少年被定义为一个或两个方面功能障碍(例如不能去上学、不见小朋友),目前功能损害和某专一性的症状并不能联系起来,也就是功能损害和症状不成正比。

【诊断思路】

诊断儿童抑郁症关键在于对"正常"的界定上。其实抑郁症状的范围并没有明确的界限。所以在做出抑郁症的诊断时除了要有一定数量的症状条目作基础外,还要注意患儿的社会功能损害情况。

抑郁有时是躯体障碍的结果。引起功能障碍的躯体疾病常容易继发抑郁。应先评估抑郁是否为躯体疾病引起才能做出诊断。另外,抑郁症状经常与其他精神症状共存,其他任何形式的儿童精神障碍常合并有抑郁症状。而且一些抑郁症状群开始表现为其他精神障碍,只有当一个症状并不是另一种障碍的一部分时,才能做出两个诊断。

1. **量表评估与访谈**　很多问卷能用于评估儿童与青少年的抑郁症。这些问卷可以分为:①专用于抑郁的量表,如用于青少年的有心境与感受问卷(MFQ)和用于儿童的有儿童抑郁量表(CDI);②原设计用于研究成年抑郁的但经常用于研究青少年,如 Beck 抑郁清单;③一般用于评估儿童病理心理的量表包含一些抑郁项目,如CBCL 的焦虑/抑郁因子,长处和困难问卷的情绪症状因子。

尽管问卷能提供临床评估所需的重要信息,但与儿童及其监护人进行访谈所获得的资料仍然是诊断抑郁障碍的"金标准"。

2. **诊断标准**

A. 在同一个 2 周时期内,出现 5 个以上的下列症状,表现出与先前功能相比不同的变化,其中至少 1 项是心境抑郁或丧失兴趣或愉悦感。

注:不包括那些能够明确归因于其他躯体疾病的症状。

(1)几乎每天大部分时间都心境抑郁,既可以是主观的报告(例如,感到悲伤、空虚、无望),也可以是他人的观察(例如,表现流泪)(注:儿童和青少年,可能表现为心境易激惹)。

(2)几乎每天或每天的大部分时间,对于所有或几乎所有活动的兴趣或乐趣都明显减少(既可以是主观体验,也可以是观察所见)。

(3)在未节食的情况下体重明显减轻,或体重增加(例如,一个月内体重变化超过原体重的5%),或几乎每天食欲都减退或增加(注:儿童则可表现为未达到应增体重)。

(4)几乎每天都失眠或睡眠过多。

(5)几乎每天都精神运动性激越或迟滞(由他

人观察所见,而不仅仅是主观体验到的坐立不安或迟钝)。

(6)几乎每天都疲劳或精力不足。

(7)几乎每天都感到自己毫无价值,或过分的、不适当的感到内疚(可以达到妄想的程度)(并不仅仅是因为患病而自责或内疚)。

(8)几乎每天都存在思考或注意力集中的能力减退或犹豫不决(既可以是主观的体验,也可以是他人的观察)。

(9)反复出现死亡的想法(而不仅仅是恐惧死亡),反复出现没有特定计划的自杀意念,或有某种自杀企图,或有某种实施自杀的特定计划。

B. 这些症状引起有临床意义的痛苦,或导致社交、职业或其他重要功能方面的损害。

C. 这些症状不能归因于某种物质的生理效应,或其他躯体疾病。

注:诊断标准 A-C 构成了重性抑郁发作。

对于重大丧失(例如:丧痛、经济破产、自然灾害的损失、严重的躯体疾病或伤残)的反应,可能包括诊断标准 A 所列出的症状:如强烈的悲伤、沉浸于丧失、失眠、食欲缺乏和体重减轻,这些症状可以类似抑郁发作。尽管此类症状对于丧失来说是可以理解的或反应恰当的,但除了对于重大丧失的正常反应之外,也应该仔细考虑是否还有重性抑郁发作的可能。这个决定必须要基于个人史和在丧失的背景下表达痛苦的文化常模来作临床判断。

D. 这种重性抑郁发作的出现不能用分裂情感性障碍、精神分裂症、精神分裂症样障碍、妄想障碍或其他特定的或未特定的精神分裂症谱系及其他精神病性障碍来更好地解释。

E. 无躁狂发作或轻躁狂发作。

注:若所有躁狂样或轻躁狂样发作都是由物质滥用所致的,或归因于其他躯体疾病的生理效应,则此排除条款不适用。

3. 鉴别诊断与合并症　MDD 的鉴别诊断要考虑儿童的精神和躯体情况两个方面。

(1)躯体疾病:抑郁可以由躯体疾病引起,如癌症或糖尿病;或者由神经系统疾病引起,如多数性硬化;或者由系统性障碍引起,如甲状腺功能减退。

(2)精神障碍:需要鉴别的精神障碍包括品行障碍、心境恶劣障碍、精神分裂症、物质滥用、焦虑性障碍、适应性障碍、创伤后应激障碍等,社会

心理因素如性虐待引起的应激性反应也需要注意。鉴别诊断主要是理清两者的关系,有针对性地治疗。

(3)焦虑障碍:30%~80% 的 MDD 患儿共患焦虑障碍,包括分离焦虑障碍、广泛焦虑障碍、社交恐怖、特定恐怖、强迫障碍、惊恐障碍等。纵向和流行病学调查通常提示焦虑常先于抑郁出现。这可能是两者享有共同的气质特征,如行为抑制气质、情绪化、负性认知等,这些特质与遗传有关,遗传因素在焦虑、抑郁的危险中发挥非特异的作用,这种气质特征或认知方式与环境因素相互作用影响着儿童认知、行为和社会能力的发展。

【治疗与随访】

对于儿童与青少年抑郁障碍的治疗包括:心理治疗、药物治疗、教育评估与训练及社会技能训练。

1. 药物治疗　抑郁障碍引起患儿社会功能损害和各种共患病,对于症状较重的患儿,需要药物治疗。

(1)重性抑郁障碍的治疗方案:美国儿童青少年精神病学会(AACAP)推荐重性抑郁障碍的治疗方案,一般分为三个阶段:

1)急性期治疗:指从治疗开始到症状缓解;治疗策略是单一用药,选择安全性高、副作用轻微、毒性低的药物。选择性 5- 羟色胺再摄取抑制药(SSRIs)是首选药物。一种药物若 4 周后没有丝毫改善,也没有不依从现象,则应该尝试换用别的药物。在急性治疗期,症状较轻的可以在门诊治疗,对于症状较重、伴有精神病性症状或精神运动迟滞,特别是有自杀企图 / 行为者,需要住院治疗。

2)巩固治疗:急性期治疗有效的患者,需要维持此剂量 6~9 个月以防复发。在巩固治疗期末,若决定不再进行维持治疗,则应逐渐减少药物剂量(需要 6 周或者更长的时间)至停用,以避免停药所致的副作用。

3)维持治疗:对于复发风险较高(有过反复、严重的抑郁发作)的患者应考虑维持治疗,有过两次及两次以上抑郁发作的患者应维持治疗至少 1~3 年。有过 3 次及以上抑郁发作、或伴有精神病性症状的患者、严重的社会功能不全、严重的自杀行为,或者存在治疗抵抗的患者,则需要更长时间的维持治疗来预防复发或症状复燃。

(2)精神病性抑郁:对于精神病性抑郁的患者

联合使用抗抑郁剂和抗精神病药物比单用抗抑郁剂恢复更快些。为避免长期应用抗精神病药物所致的副作用,在精神病性症状缓解后应该及时停用。如果一种抗抑郁剂疗效不佳,可以考虑换用另一种 SSRIs 抗抑郁剂,如仍无效换用另外一种类别的药物或合用其他药物(锂盐、安非他酮)治疗。

对所有使用抗抑郁剂的儿童、青少年,均要进行严密地观察。SSRIs 和其他抗抑郁药可能会增加自杀的危险性,自杀行为通常发生在有自杀企图或自杀观念病史的患者身上。应告知患者和家长抗抑郁药会增加自杀观念或自杀行为。

2. 心理治疗

(1)认知行为治疗:认知行为疗法(cognitive-behavioral therapy,CBT)仍是症状较轻的儿童和青少年抑郁症首选治疗手段。治疗中应注意的技巧是:①儿童应成为治疗的中心(尽管绝大多数 CBT 治疗把父母放入治疗);②儿童和治疗师应合作去解决现存问题;③治疗师应教会儿童对自己的思维和行为进行监控并记录下来,因此应注意记日记和布置家庭作业;④治疗通常包括几个过程,其中有行为技术(例如活动计划)和认知策略(认知重构)。

(2)家庭治疗:家庭治疗对于儿童和青少年抑郁症来说效果并不佳。治疗的目的是改变家庭成员间的互动、改变与儿童问题相关联的关系模式。

(3)精神分析治疗:对青少年进行精神分析治疗的目的包括:减少病理性防御机制的使用,解决既往的心理创伤,对家庭与自我能力的更大程度的接纳,多数研究发现精神分析治疗能改善症状,即使在过去经历过许多负性生活事件,其社会功能也能得到改善。

【预后】

MDD 通常呈发作性病程,常多次缓解和复发。抑郁程度严重、有共患病、有负性生活事件、父母有抑郁症病史或精神病性障碍、社会功能差者,发作持续时间长。青少年抑郁在其后及进入成年期后其自杀成功是普通人群的 6 倍以上,累计危险性在 2%~4%。而且有研究发现 13~19 岁自杀成功的青少年中有 1/5 的有品行障碍、1/4 有酒精和药物滥用。

绝大多数患儿在抑郁发作后的 1 年内会康复,但有相当一部分会出现复发。因此对于儿童和青少年 MDD 的治疗应积极、及时、全面和综合

性地进行。

二、睡眠障碍

(一)概述

睡眠是脑功能活动的一种重新组合状态,对儿童脑功能的发育和发展有重要的促进作用,研究发现,睡眠障碍(sleep disorder)不仅影响儿童的生长发育,也会损害儿童认知功能、影响情绪,导致各种行为问题。

近年来随着多导睡眠脑电图的应用和睡眠行为及质量评估方法的完善,青少年的睡眠问题日益受到重视,睡眠异常对儿童发育的影响以及对某些神经内分泌疾病中的作用日益受到关注(慢波睡眠期躯体会分泌生长激素)。由哮喘引起的长期睡眠紊乱或者与呼吸有关的睡眠障碍(有时呼吸会短暂停止,如梗阻性的呼吸睡眠暂停)都会导致儿童生长发育不良。

(二)分类

1. **睡眠失调(dyssomnia)**　是指各种原因导致的睡眠量、质和时序方面的改变。以睡眠不安、睡眠减少和睡眠过多为主要特征。前者有入睡困难、频繁夜醒和早醒等表现,后者常见于阻塞性睡眠呼吸暂停综合征(OSAS)、发作性睡病(NRL)和原发性日间嗜睡征等疾病。

2. **异态睡眠(parasomnias)**　指在睡眠中出现异常发作性事件,如梦游、梦魇、梦吃、夜惊等。

3. **病态睡眠(pathosis somus)**　指由躯体、精神疾病引发的睡眠障碍。

(三)失眠

【定义、发病现状与进展】

失眠(insomnla)是指入睡困难和睡眠维持障碍,如半夜醒后难以继续入睡及早醒。失眠成为一种在青少年中越来越常见的一种睡眠障碍,美国和欧洲的流行病学调查研究表明,近 1/4 的青少年有过失眠的经历,而青少年失眠的发生率达 4%~5%。国内高中生调查发现失眠的发生率为 18.06%,同时失眠青少年常伴有注意力不集中、记忆困难、厌食等症状。约 45% 的青少年失眠与情绪问题相关,可能是情绪问题的一个症状,如焦虑障碍、抑郁障碍等都会出现失眠的症状。

【病因】

失眠发生的主要因素包括内因和外因,内在因素包括个性遗传。外在因素则与外界的环境有关,如睡眠环境、睡眠习惯、精神因素、躯体疾病等。

【症状】

本病主要表现为入睡困难,在床上辗转反侧,长时间不能入睡,或梦多睡眠浅,睡中醒转增多、早醒、醒后不适、疲乏。

【诊断思路】

A. 主诉对睡眠数量或质量的不满,伴有下列1个(或更多)相关症状:

1. 入睡困难(儿童可以表现为在没有照料者的干预下入睡困难)。

2. 维持睡眠困难,其特征表现为频繁地觉醒或醒后再入睡困难(儿童可以表现为在没有照料者的干预下再入睡困难)。

3. 早醒,且不能再入睡。

B. 睡眠紊乱引起有临床意义的痛苦,或导致社交、职业、教育、学业、行为或其他重要功能的损害。

C. 每周至少出现3晚睡眠困难。

D. 至少3个月存在睡眠困难。

E. 尽管有充足的睡眠机会,仍出现睡眠困难。

F. 失眠不能更好地用另一种睡眠 - 觉醒障碍来解释,也不仅仅出现在另一种睡眠觉醒障碍的病程中(例如,发作性睡病、与呼吸相关的睡眠障碍、昼夜节律睡眠 - 觉醒障碍、睡眠异态)。

G. 失眠不能归因于某种物质的生理效应(例如,滥用的毒品、药物)。

H. 共存的精神障碍和躯体状况不能充分解释失眠的主诉。

【治疗】

1. **支持性心理治疗**　对因心理因素造成的失眠有明显效果。先要查明原因,去除失眠诱因和不利睡眠的因素,加强卫生宣教,帮助患儿理解睡眠的生理过程,建立良好的睡眠卫生习惯,如饮食要有规律,睡前尽量不吃东西,不服用含有兴奋剂成分的饮料或者药物;晚上不看带有刺激性的电视、电影节目;睡前不参加剧烈的体育活动等;家庭方面还应该为孩子创造一个放松舒适的睡眠环境,减少周围噪声、刺激的光线,调整的作息时间等。睡觉前与孩子多些交流互动,给予他们足够的心理支持,帮助其消除精神压力。采用一些有助于睡眠的方法,如用热水洗脸、泡脚等。注意养成规律睡眠的习惯,在有睡意的时候上床,早晨清醒后要很快起床。不要在白天过多补睡。

2. **认知行为疗法**　重点放在患者错误或歪曲的认知问题上,纠正患儿对于睡眠和睡眠不足的错误认识,从而减轻焦虑,改善睡眠。有资料表明,CBT 治疗缩短入睡时间,维持睡眠均明显优于仅靠自我调节而无其他治疗的对照组。而且 CBT 治疗与药物治疗相比,在安全性、不良反应方面有着明显的优势。实验证明,使用认知行为疗法治疗睡眠障碍具有显著且持久的疗效。

3. **放松训练及支持治疗**　其关键是感知肌肉紧张并渐渐使之减弱,目的是使患者自己体验肌肉群从极度紧张到逐渐放松的全过程。首先感知到紧张的存在,随后鼓励其逐步放松,促使自律神经活动,朝着有利于睡眠的方向转化,并促使警醒水平下降,从而诱导睡眠的发生。教育支持治疗将对儿童的教育和支持治疗融为一体,要与患儿充分咨询、交流,帮助患儿处理应激反应、改善情感表达,改善人际关系,了解导致睡眠障碍的原因和引起焦虑、紧张等因素,并向他们做出耐心解释和指导,教给患儿有关的知识,帮助他们克服对睡眠的焦虑和恐惧。

4. **药物治疗**　严重失眠时可短期、小剂量服用安定类镇静剂以解除心理上的紧张情绪,打断害怕失眠的恶性循环。如果存在情绪、精神因素要配合相关药物和治疗方法。

(四) 发作性睡病

【定义、发病现状与进展】

发作性睡病(narcolepsy)是一组病因不明的综合征,以具有发生异常睡眠的倾向为特征,患病率为 0.04%~0.07%,包括白天嗜睡和经常夜间睡眠异常,出现病理性快动眼睡眠表现。快动眼睡眠异常涉及睡眠 - 觉醒调节的脑干功能紊乱,包括睡眠一开始就进入快动眼睡眠期,与眼快动抑制无关的猝倒和睡眠瘫痪。

【发病机制】

发作性睡病的发病机制尚不明确,但是遗传性因素有重要的影响,先证者一级亲属患病率较普通人群高 8 倍。目前有关发作性睡病病理生理学的研究发现胆碱能 - 多巴胺之间的相互调节出现紊乱。

【症状】

典型的发作性睡病主要表现为四种临床综合征：睡眠发作、猝倒、睡眠瘫痪和入睡前幻觉。

1. **睡眠发作** 表现为在清醒状态下突然出现难以抑制的睡意，而患儿本身不存在睡眠缺乏与剥夺。

2. **猝倒** 患儿常在强烈的情绪影响与诱发下，突然出现全身迟缓性瘫痪继而跌倒。但患儿的意识清晰，常在数分钟后恢复肌力，可自行起立行走。较轻型的发作有时仅表现为双腿发软以及低头等。

3. **睡眠瘫痪** 在刚入睡或将醒未醒时出现肌肉麻痹，肢体无法动弹也不能发音，数分钟后可恢复。

4. **入睡前幻觉** 患儿即将进入睡眠状态时，出现生动的幻觉体验，常为恐怖性内容，幻视居多，常导致患儿极度的精神紧张和恐惧，害怕睡觉。这些问题常常在学校和社交场合发生，患儿自己很难调整症状，所以非常容易遭受嘲笑、奚落，从而出现焦虑、抑郁、情绪低落、自我封闭等心理障碍和物质滥用。

【诊断思路】

诊断的金标准为多导睡眠图评估。

根据白天出现不可抗拒的短暂睡眠，诊断一般不难，如伴有附加症状，则更易确诊。多导睡眠图的多次睡眠潜伏期测定可发现 REM 潜伏期缩短，常<5 分钟。

A. 在同一天内反复地不可抗拒地需要睡眠、陷入睡眠或打盹。在过去 3 个月内每周必须出现至少 3 次。

B. 存在下列至少 1 项：

1. **狭倒发作** 定义为 a 或 b，每月至少出现几次：

a. 长期患病的个体中，短暂（数秒到数分钟）发作性双侧肌张力丧失，但维持清醒状态，可以通过大笑或开玩笑诱发。

b. 儿童或个体在起病的 6 个月内，无意识地扮鬼脸或下颌张开发作，伴吐舌或全面张力减退，且无任何明显的情绪诱因。

2. **下丘脑分泌素缺乏** 采用脑脊液测定下丘脑分泌素 -1 免疫反应值（使用相同的测定法，小于或等于健康受试者 1/3 的数值，或者小于或等于 110pg/ml）。脑脊液的下丘脑分泌素 -1 测试水平低，不能是在急性脑损伤、炎性反应或感染的背景下观察到的。

3. 夜间多导睡眠图呈现出快速眼动睡眠潜伏期小于或等于 15 分钟，或多次睡眠潜伏期测试显示平均睡眠潜伏期小于或等于 8 分钟，以及 2 次或更多次的睡眠发作快速眼动期。

【治疗】

对于学龄期儿童，首先应通过不断地摸索和帮助他们建立一个非常详细的日常作息、睡眠时间表，要求患儿遵守规律的就寝和起床时间，日间可以有 2~3 次小憩时间，每次持续 20~30 分钟，使他们能在学习时段保持最佳精神状态。另一方面必须尽可能避免来自社会的压力，要向学校的教师和同学说明本病的症状和性质，消除对患儿的偏见，多予以精神鼓励。学习和工作安排也要符合这些患者的需要。

1. **药物治疗**

（1）精神兴奋剂：精神兴奋剂是治疗 ADHD 的主要药物，由于患有发作性睡病的儿童为了对抗嗜睡常常表现出多动、注意力不集中，而被诊断为 ADHD，给予精神兴奋剂后发现无论是对 ADHD 还是发作性睡病都有效；另一方面回顾性研究也显示，许多患有发作性睡病的成年人在青少年时期往往诊断为 ADHD，给予安非他明或者哌醋甲酯，症状会有明显改善。

（2）三环类抗抑郁药：氯丙米嗪 10~20mg/d 可以有效地治疗发作性睡病。但患者同时使用氯丙米嗪与兴奋剂有发生高血压的危险性，应予以严密监测。

2. **其他疗法** 心理治疗、行为疗法在整体治疗中占有很重要的比重，帮他们改善焦虑、抑郁、人际关系，提高自信。

三、物质成瘾

（一）概述

自从 20 世纪初开始，关于青春期问题行为的描述、解释、预测和矫正的研究从未间断，人们不断地呼吁对青春期"去渲染"，青春期并不是一个"标准的骚动期"，并且越来越多的证据表明，绝大多数的青春期个体经受住了这一时期的各种挑战，未出现社会性、情绪或者行为方面的严重问题。

但是，对有关问题行为方面的研究仍然在

7）通告：与患者共同回顾整个治疗过程，讨论在这段时间中所学到的东西，在治疗过程中已经达到的具体目标以及症状减轻程度等。

（3）Hall 的认知治疗：Hall 认为治疗行为成瘾与物质成瘾的治疗方法类似。认知疗法是一种理想的治疗网络成瘾的方法，具体包括以下步骤：

1）找出当前面临的主要问题（生活事件）：如学习困难、社会交往困难、因过度上网与父母关系疏远等。

2）识别与生活事件有关的自动想法及情绪、行为问题：如认为自己永远也不能戒掉网络成瘾、认为自己是一个失败者、不相信自己能摆脱上网而专心学习等。

3）识别不合理信念：包括①糟糕至极：如认为如果自己不能减少上网行为，将无法完成学业；如果在学校表现失败，自己一生将是失败的，如果这一切会真的发生，还不如结束生命。②绝对化要求：如必须证明自己比别人强、必须很优秀，那样生活才有价值。

4）识别认知不良：包括主体认知不良和客体认知不良，如"我仅在网上是很行的""一下线我便是一个失败者""互联网是我唯一的朋友""在网下没有人尊重我"等想法。

5）学会认知技术、问题解决技术、沟通交往技术等，减少上网时间。

（4）家庭治疗：从家庭的观点来看，个人的心理问题或精神症状，可以解释为整个家庭功能不良的表现之一。青少年网络成瘾是一种外显的行为问题，掩藏其后的可能是青少年的家庭问题。家庭治疗是处理家庭问题、提高家庭功能的有效治疗方式。在实践中，将家庭治疗的方法应用于对网络成瘾青少年的干预可能具有一定的效果。基于以上的考虑，家庭治疗被引入对青少年网络成瘾学生的干预中。

1）改善家庭环境和家庭功能：家庭环境的矛盾性和消极的依恋关系对青少年网络成瘾有显著作用。不良的家庭环境带来不健全的家庭功能，家庭成员之间的公开表露愤怒、攻击和矛盾的程度越高，青少年越可能出现易激惹、焦虑和叛逆，这些是网络成瘾的危险因素。

2）完善青少年人格和社交技能：人格的不健全与家庭教养方式相关，因此改变不当的教养方式有益于健康人格的产生，并有益于青少

年科学上网。父母的自我调整，尤其是在社交能力上的再学习，对于那些本身存在社交问题的家长的孩子是有意义的。研究发现，家长的社交技能缺陷直接影响到孩子的社交技能，这一点在 ADHD 孩子身上十分突出，而通过父母社交技能训练能够提高他们指导孩子社交技能的能力。

3）满足青少年的情感和沟通需求：青春期是一个混乱的时期，其情绪特征常常敏感而多变，虽然孩子逐渐想成为一个大人，而不再事事与父母交流，但是父母身为长辈如果能多一些主动的沟通并传授一些经验给孩子，那么孩子也就更有可能平稳地度过这一阶段。对于网络成瘾的孩子来说，他们在外面的社交可能更多地存在着缺陷，因此，父母能够主动成为情感的沟通者也可以减少孩子通过其他途径满足沟通需要的可能。

【预防】

应从以下方面入手：

1. 家庭方面 ①合理安排时间：家庭购买电脑或给孩子买手机的同时，就要和孩子一起订一个上网协议，合理分配玩电脑的时间和学习时间，一般来说用电脑时间应该安排在完成学习任务之后，要在征得父母同意之后才可以开机，用闹钟帮助孩子控制时间；最关键的是孩子对上网的自律能力的培养。②合理安排活动：从小为孩子安排丰富多彩的课外文体活动，参加社区或组织同事或邻居间的活动，为孩子提供交往的平台。③解决面临的问题：对于青少年期所面临的学习压力、情绪问题、自我控制问题（特别是 ADHD）要积极面对，提高自控能力、学会调适情绪、缓解学习压力、提高交往能力、缓和家庭冲突等，必要时采用药物治疗。

2. 学校方面 ①开展心理健康教育，内容包括科学上网，以及针对学习压力、情绪问题、自我控制能力、社交能力的自我调适。②预防网络成瘾应从初一开始，帮助学生较快适应初中环境和学习方式，以免因学习失败而丧失学习动机。③对于青少年行为、情绪、学习障碍要通过筛查，早期干预或转诊。

3. 社会方面 网络和媒体要大力宣传网络成瘾的危害性，政府应该建立网络游戏分级制度；不允许青少年涉足不健康、暴力以及易成瘾的游戏。

五、暴力伤害

（一）儿童虐待

【定义】

世界卫生组织（WHO）1977 年指出：儿童虐待（child abuse）是一种社会现象和公共卫生问题，自始至终存在于社会中。同年成立了国际防止儿童虐待与忽视协会（International Society of Prevention of Child Abuse and Neglect，ISPCAN），它的使命就是支持和鼓励保护儿童免受虐待与忽视，积极加强国际合作，使儿童在身体上和心理上得到正常的发育和成长。

由于民族传统、信仰文化、经济状况、社会价值观等多方面的影响，导致对儿童虐待的认识上存在差异。虽然目前国际上对于儿童虐待缺乏统一的标准，但有一个普遍认可的、框架式的基本内容，综合起来包括 4 个方面：①儿童身心当前或永久性地受到伤害；②基于社会标准结合专业知识，认定这些伤害是由某些有意或疏忽行为导致的；③这些行为者可能是父母（监护人）或任何受委托照管儿童的人士对儿童造成伤害，例如儿童托管人、亲戚、教师等；④这些行为是由个人利用本身的特殊条件（如年龄、身份、知识、组织形式）而有能力单独或集体地对儿童造成伤害。国际上目前将儿童虐待一般分为几个主要类型：身体虐待、性虐待、精神虐待。

【国内外研究进展】

欧洲的研究表明，儿童虐待与忽视的发生率为 14%~37%，在美国报道的发生率高达 40%，国内调查虐待儿童的发生率约为 7.8%。

西方国家社区样本研究显示，儿童躯体虐待发生率为 8.1%~10.7%，性虐待发生率为 9%~28%。对成人精神科临床资料的回顾性研究显示，躯体虐待发生率 10%~44.9%，性虐待发生率为 23.3%~75.0%，回顾性研究的发生率比常规研究高出 3~5 倍。

美国有研究显示，儿童虐待与忽视多发生于 3~14 岁，女性高于男性，尤其是遭受性虐待明显高于男性。男性遭受躯体虐待少于女性，一般而言，躯体虐待发生较早，性虐待相对迟些。但不管哪种虐待先发生，另一种虐待随之发生的可能性就提高。而且虐待具有反复发生的倾向。

杨世昌等研究显示，儿童受虐的类型中最常见的是言语侮辱，采用拳打脚踢、抓咬、打耳光，少数用刀、棒等直接的暴力行为方式，另外有些儿童则常遭到家长的忽视或隔离。2004 年，对乡村中学 12~16 岁青少年进行调查，发现情感虐待、躯体虐待、性虐待和情感忽视发生率分别为 45.1%、32.4%、25.5% 和 99.5%。儿童期虐待通常是数种虐待类型同时存在。

由于儿童虐待与忽视受地域、文化、经济和信仰等众多因素影响，很难获得准确的流行病学资料。但是，从现有的资料来看，可以得出如下结论：①儿童虐待与忽视是普遍的；②性虐待受害者女性远高于男性；③虐待与忽视多发生在家庭中；④仅一半左右的受害者报告所遭受的虐待。

【病因】

1. 儿童个体因素　由于先天或后天的原因，儿童的生理或心理出现异常，被视为负担，遭受虐待和忽视的可能性增加。一些青少年存在易激惹、多动、顽皮、攻击性行为、入睡困难、慢性疾病等特征，容易导致父母的厌烦情绪。

2. 家庭因素　如计划外怀孕、家庭经济情况欠佳、社会地位低下、家庭破裂或夫妻不睦；父母存在智力障碍，有酗酒、吸毒、人格和情绪异常等精神和行为障碍都可成为父母或监护者虐待儿童的直接原因。

3. 社会因素　我国悠久的传统养育观认为："子不教、父之过""玉不琢、不成器""棍棒下出孝子，不打不成材"等，由于这些观点代代相传，可能对儿童施虐呈宽容的态度。快节奏的生活步调，巨大的精神压力，往往使家长忽略了对孩子的关照和培养，包括将儿童独自留在家中以及忽视孩子精神情感的需要。体罚、挖苦、羞辱学生发生在各地许多学校。许多家庭片面重视教育，以剥夺儿童玩耍时间来超负荷地学习，造成许多儿童继发情绪和行为问题等可能导致虐待和忽视现象的发生。

【临床表现】

1. 躯体虐待（physical abuse）　是指对儿童进行踢、踹、捏、打耳光、拉耳朵、拉头发、鞭打、捆绑、香烟烫伤以及与过度的体罚等。但躯体虐待的定义也并非绝对统一，有些强调行为本身，如虐待方式；有些侧重行为后果，如影响程度；有些着重行为动机。例如，在美国是指有意对儿童造成伤害或有可能造成伤害；在英国是指造成身体伤害或痛苦即是躯体虐待。一些文化是认可体罚的,认为对儿童有意地施加痛苦的体罚能使儿童变得坚强,以此来培养性格,减少行为问题,而不被视为身体虐待。可见,任何这方面的定义无不打上民族文化的烙印。

总之,躯体虐待应该考虑几个方面:不良的动机、非常规方式和严重后果。

2. 性虐待(sexual abuse) 通常是指成人或年龄较大的青少年,以性满足为目的的性接触。采用暴力、威逼、引诱,无论儿童是否同意,产生所有形式的性活动,如带有性刺激目的的亲、拥抱、玩弄儿童的性器官,甚至强迫性交,利用儿童制作色情制品等。施虐者可能是儿童熟识的人、家人、亲戚的孩子、朋友的家人、保姆、邻居,少数为陌生人等。

3. 精神虐待(mental abuse) 是成人通过不恰当的行为方式,伤害了儿童的自我发展和社交能力。施虐者以反复出现的特殊行为方式,如谩骂、嘲笑、羞辱、批评、恐吓、威胁、藐视、拒绝、孤立、剥夺,向儿童传递这样的信息,即他们是没有价值的、有许多缺点的、不可爱的、多余的、无用的。这些行为方式虽然没有直接涉及身体接触和性的内涵,但威胁了积极的自我形象的形成、基本的心理需要、幸福感,以及正常的功能活动和发育潜能。

【对个体的影响】

长期儿童虐待的影响从时间上来看分为短期和长期;从形式上来看分为躯体方面和精神方面。

1. 短期影响

(1)躯体方面:虐待对躯体上造成短期内影响的具体表现取决于虐待的方式。可表现为青肿、血肿、紫块、烧灼伤、骨折、内脏损伤、脱水等,最严重的是死亡。

(2)精神方面:虐待发生后可产生精神创伤后应激障碍(posttraumatic stress disorder),如极度自卑、焦虑、抑郁,伴有梦魇和夜惊、惊恐发作、惊跳反应、警觉性增高、缺乏快乐感、自尊降低、自虐自残、自杀企图和自杀行为、对他人攻击行为、对动物残忍和虐待等。儿童就诊时精神萎靡,恐惧,家庭成员间缺乏亲情感。

2. 长期影响

(1)躯体方面:虐待可导致对身体产生长期的不良影响,如营养不良和生长发育迟缓。影响生

理功能、免疫力下降、易患躯体疾病。在大脑发育的关键时期,严重的应激反应会对大脑结构和功能打上无法消除的烙印,可能影响大脑边缘系统,以左半球受累为著。

(2)精神方面:长期的精神症状表现为以否认和麻木为特点的心理状态,对痛苦的经历避而不谈,守口如瓶,在思想上强行压抑痛苦,以致出现遗忘。对痛苦的感觉迟钝,缺少同情心,情感体验缺乏,回避心理上的亲近,行为上表现淡漠和残忍。其人格、情绪、智能等方面都可受到影响,有人称为"暴力诱发的智力伤残"。这些人更易患各种精神疾病,如抑郁障碍、焦虑障碍、物质使用障碍、人格障碍等,预后不好,病程多迁延反复,女性更甚。遭受性虐待的女性,患广泛性焦虑、抑郁症、物质使用障碍、反社会性行为和其他精神病性障碍的可能性明显增高,性生活混乱,违法乱纪的可能性也增高,处理人际关系的能力下降,往往容易出现婚姻危机。

【预防与治疗】

1. 预防 关键是防患于未然,防微杜渐才能真正保证儿童远离被虐待的厄运。所以,从现实的意义上说,预防重于治疗。任何一个人的成长历程都以家庭、学校、社会为轨迹,因此预防也要从这些方面着手。

(1)家庭方面:干预的重点是父母方面,着力于改善亲子关系。帮助父母了解哪些行为是符合儿童年龄发展特点的,对儿童形成合理的期望,容忍和理解儿童的负面行为,努力改变自身与儿童间的破坏性行为模式。把儿童看作是独立的、有思想的个体,用语言和行为向儿童表达爱和尊重。

虐待常常与父母自身的压力有关,父母应该学习如何来控制自己的不良情绪,而不是将不良情绪转嫁到孩子身上。学会向他人倾诉,听取他人解决问题的建议,接受他人提供的精神、情感、物质上的支持,以杜绝虐待与忽视的出现。

(2)学校方面:学校教师应该学习儿童心理学知识,了解青少年的心理发展特点和对不同行为、情绪的管理方式。教师应给予关爱,与青少年形成良好的关系,促进其人格的发展和自尊的形成,减少负面情绪以及由此引发的问题行为。教给儿童一些解决冲突的策略,达到帮助儿童学会自我控制的目的。

(3)社会方面:我国目前尚未设立虐待儿童罪,虽已颁布实施《未成年人保护法》,但缺少可

操作性,量化标准比较模糊。在这方面国家应尽快制定专门的法律法规,加大普法、立法、执法力度,早日从根本上杜绝对于儿童的虐待。各级政府与相关组织应该扩大社会宣传,建立完善的社会救助体系,通过妇联、工会、社区和街道居委会,咨询、教育和监督虐待儿童的行为,必要时追究施虐者法律责任。加大宣传力度,提高社会对儿童虐待/忽视问题的认识,建立儿童保护中心、预防儿童虐待监测网、举报中心和热线电话,多方位开展学校和家庭健康教育,将适宜知识传授给广大教师和家长,可起到较有效的预防作用。

(4)儿童方面:对儿童也应有对于性虐待的预防措施。父母要从小教会儿童警惕、识别、躲避可能发生的性侵犯。重点是提高警觉,对于家庭成员或家庭外成人的性接触和身体敏感部位接触应保持警惕,持拒绝态度。对于已发生的此类接触应及时报告,绝不能因为不好意思,怕丢人而不报。

2. 治疗　对受虐待与忽视的儿童应该及时治疗,治疗成功的关键是取得信任。此类儿童通常会认为是自己做错了事才会引起父母的虐待,他们对父母和其他成人具有恐惧感,甚至对成人的关心也会惧怕,只有取得儿童的信任,才能得到满意疗效。

儿童躯体损伤的治疗,可参考有关临床医学书籍。

儿童的心理创伤,应采取心理治疗。纠正家长不正确的教育方式,对虐待儿童的家庭进行直接干预和家庭治疗,缓和家庭矛盾冲突,增进亲子之间的正性情感交流,对父母存在的病态人格和情绪异常等进行必要的心理治疗,为儿童生存和发展创造良好的条件,使青少年健康成长。

(二)青少年自杀

【定义、发病现状与进展】

自杀现象在整个动物界普遍存在,动物自杀也许是出于一种生物本能,而人类自杀则表达了一种对待生命的态度。世界卫生组织指出,虽然不是所有自杀都能预防,但大多数自杀是可以预防的。

从流行病学资料来看,全世界的自杀率大约是13/10万。我国的自杀率为22~23/10万人,我国人口基数大,自杀死亡的绝对数居全球首位。我国乡村自杀率高于城市,女性自杀率高于男性,且青壮年高发。

近年来,青少年群体已成为自杀的高危人群,98.91%的自杀者发生于15岁及以上。美国有5%~8%的青少年曾经企图自杀;15~24岁的美国青少年中,1980年自杀率是1950年的3倍多。至2006年,每10万美国青少年中有4.16人自杀,自杀居于该年龄段死亡的第三位原因。

我国自杀流行病学研究显示,每年自杀的绝对数在60万左右,而其中26.64%是15~24岁的青少年,1~34岁自杀者占40.7%。据北京心理危机研究与干预中心的调查,自杀已成为15~34岁人群的首位死因。儿童青少年自杀的情况大致上以中学生最高,大学生次之,小学生更次之。

【病因与机制】

1. 对死亡的理解　儿童对死亡的理解包括三个阶段。第一阶段,大约到5岁,认为死亡就是分开,与睡眠一样;第二阶段,大约到9岁,认为死亡就是结束,并不是那么可怕;第三阶段,青少年的想法与成人大致相同。

有些儿童青少年认为此生很苦,为了摆脱此生的苦,追求来生的乐,提前结束此生。他们误以为在来生的世界里,自己可以按自我意愿随心所欲地生活,从而自杀。此类由于对死亡的误解引起的自杀见于年龄较小的儿童。

2. 青春期的心理生理特点　对死亡误解引起的自杀现象终究不多,大多数自杀都发生于具有相当独立思维能力以后。这类自杀的原因往往是多方面的。青少年期是一个特殊的阶段,从身体方面来说,已近成人;从心理方面来说,社会生活经验缺乏,与成人相距甚远。由于身体发育和心理发展不同步,造成其特有的生理心理特征,这是青少年自杀的原因。

(1)绝对化的思维方式:考虑问题没有中间状态,非黑即白、非好即坏,不能客观符合实际地分析问题;容易把一切事情设想得过于完美,一遇到挫折,就感到困难重重,无法逾越,从而怀疑自我,怀疑现实,出现负面情绪反应,否定自我。极端的否定自我时就可能发生自杀。

(2)过度的自我中心:在自我认知上,青少年认为自己是所有环境、周围人的中心,过度关注自我、欣赏自我,非常在乎别人的看法,具有旺盛的表现欲,有强烈的维护尊严的愿望。在生活中发现很多与自己想象不一致的负性事件,心理上的挫败感和无力感增加并放大。选择自杀本身就是一种极度自我的表现,丝毫没有考虑他人,没想到这样做会给家人和社会带来多少痛苦。

(3)冲动性行为特征:青少年时期生命力旺盛,各项生理活动活跃神经易兴奋难抑制,神经传导速度快,易泛化和扩散,所以情绪活动具有冲动性与暴发性的特点。对事物都较为敏感,情绪易暴发难控制。多数青少年自杀是未经深思熟虑的,往往是一念之差,表现出突发性和冲动性。

3. 个体人格特征　具有一些特殊人格特征的个体,易于出现自杀行为。情绪不稳、内向孤僻、忧郁自责、紧张敏感、焦虑不安、易于激动、自私任性、刚愎倔强、攻击性强、朋友少、常感挫折气馁和神经质等个性特征通常与自杀行为相关。

4. 精神疾病　众所周知,自杀行为是精神疾病的症状之一,尤以抑郁症突出。抑郁症和焦虑症是常见于青少年期的精神疾病,情绪问题放大了挫败感和无力感,强化了自杀观念,促使自杀行为的出现。

5. 环境因素　有人提出非理性的人生观导致自杀,对生命和生活态度的扭曲,是自杀更为根本的原因,而青少年的人生观还处于不断发展阶段,自杀的原因也与以下因素相关。

(1)家庭因素:一般来说,自杀者的家庭成员关系较冷漠、容易发生冲突,出现的问题不能得到及时有效地解决;养育方式上多表现为拒绝、呵斥或过分严厉,造成挫折的生活经历。或者相反,过分放纵溺爱,造成我行我素、唯我独尊的性格,生活中易于遭遇挫折,抵御挫折的能力降低;父母将挫折转嫁于子女,青少年代受其过;父母的精神疾病和行为问题给青少年自杀造成不良的影响等。种种状况使青少年感受不到家庭的温暖,自认为没有存在的价值和权利,产生以自我毁灭的方式报复或寻找新的快乐世界的想法。

(2)学校因素:素质教育和生命观教育一直是我国现行教育体系的不足之处。良好的知识结构、良好的生活态度和良好的人格特征,都是快乐生活的基础条件。教书和育人并重,才能培养出合乎社会发展要求的人。

(3)社会影响:青少年的模仿能力强,辨别能力弱,易受不良暗示影响。亲人、朋友或熟人自杀,电影、电视、报刊、杂志等媒体对自杀的报道和渲染,尤其是对所谓名人自杀的报道,对青少年自杀有着明显不良影响。由于自杀具有暗示性的特点,所以青少年可以出现集体性的自杀。

【症状】

1. 自杀过程　自杀的心理过程分为以下三个阶段,即形成阶段、冲突阶段和决定阶段。

(1)形成阶段:当遇到挫折后,出现心理上非理性认知,以极端的绝对化的眼光看待面临的困境。觉得自己无望无用,无路可走。非理性认知诱发悲观自责、绝望厌世等消极情绪,得出"唯有一死才能得以解脱"的结论,自杀观念由此而生。

(2)冲突阶段:虽然有了自杀念头,但由于对死亡畏惧和求生本能,使青少年陷入痛苦的矛盾心理,他们对选择生存还是选择死亡犹豫不决、难以取舍,自杀企图和反自杀企图两种力量产生激烈对抗。

(3)决定阶段:这一阶段青少年外表显得相对平静,似乎已经从心理困扰中解脱出来,不再思前想后。似乎看透一切,感悟超脱的体验,认为终于找到了问题的最终解决办法,没有必要再为生与死的抉择而苦恼。对自杀的态度是我心已决。

青少年思维具有自我和极端的特点,考虑问题简单,不会方方面面地去分析问题。在整个自杀过程中,不像成人的自杀要经历相当长时间的矛盾冲突阶段,从自杀企图的产生到最终自杀经历的时间短,自杀以冲动型居多。

2. 青少年自杀征兆　有了自杀企图之后,自我毁灭和自我存在之间出现激烈的冲突,这一内在心理过程会产生一些外在表现,即为自杀征兆。

(1)情绪方面:表现为紧张、失望、孤独和感到被遗弃;平时爱说爱笑,突然郁郁寡欢,愁眉苦脸;平时抑郁少言,突然与人同乐;常无缘无故情绪高涨或者莫名其妙发脾气。

(2)言语方面:一反常态地谈论与自杀有关的话题,直接表达或言下之意暗示自杀;流露出绝望和无助的感觉,将死亡作为谈话、写作、阅读的内容,与同伴讨论自杀方式或自杀工具。

(3)行为方面:进入后期,外在表现虽相对平静,但注意打扮,穿自己最喜爱的衣服,突然间改变原有计划,准备自杀的必需品;年龄稍大者可能会安排后事,如写下遗书,将自己喜爱的东西送给别人,向有隔阂的人表示宽容或寻求谅解等。

这些征兆反映了内心痛苦的过程,同时也可理解为求助信号,应引起重视,尤其对有过自杀未遂史更应注意。

【危机干预】

我国的自杀干预机制还不很完善。2002年年底,北京回龙观医院北京心理危机研究与干预中心成立;2003 年,该中心开设了国内首家自杀干预热线。此后,一些地区先后成立了自杀干预热线,目前国内已开通 15 条热线,主要是集中在北京、上海、南京、深圳、广州等地。应当普及宣传心理卫生知识,加强干预机构建设,促进立法,给自杀危机干预以法律保障,降低自杀率。

自杀危机干预过程的核心问题是抓住机遇,应抓住如下几个方面:

1. 建立信任关系 干预者先要表明自己的身份,要让其知道你很关心他,也乐意帮助他;保持目光接触,冷静地倾听他的倾诉,要理解其内心的感受,接纳他的想法,不做任何评判,不要试图说服他改变已有的想法,更不能采用指责和批评的口气,否则会引起反感,使干预难以进行。

2. 详细了解个人心理状态与家庭情况

(1) 了解困境:建立信任关系,以保证干预对象能够完全敞开心扉、倾吐心声。了解危机事件的缘由、时间、状况。了解引起自杀观念出现的直接原因,做到心中有底。

(2) 了解自杀观念:了解自杀观念的形成过程、强度和出现的频率,是否有具体详细的自杀计划,以往是否同样出现过自杀观念。

(3) 了解一般状况:对自身、家庭、学校及一般社会状况进行了解,以寻找有利资源;了解平时的情绪状态和人格特点,了解其家庭成员中是否有人有情绪问题,是否有人有自杀行为,了解在校表现。

3. 提供具体帮助

(1) 积极的心理支持:理解与鼓励,以增强理性解决问题的信心,提供有用的信息,强调问题的解决不止一种方法,还有更好的方法,鼓励寻求更多人的帮助和支持。但不要提出具体建议,不要仅仅只告诉他一切都会好起来的,不要答应为他自杀的想法保密。

(2) 临床心理评估:了解精神状况怎样,情绪状态如何。在获得其认可的条件下,将结果告诉家庭成员和其他有关专业人员,恰当的话也可告诉其本人。鼓励其与精神科医师面谈,是否有必要服用稳定情绪的药物,鼓励和督促其定期与医生进行沟通。

(3) 防止自杀行为:任何可成为自杀工具的物品,如药品、利器、绳索等,都应从所居住的房间拿走。对于自杀危险性很高的青少年,要立即采取

措施,不要让其独处,陪其去精神卫生机构寻求专业帮助。

(4) 促进理性思维:启发其进行反思,促进其理性思维形成和发展。罗列自杀的正反两个方面的理由,仔细想象自杀的所有后果;帮助其认识自己取得的成功,要求他罗列生活中所有美好的方面;加强其认识自己优点的能力,逐步消除非理性的认知。

(5) 巩固干预效果:订立契约,要求其承诺,如果自杀冲动比以往任何时候都强烈时,立即与有关人员联系,并提供这些可联系人员的名单和联系电话,提供的危机干预电话应 24 小时在线。动员周围人,督促遵守这一契约,如室友、家人等。

4. 培养应对能力 干预并非只为防止目前的自杀行为,更为重要的是今后的生活,培养其面对挫折的能力。制定应对措施以提高以下几方面的能力。

(1) 分析问题的能力:提高其对困境的判断分析能力,指导他们在所处的环境中做出正确判断的技能,鼓励他们进行理性判断,更正错误,增加成功的体验。

(2) 解决问题的能力:让他们知道有效地解决问题的过程,①明确或澄清问题;②构思解决这一问题可能的几种办法,并比较各自的优缺点;③选择一种对自己最有利的办法执行;④评价结果,如果结果不令人满意,有必要调整解决办法。在面对困境时做出积极的反应,杜绝自杀这条不归之路是解决问题的唯一途径。

(3) 寻求社会支持:增加社会接触和交往,帮助其提高社交技能,重点在社交活动的启动和社交关系的维持;减少对自己的过度关注,寻求社会支持,缓解挫折感。

【青少年自杀的预防】

建立预防体系,应从影响青少年最基本的因素着手,即家庭预防、学校预防和社会预防。以三道防线有效阻止青少年自杀。

1. 家庭预防

(1) 培养良好的心理品质:面对挫折的耐受力,对待困难的解决能力,并非生而有之,是后天生活经历的积累。让儿童从小学会自己解决力所能及的难题,这能提高个人能力,使之在困境面前从容对待。过度溺爱和过度苛刻都是不利于个体心理品质的形成。

(2) 恰当的期望:父母应了解不同年龄段的心

理特点,考虑儿童的智力水平、兴趣爱好、特长等各种因素,提出切合实际的期望,才能使期望变成现实。反之则增加儿童的挫折感,无异于揠苗助长。

(3)父母素质修养:父母的一言一行、一举一动,都是儿童学习的榜样。平和的情绪表达、理性地解决问题及融洽的人际关系,对儿童良好心理品质的形成非常重要。

(4)和谐的家庭关系:和谐的家庭关系和融洽的亲子关系是社会支持系统中有力的成分。家长要重视与儿童的沟通与交流,在沟通中注意尊重、理解、宽容、信任和激励,要及时了解儿童成长中的烦恼,帮助、支持儿童勇敢面对学习与生活中的困难和挫折。

2. **学校预防**

(1)重视素质教育:学校教育不能只停留于科学技术知识的教育,要帮助青少年树立科学的世界观、人生观和价值观,养成良好的道德品质,培养健全的人格和心理素质。

(2)加强人生观教育:人生观是对人生目的、意义的总的看法和根本态度,包括公私观、幸福观、生死观等,其中基础性的问题是人生价值问题。树立人生的奋斗目标而不仅仅囿于眼前利益,逐步建立起积极的人生态度,以积极进取的精神对待人生道路上的苦与乐、荣与辱。

(3)加强生命教育:生命教育能使青少年正确认识人的价值和人的生命,理解生活的真正意义,树立珍惜生命、尊重生命、敬畏生命的意识。要意识到生命不仅仅是属于自己,还属于家人和社会,生命只有一次,失去便不能复生,不珍惜生命是对生命的亵渎与否定。

3. **社会预防**

(1)关注青少年成长需要:全社会都要关心青少年的成长,保护青少年成长的环境,减少和遏制不利于青少年身心发展的消极因素。有效控制渲染自杀气氛的大众传媒,普及心理危机应付对策知识,营造健康的社会大环境,提倡爱心,创建尊重生命的社会文化氛围。

(2)建立社会预警系统:通过联合各方可利用的力量,预防青少年自杀危机发生的系统。其作用是及时发现和识别潜在的和现实的危机,以便采取措施,减少青少年自杀危机发生的可能性。

(3)建立心理咨询系统:为青少年提供日常心理辅导与咨询服务;对辅导员、班主任、学生干部以及全体教职工进行危机干预技能培训,增强预防能力。

(4)做好跟踪工作:对自杀未遂者和自杀身亡者的亲友、同学、相关的高危人群进行有效干预,预防不幸事件的出现。

(三) 校园暴力

校园暴力(school violence)是指在校园里发生的暴力事件。包括学生之间、师生之间的暴行以及对学校的破坏行为。暴力行为不仅指对于肢体行为所造成的伤害,也包括其他,如:语言伤害、被孤立、被强迫做自己不喜欢的事、被故意陷害造成生理、心理的伤害,甚至被性侵等。社会的剧烈变革使得道德观念、行为准则等都产生极大地改变,加之生活节奏的变快,家长工作压力大,疏于管理,使得青少年犯罪率增加,犯罪年龄层下降。校园不再单纯,校园暴力问题已成为大众关注的焦点。

【原因】

纵观这些校园暴力事件,导火索大都是一些看似不经意的小事,但引发的后果都非常严重,甚至触目惊心,诱发暴力事件的客观因素主要是处于发育期的青少年血气方刚、年轻气盛、遇事容易冲动而不计后果。但青少年如果能够构建正确道德价值体系,具备宽容礼让的健康心态,就能有效控制自己的言行举止,避免过激的行为发生。暴力事件的频发,折射出这方面工作的不足。

低龄人群的江湖习气和"暴力崇拜"现象日趋明显。青少年暴力行为既有个体的心理原因,又有复杂的社会心理背景。从心理学上讲,狭隘、自私、唯我独尊、好占上风是青少年走上犯罪道路的内因,而不良社会环境的熏染、错误的家庭教育以及心理健康教育的缺乏是不容忽视的外因。

在学校,紧张的教育模式使老师和父母都过多地把时间和精力投入到提高学生成绩中,而对心理健康重视不够,对学生之间的矛盾往往不能及时发现和有效干预。在家庭,不少家长只关心孩子们的学习,认为只要给孩子创造良好的学习和生活环境就算尽到责任,而很少关心孩子的精神世界。特别在独生子女家庭中,父母的过分宠爱滋生了子女为所欲为的心态,凡事以我为中心,而不顾及别人的感受。在社会中,手机、网络、影视作品中不乏刀光剑影的暴力场面,宣扬"以暴制暴"的江湖规矩,这些在潜移默化中危害广大青少年的身心健康。青少年好奇心重,模仿力强,很容易被这样的内容所毒害。

【防治策略】

要改善现状,家长、老师和社会首先要教会他们为人处世的道理,学会正确处理矛盾纠纷,学校、家庭和全社会的共同努力为他们营造一个远离暴力、健康成长的环境。对手机、网络内容进行分级,过滤屏蔽一些青少年不宜的暴力信息、不健康信息等。拒绝暴力影片,防止学生模仿成人的攻击行为。教师谨言慎行,避免不良示范;减少体罚,以防学生以为暴力是正确的处理方式;利用个人基本数据,记录目前交友状况,与家长密切联系;观察学生的出入,若与品行不良分子来往,则立即劝阻,单纯化其交友状况;鼓励家长建立良善的亲子关系;宣传法律知识,让学生了解犯罪后需承担的罚责;建立合理通畅的学生申诉渠道。

1. 校园欺凌(school bullying)　指在校园内学生中的一方(个体或群体)单次或多次蓄意或恶意通过肢体、语言及网络等手段实施欺负、侮辱,造成另一方(个体或群体)身体伤害、财产损失或精神损害等的事件。

校园欺凌多发生在中小学。校园欺凌分为单人实施的暴力、少数人暴力和多人实施的暴力。实施环境地区多为校园周边或人少僻静处,甚至是明目张胆地在校园公共区域进行欺凌,对学生的身心造成伤害。

在世界的各个国家,每天都会发生校园欺凌的事件,并不时有校园学生暴力案件的报道,其中还有一些性质相当恶劣的案件。案件中那些心灵被扭曲的孩子们作案手段之残忍,令人触目惊心。在日本,校园欺凌已经变成了一个严重的社会问题,每年有许多学生因此而自杀。

(1)主要表现:身体强壮的学生欺负弱小的学生,令其在心灵及肉体上感到痛苦。校园欺凌通常都是重复发生,而不是单一的偶发事件。有时是一人欺负一人;有时集体欺负一人。通常欺负者不认为自己有错,而且受害者怕事,默默承受而不敢反抗和告发欺凌者。这就导致受害者的身心深受煎熬。

校园欺凌的形式和行为:

肢体欺凌:推撞、拳打脚踢;敲诈勒索钱财。

言语欺凌:当众嘲笑、辱骂以及取侮辱性绰号等;中伤、讥讽、贬义评论受害者的体貌、性取向、宗教、种族、收入水平、国籍、家人或其他。

社交欺凌:孤立以及令其身边没有朋友等。

网络欺凌:在网络发表对受害者不利的网络言论、曝光隐私以及对受害者的照片进行恶搞等。

欺凌者的性格特征:霸道和冲动,倾向使用暴力欺压他人;常以自我为中心,对受害同学缺少同情心;得到部分同辈的认同;多为单亲家庭或是家庭教育不重视者。

被欺凌者的特征:性格内向、害羞、怕事;在同学间不受重视,只有很少的朋友,在学校中十分孤单;缺乏与同辈相处的社交技巧,容易引起同学不满和反感;有身体障碍、有智力障碍者;沉默、表达能力不佳者;性格或行为上有异于他人。

(2)对受害者影响:校园欺凌不但对"受伤者"造成伤害,而且对"旁观者"同样造成伤害。"欺凌者"由于长期欺负别人,内心得到极大满足,以自我为中心,对同学缺少同情心,而"旁观者"会因为帮不到受害者而感到内疚、不安甚至惶恐。"受欺凌"的学生通常在身体上和心灵上受到双重创伤,并且容易留下阴影,长期难以平复,造成心理问题,影响健康,甚至影响人格发展;以后会出现恐惧、消沉抑郁、创伤后遗症、忧虑、胃痛、吸毒、酗酒、自残、自杀,自己也可能成为欺凌者,这可能是校园枪击案的原因之一。同时"校园欺凌"也会影响到学校的整体纪律和风气。所以,学校须正视并加以制止和预防欺凌事件的发生,并且同学和家长的努力也是非常重要的。

(3)治理方案:2018年7月5日,北京市中小学欺凌治理方案公布:发生校园欺凌须限时上报。情节严重的,学校直接与司法部门对接,并设置校级欺凌事件举报电话,设专人进行核实、处理。加强学生在校期间的日常管理,并制定相应的预防举措,学生在校"无缝隙监管"行动计划。将学生"入校时-上课前-上课时-课间-离校时(回宿舍)"等不同时段和卫生间、宿舍、操场、校园周边等重点部位的监管责任落实到人,做到有监管、有记录,发现问题及时处置和反馈。

对校园周边200米以内范围,在上下学时段安排专人进行巡查,发现问题及时上报;每学期要进行三次"防欺凌"教育,让学生充分认识欺凌他人不仅是极端错误的不道德行为,还要对造成的后果承担相应的法律责任。

广东、天津、河南、湖北等都对校园欺凌的分类、预防、治理等问题作出明确规定,并制定了详细的治理措施来预防校园欺凌。

另外,家长一定要关注孩子的情绪变化,如被欺凌者的首先表现可能是厌学,及时问明原因,避免长时间被欺凌造成严重后果。

六、不良性行为

(一)青春期性行为和少女妊娠

少女妊娠(teenage pregnancy)也称为青春期妊娠(adolescent pregnancy),世界卫生组织定义为10~19岁年龄段的妊娠。青春期性行为和少女妊娠的问题已经成为全球流行的现代问题,越来越引起各国政府和社会的广泛关注。美国报道24.6%,加拿大13.0%,巴西3%青少年有过性生活经历,性生活时很少使用避孕套避孕的青少年,12.6%有感染性传播疾病和妊娠的风险;不使用保护措施者为38.7%。自1990年后尽管有下降,但发达国家仍处于较高水平,像北美和欧洲比例在28‰~60‰。少女妊娠使年轻女性更易发生贫血、妊娠高血压、子痫和抑郁。易被社会孤立和受到暴力侵犯;辍学、持续贫穷和就业受限等。新生儿易发生低体重、早产和新生儿死亡风险增加,以及发育问题如学习困难、听力和视觉受损和慢性呼吸道疾病。15~19岁少女妊娠的分娩率从1960年的89.1‰下降到2013的26.5‰。自1998年开始早期有性生活的青少年数量逐渐下降,避孕措施的使用自20世纪90年代开始在增加。但2013年仍有273 105例婴儿是少女妈妈生产。2016年,美国209 809婴儿由15~19岁少女生育,其中17%不是第一次生育。

无论在发达国家还是发展中国家,少女妊娠都是世界性的公共卫生难题。各个国家都存在与青春期少年性行为有关的问题,如:首次行为提前,非意愿妊娠率的上升和逐渐成为性传播性疾病的高危人群。无论少女妊娠率的高低,少女妊娠被许多发达国家列为人类健康的难题。在英国,少女妊娠与心血管疾病、癌症和精神疾病被同时列为现代人类健康的难题。在北欧国家,少女妊娠率居世界最低,被认为是一种衡量人群健康的标准。

我国近10年来婚前性行为的发生也急剧增多,青少年性活动的发生率已从1981年的不足1%上升到现在的7%。2004年,四川大学医学系妇幼卫生专业对成都市11所大学2 600名大学生进行调查,结果多数大学生对婚前性行为持宽容态度,承认有过性行为者占21%,其中体育类学生占61.6%,艺术类占31.8%。

我国青春期妊娠的情况令人担忧,近年来少女怀孕做人工流产的比例呈上升趋势,少女妊娠率达到3%,并以每年6.86%的速度递增。2009年上海七家医院终止妊娠的≤19周岁的少女匿名调查显示,妊娠少女的平均年龄为17岁,有人工流产史占19.1%,从来不用避孕措施占43.6%,有多个性伴侣占22.5%。从未接受过家庭性教育占73.5%,48.7%很少有家庭性教育,24.3%从来没有接受过学校性教育。

青春期少年的性行为特点是,首次性行为年龄小。在美国,5%~10%的少女在13岁前,70%~80%在19岁前有性行为。新西兰一项调查显示27.5%的男性和31.7%的女性学生首次性行为发生在16岁前。青春期少年还涉足危险性行为,包括多个性伴侣、不坚持或不使用避孕套。1992年,加拿大西部的一项调查显示33%的17岁男孩和30%的17岁女孩有4个或更多性伴侣,只有57%男孩和45%的女孩在最后一次性交时使用了避孕套。世界卫生组织对20多个国家的研究数据表明,尽管有性别差异,但性活跃青春期少年都有一个以上的性伴侣。这些情况增加了非意愿妊娠、性传播疾病和HIV感染的危险。

【发生原因和危险因素】

1. **性生理、性心理成熟提前**　随着经济文化的发展和营养状况的改善,性发育提前出现,性成熟的年龄也提前,伴随着心理及情绪在青春期发生巨大变化,开始愿与异性接触并向往爱情。如双方都缺乏自我控制能力,易于产生青春期性行为。由于缺乏最基本的避孕常识,在发生性行为时几乎没有采取任何的避孕措施,使得不少女孩怀孕。同时,反复流产的经历也使得她们在对待流产的态度上变得麻木和不在乎。

2. **性道德观念的误区**　性道德是指社会道德渗透在男女两性关系之间的道德规范与行为准则。而青春期性道德是指青春期阶段联系和调整男女青少年之间关系的道德规范和行为准则,由于西方不健康的"性自由、性解放"思潮的冲击和一些传播媒介的误导,我国部分青少年传统性道德价值发生改变和法制观念变为淡薄,对性问题随便和缺少责任感。

3. **文化程度低和缺乏性知识** 研究发现文化教育程度低的少女首次性交年龄偏早,这主要与她们自身教育愿望低、自尊心差和自控力下降有关。一些贫穷国家的青少年女性可能被迫结婚和生育,影响了她们受教育和就业。中国几千年的封建道德所奉行的性禁锢原则,许多学校老师和家长闭口不谈有关性的问题,使少女少男们不懂得生理知识、性知识和避孕知识,对婚前性行为的后果缺乏认识;同时也导致性神秘和性愚昧,一些青少年出于好奇而在婚前进行性行为的尝试。

4. **家庭贫困和结构松散** 父母成天忙于生计,忽略了对子女的教育和关心,或缺乏启发教育,或父母离异、缺乏温暖,或存在家庭暴力及性虐待,使他们的子女婚前性行为发生率增高。

5. **受不健康文化影响和坏人引诱教唆** 少女因年龄的增长,性欲本能的增强,对男女间各种形式的性爱信息极为敏感,如缺乏必要的性知识及道德法制观念,不能控制自己的性冲动,容易发生不安全的性行为;如交友不慎,上当受骗,或触犯法律而造成性罪错,或被迫强奸、从事性交易,成为性罪错的受害者。

【危害】

青春期少女身体的各系统器官正处在生长发育阶段,尤其是内外生殖器还没有完全发育成熟,加之心理发育也不成熟,发生性行为的特点是无计划、无准备、无保护,可导致一系列不良后果。主要有以下几点:

1. **生殖器官损伤及感染** 青春期性行为多在紧张状态下进行,男女双方缺乏必要的性卫生知识,加之青春期少女生殖道发育尚不成熟,外阴及阴道都很娇嫩,阴道短且表面组织薄弱,性交时可造成处女膜的严重撕裂及阴道裂伤而发生大出血,同时还会不同程度地将一些病原微生物或污垢带入阴道,而此期女性自身防御功能较差,很容易导致尿道和生殖道的感染,也增加了性传播疾病,包括 AIDS 的发生率。

2. **少女妊娠和人工流产的危害** 在低收入国家,妊娠和分娩的并发症是导致 15~19 岁女性死亡的主要原因。少女妊娠常对少女自身健康及其所分娩的婴儿的健康造成不良影响。一方面,少女身体功能尚不完全成熟;另一方面,青少年女性无法拒绝非意愿性生活和抵抗性侵犯,一旦妊娠很难像成人那样选择安全合法的流产终止妊娠,也很难像成年人那样获得产前、产时和产后保健服务。因此,未婚怀孕少女的围产期发病率和死亡率较成年妇女增加,国外研究显示青春期产妇的死亡率是成年产妇的 2 倍。少女妊娠的发生还与其他医学问题有关,包括母亲低体重、早产、妊娠高血压综合征、贫血、梗阻性分娩、生殖道瘘和性传播疾病等。少女妊娠剖宫产率和少女妈妈围产期死亡率均较成年女性高。上海一项研究报道,少女妊娠导致下生殖道感染率高达 67%。与不良妊娠结局有关的生物性因素是营养不良、妊娠前体重和身高偏低、孕产次、孕期体重轻。许多社会因素也与不良结局有关,包括贫穷、未婚、受教育水平低、吸烟、滥用药物和孕期不恰当的保健。

(1)少女妊娠的另一种结局是人工流产。人工流产可引起一系列的严重并发症,如感染、出血、宫颈损伤、子宫穿孔、习惯性流产等。有研究表明,青少年孕妇人工流产后怀第二胎时前置胎盘、异位妊娠、胎位异常的发生率比成年人高。最让医师担心的是一些女孩怀孕后,认为是"见不得人的事儿",不敢到正规医院看病,而选择不安全流产或引产,导致盆腹腔炎症、月经量减少、闭经,甚至不孕,为今后的生育埋下不可预测的风险和隐患,有的甚至因此失去了生命。

(2)对孩子的影响。据统计,全世界每年有将近 1 500 万婴儿由 20 岁以下少女分娩,占所有出生婴儿的 10%。由于青少年母亲正处于生长发育旺盛阶段,自己本身需要大量营养,不可能有足够的营养物质供胎儿生长,加之少女尚未发育成熟,产道狭窄,故少女妊娠易导致围产儿死亡、低出生体重儿、早产儿、胎儿损伤等。研究发现,青少年母亲的婴儿死亡率比年龄较大的母亲的婴儿死亡率高出大约 60%,少女妊娠的新生儿死亡率是成人妊娠的 3 倍多,低出生体重儿的发生率是成人的 2 倍多。此外,刚刚脱离儿童期的青少年妈妈缺乏抚养孩子的资金和技能,且多数孩子享受不到父爱,遭到社会的歧视,有的婴儿被抛弃,成为弃婴,增加了社会负担,这些均不利于孩子的健康成长。

(3)严重影响心理健康。青春期性生活与少女妊娠不仅影响青少年女性的生理健康,还影响她们的心理健康。多数国家规定,两性关系受婚姻法及有关法律和社会道德的约束,不允许人们随心所欲地满足自己的性需求,不到结婚年龄的性行为是不合法的。少女的性行为常常偷偷摸摸，缺乏必要的性知识和思想准备，同时在性生活过程中和事后又因怕怀孕、怕暴露而产生恐惧感、负罪感及悔恨情绪，给女性造成严重的心理创伤，久而久之会使她们产生心理变态，如厌恶男子、厌恶性生活、性欲减退、性敏感性降低和性冷淡。对妊娠少女打击最为沉重的是，把怀孕的事告诉男伴后被对方遗弃，给少女造成严重的心理创伤，有些会导致精神失常，甚至走上轻生的道路。

（4）影响学习和生活。青春期少女正处于学习、积累知识、为自己的未来打基础的黄金时代，如果有性生活必然会影响学习和工作的精力，对本人、家庭和社会都不利。绝大多数少女还是在校学生，少女怀孕和分娩除限制了她们自身受教育和就业的机会外，还会对其本人、家庭和社会产生多方面的负面影响。如情感方面将承受巨大的压力，被家庭、社会抛弃和经济贫困等，由此带来的自杀、抑郁等社会问题也时有发生。因此，过早妊娠不仅仅是个医学问题，它也从不同角度影响到了整个社会的发展。

（5）对家庭和社会的影响。由于顾及家庭名誉和经济等问题，少女性生活和妊娠常遭受家人唾骂，导致家庭成员严重矛盾，甚至家庭破裂和被家庭所抛弃。青春期性生活也会给婚后夫妇生活带来阴影，抹上不愉快的色彩，因此婚姻稳定性差，以后分居、离婚、独身的比例比一般妇女高。此外，少女妊娠常会遭受社会的冷遇和心灵的创伤，如：受到父母及亲友的冷落而往往离家出走，受社会的鄙视，学习和就业困难等，使她们身心备受摧残，易产生自暴自弃的心理，对前途失去希望，不严格要求自己的性行为，或走上犯罪的道路，对个人、家庭和社会产生严重影响。

【预防与保健】

加强青春期性教育，预防少女妊娠和不良的生殖等非健康结局。

（1）避免18岁前结婚：国家制定法规和政策禁止18岁之前结婚；通过实施影响家庭和社区的干预措施以使少女推迟至18岁以后结婚；应该将避孕方法告知青少年女性，同时与家庭和社区强化教育等干预措施相结合，以推迟其结婚年龄；通过正式或非正式渠道增加少女受教育的机会，以推迟其结婚年龄。

（2）避免在20岁前妊娠：提倡预防少女妊娠的干预措施，如提供有关性与健康的教育知识、提

供避孕方法的咨询业务，给予良好且健康的环境支持等；鼓励和促进青少年女性上学，保证她们至少应具有初级或中级受教育水平；给少女提供基础的性教育课与避孕知识相结合的课程，以降低妊娠率；通过家庭教育或医院、诊所咨询等多种方式为产后和流产后少女提供避孕知识，以减少二次妊娠的机会。

（3）增加少女避孕药具的使用，减少非计划妊娠：制定相关的法律和政策以增加青少年使用避孕药具和服务，包括紧急避孕；确保干预措施能够影响社区工作人员支持青少年使用避孕药具；促进青少年公共健康服务，作为她们取得和使用避孕药具和服务的手段；确保为青少年女性提供准确的避孕知识和教育，特别是基础的性教育课程，以促进她们使用避孕药具。

（4）避免少女受到性侵犯：制定和完善相关的法律和政策，严惩对少女性侵犯的犯罪者；加强少女抵抗性侵犯的能力和一旦遭遇性侵犯应获得的支持；使她们建立自尊心、提高生活技能、改善她们的社会地位等。

（5）减少少女不安全流产：确保法律和政策能够使少女获得安全的流产服务知识。如不安全流产的危害、安全流产服务合法有效、克服少女获得安全流产服务的障碍、确保将少女流产后保健服务作为一种干预手段等。

（6）加强少女产前、产时和产后保健：将产前、产时和产后保健的重要性告知所有怀孕的少女及其家属；在产前保健策略中提高少女分娩和紧急状态下的准备工作（家庭、社区和健康设施）；扩大基本的紧急状态下的产科保健的应用，对于所有人员（包括青少年）强化紧急状态下的产科保健。

总之，少女的性行为和妊娠能影响她们一生的幸福和健康。少女们一定要自尊自爱，珍惜自己的青春年华，以学习为重，抛弃一切邪念，抵制他人的引诱，理智从事，关好情欲的闸门。同时，学校、家庭和社会应重视她们的生理、心理变化，适时、适度、适当地提供青春期性教育。

（二）性侵犯

一般是指对受害人采取非意愿的，带有强迫、威胁性质的任何与性相关的攻击或伤害行为。可划分为身体接触和非身体接触性侵犯两类，其中身体接触性侵犯是侵犯者强迫受害人进行身体接触的性行为，如强行触摸受害人身体的隐私部位

或令人反感的部位,强行实施性活动等;非身体接触性性侵犯是侵犯者为满足性欲,对受害人进行非接触的与性有关的行为,如受害人被迫展示隐私部位、被迫手淫及拍摄不健康的影视和图片,向受害人开与性内容有关的玩笑、说不健康话语、打性骚扰电话及暴露生殖器等。

由于青春期少女的生理和心理都尚未发育成熟,因此,任何性暴力、性强迫等性侵犯行为都会导致青春期少女的极大伤害。目前从全球范围来看,青春期少女越来越多地成为性侵犯的主要受害者,许多少女中过早性行为更可能是受到强迫和暴力所致,由于各国的经济、文化、法律、制度、环境等情况不同,关于性侵犯的发生率也有明显差异,但女性成为受害者的概率明显高于男性是全球共同的现象,其比率可以达到男性的2~9倍。

【危害】

1. 近期影响

(1)躯体方面:性暴力导致的各种身体损伤,严重者可能危及生命;生殖道及其生殖功能损伤;感染性传播疾病;非意愿妊娠;各种躯体症状(头痛、腹痛、睡眠障碍等)。

(2)心理方面:病态性恐惧、回避、自责、焦虑;烦恼、敏感、注意力不集中;抑郁、低自尊,人际交往障碍。

2. 远期影响　性侵犯对青少年造成的身心伤害往往长时间难以消除,有的可持续至成年,甚至对受害人的终身健康和生活幸福罩上阴影,产生负性的消极影响。成年后容易发生离家出走、欺骗、药物滥用、过早的或多性伴侣行为、从事性交易、自杀意念和自杀企图、故意或慢性自我伤害、意外事故倾向等各种危险行为。受害人往往对妇科、产科检查非常抵触。如果妊娠,患产前及产后抑郁症的可能性相对较高。

【预防与保健】

1. 培养青少年建立防范意识　通过多种形式、多途径广泛宣传教育,使青少年懂得无论任何人,即便是朋友或熟人,如果采取暴力威胁、哄骗等手段,触摸或暴露你的隐私部位,强迫手淫、拍摄或观看不健康的影视和图片,向你暴露生殖器、开与性内容有关的玩笑、说不健康语句及打性骚扰电话等,都属于性侵犯犯罪行为。如果发生,不要保持沉默,一定要主动告诉父母,或勇敢地向公安机关报告,通过法律惩治罪犯。

2. 教育青少年要自尊、自爱、自强　不要沾染吸烟、酗酒、吸毒等不良嗜好;不去偏僻黑暗且人少的地方,酒吧、歌舞厅等危险场所不光顾;打扮端庄得体,衣着合身不暴露;交友慎重,不贪图吃喝玩乐,不贪图小便宜,不随便接受别人的财物。

3. 发生意外,沉着、冷静、机智　一旦面临意外和危险,要沉着冷静,根据当时的具体情况,巧妙应对和周旋,寻求可能的自救或求救方法,以及适宜的逃脱方式,或拨打110电话报警。

4. 加强少女抵抗性侵犯的能力　建立保护未成年人的综合措施,制定相应的政策和法规,严惩对少女性侵犯的犯罪者,以及在全社会营造保护青少年预防性侵犯的良好安全的环境,对青少年给予特别的关注和更多地帮助和指导,促进其获得必要的权利和健康地发展。

七、青少年进食障碍

进食障碍(eating disorders,ED)作为精神障碍疾病分类诊断之一,其概念和包含的疾病种类随着时代的变迁而变化。于1694年被Richard Morton医生首次报道,描述为神经性消耗,1873年被William Gull医生正式命名为神经性厌食(anorexia nervosa),典型特征是自我有意识的主动限制进食量和种类,造成显著的消瘦。

Treasure报道,目前所有进食障碍的终身患病率约为5.0%。成人神经性厌食的终生患病率为0.6%,其中女性神经性厌食的终身患病率为0.9%,而男性为0.3%,女性高于男性。神经性厌食的发病率为4.2/10万人(95% CI 3.4~5.0),发病的两个高峰年龄集中与青春期,为13~14岁和17~18岁。神经性贪食发病年龄往往较神经性厌食晚,多发生在青少年晚期和成年早期。美国精神病学会资料显示神经性贪食的终身患病率为1%~4.2%。神经性贪食的发病率随不同年龄组而有差异。20~24岁女性中的发病率高于82/10万人,Turnbull等人报告40岁及以上人群的年发病率仅为1.7/10万人。研究发现暴食障碍的患病率较厌食症和贪食症明显高。Hudson等的一项大型国家共病调查研究显示女性暴食障碍的终身社区患病率为3.5%,男性为2.0%。我国这方面的数据缺乏,很多调查采用自评问卷对进食障碍的患病率进行估算,数据存在偏倚。2003~2013年,北京、上海,以及湖南、浙江、江西、山东、安徽等省市女学生（11~25岁的不同阶段）采用进食障碍问卷（EDI）进行调查，进食障碍估计患病率为1.47%~4.62%。一般认为，我国的进食障碍的患病率低于欧美国家。进食障碍发生通常与遗传素质基础等生物学因素及一系列环境因素有关。生物学因素包括遗传因素、神经生物学因素，环境因素包括社会、家庭和个体心理因素；其他因素还有儿童期肥胖、父母肥胖、初潮年龄早、父母酗酒，不良的运动训练也可能诱发进食障碍，如频繁地体重调节，早期开始特定训练、受伤、过度训练等。某些项目的运动员对于进食障碍更易感，如审美体育（舞蹈、花样滑冰、体操）、体重相关运动（柔道和摔跤）等。Whitelaw 等认为近期体重丢失可预测神经性厌食的发生。健康青少年存在着性别差异，因此进食障碍病因和持续存在也可能存在性别差异。Franko 等研究认为没有预测进食障碍是否恢复指标。

（一）神经性厌食

神经性厌食（anorexia nervosa）的特征从三个层面看：行为层面、精神心理层面和生理层面。行为层面表现为个体自己有意识地造成持续而显著的热量摄入不足状态；精神心理层面表现为对瘦的无休止追求和对肥胖病态恐惧，恐惧性地拒绝维持正常体重；生理层面则表现为出现了继发的显著躯体问题。

在神经性厌食患者看来，体重和体形是自尊的重要甚至唯一来源，每天大量时间被相关的思维占据，同时伴随行为和情绪的改变。体重丢失是远期重要影响因素，因饥饿对大脑和身体的影响可导致严重后果。

【临床表现】

1. 核心症状

（1）行为层面：表现为刻意减少热量摄入和增加消耗，造成明显的低体重和 / 或营养不良。"刻意"是这一行为的特点，以区别由于躯体疾病或其他精神疾病造成的食欲下降或进食困难。患者为了达到自己对体重的极端目的，常用限制进食、过度锻炼、滥用药物、呕吐等方法，这些行为也具有非理性极端的特点。

1）限制进食：表现为严格限制每餐所吃食物的数量和食物的种类。最初可能减少主食的摄入量，严格限制各种肉类和蛋（蛋白质）等的摄入量，过分关注食物的脂肪含量、食物的热量、食物

中的含糖量，把含脂肪较多的食品视为禁品。随着病情的发展逐渐变为几乎不吃任何含有高营养的食物，多数患者以青菜代饭充饥。严重时，青菜也要用水涮一下才能入口，不允许任何油脂入口。

2）过度运动：表现为以消耗热量、减轻体重为目的，强迫性地进行各种体力活动。包括刻板、过度地体育锻炼，做家务甚至经常保持站立或行走的运动状态而拒绝坐卧等。运动的强度与体力极不相称，使人感到患者似在自我折磨、自我惩罚。阻止他们运动让他们感到非常焦虑，甚至恼火、发脾气。

3）催吐：表现为进食后催吐，即使吃得不多，仍要催吐。有的患者进食量少，感觉催吐困难，会在进食后饮大量水，有的索性暴食，之后再呕吐。长期反复催吐后，患者食管下端的贲门括约肌松弛，常导致患者进食后自发呕吐。

4）滥用药物：各类泻药、利尿药、抑制食欲的药物在厌食症患者中的滥用极为常见。使用的方式带有盲目、天真幼稚的色彩和不计后果的特点。道听途说的消息，不加求证即信以为真，寻找机会亲身尝试。而这些常常是偷偷进行的。

除了以上与减轻体重相关的极端行为外，厌食症患者还表现出专注食物和体形、体重的其他特殊态度和行为特点。包括热衷于美食节目、流连食品柜台、囤积食物、为家人制作食物、逼迫家人进食自己不敢吃的食物，与他人比较进食量，反复检查自己身体各部分的尺寸，无休止的称量体重等。

（2）精神心理层面：关于体重、体形的先占观念是神经性厌食的核心认知症状。表现为对瘦的无休止追求和对肥胖的病态恐惧，恐惧性地拒绝维持正常体重。体像障碍在厌食症患者中常见，他们对自己身体存在歪曲的认知。一部分表现为明明已经很消瘦，仍坚持认为自己肥胖，有时这种感知是针对身体某个特殊部位的，例如大腿和腹部。还有一部分患者在进食后立刻感觉身体向外膨胀，甚至"只要食物送入口中，立即赶到身体胖起来"，同时伴有强烈的焦虑、恐惧情绪，有的甚至在进餐时间焦虑发作，患者会因此进一步回避进食，而随着身体越来越虚弱，对体重、体形的先占观念和焦虑通常有增无减。

（3）生理层面：在 DSM-5 出台前，神经性厌食的诊断要求体重减轻达到低于正常体重的 85% 或体重指数（BMI）≤17.5kg/m²，同时出现闭经

（男性不适用）。

2. 伴随症状 神经性厌食除了上述特有的核心症状群外，还常伴有以下症状：

（1）精神症状：包括抑郁、焦虑、强迫、恐怖、情绪不稳、易激惹、孤独、社交隔离等。随着病程的进展，厌食症患者常常会出现：①情绪不稳、易怒，尤其当父母或其他人劝其进食时，因此造成人际关系的紧张。②情绪低落、兴趣减退、注意范围变窄，很多患者在一定时期内专注于学习或工作任务，达到忘我境地，短时间内成绩迅速提升，但同时渐渐远离人群，独来独往，困在一个人的世界里，表现得麻木和冷漠。好成绩并不能令其开心兴奋，反而会有低落的体验，甚至有自杀倾向。③强迫思维和行为。

（2）躯体症状：厌食症的营养不良除体重减轻外还可能引发身体各个系统的相关损害，另外过度运动、呕吐、滥用药物的行为本身还可能带来特殊的医学问题。营养不良相关躯体症状：

1）外表：明显消瘦，臀部干燥苍白（伴高胡萝卜血症的患者皮肤可表现橘黄色），缺乏弹性，皮下静脉清晰可见。皮肤瘀斑易生冻疮。毛发干枯、缺乏光泽，甚至大量脱落。腋毛和阴毛变得稀疏，体外侧表面如背部到手臂毫毛增生。

2）消化系统：进食后腹部不适、腹痛或饱胀感是厌食症最常见的躯体主诉，患者多次将此解释为进食过多所致，也是其拒绝恢复饮食的理由。

3）内分泌改变：激素水平的变化在女性表现为闭经，男女均可见性发育停止和第二性征消退，性欲减退甚至消失。

4）血液系统：营养不良性贫血常见，血象检查可表现为一系或多系贫血。

5）心血管系统：心动过缓和低血压最为常见，直立位患者变化明显，容易出现体位性晕厥。周围血管收缩、循环不良，肢体发绀，局部温度低或易生冻疮。充血性心力衰竭常常是厌食症晚期的表现，但也是患者再进食时易出现的并发症，与营养补充过快，造成体液负荷过重，超过心肌承受能力有关。

6）泌尿系统：常见肾功能损害，肾小球滤过率下降和肾脏浓缩能力减退，相关表现为尿量增多和脱水。早期尿量增多，随病情发展，多尿现象反而减退，可转为无尿。

7）代谢情况：基础代谢率下降，一般下降20%，有时下降30%~40%，故畏寒甚剧、体温低，多在36℃以上；低血糖，胆固醇水平增高，高胡萝卜血症。

8）骨骼系统：可出现骨质疏松和病理性骨折，以腰椎和髋部最为常见。青少年起病的患者骨发育会受阻乃至停止，造成生长发育延迟甚至不可逆的身材矮小。骨小梁评分低于健康青少年。口服避孕药可以减缓年轻女性骨密度的丢失，但其不能全面保护面积骨密度。

【治疗】

多学科合作、全面评估和综合治疗是包括厌食症在内的进食障碍的基本治疗原则。综合治疗可能包括营养治疗、躯体治疗、精神药物治疗和社会心理干预。

1. 营养治疗 包括制订合理的体重恢复目标、合理的营养重建方案，以及方案的实施。

（1）合理的体重目标：包括健康体重目标和阶段化的体重目标。正常体重范围：BMI 18.5~23.5kg/m² 通常可以作为一个基本的参考值，多数女性的月经恢复，需要体重比闭经时体重高大约 2kg。当患者体重远远低于健康体重，且患者对体重增加有着严重焦虑时，不愿意快速回复体重，可制定阶段化的体重目标，例如先增重到不会引起生命危险的体重——通常是 BMI 恢复到 15kg/m²，使患者更加能够接受。

（2）合理的营养重建方案：对于显著低体重的个体，营养重建至少要经历稳定化阶段、恢复阶段、巩固维持阶段三个阶段。稳定化阶段的目标是纠正患者的脱水、水电平衡，阻止体重进一步下降和促进体重初步恢复，稳定生命体征；恢复阶段的目标是增加热量摄入，恢复正常的饮食结构，保证体重稳定恢复；巩固维持阶段的目标是维持体重，练习自主进食和自我监控。整个过程能量摄入有一个由少到多，再恢复至常规水平的变化过程。

（3）营养重建方案的实施：由于厌食症患者对肥胖的病态恐惧，营养重建方案的实施是充满挑战的。营养重建计划应在共情、包容的氛围中进行。医生及其他照料者要向患者传递这样的信息：我们要照顾你，即使你因疾病不能自己照料自己时我也不会让你死去。具体实施可分为患者自愿基础上的合作和非自愿基础上的保护性干预两种。

在过去的几年中，对于神经性厌食患者的强制进食的道德规范存在大量的争议。对那些严重营养不良和处于严重医学危险中的儿童和青少年必须强制再喂养,如果必要可采取非自愿进食,但在他们认知功能改善时应尽一切努力争取患者的合作,在这一点上有医学界已达成共识。

2. **躯体治疗** 包括神经性厌食带来的各种躯体并发症的治疗,以及再喂养阶段出现的躯体并发症的预防和治疗。

神经性厌食带来的躯体并发症大多可通过营养重建和体重恢复自然获得改善,例如贫血、闭经、低 T_3 综合征、常见的消化道症状如便秘腹胀等、肝功能和淀粉酶的异常等。只有特殊情况下才需要医学干预,如血红蛋白低于 7.0g/dl,淀粉酶高于正常值 3 倍以上并有上腹痛,严重而持续的便秘等。

神经性厌食治疗中的一个重点就是急性期营养重建过程中预防和治疗再喂养综合征。再喂养综合征指的是再喂养(经口、肠道内或肠道外)营养不良患者是发生的有潜在致命危险的水和电解质改变,以低磷血症为特征。再喂养综合征所致的严重后果包括心脏衰竭和/或呼吸衰竭、胃肠道问题、谵妄,在有些情况下可能导致死亡。

3. **精神药物治疗** 神经性厌食的精神药物治疗主要用于减轻患者的焦虑或激惹、敌对等情绪症状以协助饮食恢复和心理治疗或缓解相关问题。应谨慎使用药物治疗厌食症患者的抑郁、焦虑或强迫症状,因这些可能单靠体重增加就能缓解。如果厌食症患者在体重恢复正常后仍有贪食、抑郁、焦虑或者强迫症状,则可以考虑应用药物治疗。

4. **心理治疗** 由于神经性厌食患者对治疗通常存在强大的阻抗,心理治疗虽然是重要的手段,却难以在急性期充分发挥作用,建议在体重开始恢复后考虑加入系统的心理治疗。

对青少年患者来说有循证依据一线治疗是以家庭为基础的治疗,住院治疗可有效增加体重,但易复发。短期住院期间使用低强度、阶梯治疗,同时享受家庭成员的关爱被认为是一种最有效的方法。儿童时期的饮食行为,除了不良饮食和食欲增强外,过瘦过胖被认为是易感因素,注意力缺乏症/精神疾病:多动症、自闭症障碍、焦虑和强迫症也是好发因素。

(二) 神经性贪食

神经性贪食(bulimia nervosa),即贪食症,是以反复发作、不可控制、冲动性地暴食,继之采用自我诱吐、使用泻剂或利尿剂、禁食、过度锻炼等代偿方法避免体重增加为主要特征的一类疾病。

与神经性厌食相同的是,神经性贪食患者也存在对体重和体形的过分关注和不客观评价,不同的是,神经性贪食患者不那么极端,体重多正常或轻微超重。30%~80% 神经性贪食患者既往有神经性厌食病史。

【临床表现】

1. **心理和行为症状**

(1)频繁的暴食发作:暴食发作是贪食症主要的临床症状,常常在不愉快的心情下发生。每个患者发作的频率不等,轻者几天一次,严重者可达每日一次或数次。

暴食发作具备以下几个特点:

1)进食量为正常人的数倍;这一点常常与厌食症患者不同,厌食症患者给自己规定了极严格的少量进食计划,所以她们只要比计划多吃了一口,也会非常焦虑不安地说自己"暴食"了,这种症状被称为"主观暴食",而贪食症患者确实摄入超大量食物,为"客观暴食"。

2)暴食发作时进食速度很快。

3)患者所食之物多为平时严格控制的"发胖"食物,如蛋糕、面食、含大量脂肪的食物等。当食物不充足时,患者便将任何可得到的食品吞下,如掉在地上的食物,食用油等,甚至自己的呕吐物。

4)患者有强烈的失控感:在暴食发作时患者有不可抗拒的进食欲望,一旦开始暴食,患者很难自动停止,很难被他人阻止,暴食过程常以腹部胀满、疼痛或者精疲力竭而结束。无论患者在发作后怎样痛苦自责,决心改正,也很难控制这种反复发作。

5)患者常掩饰自己的暴食行为:患者对于自己的暴食发作充满内疚、自责、羞愧、耻辱的情感,所以这种行为常常是偷偷进行的。

(2)暴食后的抵消行为:暴食行为之后患者继之以抵消行为,以防止体重增加。常用的抵消行为包括:用手指抠吐或者自发呕吐、过度运动、禁食、滥用泻药、灌肠剂、利尿剂、减肥药(包括食欲抑制剂、加速机体代谢的药物如甲状腺素片等)。其中,自我诱吐和滥用泻药、利尿剂等被称为清除性抵消行为,禁食和过度运动为非清除性抵消行为。当食物被清除或消耗后,又可产生暴食行为,继之采取各种抵消行为,形成恶性循环。

(3)对体重和体形的先占观念:大多数贪食症患者体重在正常范围内,也有些患者体重过低。但是他们仍然对自己的体重或体形不满意,关注自己的性吸引力,在意别人的看法。神经性贪食和神经性厌食的区别是前者对体重体形的目标设定没有后者极端。

(4)情绪症状:贪食症患者情绪症状的特点是情绪波动性大,易产生不良情绪,如愤怒、焦虑不安、抑郁、孤独感、冲动性症状等。

患者对发胖有强烈的恐惧感、暴食时有强烈的失控感、腹部胀满时有痛苦感、诱吐后又产生愧疚感,患者常常自责、否定自己,认为自己没有毅力。经常性的暴食 - 呕吐浪费了大量时间、金钱和精力,患者感到对不起父母,辜负了长辈的期望,心理压力增加,自信心大大下降,整天郁郁寡欢,不愿与人交往。这些情绪影响患者的社会功能,加重暴食 - 催吐行为,形成恶性循环,患者情绪愈来愈糟,不断积累,使他们容易患抑郁症,甚至采用自残、自杀方式寻求解脱。神经性贪食患者的情绪症状比神经性厌食患者更突出,自伤、自杀等行为也较神经性厌食患者发生率高。

2. 躯体症状　由于神经性贪食患者短时间内大量进食,然后采用呕吐、导泻等方法将食物排出,所以患者体重常处于正常范围或波动范围很大。

神经性贪食患者伴随的躯体症状与神经性厌食有很多相似之处,尤其是体重偏低的贪食症患者也会出现营养不良的表现,这部分患者的躯体症状可参见神经性厌食。由于贪食症患者的暴食、呕吐、导泻等行为,使得贪食症患者较厌食症患者更容易出现胃肠道损害以及电解质紊乱。神经性贪食常见的躯体并发症有消化系统的急性胃扩张、反流性食管炎、食管 - 贲门黏膜撕裂综合征(esoph-ageal/cardiac mucosa laceration syndrome)、胰腺炎、便秘或腹泻等;皮肤和头面部如用手抠喉部呕吐者,手背被牙齿咬伤,而出现瘢痕。唾液腺分泌增多、腺体肿大而表现面颊和颈部无痛性肿胀,使患者误认为自己变胖,从而更加焦虑;代谢系统,引起水电解质紊乱;心血管系统,患者可衰弱、心悸、体位性眩晕、心脏传导阻滞和心律失常,甚至出现心肌病;生殖系统,女性可出现月经不规律,生殖能力下降。

【**诊断思路**】

1. DSM-5 诊断标准

A. 反复发作的暴食发作以下列 2 项为特征:

①在一段固定的时间内进食(如在任何 2 小时内),食物量大于大多数人在相似时间段内和相似场合下的进食量。②发作时感到无法控制进食(如感觉不能停止进食或控制进食品种或进食数量)。

B. 反复出现不适当的代偿性行为以预防体重增加,如自我引吐,滥用泻药,利尿剂或其他药物,禁食,或过度锻炼。

C. 暴食和不适当的代偿行为同时出现,在 3 个月内平均每周至少 1 次。

D. 自我评价过度地受身体的体形和体重影响。

E. 该障碍并非仅仅出现在神经性厌食的发作期。

2. 标注缓解

(1)部分缓解:在先前符合神经性贪食的全部诊断标准之后,持续一段时间符合部分的诊断标准。

(2)完全缓解:在先前符合神经性贪食的全部诊断标准之后,持续一段时间不符合任何的诊断标准。

3. 标注目前的严重程度　严重程度的最低水平基于不适当的代偿行为的频率,可以提高级别以反映其他症状和功能障碍的程度。

(1)轻度:每周平均有 1~3 次不适当的代偿行为的发作。

(2)中度:每周平均有 4~7 次不适当的代偿行为的发作。

(3)重度:每周平均有 8~13 次不适当的代偿行为的发作。

(4)极重度:每周平均有 14 次或更多不适当的代偿行为的发作。

【**治疗**】

1. 营养治疗　神经性贪食患者一般都存在与节食、暴食、清除的循环交替饮食模式相关的营养紊乱。营养康复最初的着眼点应在于帮助患者建立一套规范的饮食计划,这有助于减少节食的发作频率及由节食引发的暴食和清除。

治疗中,营养的摄取应该足够,因为大部分神经性贪食患者的体重是正常的,营养再摄取就不再是治疗的重心。但正常的体重(或正常的 BMI)

并不代表正常的身体功能,也不代表摄取的营养是合理的。所以,即使是对于正常体重患者而言,营养咨询同样是其他治疗方法的有效辅助手段,由此减少与进食障碍相关的行为、减少对食物的限制、增加食物种类、促进有别于强迫锻炼的健康模式。

2. **躯体治疗**　神经性贪食患者也会有一些躯体并发症,如贫血或血细胞减少、闭经、胃肠功能紊乱、便秘、肝功能异常、上消化道出血等,应对症处理,如果躯体症状严重,应优先处理躯体状况,躯体治疗方式同神经性贪食。

3. **精神药物治疗**　不同于神经性厌食,关于神经性贪食药物治疗的研究证据相对较多,已有证据表明抗抑郁药作为初始治疗的组成部分对大多数神经性贪食患者是有效的。

4. **心理治疗及心理治疗联合药物治疗**　以家庭为基础的治疗值得推荐。

八、青少年经前期综合征

【定义】

至少 85% 妇女有轻度的经前期不适症状,即经前期综合征(premenstrual syndrome,PMS),中度～重度占 20%~25%,大约 5% 符合经前焦虑症(premenstrual dysphoric disorder,PMDD)的诊断标准,即 PMS 的严重状态。在严重 PMS 中占20%,在青少年中的比例可能更高。易怒在有些人群中最常见,但在另一些人群中躯体症状最常见。美国心理学协会在 DSM 中的诊断标准:症状始于月经来潮前一周内,来潮后出现改善,经后症状消失。而且在最近 1 年内大多数月经周期出现上述情况。至少存在 5 个症状,其中包括核心症状(明显情感不稳定、易怒、情绪抑郁或焦虑)、对日常活动的兴趣降低、注意力集中困难、低能量、睡眠和食欲的改变、不知所措或不受控制感。

【病因】

病因尚无定论,目前有以下几种学说:对下丘脑 - 垂体 - 性腺轴的正常波动异常反应;GABAA 受体对四氢孕酮敏感性降低,一项随机对照研究发现,当 5α- 还原酶(dutasteride)阻断孕酮向四氢孕酮转化时,PMDD 症状明显好转;5- 羟色胺功能改变已经被许多研究所证实;下丘脑 - 垂体 - 性腺轴反应改变;免疫功能改变;钙代谢失衡;遗传因素(ESR1 基因的多态性)和黄体期大脑对情

感加工和调节异常。

【临床特征】

对青少年和年轻成年人的 2 年随访发现 PMDD 和其他的精神障碍疾病间的共病率比较高。主要症状是焦虑,其次是情绪障碍。严重抑郁症是患 PMDD 女性长期存在的精神障碍。

横断面研究发现创伤和 PMS/PMDD 有关。一项基于社区对青少年和年轻女性的纵向研究,随访 42 个月后发现曾经历过创伤者 PMDD 发生风险明显增加。有研究报道一些人格特征多见于 PMDD 的女性,诊断标准中的 5 项特征明显与雌激素 α 受体(ESR-1)基因的多态性有关。强迫性人格障碍在严重 PMS 的妇女多见。有中度到重度 PMS 或者 PMDD 的女性产后抑郁的风险增加。

【治疗】

治疗目的是缓解经前情感和躯体症状。需要考虑的因素有病情严重程度、以往治疗的效果、避孕需求、生育计划和喜好的治疗模式。主要两大类:抗抑郁药物和抑制排卵药物。

1. **抗抑郁药**　目前 5- 羟色胺能类的抗抑郁药为治疗严重 PMS 的一线药物。其疗效在临床上得到最充分验证。抗抑郁药分两类,即选择性 5- 羟色胺再摄取抑制药与三环类抗抑郁药。

(1)选择性 5- 羟色胺再摄取抑制药(SSRIs)对 PMS 有明显疗效,且容易耐受,目前认为是治疗 PMDD 的一线药物。最常见的副作用与剂量有关,有恶心、嗜睡、疲劳、性欲降低和出汗。氟西汀:对减轻 PMS 的情感症状比减轻躯体症状有效,剂量为每天 20mg,整个月经周期服用,无明显副作用,但当剂量加大至每天 60mg,则副作用明显加大。帕罗西汀:研究表明该药对 PMS 的抑郁和焦虑症状有效外,对一般症状也有效,剂量为每天 10~30mg,平均剂量为每天 20mg。若超过 20mg 才能控制症状者,应于控制症状后逐渐减量。舍曲林:剂量为 50~150mg,整个月经周期服用。

(2)三环类抗抑郁药(TCA):氯米帕明是一种三环类抑制 5- 羟色胺和去甲肾上腺素再摄入的药物,每天 25~75mg 对控制 PMS 有效,仅在有症状的黄体期服用即可有明显的治疗效果。

选择性 5- 羟色胺再摄取抑制药与三环类抗抑郁药相比,该类药物无抗胆碱能、低血压或镇静的副作用;无依赖性、无心血管及其他严重毒性作用;有暂时的、轻微的头晕、恶心、头痛和失眠

中国临床心理学杂志 , 2004, 12 (2): 140.

19. FELTZCORNELIS CM, SARCHIAPONR M, POSTUVAN V. Best Practice Elements of Multilevel Suicide Prevention Strategies. Crisis, 2011, 32 (6): 319-333.

20. HAWTON K, SAUNDERS KE, OCONNOR RC. Self-harm and suicide in adolescents. Lancet, 2012, 379 (9834): 2373-2382.

21. BUSBY DR, HATKEVICH C, MCGUIRE TC. Evidence-Based Interventions for Youth Suicide Risk. Curr Psychiatry Rep, 2020, 22 (2): 5.

22. BLAKE MJ, ALLEN NB. Prevention of internalizing disorders and suicide via adolescent sleep interventions. Curr Opin Psychol, 2019, 34: 37-42.

23. SIU AMH. Self-Harm and Suicide Among Children and Adolescents in Hong Kong: A Review of Prevalence, Risk Factors, and Prevention Strategies. J Adolesc Health, 2019, 64 (6S): S59-S64.

24. TOROK M, CALEAR AL & SMART A. Preventing adolescent suicide: A systematic review of the effec-tiveness and change mechanisms of suicide prevention gatekeeping training programs for teachers and parents. J Adolesc, 2019, 73: 100-112.

25. BELFORT EL & MILLER L. Relationship Between Adolescent Suicidality, Self-Injury, and Media Habits. Child Adolesc Psychiatr Clin N Am, 2018, 27 (2): 159-169.

26. CHA CB, FRANZ PJ & GUZMAN ME. Annual Research Review: Suicide among youth-epidemiology, (potential) etiology, and treatment. J Child Psychol Psychiatry, 2018, 59 (4): 460-482.

27. HUTSON E. Integrative Review of Qualitative Research on the Emotional Experience of Bullying Victimization in Youth. J Sch Nurs, 2018, 34 (1): 51-59.

28. MENESINI E & SALMIVALLI C. Bullying in schools: the state of knowledge and effective interventions. Psychol Health Med, 2017, 22 (1): 240-253.

29. MANIGLIO R. Bullying and Other Forms of Peer Victimization in Adolescence and Alcohol Use. Trauma Violence Abuse, 2017, 18 (4): 457-473.

30. CORNELL D, LIMBER SP. Law and policy on the concept of bullying at school. Am Psychol, 2015, 70 (4): 333-343.

31. KATHRYN GELDARD, DAVID GELDARD. 儿童心理咨询 . 张玉川 , 译 . 8 版 . 北京 : 中国人民大学出版社 , 2015.

32. JOHN W. SANTROCK. 青少年心理学 . 寇彧 , 译 . 11 版 . 北京 : 人民邮电出版社 , 2018.

33. 马丽庄 . 青少年与家庭治疗 . 台北 : 五南图书出版公司 , 2002.

34. 杜亚松 . 青少年心理障碍咨询与治疗 . 北京 : 北京大学医学出版社 , 2008.

35. GRAHAM P. Cognitive Behavior Therapy for Children and Families. Cambridge: Cambridge University Press, 2005.

36. 马薇 . 携手度过青春期 : 写给青春期女生和家长 . 北京 : 科学出版社 , 2017.

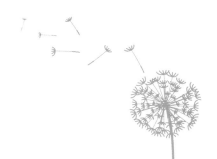

第九章　青春期医学临床检测技术

第一节　青春期医学内分泌激素测定技术

一、青春期性腺轴功能相关试验

（一）促性腺激素释放激素兴奋试验（戈那瑞林试验）

【原理】

促性腺激素释放激素（gonadotropin-releasing hormone，GnRH）是下丘脑释放的多肽激素，可刺激垂体释放黄体生成素（luteinizing hormone，LH）及卵泡刺激素（follicle-stimulating hormone，FSH）。

【适应证】

通过 GnRH 对垂体促性腺激素的兴奋，评价青春期患者垂体促性腺激素的储备功能，并有助于低促性腺激素水平患者的定位诊断。

【方法】

禁食过夜，试验期间卧床休息，避免剧烈运动，试验当日 8a.m. 皮下注射戈那瑞林（GnRH）2.5μg/kg（最大不超过 100μg），分别于 0、15、30、60 和 90 分钟在前臂采血作 FSH、LH 测定。

若无戈那瑞林，可使用曲普瑞林皮下注射代替，剂量及采血时间同戈那瑞林。

【正常参考值】

（1）青春期前 LH 峰值<3.3U/L，LH 峰值/

FSH 峰值<0.6；

（2）青春期后 LH 峰值>5U/L，LH 峰值/FSH 峰值>0.6。

【临床意义】

（1）第二性征提前出现的性早熟患者，如 LH 峰值>5U/L，LH 峰值/FSH 峰值>0.6 考虑中枢性性早熟；如 LH 峰值无反应，同时性腺无明显发育者，应考虑外周性性早熟。性早熟诊断流程见图 9-1-1。

（2）垂体功能受损者本试验呈低弱反应，即用药后 LH 一直处于低水平或稍上升，FSH 变化更小。

（3）下丘脑病变者本试验可呈延迟反应，即高峰时间迟于正常反应出现时间。

（4）原发性睾丸病变者，LH 和 FSH 有分泌过高反应。

【注意事项】

低促性腺激素性腺功能减退症者对 GnRH 的反应也存在较大差异，可以是无反应，也可以为反应正常。因此不能将该激发试验作为低促性腺激素性腺功能减退症的诊断试验。

（二）人绒毛膜促性腺激素刺激试验

【原理】

人绒毛膜促性腺激素（human chorionic gonadotropin，HCG）的分子结构和生理效应与 LH 相似，能兴奋睾丸间质细胞分泌睾酮。

【适应证】

了解青春期男性患者睾丸间质细胞的储备功能，但不能作为低促性腺激素性腺功能减退症的诊断试验。

【方法】

（1）试验日起连续 3 天在 8~9a.m. 肌内注射

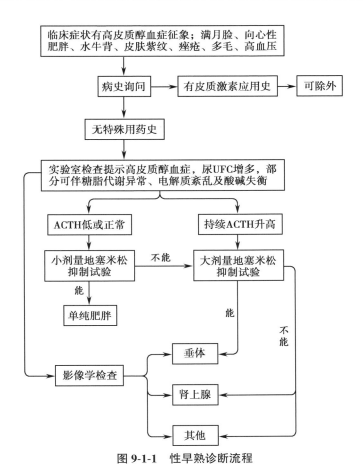

图 9-1-1　性早熟诊断流程

hCG；

（2）HCG 剂量：<1 岁 500IU；1~10 岁 1 000IU；>10 岁 1 500IU。

（3）分别于注射前和最后一次肌内注射 HCG 后 24 小时在采血作睾酮测定，比较用药前后的雄烯二酮、睾酮，可以测定雌二醇做参考，以明确诊断。

【正常参考值】

正常反应为血睾酮峰值较基础值增加 2~3 倍以上，基础值很低者应计算睾酮增加的绝对值。

【临床意义】

（1）原发性性腺功能减退者 HCG 刺激后睾酮无明显增高；

（2）继发于下丘脑/垂体功能减退者 HCG 刺激后血睾酮显著增加。

二、青春期肾上腺轴功能相关试验

（一）血促肾上腺皮质激素及血皮质醇测定

【原理】

血促肾上腺皮质激素（adreno-cortico-tropic-hormone, ACTH）及血皮质醇（cortisol, COR）两者均具有昼夜节律变化，高峰时间在 6~8a.m.，最低值在 11p.m.~2a.m.，青春期 ACTH 及 COR 分泌较儿童期明显增加，在青春期的发动和成熟过程中起重要作用。

【适应证】

（1）青春期单纯性肥胖和皮质醇增多症的鉴别诊断；

（2）库欣综合征的鉴别诊断；

（3）肾上腺皮质功能减退的鉴别诊断；

（4）监测下丘脑 - 垂体 - 肾上腺轴的情况。

【方法】

一般于 8a.m.、4p.m. 抽静脉非抗凝血 1.5~2ml 测定，必要时可加测 0a.m. 时点。

【正常参考值】

如表 9-1-1 所示。

表 9-1-1　正常 ACTH 及皮质醇节律

项目	血 ACTH	血 COR
8 a.m.	0~50 pg/ml	6.7~22.6μg/dl
4 p.m.	0~40 pg/ml	3.5~10μg/dl
0 a.m.	0~40 pg/ml	<5μg/dl

【临床意义】

如表 9-1-2 所示。

表 9-1-2 不同肾上腺功能检测结果临床意义

提示	ACTH (pg·ml⁻¹)	COR (μg·dl⁻¹)	皮质醇节律
单纯性肥胖	↑	↑	多正常
垂体肿瘤引起的库欣综合征	↑↑↑	↑↑	紊乱
异位 ACTH 肿瘤	↑↑	↑↑	紊乱
肾上腺腺瘤或腺癌引起的库欣综合征	↓	↑↑	紊乱
原发性肾上腺皮质功能减退症	↑	↓	紊乱
继发性肾上腺皮质功能减退症	↓	↓	紊乱

【注意事项】

（1）午夜行静脉抽血时必须在唤醒患者后 1~3 分钟内完成并避免多次穿刺的刺激,或通过静脉内预留保留导管采血,以尽量保持患者于安静睡眠状态;

（2）血 ACTH 半衰期仅 10 分钟,因此标本抽取后应在 –4℃条件下尽快送检分离血浆,–20℃以下保存;

（3）感染、创伤、出血、手术、过度紧张等应激情况均可影响测定结果,不宜做;

（4）月经期、口服或外用肾上腺皮质激素类药物者暂缓进行;

（二）24 小时尿游离皮质醇测定

【原理】

血液循环中的游离皮质醇通过肾小球滤出,形成尿游离皮质醇（urinary free cortisol,UFC）。在皮质醇增多症时,血液中皮质醇量超过皮质类固醇结合球蛋白的结合能力,使大量游离皮质醇通过肾小球滤出,导致尿游离皮质醇明显增多。

【适应证】

（1）筛查或诊断肾上腺皮质功能亢进或减退;

（2）鉴别单纯性肥胖与库欣综合征。

【方法】

留 24 小时尿,加防腐剂,混匀后留取 10~30ml 送检,并标记总尿量;如无法立即送检,标本

需 –20℃以下保存。

【正常参考值】

58~403μg/24h。

【临床意义】

如表 9-1-3 所示。

表 9-1-3 24 小时尿游离皮质醇临床意义

UFC 正常范围	单纯性肥胖
	周期性库欣综合征病情休止期
	库欣综合征轻症患者
UFC 增高	库欣综合征
	精神刺激、过度劳累
	其他急慢性疾病、抑郁、酗酒、吸烟
UFC 降低	中重度肾功能不全患者,GFR<60ml/min

【注意事项】

（1）避免过多饮水,留尿期间避免使用任何剂型的肾上腺糖皮质激素类药物。

（2）因 UFC 检测变异很大,至少应检测 2 次以上。

（三）ACTH 激发试验

【原理】

正常人每天通过腺垂体分泌生理量的 ACTH,从而调控肾上腺皮质合成和释放生理量的皮质醇。正常人肾上腺皮质醇的分泌与 ACTH 变化为同向性,其基础生理状态下的分泌量代表两腺体的基础分泌能力;应激状态下的分泌量代表两腺体的储备能力,最大分泌量代表最大储备能力。在青春期某些病理情况下,两腺体的储备能力或最大储备能力可发生改变。

【适应证】

（1）青春期患者肾上腺皮质储备功能评价,判断是否存在肾上腺皮质功能减退症;

（2）鉴别原发性 / 继发性肾上腺皮质功能减退症;

（3）评估长期应用外源性糖皮质激素患者肾上腺皮质功能。

【方法】

（1）试验开始前收集 24 小时尿测定 24 小时 UFC（试验前）;

（2）试验当日 8a.m. 抽血 ACTH（0 分钟）、血浆皮质醇（0 分钟）及 17α 羟孕酮（0 分钟）;

（3）抽血后给予 ACTH（促肾上腺皮质激素）

放入 5% 葡萄糖注射液 250ml,缓慢静脉滴入;

（4）ACTH 剂量:<6 月龄 6.25U;6~24 月龄 12.5U,>2 岁 25U。

（5）输注开始后 30 分钟、60 分钟、90 分钟分别测定血 ACTH、血浆皮质醇和 17α 羟孕酮,输注结束后开始留 24 小时 UFC（试验后）;

（6）试验次日 8a.m. 可再次抽血测 ACTH 及血浆皮质醇。

【正常参考值】

与试验前相比,试验后 24 小时 UFC 增加 2~5 倍;试验后血浆皮质醇较血浆皮质醇（0 分钟）增加 30~50μg/dl,次日血浆皮质醇仍在血浆皮质醇（0 分钟）2 倍以上。

【临床意义】

（1）原发性肾上腺皮质功能减退症:试验后 24 小时 UFC 较试验前无明显增加,次日血浆皮质醇较血浆皮质醇（0 分钟）无明显改变,血浆皮质醇（30 分钟、60 分钟、90 分钟）增加 ≤20μg/dl,呈现低弱反应或无反应;如为先天性肾上腺皮质增生者:17α 羟孕酮（30 分钟、60 分钟、90 分钟）显著升高,≥10nmol/L。

（2）继发性肾上腺皮质功能减退症:①垂体前叶功能减退者,试验后 24 小时 UFC 较试验前不增加或增加很少,血浆皮质醇（30 分钟、60 分钟、90 分钟）和次日血浆皮质醇较血浆皮质醇（0 分钟）增加也不明显;②外源性肾上腺皮质低功者,长期应用糖皮质激素治疗者,反应类似垂体前叶低功,但试验后 24 小时 UFC 与血浆皮质醇较试验前稍高;试验后数日或数周再行该试验,试验后 24 小时 UFC 及血浆皮质醇可接近正常水平。

【注意事项】

（1）肾上腺皮质功能明显减退者,该试验可能诱发急性肾上腺皮质功能减退危象;

（2）该试验致皮质醇增加可能导致相关不良事件,如血压血糖升高、高血钠、低血钾、潜在感染暴发、精神异常、月经异常、多毛、痤疮等;

（3）结核、活动性肝炎、糖尿病、孕妇、消化道溃疡等患者不宜行该试验;

（4）ACTH 静脉滴注时不宜与中性或偏碱的针剂如氯化钠等配伍,以免产生混浊;

（5）垂体前叶功能减退者多为延迟反应,要判断是否存在垂体功能减退,可考虑 3 日 8 小时法或 5 日 8 小时法,观察连续反应。

（四）经典（标准）小剂量地塞米松抑制试验

【原理】

根据下丘脑 - 垂体 - 肾上腺轴反馈抑制的原理,下丘脑 - 垂体 - 肾上腺轴可以被外源性糖质激素所抑制。而地塞米松的代谢产物由尿排出的量极为微小,不影响尿中类固醇的测定。

【适应证】

鉴别皮质醇增多症与青春期单纯性肥胖（图 9-1-2）。

【方法】

10 岁以上口服地塞米松片 0.5mg（<10 岁每次 5μg/kg）,每 6 小时一次,连续 2 天,服药前 2 天和服药结束后 1 天分别留取 24 小时尿测定 24 小时 UFC,也可服药前后测定血浆皮质醇进行比较（表 9-1-4）。

表 9-1-4　小剂量地塞米松抑制试验安排表

项目	服药前 2 天	服药前 1 天	服药当天 D1	服药次日 D2	D3
24hUFC	留 24h 尿				留 24h 尿
地塞米松 p.o.			8-14-20-2 点	8-14-20-2 点	
血浆皮质醇	8a.m.*, 4 p.m.	0 a.m., 8 a.m.*			8 a.m., 4 p.m.
血 ACTH	8 a.m.*, 4 p.m.	0 a.m., 8 a.m.*			8 a.m., 4 p.m.

* 可选。

【正常参考值】

服药 D3,24 小时 UFC<27nmol/24h（10μg/24h）;血浆皮质醇<1.8μg/dl（50nmol/L）。

【临床意义】

不能被抑制者,提示为皮质醇增多症。

【注意事项】

同血促肾上腺皮质激素（ACTH）和 / 或血皮质醇（COR）测定。

（五）经典（标准）大剂量地塞米松抑制试验

【原理】

参考经典（标准）小剂量地塞米松抑制试验。

【适应证】

用于皮质醇增多症的病因鉴别（图 9-1-2）。

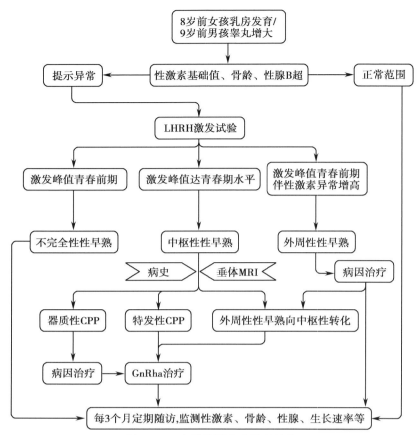

图 9-1-2　皮质醇增多症诊断流程

【方法】

10 岁以上口服地塞米松片 2mg（<10 岁每次 20μg/kg），每 6 小时一次，连续 2 天，服药前 2 天和服药结束后 1 天分别留取 24 小时尿测定 24 小时 UFC，也可服药前后测定血浆皮质醇进行比较（表 9-1-5）。

表 9-1-5　大剂量地塞米松抑制试验安排表

项目	服药前 2 天	服药前 1 天	服药当天 D1	服药次日 D2	D3
24hUFC	留 24h 尿				留 24h 尿
地塞米松 p.o.			8-14-20-2 点	8-14-20-2 点	
血浆皮质醇	8 a.m.*,4 p.m.	0 a.m.,8 a.m.*			8 a.m.,4 p.m.
血 ACTH	8 a.m.*,4 p.m.	0 a.m.,8 a.m.*			8 a.m.,4 p.m.

* 可选。

【临床意义】

（1）服药后 24 小时 UFC 或血浆皮质醇较服药前下降 >50% 表示被抑制，提示病因为库欣病；

（2）抑制率 ≤50% 表示未被抑制，提示病因为肾上腺皮质肿瘤或异位 ACTH 分泌综合征。

【注意事项】

同血促肾上腺皮质激素（ACTH）和 / 或血皮质醇（F）测定。

（六）双侧岩下静脉窦采血测 ACTH

【原理】

青春期患者疑有垂体库欣综合征时中枢 ACTH 分泌应远大于外周血中的 ACTH。

【适应证】

用于垂体库欣病与异位 ACTH 综合征这两种 ACTH 依赖性库欣综合征的鉴别诊断，以及异位 ACTH 分泌瘤的定位。

【试验前准备】

送操作室前静卧 1 小时以上，晨 8 点平卧送入操作室。

【方法】

将导管插入垂体的引流静脉——双侧岩下静脉，双侧同时取血或静脉推注 CRH 后双侧同时取血测 ACTH，并同时取外周静脉血测 ACTH。

【临床意义】

（1）在基础情况下，IPS∶P ≥ 2（中枢 / 外周血比值）提示垂体库欣综合征可能性大，如 IPS∶P＜2 提示异位 ACTH 综合征；

（2）加用 CRH 兴奋试验时，IPS∶P 切点提高到 3；

（3）IPSS 对垂体 ACTH 瘤的优势侧定位（确定肿瘤在左侧还是右侧）有一定意义。

【注意事项】

（1）双侧岩下静脉窦采血（bilateral inferior petrosal sinus sampling，BIPSS）是一种有创检查，虽安全性好，但也有并发症，如静脉血栓、肺栓塞、脑神经麻痹、脑干血管受损等，因此操作一定要细致谨慎；

（2）平车返回病房，平卧 12 小时，双侧穿刺点分别用沙袋压迫 4 小时，每 1 小时测生命体征，密切观察穿刺点敷料渗血情况。

（七）醛固酮立卧位试验

【原理】

肾素由肾小球旁器产生，作用于血液中的血管紧张素原，使其产生血管紧张素 I，在肺组织，经转换酶作用，形成血管紧张素 II，可刺激醛固酮的产生和分泌。从卧位到立位因部分血容量滞留于下肢而导致回心血量减少；而使用呋塞米（排钠利尿剂）改变血钠浓度从而刺激肾素活性增加；均可刺激醛固酮分泌增加。

【适应证】

鉴别原发性及继发性醛固酮增多症。

【试验前准备】

（1）试验前停用螺内酯 1 个月以上，ACEI、ARB、β 受体阻滞剂、利尿剂、中枢 α 受体阻滞剂（可乐定）等 2 周以上；血压极高者可考虑使用非二氢吡啶类钙离子拮抗剂或 α 受体阻滞剂降压；

（2）钾钠平衡饮食，血钾尽量＞3.5mmol/L；

（3）试验前一日留尿测 24 小时尿 K、Na、Cl。

【方法】

（1）晚餐后禁食，夜间卧床不活动 6~8 小时以上（至少平卧 4 小时），次晨 8∶00 采血 6ml，分别注入 AT 管和肝素抗凝管，并轻轻摇匀；

（2）抽血后嘱患者走动，或站立，或依靠墙壁、床等 4 小时（切勿卧倒）；或按医嘱第一次抽血后注射呋塞米 40mg 或 0.7mg/kg（呋塞米总量＜40mg），站立 2h，再次抽血 6ml，分别注入 AT 管和肝素抗凝管，再轻轻摇匀；

（3）立位同时抽血测血 K、Na、Cl。

【正常参考值】

正常人肾素、醛固酮同向变化，且立位高于卧位。

【临床意义】

（1）立位醛固酮＞15ng/dl，血浆醛固酮 / 肾素浓度比值（aldosterone to renin ratio，ARR）＞25 高度提示原发性醛固酮增多症，ARR＞50 则可确诊；

（2）立位测定值有助于原发性醛固酮增多症的病因诊断，由醛固酮瘤所致者，立位醛固酮水平不升高或有所下降；由双侧肾上腺增生（特发性醛固酮增多症）所致者，立位醛固酮浓度升高（＞30%）；

（3）继发性醛固酮增多症表现为高肾素、高醛固酮；

（4）醛固酮减少原因包括原发性肾上腺皮质功能减退症、腺垂体功能减退症、先天性肾上腺增生中的 11、17、21 羟化酶缺乏。

【注意事项】

（1）试验结束后方可进食、水，无法耐受饥饿者，8 点抽血后可进食少量干性食物，如饼干、面包，但需严格禁水；

（2）结果判读时需结合血钾水平和药物因素综合分析。

（八）立位醛固酮 / 肾素比值筛查

【原理】

参考醛固酮立卧位试验。

【适应证】

参考醛固酮立卧位试验。

【方法】

卧床过夜休息 6~8 小时以上，清晨起床后可进食少量干性食物，严格禁水、保持非卧位状态（可坐位、站立或行走）至少 2 小时，静坐 15 分钟后采血，采血时间 8∶00~10∶00a.m.。

【临床意义】

ARR ＞25 高度提示原发性醛固酮增多症，ARR＞50 则可确诊；可进一步行生理盐水试验来确诊。

（九）生理盐水抑制试验

【原理】

正常情况下，盐水输注后，血钠及血容量的增加，大量钠盐进入肾单位远曲小管，可抑制肾小球旁细胞肾素的分泌，从而抑制血管紧张素-醛固酮的分泌，使血中肾素、血管紧张素、醛固酮水平降低。

【适应证】

通过钠负荷后醛固酮的水平变化，鉴别原发性醛固酮增多症的诊断。

【方法】

（1）卧床过夜，禁食禁饮；

（2）次晨试验开始前静卧1小时，8点时采血测醛固酮和血钾作为对照，均匀滴注生理盐水10ml/（kg·h）（最大不超过2 000ml），4小时滴完。整个试验过程中卧位，监测血压、心率变化（可使用心电监护）；

（3）输注结束时，再次采血测定醛固酮和血钾水平。

【正常参考值】

正常情况下，输注生理盐水后，血醛固酮水平降低。

【临床意义】

（1）原发性醛固酮增多症者，特别是肾上腺醛固酮瘤，高钠对醛固酮分泌无抑制效应，血浆醛固酮水平不被抑制至10ng/dl以下；

（2）特发性醛固酮增多症患者，可出现假阴性反应，即醛固酮分泌受抑制。

【注意事项】

1. 心功能不全、恶性高血压及严重低钾血症患者，本试验为禁忌。

2. 试验过程中保持全程卧位。

（十）血管紧张素转化酶抑制试验

【原理】

通过抑制血管紧张素转化酶（angiotensin converting enzyme，ACE）活性，从而血管紧张素Ⅱ水平降低，醛固酮分泌减少；原发性醛固酮增多症患者醛固酮分泌呈自主性，服药前后醛固酮无明显变化，肾素亦无明显变化。

【适应证】

参考生理盐水抑制试验。

【试验前准备】

（1）普通饮食，保持卧位过夜；

（2）空腹卧位8a.m.采血要求基础状态下，应在4a.m.叫患者起床解小便，后4小时持续卧位；

（3）试验前避免服用利尿剂、钾盐、ACEI、ARB及β受体拮抗剂等药物。

【方法】

（1）次日8a.m.空腹卧位采血，采血前测血压，采血测定血浆肾素活性、醛固酮，电解质；

（2）采血后立即口服血管紧张素转化酶抑制剂（卡托普利）0.3mg/kg（最大不超过25mg），后继续静卧2小时，于服药后2小时采血测定血浆肾素活性和血浆醛固酮。

【正常参考值】

正常人和原发性高血压患者，服药后血浆醛固酮可被抑制到15ng/dl以下（或下降＞30%），肾素可被激发。

【临床意义】

原发性醛固酮增多症患者用药后醛固酮水平不被抑制，肾素亦不能被激发。仅作为原发性醛固酮增多症的确诊试验，无法鉴别原发性醛固酮增多症和特发性醛固酮增多症。

【注意事项】

（1）采血时间要求准确，并在血标本试管上注明；

（2）取血后应将血标本在低温下（4℃）放置，待试验结束后立即送检。

（十一）血尿儿茶酚胺测定

【原理】

嗜铬细胞瘤时儿茶酚胺产生增多。

【适应证】

了解肾上腺髓质功能。

【试验前准备】

留尿前3~6天停用单胺氧化酶抑制剂，停用α、β受体阻滞剂、钙离子拮抗剂等降压药物，水杨酸等。

【方法】

留24h尿，加10ml浓盐酸防腐，以保持尿液pH在3.0以下；混匀后留取一管尿置于0~4℃冰箱，并标记24小时尿量，等待送检；留尿后抽血放于紫色管中，置于0~4℃冰箱，等待送检。

【正常参考值】

（1）血儿茶酚胺：血肾上腺素＜280ng/L，血多

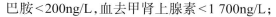

巴胺<200ng/L,血去甲肾上腺素<1 700ng/L;

(2)24 小时尿儿茶酚胺:24 小时尿多巴胺 53~193μg/24h,24 小时尿去甲肾上腺素 10~80μg/24h,24 小时尿肾上腺素<20μg/24h。

【临床意义】

(1)血 / 尿儿茶酚胺增高常见于嗜铬细胞瘤、甲状腺功能亢进、低血糖、交感神经兴奋、应激情况;

(2)血 / 尿儿茶酚胺增高降低常见于肾功能不全、甲状腺功能减退;

(3)嗜铬细胞瘤时血 / 尿儿茶酚胺水平升高,有较好的特异性,但敏感性较差;

(4)较小的肿瘤(50g 以下)主要释放没有代谢的儿茶酚胺入循环,尿中代谢产物相对低;较大的肿瘤(50g 以上)主要释放代谢产物入血,尿中有较高的代谢产物;

(5)神经细胞瘤和交感神经节细胞瘤血 / 尿儿茶酚胺水平可升高;

【注意事项】

若标本已经留好,但不能立刻送检,建议放置于 −20℃保存。

三、青春期下丘脑 - 垂体相关疾病相关试验

(一)生长激素分泌功能测定

1. 生长激素药物激发试验

【原理】

生长激素多在夜间脉冲式分泌,生理激发不容易成功。精氨酸可升高血氨基酸水平,抑制 SS 分泌。胰岛素诱发低血糖,促进生长激素(growth hormone,GH)分泌,发挥升糖激素作用。左旋多巴通过血 - 脑屏障,入脑内转变为多巴胺和去甲肾上腺素,作用于多巴胺能及肾上腺素能受体,刺激促生长激素释放激素(growth hormone-releasing hormone,GHRH)分泌。可乐定引起低血压,刺激 GHRH 分泌。通过两种以上不同机制的药物进行复合激发试验,刺激 GH 的分泌反应可以提高评价垂体 GH 细胞的储备功能特性和敏感性。

【适应证】

生长激素缺乏症的诊断或青春期生长激素分泌水平的评价。

【方法】

(1)10p.m. 后禁食禁水过夜,次日 8a.m. 抽血查基础 GH,即 0 分钟抽血;

(2)选择 2 种作用不同的药物激发试验(表 9-1-6),2 种试验中,一种必须静脉给药,以减少假阳性;

表 9-1-6　生长激素激发常用药物

药物	剂量	GH 高峰时间	备注
可乐定	0.15mg/m²,口服	60'~90'	可乐定服后可引起疲倦、入睡,少数可有恶心、呕吐
L- 多巴	10mg/kg(最大 250mg),口服	60'~90'	可引起恶心、呕吐,多在 1 小时内消失
精氨酸	精氨酸 0.5g/kg(最多不超过 30g),加入 3ml/kg 生理盐水静脉滴注	60'~90'	此药无特殊副作用
胰岛素	正规胰岛素 0.05~0.1U/kg,加生理盐水 5ml 静脉推注	45'~90'	注射前后测血糖,血糖<40mg/dl 或较基值下降一半为有效刺激

(3)给药后,给药后 30、60、90、120 分钟分别采血测 GH 水平。

【正常参考值】

正常人 GH 峰值至少达到 10μg/L,峰值一般在 60 分钟左右出现。

【临床意义】

(1)生长激素峰值 5~10μg/L,可诊断部分性生长激素缺乏症。

(2)生长激素峰值<5μg/L,可诊断完全性生长激素缺乏症。

【注意事项】

试验过程中应保持空腹,不要注射含糖液体,避免过度精神刺激,合并感染者建议暂停试验。

2. 类胰岛素样生长因子 -1 生成试验

【原理】

GH 的促生长作用主要是通过类胰岛素样生长因子 -1(insulin-like growth factor-1,IGF-1)介导,GH 是 IGF-1 的主要调节激素。IGF-BP3 是 IGF-1 受体的膜外部分,也 IGF 的主要结合蛋白,在血液循环中的浓度比 IGF-1 稳定。IGF-1 和类胰岛素样生长因子结合蛋白 3(Insulin-like growth factor binding protein 3，IGFBP-3）都是检测 GH-IGF 轴功能的指标。

【适应证】

用于诊断 GH 抵抗或拉伦侏儒综合征。即在生长激素激发试验中 GH 水平显著增高，但 IGF-1 明显低于正常水平。

【方法】

（1）第 1 日 10p.m. 后禁食禁水过夜；

（2）第 2 日 8a.m. 抽血测定 IGF-1、IGF-BP3 的基础值；

（3）第 3、4、5 日下午 4 时，皮下注射 rhGH 0.1U/（kg·d）；

（4）第 6 日 8a.m.，再次取血测定 IGF-1、IGF-BP3 值。

【正常参考值】

正常人，IGF-1 增幅 > 20%。

【临床意义】

拉伦侏儒综合征患者的 IGF-1 激发后仍为低水平，可为诊断非 GH 缺乏性矮小症提供线索。

【注意事项】

IGF-1 不同年龄正常范围不同，且测定结果受营养、性发育程度和甲状腺功能等因素的影响。

3. 口服葡萄糖抑制试验

【原理】

下丘脑 GH 神经元上有调节 GH 分泌的糖受体，葡萄糖负荷后，通过下丘脑糖受体抑制 GHRH 的分泌或兴奋生长抑素的分泌，使垂体 GH 分泌减少。而 GH 瘤自主分泌 GH，不受高糖抑制。

【适应证】

（1）临床确诊肢端肥大症和巨人症。

（2）判断各种药物、手术及放射治疗疗效的常用指标。

【方法】

（1）禁食禁水 10 小时，8a.m. 开始试验，空腹测定末梢血糖和血 GH（0 分钟）（最好静脉留置针置入）。

（2）将无水葡萄糖粉 1.75g/kg（≤75g）溶于温开水中，稀释比例为 1g∶4ml（≤300ml），于 3~5 分钟内服完。

注意：如果没有无水葡萄糖粉，可使用 50% 葡萄糖溶液替代。由于葡萄糖溶液为 1 分子水葡萄糖（82.5g 一水葡萄糖 ≈ 75g 无水葡萄糖），故 50% 葡萄糖应用于本试验剂量为 3.85ml/kg（≤165ml），溶于 1.25 倍的温开水中，于 3~5 分钟

喝完。

（3）从开始服糖即记录时间，然后于 30、60、90、120、180 分钟和 240 分钟，测定末梢血糖和血 GH。

（4）试验过程中仍需禁食禁水，并避免一切静脉输液，直至试验结束。

【正常参考值】

正常情况下口服葡萄糖耐量后 GH 能被抑制至 <1μg/L。

【临床意义】

（1）多数肢端肥大症患者 GH 水平不被抑制，呈反向升高。

（2）对于手术后的患者 GH<1μg/L 被用于评价疾病的活动性。

（二）全垂体功能试验

1. 胰岛素低血糖试验（insulin tolerance test，ITT）

【原理】

注射胰岛素以造成低血糖（<2.2mmol/l），兴奋下丘脑 - 垂体轴，可刺激 GH、PRL、ATCH 分泌而了解垂体储备功能。

【适应证】

（1）垂体功能测定（如 GH、PRL），也可以了解 ACTH 的储备的功能；

（2）鉴别继发性肾上腺功能减退是垂体性还是下丘脑性；

（3）垂体性的侏儒患者 GH 缺乏的诊断。

【试验前准备】

若存在肾上腺皮质功能减退，则应在试验前进行治疗，试验当日早晨暂停皮质类固醇替代治疗。试验结束后应立即补充氢化可的松。

【方法】

（1）试验前 10 小时禁食，6 小时禁水，8a.m. 开始试验，留置针静脉穿刺；

（2）试验开始前 30 分钟安静卧位，静脉注射胰岛素每千克体重为 0.1U（可溶于 10ml 生理盐水中稀释，静脉注射时间不少于 3 分钟）；

（3）于另一侧手臂分别于试验开始前 0 分钟和注射后 15、30、45、60、90 和 120 分钟抽血，测定血葡萄糖、血 GH、血 ACTH 和血浆皮质醇。

【正常参考值】

（1）正常人 GH 基础值 1~5μg/L 或更低，峰值时间为 45~60 分钟，成人峰值可达 20~35μg/L；

（2）正常人低血糖出现后，血浆 ACTH 和血浆皮质醇会明显升高，峰值超过基础值 150% 或血浆皮质醇＞552nmol/L（20μg/dl）。

【临床意义】

（1）GH 峰值＜5μg/L，即可诊断生长激素缺乏（GHD）；介于 5~10μg/L 之间提示垂体生长激素储备功能不足；

（2）继发于下丘脑的肾上腺皮质低下者有反应，而继发于垂体病变者无反应。

【注意事项】

（1）观察低血糖症状及体征，血葡萄糖最低水平 ≤2.2mmol/L（最佳），或 ≤ 基础值的 50%，试验有效，不以低血糖严重程度来判断；

（2）45 分钟后血糖未达标，追加胰岛素剂量 0.1U/kg 再次给药，并重新计时；

（3）试验全程医护人员严密监护低血糖反应，给予心电监护，备 10% 葡萄糖，原则上轻 - 中度低血糖不用积极干预，若出现严重低血糖症状（面色苍白、出汗、脉速、嗜睡等），则给予 2ml/kg10% 葡萄糖静脉注射并进行相应的临床处理，尽量不要中止采血；

（4）若有必要，试验后的午餐应含有足够的碳水化合物。

2. 胰高血糖素刺激试验（glucagon stimulation test，GST）

【原理】

胰高血糖素刺激可导致 GH 和 ACTH 及皮质醇分泌。

【适应证】

参考胰岛素低血糖试验。

【试验前准备】

若存在肾上腺皮质功能减退，则应在试验前进行治疗，试验当日早晨暂停皮质类固醇替代治疗。试验结束后应立即补充氢化可的松。

【方法】

（1）试验前 10 小时禁食，6 小时禁水，8a.m. 开始试验，留置针静脉穿刺；

（2）试验开始前 30 分钟安静卧位，肌内注射胰高血糖素每千克体重为 100μg（最大不超过 1mg）；

（3）于另一侧手臂分别于试验开始前 0 分钟和注射后 15、30、45、60、90 和 120 分钟抽血，测定血葡萄糖、血 GH、血 ACTH 和血浆皮质醇。

【临床意义】

（1）GH 峰值＜5μg/L，即可诊断生长激素缺乏

（GHD）；介于 5~10μg/L 之间提示垂体生长激素储备功能不足；

（2）继发于下丘脑的肾上腺皮质功能减退者有反应，而继发于垂体病变者无反应。

（三）抗利尿激素分泌功能测定

1. 禁水试验

【原理】

正常人禁水后循环血量减少，血浆渗透压升高，兴奋抗利尿激素（antidiuretic hormone，ADH）分泌，尿量减少，尿比重升高，尿渗透压升高，而血渗透压保持稳定。尿崩症患者尿浓缩或重吸收能力出现障碍，大量排出低比重稀释尿，导致禁水后血浆渗透压逐步升高。

【适应证】

禁水试验（water deprivation test）鉴别真性尿崩症与精神性烦渴。

【方法】

（1）试验前日晚视患儿年龄及耐受情况，于 12p.m.~4a.m. 起开始禁食禁水，开始禁水前留尿测尿比重和血气电解质及血渗透压，并先充分进水 20ml/kg 后测体重、血压作为对照；

（2）夜间禁水期间每次解小便后记尿量及排尿时间，测定尿比重并记录；

（3）试验开始后每 2 小时测定血气电解质及血渗透压、测血压、测体重，并记录；视患儿耐受情况，可增加测定频率；

（4）当出现持续性稀释尿，连续 2 次尿渗透压相差＜30mmol/L 或血钠＞150mmol/L，体重下降＞3%~5% 时可终止禁水试验。

（5）明确尿崩症者，继续进行加压素试验（图 9-1-3）。

【正常参考值】

正常人禁饮后体重、血压、血浆渗透压变化不大，而尿量明显减少，尿比重可达 1.010 以上。

【临床意义】

持续排出稀释尿，血钠＞145mmol/L，血渗透压＞290mmol/L，体重下降 3%~5% 可确诊为尿崩症。

【注意事项】

（1）在试验过程中密切观察病情，如精神状态、血压、体重等，如体重下降 3%~5% 以上，或血压下降大于 20mmHg 以上，则应停止，以免发生严重脱水；尤其是儿童，禁水 3~5 小时内体重下

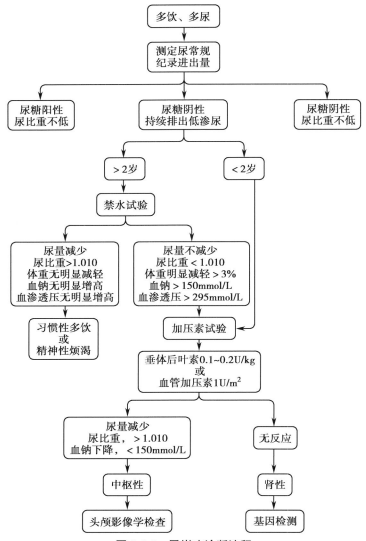

图 9-1-3 尿崩症诊断流程

降>3%~5% 时应终止试验；

（2）试验过程中一定要准确留取血、尿标本；

（3）试验结束时,嘱患者勿快速大量饮水以免引起水中毒；

（4）对于小于 2 岁的婴幼儿,应谨慎进行禁水试验。

2. 加压素试验

【原理】

尿崩症患者尿浓缩或重吸收能力出现障碍,大量排出低比重稀释尿。中枢性尿崩症患者由于缺乏 ADH,注射加压素后尿渗透压可明显提高。

【适应证】

加压素试验区分中枢性和肾性尿崩症。

【方法】

（1）通过禁水试验明确尿崩者,继续进行加压

素试验；<2 岁的多尿患儿可直接进行加压素试验（见图 9-1-3）。

（2）皮下注射垂体后叶素 0.1~0.2U/kg（或加压素 1U/m²）；

（3）注射后继续每小时留尿测尿量,测定尿比重,尿渗透压共 2~3 次；

（4）用药后 2 小时和 4 小时测定血气电解质及血渗透压。

【正常参考值】

正常人禁饮后体重、血压、血浆渗透压变化不大,而尿量明显减少,尿比重可达 1.010 以上。

【临床意义】

加压素试验:中枢性尿崩症,尿液明显浓缩,尿比重显著上升,口渴、多饮消失;肾性尿崩症对加压素无明显反应。

【注意事项】

(1)垂体后叶素有一定的副作用,有心、肺、脑疾病者应慎用或垂体后叶素,酌情减量;

(2)试验过程中一定要准确留取血、尿标本。

四、青春期胰岛功能相关试验

(一)口服葡萄糖耐量试验

【原理】

正常人服葡萄糖或进餐 30 分钟后血糖开始升高,60 分钟达高峰,120 分钟左右血糖恢复至空腹水平。

【适应证】

(1)血糖高于正常范围而又未达到诊断糖尿病标准;

(2)青春期肥胖症。

【试验前准备】

(1)患者无急性疾病及影响试验的慢性疾病,至少摄入碳水化合物 150g/d 应用 3 天。

(2)试验前 3 日停服对血糖代谢有影响的药物,如口服避孕药、噻嗪类利尿剂、β 受体阻滞剂等;正在应用糖皮质激素者不适于行口服葡萄糖耐量试验(oral glucose tolerance test,OGTT)。

(3)试验前 1 天起禁烟、酒和咖啡;检查期间禁烟、茶、咖啡、食物和酒;可站立、慢走或端坐,因运动会改变葡萄糖代谢,应避免激烈运动。

(4)减少压力,因压力会使肾上腺素分泌增加,升高血糖。

【方法】

(1)禁食禁水 10 小时,8a.m. 开始试验,并空腹测定末梢血糖(0 分钟)。

(2)将无水葡萄糖粉 1.75g/kg(≤75g)溶于温开水中,稀释比例为 1g∶4ml(≤300ml),于 3~5 分钟内服完。

如果没有无水葡萄糖粉,可参考如前所述。

(3)从开始服糖即记录时间,然后于 30 分钟、60 分钟、90 分钟、120 分钟,测定末梢血糖。

(4)试验过程中仍需禁食禁水,并避免一切静脉输液,直至试验结束。

【正常参考值】

如表 9-1-7 所示。

表 9-1-7　血糖正常参考值

项目	正常参考范围
空腹血糖	3.0~5.6mmol/L
120 分钟血糖	<7.8mmol/L

注意:口服葡萄糖后血糖高峰出现在 30~60 分钟。

【临床意义】

如表 9-1-8 所示。

表 9-1-8　OGTT 结果临床意义

提示	空腹血糖	120 分钟血糖
正常	3.0~5.5mmol/L	<7.8mmol/L
糖尿病(结合临床症状)	≥7.0mmol/L	≥11.1mmol/L
空腹血糖受损	5.6~7.0mmol/L	<7.8mmol/L
葡萄糖耐量异常	3.0~5.5mmol/L	7.8~11.1mmol/L

【注意事项】

空腹血糖 ≥15mmol/L 者,为避免血糖过快升高,应暂停 OGTT 试验。

(二)MMTT 试验(香草牛奶混合餐试验)

【原理】

参考 OGTT 试验。

【适应证】

(1)已明确糖尿病诊断,需评估胰岛功能;

(2)血糖较高,避免 OGTT 试验造成血糖高峰。

【试验前准备】

(1)患者无急性疾病及影响试验的慢性疾病,试验前 3 天正常饮食。

(2)试验前 3 天停服对血糖代谢有影响的药物,如口服避孕药、噻嗪类利尿剂、β 受体阻滞剂等;正在应用糖皮质激素者不建议进行该项检查。

(3)试验前 1 天起禁烟、酒和咖啡;检查期间禁烟、茶、咖啡、食物和酒;可站立、慢走或端坐,因运动会改变葡萄糖代谢,应避免激烈运动。

(4)减少压力,因压力会使肾上腺素分泌增加,升高血糖。

【方法】

(1)禁食禁水 10 小时,8a.m. 开始试验,并空腹测定末梢血糖(0 分钟)。

(2)肠内营养混悬液(TPF-D)6ml/kg(≤360ml)口服,20 分钟内服完。

（3）从开始服用即记录时间,然后于30分钟、60分钟、90分钟、120分钟,测定末梢血糖。

（4）试验过程中仍需禁食禁水,并避免一切静脉输液,直至试验结束。

【正常参考值】

参考OGTT试验。

【临床意义】

参考OGTT试验。

【注意事项】

血糖升高过快且患儿出现呼吸深大、乏力、腹痛或呕吐等DKA表现,应暂停OGTT试验。

（三）胰岛素释放试验(insulin releasing test)和/或C肽释放试验

【原理】

正常人服葡萄糖或进餐30分钟后血糖开始升高,60分钟达高峰,120分钟左右血糖恢复至空腹水平。胰岛素、C肽的释放也随血糖变化而变化。持续性幼儿型胰岛素过度分泌低血糖症(persistent hyperinsulinemic hypoglycemia of infancy,PHHI)时,葡萄糖负荷可增强促胰岛素释放的作用,并且在血糖浓度恢复正常时胰岛素的分泌仍不减少,导致低血糖发生。

【适应证】

（1）评估胰岛β细胞功能,协助糖尿病分型和指导治疗。

（2）糖尿病患者已用胰岛素治疗的,不能区分外源性和内源性胰岛素,C肽能更好地反映胰岛β细胞分泌功能。

（3）青春期患者伴有肥胖、黑棘皮病、多囊卵巢综合征、胰岛素受体缺陷或具有胰岛素抵抗家族史等情况时,明确胰岛功能。

（4）用于低血糖症的鉴别诊断。

【试验前准备】

（1）试验前1天晚起停用长效胰岛素,中/短/速效胰岛素一般不停用,但有可能会影响胰岛素测定结果,应同时测定C肽水平;试验当天早上停用降糖药和胰岛素,降压药等其他治疗药物可不停;

（2）使用胰岛素泵者,基础量应根据血糖情况而定,一般在抽空腹静脉血糖前6~8小时前停止基础量的输入,试验当天早上餐前大剂量停用;

（3）其他试验前准备同OGTT/MMTT试验。

【方法】

OGTT或MMTT试验同时进行,抽血时间点同OGTT/MMTT试验。

【正常参考值】

如表9-1-9所示。

表9-1-9　血清胰岛素及C肽正常参考值

提示	血清胰岛素	血清C肽
空腹基础值	1.9~23μIU/ml	250~600pmol/L
达峰时间	0.5~1小时	0.5~1小时
达峰高度	空腹基础值5~10倍	空腹基础值3~5倍
2小时后	空腹基础值2倍以内	空腹基础值2倍以内
3小时后	接近空腹水平	接近空腹水平

【临床意义】

（1）1型糖尿病患者食糖后胰岛素分泌曲线低平,无明显峰值出现;

（2）2型糖尿病患者的胰岛素释放曲线与病程、体重及血糖控制水平关系密切,病程短、肥胖及血糖控制较好者,胰岛素分泌高峰存在,但常延迟至2小时以后;而病程长、消瘦及血糖控制较差者胰岛素曲线可低平;

（3）怀疑有反应性低血糖者,可延长试验时间,加测服糖后3小时、4小时和5小时血糖及胰岛功能。

（四）饥饿试验

【原理】

胰岛素瘤可自主分泌过多胰岛素,而出现低血糖。禁食后易诱发低血糖发作。

【适应证】

低血糖症怀疑胰岛素瘤,空腹血糖不低临床症状不明显时可考虑该试验。

【方法】

（1）凌晨4点开始禁食(大龄儿童可以适当提前禁食时间),可适当饮水,禁止一切含糖输液。

（2）禁食后3小时开始,每2小时测末梢血糖,至血糖≤3.9mmol/L,抽血测静脉血糖、胰岛素、C肽。

（3）继续禁食,每1小时监测末梢血糖,如出现心慌、出汗等低血糖症状需及时测末梢血糖,至血糖<3mmol/L以下,抽血测静脉血糖、胰岛素、C肽。

（4）结束试验,嘱患者及时进食。

（5）试验过程中，如血糖<2.6mmol/L，立刻抽血测静脉血糖、胰岛素、C 肽，抽血后推注 10% GS 2ml/kg。

【临床意义】

如表 9-1-10 所示。

表 9-1-10　饥饿试验结果临床意义

提示	血糖	血清胰岛素	血清C肽	血皮质醇	GH
正常	N	↓	↓	↑	↑
胰岛素瘤高胰岛素血症	↓	↑ ↑ 胰岛素/血糖 比值>0.3	↑ ↑	↑	↑
外源性胰岛素使用	↓	↑	↓	↑	↑
外源性促泌剂使用	↓	↑	↑	↑	↑
自身免疫性低血糖	↓	↑ >10μIU/ml	↑或↓	↑	↑
皮质功能减退	↓	↓	↓	↓	↑
全垂体激素缺乏	↓	↓	↓	↓	↓

【注意事项】

（1）试验不能超过年龄限定范围，密切关注患者生命体征，出现低血糖症状应及时测血糖（表 9-1-11）；

表 9-1-11　饥饿试验不同年龄时长

年龄	饥饿试验时长
<1 月龄	不超过 18h
1~12 月龄	不超过 24h
1~12 岁	不超过 36h
>13 岁	不超过 48h

（2）尽量多地留取血标本，提高结果的可信度。

五、青春期甲状腺疾病相关试验

（一）甲状腺功能测定

【原理】

正常情况下，循环中甲状腺素（thyroxine，T_4）约 99.97% 与特异的血浆蛋白相结合，仅有约 0.03% 为游离状态（FT_4）；循环中三碘甲状腺原氨酸（triiodothyronine，T_3）约 99.7% 特异性与 TBG 结合，约 0.3% 为游离状态（FT_3）。结合型甲状腺激素是激素的贮存和运输形式；游离型甲状腺激素则是甲状腺激素的活性部分，直接反映甲状腺的功能状态，不受血清 TBG 浓度变化的影响。结合型与游离型之和为总 T_4（TT_4）、总 T_3（TT_3）。促甲状腺素（thyrotropin，TSH）由腺垂体分泌，促进正常甲状腺激素合成及分泌。同时，TSH 的分泌又受血中甲状腺激素浓度及下丘脑促甲状腺激素释放激素（TRH）的调节，检测血 TSH 可以判断下丘脑 - 垂体 - 甲状腺轴的功能。

【适应证】

评估下丘脑 - 垂体 - 甲状腺功能轴。

【方法】

静脉血 2 ~4ml 分离血清，空腹为佳，以放射免疫分析法或其他精确方法测定。

【正常参考值】

（1）血清 TT_4 水平为 64~154nmol/L（5~12μg/dl），TT_3 为 1.2~2.9nmol/L（80~190ng/dl）；

（2）血清 FT_4 为 9~25pmol/L（0.7~1.9ng/dl），FT_3 为 2.1~5.4pmol/L（0.14~0.35ng/dl）；

（3）血清 TSH 正常值范围为 0.3~4.5mIU/L。

【临床意义】

如表 9-1-12 所示。

表 9-1-12　甲状腺功能各测定值临床意义

诊断	T_3	T_4	FT_3	FT_4	TSH
原发性甲状腺功能亢进	↑	↑	↑	↑	↓
继发性甲状腺功能亢进	↑	↑	↑	↑	↑
原发性甲状腺功能减退	↓	↓	↓	↓	↑
继发性甲状腺功能减退	↓	↓	↓	↓	↓或N
低 T_3 综合征	↓	N	↓	N	↓或N
TBG 缺乏	↓	↓	N	N	N

【注意事项】

（1）不同实验室及试剂盒参考值及测定值略有差异。

（2）凡是能引起血清 TBG 水平变化的因素均可影响 TT_4、TT_3 的测定结果，尤其对 TT_4 的影响较大，如妊娠、病毒性肝炎、遗传性 TBG 增多症和某些药物（雌激素、口服避孕药、三苯氧胺等）可使

TBG 增高而导致 TT$_4$ 和 TT$_3$ 测定结果假性增高；低蛋白血症、遗传性 TBG 缺乏症和多种药物（雄激素、糖皮质激素、生长激素等）则可降低 TBG，使 TT$_4$ 和 TT$_3$ 测定结果出现假性降低。有上述情况时应测定游离甲状腺激素。

（3）TSH 每天都会在均值的 50% 左右波动，一天中同一时段连续采集血样，TSH 的变异率达 40%。TSH 最低值出现在傍晚，睡眠时最高。鉴于此，血清 TSH 水平在正常范围的 40%~50% 波动时并不能反映甲状腺功能的变化。

（二）甲状腺自身抗体测定

【原理】

包括甲状腺过氧化物酶抗体（hyroid peroxidase antibody，TPOAb）、甲状腺球蛋白抗体（anti-thyroglobulin antibody，TgAb）和促甲状腺受体抗体（thyroid-stimulating hormone receptor antibody，TRSAb）。TPOAb 阳性伴血清 TSH 水平增高，说明甲状腺细胞已经发生损伤，与甲状腺功能减退有明显相关，在亚临床甲状腺功能减退人群中，高滴度 TPOAb 水平有助于预测向临床甲状腺功能减退的进展。TRSAb 是诊断 Graves 病的重要指标，并可反映疾病的活动程度。

【适应证】

（1）确定原发性甲状腺功能减退病因；

（2）诊断自身免疫性甲状腺炎（包括桥本甲状腺炎、萎缩性甲状腺炎等）。

【方法】

静脉血 2~4ml 分离血清，空腹为佳，分离血清待测。

【正常参考值】

阴性或无增高。

【临床意义】

（1）未经治疗的 Graves 病患者血中 TRSAb 阳性检出率达 80%~100%，TRSAb 也是诊断 Graves 眼病的重要指标之一。

（2）患者血清 TRAb 转阴可作为 Graves 病准备停止药物治疗的参考。

（3）胎儿出生后有患先天性 Graves 病的可能性，与母亲 TRSAb 的滴度成正相关。

（4）高滴度 TRSAb 的 Graves 病患者用放射性碘治疗的效果不佳。

（5）TgAb 和 TPOAb 在 GD 患者常呈阳性，但滴度不如桥本甲状腺炎患者高。

六、钙、磷代谢与甲状旁腺功能试验

（一）血甲状旁腺激素测定

【原理】

甲状旁腺激素（parathyroid hormone，PTH）是由甲状旁腺主细胞合成分泌的、含有 84 个氨基酸的碱性单链多肽，人的 *PTH* 基因定位在 11 号染色体短臂（11p15）。对维持机体钙磷平衡和调节骨代谢起着重要作用。PTH 与骨、肾等组织表面的受体结合，促使血钙水平升高，血磷水平下降。PTH 可精细调节骨的合成、分解代谢，对成骨细胞和破骨细胞的分化、成熟、凋亡发挥了重要作用。

【适应证】

（1）甲状旁腺功能减退和假性甲状旁腺功能减退症的诊断。

（2）甲状旁腺功能亢进诊断。

【方法】

于晨 8 时取血 2ml，空腹为佳，同时送检血鳞、钙和镁。

【正常参考值】

（1）低钙血症对甲状旁腺是一种强烈刺激，当血清总钙值 ≤ 1.88mmol/L（7.5mg/dl）时，血 PTH 值应有 5~10 倍的增加。

（2）高血钙时，PTH 受抑制。

【临床意义】

（1）甲状旁腺功能减退患者，低钙血症同时，PTH 水平低于正常或处于与血钙水平不相应的"正常"范围；

（2）假性甲状旁腺功能减退患者，低钙血症同时，PTH 水平增高；

（3）甲状旁腺功能亢进患者，血钙及 PTH 水平都增高。

【注意事项】

1. PTH 分泌有昼夜变化规律，分泌高峰在凌晨 2~4 时。

2. PTH 分泌与季节有关，冬季高于夏季；与年龄、性别也有关，新生儿期有暂时性功能低下，5~9 岁为平稳期，青春期升高。

（二）高钙抑制试验

【原理】

PTH 与骨、肾等组织表面的受体结合，促使血钙水平升高,血磷水平下降。PTH 受血钙水平负反馈。

【适应证】

有助于轻型早期原发性甲状旁腺功能亢进症的鉴别诊断。

【方法】

试验前检测尿磷及尿肌酐,0.9% 氯化钠注射液 500ml+10% 葡萄糖酸钙 46ml 静脉滴注,大于 2 小时滴完;用药前 30、0、30、60、90、120 分钟分别抽血 PTH、血钙送检,次日晨 6 点再测定血钙和 PTH,送尿磷及尿肌酐检查。

【正常参考值】

正常人输钙后 PTH 明显抑制,甚至测不出,尿磷下降,尿磷/尿肌酐比值较输钙前降低。

【临床意义】

甲状旁腺功能亢进症患者的 PTH 多呈自主分泌,输钙后 PTH 不下降或虽下降也仍高于正常低限,尿磷降低不明显(<20%)甚至仍逐渐上升。

(三) 氯化钙负荷试验

【原理】

高血氯性代谢性酸中毒伴有低钾血症,尿中可滴定酸减少,尿 pH>6 即可诊断远端肾小管酸中毒;轻型者可作氯化铵(肝功能损害者用氯化钙代替)负荷试验。

【适应证】

对怀疑因肾小管性酸中毒而引起低钾血症进行协助诊断。

【方法】

试验前停用碱性药物 2 日,5% 氯化钙 0.1g/kg 剂量于 0.5~1 小时喝完,服用前抽取血气、血 Na/Cl/Ca,化验尿 pH;服用 2 小时之后每 1 小时(3~8 小时)分别收集尿液测定尿 pH,共 6 次(需要用精密 pH 试纸),结束后再抽取血气。

【临床意义】

尿 pH<5.5,可判断肾小管酸化功能正常;如尿 pH>5.5 则为阳性。

(四) 氢氯噻嗪试验

【原理】

Gitelman 综合征主要为远曲小管钠氯协同转运蛋白缺陷,后者为氢氯噻嗪的靶蛋白,有助于鉴别 Gitelman 综合征和 Bartter 综合征。

【适应证】

诊断 Gitelman 综合征。

【方法】

(1) 晚餐后开始禁食禁水,次日晨起 15 分钟之内饮完普通饮用水(10ml/kg),促进自发排尿(此时尿液不留),以后每 1 小时饮水 150ml;

(2) 第 0.5、1 小时留尿,1 小时抽血测血钾、钠、氯、钙、磷、镁、肌酐、尿酸;

(3) 口服氢氯噻嗪 50mg(儿童 1mg/kg,不超过 50mg);

(4) 服药后每 30 分钟留一次尿,共 6 次,最后一次留尿时同步抽血测血钾、钠、氯、钙、磷、镁、肌酐、尿酸。

(5) 计算方法:溶质 X 的排泄分数(FEX)=$100 \times (UX/SX) \times (Scr/Ucr)$,其中 X 指钾、钠、氯、钙、磷、镁及尿酸,Scr 指血肌酐浓度,Ucr 指尿肌酐浓度;基线取两次均值,用药后取最大值。

【临床意义】

服药后氯离子排泄分数无明显增加,提示对氢氯噻嗪无反应,结合基因检测等结果,综合考虑 Gitelman 综合征。

【注意事项】

(1) 试验前需停一天补钾补镁药物;血钾最好纠正至 2.8~3.0mmol/L 以上进行试验;

(2) 试验中需密切关注患者有无电解质紊乱情况;

(3) 标本避免使用防腐剂。

(张　黎　董关萍)

第二节　青春期医学影像学检查

一、CT 检查

(一) CT 检查技术介绍

CT 是肾上腺疾病影像学检查的最佳方法。其优点在于:①空间分辨率高,易于发现肾上腺肿块、肾上腺增大(增生)和肾上腺缩小(萎缩);②密度分辨率高,能够显示肾上腺病变的某些组织学特征,例如脂肪组织、液体、钙化等成分,因而有助于病变的定性诊断;③应用增强 CT 检查,根据病变强化特征,还可以进一步明确病变性质。

儿童肾上腺平扫层厚应选用 3mm 薄层,进行螺旋容积扫描,随后再进行 1mm 的薄层重建,目的是减少部分容积效应影响,并提高影像空间分辨率,这种薄层靶扫描的检查方法不但能提高肾上腺小病灶显示机会,还有利于观察病变的边缘及内部结构。某些肾上腺病变,例如肾上腺增生、萎缩和肾上腺腺瘤、大多数肾上腺肿块,需要进行静脉对比增强检查,以观察病变的强化形式、程度,判断肿块内有无坏死、囊变,动态增强 CT 检查还可以显示病变强化程度随着时间的变化特征和对比剂的廓清速度,所有这些表现均有助于病变的定性诊断。此外,增强 CT 检查还有助于识别脾动脉、脾静脉和膈下静脉等血管所形成的假性肾上腺肿块。

肾上腺性征综合征(adrenogenital syndrome)是指由于肾上腺皮质病变过量地分泌雄激素或者雌激素所产生的性征异常,临床上比较少见。在产生肾上腺性征异常的病变中,常见的肾上腺皮质的病变有先天性肾上腺皮质增生、肾上腺皮质腺瘤、肾上腺皮质腺癌。这些病变所产生的性征异常包括男性假性性早熟、男性假两性畸形、男性女性化、女性假两性畸形和女性男性化等。

(二)主要适用的疾病及影像特点

1. 先天性肾上腺皮质增生症　系常染色体隐性遗传病,本病是由于合成皮质类固醇激素过程中所必须的某些酶发生缺陷所致,主要是 21- 羟化酶(90%)、11β- 羟化酶(5%~8%)等缺陷。由于正常皮质类固醇激素水平不足,通过反馈作用

刺激垂体分泌过量的 ACTH,结果发生肾上腺皮质增生。

先天性肾上腺皮质增生症在 CT 上通常表现为双侧肾上腺腺体普遍弥漫性增大,增大的腺体仍在一定程度上维持正常的形态,侧肢后度大于 10mm,密度也类似于正常的肾上腺,边缘规则或者可以伴发多发外突的小结节,称为结节性肾上腺增生,结节直径可达 7~16mm,密度类似于正常肾上腺或者稍低。增强后病变呈轻度强化(图 9-2-1)。然而,影像学检查并不能判断先天性肾上腺增生症中类固醇合成酶的缺陷类型,进一步的诊断依赖于相关激素的测定。其中 21- 羟化酶缺陷的检查包括血浆总皮质醇,24 小时尿游离皮质醇、血浆醛固酮、ACTH、血浆睾丸酮和雌二醇等激素的测定。11β- 羟化酶缺陷的检查还包括 11- 去氧皮质酮和去氧皮质醇。通过这些相关的激素水平改变,结合临床性征异常表现,常可以做出先天性肾上腺增生症的诊断并能明确其类型。

2. 肾上腺皮质腺瘤　肾上腺腺瘤所致的肾上腺性征异常的表现取决于肿瘤的发生年龄,若幼儿或儿童期发病,可导致同性性早熟,成人则会发生女性男性化或男性女性化表现。实验室检查显示血浆睾酮或雌激素水平增高。在病理上,肾上腺腺瘤外形多呈类圆形,有包膜,切面呈黄色,内含丰富的酯类物质,残余肾上腺组织萎缩。

CT 表现为单侧肾上腺圆形或类圆形肿块,边界清,与肾上腺侧肢相连,大小多为 2~3cm,偶可较大,密度类似或略低于肾实质,动态增强显示肿块快速强化和迅速廓清(图 9-2-2)。同侧肾上腺残部或者对侧肾上腺变小。患者常并有肝脏脂肪浸润,显示肝脏密度减低。然而分泌性激素的肾

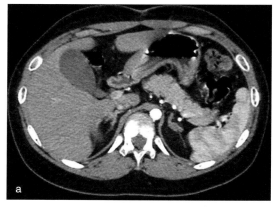
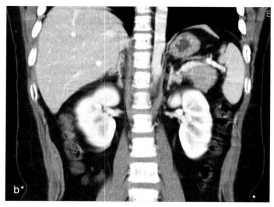

图 9-2-1　肾上腺 CT 增强横断面(a)和冠状面(b)
显示双侧肾上腺多发结节样增生,病灶呈中度强化。

上腺皮质腺瘤,仅根据影像表现不能与其他皮质腺瘤相鉴别,特别是难以与无功能性腺瘤鉴别,诊断需要结合临床与实验室检查表现。

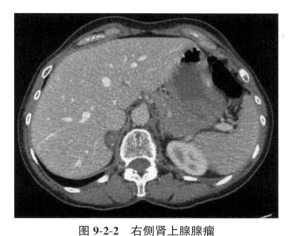

图 9-2-2　右侧肾上腺腺瘤
CT 增强横断面显示右侧肾上腺区可见一结节状稍低密度的软组织影,呈轻度强化,密度欠均匀,边界清楚

3. **肾上腺皮质腺癌**　部分原发性功能性肾上腺皮质腺癌能够合成和分泌过量的雄激素或者雌激素,从而产生肾上腺性性征异常表现。在 CT 检查中,肾上腺皮质腺癌表现为较大的肾上腺区肿块,直径经常超过 6cm,呈类圆形、分叶状或不规则形。肿块密度不均匀,周围为软组织密度,中心常有坏死或陈旧性出血所致的不规则低密度区。增强检查显示肿块不均匀强化,中心低密度区无强化。部分肿块内可有散在点状钙化影。部分病例会有下腔静脉受累、淋巴结转移及其他脏器转移。

鉴别诊断上,性征异常的功能性肾上腺皮质腺癌与其他功能性或非功能性皮质腺癌表现相似,只是有库欣综合征时的皮质腺癌,其对侧肾上腺有萎缩改变。但当临床和实验室检查无内分泌异常所见时,则肿块本身难以与肾上腺其他非功能性肿瘤,如肾上腺神经节细胞瘤或较大的非功能性腺瘤鉴别。

二、磁共振检查

磁共振具有优势的疾病有:鞍区病变、颅内生殖细胞瘤、性腺肿瘤。

(一)磁共振检查技术介绍

磁共振检查能直接进行多方位成像,易于确定颅内包括鞍区、松果体区、基底节区病变以及生殖腺肿瘤,尤其较大肿块的起源,具有软组织分辨率高和多参数、多序列成像的能力,因而易于发现信号异常的病变组织,并能显示病变的某些组织学特征,有利于病变的定性诊断。MRI 检查具有"流空效应",不使用对比剂也能显示血管,便于分析病变与血管间的关系。

(二)主要适用的疾病及影像特点

1. **正常垂体影像表现**　儿童垂体前叶的上缘可平坦、凹陷或隆起。正常前叶信号均匀,T_1 加权像与颞叶白质相似。垂体前叶的大小和形态,依年龄和性别而变化(图 9-2-3)。自新生儿至

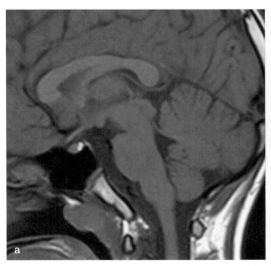
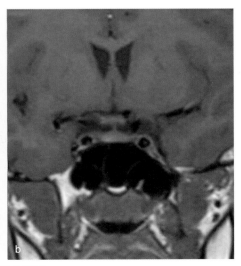

图 9-2-3　正常垂体表现
T_1WI 矢状位(a)和冠状位(b)显示正常垂体前叶与脑干呈等信号改变,垂体柄居中,鞍底平整,两侧海绵窦结构清晰。

2个月末的婴儿,其垂体比年龄较大儿童的更圆、更大。1个月以内的婴儿中,63%的垂体为隆起型,而在2个月以上的婴儿中,这种表现仅占4%。

在不足2个月大的婴儿,75%的垂体前叶在T_1加权像的信号高于脑干。出生2个月以后,垂体形态趋于扁平,前叶信号接近于成人,T_1加权像上仅仅保留后叶的高信号。正中矢状位上测量的垂体高度通常为2~6mm,无性别差异。

青春期时,男性和女性均可见生理性垂体增生,但以女性更明显。12岁以前,垂体高度一般不超过6mm。青春期女性垂体高度为8~10mm者很常见,而男性垂体高于7mm时需引起注意。56%的青春期女性垂体上缘向上隆起,而其他年龄组呈隆起型的仅占18%。因此,在激素分泌旺盛期,垂体可以表现为体积增大和T_1信号增高。在注射钆对比剂后,垂体前叶通常显著均匀强化。

2. 空泡蝶鞍综合征(empty sella syndrome)系因鞍膈缺损或垂体萎缩,蛛网膜下腔在脑脊液压力冲击下突入鞍内,致蝶鞍扩大,垂体受压而产生的一系列临床表现。可分两类:发生在鞍内或鞍旁手术或放射治疗后,为"继发性空泡蝶鞍综合征";非手术或放射治疗引起,也无明显病因者为"原发性空泡蝶鞍综合征"(图9-2-4)。

原发性空泡蝶鞍综合征的病因至今尚未完全阐明,可有下列数种因素:

(1)鞍膈的先天性解剖变异:Buoch尸检788例中,发现仅有41.5%鞍膈完整,21.5%鞍膈为2mm宽的环,5.1%鞍膈完全缺如,而在该组中,因鞍膈缺损致原发性空泡蝶鞍的发病率为5.5%。鞍膈不完整或缺如,在搏动性脑脊液压力持续作用下使蛛网膜下腔疝入鞍内,以致蝶鞍扩大,骨质吸收,脱钙,垂体受压萎缩而成扁平状贴于鞍底。

(2)脑脊液压力:即使颅内压正常,也可因鞍膈缺损,正常搏动性脑脊液压力可传入鞍内,引起蝶鞍骨质的改变。Foley认为慢性颅内压增高造成空泡蝶鞍的可能性最大。

(3)鞍区的蛛网膜粘连:是本病发生的重要因素之一,可能因鞍区局部粘连使脑脊液引流不畅,即在正常的脑脊液搏动性压力作用下,冲击鞍膈,逐渐使其下陷、变薄、开放,待鞍膈开放(缺损)达一定程度后,蛛网膜下腔及第三脑室的前下部可疝入鞍内。

(4)内分泌因素:有内分泌靶腺(性腺、甲状腺、肾上腺)功能减退或衰竭者垂体可增生肥大,用相应靶腺激素替代治疗后,可使增生的垂体回缩,从而产生空泡蝶鞍。

(5)垂体病变:因垂体供血不足:引起垂体梗死而致本病。垂体瘤或颅咽管瘤发生囊性变,此囊可破裂与蛛网膜下腔交通而致空泡蝶鞍。此外,垂体瘤自发生变性坏死可致鞍旁粘连或引起蛛网膜下腔疝入鞍内。

继发性空泡蝶鞍是因鞍内或鞍旁肿瘤,经放射治疗或手术后发生。据国内报道原发性空泡蝶鞍以鞍区粘连所致者居多(约占50%),引起鞍膈

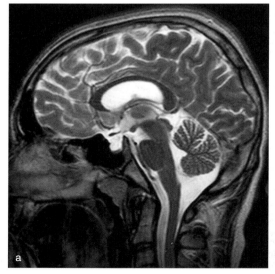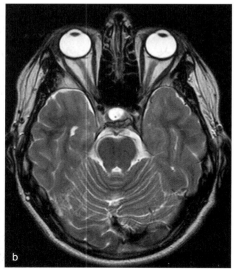

图9-2-4 空泡蝶鞍

T_2WI矢状面(a)和横断面(b)显示垂体前叶萎缩,紧贴于鞍底,蝶鞍有扩大,在横断面上垂体窝像空泡一样,充满液性信号。

缺损、鞍区粘连及垂体萎缩。

患儿可伴有一种或者多种垂体功能减退，可呈轻度性腺和甲状腺功能减退，及高催乳素血症。垂体后叶功能一般正常，但在个别小儿中可出现尿崩症。还可伴有骨骼发育不良综合征。在MRI平扫显示蝶鞍扩大，呈球形或卵圆形。大部分患者的蝶鞍骨质有吸收，蝶鞍背后床突可近于消失。还可显示扩大的垂体窝，窝内垂体萎缩，垂体组织受压变扁，紧贴于鞍底，鞍内充满水样信号之物质，垂体柄居中，鞍底明显下陷(图 9-2-4)。

3. **垂体柄阻断综合征**(pituitary stalk interruption syndrome, PSIS) 是指由于各种原因导致垂体柄缺如或变细并垂体后叶异位，致使下丘脑分泌的激素不能通过垂体柄输送至正常垂体后叶，也无法通过垂体门脉系统作用于垂体前叶而导致的一系列临床综合征。

临床表现取决于激素缺乏的程度，主要为多垂体激素缺乏和尿崩症。新生儿患者通常表现为低血糖癫痫。伴有单一生长激素缺乏症的患儿表现为不同程度的发育延迟，而那些有更多范围的垂体柄和垂体前叶的发育异常在早期表现为全垂体功能减退症相关的症状。多种垂体激素缺乏比单一生长激素缺乏更常见。部分患者无尿崩症表现，与下丘脑与垂体间存在侧支循环有关。男性更常见，男女比约为 3:1。

诊断垂体柄阻断综合征除垂体前叶功能减退临床表现及实验室检查外，主要依据影像学上的特征性改变。典型 MRI 表现为：①垂体柄缺如或变细；②垂体窝内垂体后叶高信号消失、异位至垂体柄或第三脑室漏斗隐窝底部的正中隆起，垂体后叶的亮点在 T_1 压脂序列上不会被抑制；垂体后叶异位是垂体柄阻断综合征的特征性标志；③垂体前叶发育不良或缺如，在矢状位 T_1 像上显示最明显(图 9-2-5)。

4. **垂体增生** 垂体增生是指一种或多种激素分泌细胞数目增多和/或体积增大而导致的腺体形态和结构的改变。分生理性和病理性 2 种。生理性为垂体对生理刺激的正常反应：垂体分泌细胞数量增多，垂体形态也有轻度变化。如幼儿期、青春发育期、妊娠期和哺乳期等，可见到垂体明显增生肥大，上缘隆凸，呈球形垂体等改变是正常现象；病理性为垂体细胞显著增生，形态改变显著，其增生的细胞超微结构也有变化，与正常细胞结构不同。

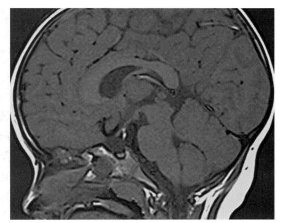

图 9-2-5　垂体柄阻断综合征
T_1WI 矢状面显示垂体前叶萎缩，紧贴于鞍底，垂体窝形态小而且浅，垂体柄中断，垂体后叶异位于视交叉下方。

实际上垂体增生只是良性病变，在临床上一般不需要处理。垂体瘤可以分为两大类，如果是有功能的垂体瘤，往往会引起内分泌激素紊乱，主要是垂体激素紊乱，而无功能性垂体瘤其实在临床上部分患者也不需要处理。所以垂体增生不等同于垂体瘤，在临床上可以不处理，但是需要动态复查垂体磁共振平扫加增强。垂体增生的患者一般不会出现垂体激素方面改变，而垂体瘤的患者大部分可以引起垂体激素分泌异常。垂体增生一般不需要特别去关注处理，患者也不需要恐慌，因为其不等同于瘤子。

临床上针对垂体病变首选诊断方法为 MRI 检查，甲状腺功能减退致垂体增生同垂体瘤在实施 MRI 检查的影像学均存在垂体增大表现，患者垂体高度均超出正常范围，两者间的鉴别诊断有时较为困难。但甲状腺功能减退致垂体增生行 MRI 检查时，在 T_1WI 和 T_2WI 上信号均匀，增强后垂体呈明显均匀一致的强化，无局限性异常强化征象，两侧海绵窦结构清楚，无被包埋或侵犯的征象，这些表现与垂体瘤有较大的不同(图 9-2-6)。

因两者治疗方法不同(甲状腺功能减退致垂体增生患者常首选药物保守治疗，垂体瘤为手术治疗)，若甲状腺功能减退患者经 MRI 初诊误诊为垂体瘤而实施手术治疗，则患者后续需终身使用激素替代治疗，严重影响其预后及生命质量。因此，临床上对甲状腺功能减退致垂体增生与垂体瘤初诊正确鉴别诊断极为关键。

5. **垂体 Rathke 囊肿** Rathke 囊肿是儿童垂体 MRI 检查中最常见的病变，通常认为它起源双侧卵巢增大是诊断真性性早熟的可靠依据。随着病程进展,超声表现除卵巢增大外,子宫逐渐增大,且以宫体增大为主,趋于梨形,内膜线显现,阴道壁增厚。

外周性性早熟仅为性激素水平升高所引起的相应生理改变,超声主要表现为子宫形态饱满,容积明显增大,内膜回声增厚,似分泌期改变,宫体、宫颈同步增厚,阴道壁明显增厚,卵巢形态大小无明显改变。

3. 男童性早熟超声表现 14岁男孩出现乳房增大约为64%。其乳腺发育原因尚不清楚,可能是由于内源性和外源性雌激素增加,雄激素减少或两者都有所致,超声声像图表现为以乳头为中心的类圆形盘状低回声,与周围组织界限清晰,并可见向乳头方向集中的管状结构(乳腺导管),乳腺内可探及血流信号。

年龄增大与睾丸大小呈正相关。10岁以前超声检测睾丸的各数值处于相对静止状态,11岁开始发育,12~13岁增长值最大。所得数据符合男童性发育规律。

（六）儿童性发育畸形的超声诊断

1. 超声检查部位 性发育障碍(disorder of sex development,DSD)超声检查部位主要有盆腔、双侧腹股沟、会阴部等。

（1）盆腔扫查:可显示子宫、卵巢回声,合并或不合并子宫发育畸形,如双角子宫。或者未探及子宫,显示一侧为卵巢另一侧为卵睾。卵睾指同时具有睾丸和卵巢两种性腺组织。子宫及双侧卵巢均未探及者见于46,XY DSD雄激素不敏感综合征。

（2）双侧腹股沟扫查:双侧腹股沟区探查有无睾丸或者卵睾回声,显示睾丸发育情况。卵睾超声表现为卵圆形的不均质团块,内显示小囊样回声。

（3）会阴部扫查:会阴部区探查有无阴道和阴茎海绵体。可显示阴道回声,可合并阴道闭锁。或者显示阴茎海绵体和尿道海绵体。

2. 性发育疾病超声表现 不同DSD的超声表现亦不同。

（1）46,XX/46,XY嵌合型DSD:超声可显示子宫、卵巢及阴道,同时可显示睾丸和阴茎海绵体,可伴有子宫发育畸形、睾丸发育不良(图9-2-15)。

（2）45,X0/46,XY嵌合型DSD:超声未显示正常的子宫,性腺显示为卵睾回声,或者一侧为卵巢、对侧为睾丸或卵睾(图9-2-16)。

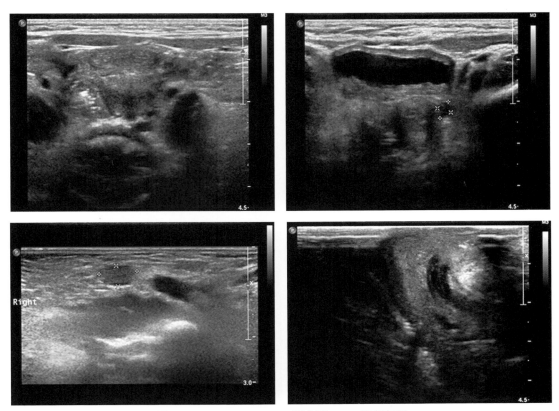

图 9-2-15 46,XX/46,XY 嵌合型 DSD 超声表现

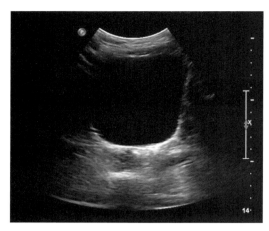
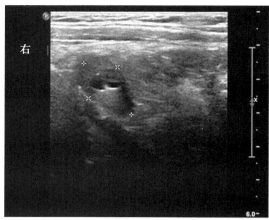
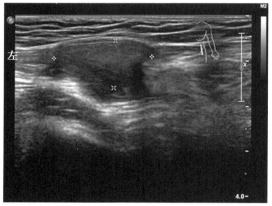

图 9-2-16　45,X0/46,XY 嵌合型 DSD 超声表现

（3）46,XY DSD 雄激素不敏感综合征：患者外形为女性，可因女童双侧腹股沟肿块或因青春期无月经来潮就诊，超声发现腹腔、腹股沟或会阴部睾丸回声，盆腔内未见子宫、卵巢回声，可有部分阴道探及（图 9-2-17）。

（4）46,XX DSD：见于先天性肾上腺皮质增生症或母体摄入外源性雄激素过多或母体的男性化功能性肿瘤，超声可显示正常子宫、卵巢和阴道者，未见睾丸。

3. 超声诊断要点和诊断价值

（1）超声能识别盆腔内、腹膜后、腹股沟有无子宫、卵巢声像图，或者显示卵睾回声。经会阴部超声探查有无阴道回声，或睾丸和阴茎海绵体尿道回声。

（2）超声可非创伤性地提供盆腔及腹股沟等部位是否存在性腺及性腺的性质，从而对性别畸

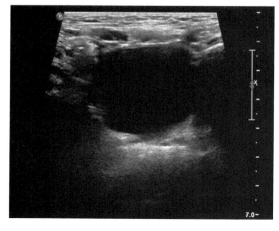
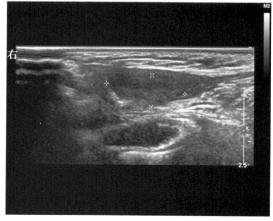

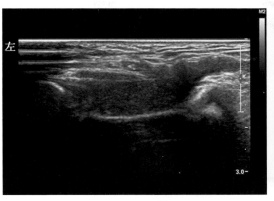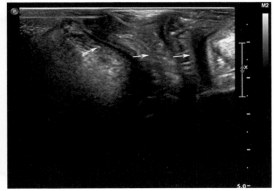

图 9-2-17　46,XY DSD 雄激素不敏感综合征

形的推测和诊断提供解剖学上的直接依据,也为性腺的活检提供依据。超声不仅用于性别畸形术前及治疗前的诊断,在术后及治疗后也有一定的应用价值,可在随访中评估性腺的发育及治疗的有效性。

(赖　灿　叶菁菁)

第三节　临床遗传学诊断手段及其选择

遗传病(genetic disease)指由因基因致病性变异导致的疾病,或者由基因控制的疾病。遗传代谢病又称先天性代谢异常,是指有异常生化代谢标志物的一大类遗传病,在内分泌代谢领域,遗传性的甲状腺激素的合成障碍,肾上腺激素合成障碍或者是性腺发育异常等都属于遗传代谢病,常规的 TSH、FT_4、17-OHP,FSH、LH 等激素、结合蛋白的检测都是反映这类疾病的生化代谢标志物,遗传代谢病绝大多数属常染色体隐性遗传,少数为常染色体显性遗传、X 连锁伴性遗传。

与青春发育相关的疾病,从病因学上来说,疾病可以被看作是一个从完全由遗传因素决定发病,到完全由环境因素(例如外伤)决定发病的不同表现度,环境因素决定了个体是否受其影响,以及受影响的程度。对于遗传病来讲,遗传的致病性变异是主要的,有些非致死性的致病性变异,例如影响性发育、影响生育、影响身高、影响骨骼发育的疾病在青春期的前后逐渐显露。在临床上,

基因诊断对青春期的各种内分泌及遗传疾病,无论是传统的内分泌疾病导致的矮小,或是非内分泌原因引起的矮小症或者相关综合征、性腺发育不良、肾上腺皮质功能异常(先天性肾上腺皮质功能减退、先天性肾上腺皮质增生)、性分化异常等,都能从基因水平诊断,通过了解基因突变的性质(失活或者激活)从而了解其对代谢通路的功能影响。

个体的基因结构,或者个体所拥有的一对等位位点的类型被称作基因型。表型是能观察到的结构、生化和功能的病理特征,表现型主要由基因型决定,临床可根据临床表现找到致病基因和确定基因型,了解基因突变类型和突变热点。同样,明确特异性的基因突变类型不仅可明确疾病基因水平的遗传学改变,确定诊断,还能被用来预测临床表型,进行准确的遗传咨询和产前诊断,指导治疗。根据不断积累的数据库资料,基因型指导临床诊断已被不断认识,临床疾病因为基因检测的技术,诊断水平在不断提高。

对于遗传代谢病,表型和基因型不总是一对一的关系,有时一个临床表型或者一个代谢物的改变与某个基因有关,有时与多个不同基因有关,或者说多个基因病变可导致同一种临床表型。例如,导致性腺功能低下的卡尔曼综合征,其致病基因就有 *CHD7.FGF8.FGF17.FGFR1.HS6ST1.NSMF、PROK2.PROKR2.WDR11.GNRH1.GNRHR、KISS1.KISS1R 、AC3.TACR3.ANOS1.SEMA3A、SOX10* 等,遗传方式有 X 连锁、常染色体显性,以及常染色体隐性遗传等。由于致病基因不同,有时临床治疗方案不同,预后也不同,鉴别诊断十分重要。建立精准的基因诊断手段,对遗传病正确的诊断和长期治疗极其重要。所以,临床医师需

509

要通过对临床表型的认识,再到认识基因变异的学习过程,然后再从对基因的认识加深对临床的认识,不断丰富自己的临床经验,提高临床诊治的精准性。

在基因水平发生结构改变是遗传病发生的基础,人类基因组计划的完成,推动了在分子水平上对疾病进行诊断。通过在脱氧核糖核酸(deoxyribonucleic acid,DNA)水平上对受检者的某一特定致病基因进行分析和检测,从而达到对疾病进行基因型诊断,即精准诊断。基因诊断技术的问世及发展,使疾病的诊断从根据传统的临床表现、生化代谢物浓度改变、影像学改变等表型诊断步入基因型诊断的新阶段,代表着诊断学领域的一次革命,在疾病的诊断、治疗和预防中发挥重要的作用。目前,DNA水平的突变所导致的遗传病的临床症状已经日益清楚,并且可以通过靶基因分析,进行精准诊断,并推测或者判断出疾病的症状、有时还能判断出疾病的严重程度,提高遗传病的治疗水平。

基因诊断的材料一般来源于外周血的白细胞、其他组织的DNA,包括羊水细胞和绒毛膜绒毛细胞(产前诊断),口腔黏膜细胞(咽拭子)和成纤维细胞(皮肤活检),从这些组织中能够得到足够的DNA。DNA扩增技术,如聚合酶链反应(polymerase chain reaction,PCR),能够从一个或很少量的细胞中扩增DNA,然后进行DNA测序分析。

对于一些导致青春期发育异常的染色体疾病,例如先天性卵巢发育不全(特纳综合征)、先天性睾丸发育不全(克兰费尔特综合征),传统主要采用染色体核型分析。目前染色体芯片技术、全外显子测序等技术除了能完全检测出这些染色体疾病的结构异常外,还能发现传统染色体核型分析技术不能发现的染色体微缺失/微重复综合征,除此之外,全外显子测序还能检测遗传病的基因点突变。因此,本节主要介绍临床遗传病的基因诊断的手段及其应用。

一、基因组和基因突变

显微镜技术不能观察单个基因或者DNA的短片断,而分子遗传学技术却可以检测基因DNA变异。从人类基因组计划及分子遗传学领域所获得的相关知识,极大地增强了遗传学家在产前和产后诊断遗传病的能力,并且能够预测疾病。

人类基因组是指人体细胞内的全部DNA序列,基因组包括人的所有遗传信息。基因是一段有功能的连续DNA序列,人类基因组约有2万多个蛋白质编码基因。

大部分的DNA都在细胞核内,线粒体含有自己特殊的DNA。线粒体的染色体为双链环状的DNA,包含了16 000个碱基片段,并且已经被完全编码。线粒体中的蛋白质由线粒体(由线粒体所携带的遗传信息)以及细胞核内所携带的遗传信息产生的蛋白质,然后转运到该细胞器。所有的线粒体主要由母系遗传(因为精子通常只携带少量线粒体到受精卵内)。不同基因组的单细胞内不同的线粒体主要反映了母系的遗传。

基因突变(gene mutation)是指DNA分子发生的可遗传的变异现象。DNA受到物理、化学及生物学因素的作用发生损伤,或修复过程中出现错误,称为自发突变(spontaneous mutation)。基因突变是生物界普遍存在的现象,所有生物体的基因组既要维持遗传学稳定性,又要有所变化。基因突变是生物遗传变异的主要来源,突变产生的性状是进化过程中自然选择的对象,可以说突变是进化的基础,选择是进化的动力。如果基因突变有害且不利于生存,就会造成群体的遗传负荷,成为导致各种遗传病的病因。基因突变的频率一般很低,人类的突变频率约为0.000 1%/配子/位点/代。突变不仅发生于生殖细胞,也可发生于体细胞。发生于生殖细胞的突变能够传递给后代个体,称为种系突变(germline mutation)。

遗传病的基因突变,既包括发生在细胞水平上染色体数目、染色体片段结构的异常,也包括发生在分子水平上DNA碱基对组成与序列的变化。突变可以发生于编码序列,也可发生在启动子、内含子和剪切位点等非编码序列。

根据碱基变化的情况,基因突变一般可以分为几类:

1. 点突变(point mutation) 是DNA单个碱基或碱基对的改变,为最常见的突变。碱基替换如果发生在基因调控区转录因子的元件中,可能引起基因表达水平的改变;如果发生在基因的编码区,则可能改变转录和翻译的产物。点突变分为以下3种突变:

(1)同义突变(same-sense mutation):碱基置换后密码子虽然发生改变,但所编码的氨基酸没有改变。同义突变常发生在三联密码子的第 3 个碱基,多数同义突变并不产生遗传表型效应。

(2) 错义突变(missense mutation):碱基置换后编码某个氨基酸的密码子变成另一种氨基酸的密码子,从而改变多肽链的氨基酸序列,影响蛋白质的功能。错义突变常发生在三联密码子的第 1 和第 2 个碱基,因而导致许多遗传代谢病。

(3) 无义突变(non-sense mutation):碱基置换后使原本编码氨基酸的密码子变成不编码任何氨基酸的终止密码子(UAG、UAA 或 UGA),使得多肽链的合成提前终止,肽链长度变短而成为无活性的截短蛋白。

(4) 终止密码子突变(terminator codon mutation):与无义突变相反,碱基替换后使某一终止密码子变成具有氨基酸编码功能的遗传密码子,使本应终止延伸的多肽链合成异常地持续进行。终止密码子突变会使多肽链长度延长,其结果也必然形成功能异常的蛋白质结构分子。

2. 移码突变(frame-shift mutation) 是由于编码序列中插入(insertion)或缺失(deletion)一个或几个碱基,使得插入或缺失点下游的三联密码子组合发生改变,造成突变点以后的全部氨基酸序列发生改变。移码突变引起蛋白质多肽链中的氨基酸组成和顺序发生多种变化,丧失生物学活性。

3. 动态突变(dynamic mutation) DNA 分子中某些短串联重复序列,尤其是基因编码序列或侧翼序列的三核苷酸重复扩增,引起某些单基因遗传性状的异常或疾病的发生。三核苷酸重复的次数可随着世代的传递而呈现逐代递增的累加突变效应。已知的动态突变性疾病如脆性 X 综合征、脊髓小脑共济失调、亨廷顿病、强直性肌营养不良等。

二、遗传方式

基因在染色体上的特定位置称为基因座(locus),位于同源染色体上同一基因座的一对基因称为等位基因(allele),某一特定基因座上的一对等位基因的组合类型称为基因型(genotype)。如果一个体同源染色体上同一基因座的等位基因彼此相同,称为纯合子(homozygote);如果等位基因彼此不同,称为杂合子(heterozygote)。如果同源染色体上同一基因座的两个等位基因分别发生不同的突变,称为复合杂合子(compound

heterozygote);在杂合状态下表现出来的性状,称为显性性状(dominant character),决定显性性状的等位基因称为显性基因(dominant gene);反之,在杂合状态下未表现出来的性状称为隐性性状(recessive character),决定隐性性状的等位基因称为隐性基因(recessive gene)。

基因的遗传方式有多种,其中由一对等位基因单独决定遗传性状或遗传病的遗传方式称为单基因遗传,这种单个致病基因引起的遗传病称为单基因遗传病。单基因遗传病的世代传递遵循孟德尔定律,故又称孟德尔遗传病。

临床上确定疾病的遗传方式主要通过观察疾病在家系内分离或传递来判断,常用系谱分析法(pedigree analysis)。家系中第一个被发现罹患某种遗传病的患者或带有某种性状的成员,称为先证者(proband)。系谱是从先证者入手,详细调查其所有家族成员的亲属关系及遗传病或性状的分布情况,并用特定的系谱符号按一定的格式绘制而成的图解。系谱中不仅要包括患病或具有某种性状的个体,还必须包括全部健康的家族成员。系谱分析可以对家系进行回顾性分析,还可以进行前瞻性遗传咨询,评估家庭成员的患病风险或再发风险。

遗传代谢病多属单基因遗传病。根据致病基因所位于的染色体,以及基因的"显性"或"隐性"性质,将单基因遗传方式分为 5 种:①常染色体显性(autosomal dominant,AD);②常染色体隐性(autosomal recessive,AR);③ X 连锁显性(X-linked dominant,XD);④ X 连锁隐性(X-linked recessive,XR);⑤ Y 连锁遗传(Y-linked inheritance)。

(一) 常染色体显性遗传

如果遗传病的控制基因位于第 1~22 号常染色体上,其突变基因呈显性,这种遗传方式称为常染色体显性遗传。努南综合征、Kabuki 综合征、家族性高胆固醇血症、亨廷顿病、马方综合征、脊椎干骺端发育不良等数百种遗传性疾病都是由常染色体上显性致病基因所控制。

常染色体显性遗传有以下几个规律:①致病基因位于常染色体,即男、女性患病机会均等;②系谱中连续几代都能看到患者,疾病呈连续传递;③患者的双亲中通常有一个是患者,致病基因由患病的亲代遗传下来;如果双亲都未患病,则可能是由新发突变所致,多见于突变率较高的症状前诊断在可治性的延迟发病的严重遗传病中既是必要的,也是可行的,例如,目前能早预防早治疗的肝豆状核变性的婴幼儿,在明确先证者的前提下,对尚无症状的同胞进行基因诊断是有帮助的。避免患者出生是症状前诊断重要的医学目的之一。进行性肌营养不良患者的早期筛查或者诊断,可对家庭的再生育进行遗传咨询和产前诊断,对家庭有积极的意义。

但需要强调的是,症状前诊断存在一定程度的伦理学冲突,因疾病而异,因有无治疗或预防措施而异,例如对成年后发病的亨廷顿病,对未成年人的诊断值得商榷。根据有益无害的原则,未成年人如无明确社会或医学原因,不宜进行症状前诊断,以免影响未成年人的成长。但也有观点认为,该病虽然发病较晚,但逐渐加重以致生活难以自理,对家系高风险个体进行症状前诊断,有利于提前做好心理准备与生育的医学安排,也有积极的意义。总之,是否进行目前无法防治的出生后晚发的严重遗传病因人而异,需要在做好遗传咨询的基础上由咨询对象自主决定。

(三) 产前诊断

遗传病有相当一部分危害严重,致残或者致死。携带该致病基因的婴儿或在出生早期发病,且进行性加剧,或者在儿童、青少年期发病,严重影响健康。鉴于大部分疾病尚无有效的治疗措施,因此,如何及早对此类疾病进行正确诊断,特别是在妊娠早期发现患病胎儿,并采取相应措施及早结束妊娠,已成为预防前移,降低出生缺陷的重要挑战。产前诊断直接采用羊水细胞或绒毛细胞作为分析标本,在胎儿(或胚胎)早期诊断,明确其是否患有某种遗传病,以便进行选择性流产,防止患儿出生。由于绝大多数遗传病尚无有效的治疗措施,产前诊断是防治遗传病的重要措施。产前诊断指征较多,对于单基因病产前诊断的基本条件应该包括:①严重致死、致残、致愚的单基因病;②家系中先证者临床诊断明确,致病基因位点已知,且胎儿有较高发病风险。

产前诊断是一个涉及申请者家系成员、临床遗传科医生、产科医师、遗传咨询师、实验室人员等多专业人员的复杂过程,产前诊断流程可分为以下阶段:

1. 临床诊断与病因诊断阶段　该阶段主要通过患者临床表现,结合各种实验室检查,完成家系中患者的临床诊断;根据临床诊断进行致病基因检查,明确患者基因突变位点与性质。

2. 遗传咨询阶段　该阶段主要判断产前诊断的医学必要性以及当事人的意愿,提示产前诊断风险后,由当事人自主选择是否进行产前诊断。原则上较严重的遗传病才有必要进行产前干预,而是否适合于产前诊断并非完全取决于病种,还涉及两个基本因素,其一,基因本身的重要性;其二,基因突变对基因功能的影响程度,例如,甲型血友病,重型患者致残致死率较高,需终身替代治疗,而轻型患者基本不影响生活工作。

3. 产前诊断的实验室检查阶段　往往需要对先证者与家系其他核心成员进行共同分析,以了解突变基因或风险染色体的传递情况。当双亲之一为常染色体显性遗传病患者,可直接进行胎儿的基因检查;如为常染色体隐性遗传病,确定夫妻双方为致病基因携带者后,可进行胎儿基因检查;如为 X 连锁隐性遗传病,确定母亲为致病基因携带者后,可进行胎儿基因检查。在隐性遗传病中,当不能排除夫妇为生殖系统突变嵌合体时,先证者遗传诊断明确后亦可进行产前诊断。

4. 再咨询阶段　该阶段主要是对申请者解释产前诊断结果及面临的风险,由申请者自行决定是否终止妊娠。

产前诊断可以最大限度地避免严重遗传病患儿出生,但应认识到这是一个高风险的医疗行为,单基因病的产前诊断都是通过检测家系中已知基因突变的传递判断胎儿状况,而非对胎儿基因全序列进行分析,因此无法发现新产生的突变(de novo),理论上无法完全避免遗传病患儿的出生。

虽然遗传病的产前诊断已有一套严格的程序,但也无法完全消除诊断技术的局限与从业人员人为差错所带来的风险。遗传病的产前诊断与遗传咨询密不可分,必须对产前诊断申请者进行详细地遗传咨询,充分提示诊断的风险,并为其决定提供正确的遗传学依据。

(四) 携带者筛查

遗传病绝大多数是常染色体隐性遗传病,我国已开展了包括先天性肾上腺皮质增生症、苯丙酮尿症等一批遗传代谢病的新生儿筛查,这是针对出生后的新生儿开展的遗传学检测,产前诊断主要针对有遗传病先证者的家庭再生育胎儿。

对于常染色体隐性遗传病,如何把预防进一

步前移至携带者是一项挑战。目前国际上开始推荐携带者筛查（carrier screening），被认为是一种可降低遗传病发病率的有效策略。遗传病的携带者筛查就是在孕前通过基因检测的方法，了解夫妻双方携带致病基因变异的情况。因为我们每个人的基因中都携带有或多或少的致病变异，当夫妻携带相同的致病基因时，后代有很高的概率患上遗传病。携带者筛查预防遗传病已经有了数十年的历史，国际上开展较好的例子有溶酶体贮积症等疾病的筛查，地中海贫血携带者筛查也是典型的成功案例，在某些疾病高发的国家或地区通过筛查地中海贫血基因的携带者，并结合生育指导政策，已经使地中海贫血的发病率大大降低。携带者筛查对于提高人口素质的作用已形成了一定共识。

地中海贫血的致病基因明确，有高发人群，有家族史或高危指征。我国根据南方地区高发地中海贫血的危害，近年也推出了在婚前检查或生育前进行杂合子携带者的筛查，对降低重型地中海贫血患儿的出生取得了较好的效果。目前国内展开了脊肌萎缩症（spinal muscular atrophy，SMA）等疾病的携带者筛查研究。

随着基因测序技术的进步，以下一代测序技术（NGS）为基础的扩展性携带者筛查应运而生。借助一次 NGS 分析，我们可以筛查几十种、几百种甚至几千种遗传病基因。携带者筛查的原则应该是疾病后果严重、携带者频率高、变异位点性质明确，有成本效益以及符合伦理原则。携带者的筛查前要很好的论证，包括病种选择、变异携带率、知情同意等。必须明白，开展携带者筛查，检测前和检测后的遗传咨询必须跟进，没有遗传咨询就没有群体筛查。

（五）指导遗传咨询

遗传咨询即"遗传指导"，是由从事医学遗传专业人员应用遗传学和临床医学基本原理，对遗传病的病因、遗传方式、诊治及再发风险率等予以解答，结合心理评估、识别患者及家属在情感、社会、教育以及文化等方面的理解及接受问题，以此对疾病，对婚育及产前诊断提出建议和指导。此外还要为患者及家属提供有效的医学、教育、经济以及心理等社会资源；引导患者及家属参与对疾病诊治有益的研究项目。

鉴于遗传代谢病的危害性，开展遗传咨询对

于减少或避免遗传性疾病的患儿出生，提高出生人口素质具有重要意义。而基因诊断降低了医学表型诊断的误差，使得遗传咨询的精准度和指导性得以提高。另外，基因突变检测技术平台的建立以及大量突变数据库的累积，又能进一步推动精确的基因诊断及遗传咨询。

总结：遗传病种类繁多，涉及全身各个系统，分散在临床各专业，诊断有一定难度。同时，遗传病具有先天性、终身性和家族性的特征，基因诊断的确立对于长期治疗、家庭成员的遗传咨询以及再生育有极大帮助。在临床上，随着更多生化和内分泌激素项目的开展，基因诊断已成为遗传病常规的诊断技术，更是产前诊断的前提。基因诊断的检测前、检测中和检测后的遗传咨询必须跟随。实验室分子测序结果的判定和解释，特别是对一些新发现的 DNA 变异的功能的解释，需要更多数据的支撑。基因检测即以个人基因型为目标对疾病进行预测、预防、诊断和治疗，推动了精准医学的发展，而产前诊断、某些疾病症状前诊断，不仅涉及技术问题，而且存在复杂的伦理、法律与社会问题，需加以认真思考与对待。

（顾学范）

参考文献

1. AMerican Diabetes Association. The 2020 Standards of Medical Care in Diabetes. Diabetes Care, 2020, 43 (Suppl 1): S1-S212.
2. 世界华人检验与病理医师协会. 糖尿病检验诊断报告模式专家共识. 中华医学杂志, 2018, 98 (22): 1734-1738.
3. 中华医学会儿科学分会内分泌遗传代谢学组. 儿童青少年 2 型糖尿病诊治中国专家共识. 中华儿科杂志, 2017, 55 (6): 404-410.
4. Japanese Society for Pediatric Endocrinology, Japanese Society of Pediatric Surgeons. Clinical practice guidelines for congenital hyperinsulinism. Clin Pediatr Endocrinol, 2017, 26 (3): 127-152.
5. Canadian Diabetes Association. Clinical Practice Guidelines: Hypoglycemia. Can J Diabetes, 2015, 39 (4): 6-8.
6. National Comprehensive Cancer Network. NCCN Clinical Practice Guidelines in Oncology: Neuroendocrine and Adrenal Tumors. J Natl Compr Canc Netw, 2018, 16 (6): 693-702.

7. The Endocrine Society. Congenital Adrenal Hyperplasia Due to Steroid 21-Hydroxylase Deficiency: An Endocrine Society Clinical Practice Guideline. J Clin Endocrinol Metab, 2018, 103 (11): 4043-4088.

8. European Society of Endocrinology, Pediatric Endocrine Society. HypothalAMic-Pituitary and Growth Disorders in Survivors of Childhood Cancer: An Endocrine Society Clinical Practice Guideline. J Clin Endocrinol Metab, 2018, 103 (8): 2761-2784.

9. 中华医学会内分泌学分会肾上腺学组. 原发性醛固酮增多症诊断治疗的专家共识. 中华内分泌代谢杂志, 2016, 32 (03): 188-195.

10. The Endocrine Society. Treatment of Cushing's Syndrome: An Endocrine Society Clinical Practice Guideline. J Clin Endocrinol Metab, 2015, 100 (8): 2807-2831.

11. 中华医学会儿科学分会内分泌遗传代谢学组. 中枢性性早熟诊断与治疗共识2015. 中华儿科杂志, 2015, 53 (6): 412-418.

12. 中华预防医学会妇女保健分会青春期学组. 女性性早熟的诊治共识. 中国妇幼健康研究, 2018, 29 (2): 135-138.

13. 中华医学会儿科学分会内分泌遗传代谢学组. 性发育异常的儿科内分泌诊断与治疗共识. 中华儿科杂志, 2018, 57 (6): 410-418.

14. Clinical Practice Guidelines and Protocols in British Columbia. BC Guidelines: Testosterone Testing-Protocol, 2018.

15. 中华医学会儿科学分会内分泌遗传代谢学组. 矮身材儿童诊治指南. 中华儿科杂志, 2008, 46 (6): 428-430.

16. 中华医学会儿科学分会内分泌遗传代谢学组. 2013基因重组人生长激素儿科临床规范应用的建议. 中华儿科杂志, 2013, 6 (51): 426-431.

17. AMerican Association of Clinical Endocrinologists. American Association of Clinical Endocrinologists and American College of Endocrinology Guidelines for Management of Growth Hormone Deficiency in Adults and Patients Transitioning from Pediatric to Adult Care. Endocr Pract, 2019, 25 (11): 1191-1232.

18. 中国医师协会检验医师分会. 甲状腺疾病检验诊断报告模式专家共识. 中华医学杂志, 207, 97 (18): 1380-1386.

19. Japan Thyroid Association. Guidelines for the treatment of childhood-onset Graves' disease in Japan, 2016. Clin Pediatr Endocrinol, 2017, 26 (2): 29-62.

20. American Thyroid Association. Guidelines for the treatment of hypothyroidism: prepared by the american thyroid association task force on thyroid hormone replacement. Thyroid, 2014, 24 (12): 1670-1751.

21. European Thyroid Association. 2018 European Thyroid Association Guideline for the Management of Graves' Hyperthyroidism. Eur Thyroid J, 2018, 7 (4): 167-186.

22. American Thyroid Association. 2016 American Thyroid Association Guidelines for Diagnosis and Management of Hyperthyroidism and other causes of Thyrotoxicosis. Thyroid, 2016, 26 (10): 1343-1421.

23. 中华医学会骨质疏松和骨矿盐疾病分会, 中华医学会内分泌学分会代谢性骨病学组. 甲状旁腺功能减退症临床诊疗指南. 中华骨质疏松和骨矿盐疾病杂志, 2018, 11 (4): 323-338.

24. CONNOLLY MJ, MCINNES MDF, EI-KHOARY M, et al. Diagnostic accuracy of virtual non-contrast enhanced dual-energy CT for diagnosis of adrenal adenoma: A systematic review and meta-analysis. Eur Radiol, 2017, 27 (10): 4324-4335.

25. EI-MAOUCHE D, ARLT W, MERKE DP. Congenital adrenal hyperplasia. Lancet, 2017, 390 (11): 2194-2210.

26. VITALE G, TORTORA F, BALDELLI R, et al. Pituitary magnetic resonance imaging in Cushing's disease. Endocrine, 2017, 55 (3): 691-696.

27. C. SPAMPINATO, S. PALAZZO, D. GIORDANO, et al. Deep learning for automated skeletal bone age assessment in X-ray images. Medical Image Analysis, 2017 (36): 41-51.

28. HYUNKWANG LEE, SHAHEINTAJMIR, JENNYLEE, et al. Fully Automated Deep Learning System for Bone Age Assessment. J Digit Imaging, 2017 (30): 427-441.

29. C. SPAMPINATOA, S. PALAZZOA, D. GIORDANOA, et al. Deep learning for automated skeletal bone age assessment in X-ray images. Medical Image Analysis, 2017 (36): 41-51.

30. MARIA GRAZIA CAPRIO, MARCO DI SERAFINO, ALESSIA DE FEO, et al. Ultrasonographic and Multi-modal Imaging of Pediatric Genital Female Diseases. J Ultrasound, 2019, 22 (3): 273-289.

31. JOÃO MATOS, CINZIA ORAZI, FIAMMETTA SERTORIO, et al. Imaging of Diseases of the Vagina and External Genitalia in Children. Pediatr Radiol, 2019, 49 (6), 827-834.

32. HAMDI CIHAN EMEKSIZ, OKŞAN DERINÖZ, ESRA BETÜL AKKOYUN, et al Age-Specific Frequencies and Characteristics of Ovarian Cysts in Children and Adolescents. Clin Res Pediatr Endocrinol, 2017, 9 (1), 58-62.

33. NOOR A ALKHORI, RICHARD A BARTH. Pediatric Scrotal Ultrasound: Review and Update. Pediatr Radiol, 2017, 47 (9): 1125-1133.

34. MIKAHL LEV, JACOB RAMON, YORAM MOR, et al. Sonographic Appearances of Torsion of the Appendix Testis and Appendix Epididymis in Children. J Clin Ultrasound, 2015, 43 (8): 485-489.

35. XIAODUO WEN, DENGGUI WEN, HUI ZHANG.

Observational Study Pelvic Ultrasound a Useful Tool in the Diagnosis and Differentiation of Precocious Puberty in Chinese Girls. Medicine (Baltimore), 2018, 97 (10): e0092.

36. JIN WANG, HONG LUO, HOU-QING PANG, et al. Ultrasound Measurement of Uterus and Ovary From Childhood to Adolescence and Ultrasound in Diagnosis of Precocious Puberty. Sichuan Da Xue Xue Bao Yi Xue Ban, 2019, 50 (4): 583-587.

37. BEAN LJ, TINKER SW, DA SILVA C, et al. Free the data: one laboratory's approach to knowledge-based genomic variant classification and preparation for EMR integration of genomic data. Hum Mutat, 2013, 34: 1183-1188.

38. GREEN, RC, BERG JS, GRODY WW, et al. ACMG recommendations for reporting of incidental findings in clinical exome and genome sequencing. Genet Med, 2013, 15: 565-574.

39. GRODY WW, THOMPSON BH, GREGG AR, et al. ACMG position statement on prenatal/preconception expanded carrier screening. Genet Med, 2013, 15: 482-483.

40. LIONEL AC, COSTAIN G, MONFARED N, et al. Improved diagnostic yield compared with targeted gene sequencing panels suggests a role for whole-genome sequencing as a first-tier genetic test. Genet Med, 2018, 20: 435-443.

41. REHM H L, BALE S J, BAYRAK-TOYDEMIR P, et al. ACMG clinical laboratory standards for next-generation sequencing. Genet Med, 2013, 15: 733-747.

42. 顾学范 . 临床遗传代谢病 . 北京 : 人民卫生出版社 , 2015.

43. 王秋菊 , 沈亦平 , 邬玲仟 , 等 . 遗传变异分类标准与指南 . 中国科学 : 生命科学 , 2017, 47: 1-21.

44. 邬玲仟 , 张学 . 医学遗传学 . 北京 : 人民卫生出版社 , 2016.

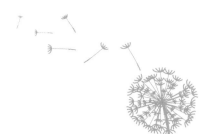

附录　常用内分泌科、小儿妇科、皮肤科等药物

一、垂体下丘脑疾病用药

1. 重组人生长激素(recombinant human growth hormone)

制剂:注射用重组人生长激素,2.5U;4.0U; 10U。

药理及应用:本品具有与人体生长激素同等的作用,能促进骨骼生长;促进全身蛋白质合成;增强抗感染能力;刺激烧伤创面及手术切口愈合;促进心肌蛋白合成,调节脂肪代谢。可用于:①各种原因引起的生长激素缺乏性矮小症,包括垂体病变及下丘脑病变所致者。②其他原因引起的儿童和青少年矮小症,如特纳综合征、小于胎龄儿和特发性矮小症。③儿童慢性肾功能不全导致的生长障碍。④烧伤、创伤等。⑤成人生长激素缺乏症。

用法:皮下注射。用于促儿童生长推荐剂量0.1~0.2U/kg 每晚睡前皮下注射。疗程视具体情况而定。

注意:骨骺已完全闭合后禁用于促生长治疗。严重全身性感染等危重患者在机体急性休克期内禁用。有肿瘤进展症状的患者禁用。生长激素可引起一过性高血糖现象,通常随用药时间延长或停药后恢复正常。偶可引起注射局部一过性反应(疼痛、麻木、红肿等)和体液滞留的症状(外周水肿或肌痛)。注射部位应常变动以防脂肪萎缩。糖尿病患者可能需要调整抗糖尿病药物的剂量。患内分泌疾患的患者可能发生股骨头骺板滑脱,在生长激素的治疗期若出现跛行现象应注意评估。定期进行甲状腺功能的检查,必要时给予甲状腺素的补充。同时使用皮质激素会抑制生长激素的促生长作用。

2. 垂体后叶(posterior pituitary)

制剂:垂体后叶注射液,每支 5U(1ml);6U(1ml);10U(1ml)。

药理及应用:垂体后叶注射液对平滑肌有强烈的收缩作用,此外垂体后叶尚能抑制排尿。用于肺、支气管出血、消化道出血,并适用于产科催产及产后收缩子宫、止血等。对于腹腔手术后肠道麻痹等亦有功效;本品尚对尿崩症有减少排尿的作用。

用法:尿崩症,肌内注射,常用量为每次 5U, 1 日 2 次。

注意:对患有肾脏炎、心肌炎、血管硬化等患者不宜应用;高血压或冠状动脉病患者慎用。用药后如出现面色苍白、出汗、心悸、胸闷、腹痛、过敏性休克等,应立即停药。

3. 去氨加压素(desmopressin)

制剂:去氨加压素片,0.1mg;0.2mg。去氨加压素注射液,1ml:4μg。去氨加压素喷鼻剂(0.01%),2.5ml:250μg(每喷 0.1ml,含 10μg)。去氨加压素滴鼻剂,2.5ml:250μg。

药理及应用:与天然素精氨酸加压素结构类似,但因有两处改变,使醋酸去氨加压素的作用时间延长,而不产生加压的副作用。主要用于治疗中枢性尿崩症,服用本品后可减少尿液排出,增加尿渗透压,减低血浆渗透压,从而减少尿频和夜尿;也用于治疗 6 岁及以上患者的夜间遗尿症;还可促进内皮细胞释放 FⅧ:C,也可促进 vWF 释放 FⅧ:C 的稳定性,使之活性增高,故可用于血友病 A 及血管性血友病。

用法：醋酸去氨加压素片，口服。①尿崩症：一次 0.025~0.1mg，每日 1~3 次，根据疗效调整剂量；对多数成人患者的适宜剂量为每次 0.1~0.2mg，每日 2~3 次。儿童：3 个月龄至 12 岁，一次 0.05~0.1mg，每日 2~3 次。②夜间遗尿症：首次用量为睡前服用 0.2mg，如疗效不显著可增至 0.4mg，连续使用 3 个月后停药至少 1 周，以便评估是否需要继续治疗。儿童：一次 0.2~0.4mg，睡前用。用药前 1 小时到服药后 8 小时内需限制饮水。

注意：下列患者禁用，如习惯性或精神性烦渴症［尿量超过 40ml/(kg·24h)］、心功能不全或其他疾患需服用利尿剂的患者、中重度肾功能不全（肌酐清除率低于 50ml/min）、抗利尿激素分泌异常综合征及低钠血症患者。急迫性尿失禁患者、器官病变导致的尿频或多尿患者及烦渴和糖尿病患者不适合用本品治疗。使用本品时若不限制饮水可能会引起水潴留 / 低钠血症，有 / 无伴随以下迹象和症状（头痛、恶心 / 呕吐、血清钠降低、体重增加，更严重者可引起抽搐）。常见不良反应有头痛、腹痛和恶心；罕见皮肤过敏反应、低钠血症和情绪障碍。治疗期间，出现体液和 / 或电解质失衡急性并发症（如：全身感染、发热和肠胃炎）时，应立即停止治疗。与已知可导致抗利尿激素分泌异常综合征的药物（如三环类抗抑郁药、选择性血清素再摄取抑制剂、氯丙嗪、卡马西平等）合用或与非甾体抗炎药合用时，应严格控制饮水并监测血钠水平。

4. 氢氯噻嗪（hydrochlorothiazide）

制剂：氢氯噻嗪片，每片 6.25mg；10mg；25mg；50mg。

药理及应用：具利尿作用，尿钠、钾、氯、磷和镁等离子排泄增加，而对尿钙排泄减少。可使肾内肾素、血管紧张素分泌增加，引起肾血管收缩，肾血流量下降，肾小球入球和出球小动脉收缩，肾小球滤过率也下降。临床用于治疗：①水肿性疾病。排泄体内过多的钠和水，减少细胞外液容量，消除水肿；②高血压。可单独或与其他降压药联合应用，主要用于治疗原发性高血压；③中枢性或肾性尿崩症；④肾结石。主要用于预防含钙成分形成的结石。

用法：小儿常用量，口服。每日按体重 1~2mg/kg 或按体表面积 30~60mg/m²，分 1~2 次服用，并按疗效调整剂量。小于 6 个月的婴儿剂量可达每日 3mg/kg。

注意：下列情况慎用，①无尿或严重肾功能减退者，因本类药物效果差，应用大剂量时可致药物蓄积，毒性增加；②糖尿病；③高尿酸血症或有痛风病史者；④严重肝功能损害者，水、电解质紊乱可诱发肝昏迷；⑤高钙血症；⑥低钠血症；⑦红斑狼疮，可加重病情或诱发活动；⑧胰腺炎；⑨交感神经切除者（降压作用加强）；⑩有黄疸的婴儿，因本类药可使血胆红素升高。与磺胺类药物、呋塞米、布美他尼、碳酸酐酶抑制剂有交叉过敏反应。大多不良反应与剂量和疗程有关。常见不良反应有：水、电解质紊乱；高糖血症；高尿酸血症，少数可诱发痛风发作；过敏反应；血白细胞减少或缺乏症，血小板减少性紫癜等。随访检查：血电解质；血糖；血尿酸；血肌酐，尿素氮；血压。应从最小有效剂量开始用药，以减少副作用的发生，减少反射性肾素和醛固酮分泌。有低钾血症倾向的患者，应酌情补钾或与保钾利尿药合用。肾上腺皮质激素、促肾上腺皮质激素、雌激素、两性霉素 B（静脉用药），能降低本药的利尿作用，增加发生电解质紊乱的机会，尤其是低钾血症。洋地黄类药物、胺碘酮等与本药合用时，应慎防因低钾血症引起的副作用。

5. 奥曲肽（octreotide）

制剂：奥曲肽注射液，1ml：0.05mg；1ml：0.1mg；1ml：0.3mg。

药理及应用：具有多种生理活性，应用范围广泛，除抑制生长激素外，还具有广泛的抑制内分泌和外分泌的作用。①门脉高压引起的食管和胃底静脉曲张破裂出血。②应激性及消化性溃疡所致出血。③重症胰腺炎、胰腺损伤、手术后胰瘘等，也可用于预防胰腺手术后的并发症。④缓解与功能性胃、肠及胰腺内分泌肿瘤有关的症状和体征，包括类癌综合征、血管活性肠肽瘤、胃泌素瘤、胰岛素瘤、胰高血糖素瘤、生长激素释放因子瘤等的生长和激素分泌。⑤突眼性甲状腺肿及肢端肥大症。⑥胃肠管瘘。

用法：根据 BNFC（2018-2019）推荐。

（1）对于持续性高胰岛素性低血糖，皮下注射。①新生儿：最初一次 2~5μg/kg，每 6~8 小时 1 次，根据血糖酌情调整，最大量一次 7μg/kg，每 4 小时 1 次。②1 个月至 18 岁：最初一次 1~2μg/kg，每 4~6 小时 1 次，根据血糖酌情调整，最大量一次 7μg/kg，每 4 小时 1 次。

（2）食管或胃静脉曲张大出血时,持续静脉输注。1个月至18岁:每小时1μg/kg或更大量,活动性出血停止后,24小时之后可逐渐减量,最大量每小时50μg。

注意:胰岛素瘤的患者快速减停药可增加低血糖的发生率和致死率,故在最初治疗阶段需密切监测,酌情调整。在糖尿病中的应用,需密切监测甲状腺功能。避免突然停药。奥曲肽可抑制生长激素的分泌。

二、甲状腺疾病用药

1. 左甲状腺素（levothyroxine）

制剂:左甲状腺素片,25μg;50μg;100μg。左甲状腺素注射液,1ml:100μg;2ml:200μg;5ml:500μg。

药理及应用:为合成左甲状腺素,与内源性激素一样,在外周器官中被转化为T3,然后通过与T3受体结合发挥其特定作用。临床用于治疗非毒性的甲状腺肿（甲状腺功能正常）;甲状腺肿切除术后,预防甲状腺肿复发;甲状腺功能减退的替代治疗;抗甲状腺药物治疗甲状腺功能亢进症的辅助治疗;甲状腺癌术后的抑制治疗;甲状腺抑制试验。

用法:成人于早餐前半小时,婴幼儿应在每日首餐前至少30分钟,空腹顿服。每日剂量推荐如下:甲状腺肿（甲状腺功能正常者）及预防甲状腺切除术后甲状腺肿复发:75~200μg;成人甲状腺功能减退:初始剂量为25~50μg,然后每2~4周增加25~50μg,直至维持剂量为100~200μg;抗甲状腺功能亢进的辅助治疗:50~100μg;甲状腺癌术后:150~300μg;甲状腺抑制试验:200μg。

婴儿及儿童甲状腺功能减退症:必须尽早足量替代治疗,以保证体格及大脑和智力正常发育。每日完全替代剂量为:6个月以内按体重6~8μg/kg;6~12个月6μg/kg;1~5岁5μg/kg;6~12岁4μg/kg。开始时应用完全替代量的1/3~1/2,以后每2周逐渐增量。

注意:未经治疗的肾上腺功能不足、垂体功能不足和甲状腺毒症患者禁用。应用本品治疗不得从急性心肌梗死期、急性心肌炎和急性全心炎时开始。罕见的患有遗传性的半乳糖不耐受症、Lapp乳糖酶缺乏症或葡萄糖-半乳糖吸收障碍的患者不得服用本品。一般无不良反应,如超过个体的耐受剂量,特别是治疗开始时剂量增加过

快,可能出现甲状腺功能亢进的临床症状。可能降低抗糖尿病药物的降血糖效应;可能增强香豆素衍生物的抗凝作用;水杨酸盐、双香豆素、大剂量速尿可致fT4水平升高。

2. 丙硫氧嘧啶（propylthiouracil）

制剂:丙硫氧嘧啶片,50mg;100mg。

药理及应用:为抗甲状腺药物,抑制甲状腺内过氧化物酶,阻碍T4和T3的合成。用于甲状腺功能亢进症的药物治疗。最初给予大剂量的丙硫氧嘧啶以阻断甲状腺功能,通常需要4~8周,直到甲状腺功能正常,然后逐渐减量,维持量为初始量的30%~60%,并且可以加用左甲状腺素钠综合治疗。这种阻断和替代疗法尤其适用于调量困难和复发的患者,治疗通常持续24个月左右。

用法:根据BNFC（2018-2019）推荐,口服。新生儿,最初2.5~5mg/kg,每日2次;1~11个月,初始2.5mg/kg,1日3次;1~4岁初始25mg,每日3次;5~11岁初始50mg,每日3次;12~17岁,初始100mg,每日3次。直至甲状腺功能正常,然后根据病情调整剂量。当症状消失,血中甲状腺激素水平接近正常后逐渐减量。每2~4周减药1次,减至最低有效剂量维持治疗。治疗过程中出现甲状腺功能减退或甲状腺明显增大时可酌情加用左甲状腺素或甲状腺片。偶尔需要加大丙硫氧嘧啶量,尤其在甲亢危象时。6岁以下儿童国内用药经验很少。

注意:用药剂量应个体化。应根据病情、治疗反应及甲状腺功能检查结果及时调整剂量。用药过程中若出现甲状腺功能减退表现及血TSH水平升高,应减量或暂时停药,同时辅以甲状腺激素制剂。轻度白细胞减少不必停药,但应加强观察,复查血常规。如出现粒细胞缺乏,中性粒细胞计数少于1.5×10^9/L应立即停药。对本品过敏者慎用。肝损害时可增加黄疸发生率。如出现肝炎的症状和体征,应停止用药。肾损伤时,需减少剂量。肌酐清除率每分钟10~50m/1.73m²,药量为正常剂量75%;肌酐清除率少于每分钟10ml/1.73m²,药量为正常剂量的50%。出现皮疹或皮肤瘙痒时需根据情况停药或减量,并加用抗过敏药物,待过敏反应消失后换一种制剂,或再重新由小剂量开始用药。如出现严重皮疹或颈淋巴结肿大等严重不良反应时应停药观察。

3. 甲巯咪唑（thiamazole）

制剂:甲巯咪唑片,5mg;10mg。

药理及应用：为咪唑类抗甲状腺药物,抑制甲状腺内过氧化物酶,阻碍 T_4 和 T_3 的合成。用于甲状腺功能亢进症的药物治疗;各种类型的甲状腺功能亢进症的术前准备和放射性碘治疗的准备;放射碘治疗后间歇期的治疗。

用法：初始剂量根据疾病严重程度决定,按体重每日 0.3~0.5mg/kg,维持量每日 0.2~0.3mg/kg,按病情决定,分次口服或顿服。

注意：①肝功能异常、外周血白细胞数偏低者慎用。②不良反应：常见皮疹或皮肤瘙痒及白细胞减少。如出现粒细胞缺乏症,应立即停药。

4. 普萘洛尔（propranolol）

制剂：盐酸普萘洛尔片,10mg;盐酸普萘洛尔注射液,5ml:5mg。

药理及应用：为非选择性肾上腺素受体拮抗药,具有减慢心率、抑制心脏收缩力、降低心肌耗氧量、抑制肾素释放等作用。治疗甲状腺功能亢进症主要用于以下情况：①甲状腺危象或危象先兆;②甲状腺次全切除术的术前准备;③对病情较重的甲亢患者在抗甲状腺药物或放射性碘治疗尚未起效前用以控制症状。

用法：根据 BNFC（2018-2019）推荐：每次 0.25~0.5mg/kg,新生儿每 6~8 小时口服一次,儿童每 8 小时一次,必要时每次增加至 1mg/kg（每次最大 40mg）。静脉注射：新生儿 0.02~0.05mg/kg,儿童 0.025~0.05mg/kg（最大每次 5mg）,6~8 小时一次,给药时间超过 10 分钟。根据治疗效果调整剂量。

注意：①禁用。支气管哮喘、心源性休克、二~三度房室传导阻滞、重度或急性心力衰竭及窦性心动过缓。②慎用。过敏史、充血性心力衰竭、糖尿病、肺气肿或非过敏性支气管哮喘、肝功能不全、甲状腺功能减退、雷诺综合征或其他周围血管疾病、肾功能衰退等。可能出现眩晕、神智模糊、精神抑郁、反应迟钝等中枢神经系统不良反应,以及头昏、心率过慢。可空腹口服或与食物共进,后者可延缓肝内代谢,提高生物利用度。本品耐受量个体差异大,用量必须个体化。首次用时需从小剂量开始,逐渐增加剂量并密切观察反应以免发生意外。冠心病及甲状腺功能亢进患者使用本品不宜骤停。长期用本品者撤药须逐渐递减剂量,至少经过 3 天,一般为 2 周。

三、甲状旁腺、维生素 D、钙磷代谢疾病用药

1. 维生素 D（vitamin D）

制剂：维生素 D_2 软胶囊,0.125mg（5 000IU）;0.25mg（1 万 IU）。维生素 D_3 注射液,1ml:7.5mg（30 万 U）;维生素 D_3 口服胶囊:400U。

药理及应用：维生素 D 可参与钙和磷的代谢,促进其吸收,并对骨质形成有重要作用。用于预防和治疗维生素 D 缺乏症,也可用于慢性低钙血症、低磷血症、佝偻病及伴有慢性肾功能不全的骨软化症,以及甲状旁腺功能减退症的治疗。

用法：

（1）预防维生素 D 缺乏：早产儿、双胎或人工喂养婴儿每日饮食摄入维生素 D 含量不足 0.002 5mg（100U）时,需于出生后 1~3 周起每日口服维生素 D 0.012 5~0.025mg（500~1 000U）,如不能坚持口服者,可每月或隔月注射维生素 D 5mg（20 万 U）;母乳喂养婴儿每日 0.01mg（400U）。

（2）治疗维生素 D 缺乏：小儿每日口服 0.025~0.1mg（1 000~4 000U）,以后减至每日 0.01mg（400U）。

（3）维生素 D 依赖性佝偻病：小儿口服每日 0.075~0.25mg（3 000~1 万 U）,最高量每日 1.25mg（5 万 U）。

（4）骨软化症（长期应用抗惊厥药引起）：小儿每日口服 0.025mg（1 000U）。

（5）甲状旁腺功能减退：小儿每日口服 1.25~5mg（5 万 ~20 万 U）。

（6）肾性骨萎缩：小儿每日口服 0.1~1mg（4 000~4 万 U）。

（7）婴儿手足搐搦症：每日 0.05~0.125mg（2 000~5 000U）,一个月后改为每日 0.01mg（400U）。

注意：①高钙血症、维生素 D 增多症、高磷血症伴肾性佝偻病患者禁用。动脉硬化、心功能不全、高胆固醇血症、对维生素 D 高度敏感及肾功能不全患者慎用。②长期过量服用,可出现中毒,早期表现为骨关节疼痛、肿胀、皮肤瘙痒、口唇干裂、发热、头痛、呕吐、便秘或腹泻,恶心等。③正在使用洋地黄类药物的患者,应慎用本品;大剂量钙剂或利尿药与本品同用,可发生高钙血症;大量含磷药物与本品同用,可发生高磷血症。

④全母乳喂养婴儿易发生维生素 D 缺乏,皮肤黝黑母亲所生婴儿容易发生。婴儿对维生素 D 敏感性个体间差异大,有些婴儿对小剂量维生素 D 即很敏感。

2. 骨化三醇（calcitriol）

制剂:骨化三醇胶囊,0.25μg;0.5μg;1μg。骨化三醇注射液,1ml:1μg,1ml:2μg。

药理及应用:为维生素 D_3 的最重要的活性代谢产物之一。用于绝经后骨质疏松;慢性肾功能衰竭尤其是接受血液透析患者之肾性骨营养不良症;甲状旁腺功能减退(特发性、假性);维生素 D 依赖性佝偻病;低血磷性维生素 D 抵抗型佝偻病等。

用法:口服剂量应根据患者的血钙浓度来决定。儿科用法与用量:口服,每日 0.25μg,必要时每 2~4 周增加 0.25μg,最高至下列剂量:维生素 D 依赖性佝偻病,每日 1μg;慢性透析患者低钙,每日 0.25~2μg;甲状腺功能减退,每日 0.04~0.08μg/kg;肾性骨萎缩,每日 0.014~0.041μg/kg;患肝病的小儿开始每日口服量可提高至 0.01~0.02μg/kg。

注意:①禁用于高血钙有关的疾病,禁用于有维生素 D 中毒迹象的患者。②用药过量可引起高血钙症。急性症状包括食欲减退、头痛、恶心、呕吐、腹痛和便秘。慢性症状包括肌无力、体重降低、感觉障碍、发热、烦渴、多尿、脱水、情感淡漠、发育迟缓以及泌尿道感染。③用药过程中应测血钙、磷浓度。④在骨化三醇治疗期间禁止使用药理学剂量的维生素 D 及其衍生物。同时服用苯巴比妥等酶诱导剂可加速本品代谢。

3. 阿法骨化醇（alfacalcidol）

制剂:阿法骨化醇胶囊,0.25μg;0.5μg;1μg。阿法骨化醇片,0.25μg;0.5μg。

药理及应用:①钙缺乏;②维生素 D 缺乏;③甲状旁腺功能减退症。

用法:根据 BNFC(2018-2019)推荐,口服。①治疗佝偻病、甲状旁腺功能减退引起的低钙血症:1 个月 ~11 岁儿童:25~50ng/kg,每天一次,剂量酌情调整,每天最大 1μg;12~17 岁儿童:1μg 每天一次,剂量酌情调整。②预防肾脏疾病或胆汁淤积性肝病引起的维生素 D 缺乏:1 个月 ~11 岁(体重<20kg):15~30ng/kg,每天一次(每剂最大500ng);1 个月 ~11 岁(体重 ≥20kg)以及 12~17 岁儿童:每天一次,250~500ng,根据需要调整。

注意:剂量过大可导致中毒;监测肾损害、高剂量患者的血浆钙浓度。

4. 降钙素（calcitonin）

制剂:鲑鱼降钙素注射液,1ml:200IU;1ml:100IU;1ml:50IU。鲑鱼降钙素鼻喷剂,鼻喷剂(每按一下 200IU),每瓶 14 喷。

药理及应用:①降低破骨细胞活性和数目,直接抑制骨吸收,减慢骨转换,降低血钙水平。②抑制肾小管对钙、磷的重吸收,增加尿钙、磷排泄。③抑制疼痛介质释放,拮抗其受体,增加 β-内啡肽释放,起到周围和中枢性镇痛效果。用于骨质疏松症、佩吉特病(Paget disease)和高血钙症

用法:根据 BNFC(2018-2019)推荐,皮下注射或肌内注射,儿童:每 12 小时 2.5~5U/kg(每6~8 小时最多给予 400 单位),根据反应进行调整。静脉注射:儿童:5~10U/kg,缓慢静脉输注至少6 小时。

注意:对蛋白质过敏者可能对本药过敏,因此,对此类患者在用药前最好先做皮试。心力衰竭、过敏史、恶性肿瘤风险患者避免长期使用(应在尽可能短的时间内使用最低有效剂量)。鼻炎可加强鼻喷剂的吸收。鼻喷剂的全身性不良反应少于针剂。

四、肾上腺疾病用药

1. 促肾上腺皮质激素（adrenocorticotropic hormone,ACTH）

制剂:合成的 $ACTH_{1-24}$ 肽注射液,1ml:250μg;注射用 ACTH(动物源性):25U。

药理及应用:促肾上腺皮质激素能刺激肾上腺皮质,使其增生、重量增加,肾上腺皮质激素的合成和分泌增多,主要为糖皮质激素(皮质醇)。用于:①肾上腺皮质激素贮备功能检查;②库欣综合征病因鉴别的辅助诊断;③继发性肾上腺皮质功能减退(垂体 ACTH 分泌不足)及需用糖皮质激素的抗炎、抑制免疫作用以治疗的疾病;④长期用外源性肾上腺皮质激素治疗而致体内肾上腺皮质功能被抑制的患者,在减药或停药时用于刺激肾上腺皮质功能恢复的治疗。

用法:①肌内注射,成人:每次 25U,每日两次;儿童:每日 1.6U/kg,50U/m²,分 2~3 次。②静脉滴注,临用前,用 5% 葡萄糖注射液溶解后应用。成人:每次 12.5~25U,每日 25~50U。儿童:每次 0.4U/kg,于 8 小时内滴入,每日一次。③促

肾上腺皮质激素兴奋试验:用 5% 葡萄糖注射液 500ml 溶解注射用促肾上腺皮质激素 20~25U,静脉持续滴注 8 小时,滴注前后采血测血浆皮质醇,观察其变化,或留滴注促肾上腺皮质激素日尿液测尿游离皮质醇或 17- 羟皮质类固醇,与前一日对照值相比较。

注意:①高血压、糖尿病、结核病、化脓性或霉菌感染、胃与十二指肠溃疡病及心力衰竭患者等慎用。②本品不可用氯化钠注射液溶解,也不宜加入氯化钠中静脉滴注。③促肾上腺皮质激素突然撤除可引起垂体功能减退,因而停药时也应逐渐减量。

2. 氢化可的松(hydrocortisone)

制剂:醋酸氢化可的松片,4mg;10mg;20mg。注射用氢化可的松琥珀酸钠,0.05g;0.1g(以氢化可的松计)。醋酸氢化可的松注射液,1ml:25mg;5ml:125mg(供局部及腔内注射用)。

药理及应用:肾上腺皮质激素类药。主要用于肾上腺皮质功能减退症及垂体功能减退症的补充或替代治疗及危象时的治疗,亦可用于过敏性和炎症性疾病。

用法:①口服,每日 10~20mg/m²,分 3~4 次。②静脉滴注:氢化可的松琥珀酸钠每日 4~8mg/kg,于 8 小时内滴入,可分 3~4 次滴入。

注意:①糖皮质激素禁忌证包括严重的精神病(过去或现在)和癫痫,活动性消化性溃疡病,新近胃肠吻合手术,骨折,创伤修复期,角膜溃疡,肾上腺皮质功能亢进症,高血压,糖尿病,孕妇,抗菌药物不能控制的感染如水痘、麻疹、霉菌感染、较重的骨质疏松症等。②长期应用糖皮质激素者,应定期检查以下项目:血糖、尿糖或糖耐量试验;小儿应定期检测生长和发育情况;眼科检查;血清电解质和大便隐血;高血压和骨质疏松的检查。③静脉迅速给予大剂量可能发生全身性的过敏反应,包括面部、鼻黏膜、眼睑肿胀、荨麻疹、气短、胸闷、喘鸣。

3. 甲吡酮(metyrapone)

制剂:甲吡酮胶囊,250mg。

药理及应用:甲吡酮具有抑制肾上腺皮质 11β- 羟化酶的作用,可使血中 ACTH 分泌增加,从而使皮质醇的合成及释放增加。甲吡酮可用于测定脑垂体功能,也可用于库欣综合征的疾病症状控制或术前准备。

用法:根据 BNFC(2018-2019)推荐,口服。

①用于 ACTH 依赖型库欣综合征的诊断:儿童每 4 小时一次,每次 15mg/kg 或 300mg/m²。一般每次 250~750mg,每 4 小时一次。②库欣综合征的治疗:每日常规剂量 0.25~6g,根据皮质醇水平调整剂量。

注意:急性卟啉病、严重垂体功能减退(可能导致急性肾上腺功能衰竭)、长期服用高血压药物、甲状腺功能减退患者避免使用。肝损伤患者慎用。

4. 螺内酯(spironolactone)

制剂:螺内酯胶囊,20mg;螺内酯片,4mg;12mg;20mg。

药理及应用:为醛固酮的竞争性抑制剂,作用于远曲小管和集合管,使 Na^+、Cl^- 和水排泄增多,K^+、Mg^{2+} 和 H^+ 排泄减少。临床用于:①水肿性疾病,与其他利尿药合用,治疗充血性水肿、肝硬化腹水、肾性水肿等水肿性疾病,其目的在于纠正上述疾病时伴发的继发性醛固酮分泌增多,并对抗其他利尿药的排钾作用。也用于特发性水肿的治疗。②高血压,作为治疗高血压的辅助药物。③原发性醛固酮增多症的诊断与治疗。④低钾血症的预防,与噻嗪类利尿药合用,增强利尿效应和预防低钾血症。超说明书:雄激素受体拮抗剂,可降低雄激素水平,用于多毛、痤疮。

用法:口服,1~3mg/(kg·d),分 2~4 次服用。多毛、痤疮成人剂量 50~200mg/d。

注意:①高钾血症患者禁用;无尿、肾功能不全、肝功能不全、低钠血症、酸中毒、乳房增大或月经失调者慎用。②常见不良反应:高钾血症,用药期间必须密切随访血钾和心电图;胃肠道反应,如恶心、呕吐、胃痉挛和腹泻。少见的有:低钠血症;抗雄激素样作用或对其他内分泌系统的影响;中枢神经系统表现,长期服用本品可发生头痛、嗜睡、精神紊乱、运动失调等。罕见的有:过敏反应,暂时性血浆肌酐、尿素氮升高,轻度高氯性酸中毒,肿瘤。③给药应个体化,从最小有效剂量开始使用,以减少电解质紊乱等副作用的发生;如每日服药一次,应于早晨服药,以免夜间排尿次数增多。④用药前应了解患者血钾浓度。⑤本药起作用较慢,而维持时间较长,故首日剂量可增加至常规剂量的 2~3 倍,以后酌情调整剂量。与其他利尿药合用时,可先于其他利尿药 2~3 日服用。在已应用其他利尿药再加用本药时,其他利尿药剂量在最初 2~3 日可减量 50%,以后酌情调整剂量。在停药时,本药应先于其他利尿药2~3日停药。⑥用药期间如出现高钾血症,应立即停药。⑦应于进食时或餐后服药,以减少胃肠道反应,并可能提高本药的生物利用度。⑧本药使地高辛半衰期延长。

5. 酮康唑(ketoconazole)

制剂:酮康唑片,0.2g;酮康唑乳膏,2%;酮康唑洗剂,1%;2%。

药理及应用:属咪唑类广谱抗真菌药物,用于治疗手癣、足癣、体癣、股癣、花斑癣以及皮肤念珠菌病、脂溢性皮炎头皮屑。超说明书:可抑制肾上腺和性腺类固醇合成,抑制ACTH对肾上腺皮质的兴奋;能与糖皮质激素受体结合,竞争性抑制地塞米松与受体结合。可用于库欣综合征、男性乳房发育及外周性性早熟等。

用法:

(1)乳膏:涂于患处,每日2~3次。

(2)洗剂:①花斑糠疹,每日1次,连续5日。②头皮脂溢性皮炎,每周2次,每2次之间至少相隔3日。连续4周,然后间歇性给药以控制症状的发作。

(3)片剂。①真菌感染:<20kg,每日50mg;20~40kg,每日100mg;>40kg,每日200mg,一次顿服或分2次服用。②库欣综合征:≥12岁,每日400~1 200mg,分2~3次服用。③外周性性早熟:资料有限,≥2岁,10~20mg/(kg·d),分3次服用。

注意:为减少复发,对体癣、股癣、花斑癣者,疗程至少2~4周。使用2~4周后,症状无改善或加重,应停药并咨询医师或药师。不得用于皮肤破溃处。避免接触眼睛和其他部位黏膜,如口、鼻等。用药部位如有烧灼感、红肿等情况应停药,并将局部洗净,必要时向医师咨询。过敏体质者慎用。长期应用有肝毒性和胃肠道反应,偶可致男性乳房发育。

6. 醋酸可的松(cortisong acetate)

制剂:醋酸可的松片,5mg;25mg;醋酸可的松注射液,2ml:50mg;5ml:125mg;10ml:250mg。

药理及应用:本品为肾上腺皮质激素类药。主要用于肾上腺皮质功能减退症及垂体功能减退症的补充或替代治疗及危象时的治疗,亦可用于过敏性和炎症性疾病。

用法:①口服:每日2.5~10mg/kg,分3~4次。②肌内注射:1/3~1/2口服量。

注意:①本品储钠活性较强,一般不作为抗炎、抗过敏首选。②本品须经过肝脏活化,肝功能不全者应采用氢化可的松。

7. 泼尼松(prednisone)

制剂:醋酸泼尼松片,5mg。

药理及应用:肾上腺皮质激素类药,具有抗炎、抗过敏、抗风湿、免疫抑制作用。主要用于过敏性与自身免疫性炎症性疾病。由于本品储钠作用较弱,故一般不用作肾上腺皮质功能减退症的替代治疗。

用法:口服,一般每次5~10mg,每日10~60mg,必要时酌量增减。自身免疫性疾病:每日40~60mg,病情稳定后可逐渐减量。过敏性疾病:每日20~40mg,症状减轻后减量,每隔1~2日减少5mg。防止器官移植排异反应:一般在术前1~2天开始每日口服100mg,术后一周改为每日60mg,以后逐渐减量。治疗急性白血病、恶性肿瘤等:每日口服60~80mg,症状缓解后减量。儿童口服:每日1~2mg/kg,分3~4次服。

已达成年身高CAH患者:5~7.5mg/d,分2次给药。

注意:①高血压、血栓症、胃与十二指肠溃疡、精神病、电解质代谢异常、心肌梗死、内脏手术、青光眼等患者一般不宜使用,特殊情况下权衡利弊,注意病情恶化的可能。②本品较大剂量易引起糖尿病、消化道溃疡和类库欣综合征症状,对下丘脑-垂体-肾上腺轴抑制作用较强。并发感染为主要的不良反应。③长期服药后,停药时应逐渐减量。④小儿如长期使用肾上腺皮质激素,须十分慎重,因激素可抑制患儿的生长和发育,如确有必要长期使用,应采用短效(如可的松)或中效制剂(如泼尼松),避免使用长效制剂(如地塞米松)。

8. 甲泼尼龙(methylprednisolone)

制剂:甲泼尼龙片,2mg;4mg;16mg;甲泼尼龙醋酸酯混悬注射液(局部注射),1ml:20mg;1ml:40mg;注射用甲泼尼龙琥珀酸钠,每支相当于甲泼尼龙40mg;125mg;500mg。

药理及应用:属于合成的中效糖皮质激素,具有强力抗炎、免疫抑制及抗过敏活性。不仅对炎症和免疫过程有重要影响,亦影响糖类、蛋白质和脂肪代谢,对心血管系统、骨骼肌肉系统及中枢神经系统也有作用。4mg甲泼尼龙的糖皮质激素作用(抗炎作用)与20mg氢化可的松、5mg泼尼松龙相同。甲泼尼龙仅有很低的盐皮质激素作已有报告显示莫匹罗星软膏引起全身性过敏反应,但非常罕见。

5. 夫西地酸(fusidic acid)

制剂:夫西地酸乳膏,2% 5g:0.1g;2% 15g:0.3g。

药理及应用:本品为一种真菌胭脂色梭链孢菌产生,为窄谱抗革兰氏阳性细菌抗生素。用于由葡萄球菌、链球菌、痤疮丙酸杆菌及其他对夫西地酸敏感细菌引起的皮肤感染,包括脓疱疮、疖、甲沟炎、创伤感染、褥疮、汗腺炎、红癣、毛囊炎、寻常痤疮的炎性损害。

用法:外用:每日 2~3 次,涂于患处,一般疗程为 7 日。

注意:对夫西地酸或其赋形剂过敏者禁用。主要是用药局部皮肤反应,包括接触性皮炎、红斑、丘疹、瘙痒、皮肤过敏反应等。罕见有黄疸、紫癜、表皮坏死、血管水肿等。儿科患者不宜长时间、大面积使用。哺乳期妇女应注意勿用于乳房部位的皮肤感染。

6. 酮康唑(ketoconazole)

详见前文"四、肾上腺疾病用药"介绍。

7. 克霉唑(clotrimazole)

制剂:克霉唑溶液,1%;1.5%。克霉唑乳膏,1% 10g:0.1g;3% 10g:0.3g。克霉唑软膏,1% 10g:0.1g;3% 10g:0.3g。克霉唑阴道栓,150mg。克霉唑阴道片,0.1g;0.15g;0.25g;0.5g。克霉唑倍他米松乳膏:5g:克霉唑 50mg 与二丙酸倍他米松

3.125mg(以倍他米松计 2.5mg)。

药理及应用:为唑类广谱抗真菌药,用于体癣、股癣、手癣、足癣、花斑癣、头癣以及念珠菌性甲沟炎和念珠菌性外阴阴道炎。

用法:皮肤感染:涂于洗净患处,每日 2~3 次。外阴阴道炎:涂于洗净患处,每晚 1 次,连续 7 日。

注意:①避免接触眼睛和其他黏膜。②用药部位如有烧灼感、红肿等情况应停药,并将局部药物洗净。③偶见过敏反应;偶可引起一过性刺激症状,如瘙痒、刺痛、红斑、水肿等。儿科患者治疗念珠菌病,需避免封包,否则可促使酵母菌生长。

8. 红霉素(erythromycin)

制剂:红霉素软膏,5g:50mg。

药理及应用:属大环内酯类抗生素,对大多数革兰氏阳性菌、部分革兰氏阴性菌及一些非典型致病菌如衣原体、支原体均有抗菌活性。用于脓疱疮等化脓性皮肤病、溃疡面的感染和寻常痤疮。

用法:局部外用。取本品适量,涂于患处,每日 2 次。

注意:①偶见刺激症状和过敏反应。用药部位如有烧灼感、瘙痒、红肿等应停药,并将局部药物洗净。②避免接触眼睛和其他黏膜。

（方　罗）

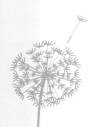

中英文名词对照索引

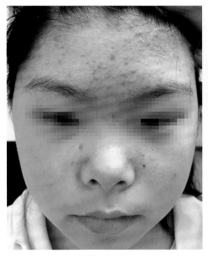
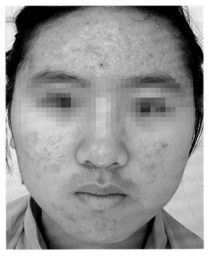
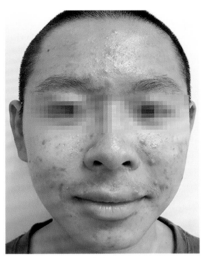

a. 寻常痤疮Ⅰ度　　　　　　　b. 寻常痤疮Ⅱ度　　　　　　　c. 寻常痤疮Ⅲ度

文末彩图 7-1-1　寻常痤疮的皮疹形态

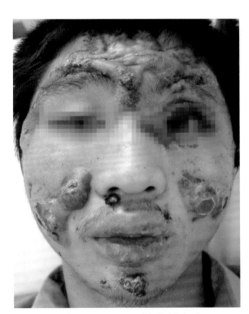

文末彩图 7-1-2　聚合性痤疮

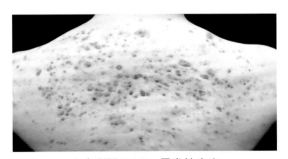

文末彩图 7-1-3　暴发性痤疮

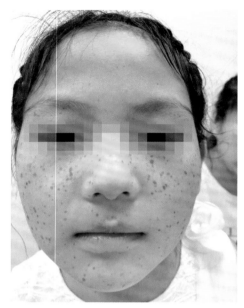

文末彩图 7-1-4　雀斑

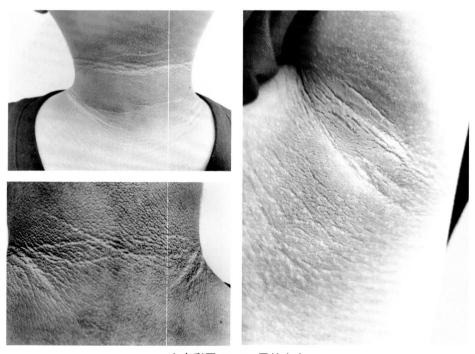

文末彩图 7-1-5　黑棘皮病

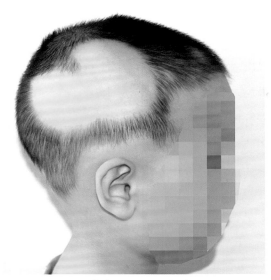

文末彩图 7-2-1　斑秃

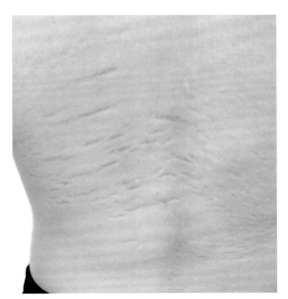

文末彩图 7-2-2　萎缩纹

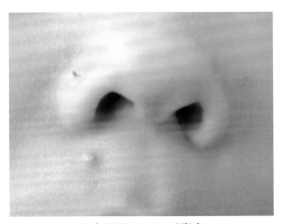

文末彩图 7-2-3　毛囊炎

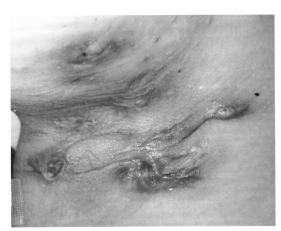

文末彩图 7-2-4　腋窝化脓性汗腺炎

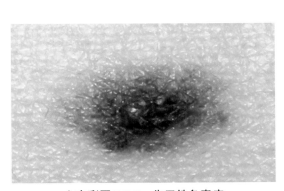

文末彩图 7-2-5　先天性色素痣

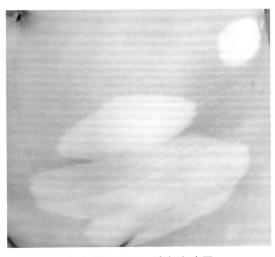

文末彩图 7-2-6　腹部白癜风

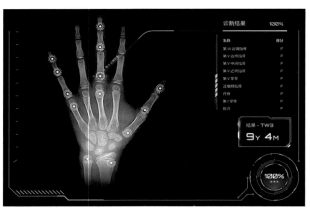

文末彩图 9-2-12　骨龄人工智能软件

根据 TW3 法自动给出骨龄结果,依据儿童的 20 块骨骺,其中 10 块腕骨和 10 块指骨骨骺的结构形态,经后台运算后自动给出结果。

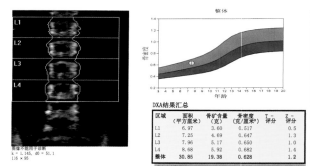

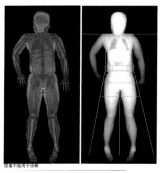

文末彩图 9-2-14　双能 X 线全身骨密度测量

55检